全国高级卫生专业技术资格考试指导

临 床 药 学

主　审　阚全程

主　编　童荣生　赵　杰

副主编　张　玉　刘皋林　张幸国　陈　孝

人民卫生出版社
·北　京·

图书在版编目（CIP）数据

临床药学/童荣生，赵杰主编. —北京：人民卫
生出版社，2023.10（2024.4 重印）
全国高级卫生专业技术资格考试指导
ISBN 978-7-117-34703-7

Ⅰ.①临…　Ⅱ.①童…②赵…　Ⅲ.①临床药学-资
格考试-自学参考资料　Ⅳ.①R97

中国国家版本馆 CIP 数据核字（2023）第 057384 号

人卫智网　www.ipmph.com	医学教育、学术、考试、健康，购书智慧智能综合服务平台	
人卫官网　www.pmph.com	人卫官方资讯发布平台	

全国高级卫生专业技术资格考试指导　临床药学

Quanguo Gaoji Weisheng Zhuanye Jishu Zige Kaoshi Zhidao
Linchuang Yaoxue

主　　编：童荣生　赵　杰
出版发行：人民卫生出版社（中继线 010-59780011）
地　　址：北京市朝阳区潘家园南里 19 号
邮　　编：100021
E - mail：pmph @ pmph.com
购书热线：010-59787592　010-59787584　010-65264830
印　　刷：北京建宏印刷有限公司
经　　销：新华书店
开　　本：889×1194　1/16　　印张：44
字　　数：1363 千字
版　　次：2023 年 10 月第 1 版
印　　次：2024 年 4 月第 2 次印刷
标准书号：ISBN 978-7-117-34703-7
定　　价：299.00 元
打击盗版举报电话：010-59787491　E-mail：WQ @ pmph.com
质量问题联系电话：010-59787234　E-mail：zhiliang @ pmph.com
数字融合服务电话：4001118166　E-mail：zengzhi @ pmph.com

编　者

(以姓氏笔画为序)

于　倩	吉林大学中日联谊医院	张幸国	浙江大学医学院附属第一医院
文爱东	空军军医大学西京医院	张晓坚	郑州大学第一附属医院
方晴霞	浙江省人民医院	陈　孝	中山大学附属第一医院
左笑丛	中南大学湘雅三医院	陈　英	广西壮族自治区人民医院
卢海儒	青海省人民医院	武新安	兰州大学第一医院
吕迁洲	复旦大学附属中山医院	易湛苗	北京大学第三医院
刘世霆	南方医科大学南方医院	金鹏飞	北京医院
刘丽宏	中日友好医院	郑志昌	贵州医科大学附属医院
刘皋林	上海交通大学医学院附属第一人民医院	赵　杰	郑州大学第一附属医院
刘景丰	福建省肿瘤医院	赵庆春	中国人民解放军北部战区总医院
齐晓勇	河北省人民医院	侯锐钢	山西医科大学第二医院
孙洲亮	厦门大学附属第一医院	姜　玲	中国科学技术大学附属第一医院
杜　光	华中科技大学同济医学院附属同济医院	夏培元	陆军军医大学第一附属医院
杜智敏	哈尔滨医科大学附属第二医院	高　申	海军军医大学第一附属医院
李　丽	海南医学院第一附属医院	郭代红	中国人民解放军总医院
李焕德	中南大学湘雅二医院	郭瑞臣	山东大学齐鲁医院
杨宏昕	内蒙古自治区人民医院	黄品芳	福建医科大学附属第一医院
杨婉花	上海交通大学医学院附属瑞金医院	菅凌燕	中国医科大学附属盛京医院
张　玉	华中科技大学同济医学院附属协和医院	曹　力	南昌大学第一附属医院
张　伟	河南省人民医院	龚志成	中南大学湘雅医院
张　健	上海交通大学医学院附属新华医院	隋忠国	青岛大学附属医院
张抗怀	西安交通大学第二附属医院	葛卫红	南京大学医学院附属鼓楼医院
张志仁	哈尔滨医科大学附属第一医院	童荣生	四川省医学科学院·四川省人民医院
张志清	河北医科大学第二医院	缪丽燕	苏州大学附属第一医院

编写秘书

刘心霞	四川省医学科学院·四川省人民医院	何　霞	四川省医学科学院·四川省人民医院

序 一

"国以才立,政以才治,业以才兴。"人才是最活跃的先进生产力,是支撑发展的第一资源和核心要素。党的十九大报告把人才工作作为保证党和国家事业发展的重要举措,强调"人才是实现民族振兴、赢得国际竞争主动的战略资源"。卫生健康人才是国家人才队伍的重要组成部分,是推进健康中国建设的重要保障。

我国每年有数十万卫生专业技术人员需要晋升副高级和正高级职称,这部分专业技术人员是我国卫生健康事业发展的中坚力量,肩负承上启下的重任。为进一步深化卫生专业技术职称改革工作,不断完善职称聘任制,根据国家有关文件规定,我国卫生行业工作人员的高级专业技术资格采取考试和评审结合的办法取得。高级卫生专业技术资格考试有助于促进不同地区的同专业、同职称的医务人员职称与实践能力的同质化和均衡化,有助于推动提高专业技术人员的能力和水平。

为满足卫生行业专业技术人员应试需要,同时也为加强科学、客观、公正的社会化卫生人才评价体系建设,国家卫生健康委人才交流服务中心《中国卫生人才》杂志社与人民卫生出版社共同组织国内权威专家,编写了"全国高级卫生专业技术资格考试指导用书"。本套书的内容包括了卫生行业高年资专业技术人员应掌握的知识,反映了各学科国内外现状及发展趋势,不仅能帮助巩固和提高主治医师及以上职称专业技术人员综合分析疑难案例、开展先进技术应用与临床实践的能力,还可作为职称考试的参考依据之一。

相信本套书的出版不仅能帮助广大考生做好考前复习工作,还将凭借其不断更新的权威知识成为高年资专业技术人员的案头工具书,指导并提高其临床综合服务能力,推进我国卫生健康事业蓬勃发展。

国家卫生健康委人才交流服务中心

序 二

　　健康是每个国民的立身之本,也是一个国家的立国之基。人民健康是民族昌盛和国家富强的重要标志。习近平总书记在 2016 年全国卫生与健康大会上指出,健康是促进人的全面发展的必然要求,要把人民健康放在优先发展的战略地位,努力全方位全周期保障人民健康。健康中国建设离不开一支高素质、专业化的医药卫生人才队伍。2016 年 10 月中共中央、国务院印发《"健康中国 2030"规划纲要》,要求加强健康人力资源建设,推进健康中国建设,提高人民健康水平。

　　高层次卫生专业技术人才专业理论基础扎实、临床经验丰富,对医学发展和人类健康发挥了重要作用。根据《关于深化卫生事业单位人事制度改革的实施意见》《关于加强卫生专业技术职务评聘工作的通知》要求,高级专业技术资格采取考试与评审相结合的办法取得。国家卫生健康委人才交流服务中心组织开展高级卫生专业技术资格考试,全国每年考生有 25 万~30 万人。《医药卫生中长期人才发展规划(2011—2020 年)》中明确提出要改进卫生人才评价方式,对专业技术人员进行科学合理评价,使其更加符合高级卫生专业技术人才的工作特性和能力要求。

　　为探索建立适应行业特点的高级卫生人才评价模式,进一步推动高级卫生专业技术资格考试工作,帮助广大考生做好考前复习,国家卫生健康委人才交流服务中心《中国卫生人才》杂志社与人民卫生出版社共同组织行业权威专家编写出版了全国高级卫生专业技术资格考试指导及习题集丛书。丛书编委均为国内各学科的学术带头人、知名专家,以保证内容的权威性。考试指导的编写基于教材而又高于教材,保证本专业教材体系的连贯性、统一性和发展性;基于考试大纲而又高于考试大纲,内容既紧密结合临床工作实际,又体现专业的最新进展,保证内容的科学性和实用性;基于临床而又高于临床,凝聚了专家的临床思维和临床经验,有利于提升高级专业技术资格医师的临床诊疗水平和技能。

　　衷心希望本套丛书能够帮助我国广大医务工作者不断提升诊疗服务水平,增强人文素养,修炼过硬本领,进而推动我国高层次医学人才队伍建设,满足新时代、新形势下我国人民群众日益增长的健康服务需求,保障人民群众生命安全和健康权益,推进我国医药卫生事业改革与发展,为健康中国建设发挥更积极、更深远的作用。

中国工程院副院长
中国医学科学院北京协和医学院院校长
国家呼吸医学中心主任

人民卫生出版社有限公司
董事长、党委书记

出 版 说 明

　　根据《关于深化卫生事业单位人事制度改革的实施意见》(人发〔2000〕31号)、《关于加强卫生专业技术职务评聘工作的通知》(人发〔2000〕114号),高级卫生专业技术资格采取考试和评审结合的办法取得,国家卫生健康委人才交流服务中心组织开展高级卫生专业技术资格考试。目前高级卫生专业技术资格考试开考专业共计114个,全国每年参加考试人数近30万,并有逐年增长的趋势。

　　为进一步指导高级卫生人才评价工作,满足对医学创新理念、高精技术总结的需求,国家卫生健康委人才交流服务中心《中国卫生人才》杂志社与人民卫生出版社共同组织全国的权威专家,编写出版了本套"全国高级卫生专业技术资格考试指导用书"。本套指导用书在介绍基本理论知识和常用诊疗技术的基础上更注重常见病防治新方法、疑难病例综合分析、国内外学科前沿进展,不仅能指导拟晋升高级职称的应试者进行考前复习,还可以帮助医务工作者提高临床综合服务能力。

　　全国高级卫生专业技术资格考试指导用书由各专业知名专家编写,确保了内容的权威性、先进性、实用性和系统性。内容密切结合临床,既满足考生备考的需求,又能指导广大医务工作者提高临床思维能力和处理疑难病症的能力,以高质量的医疗服务助力健康中国建设。

　　考生在使用本套指导用书时如有任何问题和建议,欢迎将反馈意见发送至邮箱zcks@pmph.com。

全国高级卫生专业技术资格考试用书

编 委 会

主 任 委 员

王 辰

副主任委员（以姓氏笔画为序）

| 王 俊 | 王建安 | 卜修武 | 宁 光 | 江 涛 | 孙 燕 | 李兰娟 | 邱贵兴 | 张 运 | 张英泽 |
| 陆 林 | 陈义汉 | 林东昕 | 胡盛寿 | 钟南山 | 贾伟平 | 徐兵河 | 黄晓军 | 葛均波 | 韩雅玲 |
| 赫 捷 |

委 员（以姓氏笔画为序）

丁炎明	于学忠	马玉芬	王 前	王天有	王宁利	王伟林	王佐林	王拥军	王国平
王国林	王建六	王建业	厉有名	卢祖洵	申昆玲	付海鸿	兰 平	皮红英	吕传柱
朱华栋	刘士远	刘梅林	米卫东	祁佐良	孙树椿	杜雪平	李建初	李真林	杨慧霞
来茂德	步 宏	吴欣娟	何成奇	余建明	余曙光	张 玉	张 罗	张 素	张学军
张建宁	张洪君	张琳琪	陈 敏	陈 瑜	陈江华	陈良安	陈旻湖	陈建军	陈德昌
岳寿伟	金征宇	周学东	周谋望	郑 磊	郑一宁	赵 平	赵 杰	赵明辉	赵晓东
赵家军	赵靖平	姜 梅	姜玉新	洪天配	贾建国	顾 新	翁习生	凌均棨	高剑波
郭传瑸	康 健	康 焰	蒋欣泉	蒋海越	韩 英	童荣生	童南伟	曾小峰	管向东
阚全程	薄海欣	霍 勇

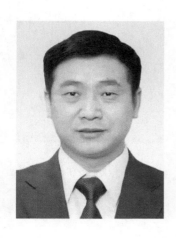

阚全程

　　教授,博士研究生导师。河南省政协人口资源环境委员会主任、分党组书记,中华医学会临床药学分会第一、二届主任委员。享受国务院政府特殊津贴专家。

　　多年来一直从事临床药学教学和研究工作。发表研究论文 300 余篇,其中在 SCI 收录期刊 *Advanced Materials*、*Gut*、*Cell Research*、*Nature Communication* 等发表论文 100 余篇;主编《临床药学高级教程》《医院药学高级教程》等教材和著作 10 余部。先后获中华医学科技奖一等奖 1 项,河南省科技进步奖一等奖 1 项、二等奖 4 项。获国家发明专利授权 6 项。

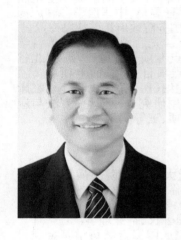

童荣生

二级教授,主任药师,博士研究生导师。现任四川省医学科学院·四川省人民医院党委常委、副院长,药学部(药物临床试验中心)主任,临床药物研究所所长,个体化药物治疗四川省重点实验室主任,电子科技大学医学院药学系主任。中华医学会临床药学分会主任委员,国家卫生健康委健康科普专家,四川省学术和技术带头人,四川省卫生健康首席专家。享受国务院政府特殊津贴专家。

从事临床、教学、科研工作 30 余年。作为项目负责人主持国家重点研发计划、国家科技支撑计划、国家自然科学基金等项目 20 余项。在国内外公开发表学术论文 459 篇(其中 SCIE 收录 96 篇)。主编专著 10 部,副主编 4 部,参编 10 部。获国家发明专利 20 余项。作为第一完成人获四川省医学科技奖一等奖、二等奖各 1 项,四川省科技进步奖三等奖 1 项,以及吴阶平-保罗·杨森医学药学奖、中国药学发展奖临床医药研究奖、中国医院管理"菁英管理奖"等。荣获全国五一劳动奖章和"国之名医·卓越建树""四川省十大名中医"等称号。

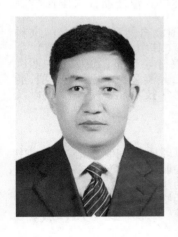

赵 杰

二级教授,主任药师,博士研究生导师。现任郑州大学第一附属医院党委副书记、副院长。中华医学会临床药学分会前任主任委员,中国卫生信息学会远程医疗信息化专业委员会主任委员,互联网医疗系统与应用国家工程实验室主任,国家远程医疗中心主任。享受国务院政府特殊津贴专家。

长期从事临床药学、医疗信息化与健康大数据分析工作。主持国家重点研发计划项目 1 项、863 计划项目 2 项、国家科技惠民专项计划 1 项、国家自然科学基金面上项目 1 项、中央引导地方发展专项 1 项、河南省重大科技专项 2 项、国家超级计算郑州中心创新生态系统建设科技专项 1 项、河南省科技重点攻关项目 1 项。发表学术论文 130 余篇,出版著作 22 部。获中华医学科技奖一等奖 1 项、河南省科技进步奖一等奖 1 项、省部级科技进步奖二等奖 4 项。获软件著作权 50 项,发明专利 8 项。全国五一劳动奖章获得者,国家卫生健康突出贡献中青年专家。

副主编简介

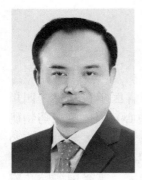

张 玉

二级教授，主任药师，博士生研究生导师。现任华中科技大学同济医学院附属协和医院党委书记。中国药学会医院药学专业委员会主任委员，中华医学会临床药学分会候任主任委员，《中国医院药学杂志》主编。享受国务院政府特殊津贴专家。

从事医院药学教学、科研和医院管理工作 30 余年。先后承担国家自然科学基金项目 6 项，国家重点研发计划"精准医学研究"重点专项子课题 1 项，湖北省技术创新专项重大项目 1 项，湖北省自然科学基金重点项目 1 项、面上项目 2 项等。在 SCI 收录期刊及核心期刊发表论文 80 余篇。主编《医院药学》，主译《临床药物手册》（第 11 版），参编《药物流行病学》《药物利用研究——理论、方法与应用》等。曾获湖北省科技进步奖一等奖 2 项、二等奖 1 项、三等奖 1 项。

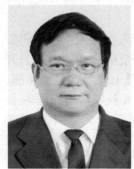

刘皋林

教授，主任药师，博士研究生导师。现任上海交通大学医学院附属第一人民医院国家临床重点专科（临床药学）学科带头人、药物临床试验机构主任，上海交通大学药学院兼职教授，上海交通大学医学院学术道德委员会委员。中华医学会临床药学分会第三届副主任委员，上海市药理学会副理事长、常务理事。

从事临床、教学、科研工作 30 余年。作为负责人完成国家自然科学基金项目 4 项、上海市科学技术委员会重点资助项目 2 项、上海市自然科学基金项目 1 项等。在国内外期刊发表学术论文 280 余篇，主编专著和教材 11 部。获吴阶平-保罗·杨森医学药学奖、第三届药师"紫晶奖"及科研成果奖多项。荣立个人三等功 2 次。

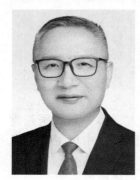

张幸国

教授，主任药师，博士研究生导师。国家临床药学重点专科、浙江省医学创新学科（临床药物治疗学）学科带头人，国家卫生健康委超药品说明书用药管理工作项目牵头人，中华医学会临床药学分会第三届副主任委员。曾任浙江大学医学院附属第一医院药学研究中心主任。

从事医疗、教学、科研工作 30 余年。主持和参加国家自然科学基金、国家科技重大专项等科研项目 20 余项。发表学术论文 136 篇（其中 SCI 收录 36 篇），主编和参编教材、专著 10 余部，其中包括"十二五"规划教材等 5 部。获中国中西医结合学会科学技术奖三等奖 1 项，浙江省科学技术奖二等奖 2 项、三等奖 2 项，浙江省高校优秀科研成果奖一等奖 1 项，浙江省中医药科学技术奖一等奖 2 项以及中国医院管理奖优秀管理奖等多个奖项。

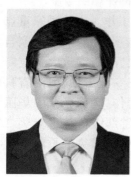

陈 孝

教授，主任药师，博士研究生导师。广东省药事管理质量控制中心主任。中国药学会医院药学专业委员会副主任委员，中华医学会临床药学分会第三届副主任委员，广东省药学会副理事长，广东省卫生健康委药事管理与治疗学委员会主任委员，广东省医学会临床药学分会前任主任委员，《药物不良反应杂志》副总编，《中国医院药学杂志》《中国临床药学杂志》《医药导报》《药品评价》《今日药学》等副主编。曾任中山大学附属第一医院药学部主任。

从事临床药学教学、研究和药事管理工作 30 余年。主持和参与各级科研项目 9 项，在国内外期刊发表学术论文 50 余篇。获广东省科技进步奖三等奖 1 项及 2 项专利。

前　言

　　临床药学是一门兼具实践性、创新性、综合性和社会性的学科，倡导以患者为中心的理念。临床药学以提高药物治疗水平为宗旨，重点关注药物临床合理使用，对保障人民健康，促进医院药学转型和学科发展具有重要意义。近年来，我国临床药学学科建设和发展很快，但与医药事业快速发展的要求相比还有很大差距。

　　为实施健康中国战略，满足人民群众日益增长的医疗卫生健康需求，2018 年，国家卫生健康委、国家中医药管理局联合印发《关于加快药学服务高质量发展的意见》，指出：必须加快药学服务模式转变，加强药师队伍建设，加强药学人员配备和培养，开展具有针对性、前瞻性的高层次临床药学人才培养，探索构建适应人民群众需求的药学服务体系。可见，随着临床药学学科的发展和临床药学服务重要性的日益凸显，对临床药学人才的综合素质也提出了更高的要求。

　　作为临床药学高级人才选拔的重要途径，高级卫生专业技术资格评审已进入考评结合阶段。为指导临床药学人员参加高级卫生专业技术资格考试，受人民卫生出版社和国家卫生健康委人才交流服务中心委托，中华医学会临床药学分会组织专家编写了《全国高级卫生专业技术资格考试指导　临床药学》及配套习题集。

　　考试指导共十三章，涵盖临床药学专业基础知识、用药风险管理、个体化药物治疗、药物经济学、临床药学服务、应急状态下药学服务、药物临床研究和临床药学科研等内容。习题集根据考试指导内容按章设计配套习题，包括单选题、多选题、共用题干单选题和案例分析题等，希望通过习题练习加深读者对临床药学理论和实践知识的理解和掌握。为了满足新形势下国家对高级卫生专业技术资格人员专业素质的要求，全书编写不仅基于考试大纲和相关药事法规文件，还参考国内外新近临床治疗指南和相关文献，围绕临床药学必备知识和技能，紧扣临床应用纳入临床实践案例，并将临床药学新技术、新进展融入其中，对培养临床药学高级专业人才具有指导作用。本书既可作为临床药学高级专业技术资格考试的辅导教材，也可作为药师日常工作的参考用书。

　　本书编者均为临床药学领域的知名专家和学科带头人，为本书的编写付出了辛勤劳动，他们认真细致、精益求精的工作态度保证了本书的编写质量。在此，谨向每一位关心和支持本书编写工作的人士表示衷心的感谢！

　　由于本书涉及的药物和相关疾病众多，加之时间仓促，疏漏之处恳请广大读者指正。请将反馈意见发送至邮箱 lcyxgjzd@163.com，以便再版时修正和完善。

2023 年 9 月

致　谢

(以姓氏笔画为序)

王　未	苏州大学附属第一医院	宋　艳	山西医科大学第二医院
王　航	福建医科大学附属第一医院	张　莉	西安交通大学第二附属医院
王玉娟	青海省人民医院	张　潇	中国人民解放军北部战区总医院
王亚芹	河南省人民医院	张文静	海军军医大学第一附属医院
尹文俊	中南大学湘雅三医院	张吉刚	上海交通大学医学院附属第一人民医院
田怀平	上海交通大学医学院附属新华医院	张亚同	北京医院
史　琛	华中科技大学同济医学院附属协和医院	张传洲	青岛大学附属医院
吕燕妮	南昌大学第一附属医院	陈　菡	中国人民解放军北部战区总医院
朱　曼	中国人民解放军总医院	陈　攀	中山大学附属第一医院
刘晓曼	中山大学附属第一医院	周凌云	中南大学湘雅三医院
羊红玉	浙江大学医学院附属第一医院	赵　俊	青岛大学附属医院
孙凤军	陆军军医大学第一附属医院	赵　莉	中日友好医院
纪立伟	北京医院	赵青威	浙江大学医学院附属第一医院
李　方	上海交通大学医学院附属新华医院	段宝京	河北省人民医院
李　坤	河南省人民医院	姜　帅	哈尔滨医科大学附属肿瘤医院
李　珂	华中科技大学同济医学院附属协和医院	姜慧婷	上海交通大学医学院附属瑞金医院
李　娟	华中科技大学同济医学院附属同济医院	娄　杰	哈尔滨医科大学附属肿瘤医院
李　琴	上海交通大学医学院附属第一人民医院	胥　婕	北京大学第三医院
李平利	山东大学齐鲁医院	袁桂艳	山东大学齐鲁医院
李冬艳	华中科技大学同济医学院附属同济医院	莫立乾	南方医科大学南方医院
李国飞	中国医科大学附属盛京医院	郭　薇	陆军军医大学第一附属医院
李朋梅	中日友好医院	唐密密	中南大学湘雅医院
李晓光	北京大学第三医院	黄菁菁	上海交通大学医学院附属瑞金医院
李晓宇	复旦大学附属中山医院	曹爱霖	海军军医大学第一附属医院
李晓菲	贵州医科大学附属医院	崔海珍	吉林大学中日联谊医院
杨　琳	福建省肿瘤医院	梁淑红	郑州大学第一附属医院
杨云云	海军军医大学第一附属医院	彭苗苗	南京大学医学院附属鼓楼医院
杨志华	南昌大学第一附属医院	董维冲	河北医科大学第二医院
杨秀丽	浙江省人民医院	谢　菡	南京大学医学院附属鼓楼医院
杨彩华	南方医科大学南方医院	蔡　艳	西安交通大学第二附属医院
吴　妍	中国科学技术大学附属第一医院	蔡骅琳	中南大学湘雅二医院
吴朝晖	福建医科大学附属第一医院	樊婷婷	空军军医大学西京医院
吴惠珍	河北省人民医院	颜志文	厦门大学附属第一医院
何忠芳	兰州大学第一医院	戴立波	内蒙古自治区人民医院
何晓静	中国医科大学附属盛京医院	魏吟秋	厦门大学附属第一医院

目 录

第一章 总 论

第一节 临床药学产生的背景

临床药学(clinical pharmacy)是以患者为服务对象,以提高临床用药质量为目的,以药物与机体相互作用为核心,研究和实践药物临床合理应用方法的综合性应用技术学科。临床药学是药学学科的重要分支,也是医药结合的桥梁学科,是现代医院药学的核心。它以药学、临床医学以及相关的社会科学为基础,以探索药物、机体和疾病之间的关系为内涵,以提供"以患者为中心"的药学服务为基本任务,关注药品的应用者、应用方法、应用过程和应用结果。临床药学学科发展对于提高用药质量、促进合理用药、降低治疗费用、保障人民健康具有重要意义。

一、合理用药的需求

疾病威胁人民健康和生命,阻碍社会的发展。药物是用以预防、治疗及诊断疾病的物质。随着人类疾病谱的不断变化和科技的不断进步,药品与药物信息快速增加,同时临床治疗存在药物长期暴露、多药联用、个体差异等复杂问题,使药物临床应用的安全性问题愈加严峻。药源性疾病、用药不足/过量、药物滥用、药品不良反应/事件等层出不穷。2019 年全国药品不良反应监测网络收到《药品不良反应/事件报告表》共 151.4 万份,1999—2019 年,全国药品不良反应监测网络累计收到《药品不良反应/事件报告表》近 1 519 万份。据世界卫生组织(WHO)公告称,全世界有超过 50% 的药品在处方、调配或销售过程中存在不合理性,全世界死亡人口中约 1/3 死于不合理用药。因此,建立结构合理、分工协作、提供全方位优质医疗服务的团队,促进药物合理应用,提高整体医疗服务质量,已成为社会发展的迫切需求。

因此,人类不断增长的健康服务需求是临床药学产生的根本原因,而严峻的用药问题是临床药学学科产生的重要动因之一。临床药师加入临床药物治疗团队,为患者和医护人员提供专业药学技术服务,可大力提高药物使用的安全性、有效性、经济性和依从性,促进临床合理用药,提高整体医疗水平。

二、医院药学发展的需求

医院药学(hospital pharmacy)是以患者和医护人员为主要服务对象,包括医院药品供应、制剂检验、药事管理和临床药学等方面工作的应用性、综合性交叉学科。医院药学工作是医院医疗工作的重要组成部分,是实现合理用药的重要条件。

我国医院药学的发展经历了 4 个主要阶段:20 世纪 70 年代前是初级阶段,工作内容主要"以药品调配为主",医院药学的中心工作是保障药品供应;20 世纪 70 年代后医院药学发展至"以制剂业务为主"的阶段,医院制剂品种从数十种发展到数百种,从西药制剂到中药制剂,剂型从外用、内服(制剂)发展到注射剂乃至大输液,以满足临床需求;20 世纪 80 年代后医院药学已发展成为临床药学的初级阶段,临床药学逐渐成为医院药学的工作重心,药师开始参与更多的临床实践工作,如开展治疗药物监测、药品不良反应监测与报告、药物情报咨询,参与临床药物治疗,协助医师选用药物、制订合理用药方案等,但此阶段临床药学工作关注和研究的重点依然是药物本身。20世纪90年代以后,随着现代医药科技的发展和医疗服务模式的转变,以及医疗体制改革和公众健康需求的发展,医院药学工作的重心从"药"过渡到"人",工作模式从"以保障供应为主"逐渐转向"以技术服务为主"。医院药学工作者的主要工作内容也转向为患者和医护人员提供直接、负责任的药学服务,由此产生了药学监护(pharmaceutical care,PC)和药物治疗管理服务(medication therapy management services,MTMS)工作模式。自此,以服务患者和医护人员为宗旨、以药学监护和药物治疗管理服务为工作模式成为医院药学的主要发展方向。

三、药学学科自身的发展

药学是一门综合性应用技术学科,研究内容包括药物发现、研究开发、生产、流通、使用、质量控制和药品管理等,涵盖了药品的全生命周期。药学作为生命科学的重要组成部分,随着学科的发展和科技的进步,其与医学尤其是临床医学的联系愈加紧密。医院药学发展过程中,药师在药物临床应用环节发挥了愈来愈重要的作用,加速了临床医学和药学的融合,临床药学学科的建立与发展具备了客观必然性。

临床药学的基础是药学相关学科如药理学、药剂学等,对药物的认识是通过药学基础学科的研究完成的。传统药学学科主要研究药物分子结构、理化性质、药品质量控制方法、构效关系、药物作用机制、药物体内处置等,可以与医学基础学科为主的医疗团队知识储备互相补充,更好地服务于患者。同时,临床药学重点关注药物临床合理使用,以提高药物治疗水平为宗旨,以患者为中心,改变了以药为本的传统观念,对药学学科进行了新的阐释。临床药学学科发展可以进一步促进药学相关学科如药理学、药物化学的进步,与这些学科间的紧密联系、互相促进,则又有益于临床药学自身学科发展。

临床药学从医院药学实践起步,产生和发展均得益于药学学科的发展,同时又扩展了药学学科研究领域,扩大了药学学科的视野,从而影响着药学学科发展和研究思路,促进了药学学科整体发展和学科体系完善。

（张晓坚）

第二节　临床药学的发展现状

一、国外临床药学的发展现状

（一）美国临床药学的发展现状

美国是临床药学的主要发源地。第二次世界大战后,随着制药工业飞速发展,新药大量开发,临床不合理用药现象愈发严重,导致药品不良反应、药源性损害不断增多。患者迫切需要药师提供包括医师处方、药物分配、药物管理、合理用药等方面的专业技术服务,促进了临床药学的产生。1948年,美国药学院校联合会(American association of colleges of pharmacy,AACP)提出以合理用药为核心的临床药学体制,并设立临床药师岗位。1957年,美国密歇根大学药学院Donald Francke教授建议医院药师需要实行6年制Pharm. D.课程教育,并制订Pharm. D.教学大纲,强调生物医学的教学内容,临床药学专业从此设立。1962年,David Burkholder在肯塔基大学医学中心创建了药物情报中心,引起专家共识,认为药师是解释、应用药学文献解决患者特殊问题的专家,这是临床药学发展史上的里程碑。1990年,美国临床药学专家Hepler和Strand提出了药学监护,其核心为倡导"以患者为中心"的临床药学服务模式替代"以药物为中心"的传统医院药学工作模式。1997年,美国药学教育认证委员会(Accreditation Council for Pharmacy Education,ACPE)通过Pharm. D.专业教育实施程序认证标准指南,并规定自2000年6月1日起全面实施Pharm. D.教育。

目前,美国有百余所大学或学院设有临床药学专业课程,Pharm. D.学位的获得有"2+4"和"4+4"两种模式。"2+4"Pharm. D.教育模式需要6年的学习时间,前2年是药学预科,为基础学习期;后4年是专业课程学习,学生集中在课堂接受有关临床药学案例分析的教学及实验室操作技能的训练,反复模拟在社区药房进行药学服务的工作流程,并在实验室进行无菌操作、制剂配制等的操作训练,培训如何为住院患者开展药学服务。同时,不少学生经过4年本科(一般为生物、化学等非药学专业)学习取得学士学位后,再通过药学院申请服务中心申请入学,在完成4年的Pharm. D. 学位课程后获得学位,即通过"4+4"模式获得Pharm. D. 学位。经过几十年的发展,美国的Pharm. D. 人才培养模式、课程教学体系已逐渐成熟和完善,并被世界上许多国家学习、借鉴。Pharm. D. 专业学位成为美国唯一的执业药师的准入学位,Pharm. D. 教育也是美国药学教育的主流。Pharm. D. 学生毕业后,可选择进入美国医院药师协会(American Society of Health-System Pharmacists,ASHP)负责的住院药师培训项目,进行实践培训和研究培训。美国医疗机构中临床药师培训主要分为毕业后第一年培训(postgraduate year one,PGY-1)和毕业后第二年培训(postgraduate year two,PGY-2)。在美国医疗机构临床药学岗位专业人员的培养过程中,Pharm. D. 、PGY-1、PGY-2是一个紧密衔接的培养过程,每个阶段有各自不同的目标和要求。以Pharm. D. 为基础,PGY-1为一般性、广泛性的通科培训,采取专科轮转(每月1科)的形式,旨在提高药师的"以患者为中心"关怀和服务能力,优化专业价值和态度,提高应用专业知识解决复杂临床问题和临床决策能力。以PGY-1为基础,PGY-2为专科培训,采取固定在选定科室进行专科培训,旨在提高药师在一个特定专业领域的药物治疗和临床决策方面的工作能力和专业水平。

根据临床药学工作内容的变化,ASHP将美国临床药学发展概括为3个阶段。第一阶段是20世纪50~80年代,即以医院被动药学服务为主的临床药学阶段,此阶段药师主要在医院内开展药品保障供应与质量控制工作,确保临床药品质量合格,但对患者的临床药物治疗不承担直接责任。第二阶段是20世纪80~90年代,即从临床药学向药学监护的过渡阶段,此阶段临床医学工作范围逐渐扩大,临床药师参与患者的具体治疗工作,直接面对患者提供药学服务,并开始参与院外患者的药物治疗,如在健康中心、老年人护理院等开展合理用药工作。第三阶段是20世纪90年代以后,即药学监护和药物治疗管理服务阶段,此阶段临床药师的职业观念发生了根本转变,"以药物为中心"的医院药学工作模式转变成了"以患者为中心",开始实施药学监护和药物治疗管理服务,并逐渐向患者监护发展,进一步拓展和深化了药师的岗位职能和工作范围。与此同时,美国的临床药师已经成为医疗机构不可缺少的、具有法定职称的专业技术人员。

目前,临床药学与药学服务已融入美国医疗机构的各个科室和专业,临床药学服务范围和内容主要包括以下3个方面:第一,主要服务对象为住院患者,在某些州,药师在与医师签署合作协议(collaborative protocol)的基础上,可严格按照协议规定对某些药物的医嘱、处方进行修改,或者开具处方医嘱,共同决策临床药物治疗方案,对患者实施药学监护;第二,可服务于美国医疗卫生保健质量委员会(agency for healthcare research and quality,AHRQ),主要从事药物及治疗学委员会、感染控制委员会、社区获得性肺炎委员会、患者优质护理委员会等相关工作;第三,在诊所、社区医疗中心、老年人护理院、零售药店、家庭病床等社会保健机构中开展患者咨询、药物治疗管理等药物服务工作。

(二)英国临床药学的发展现状

英国药学教育的主旨是培养能提供药学服务的药师型人才。1978年,英国第一个临床药学硕士培训班在曼彻斯特创立。药学本科毕业后继续1~2年的课程学习,可获得临床药学研究生文凭(PG certificate/diploma of clinical pharmacy)。20世纪90年代,英国设立药学硕士学位(professional master of pharmacy,M. Pharm),学制为4~5年。4年制药学硕士在学业结束后为预注册药师,再经1年的药学实践培训,可报考注册药师;5年制药学硕士的第3年和第5年各穿插半年的药学实践培训,学习结束后可直接报考注册药师。药学硕士课程设置必须符合英国药政总局(GPhC)的规定,应至少包括六大领域,即患者、药物功效、原料、医药产品、医疗系统和专业职责、药学知识等。英国的药师在通过注册药师考试、经过GPhC的注册评估后正式成为注册药师,可在英国范围内执业。

英国十分重视临床药师的培养,并注重临床药师作用的发挥。英国临床药师的职业发展可大致划分为3个阶段:注册前、注册阶段、高级阶段(高级药师和顾问药师),一般来说可分为9个级别,初级药师为5~6级,中级药师为7级,高级或顾问药师是8级,9级一般是总药师。药师通过职业资格考试后为6级,之后通过2~3年的轮转实践并经2年自学,通过考试获取证书后可向所在医院申请升至7级。从7级升至8级是以个人工作经验和工作质量为支撑,无须考试。此外,英国药师的继续教育还包括继续职业发展(CPD)项目,强化药师自主学习,并在线完成CPD记录,未在规定时间内提交记录且无特殊理由者,则被取消执业注册证。

英国法律上未规定医院必须配备临床药师的人数,英国国民保健署(national health service,NHS)管辖的绝大多数医院均有临床药学服务,临床药师在全英医院的卫生技术人员中约占10%。临床药师主要在医院和诊所开展药学服务工作,包括参与药物治疗及其评估、药学查房、医嘱审核、药学监护、药学信息服务、药物临床评价、临床用药规范和医院处方集的制订等。从2003年开始,英国药师还被授予开具处方的权限,拥有处方权的药师其权利和专业覆盖面较美国药师更大。综上,英国临床药师的设置,不仅提高了患者用药的安全性、有效性、经济性和依从性,还改善了国家医疗服务体系,大大节约了医疗费用和医疗卫生资源。

(三)日本临床药学的发展现状

美国临床药学的成功实践对日本产生了重要影响,其发展几乎与美国亦步亦趋。1962年,日本引入美国药物信息服务(drug information service,DIS)理念,逐渐意识到药师的专业角色和职责是参与药物治疗,与临床医师共同组成医疗团队为患者服务。根据《国家卫生保险标准》,临床药学服务包括检查药物制度、治疗药物监测、指导患者用药、为住院患者配药等内容。

早期的日本临床药学教育要求学生必须从4年制药科大学或大学药学专业毕业,再通过国家药师考试,方可取得药师职称,获得职称的药师必须在医疗机构实习后才能从事临床药学工作。1973年,北里大学设立了药学研究科,招收2年制临床药学专业硕士。此后,日本很多国立和私立大学相继开设临床药学专业,招收临床药学专业硕士。1996年,日本修改国家药师考试标准,新考试大纲中增加了大量临床药学和临床医学的内容。1997年修订的《医疗服务法》中明确规定,药师应向患者解释和提供药物治疗信息。2002年,日本药学会(JPA)提出6年制临床药学教育改革方案,侧重于临床药学。该方案采取"4+2"模式,即第1、2年以基础课为主,第3、4年学习专业课程,学生第4年学习结束后须参加全国统一考试,合格后方可参加最后两年以临床实践为主的学习。2004年,日本政府通过立法增加了6年制药学教育模式。目前,日本的药学实践工作均由药师承担,临床药师在药师中所占比例较高,工作内容广泛,并可收取药事服务费。以患者为中心、以合理用药为核心、医药协同、人人参与、体现药师价值和重视人才培养逐渐成为日本临床药学的工作特点。

二、我国临床药学的发展现状

我国临床药学工作从20世纪60年代开始萌芽,已经走过了近60年的发展历程。1963年,在制定国家科技十二年规划药剂学课题时,曾列入临床药剂学相关内容。1964年,在全国药剂学研究工作经验交流会上,汪国芬等药学工作者提出应重视临床药学问题,建议在医院开展临床药学工作,并在上海第一医学院(现复旦大学附属华山医院)建立药剂学应用实验室,开展临床药剂学研究。1978年,汪国芬、张楠森等在中国药学会上海市分会年会上介绍了国外临床药学的开展情况,建议在国内开展临床药学。同年,我国正式提出了"以患者为中心、以合理用药为核心"的临床药学发展方向。1980年,南京药学院(现中国药科大学)刘国杰教授在《药学通报》发表"国外临床药学的发展和临床药师的培养"论文,首次提出在国内改革药学教育、培养临床药师。1981—1982年,原卫生部在《医院药剂工作条例》《全国医院工作条例》两个法规中首次列入临床药学相关内容,极大地促进了我国临床药学的实践工作。1991年,在医院分级管理中,原卫生部首次规定三级医院必须开展临床药学工作,并将其作为考核标准之一,北京协和医院、上海华山医院及广东省人民医院等16家医院被确定为全国临床药学试点单位,开展临床药学实践工作。

21世纪以来,我国的临床药学学科和临床药师职业进入快速发展期。2002年,原卫生部和国家中医药管理局颁布的《医疗机构药事管理暂行规定》提出:药学部门要建立以患者为中心的药学管理工作模式,开展以合理用药为核心的临床药学工作,参与临床疾病诊断、治疗,提供药学技术服务,提高医疗质量。2007年,原卫生部下发《关于开展临床药师制试点工作的通知》,遴选批准42家医院作为试点单位。2010年,原卫生部启动了临床药学国家临床重点专科建设项目,遴选出首批5家国家临床药学重点建设单位,2013年又增加12家单位。2011年,原卫生部和国家中医药管理局颁布《医疗机构药事管理规定》,进一步确立了临床药学的地位和作用。2011年,中华医学会临床药学分会成立,大力推动了临床药学学科建设,提高了临床药学服务质量。2015年,国务院办公厅发布《国务院2015年立法工作计划》,明确《药师法》的立法名称并列为研究项目,由原国家卫生计生委组织起草。2018年,国家卫生健康委、国家中医药管理局联合下发《关于加快药学服务高质量发展的意见》,深入落实临床药师制,进一步发挥临床药师作用。

我国的临床药学教育是在学习、借鉴国外临床药学教育模式基础上,结合我国药学教育实际不断发展起来的。20世纪80年代,华西医科大学(现四川大学华西医学中心)、上海医科大学(现复旦大学上海医学院)、北京医科大学(现北京大学医学部)、南京医科大学等举办了多届"临床药学研究班""临床药学进修班"等,介绍临床药学概念,普及临床药学知识,积极推动了我国医院临床药学的发展。1987年,原国家教委同意,决定在高等药学教育中开设"临床药学专业"。1989年,华西医科大学药学院五年制临床药学本科专业招生,开始探索临床药学人才培养。从2002年起,教育部批准部分院校在药学一级学科中自主设立临床药学二级学科。2012年9月,教育部正式颁布实施《普通高等学校本科专业目录(2012年)》中,将五年制临床药学专业作为国家特设专业和国家控制布点专业列入,至2019年底,经教育部备案招收临床药学专业本科生的高等院校达到50余所。在此期间,我国高校不断探索临床药学教育模式和人才培养标准。如2009年9月,复旦大学药学院借鉴美国培养模式,结合中国临床药学教育实际,率先探索"本研一体化"临床药学人才培养模式,包括"4+2"本硕连读和"4+4"本博连读。截至2020年9月,我国招收临床药学专业硕士研究生的院校共19所,招收临床药学专业博士研究生的院校共16所,为中国培养了大批高层次临床药学专业人才。

和医学教育一样,临床药学教育是终身教育,包括学校教育和继续教育两个阶段。规范化培训是临床药师继续教育的重要环节,也是临床药师队伍形成的关键环节。我国临床药师培训始于2005年。2005年11月,原卫生部办公厅颁布《卫生部办公厅关于开展临床药师培训试点工作的通知》和《临床药师培训试点方案》,委托中国医院协会药事管理委员会启动临床药师培训试点基地建设,遴选并批准19家医院作为第一批"临床药师培训试点基地",开始了临床药师培训试点工作。2016年11月,为规范临床药师培训工作,中国医院协会下发了《关于进一步加强临床药师制体系建设的通知》,公布了《临床药师专业培训大纲》和《临床药师培训考核工作方案》以及相关的培训工作制度。我国的临床药师培训分为通科培训和专科培训2个阶段进行。第一阶段为通科培训,时长为6个月,主要进行药学服务基本技能培训,培训结束后学员在审核处方、用药医嘱及抗感染药物临床应用和慢性病药物治疗管理方面具备基础药学服务能力。第二阶段为专科培训,时长为12个月,共设抗感染药物、抗凝药物、免疫系统药物、抗肿瘤药物、疼痛药物治疗、心血管内科等17个专业,每个专业均有各自的培训指南。2017年,中华医学会临床药学分会启动"首届中华医学会临床药师培训",提出临床药师培训的综合实践技能理论,围绕临床药师发现、解决、预防潜在或存在的用药问题能力开展课程设置,进一步提高了临床药师的能力及人才队伍建设。2019年,国家卫生健康委科教司发布《关于印发紧缺人才(临床药师)培训项目实施方案(试行)的通知》,切实提升了我国临床药师的综合素质,全面推进了临床药学的发展。

(赵　杰)

第三节　临床药学与临床药师

一、概述

临床药学作为一门兼具实践性、创新性、综合性和社会性的学科,基本任务是以患者为中心,提供药学服务,促进合理用药。临床药师(clinical pharmacist)是指具有系统的临床药学专业及相关专业知识和技能,熟悉药物性能与应用,了解疾病治疗要求和特点,参与临床药物治疗方案制订、实施与评价,促进药物合理应用的专业技术人员。

临床药师主要分为通科临床药师(generalist clinical pharmacist)和专科临床药师(specialist clinical pharmacist)两种类型。通科临床药师也称全科临床药师,指在处方和医嘱审核、用药咨询、抗感染药物临床应用和慢性病药物治疗管理等方面从事药学服务的临床药师。通科临床药师一般需要在临床药师培训基地进行6个月的通科培训,考核合格后获得岗位资格。专科临床药师指从事心血管内科、呼吸内科、消化内科、神经内科、内分泌科、ICU等不同专科领域药学服务的临床药师,以治疗药物划分还可分为抗感染药物专业、抗肿瘤药物专业、疼痛药物专业、抗凝药物专业等专科临床药师。专科临床药师一般需要在临床药师培训基地进行12个月的专科培训,考核合格后获得岗位资格。

在临床药学的实践领域,临床药师以系统的临床药学知识为背景,与医师、护士、管理人员等协同参与患者的临床药物治疗,提供治疗药物的相关信息和合理用药建议,实现提高药物治疗水平、减少不良反应、改善患者生活质量、避免医疗资源浪费等。临床药师的工作特点是贯彻"以人为本"的理念,突出"以患者为中心",强调"以合理用药为核心",承担为患者和社会提供药学服务的重要责任,对药学学科与药学职业进行了新的阐释,与临床医护人员等专业技术人员共同推动着医疗水平的发展。

二、临床药师的岗位要求与职业特征

(一)临床药师的岗位要求

临床药师的岗位要求主要包括人员数量设置和专业背景要求两类。

1. 人员数量设置要求　2011年3月施行的《医疗机构药事管理规定》明确规定:"医疗机构应当根据本机构性质、任务、规模配备适当数量临床药师,三级医院临床药师不少于5名,二级医院临床药师不少于3名。"2016年11月,中国医院协会下发《国家临床药师培训基地管理细则》,要求培训基地所在医院每100张床位应配备专职药师≥1名。

2. 专业背景要求　临床药师应当具备高等学校临床药学专业或药学专业本科及以上学历,经过临床药师专业规范化培训并考核合格。在专业理论知识方面,临床药师应熟练掌握包括解剖学、病理生理学、药理学与临床药理学、药剂学与生物药剂学、药物代谢动力学(药动学)、药物化学、生物化学、临床药物治疗学、医学伦理学等基础理论知识;了解包括医学基础理论、临床医学基本理论、诊断学基础、临床检验学、微生物学、传染病学、免疫学、遗传病学等相关理论知识;还应了解本专业国内外现状及发展趋势,了解或掌握国内外有关本专业的新理论、新知识、新技术、新方法,并能在实践中应用。在实践能力方面,临床药师平均每年参加临床实践工作的时间不得少于40周,平均每周在临床参与临床用药相关工作的实践时间不得少于80%。

(二)临床药师的职业特征

临床药学学科的特征以及临床药师的工作任务决定了临床药师的如下职业特征。

1. 专业特征　临床药师的核心任务是直接面对患者参与临床个体化药物治疗,开展药学监护、治疗药物监测、药物不良反应监测、药物信息服务、药物临床应用研究等。因此,临床药师须具备系统的临床药学理论知识、专业技能和实践能力。

2. 服务特征　临床药师的工作对象主要是患者,工作内容是将高度综合的临床药学知识直接服务于用药者、医疗团队和社会。药学服务贯穿临床药学工作的全过程。因此,临床药师工作具有较强的服务性。

3. 社会心理特征　临床药师可为患者、临床医师、护士、社会公众、医药管理者、药物研发机构、合同研究组织等不同社会群体提供药学服务,会产生相应的社会心理特征。正确理解临床药师的社会心理特征,有助于培养临床药师的服务意识和理念,使其具备以人为本、高度人文关怀的社会心理。

三、临床药师的工作内容

在临床药学实践过程中,临床药师以探索药物、机体、疾病相互关系为基础,以合理用药、药学服务的方法和技术为核心,旨在指导患者的合理用药,提高患者的生命质量和健康水平。根据临床药学学科发展趋势,结合临床药学工作实际,临床药师的主要工作内容如下。

1. **临床药物治疗实践**　是临床药学最基本、最重要的工作内容。临床药师可深入临床一线,参与药物治疗方案的设计、实施和评价,参加查房、病例讨论、会诊、抢救等医疗活动,在用药品种选择与药物治疗方案方面提出建议,协助医务人员正确地使用药物,建立规范化药历,最大限度地提高药物疗效,减少不良反应的发生。

2. **研究并实践合理用药**　临床药师可充分运用所掌握专业知识、技能和经验,发现、解决和预防临床用药存在的问题。针对临床用药问题,临床药师还可结合临床药物治疗实践,开展药物应用评价、用药风险防范研究,特别是对某类药物的临床应用或某类疾病的药物治疗进行专项研究,促进临床安全、有效、经济用药。

3. **处方与医嘱点评**　是医院持续医疗质量改进和药品临床应用管理的重要组成部分。根据相关法律法规、技术规范等,临床药师可建立处方点评管理体系,评价处方规范性和临床用药的合理性,对医、护、患用药进行指导,关注高警示、高风险及可能发生相互作用的处方,制订改进措施,实施干预,降低药品不良反应风险。此外,临床药师还可开展以循证药学为基础的遵循处方质量持续改进长效机制的处方点评课题研究等,充分保障医院临床用药安全。

4. **治疗药物监测**　是开展临床药学工作的重要手段。临床药师应紧密结合临床,与临床医师协商制定需要进行治疗药物监测的药物范围。监测药物可选择治疗窗窄、治疗指数低、个体差异大、不良反应严重、具有非线性药动学特征的药物;也可选择长期用药、合并用药、特殊人群用药等。临床药师可利用先进的检测技术对患者血液和其他体液中一些重点药物的药物浓度进行检测。根据测定结果,临床药师可结合药动学、药物效应动力学(药效学)基本理论分析血液中药物浓度与药物疗效的关系,据此制订和调整给药方案,为患者的合理用药提供科学依据。

5. **药物安全性监测**　是临床药师的常规工作之一,主要体现在药品不良反应/事件的监测和报告。医疗机构应建立药品不良反应监测网络,专人负责收集不良反应病例资料。临床药师应及时地发现、了解与收集药品不良反应的情况,结合患者的临床资料对频繁发生不良反应的重点病例进行因果关系分析和评价;重视严重、新发的药品不良反应,加强药物警戒,及时向临床反馈,为临床及时处理和预防不良反应提出建设性意见。此外,临床药师应定期对药品不良反应进行总结、评价、整理、统计归档,入档后及时向不良反应监测中心报告,避免严重不良反应的重复发生,提高用药的安全性。

6. **药学信息服务**　临床药学部门应建立药物情报资料室,配备专业书籍、期刊、药品说明书、计算机及查询软件等。临床药师应充分利用互联网、专业期刊、专著等多种渠道收集药品供应、使用、评价、不良反应及新药研究等最新信息,了解和掌握国内外最新药学进展,向全院的医、药、护、技人员提供前沿、权威的用药信息服务,开展用药教育等,促进医药合作、医患关系和谐及临床合理用药。

7. **药物相互作用研究**　针对临床药物治疗中常见的多药联用现象,临床药师可开展体外、体内药物相互作用研究,还可基于生理药动学模型(physiologically based pharmaco kinetic,PBPK)预测药物相互作用,对各种联合用药做出科学评价;充分利用有益的药物相互作用提高药物疗效,尽量规避和减少不良药物相互作用,提高临床联合用药水平。

8. **临床药动学和药效学研究**　针对不同的治疗药物,临床药师可开展临床药物的药动学和药效学研究,探讨药物在患者体内的吸收、分布、代谢、排泄规律;药物效应与浓度之间的关系。针对不同药物、疾病和特殊患者人群,临床药师还可借助计算机软件建立群体药动学/药效学(popPK/PD)结合模型,根据模型拟合预测合适的给药剂量,为合理用药提供科学依据。

9. **药物重整**　是医疗质量检测活动的一项重点工作。根据联合委员会的要求,临床药师可比较患者当前正在应用的所有药物与入院前及转科前药物医嘱的一致性和合理性,最大限度地实现"保证患者医疗安全",实现药物治疗的准确性和连续性,减少不必要的用药差错、不良反应、相互作用和花费,从而解决多重用药的问题。

10. **精准用药**　是精准医疗的核心组成部分之一。随着个体化用药的需要和药物基因组学的发展,临床药师可利用分子生物学、分子遗传学技术及日益完善的基因分析方法,监测患者的遗传多态性,预测疾病风险,分析患者药物效应个体差异与基因多态性的关系;根据基因型为患者制订个体化的治疗方案,指导患者调整用药剂量,充分发挥疗效,降低不良反应,促进临床合理用药。

11. 药师门诊　临床药师可直接面对患者,提供药物治疗管理服务,针对慢性病、特定疾病的患者用药进行精准管理。参考美国 MTM 模式,结合中国医疗机构的实际情况,临床药师在药学门诊的服务内容主要为:①药物治疗评估。建立患者信息档案、回顾病史、用药史,评估药品治疗情况与药品不良反应等相关问题;②为患者制订个人用药记录,方便患者居家用药管理、就医时向其他医务人员提供用药信息;③提出药物治疗的干预方案;④提供个体化用药教育;⑤解答患者关于用药的问题;⑥随访,跟进药物治疗情况,预约复诊。

12. 社区药学服务　为满足广大居民的卫生服务需求,致力于维护广大居民的身心健康。临床药师可以社区甚至家庭为服务范围,以慢性病患者、老年人群、儿童以及广大居民为重点服务对象,为广大居民提供健康教育、机体恢复以及预防保健等一体化服务,如对常见病、小病提供用药建议,加强慢性病用药管理服务,开展合理用药宣教等,确保各项社区医疗技术以及资源得到合理利用,有助于促进广大社区居民生活品质的提高和改善。WHO 确立的"21 世纪人人享有卫生保健目标"迫切要求发展包括社区药学服务在内的社区卫生服务,在促进人类健康、打造健康中国方面发挥着巨大作用。

13. 大数据　随着信息时代的来临,大数据因其海量、超大数据、数据处理技术的高度概括,且具有科学价值大、数据容量大、产生和更新速度快、数据种类多、变异性大等特点,健康医疗大数据作为国家重要基础性战略资源,临床药师可利用大数据开展药物研发、卫生监测、公众健康、精准医疗等领域研究,系统加强临床和科研数据资源整合共享,提升医学科研及应用效能,推动智慧医疗发展。

14. 新媒体药学服务　"互联网+"给信息传播带来颠覆性变化,媒体格局、舆论生态、收视对象、传播技术等都在发生着深刻变化。以新媒体为媒介,临床药师可开展远程药学服务、"智慧药师""用药助手""医口袋""临床指南"等移动终端 APP 服务、微信公众号及微视频药学普及宣教等,为公众提供最新的用药信息及权威的用药选药依据。

(张晓坚)

第四节　临床药学的研究内容

临床药学是药学与临床相结合,直接面向患者,以患者为中心,研究与实践临床药物治疗,提高药物治疗水平的综合性应用学科。临床药学的研究内容主要包括合理用药、药学监护、精准治疗、药品不良反应监测、药品评价、药物经济学、临床药学工作模式、信息化建设、学科建设等。

一、合理用药

合理用药(rational use of drug)是指根据患者状况、疾病类别和药理学理论,遵循相关的临床应用指导原则、诊疗指南、临床路径和药品说明书等选择最佳的药物、制订或调整给药方案,充分发挥药物的疗效,从而避免或减少可能发生的不良反应,做到安全、有效、经济地使用药物。

合理用药的首要因素是安全,其意义在于使患者承受最小的治疗风险,获得最大的治疗效果;其次是有效,表现在根除病源、治愈疾病、延缓疾病进程、缓解临床症状、预防疾病发生、调节人体生理功能等不同的方面,是合理用药的关键;最后是经济,体现在以尽可能低的医疗费用达到尽可能大的治疗效益。WHO 的合理用药标准包含:①开具处方的药物应适宜;②在适宜的时间,以公众能支付的价格保证药物供应;③正确地调剂处方;④以准确的剂量,正确的用法和用药时间服用药物;⑤确保药物质量安全有效。

合理用药涵盖了药物治疗的全过程,既包括医务人员的诊疗,也涉及患者的用药依从性等因素。一般来讲,合理用药应考虑以下几方面因素:①药物的选择。同类药物中,在权衡疗效与不良反应的基础上,首选疗效最好的药物。②制剂的选择。同一药物、同一剂量制成不同的剂型会引起不同的药物效应,因此选择适宜的制剂也是合理用药的重要环节。③给药途径的选择。给药途径影响药物在体内的有效浓度和疗效,应当依据患者的情况和药物特点来选择。④剂量的选择。常规应按照说明书规定的剂量使用。⑤给药时间间隔及疗程的选择。适当的给药时间间隔和疗程是维持血药浓度稳定、保证药物有效且没有严重不良反应的必要条件。⑥影响药物作用的机体因素。机体因素主要包括年龄、性别、病理状态、精神因素、遗传因素和营养状态等,临床用药要考虑患者的实际情况,做到因人施治。

临床药师是临床治疗团队不可缺少的成员之一,是合理用药的主要组织者和实施者。对于门诊患者,临床药师通过开设药学门诊,对慢性病患者、特殊患者等进行药物治疗管理,关注患者的药物治疗回顾、个人药物记录、药物相关活动计划、干预和/或提出参考意见,以及文档记录和随访等关键要素,为患者提供药物重整、用药教育、咨询指导等药学服务,提高患者的用药依从性,并预防用药错误,培训患者进行自我用药管理以提高疗效。对于住院患者,临床药师可以开展患者入院筛查、药学查房、用药监护、用药教育、药学会诊、出院随访、处方审核、药品不良反应监测、静脉血栓栓塞症防治、抗菌药物科学化管理、加速外科康复管理、癌痛规范化治疗示范病房管理等临床实践活动,实现合理用药的目的。

二、药学监护

临床药师提供直接和负责任的药物相关治疗活动,识别和解决药物治疗有关问题,从而获得改善患者生命质量的既定结果称为药学监护。药学监护(pharmaceutical care)观念的出现标志着临床药学实践必须由"以药品为中心"的传统模式转变到"以患者为中心"的现代模式。

药学监护是与药物治疗有关的服务,药师直接提供给患者一对一、面对面的服务,要求药师对药物治疗的结果承担应负的责任。药学监护实施过程中,药师必须与其他医务人员密切合作,共同设计、实施和监测治疗方案,最终能够使患者达到治愈疾病、消除或减轻症状、阻止或减缓疾病的进程、预防疾病或症状等治疗目标。开展药学监护能够显著减少用药差错,提高合理用药水平。

实施药学监护的核心要素包括收集患者信息、评估患者病情、确定治疗方案、制订监护计划、实施干预措施、随访与再评价环节,这些环节可以反复循环直至患者的问题完全解决。目前,国内比较成熟的药学监护模式主要有抗凝治疗咨询服务、哮喘患者的药学监护、慢性肾衰竭患者的药学监护、器官移植患者的药学监护、重症患者的药学监护、肿瘤化疗患者的药学监护等。

三、精准治疗

精准医学(precision medicine)是随着基因组测序技术快速进步,以及生物信息与大数据科学的交叉应用而发展起来的新型医学概念,是依据患者内在生物学信息以及临床症状和体征,精确寻找到疾病的原因和治疗靶点,并对一种疾病不同状态和过程进行精确分类,最终实现对特定患者进行个体化治疗的目的,提高疾病诊治与预防的效益。精准医学的实质包括两个方面,即精准诊断和精准治疗。目前,治疗药物监测和基因检测是临床开展精准治疗的重要方法,二者联合应用可以更全面地解决个体化药物治疗问题。

1. **治疗药物监测(therapeutic drug monitoring,TDM)** TDM是一门研究个体化药物治疗机制、技术、方法和临床标准,并将研究结果转化应用于临床治疗,以达到最大化合理用药的药学分支学科,涉及药理学、药物分析学、药剂学、生物化学、分子生物学、流行病与卫生统计学等理论知识。TDM采用现代分析检测手段,通过计算机软件,在临床药物治疗过程中,观测药物疗效的同时,定时采集患者的血液、尿液、唾液或脑脊液等体液,测定其中的药物浓度,结合药动学和药效学原理,设计或调整治疗方案,实现个体化用药,减少个体差异或经验用药而导致的用药盲从性,减少药品不良反应。

TDM工作内容包括药物(及其代谢物、药理标志物)分析、定量计算、临床干预三部分,通过测定患者体内的药物暴露、药理标志物或药效指标,利用定量药理模型,以药物治疗窗为基准,制订适合患者的个体化给药方案,适用于窄治疗指数药物、毒性大药物、联合用药、患者个体差异等情况的监测。TDM的临床意义在于能够优化药物治疗方案,提高药物疗效、降低毒副作用,同时通过合理用药最大化节省药物治疗费用。经过近40年的发展,TDM已成为指导临床合理用药的重要技术,为器官移植、癫痫、肿瘤、哮喘、精神疾病、心血管疾病等的个体化药物治疗提供了科学手段。

2. **药物基因组学（pharmacogenomics，PGs）**   PGs是药理学与基因组学相结合，研究基因如何影响药物效应的一门新兴学科，主要研究影响药动学和药效学个体差异的基因特性，阐明药物代谢、转运和靶分子的相关基因多态性与药物效应或不良反应之间的关系，研究遗传因素对药物效应的影响，确定药物作用的靶点，研究从表型到基因型药物反应的个体多样性。

PGs的研究目的在于促进药物的合理使用，以最大限度地发挥药物效应和降低不良反应。传统的个体化给药方案制定是依据药动学原理和患者生理指标参数，通过公式计算，逐步调整药物剂量和给药间隔，从而制定个体化的治疗方案，这种方法适用于血药浓度与药效正相关的药物。但是，临床上有时出现诊断相同、一般情况类似、用药相同且血药浓度都在有效范围内，而疗效却相差甚远的情况，这种情况用常规的TDM无法解释，可以从PGs的角度来分析。通过对患者进行基因型检测，明确基因的突变情况，能够确定患者服用某种药品是否有效和安全、剂量是否适宜，以优化用药方案，实现个体化精准治疗。目前FDA、欧盟、日本等已经在200多种药物说明书中注明黑框提示，建议患者用药前进行基因多态性检测，以提高药物的有效性和安全性。

PGs的发展最终将阐明药物代谢和遗传的基础，解释药动学和药效学差异。但是，目前PGs尚存在局限性，现有的临床实践表明，并非所有药物作用的个体差异均能用基因多态性解释，基因检测结果对临床预后的影响还需要通过临床随机对照研究来证实。

四、药品不良反应监测

药品不良反应（adverse drug reaction，ADR），是指合格药品在正常用法用量下出现的与用药目的无关的有害反应。ADR监测是指ADR发现、报告、评价和控制的过程。ADR监测实质就是药品的安全性监测，通过实施药物ADR监测报告制度，可以把分散的ADR病例资料汇集起来，并进行因果关系的分析和评价，以提供临床安全用药信息，减少ADR的发生，提高用药安全性、有效性，最终目的是保障民众合理用药。

ADR监测能够弥补药品上市前研究的局限性，防范药品质量问题相关的安全隐患，减少或避免临床不合理用药所致的可能后果，最大程度上降低药品ADR的重复发生，也为国家监管、遴选、调整基本药物目录等政策法规提供数据支持。ADR的发生包括药理作用、药品质量、药品剂量等药物方面的原因；性别、年龄、种族差别、个体差异、病理状态等机体方面的原因；用药途径、用药时间、联合用药、误用滥用等给药方法的影响。ADR监测研究的主要方法主要包括自发呈报、病例对照研究、队列研究、医院集中监测等。

自发呈报研究是指医务人员或者患者对某种药物所引起的ADR通过医药学文献杂志进行报道，或直接呈报给ADR信息中心、制药厂商等，其基本作用是发现ADR信号。病例对照研究是将患有某种疾病的病例与未患有某种疾病的对照组进行比较研究，找出两组在先前的药物暴露时所发生的ADR的差异。队列研究是将样本分为两个组（一组为暴露于某药物的患者，另一组为不暴露于该药物的患者）进行观察，验证其结果的差异，即ADR的发生率或疗效，通常分为回顾性研究和前瞻性研究。医院集中监测是指在一定的时间和范围内，对某一医院或某一地区内所发生的ADR及药物应用进行详细记录，探讨ADR的发生规律和危险因素，并计算相应的ADR发生率。

五、药品评价

药品评价（drug evaluation）是指对单个药物或某一类药物在体内的吸收、分布、排泄、代谢以及给药剂量的安全范围等通过客观的评价，做出临床评估的过程。药品评价可以为国家基本药物目录、医疗保险药品目录、国家药品处方集、药品临床应用、临床路径、药品定价与遴选、招标采购、诊疗指南或技术规范的制订和修改提供参考。药品评价内容包括药品的安全性、有效性、经济性、质量、体内药学特性、顺应性、临床价值、信息服务等评价。

药品安全性评价包括ADR、禁忌证、注意事项、特殊人群（妊娠及哺乳期妇女、儿童、老年及肝肾功能损害患者等）用药、药物相互作用、药物过量及种族间安全性差异等。药品有效性评价是指药品上市后在广大人群中应用的有效率、长期效应和新的适应证，以及临床疗效中存在的可能影响药品疗效的治疗方案、患者年龄、合并用药、食物等各种因素的研究，可以进行随机、对照、双盲、大样本、多中心研究。体内药学特性评价是指评价药动学、药物相互作用、生物利用度与生物等效性、临床意义等。药品质量评价包括药品质量、原辅料、工艺、标准、包材评价等。药品顺应性评价是指影响患者用药顺应性的因素、影响医务人员给药顺应性的因素。药物经济性评价体现了成本和收益是药物经济学研究与评价的基础，成本反映药物资源的消耗，收益反映健康状况的改善。药物临床价值评价包括同类药物，尤其是作用机制相同的药物间、不同类别药物的药效，以及不同类别药物治疗学地位的评价。药品信息服务评价主要包括药品说明书信息和标签信息评价、厂商药品推广资料和厂商网站信息评价等，以确保药品信息的准确性、完整性、可靠性及可获得性。

六、药物经济学

药物经济学（pharmacoeconomics）是应用经济学基本原理、方法和分析技术及相关学科知识，研究医药领域有关药物资源利用的经济问题和经济规律，研究如何提高药物资源的合理配置和利用效率，以有限的药物资源实现健康状况最大限度改善和提高的科学。药物经济学研究方法包括成本-效益分析、成本-效果分析、成本-效用分析、最小成本分析等。

成本-效益分析是将药物治疗的成本与所产生的效益归化为以货币为单位的数字，用以评估药物治疗方案的经济性。成本-效果分析是较为完备的综合经济评价形式之一，主要比较健康效果差别和成本差别，其结果以单位健康效果增加所需成本值（即成本效果分析比值）表示，其特点是治疗结果不用货币单位来表示，而采用临床量化的指标，如抢救患者人数、延长的生命年、治愈率等。成本-效用分析是更细化的成本效果分析，它不仅关注药物治疗的直接效果，同时关注药物治疗对患者生活质量所产生的间接影响，着重分析医疗成本与患者生活质量提升的关系。最小成本分析用于两种或多种药物治疗方案的选择，虽然只对成本进行量化分析，但也需要考虑效果，这是最小成本分析与成本分析的区别。

七、临床药学工作模式

临床药学服务（clinical pharmacy service）是临床药师利用药学专业知识，针对医护人员和患者不同层次用药需求，为医师、护士和患者提供个性化的合理用药建议，尽最大努力提高药物治疗效果、减少药物不良反应的一种药学服务模式。医、护、患三方是临床药学服务的主要目标群体。

早期的临床药学工作模式仅局限于药物信息咨询、编写药讯、处方点评等内容。随着临床药学的发展，需要临床药师与医师和护士形成临床治疗团队，通过独立药学查房、参与医学查房、疑难危重病例讨论、会诊、用药监护、用药教育等形式了解患者疾病和药物治疗方案，结合临床药学专业知识或血药浓度监测、基因检测等药学专业技术，协助临床医师对具体病例讨论分析，制订和优化个体化药物治疗方案，指导护士执行规范合理的给药方式、及时发现并妥善处置药品不良反应等模式，开展药学服务工作。目前，我国各级医院已经开展的临床药学专业包括抗感染、心血管、内分泌、抗凝、呼吸、消化、神经、精神、肿瘤、肾病、ICU、儿科、传染病、器官移植、肠外肠内营养等专业。其中部分专业已经形成了良好的工作模式，例如，静脉血栓栓塞症防治体系建设（VTE）、抗菌药物科学化管理（AMS）、加速外科康复管理（ERAS）、癌痛规范化治疗示范病房建设（GPM）、多学科综合治疗会诊模式（MDT）等，这些规范化的工作模式为临床药师体现自身价值提供了契机，未来将有更多的临床药学服务模式等待创新和发展。

八、信息化建设

医院药学信息化建设包括药房自动化管理设备和合理用药支持系统两个方面。药房自动化管理设备通过人工智能和机械传输手段，可以极大地提高药品在零售终端储运的效率，减少差错率，节约场地面积，实现药品贮存、调剂和管理自动化，目前常用的设施包括智能药架、智能药品调配机、快速发药系统、麻精药品智能管理机、药品智能拆零机、药品直发传送系统、全自动单剂量包药机、静脉用药调配中心一体化全自动配药系统、药品供应链管理系统、冷链药品网络监测系统等。合理用药支持系统能够促进合理用药,提升药学信息服务水平,为临床药师开展全程化药学服务提供了重要支撑,目前应用的软件主要包括智能化医院信息系统(HIS)、临床药师工作站、药物咨询及用药安全监测系统、处方前置审核软件、不良反应监测自动化软件、互联网医院处方流转平台、抗菌药物临床用药指标监测统计软件、抗菌药物远程会诊系统、慢病管理软件等。

九、学科建设

临床药学学科的产生和发展扩展了医院药学的内涵,促进了医院药学的变革。传统医院药学侧重于研究药品供应、使用及药事管理等工作,临床药学则更多地关注药物临床应用实践,工作重点是围绕患者开展临床药学服务。我国《医疗机构药事管理暂行规定》提出"药学部门要建立以患者为中心的药学保健工作模式,开展以合理用药为核心的临床药学工作",并要求医疗机构"逐步建立临床药师制",这些要求成为推动我国医院药学模式改革的起点,使我国临床药学事业进入了崭新的发展时期。

2013 年原国家卫生计生委发布了《临床药学科国家临床重点专科建设项目评分标准(试行)》,对临床药学学科的基础条件、临床药学技术队伍、药学服务能力与水平、药学服务质量、科研与教学创新等提出了具体标准,明确了临床药学学科建设的核心定位是以患者为中心的临床药学服务与实践,在临床实践中培养药学监护和药学研究人才,为临床药学学科建设的未来发展指明了方向。

（于　倩）

第五节　临床药学的展望

临床药学服务最早起源于欧美发达国家,20 世纪 80 年代初我国倡导开展临床药学工作,这个过程中,国家的相关政策起到了促进和保障作用。相比之下,我国临床药学起步较晚,但经过广大药学工作者的不懈努力,在基础研究和临床实践探索方面取得了一定成绩,构建了基本的临床药学教育体系,在认识程度、工作内容、工作方法、研究方法和手段等方面有了很大进步,实现了临床药学科研和学术的同步发展,同时支撑临床药学发展的药学专业技术也有了突飞猛进的进步。目前我国临床药学工作已经初具规模,在大型三甲医院已经得到临床认可,但与欧美发达国家水平及国内迅猛发展的医药卫生事业需求相比,仍有一定差距。临床药学服务模式尚处于不断探索和实践阶段,与临床医学学科的发展相比,仍然有较大差距。

目前,国家在战略层面和政策上都给予临床药学领域不同程度的支持,各省市对临床药学发展的支持力度也很大,但我国临床药学领域仍要面对法律法规需要健全、基础教育需不断完善、临床药师还需大力培养等问题。临床药师应提高自身知识储备,更好地融入临床治疗团队,满足医、护、患三方对临床药学服务的需求。随着医改的持续深入推进,国家卫生健康委提出了"进一步加强医疗机构药事管理和药学服务,加大药品使用改革力度,全链条推进药品领域改革,提升医疗机构管理水平,促进合理用药,更好地保障人民健康"的工作方针,对临床药学服务模式提出了新的标准和更高的要求。结合目前我国的国情,临床药学工作者应当在以下几方面不断探索和努力。

1. 推动《药师法》的制定　完善药事管理相关法律法规建设,明确临床药师在医疗活动中的责任、权利、义务,探索药事服务费等医保付费条件下的门诊药品调剂、住院药学监护、居家药学服务等药学服务模式。

2. 完善教学体系建设　在院校教学方面,培养一批高素质的教师队伍,编写适合临床需求的教材、建设本科生临床药学标准化临床实践教学基地、扩大临床药学专业人才培养数量,强化培养目标与培养课程体系的匹配,教学课程涵盖医学、药学、生物、人文、公共卫生与健康等内容,构建大学药学院(系)+附属医院药学部一体化教学模式。在临床药师培训方面,2005 年中国医院协会药事管理专业委员会开展临床药师培训;2016 年中华医学会临床药学分会启动了临床药师培训工作,中国中医药学会也启动了中药专业临床药师培训项目。这些培训对扩大我国临床药师队伍、解决国内各级医院的临床药师人才需求起到了至关重要的推动作用。未来在适当的时机应推进和制定我国临床药师资格准入制度。

3. **建设以岗位胜任力为导向的人才培养模式**　重视现有临床药师队伍的再教育,加大力度研究再教育的方式、方法、手段,创新再教育模式,通过临床药师素质的提高,展现临床药师的价值,增强影响力,推动学科发展,增强学科影响力。

4. **深化以患者为中心的药学服务**　依托精准治疗等药学专业技术,临床药师参与多学科治疗团队,为临床提供全方位的专业化、个体化药学服务,提高合理用药水平,保障患者的用药安全。继承辨证论治的传统中医药思想,合理熟练地运用中医理论,掌握中药的临床运用原则,推进中药临床药学服务在各级医院的广泛开展。

5. **推进临床药学研究成果的转化**　深入开展临床药学研究,并将研究成果转化为以患者为中心的药学专业技术,提升解决药物治疗学问题的能力,提升临床药师的业务素质水平。依托大数据、人工智能、"互联网+药学服务"技术的发展成果,研究我国"药品零加成"形式下的门诊药房社会化服务模式等。

6. **强化信息化建设**　建设完善的临床药师工作站,构建处方(医嘱)审核知识库,建立事前干预、事中互动和事后点评分析的一体化用药决策闭环管理系统。整合药学资源,创立区域性药学服务合作中心,推动医联体药事管理同质化工作。

7. **提供特色药学服务**　加强药学技术研究,广泛开展血药浓度监测、基因检测、药品评价、药物经济学、循证药学等研究,深入开展个体化药物治疗方案设计与指导的药学技术服务,为临床提供专业化的服务项目,共同构建针对性强、效率高、易推广应用的临床药学服务模式。

(于 倩)

参 考 文 献

[1] 张相林,缪丽燕,陈文倩. 治疗药物监测工作规范专家共识(2019版)[J]. 中国医院用药评价与分析,2019,19(8):897-898,902.

[2] 王辰,姚树坤. 精准医学:药物治疗纲要[M]. 北京:人民卫生出版社,2016.

[3] 中国药品综合评价指南项目组. 中国药品综合评价指南参考大纲(第二版)[J]. 药品评价,2015,12(8):6-10.

[4] 吴久鸿. 药物经济学[M]. 北京:高等教育出版社,2017.

[5] 马国,蔡卫民,许杜娟. 临床药学导论[M]. 北京:科学出版社,2017.

[6] 蒋学华,主编. 临床药学导论[M]. 北京:人民卫生出版社,2014.

[7] 陈孝,李焕德,等. 中国临床药学发展报告,2019.

[8] 霍丹,游一中. 英美药学高等教育及临床药师体系对我国临床药学工作的影响[J]. 中国临床药理学杂志,2017,36(7):870-872.

第二章　药物治疗的药动学基础

第一节　药物体内过程及其影响因素

药物体内过程指机体对药物的处置,包括吸收(absorption)、分布(distribution)、代谢(metabolism)和排泄(excretion),简称 ADME 过程。这些过程涉及细胞膜、细胞内细胞器膜等生物膜对药物的转运。生物膜由镶嵌有蛋白质的双层流动态类脂质分子构成,其间有直径约 0.6nm 的小孔。根据生物膜对药物的转运方式是否耗能分为主动转运和被动转运两类。

1. **主动转运**　生物膜可通过其间镶嵌的某些特异性载体蛋白消耗能量转运某些药物。主动转运的最大特点是可逆浓度差进行,经同一载体转运的药物间存在竞争性抑制。主动转运仅限于极少数内源性活性物质,或与内源性物质有极相近结构的药物。

2. **被动转运**　包括所有不消耗能量、能顺浓度差进行的跨膜转运。被动转运包括扩散、滤过和易化扩散。由于不消耗能量,被动转运不能逆浓度差进行。

(1) 扩散:指穿过生物膜类脂质双分子层的药物跨膜被动转运过程。影响药物扩散速度的因素除膜两侧的浓度差外,主要为药物脂溶性。虽然药物本身的化学结构决定其脂溶性,但由于多数药物均为弱酸性或弱碱性物质,在不同 pH 环境发生不同程度的解离,均影响药物的脂溶性。

同一物质其解离态的脂溶性低于分子态。因此,生理状态下膜两侧存在 pH 差时(如细胞内、外液之间),必然在膜两侧产生以 10 的指数次方变化的解离度差。理论上讲,只有分子态脂溶性高的药物,才能以扩散方式被动转运,因此膜两侧有无浓度差仅对分子态药物而言。当膜两侧存在 pH 差时,尽管分子态被动扩散达到平衡,膜两侧总药物浓度(包括解离态)可存在较大不同。

(2) 滤过:指通过小孔进行的被动转运。由于生物膜上的小孔直径过小,只有少数分子量<100 的药物如尿素、乙醇等,可以通过滤过方式被动转运。但毛细血管内皮细胞间呈疏松连接,存在 8nm 左右的间隙,除少数大分子蛋白药物外,允许绝大多数药物自由通过。因此,药物通过毛细血管进行吸收、分布,或通过肾小球进行排泄时,滤过为主要转运方式。

(3) 易化扩散:借助膜上特异载体但不耗能的被动转运方式,此种方式在药物转运中极少见。

一、药物吸收及影响因素

药物的吸收(absorption)是指药物从给药部位进入血液循环的过程。药物可经多种给药途径进入机体,但大致可分为两类:血管外给药和血管内给药。给药途径不同,药物吸收的速度和程度也不同。血管外给药,药物必须经过吸收才能进入血液循环,然后随血液转运至其他靶器官或靶组织。一般而言,药物吸收的快慢依次为吸入>舌下>肌内注射>皮下注射>口服>直肠>皮肤,但也有例外。而静脉给药,药物直接进入血液循环,不存在吸收过程。

　　除了给药途径之外,药物因素和机体因素也影响药物的吸收。下面将以不同的给药途径详细阐述药物吸收及影响因素。

(一) 口服给药

　　口服给药是最常用的给药方式,小肠是主要的吸收部位,吸收方式主要为被动转运,吸收速率受药物本身的理化性质、胃肠道的生理病理状态和药物相互作用等因素的影响。

1. 影响药物胃肠道吸收的药物因素

　　(1) 解离度与脂溶性:药物多为有机弱酸或有机弱碱,由于受胃肠道内 pH 的影响,药物以解离型和未解离型(分子型)两种形式存在,两者所占比例由药物的解离常数 pK_a 和吸收部位的 pH 所决定。未解离型的有机弱酸或有机弱碱呈分子状态,脂溶性较大,较易通过消化道上皮细胞的脂质膜。而解离型的有机弱酸或有机弱碱呈离子状态,水溶性较大,相对未解离型的分子较难吸收。弱酸性药物在胃中主要以未解离型形式存在,吸收较好;而弱碱性药物在 pH 较高的小肠中更有利于吸收。两性药物则在等电点 pH 时吸收最好。

　　(2) 溶出速率:溶出速率(dissolution rate)是指在一定条件下单位时间内药物溶出的量。固体剂型如片剂、丸剂、胶囊剂等口服给药,必须先在胃肠道内经历崩解、分散、溶出后,才可能被上皮细胞膜吸收。对难溶性药物或溶出速率很慢的药物及其制剂,药物从固体制剂中的释放溶出过程往往成为吸收过程的限速阶段。药物的溶出速率与其表面积、溶解度和溶出速率常数成正比。①粒子大小:药物粒子越小,与体液的接触面积越大,其溶出速率就越快。为增加某些难溶性药物的溶出速率和吸收速率,可采用药物微粉化技术、固体分散技术,或控制结晶方法制备微晶。但对于在胃液中不稳定的药物如青霉素、红霉素等,对胃肠刺激性强的药物如呋喃嘧啶等,则不宜采用微粉化技术制备制剂。②多晶型:多晶型是指化学结构相同的药物,可因结晶条件不同而得到不同晶型的现象,多晶型包括稳定型、亚稳定型和无定型。晶型不同,其物理性质如密度、熔点、溶解度和溶出速率也不同。一定温度和压力条件下,多种晶型中只有一种是稳定型,其熵值最小、熔点最高、溶解度最小、化学稳定性最佳。其他晶型为亚稳定型,可最终转化为稳定型。亚稳定型熵值高,熔点低、溶解度大,故溶出速率也较快。因此同一种药物可因晶型不同而具有不同的生物利用度,与亚稳定型相比,稳定型往往低效甚至无效。③溶剂化物:一般药物在水中的溶解度和溶出速率以水合物<无水物<有机溶剂化物的顺序增加。④成盐:难溶性的弱酸制成钾盐或钠盐,难溶性弱碱制成盐酸盐或其他强酸盐后,由于溶解度增加,能够在胃肠液中迅速溶解,可使制剂的溶出速率增加,生物利用度提高。

　　(3) 药物在胃肠道中的稳定性:有些药物在胃肠道中很不稳定,易被胃液或肠液 pH、消化道中细菌以及消化道内皮细胞产生的酶破坏,使药物降解或失活,故不能口服给药,只能采用注射或其他途径给药。

　　(4) 药物剂型与给药途径:剂型是药物应用的必要形式,药物必须通过剂型才能发挥作用。同一药物不同剂型可呈现不同的效应,如药物的起效时间、作用强度、作用部位及持续时间、毒性反应等。药物剂型、用药部位及给药途径不同,可影响药物在体内的吸收、分布、代谢及排泄,从而影响药理效应。

　　口服制剂吸收后被肝摄取,其中部分经肝中药物代谢酶代谢后再进入体循环,使吸收总量低于静脉注射给药。一般认为,口服剂型药物生物利用度高低的顺序为溶液剂>混悬剂>颗粒剂>胶囊剂>片剂>包衣片剂。

　　药物剂型、制剂工艺和给药途径影响药物的吸收速率和程度。速释制剂利用辅料的作用加快了药物的溶解释放,使药物吸收速率提高,起效速度快,可用于某些急症疾病的治疗。如口崩片和口溶片在口腔能快速崩解或溶解,药物迅速被口腔黏膜吸收,并且无首过作用。采用固体分散技术制成的速释型制剂具有快速释放药物的特征。缓、控释制剂是通过延缓或控制药物的释放来控制药物的吸收,药物能在较长时间内持续释放药物以达到长效作用。缓、控释制剂释药特点分别为一级动力学及零级动力学,保证药物平稳吸收,避免血浓度峰谷现象,既减少服药次数,又产生稳定的治疗效果。

　　(5) 首过效应(first-pass effect)或肝肠循环(hepato-enteral circulation):是指某些药物经胃肠道给药,在尚未吸收进入血循环之前,在肠黏膜和肝被代谢,而使进入血循环的原型药量减少的现象,也称首关效应。肠道外给药,可减少或避免首过效应,如静脉注射、肌内注射及皮下注射,栓剂直肠给药、舌下含服或鼻腔、口腔气雾剂喷雾给药经黏膜吸收或经肺部吸收,药物不经肝直接进入体循环。但首过效应具有饱和性,若给药剂量过大,虽有首过效应存在,仍可使血中药物浓度明显升高,药物毒性和不良反应也相应增加。肝肠循环指经胆汁或部分经胆汁排入肠道的药物,在肠道中又重新被吸收,经门静脉又返回肝的现象。此现象主要发生在经胆汁排泄的药物中,有些由胆汁排入肠道的原型药物如毒毛旋花子苷 G,极性高,很少能再从肠道吸收,而大部分从粪便排出。

(6) 药物相互作用(drug interaction):指同时或相继使用两种或两种以上药物时,由于药物之间的相互影响而导致其中一种或几种药物作用的强弱、持续时间甚至性质发生不同程度改变的现象。如四环素与金属 Fe^{2+}、Ca^{2+} 等因络合形成不溶性复合物,互相影响吸收。骨骼肌松弛药与氨基糖苷类抗生素庆大霉素等合用,可能增强及延长骨骼肌松弛作用甚至引起呼吸肌麻痹。促进胃排空的药物,如甲氧氯普胺加速药物的吸收;抑制胃排空的药物,如抗 M 胆碱能药物延缓药物吸收。

药物与食物间的相互作用,可导致药物吸收速率和程度发生改变。如某些药物空腹服用吸收迅速并吸收完全,而有些药物受食物影响延缓吸收,如食物可延缓利福平、异烟肼、左旋多巴等药物的吸收。

2. 影响药物胃肠道吸收的生理因素

(1) 胃肠液成分和性质:胃液的主要成分是胃酸(盐酸),pH 呈酸性,有利于弱酸性药物的吸收,而弱碱性药物吸收甚少。胃液 pH 变化,可影响弱酸性药物在胃中的吸收,特别是有机弱酸或弱碱类药物的解离状态。大多数有机药物均呈弱酸性或弱碱性,分子型药物比离子型药物易于在细胞类脂膜吸收。药物吸收部位的 pH 环境决定弱酸性或弱碱性药物的解离状态,从而影响其吸收和生物利用度。如弱酸性药物,在 pH=1 时比 pH=8 时吸收更迅速,而弱碱性药物则相反。主动转运吸收的药物在特定部位由载体或酶促系统参与进行,一般不受消化道 pH 变化的影响。

胆汁中胆酸盐对难溶性药物有增溶作用,可促进其吸收,但与新霉素和卡那霉素等生成不溶性物质而影响其吸收。

(2) 胃排空对药物吸收的影响:胃排空速率影响药物在消化道中的吸收。由于大多数药物在小肠吸收,胃排空速率加快,药物到达小肠部位时间缩短,有利于吸收,生物利用度提高,出现效应也快。少数主动吸收的药物如维生素 B_2(核黄素)等在十二指肠由载体转运吸收,胃排空速率快,较多维生素 B_2 同时到达吸收部位,吸收达到饱和,因而只有一小部分药物被吸收;若饭后服用,胃排空速率小,可使吸收量增加。某些抗胆碱能药、抗组胺药、镇痛药、麻醉药可使胃排空速率下降。

(3) 胃肠道蠕动对药物吸收的影响:胃蠕动可使食物与药物充分混合,有利于胃中药物的吸收。小肠的固有运动能促进固体制剂的进一步崩解、分散,使之与肠液充分混合,增加药物与肠表面上皮的接触面积,有利于药物的吸收。但是肠蠕动加快又使另一些溶解度小的药物如季铵类化合物等,或经主动转运的药物,在肠内存留时间缩短,导致吸收不完全。

(4) 循环系统对药物吸收的影响:循环系统的循环途径和流量大小影响药物吸收。在胃、小肠和大肠吸收的药物经门静脉进入肝,肝中丰富的酶系对经过的药物具有强代谢作用,药物的首过作用越大,药物被代谢得越多,其有效血浓度也越低。休克患者微循环出现障碍,药物吸收速率减慢或停滞。

药物可经消化道向淋巴系统转运。经淋巴系统吸收的药物不受肝首过效应的影响,因而肝首过效应强的药物,淋巴系统的定向吸收和转运有更重要的临床意义。

(5) 药物转运体对药物吸收的影响:药物转运体是一类表达于细胞膜上介导内源性和外源性物质进出细胞的蛋白质,其在维持细胞稳态和组织特异功能中起到重要作用。在小肠和肝上存在许多与药动学密切相关的转运体,可将它们分为摄取型转运体和外排型转运体。摄取型转运体促进药物的吸收,包括葡萄糖转运体、寡肽转运体、有机阴离子转运多肽、单羧酸转运体、氨基酸转运体和质子耦合氨基酸转运体。小肠上的外排型转运体主要有 P-gp、MRP2 和 BCRP,属 ABC 家族转运体,均表达于小肠上皮细胞刷状缘膜,负责将细胞内的物质排入肠腔,发挥着肠道的屏障功能。抗过敏药物非索非那定几乎不在体内代谢,但临床研究发现,健康受试者用果汁(葡萄汁、橘子汁、苹果汁)服用 120mg 非索非那定,可导致曲线下面积(AUC)降低 66%～75%,C_{max} 也降低约 50%。这一现象可用摄入型转运体进行说明:果汁中的某些成分阻碍了摄入型转运体的功能,进而降低了非索非那定的吸收。研究发现,小于 5% 的浓度的葡萄汁、橘子汁和苹果汁能够显著抑制有机阴离子转运多肽(OATPs)介导的非索非那定的肠细胞摄取,推测非索非那定摄取的转运体就是 OATPs。

(6) 食物对药物吸收的影响:食物不仅能改变胃排空速率而影响药物吸收,而且其他因素对药物的吸收也会产生不同程度、不同性质的影响。食物能延缓或减少药物的吸收,也可能促进药物的吸收或不影响吸收。食物通常能减慢药物的胃排空速率,故主要在小肠吸收的药物大多会推迟吸收,如食物可延缓利福平、异烟肼、苯巴比妥等药物的吸收;食物纤维与地高辛等药物形成复合物使吸收减慢。有部位特异性吸收的药物可因食物减慢胃排空速率而吸收增加。如维生素 B_2 主要在十二指肠主动吸收,进食可使药物缓慢通过十二指肠而吸收增加。脂肪类食物能促进胆汁分泌,胆汁中的胆酸离子具有表面活性的作用,能增加难溶性药物灰黄霉素的吸收量。另一方面由于油和脂肪类食物可促进脂溶性药物的吸收,所以服用驱虫药时,应尽可能少进食油性或高脂肪食物,这样既有利于提高药物在肠道的驱虫疗效,又能降低药物吸收后产生的毒性。

(7) 疾病对药物吸收的影响:胃肠道疾病影响药物吸收,但与病变部位及严重程度无直接关系,故难以预测。腹腔患病可增加胃排空速率,升高腔内 pH,降低某些药物如普萘洛尔的溶解度;可增加肠黏膜的通透性,改变肠道中某些药物的水解和代谢过程。脂肪泻(steatorrhea)时,脂溶性药物吸收不良,胆酸的肝肠循环减少。

(二) 直肠给药

直肠与肛门部位的血管分布有其特殊性,药物经直肠吸收主要有三条途径:第一条途径是通过直肠上静脉,经门静脉入肝,代谢后进入体循环;第二条途径是通过直肠中、下静脉和肛管静脉进入下腔静脉,绕过肝直接进入血液循环。因此药物在直肠的吸收与给药深度有关,栓剂进入直肠的深度越小,栓剂中药物不经肝的量越多;第三条途径是通过直肠淋巴系统吸收,经淋巴吸收的药物可避开肝代谢作用。

1. 影响栓剂直肠吸收的药物因素

(1) 药物的理化性质:①解离度。直肠黏膜 pH 对药物的吸收速率起重要作用,$4.3 < pK_a < 8.5$ 的药物主要以分子状态存在,易吸收。②粒度。药物在基质中以混悬分散状态存在时的粒度大小影响药物的释放、溶解及吸收。混悬型栓剂药物粒径愈小愈易溶解,吸收亦愈快。③溶解度。为吸收的限速过程。药物溶解度小,直肠中溶解得少,吸收也少。

(2) 栓剂基质:直肠给药后药物先从栓剂扩散面的基质中释放出来,分散或溶解到周围的水性体液中,被黏膜吸收产生疗效。用作全身治疗的栓剂,要求药物从基质中迅速释放,而基质对药物释放有一定影响。药物从基质中释放迅速,可产生较快而强烈的作用,反之则作用缓慢而持久。由于基质种类和性质不同,释放药物的速度和对药物影响的机制亦不同。基质的溶解性与药物相反时,利于药物的释放与吸收。

(3) 吸收促进剂及表面活性剂:栓剂基质中加入适宜的表面活性剂可促进药物的释放与吸收。表面活性剂能增加药物的亲水性,促进药物向直肠分泌液转移,因而有助于药物的释放。但表面活性剂浓度不宜过高,否则能在分泌液中形成胶团而使其吸收率下降,得到相反的效果。吸收促进剂可直接与肠黏膜起作用,改变膜通透性,加快药物的转运。

(4) 栓剂中药物含量:栓剂中药物的量影响栓剂的吸收速率与程度。一般情况下,栓剂中药物的量至少相当于口服剂量,或为口服剂量的 1.5~2 倍,但毒性药物不应超过口服剂量。适宜的直肠给药量以及栓剂的大小、形状、基质种类,应根据药物的理化性质(如物理状态、溶解性及分配系数等)及基质性质(如熔点、溶解性及表面活性)等而定。

2. 影响栓剂直肠吸收的生理因素

(1) 纳入肛门深度:越靠近直肠下部,栓剂所含药物在吸收时不经肝摄取的量越多。因此,栓剂用药部位应以距肛门 2cm 为宜。

(2) 保留时间:栓剂于直肠内保留时间越长,吸收越完全。

(3) 结肠内容物:粪便充满直肠时栓剂药物吸收量比无粪便时少。无粪便存在时,药物有更大机会接触直肠和结肠吸收表面,所以在应用栓剂前灌肠排便有利于栓剂吸收。其他情况如腹泻、结肠梗死及组织脱水等均影响药物经直肠吸收的速率和程度,无粪便存在有利于药物的扩散及与肠黏膜的接触。

（4）pH 及直肠液缓冲能力:直肠液 pH 为 7.4,由于直肠液基本呈中性而无缓冲能力,给药方式无论是保留灌肠、直肠点滴,还是栓剂塞入给药,一般不受直肠环境影响,而溶解的药物决定直肠的 pH。弱酸、弱碱比强酸、强碱、强电离药物更易吸收,分子型药物易透过肠黏膜,而离子型药物则不易透过。

（三）口腔黏膜给药

口腔黏膜给药是指在口腔内使用,经口腔黏膜吸收而发挥局部或全身治疗作用的给药途径。口腔黏膜给药的优点:避开肝的首过效应、起效迅速、给药方便,避开胃肠道降解作用,患者耐受性好。

1. 影响口腔黏膜吸收的药物因素　药物在口腔黏膜的吸收一般为被动扩散,并遵循 pH 分配假说,即脂溶性药物及在口腔 pH 条件下不解离的药物易于吸收。另外,制剂中加入吸收促进剂也可促进生物大分子的吸收。

2. 影响口腔黏膜吸收的生理因素　口腔内不同部位黏膜结构、厚度、血液供应不同,黏膜渗透性强弱顺序为舌下黏膜>颊黏膜>硬腭黏膜。舌下黏膜上皮层相对较薄,药物吸收迅速,给药方便,但舌下给药的主要缺点是易受唾液冲洗作用影响、保留时间短。因此舌下黏膜适于速释给药。颊黏膜面积大,受唾液影响小,药物能在黏膜保持较长时间,适于缓控释给药。

（四）皮肤给药

经皮吸收是指药物从特殊设计的装置中释放,通过完整的皮肤吸收、进入全身血液系统的一种给药途径,通常制成经皮给药系统(transdermal drug delivery system,TDDS)。TDDS 可避免药物在胃肠道的灭活及肝首过效应,血药浓度平稳并能较长时间保持在有效浓度范围内,可减少药物对胃肠道的刺激性,提高安全性。影响皮肤吸收的因素有以下方面。

1. 药物性质　脂溶性和未解离分子型药物更易透过表皮细胞膜,但组织液是极性的,故同时具有脂溶性和水溶性的药物皮肤穿透性更佳。一般而言,油/水分配系数大的药物较水溶性药物或亲水性药物更易通过角质层屏障。另外,药物分子大小与吸收量成反比。

2. 基质性质　一般药物在乳剂型基质释放最快,水溶性基质次之,油脂性基质特别是烃类基质最慢。基质还可影响皮肤的水合作用,油脂性基质有较好促进水合作用,可增加药物的透过性,W/O 乳剂型基质次之,O/W 型再次之,水溶性基质则几乎无促水合作用。

3. 透皮吸收促进剂　适宜的透皮吸收促进剂,如氮酮、十二烷基硫酸钠、二甲基亚砜、月桂酸、薄荷油等,可增加药物的透皮吸收。

4. 皮肤状况　受损或患病皮肤通透性比正常的完整皮肤高,皮肤含水量对皮肤渗透性也有影响,皮肤部位、表皮层厚薄、毛孔粗细或多少等与药物渗透有关。一般角质层厚的部位药物不易透入,儿童皮肤较成年人易透过,黏膜吸收比皮肤更快。不同部位皮肤吸收不同,透过速率依下列次序增加,即足底<前下臂<足背、颅顶盖<大腿上部及耳郭后部,毛囊较大或较多部位吸收较多,而角质层较厚部位吸收较小。

（五）鼻黏膜给药

鼻黏膜极薄,黏膜内毛细血管丰富,药物吸收后可直接进入体循环,从而避免肝的首关作用及药物在胃肠道中的降解,获得比口服更高的生物利用度。鼻黏膜为类脂质,脂溶性药物易于吸收。分子量越大吸收越差,分子量>1 000 吸收较少。鼻黏膜带负电荷,故带正电荷的药物易于吸收。

（六）肺部给药

肺部给药是指一些气体及挥发性药物(如吸入麻醉药、亚硝酸异戊酯等)经呼吸道直接进入肺泡、由肺泡表面吸收后产生局部或全身作用的给药方式。由于肺泡表面积大(约 $200m^2$),与血液只隔肺泡上皮及毛细血管内皮,且毛细血管内血流量大,故药物只要能到达肺泡,则吸收极其迅速。药物脂溶性、油水分配系数和分子量大小影响肺部给药药物的吸收。如吸入布地奈德很快被吸收并在吸入 30 分钟内血浆浓度达峰值。研究显示,布地奈德通过都保吸入后在肺内的沉积均值为输出剂量的 32% ~44%,全身生物利用度约为输出剂量的 49%。吸入福莫特罗很快被吸收并在吸入 10 分钟内血浆浓度达峰值。研究显示,福莫特罗通过都保吸入后在肺内的沉积均值为输出剂量的 28% ~49%。全身生物利用度约为输出剂量的 61%。

（七）注射给药

注射给药包括静脉注射、皮下与皮内注射、肌内注射、关节腔注射和脊髓腔注射等。

1. 静脉注射（intravenous injection）　静脉注射是将药物直接注入血液循环系统，不存在吸收过程，生物利用度 100%，作用迅速。

2. 肌内注射（intramuscular injection）　肌内注射药物先经结缔组织扩散，再经毛细血管及淋巴管内皮细胞间隙迅速通过膜孔转运吸收进入体循环。肌内注射给药起效速率仅次于静脉注射，更简便安全，刺激性小。

3. 皮下注射与皮内注射　由于皮下组织血管少，血液流动速度较其他组织低，药物吸收较肌内注射慢，但需延长药物作用时间时可采用皮下注射。皮内注射吸收差，只用于诊断和过敏试验。

影响注射给药药物吸收的因素包括：生理因素，如注射部位血流状态影响药物的吸收速率，局部热敷可促进吸收；剂型因素，不同注射剂中药物的释放速率为水溶液>水混悬液>O/W 乳剂>W/O 乳剂>油混悬剂。

二、药物分布及影响因素

（一）药物分布

药物分布（drug distribution）是指药物吸收进入机体循环系统后，向体内各组织器官及组织间液分布的过程。由于药物自身的理化性质、组织血流灌注、局部组织的 pH 及组织细胞膜的通透性差异，会导致药物在各组织呈现非均匀分布，但仍有少数药物在体内是均匀分布的，如安替比林。

药物的组织分布速率取决于血液流向组织的速率、组织器官的大小及药物在组织与血液间的分配特性。如果药物通过细胞膜的扩散不受限制，那么，在血管丰富的区域，药物在血液与组织间的分布可以很快达到平衡。在达到分布平衡后，药物在组织细胞及组织间液的浓度可以通过血浆浓度来监测。药物的代谢、排泄与分布同时发生，使药物的分布过程具有动态性和复杂性。药物进入组织后，药物在组织间液的分布主要由组织器官的血流灌注和药物与组织的亲和力决定，对于灌注不足的组织（如肌肉、脂肪），药物分布会非常缓慢。

（二）药物分布的影响因素

药物的组织分布受多种因素的影响，如药物自身的理化性质、药物血浆蛋白结合率、药物组织通透性等。

1. 药物的理化性质　绝大多数药物透过细胞膜的方式是自由扩散，因此，分子量的大小、药物的脂溶性、体液中的解离状态均可对药物在细胞内的分布产生影响。一般情况下，分子量小、脂溶性高及分子状态的药物容易透过细胞膜。此外，药物的剂型因素，如采用现代化制剂技术制备的微球、纳米粒、脂质体等也可影响药物的体内分布。

2. 药物血浆蛋白结合率　血液循环中的药物，通常以两种方式存在，即游离态和结合态。结合态的药物主要指药物与血浆蛋白可逆性结合，使药物暂时失去药理活性，只有游离态的药物具有药理活性。血液中结合态的药物可影响其组织分布，许多药物可以与血浆中的白蛋白、α_1 酸性糖蛋白及脂蛋白发生结合。一般酸性药物通常与白蛋白结合，碱性药物与 α_1 酸性糖蛋白和/或脂蛋白结合。

药物与血浆蛋白结合后，分子量增大，不能跨膜转运，但这种结合具有可逆性、饱和性、非特异性和竞争性，偶尔有化学反应能力较强的药物如烷化剂以共价键不可逆地结合。由于药物与血浆蛋白的结合具有非特异性，许多具有相似理化性质的药物之间，以及药物和内源性物质之间，对于血浆蛋白结合位点具有竞争作用，如非结合型胆红素可被磺胺类药物从与白蛋白的结合物中置换出来，容易引发新生儿胆红素脑病。但药物之间竞争结合位点引起的浓度变化不是毒性或药效关键影响因素，只有当给药剂量和游离态药物的消除发生变化时，才会影响药物的药效或毒性。但对于治疗窗窄的药物，要注意由于药物结合位点置换引起的瞬时浓度变化。需要注意的是，在血药浓度监测时，由于多数测定方法不能区分游离型和结合型药物的浓度，因此，容易造成对测定结果的错误解读。

3. **药物与组织的亲和力**   药物除了能与血浆蛋白结合外,也能与组织细胞内的蛋白、酶、DNA 等高分子物质结合。某些药物与特定的组织亲和力高,呈现选择性的分布,如碘主要分布于甲状腺组织;灰黄霉素在脂肪、皮肤及指甲等组织分布较多。

4. **机体屏障系统**

(1) 血-脑屏障系统:血-脑屏障系统由血-脑、血-脑脊液和脑脊液-脑三种屏障组成,主要包括内皮细胞、基底膜和星形胶质细胞血管周足,构成血-脑屏障,控制药物选择性地透过中枢神经系统。影响药物透过血-脑屏障系统的难易主要包括以下几方面。

1) 药物的理化性质:脂溶性强的药物更容易通过血-脑屏障,水溶性强的则不易通过。药物含疏水性基团多则极性小而亲脂性强,反之弱。如苯巴比妥则是通过引入苯环而增加了其脂溶性,更容易透过血-脑屏障,使其镇静催眠效果强于巴比妥。

2) 与血浆蛋白的结合:脑部毛细血管内皮细胞之间连接紧密,通透性小,能限制多种物质进入脑部,但能选择性地透过部分营养物质和代谢产物,维持脑组织内环境的稳定。药物与血浆蛋白结合后不能透过血-脑屏障,影响药物在脑组织的分布。

3) 转运体的屏障作用:血-脑屏障上分布着多种转运体,如 P 糖蛋白(P-gp)、多药耐药相关蛋白家族(MRPs)、乳腺癌耐药蛋白(BCRP)等,由于其外排屏障作用,可限制底物药物透过血-脑屏障。如止泻药洛哌丁胺为 P-gp 的底物,受血-脑屏障 P-gp 的外排而不能到达中枢,但其与 P-gp 的抑制剂奎尼丁合用后,P-gp 对其的屏障作用减弱,使其进入中枢而产生呼吸抑制的不良反应。

4) 发育的影响:青少年及婴幼儿的血-脑屏障发育不全,通透性高,且血-脑屏障上分布的转运体表达和功能也不完善,导致对药物的屏障作用低,服用药物后容易导致不良反应的发生。如 FDA 报道的青少年服用奥司他韦后精神系统不良反应的发生可能与血-脑屏障上 P-gp 的表达少且功能较低而不能起到很好的屏障作用有关。随着年龄的增长,血-脑屏障的作用会逐渐增强,而老年人的血-脑屏障作用可能会逐渐减弱。

(2) 胎盘屏障系统:胎盘屏障是胎盘绒毛组织与子宫血窦间的屏障,胎盘由母体和胎儿双方的组织共同构成,由绒毛膜、绒毛间隙和基蜕膜组成。多数分子量小于 600 的疏水性药物透过胎盘屏障的方式是被动扩散,而大分子药物如肝素、胰岛素等只有少量能够进入胎儿体内。胎儿血浆的 pH 比母亲低 0.1 个 pH 单位,弱碱性药物可能在胎儿体内积累,特别是在胎儿窘迫和酸中毒期间。在妊娠期间,胎盘血流量增加,伴随着胎盘表面积的增加和滋养层厚度的减少,可导致药物被动扩散的过程加快。胎盘血流量可受到各种因素的影响,如母亲服用的药物。一些吸入性麻醉药物可影响自身的吸收,主要原因是抑制了母亲的呼吸和循环系统。此外,胎盘上分布着许多 ATP-结合盒转运体(ABC)家族及溶质载体(SLC)家族的转运体,负责激素及营养物质从母体血到胎儿的摄取,以及胎儿体内代谢物向母体血的排泄,如 P-gp、BCRP、MRPs 及 OATPs 等。这些转运体除了维系正常的生理功能外,还负责介导一些底物药物的母体和胎儿之间的运输,同时也对底物药物进入胎儿起到屏障作用,保护胎儿免受药物损害。

(三) 药物再分布

药物进入体内后,首先分布于肝、肾、脑、心脏等血流量较大的组织,然后再向脂肪、肌肉及皮肤等血流量较小的组织分布,称为药物二次分布或再分布(redistribution)。药物进入体内后,是分布与再分布的反复平衡过程,直到药物从体内消除。如静脉注射硫喷妥钠后,可先分布于血流量丰富的脑中并迅速发挥麻醉作用,然后再分布于血流较少的脂肪组织,其麻醉作用也迅速消失。

三、药物代谢及影响因素

(一) 药物代谢

药物进入体内后,在肝、肠道、肾等组织中药物代谢酶的作用下,其化学结构发生改变的过程称为药物代谢或药物的生物转化。药物代谢后,可转化为无活性代谢物,或由无药理活性转化为有药理活性或毒性的代谢物,也可保持原有的药理活性。

药物的代谢过程主要发生在肝,肠道及肾等组织也可发生药物的代谢,经典的药物肝代谢主要分为

Ⅰ相和Ⅱ相代谢,其中Ⅰ相代谢主要是通过氧化、还原及水解作用改变药物的结构,但Ⅰ相代谢物通常会保留一些药理活性,如抗焦虑药物地西泮先转化为去甲西泮,然后经Ⅰ相代谢转化为去甲羟西泮(奥沙西泮),这两种代谢物均具有与地西泮相似的药理活性;Ⅱ相代谢主要是原型药物或其代谢物与体内分子的结合反应,该过程一般可使化合物失去药理活性和增加水溶性,最终排出体外,如奥沙西泮可经Ⅱ相代谢与葡糖醛酸分子结合而失去活性,且该结合物形成后易从体外排出。药物的Ⅰ相和Ⅱ相代谢是酶促反应的过程,需要细胞色素 P450 酶、乙醛氧化酶、尿苷-二磷酸(UDP)-葡糖醛酸转移酶、磺基转移酶等的参与。

近年来,有学者将药物的肝代谢分为 4 个阶段,即 0 相、Ⅰ相、Ⅱ相和Ⅲ相代谢,其中 0 相和Ⅲ相代谢分别为转运体介导的药物肝摄取和药物或代谢物的肝排泄过程(图 2-1)。日本学者在 1992 年提出了药物Ⅲ相代谢的概念,最初的Ⅲ相代谢过程主要是指谷胱甘肽(GSH)结合的药物经 GS-X 泵排泄的过程。最早的研究发现,不经肝Ⅰ相及Ⅱ相代谢的药物如多柔比星、长春碱、秋水仙碱、柔红霉素及长春新碱,直接通过 P-gp 介导的Ⅲ相代谢排出细胞;而通过Ⅱ相代谢与 GSH 结合的药物如黄曲霉素 B_1 等则经过 GS-X 泵排出。后续研究发现,介导Ⅲ

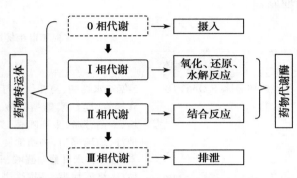

图 2-1 转运体与代谢酶介导药物的体内处置

相代谢的外排转运体 GS-X 泵及 P-gp 均为 ABC 家族转运体,GS-X 泵实际上为多药耐药相关蛋白 1(MRP1)。而药物从血液侧摄取进入细胞的过程则被命名为 0 相代谢。0 相代谢一般是从血液侧摄取进入细胞,而Ⅲ相代谢则是从细胞内向血液侧、胆管侧、刷状缘膜侧等的外排。

(二)药物代谢酶及转运体

药物的代谢除了经典代谢酶介导的药物在细胞内的生物转化外,转运体介导的药物进入细胞和药物或代谢物排出细胞也极为重要,转运体和代谢酶分工协作、相互配合是确保药物代谢得以顺利实施的基础。

1. 药物转运体(drug transporter) 转运体是指贯穿于各组织细胞膜上介导内源性或外源性物质进出生物膜的跨膜蛋白。转运体在体内维持着细胞的营养供给和胞内物质的动态平衡,同时也维持着特殊组织器官功能的正常发挥。自 20 世纪 70 年代以来,众多跨膜转运蛋白被发现并鉴定,转运体的种类繁多、功能各异,仅将介导药物体内过程的称为药物转运体。生物药剂学将药物分为 4 类(图 2-2),除高溶解性、高渗透性、高代谢性的一类药物其体内过程不需要转运体的参与外,其余三类药物均需要转运体的介导。药物转运体目前根据基因代码主要分为两类:溶质载体(solute carrier,SLC)转运体和 ATP-结合盒(ATP-binding cassette,ABC)转运体。

(1)SLC 转运体:迄今为止,在哺乳类动物中,SLC 家族含有 52 个亚家族近 400 个成员,由 300~800 个氨基酸残基组成,分子量为 40 000~90 000,通过促进扩散、离子耦合或离子交换转运其底物。主要包括寡肽转运体(PEPT)、有机阳离子转运体(OCTs)、有机阴离子转运体(OATs)、有机阴离子转运多肽(OATPs)、多药和毒素外排蛋白(MATE)等。SLC 家族转运体主要介导药物的摄取,负责药物的 0 相代谢过程,约 70 个 SLC 家族转运体参与药物的 0 相代谢过程,包括 OATPs 转运体中的 12 个成员、OATs 及 OCTs 转运体中的 23 个成员等,通常分布在组织细胞的血管侧或管腔侧膜上。并非所有的 SLC 家族转运体参与 0 相代谢,*SLC51* 基因编码的有机溶质转运体

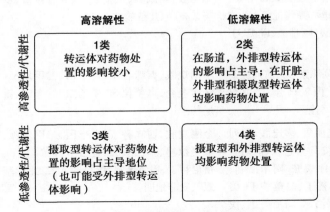

图 2-2 预测转运体对药物处置的影响

OSTα 和 OSTβ 除了介导内源性胆酸盐和硫酸化甾体类等外排入血外,也介导地高辛的肠上皮细胞、肝细胞、胆管细胞及肾脏细胞的外排,因此,OSTα 和 OSTβ 实际上介导的是药物的Ⅲ相代谢。

（2）ABC 转运体：ABC 家族含有 7 个亚家族 49 个成员,由 1 200~1 500 个氨基酸残基组成,分子量为 140 000~190 000,其分子结构中含有 ATP 结合域,通过催化水解 ATP 产生能量而进行底物的跨膜转运。主要包括 P-gp、MRPs、BCRP、胆盐输出泵（BSEP）等。ABC 家族的转运体主要介导药物向胆汁、尿液或血液等的外排,负责药物的Ⅲ相代谢过程。表 2-1 是主要的 0 相和Ⅲ相转运体的常见底物和抑制剂。

表 2-1　0 相和Ⅲ相转运体的常见底物和抑制剂

	转运体	底物	抑制剂
0 相代谢转运体	OATP1B1	5-氨基水杨酸、阿托伐他汀、阿曲生坦、苄星青霉素、胆红素葡糖醛酸苷、胆红素、波生坦、卡泊芬净、头孢唑林、头孢哌酮、西立伐他汀、地瑞那韦、多西他赛、依那普利、红霉素、依泽替米贝葡糖醛酸、非索非那定、氟伐他汀、洛匹那韦、马拉维诺、美溴非林、甲氨蝶呤、萘夫西林、奥美沙坦、紫杉醇、鬼笔环肽、普伐他汀、利福平、罗素伐他汀、沙奎那韦、西罗莫司、SN-38、替莫普利、托拉塞米、硫酸曲格列酮、缬沙坦	苯扎贝特、波普瑞韦、环丙贝特、克拉霉素、环孢素 A、地高辛、红霉素、依维莫司、他克莫司、吉非贝齐葡糖醛酸、吉非贝齐、格列本脲、格列美脲、贯叶金丝桃素、茚地那韦、酮康唑、橙皮素、奈非那韦、丙磺舒、西罗莫司、利福霉素 SV、利托那韦、罗红霉素、沙奎那韦、替拉瑞韦、泰利霉素、华法林
	OATP2B1	胺碘酮、5-氨基水杨酸、阿托伐他汀、苄星青霉素、硫酸脱氢表雄酮、艾曲波帕、非索非那定、氟伐他汀、格列本脲、匹伐他汀、普伐他汀、罗素伐他汀	西咪替丁、银杏、格列本脲、格列美脲、葡萄籽、西柚汁、绿茶、吲哚美辛、山柰酚、桑葚、柚皮素、柚皮苷、那格列奈、占替诺烟酸盐、川皮苷、橘子汁、邻苯二甲酸酯、槲皮素、利福平、水杨酸、西伯利亚人参、大豆、丙戊酸钠
	OAT1	抗生素如青霉素 G、头孢类、西诺沙星等；抗病毒药如齐多夫定、阿昔洛韦、金刚烷胺；非甾体抗炎药如水杨酸、萘普生等；血管紧张素转换酶抑制剂如卡托普利、依那普利等；ATⅡ拮抗剂如替米沙坦、坎地沙坦等；抗肿瘤药如甲氨蝶呤、多柔比星等；抗癫痫药如 2-丙基戊酸钠	丁磺酸、丙磺酸、地西泮、杀螟硫磷、阿米替林、马兜铃酸、咖啡酸、阿魏酸、没食子酸、香草酸、罗美昔布、酮康唑、米安色林、丙磺舒、原儿茶酸、利福平、芥子酸、三唑仑
	OAT3	青霉素、四环素、伐昔洛韦、齐多夫定、西咪替丁、雷尼替丁、甲氨蝶呤、呋塞米、布洛芬、吲哚美辛、酪洛芬、水杨酸、普伐他汀、奥美沙坦、头孢氨苄、马兜铃酸、咖啡酸、吡啶、丁香酸、香草酸	马兜铃酸、布美他尼、咖啡酸、塞来昔布、龙胆酸、马尿酸、没食子酸、高香草酸、罗美昔布、原儿茶酸
	OCT1	N-甲基奎宁、胍丁胺、前列腺素 E2、前列腺素 F2α、血清素、阿昔洛韦、丙氧鸟苷、二甲双胍、雷尼替丁、吡铂、奥沙利铂	金刚烷胺、西咪替丁、可卡因、二甲双胍、咪达唑仑、奥美拉唑、苯乙双胍、奎宁、雷尼替丁
	OCT2	乙酰胆碱、胍丁胺、胆碱、肌酐、多巴胺、前列腺素、去甲肾上腺素、组胺、5-羟色胺、前列腺素 E2、前列腺素 F2α、金刚烷胺、阿米洛利、氨基胍、二甲双胍、西咪替丁、法莫替丁、美金刚、奎宁、百枯草、普萘洛尔、雷尼替丁、伐尼克兰、顺铂、奥沙利铂	金刚烷胺、西咪替丁、可卡因、二甲双胍、奥美拉唑、苯乙双胍、普鲁卡因胺、奎宁、雷尼替丁、甲氧苄啶、维拉帕米、二亚甲基双氧安非他明等

续表

转运体		底物	抑制剂
Ⅲ相代谢转运体	P-gp	多西他赛、多柔比星、依托泊苷、伊马替尼、紫杉醇、替尼泊苷、长春碱、长春新碱、地塞米松、甲泼尼龙、环孢素、西罗莫司、他克莫司、茚地那韦、奈非那韦、沙奎那韦、利托那韦、安瑞那韦、左氧氟沙星、氧氟沙星、红霉素、卡维地洛、他林洛尔、布尼洛尔、塞利洛尔、维拉帕米、地尔硫草、地高辛、奎尼丁、洋地黄毒苷、阿托伐他汀、洛伐他汀、非索非那定、特非那定、昂丹司琼、阿米替林、秋水仙碱、伊曲康唑、酮康唑、兰索拉唑、洛哌丁胺、洛沙坦、吗啡、苯妥英、利福平、罗丹明123、西咪替丁	维拉帕米、硝苯地平、孕酮、三苯氧胺、红霉素、克拉霉素、利托那韦、环孢素、奎尼丁、普罗帕酮、葡萄柚、丹参、川芎嗪、蝙蝠葛碱、丹皮酚、人参皂苷Rg3、榄香烯及其衍生物、槲皮素、山奈酚、异鼠李素、染料木素、大豆苷元、槲寄生、纳豆K2、绿茶、伞菌、陈皮素、柚皮素、缬草、荔枝草、银杏、吴茱萸、大黄、葛根素、冰片、柴胡、升麻、川芎、丹皮、黄连、黄柏、知母、薄荷油、轮环藤碱、胡椒素、辣椒素、水飞蓟、白藜芦醇、佛手
	MRP1	甲氨蝶呤、格帕沙星、环丙沙星、氟他胺、阿托伐他汀、瑞舒伐他汀、依地尼酸-SG、黄曲霉毒素-SG、异丙甲草胺-SG、阿特拉嗪-SG、长春新碱、多柔比星、表柔比星、依托泊苷、柔红霉素、米托蒽醌	MK571、丙磺舒、环孢素A、染料木黄酮、槲皮素及合成黄酮类化合物如Flavopiridol、喹啉衍生物MS-09、2-甲基哌啶衍生物VX-710、多羟基甾醇麦角固醇A、三环异噁唑类如LY475776、二苯环辛二烯木质素类、吡咯并[2,3-D]嘧啶
	MRP2	阿莫西林、阿奇霉素、头孢菌素类、红霉素、莫西沙星葡糖醛酸结合物、硫酸莫西沙星、利福平、螺旋霉素、顺铂、苯丁酸氮芥单葡糖醛酸结合物、多西他赛、多柔比星、表柔比星、依托泊苷、甲氨蝶呤、7-羟基甲氨蝶呤、紫杉醇、SN-38、长春碱、长春新碱、对乙酰氨基酚葡糖醛酸苷、丙戊酸葡糖醛酸苷、卡马西平、他汀类(西立伐他汀、普伐他汀、辛伐他汀、瑞舒伐他汀、氟伐他汀、匹伐他汀、洛伐他汀)、双氯芬酸葡糖醛酸结合物、麦考酚酸、依那普利、福辛普利、奥美沙坦、替米沙坦葡糖醛酸结合物、缬沙坦、炔雌醇、非索非那定、S-谷胱甘肽、3-葡糖醛酸吗啡、牛磺熊去氧胆酸盐、利托那韦、茚地那韦、沙奎那韦、磺溴酞钠、p-氨基马尿酸盐	丙磺舒、MK571、环孢素A、黄酮类化合物
	BCRP	夫拉平度、米托蒽醌、伊立替康、SN-38、拓扑替康、9-氨基喜树碱、甲氨蝶呤、雷替曲塞、伊马替尼、易瑞沙、阿西替尼、拉帕替尼碱、卡奈替尼、依托泊苷、替尼泊苷、雌激素酮-3-硫酸、叶酸、原卟啉Ⅸ、脱镁叶绿甲酯酸A、罗苏伐他汀、普伐他汀、西立伐他汀、匹伐他汀、诺氟沙星、氧氟沙星、奥美沙坦、达努塞替、夫拉平度、西咪替丁	新生霉素、尼洛替尼、伊马替尼、易瑞沙、他莫昔芬、苹果酸舒尼替尼、埃罗替尼、新生霉素、利血平,格列本脲、环孢素A、他克莫司、西罗莫司、泮托拉唑、橙皮素、金雀异黄酮、雌酮
	MATE1	肌酐、维生素B₁、雌酮-3-硫酸、N-甲基烟酰胺、西咪替丁、阿替洛尔、二甲双胍、胍基丁胺、普鲁卡因胺、头孢氨苄、头孢拉定、奎尼丁、拓扑替康、阿昔洛韦、更昔洛韦	西咪替丁、乙胺嘧啶
	MATE2-K	肌酐、硫胺素、雌酮-3-硫酸、N-甲基烟酰胺、西咪替丁、二甲双胍、奥沙利铂、普鲁卡因胺、奎尼丁、拓扑替康、阿昔洛韦、更昔洛韦	西咪替丁、乙胺嘧啶

2. **药物代谢酶**　参与药物生物转化过程的酶统称为药物代谢酶,主要包括 I 相代谢酶和 II 相代谢酶,其中 I 相代谢酶包括细胞色素 P450 酶(CYP450)、乙醛氧化酶(AOX)、黄嘌呤氧化酶(XO)、单胺氧化酶(MAO)、黄素单加氧酶(FMO)及水解酶类;II 相代谢酶主要包括尿苷-5'-二磷酸(UDP)-葡糖醛酸转移酶(UGT)、磺基转移酶(SULT)、N-乙酰转移酶(NAT)及谷胱甘肽 S 转移酶(GST)。CYP450 与 UGT 酶分布于肝内质网中,是肝微粒体酶,而 SULT、AOX、XO 等则分布于细胞溶质中。

(1) I 相代谢酶的分类及简介

1) CYP450 酶是 1958 年由 Klingberf 和 Gorfinle 发现,其在原状态下可与 CO 结合并在波长为 450nm 处有一最大吸收峰,故称为 CYP450 酶。其主要分布在线粒体和内质网内膜上,是药物代谢中最主要的酶,约 50% 的药物经 CYP450 酶系代谢。CYP450 催化药物代谢的过程是一个反复循环利用的过程,包括其与底物结合、电子还原、与氧结合等过程,催化反应不一定是线性进行的。迄今为止,在人体中发现的 57 种 CYP450 酶主要分布在肝,此外在肠道、肾、肾上腺及其他组织也有少量分布。CYP450 酶系中最主要的几种酶是 CYP3A4/5、CYP2D6、CYP2C8、CYP2C9、CYP2C19、CYP1A2、CYP2B6、CYP2E1,其中许多酶具有基因多态性,包括 CYP2D6、CYP2C9、CYP2C19 和 CYP3A5,且等位基因频率在不同人种之间存在差异。经过具有基因多态性的酶代谢的高代谢分数(fm)的化合物,其药代动力学的变异性和用药风险较大,尤其是治疗窗窄的药物。在临床用药过程中,需要调整用药剂量和进行血药浓度检测,如华法林。CYP450 酶是 I 相代谢中最主要的酶,介导约 73% 的药物代谢,表 2-2 是主要的 CYP450 酶的底物及特点、诱导剂及抑制剂。

表 2-2　CYP450 酶的常见底物及特点、诱导剂及抑制剂

CYP450 酶	底物特点	底物	诱导剂	抑制剂
CYP3A4/5	各种结构的亲脂性大分子,约 50% 临床使用的药物	黄曲霉素 B₁、阿普唑仑、安替比林、阿托伐他汀、布地奈德、卡马西平、丁螺环酮、地塞米松、可待因、环磷酰胺、奎宁、三唑仑、咪达唑仑、红霉素等	黄芩苷、波生坦、卡马西平、地塞米松、依非韦伦、银杏叶、伊马替尼、咪康唑、米托坦、贯叶金丝桃素、奥卡西平、苯巴比妥、保泰松、苯妥英、利福平、利托那韦、他汀类、贯叶连翘、曲格列酮、丙戊酸等	地尔硫䓬、红霉素、炔雌醇、葡萄柚汁、异烟肼、伊立替康、酮康唑、米非司酮、伏立康唑、维拉帕米等
CYP2D6	碱性分子具有可质子化氮原子,包括许多植物生物碱和抗抑郁药	可待因、氯丙嗪、右美沙芬、苯海拉明、度洛西汀、甲氧氯普胺、氯雷他定、美托洛尔、普鲁卡因胺、普萘洛尔等	苯丙胺、塞来昔布、氟卡尼、氟西汀、氟哌啶醇、美沙酮、帕罗西汀、奎尼丁	/
CYP2C8	弱酸性大分子,包括抗疟药和口服抗糖尿病药	胺碘酮、伊马替尼、吡格列酮、维 A 酸、罗格列酮、紫杉醇、卡马喹、氯喹、西立伐他汀	环磷酰胺、地塞米松、伊马替尼、石胆酸、紫杉醇、苯妥英、利托那韦、他汀类药物、苯巴比妥、贯叶金丝桃素、贝特类药物	吉非布齐、孟鲁司特、甲氧苄啶
CYP2C9	具有氢键受体的弱酸性药物	塞来昔布、双氯芬酸、布洛芬、苯巴比妥、苯妥英、丙戊酸、缬沙坦、吲哚美辛、磺胺甲恶唑、甲苯磺丁脲等	阿瑞匹坦、阿伐麦布、巴比妥类、波生坦、卡马西平、环磷酰胺、地塞米松、格鲁米特、贯叶金丝桃素、奈非那韦、硝苯地平、炔诺酮、苯巴比妥、泼尼松、利福平、他汀类药物、贯叶连翘	胺碘酮、氟康唑、柑橘素、磺胺苯吡唑、硫羟酸、伏立康唑

CYP450 酶	底物特点	底物	诱导剂	抑制剂
CYP2C19	具二价或三价氢键受体的中性或弱碱性分子或酰胺，包括大多数质子泵抑制剂	阿米替林、氯丙米嗪、氯吡格雷、海索比妥、丙米嗪、奈非那韦、兰索拉唑、奥美拉唑、泮托拉唑、黄体酮、伏立康唑、文拉法辛等	乙酰水杨酸、安替比林、青蒿素、黄芩苷、巴比妥类、卡马西平、地塞米松、依非韦伦、贯叶金丝桃素、奈非那韦、利福平、利托那韦、贯叶连翘	苯巴比妥、氯吡格雷、氟西汀、氟伏沙明、柑橘素、奥美拉唑、噻氯吡啶、伏立康唑
CYP1A2	芳香族、多芳香族、杂环胺、胺	氯丙嗪、氯氮平、咖啡因、利多卡因、萘普生、奥氮平、非那西汀、普罗帕酮、普萘洛尔、茶碱、氨苯蝶啶等	安替比林、卡马西平、咖啡、奈非那韦、奥美拉唑、苯巴比妥、多环芳香烃（香烟烟雾）、利福平、利托那韦等	西咪替丁、环丙沙星、双硫仑、依诺沙星、氟伏沙明、茶碱、美西律、莫雷西嗪、口服避孕药
CYP2B6	中性或弱碱性，多为亲脂性非平面分子，具有 1~2 个氢键受体，包括麻醉药、杀虫剂和除草剂	青蒿素、苯丙胺、农药毒死蜱、环磷酰胺、依非韦伦、农药硫丹、氯胺酮、美芬妥英、美沙酮	黄芩苷、卡马西平、环磷酰胺、奈非那韦、苯巴比妥、苯妥英、利福平、利托那韦、他汀类药物、维生素 D、贯叶连翘、炔雌醇、贯叶金丝桃素	氯吡格雷、克霉唑、咪唑类、米非司酮、丙烷、雷洛昔芬、舍曲林、噻替哌、噻氯匹定、伏立康唑
CYP2E1	中性亲水的小分子，包括脂肪醇和卤代烷烃	花生四烯酸、苯胺、苯、月桂酸、水杨酸、氯唑沙宗、二甲基亚硝胺、恩氟烷、对硝基苯酚、四氯化碳、甲苯、氯乙烯	丙酮、乙醇、异烟肼、吡唑、其他有机溶剂和化学品	氯美噻唑、代氨基甲酸、双硫仑、4-甲基吡唑、邻甲苯海明

2）AOX 酶是一种含钼辅因子的代谢酶，主要催化含有醛类和氮杂环类的药物的代谢。与 CYP450 酶系不同的是，AOX 不是微粒体酶而是细胞溶质酶，通过亲核反应催化氧化药物，代谢物中的氧原子由水分子提供，该酶也会选择性地催化一些还原反应。AOX 的活性在不同的物种之间有明显差异，在犬体内无活性，在大鼠中有较小的活性，在猴子和人体中具有明显的活性。近年来，由于人们对 AOX 在药物代谢中重要作用的深入了解，AOX 在制药行业中也得到了许多关注。药物开发的早期未能认识到 AOX 在代谢途径中的贡献，导致药物在临床应用中无效或出现严重毒性而终止研究，如卡巴嗪伦无论是静脉还是口服给予犬时，均具有很强的心脏兴奋性，其口服生物利用度可达 62%～74%，而给予人体后无心脏兴奋性且口服生物利用度小于 5%，主要原因是卡巴嗪伦在人体中可经 AOX 酶迅速代谢失活；喹啉衍生物 SGX523 作为间质表皮生长因子（c-Met）抑制剂而开发用于治疗实体瘤，在大鼠和犬的研究中安全有效，而应用于猴子和人的时候，却产生明显的肾毒性，主要原因是 SGX523 在猴子和人体中经 AOX 代谢生成了一种 2-喹啉酮-SGX523 类的代谢物蓄积于肾脏而产生毒性。

3）XO 酶是一种含钼、非血红素铁、无机硫化物、黄素腺嘌呤二核苷酸（FAD）的黄素酶，是嘌呤核苷酸分解产生尿酸所需的酶。尿酸可以对身体产生有害的影响，如痛风。因此，许多药物通过抑制 XO 的活性而治疗痛风。XO 主要介导抗代谢类抗癌药物的代谢，如硫唑嘌呤和 6-巯基嘌呤。在临床用药中，同时使用 XO 抑制剂如别嘌醇和抗癌药物时，应当警惕抗癌药物的蓄积毒性。

4）MAO 酶是具有多个结合部位的单一分子酶，对底物的特异性低，可使多种胺类氧化脱氨。MAO 具有两个亚型：MAO-A 和 MAO-B，主要分布在肝、肾组织的线粒体中，在其他组织有少量分布。MAO 由于参与胶原纤维的生成而在一些纤维化疾病中升高。MAO 可介导去甲肾上腺素、肾上腺素、苯甲胺、酪胺、多巴胺、5-羟色胺等药物的代谢。

（2）Ⅱ 相代谢酶的分类及简介

1）UGT 酶：人类的 UGT 是一个由 22 个蛋白组成的超家族，分为两个家族：UGT1 和 UGT2。在肝表达的 UGT 酶中,UGT1A1、UGT1A3、UGT1A4、UGT1A6、UGT1A9、UGT2B7 和 UGT2B15 主要介导药物的代谢。经 UGT 代谢后生成的葡糖醛酸结合物与其母体药物相比,亲水性增加,更有利于通过肾或胆道排泄。UGT 的活性存在显著的物种差异,同时一些 UGT 酶具有多态性,如 UGT1A1、UGT2B7 和 UGT1A9。

UGT 主要分布于肝,在其他组织如肠和肾中也有表达,但某些 UGT 仅在肝外组织中表达,如 UGT1A7、UGT1A8 和 UGT1A10 仅在胃肠道和肾脏表达,UGT2A1 仅在嗅觉器官中表达。肝中表达最多的是 UGT2B7 和 UGT2B15,而 UGT1A9 在肾中高表达。UGT 代谢的药物通常是含有负电子的亲核试剂(O、N 或 S),包括苯酚、醇、烯醇、羧酸、胺、硫醇和活性炭。与 CYP450 酶相比,尽管 UGT 抑制后导致的临床药物相互作用的风险较低,但在临床用药中,UGT2B7 介导的药物相互作用已被多次报道,如在 HIV 感染的患者中,酮康唑可明显减少齐多夫定葡糖醛酸苷的生成,需要密切监测齐多夫定相关不良反应的发生。

2)SULT 酶:目前在人体中主要发现 4 个 SULT 家族,包括 SULT1、SULT2、SULT4 及 SULT6,共有 13 个成员。SULT 根据组织分布分为两类:细胞质 SULT 和膜结合 SULT。细胞质 SULT 主要负责药物和内源性物质,如类固醇、胆汁酸、甲状腺激素和神经递质等的磺酸化,而膜结合 SULT 主要位于细胞的高尔基体中,负责黏多糖、脂类、多肽及蛋白等的磺酸化,通过修饰这些物质的结构而改变其功能。膜结合 SULT 在体内许多生物过程中发挥重要作用,如细胞黏附、增殖、T 细胞应答、轴突功能、病毒和细菌感染,但它们对外源性化合物没有代谢活性。

细胞质 SULT 酶主要包括两个亚群:酚类 SULT1 和羟基类固醇 SULT2。SULT 在组织中的分布有显著差异,如 SULT1A1 和 SULT2A1 在人类肝中高表达,占肝中 SULT 的 90%,而 SULT1A3 在人肝中几乎检测不到,但在肠组织中高表达。SULT 的表达和活性在代谢疾病和肝疾病如糖尿病、脂肪变性或肝硬化中显著降低,而 SULT1A1 多态性可能在某些癌症中发挥作用。SULT 和 UGT 可能竞争性介导一些共同底物药物的代谢过程,SULT 介导的磺酸化通常是一个高亲和、低容量的途径,而 UGT 介导的葡糖醛酸化则是低亲和、高容量的途径。因此,在药物低剂量时,磺酸化作用可能占主导地位,但随着剂量增加,葡糖醛酸化可能成为主要途径,如对乙酰氨基酚在细胞内磺酸化代谢物的浓度(4~80μmol/L)显著低于葡糖醛酸化代谢物(200~350μmol/L)的浓度,从而限制了 SULT 的代谢能力(图 2-3)。

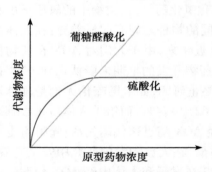

图 2-3 剂量依赖性对乙酰氨基酚的葡糖醛酸化和硫酸化过程

3)GST 酶是催化谷胱甘肽结合反应的关键酶,分子量为 23 000~29 000,GST 分为两个超家族基因编码的蛋白,约 16 个基因编码的蛋白分布在组织胞液中,约 6 个基因编码的蛋白分布在组织细胞膜上,GST 主要存在于胞液中。人体胞液中的 GST 主要分为 8 个家族,包括 α(GST A1-A4)、μ(GST M1-M5)、θ(GSTT1,GSTT2)、π(GST P1)、ζ(GSTZ1)、σ(GSTS1)、κ(GSTK1)、ω(GSTO1)。GST 主要分布在肝中,当肝组织受损时可迅速释放到血液中,由于其半衰期只有 60 分钟,而转氨酶的半衰期为 48 小时,当发生急性肝损伤时,GST 可迅速升高,较 AST 和 ALT 的变化早,而当急性损伤期结束时,GST 可恢复正常,而 ALT 的升高仍可持续。GST 可催化谷胱甘肽与亲电性药物结合形成硫醇尿酸而经肾排出体外。GST-π 可能参与了肿瘤的耐药过程,其原因主要与抗肿瘤药物多数具有亲电性有关。

4)NAT 酶是催化乙酰基团从乙酰 CoA 转移到其作用的芳香胺类或杂环胺类底物上而起到物质代谢的作用。NAT 酶主要有两个亚型:NAT1 和 NAT2。NAT 酶在人体中广泛分布,但肝是 NAT 酶分布的主要器官。NAT 酶对药物的代谢能力存在很大的个体差异,根据其对底物药物的代谢能力,将其分为快乙酰化代谢和慢乙酰化代谢表型。NAT 酶可介导异烟肼、普鲁卡因胺、磺胺吡啶、肼屈嗪等药物的乙酰化代谢,其表型可影响这些药物的体内代谢的快慢,进而影响药物的药效或毒性。

（三）常见的药物代谢反应类型

1. Ⅰ相代谢反应   主要包括氧化反应、还原反应和水解反应。①氧化反应:主要包括脂肪族化合物的羟化反应、硫代磷酸酯氧化反应、氧化脱氨基反应、S-氧化反应、N-氧化反应、脱烷基反应、脱卤素反应、芳香化合物的羟化反应、环氧化反应;②还原反应:主要是硝基化合物和偶氮化合物还原生成胺类的过程,包括硝基化合物、含氮化合物、环氧化合物、杂环化合物、卤化物,反应中需要的氢由烟酰胺腺嘌呤二核苷酸(NADPH)及还原型黄素腺嘌呤二核苷酸(FADH)提供;③水解反应:由水解酶类如酯酶、酰胺酶、糖苷酶等催化酯类、酰胺类、肼类、氨基甲酸类化合物的水解。通过上述代谢反应,可以增加脂溶性药物的水溶性,有利于排泄。

2. Ⅱ相代谢反应 是药物或Ⅰ相代谢产物结构中的极性基团如羟基、羧基等,与机体内源性物质如葡糖醛酸、谷胱甘肽等反应生成结合物的结合反应。主要包括葡糖醛酸结合、硫酸结合、谷胱甘肽结合、氨基酸结合、甲基化、乙酰化等,其中以葡糖醛酸结合的反应最为普遍。

(四) 药物代谢的影响因素

影响药物代谢的因素主要有药物因素、生理因素和病理因素,包括药物的给药途径、剂量、剂型、光学异构体、年龄、性别、种族及肝病等。

1. 药物的因素

(1) 药物的光学异构体:酶和药物受体对药物具有立体选择性,同种药物分子的不同光学异构体进入机体后,酶或受体会将异构体当成不同的药物处理,其产生的药理活性或不良反应具有很大的差异性。如左旋苯丙胺具有精神兴奋作用,而其异构体右旋苯丙胺则是一种减肥药;"反应停"的致畸事件,则由其(S)-型异构体引起,而其(R)-型异构体具有镇静作用。表2-3为常见的具有光学异构体的药物。

表2-3　常见的具有光学异构体的药物

阿托品	普萘洛尔	维拉帕米	纳多洛尔
美托洛尔	丙吡胺	可卡因	哌甲酯
阿替洛尔	妥卡尼	华法林	氧氟沙星
吗啡	溴苯那敏	麻黄碱	甲状腺素
布洛芬	特布他林	普洛帕芬	苯茚胺

(2) 药物的给药途径:肝首过效应是选择药物给药途径时必须予以考虑的重要因素,静脉注射或静脉滴注时,药物无首过效应。而肺部、口腔、鼻黏膜,皮肤给药时首过效应较小,口服给药的首过效应最强。如支气管扩张药特布他林口服给药可检测到硫酸化代谢物的含量要高于静脉给药。

(3) 药物剂量和剂型:药物代谢酶的代谢能力取决于酶的数量和活性,其具有饱和现象,如口服阿司匹林后,随着给药剂量的增加,其血液中原药的含量增加,但对代谢物水杨酰甘氨酸的含量无明显影响;而服用不同剂型的水杨酰胺1g后,其尿中硫酸化代谢物的排泄量为颗粒剂>>混悬剂≥溶液剂。

(4) 酶抑制剂和酶诱导剂:某些药物可作用于组织中的代谢酶而导致其他药物的药理活性或毒性改变,这些药物通常称为酶诱导剂或酶抑制剂。酶诱导剂是能使酶的代谢活性增强,使药物的代谢加快的化合物;相反,酶抑制剂则是能使药物的代谢减弱的化合物(表2-2)。多药联合用药时要注意酶诱导或抑制导致的药物相互作用。

2. 生理因素

(1) 年龄:Ⅰ相和Ⅱ相代谢酶是在新生儿出生后2~4周渐渐发育成熟,但是不同酶的发育模式不同,这样,新生儿和婴儿都可以有效地代谢一些药物,但代谢能力要低于成年人。儿童或婴幼儿的肝、肾功能发育不全,药物代谢酶系统也不完全成熟,药物代谢缓慢,清除率低,应考虑给药剂量和间隔,防止药物蓄积毒性,如新生儿肝的葡糖醛酸酶活性不足,可使氯霉素在组织中蓄积而导致灰婴综合征。在10~20岁时酶系统完全成熟,之后随着年龄的增长逐渐降低。患者年龄变化对临床用药的影响至关重要,对于老年患者来说,他们自身可能同时患有多种疾病,需要同时服用多种药物,这些药物间可能会发生相互作用。此外,靶器官的敏感性及生理调控机制的减弱使老年人的用药更加复杂。有些具有很高首过效应的药物,即使酶代谢能力微小的减弱都可能显著增加其口服生物利用度。因此,老年人用药要适当减量。

(2) 性别:药物的代谢存在性别差异,其主要原因可能与药物代谢酶的活性差异有关(表2-4),这些代谢酶的活性可能影响一些药物的血药浓度,但对大多数药物的影响并不显著。

表 2-4　药物代谢酶的性别差异

	药物代谢酶	探针药物	酶活性
Ⅰ相代谢酶	CYP1A	咖啡因、尼古丁、对乙酰氨基酚	男性高于女性
	CYP2C9	氨苯砜、(S)-美芬妥英	无性别差异
	CYP2C19	地西泮、(S)-美芬妥英	
	CYP2D6	右美沙芬、异喹胍、司巴丁	男性低于女性
	CYP2E1	氯唑沙宗	男性高于女性
	CYP3A	咪达唑仑、氨苯砜、胃泌素、利多卡因、硝苯地平、红霉素	男性低于女性
Ⅱ相代谢酶	SULT	咖啡因	男性高于女性
	NAT	咖啡因、氨苯砜	男性等于女性
	甲基转移酶	去甲肾上腺素、肾上腺素	男性高于女性

（3）种族及个体差异：药物代谢在个体间和种族间的差异主要取决于 CYP 酶的基因多态性。目前发现 *CYP1A1*、*CYP1A2*、*CYP1B1*、*CYP2A6*、*CYP2A13*、*CYP2B6*、*CYP2C8*、*CYP2C9*、*CYP2C19*、*CYP2D6*、*CYP2E1*、*CYP2F1*、*CYP2J2*、*CYP2R1*、*CYP2S1*、*CYP3A4*、*CYP3A5*、*CYP3A7*、*CYP3A43*、*CYP4A11*、*CYP4A22*、*CYP4B1*、*CYP5A1*、*CYP8A1*、*CYP19A1*、*CYP21A2* 和 *CYP26A1* 均具有基因多态性。近年来,约发现了 350 个 CYP 酶基因多态性的等位基因,其中变异等位基因最多的是 *CYP2D6*（63 个）、*CYP2B6*（28 个）、*CYP1B1*（26 个）和 *CYP2A6*（22 个）。基因多态性是导致个体间药物疗效和不良反应差异的主要原因,如 *CYP2D6* 基因多态性可影响抗癌药物他莫昔芬向活性代谢物的转化,降低了抗癌疗效;抗癌药物替加氟经 *CYP2A6* 代谢为氟尿嘧啶而发挥作用,*CYP2A6 * 4C* 和 *CYP2A6 * 11* 位点的突变可减弱其代谢而降低替加氟的疗效。此外,多数 CYP 代谢酶蛋白表达量与酶活性之间的相关性较弱,利用其反应酶活性具有局限性;而 *CYP* 基因多态性所致的酶活性除了个体间的差异外,同一酶不同突变位点也可导致酶活性的巨大差异,差异较小的小于 10 倍,较大的可大于 700 倍。CYP 酶活性与其对底物的代谢能力直接相关,评价酶活性才能准确地反映药物进入体内的代谢情况。

3. 病理因素　肝病是影响药物代谢的主要病理因素,一般来说,药物代谢受影响的程度与肝病的严重程度成正比。肝病时,肝药酶的数量与活性、肝血流量、肝细胞的总数与功能、门静脉血流分布等发生改变,可导致多数药物的生物转化降低、半衰期延长、药效或毒性增加;部分药物如泼尼松的肝活化减少,疗效减弱;有些药物如利多卡因、普萘洛尔、维拉帕米、水杨酸类、吗啡、哌替啶等的肝首过效应消失。其他疾病也可对药物的代谢产生影响,如肾功能不全时,可使苯妥英钠的氧化代谢加速,心力衰竭时肝、肾血流量降低,药物消除减慢。

四、药物排泄及其影响因素

药物以原型及其代谢物形式排出体外的过程称为药物排泄。药物的排泄过程主要包括肾排泄和肝胆汁排泄,一些药物也可通过肠道、乳汁、汗腺、唾液等排出体外。药物的排泄与药物效应、药物毒性等息息相关。由于基因、疾病、药物相互作用等造成药物排泄功能的改变可导致药物治疗效应的变化,当机体药物的排泄能力降低可造成药物在体内蓄积进而产生毒性,而药物排泄能力增加可使药物达不到其有效治疗浓度进而治疗无效。

（一）药物的肾排泄及其影响因素

在人体内,肾的生理作用包括调节液体体积、矿物质成分和酸度。这是通过控制水和电解质的排泄和重吸收来实现的。除此之外,肾是药物排泄的最主要器官,其排泄过程包括肾小球滤过、肾小管分泌和重吸收。前两个过程将药物从血液中排出到尿液中,最后一个过程是药物重吸收后返回到血液中。因此,药物的肾排泄是这三种机制综合贡献的结果。

1. **肾小球滤过**　尿液的形成始于肾小球滤过,即大量液体从肾小球毛细血管流入肾小囊。肾小球滤过液中几乎不含蛋白质和细胞,含有大多数无机离子和低分子量有机溶质(如葡萄糖),其浓度与血浆中浓度基本相同。肾小球滤过的驱动力是肾小球有效滤过压。肾小球有效滤过压=(肾小球毛细血管血压+肾小球内液体胶体渗透压)-(血浆胶体渗透压+囊内压)。在人体中,约25%的肾血浆流量(450~600ml/min)被过滤。肾小球滤过率(glomerular filtration rate,GFR)被定义为单位时间内形成滤液的体积,通常被用来评价肾功能。肾小球滤过率由一种标记物质的清除率来确定,该物质被肾完全清除,且仅通过滤过排出(无肾小管分泌物或重吸收)。最常用的检测标志物质是肌酐和菊粉,其中菊粉为评价GFR的金标准。然而,由于菊粉在临床评价中的复杂性及创伤性,常常采用肌酐作为GFR的评价指标。正常人体的GFR为100~125ml/min。

影响肾小球滤过的两个重要因素是物质的分子量大小和电荷。分子量小于50 000的物质均能被肾小球滤过。随着分子量的增加,肾小球滤过率降低。电荷是影响大分子可滤过性的另外一个因素。对于任何给定的分子量、带负电的大分子被滤过的程度比中性分子小。这是因为肾小管的膜表面呈多聚阴离子状态,在滤过过程中,多聚阴离子会影响带负电的大分子消除。白蛋白是一类最重要的药物结合蛋白,其分子量为67 000,且带负电荷,几乎不经肾小球滤过。因此,蛋白结合型药物很难经肾小球滤过。

2. **肾小管分泌**　肾小管分泌是药物肾排泄的另一个重要途径,约32%的临床常见处方药(约200种)经肾排泄,其中超过90%存在肾小管分泌。尤其是一些高蛋白结合型药物,其很难经肾小球滤过。肾小管分泌主要借助于其上皮细胞膜上的众多转运体来完成,这些摄取型转运体和外排型转运体形成了很多矢量转运的"通道",不同的通道又有各自的特异性底物。其中有机阳离子转运通道和有机阴离子转运通道尤为重要,其介导了大多数药物的肾小管分泌。有机阳离子转运通道主要由摄取型转运体有机阳离子转运体2(organic cation transporter 2,OCT2)介导摄取进入上皮细胞后经多药和毒素外排蛋白1/2-K(multidrug and toxin extrusion protein1/2-K,MATE1/2-K)介导排出体外,如二甲双胍、西咪替丁、顺铂等。有机阴离子转运通道由有机阳离子转运体1/3(organic anion transporter 1/3,OAT1/3)介导摄取进入上皮细胞后经多药耐药蛋白2/4(multidrug resistance-associated protein 2/4,MRP2/4)介导外排进入体外,如阿德福韦、甲氨蝶呤等。此外,有机阴离子转运多肽4C1(organic anion transporting polypeptide 4C1,OATP4C1)和P-糖蛋白(P-gp)通路也介导了一些重要药物的排泄,如地高辛。因此,肾小管分泌会导致许多药物的细胞积聚和尿排泄,也是抗病毒药物和抗生素等化合物肾毒性作用的一个促成因素。此外,这些转运体也是体内药物相互作用的潜在靶点。

影响肾小管分泌的生理因素有肾血浆流量、血浆蛋白结合等。肾提取率(renal extraction ratio)是指肾清除率和肾血浆流量的比值。药物的肾提取率可分为限制型和非限制型。此分类基于药物与血浆中蛋白质结合的关系,一般来说,高提取化合物的清除率是不受限制的,也就是说,无论蛋白质结合的程度如何,肾都能够提取出所有的药物。在这种情况下,肾清除率接近一个最大值,即肾血浆流量。因此,高提取化合物的消除又被称为灌注速率受限型。如对氨基马尿酸,它被用作肾血浆流量的标志物。然而,大多数药物的排出都是限制型清除过程,这意味着药物的排泄受限于血浆蛋白结合的程度。

3. **肾小管重吸收**　肾小球滤过和肾小管分泌是药物排出体外的过程,而肾小管重吸收是将经肾小球滤过和肾小管分泌排入尿液的药物重新吸收入血的过程。肾小管重吸收存在主动和被动重吸收两种形式,其中主动重吸收由近曲小管的相关转运蛋白介导,如葡萄糖、电解质等。被动重吸收的主要驱动力是水的重吸收,它使药物在尿液中浓度高于血浆浓度,从而建立一种电化学梯度,促使药物分子从尿液反向扩散到血液中。重吸收的程度取决于药物的物理化学性质和生理特性。

影响被动重吸收的物理化学性质包括极性、电离状态和分子量。小分子、非离子化、亲脂性的化合物往往被广泛地重吸收。一般来说,增加尿流速率会降低浓度梯度、接触时间和重吸收程度。另外,如果药物呈弱酸性或碱性,尿液pH影响其重吸收。在抢救药物中毒时,可以采取使尿液酸化或碱化以加速某些药物的排泄,而这主要取决于所改变的pH的程度和持续时间以及pH依赖的被动重吸收与药物排泄总量的关系。pK_a为5~8的弱酸或弱碱类药物,改变pH对其排泄就有明显影响。弱酸性药物如水杨酸,当碱化尿液时(尿液pH从6.4变为8.0)其排泄量可增加4~6倍。

4. 肾排泄的影响因素 随着年龄的增长,肾功能逐渐降低(20 岁以后降低 10%/10 年),并伴有肾血流量和肾小球滤过率下降。同样,高血压、糖尿病和其他疾病也是慢性肾衰竭的危险因素。因此,对于主要由肾排出的药物,需要进行剂量调整,尤其是治疗范围较窄的药物(如地高辛、万古霉素、氨基糖苷类抗生素)。"完整肾单位假说(intact nephron hypothesis)"的前提是在慢性肾衰竭患者中许多肾单位没有功能,但一些仍能正常工作。因此,该假说是指肾功能不全导致药物的三种肾排泄机制(过滤、分泌和重吸收)同时减少,这是基于 GFR 药物剂量的基础。事实上,在慢性肾损伤时,肾小球滤过和肾小管分泌并未同步降低,这使得采用 GFR 进行药物剂量调整时存在局限性。

(二)药物的肝胆汁排泄及其影响因素

1. 药物的肝胆汁排泄 肝被认为是药物代谢的主要场所,其主要功能之一是胆汁的形成。胆汁在相邻肝细胞之间的小管内形成,胆汁酸和其他成分(磷脂、胆红素、胆固醇)通过小管膜分泌。成人每日产生 500~600ml 胆汁。

药物胆汁排泄是药物排出体外的另一重要途径。药物在肝经 I 相和 II 相代谢后形成极性较大、水溶性较高的代谢物,如葡糖醛酸结合物、谷胱甘肽结合物等,其随胆汁排入十二指肠后经粪便排出体外。值得注意的是,一些药物的胆汁排泄有利于治疗胆道及胆囊疾病,如头孢哌酮、红霉素、利福平等从肝排入胆汁并在其浓缩,在胆道内形成高浓度,有利于胆道感染的治疗。

药物的肝胆汁排泄过程包括基底侧膜的转运体介导摄取,以原型或代谢型经胆管侧膜转运蛋白介导外排进入胆汁。其中基底侧膜摄取型转运蛋白主要包括 Na$^+$-牛磺胆酸钠协同转运多肽(Na$^+$-taurocholate cotransporting polypeptide,NTCP)、OATP1B1、OATP1B3 和 OATP2B1,胆管侧膜转运体包括 MRP2、胆酸盐外排泵(bile salt export pump,BSEP)等。其中 OATP 是他汀类药物排泄的限速步骤,其功能降低时,导致他汀类药物在血中浓度增高,增加横纹肌溶解的风险,也会降低其治疗的有效性。

2. 药物肝胆汁排泄的影响因素 肝病可改变药物及其代谢物的肝吸收、代谢和胆汁排泄进而影响其肝的清除。除了药物代谢的改变,慢性肝病时许多机制改变,如血浆蛋白结合降低会影响高血浆蛋白结合药物的分布和肾排泄;肝血流受损导致高摄取率药物如普萘洛尔和组织纤溶酶原激活剂的肝清除率降低;门静脉分流将降低药物进入系统前被肝代谢程度,从而提高生物利用度;肝病也会损害肝细胞的肝窦膜和小管膜的运输系统。因此,对于主要由胆汁排泄的药物,在肝病患者中可能需要减少剂量。胆汁淤积症是一种以胆汁流动受损为特征的疾病,其可引起肝酶活性的改变(细胞色素 P450)和转运体表达的改变。尽管 BSEP 不是一个重要的药物转运蛋白,但其可能受药物抑制产生胆汁淤积甚至肝毒性。此外,肾病也可影响药物的肝清除,如在肾衰竭时 OATP 介导的药物肝清除受损。

(三)其他药物排泄途径

1. 肠道药物排泄 尽管肠道被认为是药物吸收的最主要器官,然而,在一定程度上肠道确实代表了一类药物在体内排泄的途径。如在急性药物中毒的情况下,肠毛细血管的吸附为药物从血流中扩散提供了一条途径,以增加全身药物清除率。此外,临床前研究表明静脉给予地高辛和伊立替康时存在 P-gp 介导的肠道排泄途径。

2. 乳汁药物排泄 乳汁是新生儿获取营养物质的重要途径。尽管大多数药物在母乳中的排泄量很小,药物的母乳排泄是应当重视的一种药物排泄途径。由于乳汁比血浆更为偏酸,所以碱性药物就可能稍微集中于乳汁,而酸性药物在乳汁中的浓度则比血浆中浓度低。非电解质如乙醇和尿素很容易进入乳汁,并和血浆中浓度相近。母亲在哺乳期使用药物会增加婴儿接触药物的风险,如氟西汀和多塞平、咖啡因、茶碱等。

3. 唾液药物排泄 尽管唾液药物排泄可以忽略不计,但唾液中药物的浓度与血浆中游离药物浓度相接近,使唾液成为治疗药物监测(therapeutic drug monitoring,TDM)一种可能的替代血浆取样液。其采样是非创伤性,患者不适感小,对儿童等特殊患者群体有益。唾液已被提议用于苯妥英钠和卡马西平等抗惊厥药物治疗监测的样本。

(武新安)

第二节 临床药动学概述

临床药物代谢动力学(clinical pharmacokinetics)简称临床药动学,是应用药动学原理定量描述药物在人体内变化规律的药动学分支学科,是临床药学的重要组成部分。临床药动学主要研究临床用药过程中人体对药物的处置动力学过程及各种临床因素对体内过程的影响,即药物在体内的吸收(absorption)、分布(distribution)、代谢(metabolism)和排泄(elimination)过程(简称 ADME 过程)随时间变化的规律,根据所计算出的药动学参数制订个体化给药方案,指导临床合理用药。该学科研究领域涉及生物等效性及生物利用度、药物的系统药动学、药物相互作用、药物浓度监测、特殊生理及病理状况对药物体内过程的影响等;对设计新药、改进药物剂型、设计合理的给药方案、提高药物治疗的有效性及安全性、预估药物相互作用等均具有重要的意义,是临床药物治疗的基础。

一、药动学基本概念及研究内容

(一)基本概念

药物代谢动力学(pharmacokinetics)简称药动学,是应用动力学(kinetics)原理与数学模型定量描述药物通过各种途径(如静脉注射、静脉滴注、口服等)进入体内后的 ADME 过程的"量-时"变化或"血药浓度-时间"变化的动态规律的一门科学,对药理学、毒理学、药效学、生物药剂学及临床药学等研究具有重要的指导意义。药动学还与数学、化学动力学、分析化学等基础学科有着紧密联系。近年来,药动学研究成果对指导新药设计、优选给药方案、改进药物剂型和研发强效、速效、长效、低毒的药物制剂发挥了重要作用。

(二)研究内容

1. 基础理论研究

(1)数学模型的创建:数学模型是药动学研究的基础,根据药物体内过程的实际情况,结合机体生理特点、解剖结构及药效学特征,建立能够合理解释药物体内过程和药效动力学的数学模型,获得体内药物量(或浓度)与时间之间的函数关系。

(2)数学模型的实践验证:一个新的具有实用价值的药动学模型需要经历反复验证、反复修订、不断完善的实践过程。模型的验证是通过对模型的实际应用数据结果确定的。通过比较模型预测值和实际观测值的差异,确定模型的稳定性和精确度。

(3)药动学参数计算:药动学参数可以定量描述药物在体内的动力学特点,是临床制订合理给药方案的主要依据之一,也是评价药物制剂质量的重要指标。对于新的候选药物或新制剂,根据机体给药后检测到的药物浓度经时数据,确定适宜的数学模型,可计算出模型中的具体参数,为新药研发和临床用药提供依据。

2. 指导新药研发和临床合理应用

(1)指导新药合成:通过对候选药物的吸收、分布、代谢、排泄特征进行研究,探讨"药物结构-药动学-药效学"之间的关系,定向指导新药合成,将大大提高药物最终进入临床应用的成功率。

(2)指导制剂研究与质量评价:通过改进剂型和制剂处方,可以改善药物的理化性质和疗效,降低不良反应发生率,提高患者用药依从性。药动学是新剂型和新制剂研究过程中不可缺少的研究手段,通过研究药物在机体内的药动学,获得药动学参数,评价其生物利用度或生物等效性,从而指导新剂型和新制剂处方、工艺的改进。根据药物效应特点及其对血药浓度-时间曲线(药-时曲线)特征的要求,推算药物制剂发挥最佳疗效的理想释放规律,为速释、缓释、控释、靶向等各种药物传输系统的研究提供理论依据。同时,药物在体内的药-时曲线特征及分布特性,是上述药物传输系统研究成功与否的重要评价指标。通过制剂体外药物释放曲线与体内药-时曲线之间的相关性研究,获得便捷可靠的控制药物制剂质量的体外方法。

(3)指导临床合理用药:根据患者生理病理情况,结合药动学参数,制订个体化给药方案(包括首剂量、维持剂量、给药间隔等),提高临床合理用药的科学性。对于一些治疗窗窄、安全范围小的药物,通过治疗药物监测手段,了解药物在患者体内的药动学特征,可以更加合理、安全、有效的制订个体化给药方案。同时,可以通过研究合用药物的药动学特征,比较合用前后药动学参数的差异,判断合用药物在体内是否存在相互作用,如果合用后药动学参数发生了显著变化,则可推断体内存在药物相互作用,在确定给药方案时给予充分重视。

二、药动学基本模型

药动学模型是定量研究药物体内过程的速度规律而建立的数学模型,目前已建立的模型包括房室模型、统计矩模型、非线性动力学模型、生理药动学模型、药动学和药效学结合模型等。

（一）房室模型

1. **房室模型的定义**　为了分析药物在体内转运和转化的动态规律,并以数学方程式加以表示,就需要建立一个模型来模拟机体。将整个机体按药物转运速率特征划分为若干独立的房室(compartment),这些房室连接起来构成一个完整的系统,反映药物在机体的动力学特征,称为房室模型(compartment model),是最经典的药动学模型。房室是模型的组成单位,是从动力学上彼此可以区分的药物"贮存处"。

根据药物在体内的代谢动力学特性,可将房室模型分为单室模型(single compartment model)、双室模型(two-compartment model)和多室模型。

单室模型是指给药后药物立即进入血液循环并均匀分布至全身,达到动态平衡,可以把整个机体视为一个房室(图2-4)。

双室模型将身体分为两个房室(图2-5),即中央室(central compartment)与外周室(peripheral compartment,又称周边室)。机体给药后药物首先迅速分布于血流比较丰富的中央室,除血浆外通常还有细胞外液及心、肝、肾、脑等血管丰富、血流畅通的组织。药物可在数分钟内分布到整个中央室,而且血浆浓度和这些组织浓度可迅速达到并维持平衡状态。周边室一般是血管稀少、血流缓慢的组织,如脂肪组织、静止状态的肌肉等,药物进入这些组织缓慢,与血浆浓度达到平衡需要一段时间。

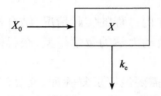 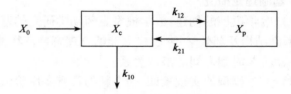

图2-4　单室模型示意图

注:X_0 为给药剂量;X 为体内药量;k_e 为一级消除速率常数。

图2-5　双室模型示意图

注:X_0 为给药剂量;X_c 为中央室药量;X_p 为外周室药量;k_{12} 为药物从中央室向外周室转运的一级速率常数;k_{21} 为药物从外周室向中央室转运的一级速率常数;k_{10} 为药物从中央室消除的一级速率常数。

药物在体内的转运过程相当复杂,仅用单室或双室模型不能满意地说明药物的体内处置过程,这时可能需要多室模型计算。双室以上的模型称为多室模型,机体由药物转运速率不同的多个单元组成。多室模型的数学处理相对烦琐,应用不如单室模型和双室模型广泛。

2. **房室模型的划分**　房室是按药物转运速率划分的,并没有解剖学意义。只要药物转运速率常数相同或相似,不管这些部位的解剖位置与生理功能如何都视为一个房室,即同一房室可由不同的器官、组织组成,而同一器官的不同结构或组织可能属于不同的房室。具体判断某个药物属于哪种房室模型,可以根据绘制的药-时曲线具体分析,常用方法有以下几种。

（1）药-时数据拟合原理:采用药动学数据处理软件,对实测的药-时曲线数据进行拟合,确定药动学房室模型,计算药动学参数。

（2）绘 lg$C$-t 图判断:以 lg$C$ 对 t 作图,如为直线则为单室模型;若不是直线,则可能是多室模型。

（3）残差平方和与加权残差平方和判断:按设定的模型计算血药浓度拟合值,拟合值与实测值之差的平方和小的,为最佳房室模型。

（4）拟合度判断:根据设定的模型计算血药浓度拟合值,进一步计算拟合度,拟合度 r^2 越大说明房室模型越合理。

（5）*AIC* 判断:采用残差平方和及拟合度法仍不能判断时,可采用最小二乘法计算血药浓度估计值,

进一步计算 *AIC* 值。权重系数相同时,*AIC* 值越小,说明拟合越好。

（6）*F* 检验:计算各种权重下不同房室模型的 *F* 值,与 *F* 值表中自由度为 df_1-df_2 及 df_2 的 *F* 界值比较判定。

房室的划分具有客观性和相对性。药物在体内的动态过程有一定规律,可通过一种最佳的房室模型和参数反映其体内过程,即为房室模型客观性;同一药物用不同的模型处理,得到的药动学参数不同;由于实验条件或数据处理方式不同,文献报道的同一药物的房室模型可能不同,即为房室划分的相对性。

3. 房室模型的局限性 房室模型广泛应用在临床药动学研究中,但只能通过血药浓度来推测靶器官的药物浓度,而某些对组织具有高亲和力的药物或具有特异靶向性的药物,经典的房室模型无法客观表征作用部位的药物浓度,致使药动学与药效学之间无法进行关联分析。数据分析结果依赖于房室模型的选择,而房室模型的选择有一定的不确定性,同一药物用不同的房室模型计算参数可能显著不同。

（二）非房室模型

经典药动学研究是以房室模型理论为基础的分析方法,计算药动学参数过程比较复杂,模型的确定受试验设计和药物浓度测定方法的影响。同一种药物以不同途径给药或药物浓度测定方法不同时,可能得到不同的房室模型。

近年来,基于统计矩(statistical moment)理论的新方法被用于药动学研究,该方法不依赖于动力学模型,故称为非房室分析(non-compartment analysis)。非房室分析方法是在药-时曲线下面积基础上估算药动学参数,不需要设定药物属于某种房室模型。如果药物体内过程符合线性药动学特征,该方法适用于任何房室模型,可用于估算药物制剂的生物利用度、清除率、生物半衰期、表观分布容积、平均稳态血药浓度、消除速率常数和吸收速率常数等药动学参数。

在药动学研究过程中,以一定剂量给药后,无论在给药部位还是在整个机体内,药物分子滞留时间的长短均属随机变量。药物的吸收、分布及消除可视为这种随机变量相应的总体效应。因此,药-时曲线可看作是药物分子在体内滞留时间的概率分布曲线。设定给药后的时间为 t,血药浓度为 C,则药-时曲线下的总面积为 $AUC_{0\to\infty}$。

$$AUC_{0\to\infty} = \int_0^\infty C\mathrm{d}t \tag{2-1}$$

设随机变量 x 的概率密度函数 $f(x)$（$-\infty<x<+\infty$）,则 x 的 k 阶原点矩 μ_k 为:

$$\mu_k = \int_{-\infty}^{+\infty} x^k \cdot f(x)\,\mathrm{d}x \tag{2-2}$$

因此,药-时曲线下面积 *AUC* 实际是式（2-2）$k=0$ 时的值,称为零阶矩。随机变量药物体内滞留时间概率密度函数为:

$$f(t) = \frac{C}{AUC}（0 \leq t \leq +\infty） \tag{2-3}$$

$f(t)$ 的一阶矩为药物体内平均滞留时间(mean residence time, *MRT*),表示完整药物分子在机体内释放、吸收、分布和消除所需的平均时间。

$$MRT = \int_0^\infty t \cdot f(t)\,\mathrm{d}t = \frac{\int_0^\infty t \cdot C\mathrm{d}t}{\int_0^\infty C\mathrm{d}t} = \frac{AUMC}{AUC} \tag{2-4}$$

理论上,正态分布的累积曲线"平均"发生在样本总体水平的 50% 处,对数正态分布的累积曲线"平均"则发生在样本总体水平的 63.2% 处。*MRT* 表示从给药后到药物消除 63.2% 所需要的时间。

实际上,不可能测到给药后所有时间的血浓度,只能测到某一时间点 t_n 的血药浓度 C_n,从 0 到 t_n 的药-时曲线下面积 AUC_{0-t} 可用梯形法计算,从 t_n 到无限大时的药-时曲线下面积可用外延公式计算。

$$AUC = \sum_{i=0}^{n} \frac{t_{i+1}-t_i}{2}(C_{i+1}+C_i) + \frac{C_n}{\lambda} \qquad (2-5)$$

$$AUMC = \sum_{i=0}^{n} \frac{t_{i+1}-t_i}{2}(t_{i+1}\cdot C_{i+1}+t_i\cdot C_i) + \frac{C_n}{\lambda}\left(t_n+\frac{1}{\lambda}\right) \qquad (2-6)$$

式中,λ 为 $\lg C \rightarrow t$ 作图得末端指数项的斜率与 2.303 的乘积。为保证准确计算 MRT,必须保证 AUC 和 $AUMC$ 的准确性。在计算 AUC 和 $AUMC$ 时,一般要求由 3 对以上处在消除相的 $C \rightarrow t$ 数据,用最小二乘法拟合单指数函数,求得 λ 值。若 λ 的估算值误差较大,则 $1/\lambda$ 的误差通常会更大。另外,所建立分析方法的最低定量限对计算结果的准确性影响也很大。如果能够检测到峰浓度的 5%,AUC 和 MRT 的实际误差分别小于 5% 和 10%;检测到峰浓度的 1% 时,则 AUC 和 MRT 实际误差将分别小于 1% 和 2%。

总体而言,房室模型的选择主要取决于药物的性质及实验设计的精准性,对于某一具体药物而言,准确选择模型是进行药动学分析的关键。目前在计算药动学参数时,一般选用药动学专用计算机程序,如国外的 WinNonlin、NONMEN,国内的 DAS、PKBP-NI、3P87、3P97、PCP 等。

三、药动学速率过程与基本参数

(一)药动学速率过程

药物在机体内的生物转化、肾小管分泌及胆汁排泄通常都需要酶或载体系统参与,这些系统专属性较高,且有一定的饱和度。该饱和过程的动力学可用米氏动力学(Michaelis-Menten kinetics)方程表示:

$$-\frac{dC}{dt} = \frac{V_m C}{k_m + C} \qquad (2-7)$$

式中,$-dC/dt$ 为药物浓度在 t 时间下降的速率;V_m 为该过程的最大理论速率;k_m 为米氏常数;C 表示时间 t 时的药物浓度。

若令 $-dC/dt = V_m/2$,计算药物浓度 C,可知当该过程中的速率等于理论上最大速率一半时,k_m 等于该时间的药物浓度 C。

米氏动力学方程式在表征速率过程方面有重要意义。由于体内系统常数 V_m 和 k_m 受药物分布及其他因素影响,所以,可将其看作有函数性质、与模型有关的常数。

1. 线性动力学过程　当 $k_m \geq C$ 时,米氏动力学方程可简化为:

$$-\frac{dC}{dt} = \frac{V_m}{k_m}C \qquad (2-8)$$

设 $k_e = V_m/k_m$,则:

$$-\frac{dC}{dt} = k_e C \qquad (2-9)$$

药物在某部位的转运速率与该部位的药量或浓度的一次方成正比,即单位时间内转运恒定比例的药量,为一级消除动力学过程。常规治疗剂量范围内,多数药物的体内转运为简单扩散,属于一级速率过程,即线性动力学过程,其特点是药物体内动力学过程可用线性微分方程作以下三点假设:①相对消除而言,药物分布过程迅速完成;②药物消除(包括生物转化和排泄)可作一级速率过程处理;③药物吸收可作一级速率过程处理,或因迅速完成而忽略不计。

2. 非线性动力学过程　当 $k_m \leq C$ 时,米氏动力学方程可简化为:

$$-\frac{dC}{dt} = V_m \qquad (2-10)$$

此时,药物的消除速率与浓度无关,该过程以恒定的速度 V_m 进行,相当于零级动力学过程。如果一种药物的动力学过程不完全符合线性动力学假设,就会偏离线性,而具有某些非线性动力学的特点。因此,大剂量给药时,血浓度较高($k_m \leqslant C$),米氏动力学可用零级(非线性)动力学近似地描述。

零级(非线性)动力学药物转运速度以恒定数量转运,即在一定时间内转运一定数量的药物,药物消除半衰期随剂量的增加而延长。

具有非线性药物动力学特性的药物,以消除速率($-dC/dt$)对血药浓度 C 作图,开始血药浓度很低时,消除速率随浓度呈线性上升,表现为一级动力学特点;血药浓度 C 进一步增加,则消除速率以低于与浓度成正比的速度上升。最后,消除速率逐渐接近于 V_m,消除速率不再增大,与血药浓度无关,即为零级动力学过程。

3. 线性动力学与非线性动力学区别 线性动力学与非线性动力学存在原则的区别,但又不易区分。非线性药动学过程只能用非线性微分方程描述;血药浓度及 AUC 与给药剂量不成正比关系。一个非线性动力学的药物,可能因试验设计不完善或受血药浓度检测限制,而未能发现其非线性特征。实际工作中,可通过以下 3 种方法识别非线性药动学。

(1)以不同剂量静脉注射药物,分别在不同时间测定血中药物浓度,将每个浓度数据除以相应剂量,并对时间 t 作图。若所得曲线明显不重叠,则可预测该药物存在非线性过程;或将各个浓度-时间曲线下面积分别除以相应剂量,若所得比值明显不同,则可认为该药物存在非线性过程。

(2)将每个浓度-时间数据按线性模型处理,计算药动学参数,若某些或所有的药动学参数明显随剂量不同而改变,则可认为存在非线性过程。

(3)单次静脉给药,测定不同剂量在不同时间的组织和血中浓度,以组织浓度对相应的游离药物浓度作图,数据呈直线分布且通过零点,则为线性动力学过程,否则存在非线性过程。

(二)基本药动学参数

药物在体内的过程特征可以用药动学参数表示,主要包括速率常数、生物半衰期、表观分布容积、清除率、药-时曲线下面积、达峰时间与峰浓度、稳态血药浓度、生物利用度等,对确定临床用药方案、预测药物疗效和毒性以及合理用药有重要意义。

1. 速率常数(rate constant) 速率常数是描述速率过程变化快慢的重要参数。一级速率常数以"时间"倒数为单位,如 $\min^{-1}$ 或 h^{-1}。零级速率常数单位是"浓度·时间$^{-1}$"。有多种速率常数用于描述不同的药物转运过程,常见的速率常数如下,①k_a:一级吸收速率常数;②k:一级总消除速率常数;③k_e:消除速率常数;④k_{12}:双室模型中药物从中央室向周边室转运的一级速率常数;⑤k_{21}:双室模型中药物从周边室向中央室转运的一级速率常数;⑥k_{10}:双室模型中药物从中央室消除的一级速率常数。

此外,α、β 分别表示分布相和消除相的混杂参数,也是表示速率过程的重要参数。

药物在体内的消除途径包括肾排泄、胆汁排泄、肺排泄、生物转化以及其他可能的途径。药物在体内的总消除速率常数 k 具有加和性,k 为各个消除速率常数之和。

药物自机体或房室的消除速率常以消除速率常数 k_e 表示,也是最重要的速率常数。药物的消除速率常数是根据该药物的药-时曲线,确定其房室模型按公式计算所得的。不同房室模型的药物消除速率常数的计算不相同。

单室模型中被动转运的药物,其消除速率常数常用 k_{10} 或 k_e 表示。计算公式为:

$$k_{10}(k_e) = \frac{(\lg C_t - \lg C_0) \times 2.303}{-t} \tag{2-11}$$

式中,C_0 为原始血药浓度,C_t 为经过一定时间后的血药浓度,t 为血药浓度由 C_0 变为 C_t 所经过的时间。

双室模型经被动转运的药物消除速率常数由各房室的消除速率常数计算而得。各房室的消除速率常数常用 k_{12}、k_{21}、k_{10}、k_{20} 表示,计算方法同单室模型,总消除速率常数(k)为各房室的消除速率常数之和。

2. 生物半衰期(biological half life,$t_{1/2}$) 药物在体内的量或血药浓度下降一半所需的时间即为药物的生物半衰期。生物半衰期是衡量药物从体内消除快慢的指标。一级动力学的半衰期可通过药物血药浓度及消除速率常数 k_e 计算:

因为 $\lg \dfrac{C_t}{C_0} = -\dfrac{k_e}{2.303} t$

所以，当 $\dfrac{C_t}{C_0}=0.5$ 时（即 t 为 $t_{1/2}$）：

$$t_{1/2}=\lg 0.5\times\left(-\frac{2.303}{k_e}\right)=\frac{0.693}{k_e} \tag{2-12}$$

零级动力学的半衰期则需用下列公式计算：

$$t_{1/2}=\frac{0.5C_0}{k_0} \tag{2-13}$$

式中，k_0 为零级速率常数。

生物半衰期是药动学中最重要的基本参数之一，对制订给药方案和调整给药方案起着重要的作用。一般代谢快、排泄快的药物 $t_{1/2}$ 短；代谢慢、排泄慢的药物 $t_{1/2}$ 长。对于具有线性动力学特征的药物来说，$t_{1/2}$ 是药物的特征参数，不因药物剂型或给药方法而改变。由于生理与病理情况不同，同一药物用于不同患者时，$t_{1/2}$ 也可能发生变化，因此对于安全范围小的药物应根据患者病理生理情况制订个体化给药方案；合并用药的情况下可能产生药物相互作用而使药物 $t_{1/2}$ 改变，也应调整给药方案。

3. 表观分布容积（apparent volume of distribution，V_d）　表观分布容积是体内药量与血药浓度间的一个比例常数，定义为体内的药物按血浆药物浓度分布时所需体液的体积。表观分布容积（V_d）值可用体内某一时间 t 的药物量（X_t）除以该时间的游离药物血浆浓度（C_t）计算，计算公式如下：

$$V_d=\frac{X_t}{C_t} \tag{2-14}$$

表观分布容积并非表示真正容积，而是一种比例因子或数学概念，其单位可用 L 或 L/kg 表示，如一个 70kg 的机体 V_d 为 35L，也可表示为 0.5L/kg。根据药物的表观分布容积可推测药物在体内分布的情况，如：

$V_d=5L$，表示药物基本分布于血浆；

$V_d=10\sim20L$，表示药物分布在体液中；

$V_d=40L$，表示药物分布于全身血浆和体液；

$V_d=100\sim200L$，表示药物大量贮存在某一器官或组织，或与组织或血浆蛋白大量结合。

4. 清除率（clearance，CL）　清除率是指在单位时间内机体能将相当于多少体积血液中的药物完全清除，即单位时间内从体内清除药物的表观分布容积，单位为 L/h。计算公式如下：

$$CL=\frac{-\mathrm{d}x/\mathrm{d}t}{C} \tag{2-15}$$

公式中 $-\mathrm{d}x/\mathrm{d}t$ 为单位时间消除的药物量；C 为血药浓度。在单室模型中，$-\mathrm{d}x/\mathrm{d}t=k_e x$，代入式（2-15）得：

$$CL=\frac{k_e x}{C}=k_e V_d \tag{2-16}$$

因此，对于单室模型的药物，机体总清除率可用药物的消除速率常数与表观分布容积的乘积表示。

5. 药-时曲线下面积（area under concentration-time curve，AUC）　药物进入人体内后，血药浓度随时间发生变化，以血药浓度为纵坐标、时间为横坐标作图所得曲线与横坐标所围成曲线下面积称为血药浓度-时间曲线下面积，简称药-时曲线下面积。

单剂量给药，药-时曲线下面积计算公式为：

$$AUC_{0-\infty}=\int_0^\infty C\mathrm{d}t \tag{2-17}$$

多剂量给药达稳态血药浓度时,任一给药间隔药-时曲线下面积均相等,计算公式为:

$$AUC_{0-\tau} = \int_0^\tau C \mathrm{d}t \qquad (2\text{-}18)$$

药-时曲线下面积表示一段时间内药物在血浆中的相对累积量,曲线下面积越大,说明药物在血浆中的相对累积量越大,是评价制剂生物利用度和生物等效性的重要参数。

6. 生物利用度(bioavailability,F) 生物利用度是指药物制剂中能被吸收进入体循环的药物相对分量及相对速率,一般用百分数表示。生物利用度是一个相对概念,仅仅是比较各种制剂之间利用度的参数。

计算药物制剂的生物利用度,需要一个吸收比较完全的剂型作为标准,通常用同一种药物的静脉注射(i.v)剂作为标准与被测制剂(如片剂 p.o)进行对照,用下列公式计算该制剂的绝对生物利用度:

$$F = \frac{AUC_{\mathrm{p.o}}/D_{\mathrm{p.o}}}{AUC_{\mathrm{i.v}}/D_{\mathrm{i.v}}} \qquad (2\text{-}19)$$

同一药物制剂由于制备工艺不同,甚至同一药厂生产批号不同的同一制剂,生物利用度也可有较大的差异。一般选择原研制剂作为标准与被测制剂进行对照,计算被测制剂的相对生物利用度。如 A、B 两种制剂的相对生物利用度可用下列公式计算:

$$F = \frac{AUC_{\mathrm{A}}/D_{\mathrm{A}}}{AUC_{\mathrm{B}}/D_{\mathrm{B}}} \qquad (2\text{-}20)$$

7. 达峰时间($T_{\max}$)与峰浓度($C_{\max}$) 单室模型血管外途径给药,当药物按一级速率吸收进入体内时,药-时曲线为单峰曲线。单次血管外途径给药,血药浓度达到最大值所需的时间即为达峰时间;药物吸收后,血药浓度达到的最大值即为峰浓度。药物制剂的达峰时间和峰浓度可表明该制剂中药物吸收的快慢和程度。对于给定药物,若 k_a、k_e、V_d、D 和 F 已知,应用微积分求极值方法,可根据下列公式计算峰浓度和达峰时间。

$$T_{\max} = \frac{2.303}{k_a - k_e} \lg \frac{k_a}{k_e} \qquad (2\text{-}21)$$

$$C_{\max} = \frac{FD}{V_d} e^{-k_e T_{\max}} \qquad (2\text{-}22)$$

8. 稳态血药浓度(steady-state plasma concentration,C_{ss}) 临床治疗经常按一定剂量、一定时间间隔多次重复给药,体内血药浓度逐渐增加,并趋向达到稳定状态。这种情况下,当任一剂量间隔时间内药物摄入量等于消除量,这时的血药浓度称之为稳态血药浓度,用 C_{ss} 表示,平均稳态血药浓度用 $\overline{C_{\mathrm{ss}}}$ 表示,计算公式如下:

$$\overline{C_{\mathrm{ss}}} = \frac{AUC}{\tau} = \frac{FD}{V_d \beta \tau} \qquad (2\text{-}23)$$

连续恒速滴注给药或按半衰期的间隔时间恒量给药,经过 4~6 个半衰期可基本到达稳态血浓度。稳态最大血药浓度($C_{\mathrm{ss,max}}$)与稳态最小血药浓度之差($C_{\mathrm{ss,min}}$)与平均稳态血药浓度的比值为波动度(degree of fluctuation,DF),用公式可表示为:

$$C_{\mathrm{ss,max}} = \frac{FD}{V_d (1 - e^{-\beta\tau})} \qquad (2\text{-}24)$$

$$C_{\mathrm{ss,min}} = \frac{FD e^{-\beta\tau}}{V_d (1 - e^{-\beta\tau})} \qquad (2\text{-}25)$$

$$DF(\%) = \frac{C_{\mathrm{ss,max}} - C_{\mathrm{ss,min}}}{\overline{C_{\mathrm{ss}}}} = \beta\tau \qquad (2\text{-}26)$$

式中,β 为双室模型消除相混杂参数,单室模型该值为一级消除速率常数 k_e。

某些药物制剂的吸收特性容易造成血药浓度的峰谷现象,使血浆中药物峰浓度超过中毒浓度,发生严重的毒副反应,对此类药物可以通过改进制剂,如改为缓控释制剂,使其缓慢释药,血药浓度平稳,减小波动度,延长作用时间,减少毒副作用。

四、以药动学为基础的给药方案设计

在临床药物治疗过程中,除根据病情选择恰当的治疗药物外,还根据所选药物的药效学、药动学特点以及患者特殊的生理、病理状况拟定合适的给药方案。给药方案主要包括给药剂量、给药时间、给药途径、给药间隔、药物治疗疗程和不良反应的防治措施等。拟定给药方案的目的是使患者的血药浓度维持在有效治疗水平范围内,既能达到应有的治疗效果,又避免发生不良反应。因此,以药动学为基础设计给药方案对指导临床个体化用药有着重要意义。

（一）线性动力学给药方案的设计

1. **单剂量给药**　单剂量给药时,药物的血药浓度及药效维持时间较短,某些药物如镇痛药、麻醉药、驱虫药、催眠药、神经-肌肉阻滞药及诊断用药等,通常只需单剂量给药就能达到预期效果,根据治疗浓度的要求只需掌握所用药物的基本药动学参数,就可以确定单剂量给药方案。临床常用单剂量给药有单次口服、肌内注射、静脉注射等。

（1）单剂量口服或肌内注射给药:符合单室模型的药物经单剂量血管外给药后,其体内的消除过程为一级速率过程,血药浓度-时间关系可用以下公式表示:

$$C = \frac{FDk_a}{V_d(k_a - k_e)}(e^{-k_e t} - e^{-k_a t}) \tag{2-27}$$

式中,F 为生物利用度,D 为给药剂量,V_d 为表观分布容积,k_a 为吸收速率常数,k_e 为消除速率常数。

根据上述公式,已知药物的半衰期、表观分布容积、生物利用度、吸收速率常数便可计算出给药一段时间后达到某一血药浓度水平的单次给药剂量。

（2）单剂量快速静脉注射给药:符合单室模型的药物单剂量快速静脉注射给药后,其体内的消除过程为一级速率过程,体内血药浓度随时间变化呈指数型衰减,其计算公式为:

$$C = C_0 e^{-k_e t} = \frac{D}{V_d} e^{-k_e t} \tag{2-28}$$

式中,C_0 为初始给药浓度,k_e 为一级消除速率常数,D 为给药剂量,V_d 为表观分布容积。若将 $t = nt_{1/2}$ 表示,由于 $t_{1/2} = \ln 2 / k_e$,则上式可转化为

$$D = CV_d e^{k_e t} = CV_d e^{nk_e t_{1/2}} = CV_d 2^n = CV_d 2^{\frac{t}{t_{1/2}}} \tag{2-29}$$

由上式可知,若已知药物的半衰期、表观分布容积,可计算给药一段时间后达到某一血药浓度水平时单剂量快速注射给药的剂量。

（3）静脉滴注给药:当药物以滴注速度为 R_0 的恒速静脉滴注给药时,若整个滴注时间为 T,则从滴注开始到滴注结束的血药浓度计算公式为:

$$C = \frac{R_0}{V_d k_e}(1 - e^{-k_e t}) = \frac{R_0}{CL}(1 - e^{-k_e t}) \tag{2-30}$$

滴注结束后血药浓度计算公式为:

$$C = \frac{R_0}{V_d k_e}(1 - e^{-k_e t}) e^{-k_e t} = \frac{R_0}{CL}(1 - e^{-k_e t}) e^{-k_e t} \tag{2-31}$$

滴注过程中（即 $0 \leq t \leq T$）,当 t 足够大时,$e^{-k_e t} \to 0$,式(2-31)简化为

$$C = \frac{R_0}{V_d k_e} \tag{2-32}$$

血药浓度达稳态水平,即坪值时,公式可转化为:

$$C_{ss} = \frac{R_0}{V_d k_e} = \frac{R_0}{CL}$$

即:

$$R_0 = V_d k_e C_{ss} = \frac{D}{T} \tag{2-33}$$

经整理,$D = V_d k_e C_{ss} T$ $\tag{2-34}$

对于半衰期较长的药物,可以先采用快速静脉注射给予负荷剂量(D_L),使血药浓度迅速达到预期坪值,之后通过静脉滴注维持,以缩短血药浓度达到稳态水平的时间。单次快速静脉滴注给药方案的制订可根据下列公式确定给药剂量、滴注速度、滴注时间及负荷剂量。

$$D_L = \frac{R_0}{k_e} \tag{2-35}$$

2. 多剂量给药　多数临床使用药物需要多剂量给药才能达到有效血药浓度,并维持一定的时间,才能达到理想的治疗效果。这种药物的给药间隔一般要小于洗净期(即一剂药物从开始给药起到从体内完全清除所经历的时间,一般以 10 倍药物的生物半衰期计算)。对于治疗指数大或血药浓度波动范围较大的药物,多剂量给药是一种安全方便的给药方式;对于治疗指数窄或血药浓度波动范围较小的药物,最好是连续静脉滴注给药。

多剂量给药的目的是使药物的稳态血药浓度维持在有效"治疗窗"范围内,即处于最低有效浓度(minimum effective concentration,MEC)和最大安全浓度(maximum safety concentration,MSC)之间,在治疗窗的中央线附近波动。临床药动学紧紧围绕产生理想的稳态血药浓度这一目标而进行各种模拟计算。

已知单剂量给药后,药-时曲线可用下列多项指数式表示:

$$C = \sum_{i=1}^{m} A_i e^{-k_i t} \tag{2-36}$$

式中,A_i 为各指数项的系数,k_i 为各种有关速率常数(如吸收、消除速率常数等),m 为有关的隔室数。若按固定间隔时间 τ 给药,则 n 次给药后 t 时间内的血药浓度可按以下公式计算:

$$C = \sum_{i=1}^{m} A_i \frac{1-e^{-nk_i\tau}}{1-e^{-k_i\tau}} \times e^{-k_i t} \tag{2-37}$$

式中,$\dfrac{1-e^{-nk_i\tau}}{1-e^{-k_i\tau}}$ 称为多剂量函数。应用多剂量函数可方便计算不同类型药物多剂量给药后的血药浓度,实际计算时,只需将单剂量给药时的药-时公式中各指数项乘以相应的多剂量函数既得。如单室模型药物多剂量静脉注射给药,则式 2-37 可改写为:

$$C = A \frac{1-e^{-nk_e\tau}}{1-e^{-k_e\tau}} \times e^{-k_e t} \quad (t \leqslant \tau) \tag{2-38}$$

若为双室模型药物多剂量注射给药,则为:

$$C = A \frac{1-e^{-n\alpha\tau}}{1-e^{-\alpha\tau}} \times e^{-\alpha t} + B \frac{1-e^{-n\beta\tau}}{1-e^{-\beta\tau}} \times e^{-\beta t} \tag{2-39}$$

其余类推。

（二）非线性动力学给药方案的设计

某些药物在体内吸收、分布、消除呈非线性动力学过程,如苯妥英钠、水杨酸钠、抗坏血酸、乙醇等。该类药物的药动学过程用米氏动力学方程表示。多次给药时,当血药浓度达到稳态水平时,药物的消除速率等于给药速率 R_0,即:

$$-\frac{\mathrm{d}C}{\mathrm{d}t} = R_0 = \frac{V_m C_{ss}}{K_m + C_{ss}} \tag{2-40}$$

若已知药物的 V_m、K_m,可由式 2-40 得到给药速率 R_0,即获得每日的给药剂量(mg/d)。

非线性动力学药物给药方案设计的关键是确定个体的 V_m 和 K_m。由于不同个体 V_m 和 K_m 存在较大差异,因此为某一患者制订个体化给药方案时,应该采取患者自身的 V_m 和 K_m。

（三）特殊生理和病理状况下给药方案的调整

在为临床患者制订给药方案时,应充分了解患者的生理状况(如性别、年龄、体重,以及是否有吸烟、饮酒、怀孕等特殊情况)、疾病状况(包括本病史、既往史,以及是否有肝、肾功能损伤等)及用药史等。

1. **种族与性别**   不同种族与性别的患者,影响剂量方案的因素主要包括两个方面:一是不同种族或性别的患者平均体重的差异。如白种人平均体重为 75kg,黄种人为 60kg;而黄种男性平均体重约 65kg,女性约 55kg,所以总的给药剂量应有所不同,最好按千克体重计算。二是不同种族或性别的患者代谢酶活性往往有差异,如白种人对乙醇的肝代谢活性通常比黄种人强,是因为 *ALDH2* 基因突变在黄种人发生频率相对较高。

2. **年龄**   通常情况下,药动学参数及用药方案的信息资料来自具有严格入排标准的健康成年人。婴幼儿及儿童因体重轻、分布容积小、酶系统发育不健全等因素,给药剂量应相应减少,可根据年龄、体重、体表面积等儿童用药相关公式进行计算调整。但应注意,婴幼儿及儿童并非缩小版的成年人,给药方案的制订、调整须十分谨慎。

老年人因身体器官及组织衰老,药物在其体内的 ADME 过程会发生变化,同时老年人往往合并多种基础疾病、机体免疫功能低下,应根据老年患者的体征、病情与药物特点,在有经验的临床医师与临床药师指导下,制订合理的用药方案及治疗监护。

3. **妊娠期**   妊娠期妇女用药应特别考虑母体与胎儿两方面的安全性。毒副作用较大的药物,尤其是作用于中枢神经系统、内分泌系统、造血系统等的强效药物,应慎用、少用或不用。设计给药方案一般宜采用正常剂量范围的低限或按未怀孕时体重进行计算。

4. **吸烟**   目前普遍认为,烟草中含有大量的多环芳香烃类化合物,能诱导肝中药酶系统的活性,促进某些药物的代谢,引起药动学相互作用。如吸烟可使镇静催眠药地西泮的血药浓度和疗效均降低;吸烟可促进儿茶酚胺释放,收缩周围血管,减少对胰岛素的吸收。因此在服用期间最好不要吸烟。

5. **饮酒**   乙醇可增加脂溶性药物的溶解度,促进一些水难溶性药物的吸收。此外,乙醇因暂时性扩张外周毛细血管、加快血液循环,以及对中枢神经系统的作用,可能会影响某些药物的分布、排泄等,影响药物疗效,故治疗期间最好不要饮酒。

6. **病理状况**   患者的病理状况有时可显著影响药物的药动学参数,尤其是肝、肾功能障碍。肝损伤患者对药物代谢能力显著下降,主要经肝代谢的药物易蓄积中毒,故应改用其他药物或降低给药剂量;肾损伤的患者排泄功能下降,导致主要经肾脏排泄的药物消除半衰期延长,可通过测定血清肌酐浓度 Ccr 或肌酐清除率 CLcr 等方法计算患者的消除速率常数 k_e 值,并以此为基础调整给药剂量。

（郭瑞臣）

第三节   特殊人群药动学

一、肝功能不全对药动学的影响

肝是药物消除的重要器官,许多药物在肝被代谢后,以代谢物的形式经胆汁排泄,或以原型从胆汁直接排泄。肝功能不全对于前药或其他需经肝代谢活化的药物,可使活性代谢物的生成减少,从而导致疗效降低;对于经肝代谢灭活的药物,可使其代谢受阻,原型药物浓度明显升高,导致药物蓄积。出于有效性和/或安全性考虑需要基于药动学研究调整肝功能不全患者给药方案。

肝功能不全对药物的所有药动学过程:吸收、分布、代谢和排泄都有显著影响。胃肠道的病理改变可影响药物吸收;而血浆蛋白结合和组织蛋白结合的改变以及体液的变化可导致药物分布的改变;由于酶活性和转运体表达和活性的改变,药物代谢受到影响,从而改变药物的生物利用度;最后,由于肝摄取和肾清除率的降低,药物消除减慢。最终这些改变会导致血药浓度升高,半衰期($t_{1/2}$)延长,从而增加严重不良反应事件的风险。

（一）吸收

肝损伤引起胃肠道通透性和小肠活性的改变可能会影响药物的吸收。对于口服药物,这些变化会影响吸收的速度和程度。如门静脉高压性胃病是门静脉高压导致的不伴有炎症的黏膜病变,通过改变黏膜病变部位的通透性而影响药物吸收。此外,酒精性肝损伤患者常伴有酒精滥用,可导致小肠上皮细胞结构改变,增加肠道通透性。

由于肝代谢效率的下降,具有首过效应的药物吸收程度（即生物利用度）可能会增强。药物的肝生物利用度(F_H)可以定义为肝摄取率(E_H)的函数,E_H是肝摄取药物能力的衡量指标:

$$F_H = 1 - E_H \tag{2-41}$$

对于肝摄取率低的药物,其生物利用度的改变不太可能达到临床意义,而对于摄取率中等或较高的药物,生物利用度可能会出现有意义的变化。

虽然不如药物吸收程度的变化那么重要,但吸收速率也会受到影响,这可能是由于各种胃肠道激素包括分泌素、胰高血糖素、胆囊收缩素和胃动素的分泌减少。

（二）分布

分布容积(V_d)是药物分布的特性参数,它将血液浓度与体内药量联系起来,描述药物分布的程度。由下式可知,表观分布容积取决于血容量(V_b)、组织体积(V_t)、血液中未结合药物的比例(f_{ub})和组织中未结合药物的分数(f_{ut})。

$$V_d = V_b + V_t \times \left(\frac{f_{ub}}{f_{ut}} \right) \tag{2-42}$$

药物分布是由药物的理化特性决定的,它影响药物膜通透性、跨膜转运及与血浆蛋白的结合。血浆中两种最重要的药物结合蛋白是白蛋白和 α_1-酸性糖蛋白（α_1-acid glycoprotein, AAG）。酸性药物主要与白蛋白结合,碱性或中性药物主要与 AAG 结合。肝疾病可以改变蛋白结合、组织结合和体液水平,从而影响药物的分布。由于肝疾病的病理改变,白蛋白和 AAG 的产生都可能发生改变。这些蛋白质的构象可能被改变,导致亲和力降低。蛋白水平降低和亲和力改变均可导致药物的血浆蛋白结合降低,从而导致 f_{ub} 和 V_d 升高。

在评估蛋白结合变化的影响时,有两种不同的情况需要考虑。第一种是药物为亲水性,不能自由跨膜通过。这些药物分子在血管外分布不明显,因此基于药物总浓度的 V_d 不随 f_{ub} 的增加而显著变化,式（2-42）可简化为:

$$V_d \approx V_b \tag{2-43}$$

第二种情况,亲脂性和非极性的药物可以自由穿过细胞膜,更有可能出现明显的血管外分布。在这种情况下,f_{ub} 的增加可能会影响 V_d,这取决于组织结合是否也发生改变。公式 2-42 也可以简化,因为在这种情况下,V_b 相对于整体 V_d 较小。

$$V_d \approx V_t \times \left(\frac{f_{ub}}{f_{ut}} \right) \tag{2-44}$$

头孢曲松蛋白结合率相对较高,为 56%~96%。肝损伤患者中蛋白未结合分数 f_{ub} 显著增加,特别是伴有肾功能损害患者。

白蛋白负责调节 75% ~ 80% 的血管胶体渗透压。白蛋白生成的减少可导致较低的胶体渗透压，并促进液体从血管内转移到间质。这可能导致 V_d 通常很低的亲水分子和极性分子的 V_d 增加。例如，氨基糖苷、β-内酰胺、糖肽和黏菌素是一类极性分子，因而可能受到影响。由于液体转移而引起的 V_d 增加会导致 C_{max} 降低，从而延长这些药物的半衰期。

（三）清除

肝内转运体或酶活性的改变，均可影响药物的代谢。转运体参与药物从血液到肝细胞的摄取，急性和慢性肝病中转运体的表达和活性均可能发生改变。在原发性胆汁性肝硬化中，NTCP 或 OATP1A4 等摄取型转运体的表达可能降低，而外排转运体 MRP3 的表达则升高。此外，一些肝外排转运体 MRP1-6、MDR1-3、BCRP 和 P-gp 在原发性胆汁性肝硬化或乙酰氨基酚引起的肝功能衰竭中也出现了上调。外排转运体的上调导致肝细胞内代谢物和其他内源性或外源性底物的积累减少，并增加潜在毒性分子的分泌，这可能有助于减少对肝细胞的进一步损害。

如前所述，E_H 描述了肝清除药物的效果，并依赖于通过肝的血流（Q_H）、非结合药物（$CL_{u,int}$）的内在清除率和非结合药物分数（f_{ub}）。E_H 可以表示为

$$E_H = \frac{f_{ub} \times CL_{u,int}}{Q_H + f_{ub} + CL_{u,int}} \qquad (2\text{-}45)$$

肝病对肝摄取的影响取决于药物是低摄取（$E_H \leqslant 0.3$）、中摄取（E_H 0.3 ~ 0.7）还是高摄取药物（$E_H \geqslant 0.7$）。

肝清除率（CL_H）是指在单位时间内由肝完全清除药物的血流量，是肝血流量和肝摄取能力的函数。根据充分搅拌模型，将式（2-45）乘以 Q_H 得到：

$$CL_H = \frac{Q_H \times f_{ub} \times CL_{u,int}}{Q_H + f_{ub} \times CL_{u,int}} = Q_H \times E_H \qquad (2\text{-}46)$$

慢性肝病可能导致 E_H 和 Q_H 的变化。例如，酶活性的降低、摄取转运体数量的减少会降低 E_H。蛋白结合的减少，对应 f_{ub} 增加，从而增加了通过肝的游离药物浓度。酶活性的降低导致肝结合和代谢药物分子的能力降低。肝硬化继发的门体血分流会导致 Q_H 降低。

这些变化对药物 PK 的潜在影响程度取决于药物的摄取率。低摄取率的药物在第 1 次通过肝时从血液中清除效率低（$\leqslant 30\%$），具有较高的生物利用度（$\geqslant 70\%$）。对于这些药物，$f_{ub} \times CL_{u,int}$ 受血流量（Q_H）的影响较小，因此式（2-46）可简化为：

$$CL_H = f_{ub} \times CL_{u,int} \qquad (2\text{-}47)$$

这些药物对酶活性和蛋白结合的改变很敏感。低摄取率药物可根据蛋白结合程度进一步分化。低蛋白结合、低摄取率药物（如多西环素、甲硝唑）的肝清除率主要依赖于 $CL_{u,int}$，因此对酶活性的变化较为敏感；而头孢曲松、克拉霉素、克林霉素等低摄取药物的 CL_H 主要取决于蛋白结合的程度，因此对蛋白结合的变化较为敏感。

肝损伤患者肝代谢酶的数量减少，导致代谢能力下降。除了酶浓度的变化外，可用蛋白还可能发生构象的改变，从而导致活性的降低。有许多理论可以解释肝损伤患者 CYP450 酶活性的降低。一种理论是血红素氧合酶-1 活性的增加可能导致 CYP450 酶的下调。另一种理论认为，肝微粒体蛋白的数量在肝损伤患者中没有变化，基础 CYP450 水平的改变可能是原因之一。第三种假说认为，炎症介质在肝硬化炎症过程中增加导致 CYP 酶表达下调。在酗酒患者体内检测到 CYP2E1 和 CYP3A4 抗体。此外，肝甘油酯脂质复合位置的改变与 CYP450 浓度的下降有关。

Ⅰ 相代谢酶比 Ⅱ 相代谢酶对肝疾病的变化更敏感。最重要的 Ⅰ 相代谢酶是 CYP3A4。对于其他 CYP450 酶，肝硬化不同严重程度对清除率的影响并不一致。在 Ⅱ 相反应中，硫酸化反应比葡糖醛酸氧化更容易受到肝损伤的影响。

对于高摄取率的药物,肝首过效应非常明显(≥70%),通常导致低生物利用度(≤30%)。内在清除率($f_{ub} \times CL_{u,int}$)较肝血流(Q_H)大很多,式(2-46)可简化为:

$$CL_H = Q_H \tag{2-48}$$

因此,对于高摄取率的药物,肝血流量的减少会导致肝清除率的降低。肝血流改变在肝损伤患者中很常见,主要是由门体静脉分流引起的。这对药物处置有不同的影响。例如,如果高摄取率药物(如培氟沙星)进入这些分流,它就会绕过肝进入体循环。如果高摄取率药物的治疗指数较窄,正常剂量可能导致药物中毒。

中间摄取率药物的摄取率为 30% ~ 70%,理论上,它们受血流变化、蛋白结合和肝内在清除率的影响。

如上所述,预测肝病对药物清除率的影响是复杂和多因素的。有研究者提出了一种基于生理的全身药动学(WB-PBPK)模型,模拟阿芬太尼、利多卡因、茶碱和左乙拉西坦在不同程度的肝硬化患者中 PK 概况或参数,并与已有的文献数据进行比较。结果显示,模型产生了与文献数据相似的浓度-时间曲线或 PK 参数结果。另一篇文章描述了利用计算机模拟来评估不同程度的肝损伤对不同底物清除率的影响。在比较预测清除率和观察清除率时(轻度、中度或重度肝损害患者与健康受试者相比),除了两项关于静脉注射奥美拉唑的研究外,其余差异均无统计学意义。PBPK 模型可能有助于预测存在肝损伤的复杂生理效应时的 PK 情况。

肝功能不全患者药动学研究的主要目的在于确定推荐剂量,使患者和医生了解肝病患者应当改变的剂量和给药间隔,并注意其后谨慎地逐渐增加剂量。如果肝功能受损对药物药动学行为的影响显著(如 AUC 增加 2 倍或更多),说明书应建议调整剂量。肝功能受损患者中应注意前药(即药物大部分的活性源自肝产生的代谢产物)可能需增加剂量或缩短给药间隔。

二、肾功能不全对药动学的影响

肾病或从 40 岁开始随着年龄增长而出现的肾功能衰减都可引起肾功能降低。对于主要经肾排泄消除的药物,肾损害可能改变药物的药动学行为,与肾功能正常的人相比,需改变给药方案。肾损害不仅与药物及其代谢产物排泄降低有关,还与吸收、分布、代谢、血浆蛋白结合改变有关,严重肾功能损害患者尤为显著。此外,肾损害患者的药效学也可能发生改变。

(一)吸收

肾功能不全患者消化功能紊乱,如腹泻、呕吐,肠黏膜水肿,减少药物吸收;胃内氨含量增高,pH 升高,弱酸性药物胃内吸收降低。肾功能不全患者口服给药后 AUC 的变化不仅可能是由于吸收程度的改变,而且可能是由于血浆清除率和分布的改变。肾病患者接受多种药物治疗,其中一些药物可能改变同时服用的其他药物的吸收。例如,高磷血症是引起慢性肾衰竭所见骨病的重要原因,其中许多患者服用磷酸盐结合剂,如碳酸钙和盐酸盐。这些磷酸盐结合剂可能与胃肠道中的某些药物(如氟喹诺酮类药物)相互作用,从而减少其吸收。

(二)分布

药物的血浆蛋白结合率、体液容积改变、酸碱平衡紊乱和尿毒症毒素蓄积等是影响药物体内分布容积的重要因素。

多种酸性药物在肾功能不全患者中血浆蛋白结合率降低,这与低白蛋白血症内源性物质的积累,竞争性地取代酸性药物在白蛋白上的结合位点以及白蛋白分子上结合位点的构象变化相关。碱性药物通常对 α_1 酸性糖蛋白有很高的亲和力,其血浆蛋白结合一般不受影响,但 α_1 酸性糖蛋白在某些肾病如肾移植患者和血液透析患者中升高,某些药物(如妥布霉素、利多卡因)的蛋白结合率可能会增加。需要注意的是,即便药物的非结合型分数 f_u 增加,但内在清除率 $CL_{u,int}$ 未受影响,所以药物的清除率 CL_{oral}($f_u \times CL_{u,int}$)增加,总的血药浓度 C_p 降低,血浆中非结合药物浓度 C_u($C_p \times f_u$)并未变化。如苯妥英和丙戊酸,其游离型占比 f_u 在肾功能不全患者中可能显著增加,在血药浓度监测时,应确定非结合型而不是总血浆浓度。

肾功能不全时因肾小球滤过率降低造成水钠潴留出现的水肿、体腔积液可增加药物的表观分布容积,代谢性酸中毒时,血 pH 降低引起弱酸性药物的非解离性部分增加形成细胞内药物蓄积,同时使细胞外液中碱性药物含量增加,从而间接影响药物的分布。

（三）清除

肾功能不全患者特别是终末期肾病(end stage renal disease,ESRD),许多药物的非肾清除率降低,肾功能不全对药物代谢酶有明显影响。红霉素呼气试验(EBT)用于评价 ESRD 长期血液透析患者肝 CYP3A 活性,ESRD 患者的基线肝 EBT 值较健康患者低。血浆 S/R 华法林比率在 ESRD 中增加了约 50%,表示这些患者的 CYP2C9 活性比其他华法林代谢酶的活性降低得更多。

肾小管上皮细胞中含有的细胞色素 P450、葡糖醛酸转移酶和硫酸转移酶等酶类,在正常情况下参与某些药物的分解转化。肾功能不全时肾的药物代谢功能下降,药物的代谢过程发生变化。如药物的氧化反应加强,还原和水解反应减慢,对药物的结合反应影响不大。苯妥英钠、苯巴比妥和普萘洛尔的排泄均较正常人快。

许多药物和/或其 I 相代谢物被葡糖醛酸化后经肾排泄。肾损伤患者中羧酸类药物酰基葡糖醛酸的血浆积累,不可避免地导致其水解,从而降低母体化合物的血浆清除率。例如,芳基丙酸非甾体抗炎药物酮洛芬在肾功能不全患者中具有显著降低的血浆清除率,因为在尿液中排泄酮洛芬酰基葡糖醛酸的能力受损,从而通过水解促进母体药物的再生。

在肾功能不全的患者中,药物的肾排泄速率减慢或肾清除率降低,主要经肾排泄的药物及其活性代谢产物易在体内蓄积,使药物的血浆半衰期延长,导致药物的毒副作用发生率明显增高。其发生机制包括肾小球滤过率减少(如普鲁卡因胺、氨基糖苷类);肾小管分泌减少;肾功能不全患者体内酸性产物增加,尿液 pH 下降,弱酸性药物离子化减少,重吸收增加;肾血流量减少;肾功能不全者机体对药物的敏感性改变,如镇静、催眠药等对慢性尿毒症患者的中枢抑制作用明显增强。

转运体表达和活动改变亦影响肾功能不全患者的药动学。在肾损伤患者中,小肠、肾脏和肝中表达的摄取和外排转运体的活性发生了改变。在慢性肾衰竭大鼠模型中肠道外排转运体 P-gp 和 Mrp2 的蛋白表达降低,摄取转运体 Oatp2 和 Oatp3 的表达不受影响;而在肝中,P-gp 和 Oatp2 的蛋白表达减少,而 Mrp2 的表达不受慢性肾衰竭的影响。慢性肾衰竭患者积累的尿毒素可能通过影响转录或翻译修饰而改变转运体活性。

对于肾功能不全患者应避免或减少使用对肾毒性大的药物,注意药物相互作用,特别避免与有肾毒性的药物合用。肾功能不全而肝功能正常者可选用具有双通道排泄的药物,必要时进行血药浓度监测,设计个体化给药方案,定期监测肾功能,依据肾小球滤过率、肌酐清除率及时调整治疗方案和药物剂量。

三、老年人药动学

老年人一般指年龄超过 65 岁的人,老年人常患多种疾病,往往多个脏器同时有病变,并且常为慢性病,这使得老年人的用药机会和种类明显增多。由于老年人的生理生化功能减退,自稳机制下降,对药物的处置和药物的反应性等发生改变,使得老年人用药的不良反应发生率明显增高。下面重点阐述老年人药动学的改变。

（一）药物吸收

老年人胃肠道活动减弱,胃酸分泌减少,胃内酸度降低,将影响弱酸性药物和弱碱性药物的解离度和脂溶性,从而影响药物吸收。对弱酸性药物如巴比妥类、地高辛的吸收因 pH 升高可能减少,对弱碱性药物则可能吸收增多。

老年人的胃排空速率减慢,致使大多数由小肠吸收的药物进入小肠的时间延迟,吸收速率降低,血药浓度达峰时间延迟,峰浓度降低。老年人胃肠道某些主动转运系统功能降低,对于主动转运吸收的药物,如铁、半乳糖、葡萄糖、钙和维生素 B_1、维生素 B_6、维生素 B_{12} 及维生素 C 等,在老年人均吸收减少。

老年人消化道黏膜吸收面积可减少 30% 左右,肠内液体量也相应减少,将使一些不易溶解的药物如氨苄西林、地高辛、甲苯磺丁脲等吸收减慢。肠蠕动减慢，使一些药物长时间停留在肠道内，利于大多数药物吸收，也易发生不良反应。

老年人肠道和肝血流量减少，使地高辛、奎尼丁、普鲁卡因胺、氢氯噻嗪等药物的吸收明显减少。肝血流量减少使一些主要经肝消除的药物如普萘洛尔、利多卡因等首过效应降低，相应升高血药浓度甚至产生不良反应，须适当调整给药量。

肌内、皮下注射给药，可因老年人局部循环差及肌肉萎缩、血流减少，使药物吸收速率下降。老年人对某个具体药物的吸收利用，应综合上述因素判断，再进行剂量的调整。

（二）药物分布

药物分布既影响药物的储存蓄积、消除速率，又影响药物的疗效和毒性。老年人药物分布的变化特点是水溶性药物表观分布容积减小，血药浓度升高；而脂溶性药物表观分布容积增大，药物作用时间延长；血浆蛋白结合率高的药物，游离药物浓度升高，药效增强，甚至出现毒性反应。老年人药物分布的变化主要涉及下列两个方面的因素。

1. **机体组成变化**　在 20~75 岁期间，总体液和细胞外液与体重的比例分别减少 15%~20% 和 35%~40%，体内脂肪比例增加 25%~40%（男性稍低于女性）。由于脂肪组织的增加，脂溶性药物如氯氮䓬、地西泮等更易分布到周围脂肪组织中，使分布容积增大；亲水性药物如吗啡、奎宁、对乙酰氨基酚、安替比林、哌替啶等则分布容积减小，血药浓度增加。有报道 50 岁以上老年人乙醇、吗啡、哌替啶等的分布容积减小，血药峰浓度值较 50 岁以下者约高 70%。

2. **血浆蛋白结合率降低**　主要是白蛋白含量减少，尤其在营养差或病情严重、极度虚弱的老年人下降更为明显，应用蛋白结合率高的药物如普萘洛尔、苯妥英钠、甲苯磺丁脲、地西泮、华法林、氯丙嗪、洋地黄毒苷和水杨酸盐、吗啡、哌替啶等，可因结合量减少使血中游离药物浓度增高。如老年人应用成人剂量的华法林，可有因血浆游离药物增加而引起出血的风险。老年人中吗啡的血浆蛋白结合率降低，故该药对老年人镇痛效果更好。当老年人多种药物同时使用时，药物的竞争置换作用，容易发生不良反应。如老年人合并应用吲哚美辛与甲苯磺丁脲时可引起严重低血糖反应。游离药物浓度增加，也常使消除加速，药物半衰期缩短。

（三）药物生物转化

肝生物转化功能随年龄增长而相应降低，主要是肝重量、有功能的肝细胞数减少，肝血流量下降及肝微粒体酶活性降低等因素所致，尤其以后两项因素为主。这对肝清除率高、首过效应明显的药物影响尤大，可提高生物利用度。对必须经肝活化才有效的药物也有较大影响。例如，老年人口服单剂量的普萘洛尔后，血药浓度显著高于年轻人，长期用药时，70 岁老年人的稳态血药浓度可为 40 岁者的 4 倍。肝药酶活性随年龄增长而降低，经肝药酶灭活的药物半衰期往往延长，血药浓度升高。如苯巴比妥、对乙酰氨基酚、保泰松、吲哚美辛、氨茶碱、三环类抗抑郁药等，血药浓度约增高 1 倍，作用时间延长。老年人药酶活性减弱也存在个体差异，药酶的活性还受营养与维生素是否缺乏等多种因素影响。值得注意的是有些肝药酶在老年人体内活性并不降低，如乙醇脱氢酶，异烟肼、肼屈嗪、普鲁卡因胺的乙酰化酶及苯二氮䓬类的葡糖醛酸转移酶等，这些药物在体内的代谢并不减慢。

很多因素可以影响肝药物代谢，老年人肝代谢药物能力的降低不能由一般的肝功能测定来预知，肝功能正常并不代表肝药物代谢能力正常。迄今尚无令人满意的测定肝代谢功能的定量指标，因此，老年人用药剂量个体化十分重要。

（四）药物排泄

大多数药物及其代谢物经由肾排泄。随年龄增长，肾重量减轻、肾血流量减少，肾小球滤过率降低、肾小管的主动分泌功能降低。肌酐清除率也随着年龄增长而降低，但血清肌酐浓度仍可能正常，这是因为老年人肌肉有不同程度的萎缩，使肌酐产生减少。因此，建议评价肾小球滤过是否正常应测定内源性肌酐清除率。通过测定肌酐清除率，可对肾功能减退时的给药方案进行调整。

老年人药物排泄能力下降，即使无肾病，主要经肾排泄的药物，排泄量也随年龄增长而减少，这也是老年患者易发生药物蓄积中毒的主要原因之一。老年人应用地高辛、头孢菌素类、四环素类、阿司匹林、磺胺类、降血糖药、锂盐、甲氨蝶呤等药物,半衰期均有相应延长,应相应减少剂量。

四、妊娠期和哺乳期药物药动学

妊娠和哺乳均属于特殊的生理状态,这两个时期发生一系列重要的生理变化,导致药物体内过程的改变。此部分对这两个时期药物药动学特点进行介绍。

(一)妊娠期药物在母体的药动学特点

1. 药物吸收

(1)口服给药:妊娠早期频繁恶心呕吐的妊娠反应、临产孕妇的胃排空时间显著延长、胃内残存量增多都影响口服药物的吸收,故不宜口服给药。随着妊娠进展,一方面受雌激素、孕激素水平的影响,肠道蠕动减慢、减弱,使口服药物的吸收延缓且峰值偏低;另一方面由于妊娠期胃肠血流灌流速率的增加,药物在胃肠道的转运和交换速率增大,有助于药物的溶出和吸收,因此妊娠期药物吸收的变化可能并不明显。

(2)注射给药:皮下或肌内注射时,药物的吸收速率取决于药物的水溶性以及注射部位的血流量。妊娠期外周血管扩张,血流量和组织血液灌流量增加,因此肌内或皮下注射的吸收量可能增加。但妊娠中、晚期,下肢静脉血流速度减慢,循环不良,经下肢注射给药的吸收可能减慢。

(3)呼吸道给药:妊娠期由于孕妇心排血量增加约37%、生理性肺通气过度、肺潮气量和肺泡交换量增加,可使更多的药物微粒进入肺泡,可能进一步增加吸入性药物的吸收量。

(4)其他途径:妊娠期由于心排血量增加,皮肤及黏膜局部毛细血管开放,血流增加,有利于皮肤用药及滴鼻、阴道黏膜给药的吸收。但如果妊娠期皮下脂肪增加过多,高脂溶性的药物在皮下脂肪中的滞留时间延长,可能使经皮给药吸收减慢。

2. 药物分布   血流量、体液、药物与血浆蛋白或组织的结合等都影响药物体内分布。

(1)血流动力学:妊娠期的血容量增加40%~50%,故总体药物分布容积增加明显。但由于不同器官灌流有差异,如子宫、肾和肺血流增加最多,而肝血流无明显变化,因此药物在不同器官的分布也有所变化。

(2)体液:除血容量增加外,羊水增加和胎盘增大使全身体液量也增加,可平均增加8L之多,尤其细胞外液增加显著。因体液容量扩大致使水溶性药物分布容积增加,药物浓度下降,在靶器官往往达不到有效血药浓度,尤其是分布容积较小的药物变化更为显著。

(3)血浆蛋白:妊娠期由于生理性低白蛋白血症,且各种内源性甾体激素和肽类激素竞争蛋白的结合位点,药物与血浆蛋白结合减少,导致游离药物浓度增加,向各房室转运加快,分布容积增大。如地西泮、苯妥英钠、苯巴比妥、利多卡因、哌替啶、地塞米松、普萘洛尔等,由于游离型药物增多,药物作用随之增强,且通过胎盘屏障的药物增多,胎儿风险也增加,以高蛋白结合率的药物为主。

(4)脂肪:妊娠期由于脂肪组织的增加,尤其是妊娠晚期脂肪增加可达10kg之多,脂溶性药物在脂肪组织的蓄积增多,从而降低循环血中药物浓度,增大分布容积。

3. 药物代谢   妊娠期肝血流增加不明显,对药物代谢影响不大。但雌激素和孕激素水平明显升高,可刺激肝微粒体(CYP3A4、CYP2D6、CYP2C9和CYP2A6等)活性增强,使一些药物的清除率增加,但同时雌激素和孕激素本身也是肝微粒体酶的代谢底物,可与某些药物产生竞争性抑制作用,降低其清除率。此外,小肠黏膜中也含有大量与药物代谢相关的酶。某些可能在小肠被代谢的药物,妊娠期在小肠内停留的时间延长,进入体循环药量减少,作用降低。

4. 药物排泄   肾是大多数药物排泄的重要器官,妊娠期妇女肾血流量随心搏出量增加而增加约35%,多种药物的清除率随肾滤过率和肌酐清除率的增加而增加,尤其是主要经肾排泄的药物,如注射用硫酸镁、氨苄西林、地高辛等。但妊娠晚期由于孕妇长时间处于仰卧位,肾血流量减少,使药物的肾排泄减慢减少,容易在体内蓄积。

有些药物也可经胆汁排泄。妊娠期受高雌激素、孕激素水平的影响,胆汁分泌减少,胆囊排空能力降低,对存在胆汁排泄或肠肝循环的药物有较大影响。此外,由于妊娠期葡糖醛酸转移酶活性也降低,结合型药物减少,随胆汁排入肠道后,重吸收的游离药物量增多,可导致药物的半衰期延长。

（二）药物在胎儿体内的药动学特点

由于胎盘屏障的通透性,大多数药物可经胎盘进入胎儿体内,胎儿各器官处于发育、完善阶段,药物对胎儿的影响也与药物在胎儿体内的药动学过程有关。

1. **胎儿的药物吸收**　胎盘转运是妊娠期药物吸收的主要方式。药物经胎盘进入胎儿体内后,还可经羊膜转运进入羊水中,但羊水内的蛋白含量仅为母体的 $1/20 \sim 1/10$,故药物多呈游离型,可被胎儿皮肤吸收或妊娠 12 周后的胎儿吞咽入胃肠道,并进入血液循环,其代谢产物随尿排入羊水,又可被胎儿吞咽,形成"羊水肠道循环"。

2. **胎儿的药物分布**　药物在胎儿体内的分布主要受体液、脂肪含量及器官血流量的影响。妊娠 12 周前,胎儿体液含量较高而脂肪含量较小,故水溶性药物分布容积较大,而脂溶性药物分布容积较小。随着胎龄增长至妊娠晚期时,胎儿体内细胞外液明显减少,脂肪含量增多,脂溶性药物分布增加。胎儿的血浆蛋白含量低于母体,故游离型药物比例较高,容易进入胎儿组织,胎儿对药物的敏感性增加。由于胎儿的肝、脑等器官占身体的比例较大,血流量大,且经胎盘进入脐静脉的血有 $60\% \sim 80\%$ 进入肝,故肝药物分布较多,容易产生首过效应;此外,胎儿的血-脑屏障尚未发育完全,药物易进入中枢神经系统。

比较特殊的是,由于胎儿静脉导管未闭合,一部分脐静脉血不经过肝血窦,而通过静脉导管直接经下腔静脉到达右心房,从而减少了肝对药物的代谢,增加了药物直接到达心脏和中枢神经系统的量,也容易引起不良反应,在母体静脉快速给药时亦然。

3. **胎儿的药物代谢**　胎儿的药物代谢主要在肝进行。妊娠早期,胎儿体内缺乏多种酶,如葡糖醛酸转移酶等,因此代谢能力有限;妊娠 3 个月起,富含微粒体酶的滑面内质网开始出现,胎儿肝代谢药物的能力逐渐生成。但与成人相比,其代谢能力仍较低,仅为成人肝药物代谢酶水平的 $30\% \sim 50\%$,因此某些药物在胎血的浓度高于母体。

胎儿肝外代谢主要发生在胎盘和肾上腺。胎盘含有多种参与药物代谢的酶系统,对多种内源性及外源性甾体的代谢起着重要作用,可使母体中的类固醇激素经过胎盘屏障时被代谢为活性较低或无活性的代谢产物,保护胎儿免受妊娠期间母体血液高浓度类固醇激素的影响。胎儿肾上腺占身体的比例相对成年人来说比较大,且具有较高的细胞色素 P450 酶活性,对药物的生物转化起着较重要的作用。

4. **胎儿的药物排泄**　妊娠 $11 \sim 14$ 周开始胎儿肾已有排泄作用,但肾小球滤过率低,排泄药物能力差,且胆道排泄能力也较弱。即使药物被排泄进入羊膜腔中,又会进入"羊水肠道循环"。因此,通过胎盘向母体转运是胎儿体内代谢产物的最终排泄途径。而代谢后极性和水溶性增大的药物,较难通过胎盘屏障向母体转运排泄。"反应停"的悲剧,就是因为沙利度胺的水溶性代谢产物在胎儿体内蓄积所致。

（三）哺乳期药物药动学特点

分娩后,雌激素、孕激素水平急剧下降,至产后 1 周时已降至非孕水平,胎盘生乳素在产后 6 小时已不能测出,对胃肠的刺激作用消失;同时,吮吸作用可以增加缩宫素的释放,刺激食欲和消化功能,此时,药物的吸收作用加强,血药浓度升高;但产后 $1 \sim 2$ 周肠胃肌张力及蠕动力减弱、胃酸分泌减少而影响消化功能,可能抑制药物的吸收。一般情况下,妊娠合并症和并发症多在分娩后恢复正常,因此哺乳期药物的分布与正常生理状态下无明显区别,只是在产褥期由于子宫缩复,子宫胎盘血循环不复存在,大量血液从子宫涌入体循环,加之妊娠期过多组织间液会吸收,使血容量增加 $15\% \sim 25\%$,这些改变可引起暂时的血药浓度下降,但随着血容量逐渐趋于正常,对药物分布的影响多很快消失,$2 \sim 3$ 周恢复正常。

哺乳期药物生物转化的改变主要是哺乳早期由于血容量暂时性增多,肝血流量加大引起的改变。

哺乳期具有特殊的药物排泄途径——经乳汁排泄,大多数药物都能通过被动扩散进入乳汁,则会导致某些药物血药浓度水平下降,而且经乳汁排泄的药物可对新生儿产生毒副反应。药物在乳汁中的排泄,主要取决于乳汁与母亲血浆中的药物浓度比值（M/P）,但仍受其他许多因素的影响,主要包括:①药物的分子量。小分子量的药物（<200）能穿透位于乳腺上皮细胞间的小膜孔,分子量较大的药物必须溶入

上皮细胞的脂质膜才能穿过细胞膜，而这可能大大降低了乳汁的药物浓度。因此分子量越小，药物转运至乳汁的相对量越大。如肝素分子量非常大，药物转运浓度很低，基本被排斥在乳汁外。②药物的解离度与脂溶性。脂溶性高的药物易从血液转运至乳汁，如作用于中枢神经系统的药物。但非解离的药物脂溶性高而易通过生物膜转运，而药物的解离程度与体液 pH 和药物的 pK_a 密切相关，血浆 pH 为 7.4，乳汁 pH 为 7.1，因此弱碱性药物更易由血浆进入乳汁。③药物的蛋白结合率。只有游离型的药物才能通过血-乳屏障，故高蛋白结合率的药转运至乳汁中的量很少。如华法林具有较高的血浆蛋白结合率，因此较少进入乳汁。④药物的半衰期。半衰期短的药物能快速从母亲血浆中清除，相应会降低暴露于乳汁房室的药物量，半衰期长的药物容易在乳汁中蓄积，如阿奇霉素。⑤药物的酸碱度。乳汁比血浆更偏酸性，所以碱性药物就可能更集中于乳汁，而酸性药物在乳汁中的浓度则比血浆中的浓度低。

五、儿童药物药动学特点

儿童包括新生儿期、婴儿期、幼儿期、学龄前期、学龄期、青春期 6 个生长发育阶段。在此阶段，尤其是新生儿期，是很不成熟的个体，从解剖结构到生理和生化功能都处于不断发育时期，尤其是肝、肾、心和内分泌功能与成人差异很大，药动学有其独特的规律。

（一）吸收

1. **口服给药**　口服药物在胃肠道的吸收程度，受胃酸、胃排空、病理状态、药物性质及个体差异的影响。儿童在生长发育不同时期药物吸收存在差异。新生儿及婴幼儿胃酸过低或缺乏，酸不稳定的药物增强吸收，苯巴比妥、苯妥英钠、利福平等弱酸性药物吸收减少。另外，新生儿及婴幼儿胃蠕动差，胃排空时间延长达 6~8 小时，因此新生儿口服药物吸收的总量难以预料，胃肠吸收功能有较大差异，大多数患儿采用胃肠道外给药。婴幼儿胃排空时间较新生儿短，在十二指肠的药物吸收快于新生儿。

这类人群对药物的吸收随年龄的增长而逐渐接近成人，但首过消除能力强，对于首过效应较强的药物（如普萘洛尔等）生物利用度低，个体差异大。

2. **透皮给药**　新生儿、婴幼儿的皮肤、黏膜面积相对较成人大，且皮肤角化层薄，黏膜娇嫩，某些药物可通过口腔、直肠、鼻、眼等黏膜和皮肤吸收。但是，由于吸收速率快、作用强，尤其是皮肤有炎症或破损时，吸收得更多，可引起一些药物发生不良反应甚至中毒。如用阿托品滴眼可产生严重全身反应，应用新霉素治疗烫伤而发生严重的听力减退，硼酸治疗湿疹可引起呕吐和肾功能损害等。

3. **肺内给药**　经肺泡毛细血管吸收，吸收面积大、速度快，主要用于麻醉剂与哮喘治疗药。

4. **静脉注射**　药物能直接进入体循环，不经过首过效应，快速达到治疗药物血药浓度，药效可靠，是危重患儿可靠的给药途径。

5. **肌内注射**　学龄前儿童臀部肌肉不发达，肌肉纤维软弱，故油脂类药物难以吸收，易造成局部非化脓性炎症。另外，由于局部血流量及肌肉容量少，故肌内注射后药物吸收不佳。

6. **皮下注射**　由于小儿皮下脂肪少，注射容量有限，且易发生感染，故不适宜皮下注射。

7. **直肠给药**　直肠在大肠下部，适用剂型为栓剂与部分灌肠剂，对于呕吐的婴儿和不愿接受口服给药的幼儿非常适用，但不是所有的药物都适用。直肠给药时，由于直肠静脉回流的个体差异相当大，导致药物的吸收程度存在差异，可引起治疗剂量不足或治疗剂量超过药物中毒剂量。药物从直肠下部吸收后，不经过肝直接进入人体循环，从而可保证肝代谢药物的有效性。脂溶性的药物在直肠易于吸收，即分子型比离子型吸收容易。地西泮被推荐直肠给药，用于治疗癫痫发作。对乙酰氨基酚也可以直肠给药，但吸收可能不稳定，使疗效得不到保证。

（二）分布

许多因素影响药物的分布，这些影响因素在儿童不同发育时期也存在差异。如体液组分、药物与血浆蛋白结合率、血-脑屏障等。

1. **体液组分**　从出生到成年，人的全身水分和脂肪成分将发生明显改变。新生儿水分含量约占体重的 80%，成年男性约占体重的 60%。由于体液及细胞外液容量大，使用水溶性药物的分布容积增大，导致血药浓度降低，所以欲达到成人相当的血药浓度，新生儿和婴幼儿需要较大的初始剂量。体内脂肪含量多少随年龄增长变化,早产儿脂肪含量占体重的 1%~3%,足月新生儿占体重的 12%~15%,成人约占体重的 18%。体脂含量的变化影响脂溶性药物的分布与再分布,新生儿、婴幼儿脂肪含量低,脂溶性药物分布容积小,血中游离药物浓度高易中毒。

2. 药物与血浆蛋白结合率　影响药物分布最重要的因素是药物与血浆蛋白的结合。新生儿及婴幼儿血浆蛋白浓度低,结合力较差,再者新生儿体内存在许多能与血浆蛋白竞争结合位点的内源性物质,如激素、胆红素和游离脂肪酸等,影响药物与血浆蛋白的结合率,使血中结合型药物减少,游离型药物浓度明显增加。因此,蛋白结合率高的药物,如苯妥英钠、磺胺类、水杨酸盐和地西泮应慎用于高胆红素血症患儿。

3. 血-脑屏障　新生儿神经系统发育不健全,尤其是血-脑屏障通透性高,很多药物易通过血-脑屏障,使中枢神经系统易受药物影响。例如,吗啡较易使新生儿呼吸中枢受抑制,长期应用抗癫痫药物如苯巴比妥,其中枢抑制作用会影响小儿智力发育及性格成长。

（三）代谢

药物在体内的代谢可分为两个互相衔接的连续时相,分别为Ⅰ相和Ⅱ相代谢。

1. Ⅰ相代谢　在Ⅰ相代谢中,药物在酶的催化下进行氧化、还原或水解反应,参加Ⅰ相反应的主要药物代谢酶是细胞色素 P450 酶系统。新生儿肝微粒体中细胞色素 P450 酶系中 CYP1A2 活性很低,在 1 岁前,活性仅为成人的 50%,这使得茶碱类药物在新生儿中半衰期较长,清除率较低。只有出生 1~3 个月后,对茶碱的清除才会显著增加。小于 1 周的新生儿肝 CYP2C 活性有限,作为 CYP2C 亚家族的作用底物,新生儿表现为非常低的地西泮代谢水平,同时还有其他抗癫痫药、非甾体抗炎药、华法林、奥美拉唑、甲苯磺丁脲、普萘洛尔等。出生 1 个月后的婴儿,CYP2C 水平迅速上升至成人的 150%,随后逐渐下降,1 年后达成人水平,故上述药物在婴儿期代谢速度相对较快。

2. Ⅱ相代谢　Ⅱ相代谢主要为结合反应,主要目的是为增加内源性和外源性代谢物的水溶性,使其易于排出体外。Ⅱ相代谢酶包括葡糖醛酸转移酶、磺基转移酶、谷胱甘肽-S-转移酶和 N-乙酰基转移酶等,其表达方式和催化效率随小儿发育而不断改变。新生儿较弱的结合能力会导致外源性和内源性物质排出延迟,易在体内蓄积。如吲哚美辛、水杨酸盐和氯霉素等,需由葡糖醛酸结合代谢的药物,在新生儿中代谢减慢,血浆半衰期延长。需要特别注意的是新生儿的硫酸结合能力较好,如在成人体内与葡糖醛酸结合的对乙酰氨基酚,在新生儿体内可与硫酸结合而代谢排泄。Ⅱ相代谢的表达在人体发育过程中不如Ⅰ相药物代谢酶变化明显,有待进一步研究。

（四）排泄

肾是药物排泄的主要器官。肾的排药速率受肾小球滤过率、肾小管分泌和重吸收的影响。肾小球滤过率新生儿出生后第 1 周内为 $35ml/1.73m^2$,成人则为 $125ml/1.73m^2$。3~6 月龄时婴儿的肾小球滤过率为成人的 1/2,6~12 月龄为成人的 3/4。新生儿肾小球滤过率和肾小管分泌功能发育不全,药物消除能力较差。因此主要由肾小球滤过排泄的药物如地高辛、庆大霉素等,肾小管排泄的药物如青霉素等的消除显著延长。氨基糖苷类、克林霉素类、磺胺类、异烟肼等抗菌药物主要经肾排泄,由于新生儿清除率低,半衰期延长,血药浓度较高,使有效作用时间延长而可能引起中毒。婴幼儿期肾小球滤过率和肾血流量迅速增加,6~12 个月可超过成人值,肾小管排泄能力在 7 个月至 1 岁时已接近成人水平。肾脏占全身的比例,婴幼儿期约 0.74%,高于成人的 0.42%。由于肾指数较成人高,故一些经肾排泄的药物总消除率较成人高。

（武新安）

第四节　群体药动学

群体药动学理论从萌芽至今已近 50 年,现已得到各国药政审评部门的认可和推荐,广泛应用于新药研发和临床个体化用药实践,大大提高了新药的研发效率,优化了患者的药物治疗方案,造福于患者。在我国,该理论自引入至今已有 30 余年。近年来,随着我国新药研发实力和能力的不断提升及经费投入的快速增长,越来越多的国内学者和专业人员关注、应用该理论。群体药动学理论不断发展,与疾病、临床试验、药物治疗等紧密相结合,作为定量药理学的重要基石,在药物研发和应用等领域发挥着越来越大的作用。

一、发展史和定义

(一)发展史

群体药动学理论的起源可追溯至 20 世纪 60 年代末。Lewis B. Sheiner 和 Roger Jeferill 开启了应用药动学-药效学理论开展个体化用药的先河。1972 年,Lewis B. Sheiner 正式提出了群体分析的概念,并介绍了应用贝叶斯法计算个体参数的方法。1977 年,Lewis B. Sheiner 等首次系统阐述了非线性混合效应模型的理论,并以地高辛为例,叙述了应用该理论分析临床稀疏数据、获取群体药动学特征的过程。1980 年,Lewis B. Sheiner 和 Stuart Beal 成功开发了首个群体药动学-药效学计算软件 NONMEM(nonlinear mixed effects modeling)。该软件的诞生代表了该技术从理论真正走向了实践应用。同时,该软件通过不断改进和升级,至今已成为群体药动学-药效学数据分析的"金标准"软件,也是应用最为广泛的定量药理建模和模拟软件。1982 年,*Journal of Pharmacokinetics and Biopharmaceutics* 杂志首次提出群体药动学(定量药理学)定义,即"应用模型进行分析复杂药动学和生物药剂学特征的科学"。从这时起,群体药动学在药物研发和药物治疗中的作用逐渐被认识,越来越广泛地被认可和接受。随着大量相关研究的相继发表,更进一步推动了该学科的发展。1997 年,Lewis B. Sheiner 又提出了新药研发中的"学习和确认"(learn and confirm)循环,为群体药动学理论成功应用于新药研发的各个阶段铺平了道路。同年,美国食品药品监督管理局(food and drug administration,FDA)颁布了《群体药动学制药工业指南》的草案。1998 年美国 FDA 药品评价中心的《儿童药动学研究指南》中提出除了进行传统的药动学研究外,还应进行群体药动学研究。经过两年的多方意见征询和反复修订,1999 年美国 FDA 颁布了该指南的正式稿。该指南的颁布标志了该理论走向了成熟,并被业界广泛认可,成为新药研发的重要方法之一。2000 年,国际人用药品注册技术协调会议(ICH)推荐在儿童患者药物临床研究中应进行群体药动学研究。之后,欧洲、日本、澳大利亚等国家或地区的药政审评部门和各国制药企业也纷纷认可,并采纳了该技术,将其广泛应用于新药研发的各个阶段。

在我国,1986 年中国科学院上海药物研究所的曾衍霖研究员撰文,首次引入了群体药动学的概念;1987 年,孙瑞元教授编著出版了国内第一本该学科专著——《数学药理学》,同期成立了中国的学术组织——中国药理学会数学药理学专业委员会(2014 年更名为中国药理学会定量药理学专业委员会)。20 世纪 90 年代,南京军区总医院(现中国人民解放军东部战区总医院)陈刚教授团队在国内率先开展了系列群体药动学研究和临床实践工作。2014 年以来,我国的国家药品监督管理局药品审评中心基础群体药动学和药效学分析在多项技术指导原则中纳入了群体药动学研究方法。随着我国新药研发的发展和进步、临床个体化精准用药的需求及国家大健康战略的实施和推进,群体药动学理论必将发挥越来越重要的作用。

(二)定义

1999 年,FDA 发布的《群体药动学制药工业指南》对群体药动学做出如下定义:"群体药动学是在目标人群中,鉴别影响药动学的生理和病理等因素,这些因素带来的影响具有临床意义,须据此进行剂量调整。"经典的药动学分析需要对每个受试者采集多个样本,才能获取和计算所需的药动学参数,而群体分析方法可充分利用临床的稀疏采样数据进行分析。对每个研究对象仅须采样一个到数个样本,即可估算个体的特征参数,有利于在实际患者人群(尤其特殊人群)中开展研究,如老年人、新生儿、孕产妇和危重症患者等。

群体药动学考察药物在体内的吸收、处置等过程,而群体药效学分析体内的药物浓度与疗效的关系。群体药动学是定量药理学的基石,定量描述了药物、机体和疾病之间的关系,可作为新药研发,临床制订和优化给药方案的强有力工具。

二、研究内容和应用

（一）研究内容

群体药动学理论是建立在经典药动学理论基础之上，将其与统计学模型相结合，考察目标群体中药动学的群体特征。"群体"指根据研究目的所确定的研究对象的集合"群体特征"包括群体平均值或典型值（typical value），也包括由于不同个体在生理、病理、遗传等方面的差异所导致的变异。群体分析方法可定量解析群体中变异的大小及影响因素的作用。

群体药动学研究可充分利用药物研发中各个阶段的试验信息，将多个不同试验设计的临床研究数据进行汇总分析，更准确地描述药动学特征，并据此进行剂量选择和临床试验模拟，比较和优化给药方案。此外，通过群体分析还可研究药物和药物之间、药物和食物之间的相互作用，分析发生相互作用的机制；明确药动学和药效学变异性的来源，据此优化给药方案等。将群体药动学分析与疾病进展模型、临床试验设计等其他定量药理学技术相结合，进行知识管理和整合，应用于新药研发决策的制订。此外，将群体药动学-药效学与贝叶斯法相结合，可进行用药方案的选择、制订和调整，还可对长期用药患者的血药浓度监测数据进行依从性评估等。开发更高效的算法和计算工具紧密连接临床药物治疗实践，也是目前的重要研究内容之一。

（二）应用

1. 新药研发　群体药动学-药效学分析是目前新药研发的重要技术，贯穿新药发现、研发、上市后评价的整个生命周期中，在药物研发的内部决策，后期药政审评的决策等过程中发挥了举足轻重的作用。

（1）临床前研究：在新药开发的临床前研究阶段，群体药动学-药效学分析可以处理临床前的稀疏数据，并可与经典的非房室模型分析法相互补充，考察实验动物体内的药动学行为，评估新化合物的临床前药动学-药效学及安全性的特征，支持首次人体试验（first-in-human，FIH）的最大起始剂量和剂量递增方案设计，预测最大耐受剂量等。此外，群体药动学-药效学分析有助于确定药物作用的靶标，加深对药物作用机制的理解。

（2）Ⅰ期临床试验：一般而言，Ⅰ期临床试验以健康人群为研究对象，确定药物的安全有效剂量与最大耐受剂量，并考察其药动学特征群体药动学分析可提高Ⅰ期临床试验的价值，有助于进步挖掘Ⅰ期临床试验数据中潜在的有用信息，如食物、性别等因素对药动学行为的影响，从而指导后期的临床给药方案。

（3）Ⅱ期临床试验：Ⅱ期临床试验的目的在于以少量患者人群为对象，通过试验对新药的安全性和有效基础群体药动学和药效学分析性做出较确切的评价，是新药研发过程中确定研究策略、目标适应证、治疗方案的重要阶段。该阶段获取的药动学-药效学及疾病进展的定量关系和影响因素，可为后期确证性临床试验中目标人群选择、给药方案优化、样本量大小的确定、药动学-药效学采样方案、风险控制等做出定量评估，为临床试验设计提供指导。

（4）Ⅲ期临床试验：Ⅲ期临床试验是以较大范围的患者人群为研究对象，对新药的适应证、疗效和不良反应做进一步评价，是新药研发的中心环节。该阶段临床试验是进一步开展药动学-药效学研究的理想阶段。既往的美国FDA审评案例中，有不少实例通过群体药动学-药效学分析修改了前期给药方案，并确定最终剂量。正确地应用该技术，还可成功地从成人的临床研究结果外推至儿童，替代或简化部分儿童的临床试验。

近年来，随着药物研发全球化的发展趋势，国际多中心临床试验数据可以被不同国家和地区的政府监管机构接受。群体药动学-药效学分析可定量考察种族间的差异，支持后期的临床研究设计，或进行合理外推，将国际多中心临床试验数据作为药物上市的直接证据。

（5）上市后研究：新药上市后研究是在更广泛人群中开展试验，重点观察特殊人群的应用、药物相互作用和罕见的不良反应等，评价特殊人群中的受益和风险关系。群体药动学-药效学建模与模拟可辨识有临床意义的影响因素，如年龄、体重、肝肾功能、合并用药和基础疾病等，用于支持特殊人群的药物剂量选择。此外，还采用基于模型的荟萃分析，比较不同产品的疗效等。

（6）生物等效性研究：群体药代动力学研究方法可用于生物等效性研究。尤其适用于无法获得密集采样的患者人群，例如肿瘤患者或儿童患者，这些患者中的药动学研究无法通过传统的药动学方法获得个体的 AUC 和 C_{max}，但可以通过群体模型进行生物等效性评价。除此之外，群体药代动力学还可以用于评价不同人群间的"等效性"，寻找不同人群间的相似与差异。另外一些传统药动学方法无法完成的特殊的生物等效性研究也可以应用群体药代动力学进行。例如某些情况下需要评价不同剂型的生物等效性情况，这时剂型作为一个协变量会影响药物的药动学和药效学行为。虽然群体药代动力学有很多优点，但是群体药代动力学进行生物等效性研究也存在一定偏差。

（7）疾病进展模型：疾病进展模型是近年来群体药代动力学领域较新的研究方向。2004 年 FDA 提出疾病进展模型是进行药物研究的要素之一。疾病进展模型主要探讨疾病随着时间的自然变化趋势和过程。疾病状态可以通过某一生物标志物或临床终点指标反映。疾病随着时间可能改善或者恶化，也有可能出现循环反复的状态，例如随着季节变化的周期性抑郁症就是这种情况。疾病模型不考虑药物的治疗，仅仅单纯探讨疾病本身随时间的自然变化。因此将疾病模型合并药物模型就可以全面评价药物对疾病的治疗效应，预测疾病不同阶段药物治疗的效果，从而根据疾病进展进行治疗方案的调整。

总之，群体药动学研究可充分利用所获的数据，描述药物和机体之间的关系，考察多种因素的影响。运用该技术指导新药研发，可大大降低临床试验的风险、优化设计方案、加快试验进程，提高临床试验的成功率并降低研发成本。

2. 临床个体化用药　由于药物研发阶段具有局限性，如研究时间短、研究对象是经选择的人群等，与实际患者大不相同。实际患者可罹患多种疾病、应用多种药物治疗等。此外，新药研发阶段获得的最佳给药方案仅针对群体或亚群体层面。对个体而言，无法达到量体裁衣式的个体化用药的效果。合理应用群体药动学方法，可综合考虑患者的个体特征，如生理、病理、遗传等因素，以更精准地制订药物治疗方案。

群体药代动力学可用于优化药物治疗方案，从而提高临床药物治疗效果。群体药代动力学用于药物治疗方案设计，主要包括治疗药物监测、药物-药物相互作用、不同疾病状态下的药物治疗（疾病模型）、特殊患者（例如儿童、老年患者、肝肾功能不全患者）的药物治疗，其他如患者依从性研究、不同人群或种属间比较和外推等研究，均可发挥不可替代的作用和优势。

（1）药物治疗方案的选择、制订和调整：基于药物特征，结合患者生理、病理及疾病的所有信息（如年龄、体重、肝肾功能、基因型、体内药物相互作用等），应用群体药动学-药效学分析方法，可解释药物浓度和药物效应之间的关系及相关的影响因素，计算特定患者达到目标效应所需的给药剂量，在制订个体化给药方案中发挥重要作用。新西兰奥克兰大学的 Nick Holford 教授提出了目标浓度干预（target concentration intervention，TCI）理论，归纳了群体药动学-药效学理论在药物治疗方案的制订和调整中发挥的作用，主要分为以下步骤：①根据患者期望和疾病特点，确定药物治疗的目标效应；②根据体内的药物浓度和效应之间的关系（药效学）确定目标浓度；③根据药物浓度和剂量的关系（药动学），结合患者特征，设计给药方案；④评估患者用药后的治疗效果，包括治疗作用和不良反应；⑤若结果满意，达到预期目标效应，则终止治疗，或者维持原给药方案并继续随访疗效；⑥若评估结果偏离预期值，则须测定体内的药物浓度水平；⑦当体内药物浓度与目标浓度不相符时，可结合最大后验贝叶斯法（maximum a posterior Bayesian estimation，MAPB）估算个体的药动学-药效学参数，重新计算给药剂量；⑧若体内的药物浓度达到期望的目标浓度时，则须根据患者的疗效和不良反应的情况重新调整目标浓度，即根据该患者的浓度和效应关系（药效学），应用最大后验贝叶斯法计算患者目标效应所对应的目标浓度，进一步调整给药方案。如此往复，直至患者达到并维持预期的目标效应。目前，该方法已广泛应用于抗肿瘤药物、免疫抑制药、抗感染药物和抗癫痫药物等治疗领域的给药方案的制订，获得了预期的效果。

（2）用药依从性的判断、提高和用药依从性不佳时的补救：患者的用药依从性往往是治疗成败的关键因素之一。良好的用药依从性是合理用药的一个重要方面，尤其在治疗方案有效的情况下，患者的用药依从性就成为保障疗效的决定性因素。长久以来，各方为提高用药依从性做了坚持不懈的努力，但用药依从性不佳在疾病的预防和治疗中普遍存在，是困扰医患双方的难题。在慢性病的药物治疗中，用药依从性不佳的问题尤为突出。

当怀疑患者用药依从性不佳时,常可通过测定体内药物浓度来帮助判断。当体内药物浓度接近或低于定量下限时,可以较容易地判定患者用药依从性差,但在其他情况下(如体内有一定的药物浓度时),用药依从性的判断是一个难题。群体药动学模型与模拟提供了有效方法:通过结合体内药物浓度与群体药动学模型,应用贝叶斯法,可以估算各类用药不依从事件发生的后验概率;或者根据药物的群体药动学特征,模拟不同给药方案和用药依从性场景,计算不同场景下的血药浓度概率分布,为用药依从性的判断提供一种科学的评价手段。作为定量药理学的重要组成部分,上述方法在抗癫痫药物和器官移植术后抗免疫排斥的治疗中已有相关的研究报道。

3. 群体药动学试验设计 群体药代动力学的数据分析不是普通意义上简单的数据分析,而是一个系统的研究过程,因此通常需要系统的研究计划。为了更有效地提高群体药代动力学的研究过程(包括数据分析过程),需要系统了解如何设计和进行群体药代动力学的研究。通常一个群体药代动力学研究的过程可用图 2-6 表示。

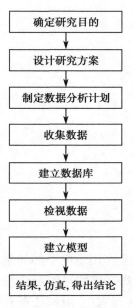

图 2-6 群体药代动力学研究流程

群体药代动力学研究通常需要根据试验目的来进行试验设计。临床实际有时候决定了所能采集数据的类型。很多临床数据是不连续数据,例如麻醉水平分级,通常用不同评分表示。还有些数据是全或者无数据,用 0 或者 1 表示。针对不同数据会有不同的试验设计考虑,这里仅仅提供一些常规的试验设计方法。

(1) 样本采集:这里重点讨论稀疏数据,如果可以密集采样,按照药动学的特点进行全程采集。稀疏样本通常采集 2~4 个样本点,Ette 等针对取样时间进行了研究,对于静脉给药方式,以下原则可以参考。

1) 如果采集 2 个样本,那么第一个样本采集时间点越早越好,第二个样本在 1.4~3 倍消除半衰期的时间点采集较好。

2) 如果采集 3 个样本,那么第一个取样点和第三个取样点采用上述原则,第二个样本取样时间可以变动,不同患者在不同时间点采集优于同一时间点采集。

3) 如果采集 4 个样本,那么第一个取样点仍然是越早采集越好,第二个取样点通常在 1/3 的消除半衰期的时间点采集,第三个取样点在 0.7~2.5 倍半衰期的时间点采集,第四个取样点在 3 倍消除半衰期附近采集。

以上原则不是绝对不变的,根据研究的特点和目的不同可有所改变。上述这些原则来自经验,如果需要精确的试验设计,可借助专业工具软件和方法实现,常用软件包括 PopDes、PFIMOPT(PFIM)、PopED、POPT 等。

(2) 样本量:群体药代动力学研究没有特定的规定需要多少样本量。样本量取决于数据的类型、药物药动学特点、研究目的和个体样本数。但普遍认为,样本量过少无法表征群体的特征,因此希望样本量越大越好,即使个别患者只有一个样本,也希望纳入研究中,因为患者人数越多越能更好地反映群体的总体特征。尤其对于协变量的分析,患者人数过少很难获得具有统计学意义的协变量。如果依据少数样本量进行试验方案的优化,就无法符合临床实际,使制订的给药方案与临床实际出现较大偏差。

(3) 药物治疗方案优化:群体药代动力学进行药物治疗方案优化时,需要按照前面所述的群体药代动力学研究方法,根据研究目的建立群体药代动力学模型。如果已有确定模型可以应用,可以将现有数据纳入模型,估算患者个体的药动学参数,从而根据患者药动学特点进行给药方案设计。如果没有确定模型可以应用,需要按照前面所述方法分别建立结构模型、随机误差模型和协变量模型,并通过模型优化,确定最终模型。

模型仿真是进行药物治疗方案优化的一个有力工具。通过模型仿真进行不同种属以及不同给药方案间的外推,预测不同给药方案下的药动学和药效学行为,从而判断何种药物治疗方案为最优,为临床复杂情况下药物治疗方案的制订提供理论依据。仿真可以根据不同的目的进行,选择不同的群体或者不同的给药方案,得到患者个体的药动学参数,例如曲线下面积或清除率等。可参考下面的应用举例来了解群体药代动力学进行药物治疗方案设计的过程。

4. 应用举例

（1）研究背景：利托那韦（ritonavir, RTV）和洛匹那韦（lopinavir, LPV）是儿童抗 HIV 治疗的一线药物。LPV 单独使用生物利用度低，无法达到有效的抗病毒浓度。RTV 是 CYP3A4 酶的抑制剂，与 LPV 合用可以大大提高其生物利用度，达到临床治疗效果。对于合并结核感染的患者，临床需要同时给利福平（rifampicin, RIF）进行抗结核治疗。但 RIF 是 CYP3A4 酶的强诱导剂，同时应用使 LPV 的 *AUC* 降低 75%。此时常规剂量的给药方案无法达到临床治疗效果。

（2）研究目的：儿童 HIV 合并结核感染患者，临床需要同时给予 LPV、RTV 和 RIF，应该如何给药才能达到治疗效果？

（3）研究方案：共 68 名儿童患者参与研究，年龄从 6 个月到 4.5 岁。部分患者给予 LPV 和 RTV，部分患者给予不同剂量的 LPV、RTV 和 RIF。每名患者采集 4~8 个血药浓度样本。整个研究过程见图 2-7。

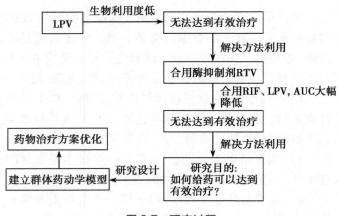

图 2-7　研究过程

（4）群体药代动力学研究

1）群体药代动力学模型建立：本研究的目的是要研究存在复杂药物-药物相互作用情况下如何制订给药方案。因此，在模型建立时首先要明确三种药物间相互作用的定量关系，其次必须明确影响药物体内处置过程的协变量因素，再次明确研究群体的群体参数和个体数以及各种变异的大小，最后还需要明确药动学参数间是否存在相互关联，以及是否存在其他相关影响，如是否存在昼夜节律，是否存在肝肠循环等。

通过分析明确研究目的，需要针对研究数据建立模型。具体模型建立过程按照前面所述的结构模型-随机误差模型-协变量模型的顺序，通过模型验证工具不断优化模型。所得的最终模型的结构见图 2-8。

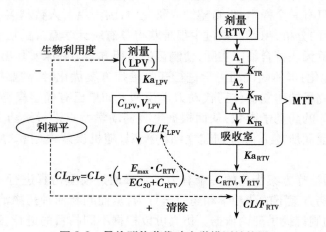

图 2-8　最终群体药代动力学模型结构图

研究表明 LPV 符合一级吸收-房室消除模型,RTV 符合渐进吸收-房室消除模型。RIF 可使 LPV 的生物利用度降低 16.7%,RTV 的清除率降低 50%。随着 RTV 浓度的增加,LPV 的清除率降低。LPV 清除率与 RTV 浓度相关关系符合 E_{max} 模型,其中半最大效应浓度(concentration for 50% of maximal effect,EC_{50}),EC_{50} 为 0.051 9mg/L。研究发现,LPV 和 RTV 的清除率存在线性正相关关系,即随着 LPV 的清除率增加,RTV 的清除率也随之增加,相关系数为 0.9。另外,LPV 和 RTV 的清除率与表观分布容积都随着体重的增加呈非线性增加。

得到最终模型后,明确了 LPV 和 RTV 的体内药动学行为,以及 LPV、RTV 和 RIF 之间药物-药物相互作用和所有药动学参数以及变异大小。这时就可以进行给药方案的设计与优化。

2)给药方案优化:根据研究目的,我们希望所制订的 LPV/RTV 给药方案可以使 95% 的临床患者在合并 RIF 时能够达到有效浓度。按照这一目标,应用最终群体药动学模型进行模型仿真。选择 1 000 个符合所研究群体典型特征的患者进行仿真。因为本研究中发现体重显著影响药物的体内处置过程,不同体重患者所需临床剂量也不同,因此必须按照体重进行个体化给药方案设计。最终的优化给药方案见表 2-5。研究表明如果按照 LPV∶RTV=4∶1 比例,每 12 小时给药,低体重儿童所需的剂量太高,临床极易发生不良反应,因此建议临床改为每 8 小时给药 1 次。而如果按照 LPV∶RTV=1∶1 比例,可以按照每 12 小时的方案给药。研究表明随着体重的增加,所需的单位公斤体重剂量减少。

表 2-5　药物治疗方案优化结果

体重 (kg)	LPV∶RTV=4∶1		LPV∶RTV=1∶1
	12 小时 LPV 剂量 (mg/kg)	8 小时 LPV 剂量 (mg/kg)	12 小时 LPV 剂量 (mg/kg)
3.0~5.9	52	27	22
6.0~9.9	40	21	16
10.0~13.9	35	20	14
14.0~19.9	30	18	12

5. **小结**　本案例简单地展示了群体药代动力学研究的思路与步骤,案例中很多细节由于篇幅原因无法详细展开。但通过该案例,读者可以了解群体药代动力学研究的重要性和实用性。当然,本研究仅仅是群体药代动力学研究领域中非常小的一部分,它强大的功能和广泛的应用还需要读者在实践中不断体会和总结。

(杨宏昕)

第五节　药动学相互作用

药动学相互作用(pharmacokinetic interaction)是指一种药物能使另一种合用药物在体内的吸收、分布、代谢或排泄过程发生变化,从而影响另一种药物的血浆浓度,进而改变其作用强度。药动学相互作用仅改变药理效应的强弱及持续时间,并不改变药理效应类型。这种改变通常可以根据每种药物的药动学特点、血浆药物浓度监测或通过对患者的临床体征进行预测。药动学相互作用主要包括以下几个过程。

一、吸收过程的药物相互作用

药物通过不同的给药途径被吸收进入血液循环发挥药理作用,联合用药时,在吸收过程中的任一环节都可能发生相互作用而影响其吸收。胃肠道是口服药物吸收的主要部位,所以药物在胃肠道的相互作用最为常见。大部分药物在胃肠道吸收部位的转运是以被动扩散方式进行的,有些药物需要载体参与转运过程。影响药物吸收的因素众多,既包括药物本身的理化性质,如溶解度、油水分配系数、解离度、络合与吸附等,又包括机体的生理、生化因素,如消化液 pH、胃肠蠕动、血液循环、空腹、饱食等。

（一）胃肠道 pH 的影响

大多数药物呈弱酸性或弱碱性,其通过生物膜的难易程度与药物的解离度有关。胃肠道 pH 的改变可使某些药物的解离度或溶解度发生变化,从而影响其吸收。弱酸性药物在碱性环境或弱碱性药物在酸性环境中都可使药物的解离度增大、脂溶性降低,导致药物不易通过生物膜转运,使药物吸收减少。弱酸性药物(如水杨酸类、呋喃妥因、巴比妥类)与弱碱性药物(如抗酸药碳酸氢钠、碳酸钙、氢氧化铝)同服,可因弱碱性药物升高胃内 pH 而使弱酸药物的吸收减少,生物利用度降低;相反,弱碱性药物(如氨茶碱)在碱性环境中易吸收,与弱碱性药物(如碳酸氢钠)合用则可增加吸收。H₂ 受体拮抗剂药(如西咪替丁、雷尼替丁、法莫替丁)、质子泵抑制剂(如奥美拉唑、兰索拉唑、泮托拉唑)、抗胆碱药(如哌仑西平、替仑西平)等可以抑制胃酸分泌,而抗真菌药物酮康唑、伊曲康唑的吸收依赖于足够的胃酸分泌,这两类药物合用时可影响后者的疗效,临床应避免同时服用,如需合用,应在抗真菌药物至少服用 2 小时后给予抑制胃酸分泌药物。

（二）络合与吸附作用的影响

含多价金属离子的药物可以与某些药物发生相互作用,在胃肠道内可形成难溶性或难以吸收的络合物而影响某些药物的吸收。如四环素类、氟喹诺酮类、膦酸盐类、头孢地尼、左甲状腺素钠、青霉胺等药物与含钙、镁、铁、铝、铋等的药物合用时,导致前者吸收减少、生物利用度下降。阴离子交换树脂如考来烯胺对酸性分子具有很强的静电引力,易与阿司匹林、保泰松、洋地黄毒苷、地高辛、华法林、左甲状腺素钠等结合成难溶性复合物,妨碍这些药物的吸收;降钾药物聚苯乙烯磺酸钙为阳离子交换树脂,与含钙、镁、铝等离子的抗酸药合用可能会发生非选择性离子交换,降低降钾的效果,而与左甲状腺素钠合用则会降低后者的疗效。

活性炭、蒙脱石、白陶土、氢氧化铝、铝碳酸镁、三硅酸镁复方制剂等都具有物理吸附作用,与其他药物合用,能产生吸附作用而影响其他药物的吸收。如白陶土制剂与林可霉素同时服用,可使后者的血药浓度降为单用时的 1/10。氢氧化铝能吸收氯丙嗪,导致氯丙嗪吸收减少。蒙脱石对碱性药物(如雷尼替丁)和两性药物(如氧氟沙星、诺氟沙星、环丙沙星、司帕沙星)具有较强的吸附性,影响这些药物的吸收。活性炭等的吸附作用在临床被广泛应用于轻、中度中毒的解救。

（三）胃肠道运动的影响

由于大多数药物在小肠上部吸收,改变胃排空速率和肠蠕动的因素,可影响药物到达小肠吸收部位和药物在肠内的滞留时间而影响吸收。胃肠蠕动减慢,药物在消化道停留时间延长,药物起效慢,但可增加药物吸收的时间,可能吸收完全;胃肠蠕动加快,药物很快通过胃到小肠,药物起效快,但在小肠滞留时间短,因此可能吸收不完全。临床常见促胃动力药如甲氧氯普胺、多潘立酮、西沙比利莫沙必利和依托必利等可促进胃排空,使胃中的其他药物迅速进入小肠,导致药物的吸收提前;而某些药物如抗胆碱药物阿托品、溴丙胺太林等可以延缓胃排空,使药物进入小肠的速度减慢,达峰时间延迟,减慢了药物的吸收速率。如对乙酰氨基酚与甲氧氯普胺合用,使对乙酰氨基酚峰浓度升高,达峰时间缩短,吸收速率加快,而与溴丙胺太林合用,则峰浓度降低,达峰时间延迟,吸收速率减慢。

肠蠕动也可改变某些药物的吸收,肠蠕动减慢时,药物在肠道停留时间延长,吸收可能更完全,如地高辛片剂在肠道内溶解度低,与促进肠蠕动的甲氧氯普胺等合用,地高辛的血药浓度可降低 30%,疗效降低,而与抑制肠蠕动的溴丙胺太林合用,地高辛的血药浓度可提高 30% 左右,不进行剂量调整有可能会发生毒性反应。但是肠蠕动减慢也会导致药物与肠内容物不能充分混合或消化液分泌减少,导致药物吸收减少,如抗胆碱药与抗凝血药物联合应用时,可使抗凝血药物的吸收减少而蓄积在肠腔内,如果一旦停用抗胆碱药,肠道功能恢复正常可使抗凝血药吸收过量而产生不良反应。

（四）胃肠道转运体的影响

药物转运体(drug transporter)是影响药物体内处置过程的重要因素,存在于小肠细胞膜上的转运体对药物的吸收起着十分重要的作用。药物经过转运体转运是主动转运过程,需要能量,可逆浓度梯度转运,有饱和现象和竞争性抑制现象。药物转运体是很多口服药物联合使用时药物相互作用的靶点。根据对底物的转运方向,可将转运体分为摄入型转运体(uptake transporter)和外排型转运体(efflux transporter）。摄入型转运体负责将营养物质、内源性化合物及药物转运至细胞内,促进药物吸收,包括位于小肠上皮细胞的寡肽转运体(peptide transporter-1,PEPT1)、葡萄糖转运蛋白(glucose transporter-1,GLUT1)、有机阴离子转运体(organic anion transporter,OAT)、有机阳离子转运体(organic cation transporter,OCT)、有机阴离子转运肽1(organic anion transporting polypeptide-1,OATP1)以及位于小肠黏膜和肾小管上皮细胞的 Na^+ 依赖型葡萄糖转运体(Na^+ -dependent glucose transporter,SGLT)等,如 β-内酰胺类抗生素与寡肽均为 PEPT1 底物,临床上两类药物合用时,由于竞争性与小肠上皮细胞的 PEPT1 结合,可相互抑制对方从小肠的吸收。外排型转运体主要是将某些药物转运至细胞外,导致细胞内药物浓度降低,包括 ATP 结合盒式转运蛋白(ATP-binding cassette transporter,ABC 转运体)等,其中 ABC 转运体包括 P 糖蛋白(P-glycoprotein,P-gp)、多药耐药相关蛋白(multidrug resistance-associated protein,MRP)和乳腺癌耐药蛋白(breast cancer resistance protein,BCRP)等。如临床常用药物地高辛为 P-gp 底物,而克拉霉素、罗红霉素、伊曲康唑、硝苯地平、维拉帕米和胺碘酮等为 P-gp 的抑制剂,当地高辛与 P-gp 抑制剂合用时,可导致地高辛外排减少,吸收增加,血药浓度增加 50% ~ 300% ,很可能会导致地高辛中毒;而当地高辛与 P-gp 诱导剂利福平、氟氯西林等口服合用时,会促进地高辛由胃肠道外排,导致血药浓度下降。由于地高辛在临床使用过程中极易出现中毒现象,因此应对与其联合使用的药物处方及医嘱严格审查,以防发生毒性反应。

（五）肠吸收功能的影响

一些药物如新霉素、环磷酰胺、对氨基水杨酸等可损伤肠黏膜的吸收功能,引起合用药物吸收不良。如新霉素与地高辛合用可减少地高辛的吸收,使血药浓度降低;环磷酰胺可使合用的 β-乙酰地高辛吸收减少;对氨基水杨酸可使合用的利福平血药浓度降低 50% 。

（六）食物对药物吸收的影响

食物及其所含成分有时会影响药物的体内药动学过程及生物利用度。食物与药物同服,可能会促进药物的吸收,如难溶性药物灰黄霉素与富含脂肪食物合用时,可促进灰黄霉素的吸收;环孢素与脂溶性食物同服时,可使其生物利用度提高 53% ;葡萄柚汁与药物同服,可提高多种药物的血药浓度,如环孢素、辛伐他汀、阿托伐他汀、硝苯地平、胺碘酮等,发生不良反应增加,应避免同时服用。食物与药物同时服用还有可能会延缓或减少药物的吸收,如阿司匹林或青霉素在酸性环境中易受到破坏,与含酸较多的食物同服时,会影响药物疗效;茶叶中含有鞣酸,可与金属离子、苷类、生物碱、洋地黄、硫酸亚铁、红霉素等药物结合产生沉淀而影响药物的吸收,应分开服用。

（七）间接作用

抗生素可因抑制肠道菌群而减少维生素 K 的合成,因此可以增加口服抗凝血药物如华法林的抗凝血活性。抗抑郁药及抗胆碱能阿托品能引起口干的副作用,使硝酸甘油等舌下含服的药物吸收减慢。

二、分布过程的药物相互作用

药物在分布过程相互作用的方式可表现为相互竞争血浆蛋白结合位点,改变游离型药物比例,或者竞争组织蛋白结合位点,改变药物在某些组织的分布量等。

（一）竞争血浆蛋白结合位点

药物被吸收进入血液循环后可不同程度地与血浆蛋白发生非特性的、可逆性的结合,与蛋白结合的药物为结合型,未结合的药物为游离型,二者始终处于一种动态变化的过程中。结合型药物具有不呈现药理活性、不通过血-脑屏障、不被肝代谢灭活、不被肾排泄的特点,只有游离型药物才能发挥药理作用。不同药物的血浆蛋白结合率及亲和力各不相同。

当两种及两种以上的药物合用时,有可能在血浆蛋白结合部位发生竞争,亲和力强的药物可将亲和力弱的药物置换出来变为游离型,在剂量不变的情况下,游离型药物增加可能会使该药的疗效和毒性作用增强,影响程度可因被置换药物的血浆蛋白结合率、体内组织分布容积不同而异。血浆蛋白结合率高、体内分布容积小的药物如双香豆素类口服抗凝血药与血浆蛋白亲和力强的药物合用,如磺胺类、水杨酸类、甲苯磺丁脲、保泰松、水合氯醛、氯贝丁酯等,可使双香豆素药物从蛋白结合部位被置换出来,导致游离型药物增多,易发生出血风险。对于体内分布容积较大的药物如苯妥英钠,当少量药物被置换出来后,因能立即分布到其他组织,药效和毒性作用不会明显增加。

因此,药物与血浆蛋白结合可影响药物作用的强度及时间。对于与血浆蛋白结合率高、亲和力弱、分布容积小、治疗指数低、消除半衰期长的药物(如磺酰脲类降血糖药、双香豆素类抗凝剂、地高辛、洋地黄毒苷、地西泮、氯丙嗪、甲氨蝶呤)容易被蛋白亲和力强的药物(如水杨酸类、磺胺类、保泰松、苯妥英钠)置换而导致作用加强,临床联合应用时应注意用药剂量调整。另外,某些疾病可导致患者血浆白蛋白水平降低,由于联合用药导致的蛋白置换作用,可使原来游离型药物浓度高的状态进一步加重,易增加药物毒性作用。表2-6列出了临床常见的与药物蛋白结合置换相关的相互作用,这些药物联合使用可能会引起严重不良反应,临床使用应加强监测。

表2-6　药物在蛋白结合部位的置换作用

被置换药 (蛋白结合力弱)	置换药(蛋白结合力强)	结果
甲苯磺丁脲	非甾体抗炎药(水杨酸、阿司匹林、吲哚美辛、保泰松)、磺胺类、抗组胺药、丙磺舒、单胺氧化酶抑制剂、青霉素、氯霉素、甲氨蝶呤、呋塞米	加强被置换药物的降糖作用,易引起低血糖症
胰岛素	水杨酸、磺胺类、单胺氧化酶抑制剂、甲氨蝶呤、氟西汀	加强被置换药物的降糖作用,易引起低血糖征
华法林	非甾体抗炎药(水杨酸、阿司匹林、保泰松)、磺胺类、水合氯醛、氯贝丁酯	增加被置换药物的抗凝效果,易引起出血
甲氨蝶呤	水杨酸类、保泰松、磺胺类、呋塞米	增加被置换药物的血药浓度,骨髓抑制增强
磺胺类药物	保泰松、水杨酸、双香豆素类、甲氨蝶呤、苯妥英钠、硫喷妥钠	被置换药物作用时间延长或毒性增加
糖皮质激素	水杨酸盐	增加糖皮质激素作用及不良反应

(二)竞争组织蛋白结合位点

药物相互作用发生在组织蛋白结合位点上,可使被置换下来的游离药物返回到血液中,升高血药浓度,改变药物的组织分布量。药物的组织蛋白置换比血浆蛋白置换要少,仅有少数药物可发生组织蛋白置换作用。例如奎尼丁与地高辛合用时,可将地高辛从心肌组织的结合位点上置换出来,减少其表观分布容积,使地高辛血药浓度升高约一倍,甚至达到中毒浓度,所以两药合用应适当减少地高辛剂量。此外,一些作用于心血管系统的药物可通过改变组织血流量而影响与其合用药物的组织分布。如去甲肾上腺素可减少肝血流量,使利多卡因在其主要代谢部位肝中的分布量降低,从而减少该药的代谢,升高血药浓度;相反,异丙肾上腺素可增加肝血流量,因而导致利多卡因在肝代谢增加,血药浓度降低,疗效也会降低。

三、代谢过程的药物相互作用

药物代谢过程发生的相互作用约占药动学相互作用的40%,是最具有临床意义的一类相互作用。药物代谢可发生在肝、胃肠道、肾、脑等部位,其中肝是药物代谢最主要的器官。药物代谢主要分为Ⅰ相反应和Ⅱ相反应。Ⅰ相反应为药物的氧化、还原和水解反应,主要涉及细胞色素 P450 酶系(cytochrome P450,CYP 或 CYP450);Ⅱ相反应为药物结合反应,主要涉及尿苷二磷酸葡糖醛酸转移酶(UDP-glucuronosyltransferases,UGTs)、磺基转移酶(sulfotransferases,SULTs)、谷胱甘肽-S-转移酶(glutathione S-transferases,GSTs)等。其中,Ⅰ相反应在药物代谢过程中贡献率超过70%,Ⅱ相反应贡献率小于30%。

(一)CYP450 酶介导的药物相互作用

CYP450 酶系是人体内最重要的代谢酶,催化内源性物质和外源性物质的生物合成或降解,占人体全部代谢酶的75%。据估算,大约60%的药物需要经过 CYP450 酶代谢。在人体肝中参与药物代谢的

CYP450 酶主要包括 CYP1A2、CYP2A6、CYP2C9、CYP2C19、CYP2D6、CYP3A4 和 CYP2E1，占肝总 CYP450 酶含量的 75% 以上。同一种 CYP450 酶可催化多种药物代谢，同一种药物可经多种 CYP450 酶代谢。因遗传或药物因素造成不同个体 CYP450 酶活性差异，则会影响底物药物的代谢，导致药物浓度升高而中毒，或者药物浓度降低而治疗无效。根据药物对 CYP450 酶的影响可将药物对酶的作用分为酶抑制作用（enzyme inhibition）和酶诱导作用（enzyme induction）。CYP450 酶被抑制或被诱导是导致代谢性药物相互作用的主要原因。据估计，酶抑制作用所致药物相互作用约占代谢性相互作用的 70%，酶诱导作用约占 23%。表 2-7 列出了临床常见的 CYP450 酶亚型的底物、诱导剂及抑制剂。

表 2-7 临床常见 CYP450 酶的底物、诱导剂及抑制剂

CYP450 同工酶	底物	诱导剂	抑制剂
CYP1A2	R-华法林、维拉帕米、普罗帕酮、对乙酰氨基酚、萘普生、丙米嗪、氯氮平、氟哌啶醇、阿米替丁、美西律、茶碱、利多卡因、雌二醇、乙酰苯胺	利福平、苯巴比妥、苯妥英、灰黄霉素、奥美拉唑	异烟肼、西咪替丁、红霉素、诺氟沙星、环丙沙星、依诺沙星、氟伏沙明
CYP2C9	S-华法林、布洛芬、双氯芬酸、苯妥英钠、甲苯磺丁脲、格列吡嗪、环氟拉嗪、替尼酸、吡罗昔康、替诺昔康、氯沙坦、厄贝沙坦	利福平、卡马西平、苯巴比妥	氟康唑、去甲氟西汀、磺胺苯吡唑、胺碘酮
CYP2C19	地西泮、兰索拉唑、奥美拉唑、环己巴比妥、普萘洛尔、S-美芬妥因、苯妥英、丙米嗪、氯吡格雷、氯胍	利福平	酮康唑、去甲舍曲林、氟西汀、氟伏沙明、氯乙烯醚
CYP2E1	茶碱、四氯化碳、对乙酰氨基酚、咖啡因、安氟醚、异氟醚、氯唑沙宗、氨苯砜、对硝基酚、苯乙烯	乙醇、丙酮、异烟肼、氯美噻唑	二氢辣椒素、二乙基二硫代氨基甲酸酯、异硫氢酸苯乙酯
CYP2D6	他莫昔芬、奋乃静、可待因、右美沙芬、氢可酮、羟考酮、曲马多、氯米帕明、地西帕明、多塞平、氟西汀、氟伏沙明、丙米嗪、去甲替林、帕罗西汀、氯丙嗪、氯氮平、氟奋乃静、氟哌啶醇、利培酮、美西律、美托洛尔、普萘洛尔、卡维地洛、托莫西汀	利福平、苯巴比妥、苯妥英钠、卡马西平、地塞米松	奎尼丁、氟西汀、帕罗西汀、普罗帕酮、氯喹、美沙酮、苯海拉明、育亨宾、胺碘酮
CYP3A4	他克莫司、环孢素、兰索拉唑、替格瑞洛、比索洛尔、非洛地平、硝苯地平、氨氯地平、秋水仙碱、卡马西平、地西泮、氯氮平、酮康唑、氯雷他定、氟替卡松、沙美特罗、伊立替康、辛伐他汀、阿托伐他汀、普伐他汀、奥美拉唑、埃索美拉唑、胺碘酮	利福平、卡马西平、苯妥英、苯巴比妥、贯叶连翘	西咪替丁、阿莫曲坦、丙米嗪、格列本脲、丁螺环酮、伊曲康唑、红霉素、克拉霉素、泰利霉素、利托那韦、沙奎那韦、维拉帕米、伏立康唑、维拉帕米、地尔硫䓬

1. 酶诱导作用 有些药物可以诱导 CYP450 酶，增加酶合成或提高酶活性，从而能使该药本身或是与其合用的药物代谢速率加快，这一过程称为肝药酶诱导，具有这种作用的药物称之为肝药酶诱导剂。酶诱导的结果一般是导致目标药物浓度降低，代谢产物增加，药效降低，但是如果药效是由其活性代谢物引起的，则可使药效增强。目前已发现 200 多种药物具有酶诱导作用，临床常见有苯巴比妥、苯妥英、卡马西平、利福平、螺内酯、水合氯醛、灰黄霉素、地塞米松等，这些药物通常具有亲脂性、易与 CYP450 酶结合并具有较长的半衰期。另外，由于吸烟、饮酒也会产生肝药酶诱导作用，因此在吸烟、饮酒过程中服药也应注意。

CYP450 酶的诱导过程与某些核受体有关，目前已确定的诱导方式共分为五类：芳香烃受体（aryl hydrocarbon receptor，AhR）介导型、孕烷 X 受体（pregnane X receptor，PXR）介导型、乙醇型、过氧化物酶体增殖剂激活受体（peroxisome proliferator activated receptor，PPAR）介导型和组成型雄甾烷受体（constitutive androstane receptor，CAR）介导型，不同的 CYP450 酶亚型的诱导方式如表 2-8 所示。酶诱导最终的表现是 DNA 转录和酶蛋白合成的增加。诱导剂的剂量越大，消除半衰期越短，被诱导酶的合成及降解周期越短，则诱导作用出现越快。

表 2-8   CYP450 酶主要的诱导方式

酶诱导方式	主要诱导的酶类型	常见诱导剂
芳香烃受体介导型	CYP1A1、CYP2A2	稠环芳烃、茶碱、咖啡因
乙醇型	CYP2E1	乙醇、丙酮、四氯化碳
过氧化物酶体增殖剂激活受体介导型	CYP4A	苯扎贝特、吉非贝齐
组成型雄甾烷受体介导型	CYP2B、CYP3A、CYP1A2	苯巴比妥
孕烷 X 受体介导型	CYP3A（CYP3A4）	甾体激素、利福平、苯巴比妥、洛伐他汀

临床常用抗凝药物华法林主要经肝 CYP2C9 代谢为无活性产物排出体外,而苯巴比妥可诱导 CYP2C9,使该酶的底物 S-华法林的代谢速度增加,导致华法林抗凝作用降低,因此,两者合用时应适当增加华法林剂量。但若此时停用苯巴比妥,对酶的诱导作用消失,结果可使华法林浓度显著升高而发生出血的风险,此时应该降低华法林剂量。癫痫患儿长期服用苯巴比妥和苯妥英钠易出现佝偻病,是因为这两种药物的酶诱导作用可促进维生素 D 的代谢,进而影响钙的吸收,因此应注意补充维生素 D。长期服用激素控制哮喘发作的患者,在加用苯巴比妥后,可增加泼尼松的代谢,使血药浓度降低,导致哮喘发作次数增加;器官移植患者应用免疫抑制药泼尼松、他克莫司或环孢素,如果同时服用利福平,可导致免疫抑制药代谢灭活,机体可能会出现免疫排斥反应;使用口服避孕药的人合用利福平可导致避孕失败。

另外,在个别情况下,药物经 CYP450 酶代谢为毒性产物,如异烟肼产生肝毒性代谢产物,卡马西平可诱导异烟肼经 CYP450 酶代谢,进而加重异烟肼肝毒性;而长期嗜酒者即使服用低剂量的对乙酰氨基酚也会产生肝毒性。

2. 酶抑制作用   有些药物可引起 CYP450 酶活性减弱,称为酶抑制作用,具有该作用的药物称为肝药酶抑制剂。酶抑制剂可通过抑制 CYP450 酶活性而降低自身或另一种药物的代谢,从而使药物血药浓度升高、半衰期延长、药理活性增强。由 CYP450 酶抑制作用而产生的药物相互作用要比诱导作用更常见,也更有临床意义。对于治疗指数小的药物,甚至可能发生中毒反应。CYP450 酶的抑制作用主要发生在酶蛋白水平上,抑制剂可占据酶的活性部位,从而使酶代谢其他底物的活性降低。酶抑制过程通常比酶诱导发生快,只要肝中的抑制剂达到足够的浓度就可以发生。

酶抑制作用的方式分为可逆性抑制和不可逆性抑制两种方式。可逆性抑制作用是指抑制剂与酶通过非共价键可逆结合而引起酶活力降低或丧失,可通过透析等物理方法除去抑制剂而使酶活性恢复;不可逆性抑制作用是指抑制剂与酶通过共价键结合而引起酶活力丧失,不能通过透析、过滤或超滤等物理方法除去抑制剂。其中,可逆性抑制可分为竞争性抑制、非竞争性抑制和反竞争性抑制,不可逆性抑制又可分为非专一性的不可逆性抑制和专一性的不可逆性抑制。

影响酶抑制作用强度和持续时间的主要因素有:CYP450 酶抑制剂的半衰期(如胺碘酮、葡萄柚汁半衰期很长)、酶抑制剂达到稳态浓度的时间,以及被抑制药物的浓度达到新稳态的时间。临床常用具有酶抑制作用应引起注意的药物有西咪替丁、钙通道阻滞药(如维拉帕米、地尔硫䓬)、保泰松、磺胺类药物、大环内酯类抗生素、氯霉素、氮唑类抗真菌药、异烟肼、三环类抗抑郁药、吩噻嗪类药物、别嘌醇、普萘洛尔、胺碘酮、奎尼丁、美托洛尔、环丙沙星、诺氟沙星、甲硝唑、保泰松、口服避孕药等。

例如,西咪替丁可抑制 CYP450 酶催化的氧化代谢途径,导致经由该途径代谢的药物的作用增加,包括苯二氮䓬类(如地西泮)、香豆素类抗凝血药(如华法林)、苯妥英钠、卡马西平、茶碱、维拉帕米、美托洛尔等。苯二氮䓬类中劳拉西泮、奥沙西泮和替马西泮经由葡糖醛酸结合作用而代谢,因此不受西咪替丁影响。雷尼替丁对肝药酶氧化代谢途径影响较小,基本不发生上述相互作用。法莫替丁和尼扎替丁不抑制 CYP450 酶,因而不与经此途径代谢的药物发生相互作用。

利托那韦对 CYP3A4 具有强力抑制作用,同时还可抑制 CYP2D6,因此,可抑制这些酶底物的代谢,如阿普唑仑、胺碘酮、阿司咪唑、西沙比利及大多数苯二氮䓬类药物等,导致血药浓度增加,不良反应发生风险增加,应禁止与利托那韦合用。若利托那韦与卡马西平、苯巴比妥、环孢素、西罗莫司和他克莫司等合用时,应对合并应用药物实施治疗药物监测,根据监测结果及时调整剂量。

酮康唑、伊曲康唑、红霉素和克拉霉素能抑制特非那定经 CYP3A4 代谢,增加后者的血药浓度,从而引起严重的心律失常;地尔硫䓬、维拉帕米、伊曲康唑能抑制短效苯二氮䓬类和咪达唑仑的代谢,延长其作用时间,增强其镇静强度;西那卡塞主要经 CYP3A4 代谢,与该酶抑制剂伊曲康唑合用时,可导致血药浓度升高,同时西那卡塞又对 CYP2D6 有抑制作用,会阻碍三环类抗抑郁药阿米替林、丙米嗪等经 CYP2D6 代谢,导致后者血药浓度升高,不良反应增加。

除此之外,肝药酶抑制引起药物相互作用对临床治疗也可产生有利的影响。例如他克莫司、环孢素是临床应用较广泛的免疫抑制药,但价格较贵,将地尔硫䓬或五酯胶囊与他克莫司、环孢素联用已成为降低免疫抑制药剂量从而节省药费开支的一种有效方法。治疗人免疫缺陷病毒(HIV)感染的蛋白酶抑制剂沙奎那韦生物利用度很低,而同类药利托那韦是 CYP3A4 抑制剂,两药合用可使沙奎那韦的生物利用度增加 20 倍,可在保持疗效的同时减少该药剂量,降低治疗成本。

(二) UGTs 介导的药物相互作用

UGTs 是除 CYP450 酶外能够结合内源性和外源性物质的另一代谢酶超家族,是人体内重要的 Ⅱ 相结合酶,广泛分布于肝、肾、胃肠道、食管、肺等器官,其中,肝中该酶活性最高。UGTs 主要催化葡糖醛酸化反应,大约占 Ⅱ 相代谢酶反应的 35%。药物经 UGTs 催化后形成 β-D-葡糖醛酸结合物,亲水性增强,更易排出体外。肝中与药物代谢有关的 UGTs 主要包括 UGT1A1、1A3、1A4、1A6、1A9 及 2B7。

研究已证实多种药物是 UGTs 的底物、抑制剂或诱导剂。临床常见 UGTs 的底物包括非甾体抗炎药(如吲哚美辛、萘普生、二氟尼柳)、抗癫痫药(如卡马西平、拉莫三嗪)、镇痛药(如吗啡、可待因、对乙酰氨基酚)、镇静药(如劳拉西泮、替马西泮)、抗病毒药(如齐多夫定)、吗替麦考酚酯、奥氮平、普罗帕酮等;UGTs 抑制剂包括丙戊酸、丙磺舒、他克莫司、环孢素、双氯芬酸、氟康唑、西沙必利、美沙酮等;UGTs 诱导剂包括利福平、卡马西平、苯妥英、苯巴比妥、口服避孕药等。当经 UGTs 代谢的药物与 UGTs 抑制剂或诱导剂合用时,会导致作为底物的药物浓度升高或降低,进而影响药物的疗效和毒副作用。如丙戊酸与拉莫三嗪、劳拉西泮或齐多夫定联合使用时,可抑制后者经 UGT2B7 代谢,延长药物的 $t_{1/2}$,降低药物排泄;使用齐多夫定治疗的 HIV 患者在联合使用氟康唑时,可抑制齐多夫定的葡糖醛酸化,导致其药代动力学发生显著变化;而利福平与抗 HIV 药物拉替拉韦联用时,可降低后者的血药浓度,使效果减弱。表 2-9 列出了临床常见不同 UGTs 亚型的底物、抑制剂和诱导剂。

表 2-9 不同 UGTs 亚型代谢的主要底物、抑制剂及诱导剂

UGT 同工酶	底物	抑制剂	诱导剂
UGT1A1	R-卡维地洛、依托泊苷、β-雌二醇、依折麦布、SN-38(伊立替康活性代谢产物)	丙磺舒、他克莫司、环孢素、去甲替林、双氯芬酸、厄洛替尼	利福平、苯妥英、苯巴比妥、卡马西平、口服避孕药
UGT1A3	依折麦布、替米沙坦	去甲替林	利福平
UGT1A4	阿米替林、拉莫三嗪、1-羟基咪达唑仑、奥氮平、三氟拉嗪		
UGT1A6	去铁酮、对乙酰氨基酚	曲格列酮、去甲替林、丙磺酸	利福平、苯妥英、苯巴比妥、卡马西平、口服避孕药
UGT1A9	恩他卡朋、吲哚美辛、霉酚酸、R-奥沙西泮、对乙酰氨基酚、丙泊酚、索拉非尼	丙戊酸、他克莫司、环孢素、双氯芬酸、去甲替林	利福平、苯妥英、苯巴比妥、卡马西平、口服避孕药
UGT2B7	S-卡维地洛、可待因、双氯芬酸钠、表柔比星、氟比洛芬酯、吗啡、纳洛酮、萘普生、齐多夫定	丙戊酸、双氯芬酸、去甲替林	利福平
UGT2B15	劳拉西泮、S-奥沙西泮	丙戊酸	

四、排泄过程的药物相互作用

大部分药物主要经肾、胆汁排泄，有些还经过汗腺、唾液腺、乳腺及泪腺等途径排出体外。药物的排泄与药物作用时间、药效及毒副作用等密切相关。在药物排泄的各个环节都有可能发生相互作用。当药物相互作用导致药物排泄速度增加时，血中药量减少，药效降低；当药物排泄速度降低时，血中药量增加，若不调整给药剂量，往往会发生毒副作用。

大多数药物及其代谢产物的排泄属于被动转运，少数药物属于主动转运（如青霉素）。在排泄或分泌器官中药物或代谢产物浓度较高时既具有治疗价值，同时又有可能会造成某种程度的不良反应，例如氨基糖苷类抗生素原型由肾排泄，可治疗泌尿系统感染，但也容易导致肾毒性。药物的主要排泄器官功能障碍时均能引起排泄速度减慢，使药物蓄积、血药浓度增加而导致中毒，此时应根据排泄速度减慢程度调整用药剂量或给药间隔时间。

（一）肾排泄过程的药物相互作用

药物及其代谢产物主要经肾由尿排出体外。该排泄过程一般是肾小球滤过、肾小管分泌及肾小管重吸收的综合作用结果，药物相互作用主要发生在肾小管分泌和重吸收两个过程。当两种药物合用时，一种药物可能会增加或减少另一药物的肾排泄量或速度。排泄过程中的药物相互作用对于那些体内代谢很少、以原型排出的药物影响较大。

1. 肾小球滤过过程中的药物相互作用　除血细胞、血浆蛋白及与之结合的药物等大分子物质外，绝大多数游离型药物及其代谢产物都可经肾小球滤过，进入肾小管管腔内。当血浆蛋白结合力强的药物与血浆蛋白结合力弱的药物相互作用时，可促进后者游离、滤过，导致血浆半衰期缩短，药效减弱。

2. 肾小管分泌过程中的药物相互作用　肾近曲小管存在药物主动分泌机制，很多药物及其代谢产物经肾小管主动转运系统分泌后经尿排出体外。联合用药时，若两种或多种药物同时经肾小管的相同主动转运系统分泌，则会由于竞争性抑制作用而减少某些药物的排泄。弱酸性药物和弱碱性药物分别由有机酸和有机碱主动转运系统的载体转运而排泄，如 OAT 主要分泌弱酸性药物，如甲氨蝶呤、丙磺舒、阿德福韦、β-内酰胺类抗生素、非甾体抗炎药等；OCT 主要分泌弱碱性药物，如齐多夫定、拉米夫定、利托那韦、普鲁卡因等。表 2-10 列出了临床常见经肾小管主动分泌的弱酸性及弱碱性药物。

表 2-10　临床常见经肾小管主动分泌的药物

弱酸性药物	水杨酸类（阿司匹林、对氨基水杨酸）、巴比妥类（苯巴比妥）、磺胺类、香豆素类、噻嗪类利尿药、乙酰唑胺、青霉素、保泰松、吲哚美辛、丙磺舒、甲氨蝶呤、格列本脲、甲苯磺丁脲、丙胺太林、氨苯砜、硝基呋喃
弱碱性药物	吗啡、可待因、普鲁卡因、哌替啶、氨茶碱、苯丙胺、多巴胺、乙胺丁醇、二甲双胍、阿米洛利、金刚烷胺、西咪替丁、伪麻黄碱、米帕林、氨苯蝶啶、抗组胺药

经同一转运体分泌的药物合用时，可发生相互作用而影响这些药物的肾排泄。如丙磺舒与青霉素、头孢菌素合用，可抑制后者的分泌而提高其血药浓度，增强抗菌效果。非甾体抗炎药与甲氨蝶呤合用，可抑制甲氨蝶呤从肾小管分泌而增强其毒性，若需联合使用应注意剂量调整，与利尿药合用，可因竞争肾小管分泌系统而使非甾体抗炎药排泄减少，造成非甾体抗炎药蓄积中毒。临床常见基于肾小管分泌的药物相互作用见表 2-11。

3. 肾小管重吸收过程中的药物相互作用　肾小管的重吸收过程分为主动重吸收和被动重吸收，其中药物主要经被动重吸收回肾小管。脂溶性高、解离度低、极性小的药物及药物代谢产物更容易被肾小管重吸收入血。药物的被动转运是 pH 依赖性的，尿液 pH 可通过影响药物的解离度进而影响其经肾随尿排泄。碱性尿液可使弱酸性药物解离度增大，重吸收减少，经尿液排出增加；相反，弱碱性药物在酸性尿液中解离度增大，随尿液排泄会增加。因此，临床上经常用碱化尿液使中毒药物的重吸收减少、排泄增加而解毒，如苯巴比妥、水杨酸为弱酸性药物，药物过量时可使用碳酸氢钠碱化尿液，促进药物排泄。而吗啡、抗组胺药、氨茶碱等药物过量时可通过酸化尿液增加排泄。

表 2-11 基于肾小管分泌的药物相互作用

药物	配伍药物	相互作用结果
丙磺舒	β-内酰胺类抗生素	后者肾排泄减少,血浓度升高,抗菌效应增加
	吲哚布芬、氨苯砜、对氨基水杨酸	后者肾排泄减少,血浓度升高,不良反应增加
	甲氨蝶呤	后者肾排泄减少,血浓度升高,毒性增加
	磺胺类药物	后者肾排泄减慢,血浓度升高,不良反应增加
	呋喃妥因	后者经肾小管分泌减少,尿浓度降低,抗感染疗效减弱
	法莫替丁	后者经肾排泄减少,血浓度升高,不良反应增加
非甾体抗炎药	甲氨蝶呤	后者肾排泄减少,血浓度升高,骨髓移植、胃肠道毒性不良反应增加
	呋塞米	前者肾排泄减少,易引起蓄积中毒
保泰松	格列本脲、甲苯磺丁脲、氯磺丙脲	后者肾排泄减少,药物作用时间延长,降糖作用增强,易引起低血糖
奎尼丁	地高辛	后者肾小管分泌受抑制,重吸收增加,血浓度升高,引起中毒反应

(二)胆汁排泄过程的药物相互作用

胆汁排泄是肾外排泄途径的主要途径,药物经肝代谢后,在胆管经药物转运体的主动转运由胆汁排泄。若联合使用的两种或多种药物经同一种转运体转运,则会发生竞争性抑制作用而影响药物经胆汁排泄。人的胆管存在多种转运体,如 OAT、OCT、MRP2、BCRP、胆盐输出泵(bile salt export pump, BSEP)等。其中,MRP2 具有底物专属性,底物主要包括葡糖醛酸结合物、谷胱甘肽及非结合型有机阴离子药物等,如丙磺舒能抑制甲氨蝶呤的胆汁分泌而导致后者血药浓度升高;伊立替康活性代谢产物 SN-38 由 MRP2 转运经胆汁分泌进入肠道,而 SN-38 直接作用于肠道上皮细胞产生损害作用是伊立替康肠毒性的主要原因,合用 MRP2 阻滞药可减少 SN-38 的胆汁排泄,降低肠毒性发生。

有些药物(如地高辛、洋地黄毒苷、地西泮等)经肝细胞分泌到胆汁中与葡糖醛酸结合形成代谢产物,排泄进入肠道后被肠道内菌群或酶水解为原型药物,又被肠上皮细胞重吸收到肝门静脉进入全身循环,该现象为肝肠循环。肝肠循环可使药物在肝、胆汁与肠道之间往复循环,延缓药物排泄,增加药物在体内滞留时间。人为干预中止肝肠循环可增加药物排泄速度,可用于地高辛等强心药物中毒的抢救。

(三)其他排泄途径的药物相互作用

除肾及胆汁排泄外,有些药物还可通过汗腺、乳腺、唾液腺及泪腺等途径排出体外。挥发性药物如吸入性麻醉药可通过呼吸系统排泄,弱碱性药物(如吗啡、阿托品、磺胺类药物等)经乳汁排泄,可对婴儿产生毒副作用,故哺乳期妇女应禁用。若合用药物经共同途径排泄,则有可能发生潜在的药物相互作用。

(郭瑞臣)

参 考 文 献

[1] 周宏灏,袁洪. 药物临床试验[M]. 北京:人民卫生出版社,2011:104-113.
[2] 刘昌孝. 实用药物动力学[M]. 北京:中国医药科技出版社,2003.
[3] 邓树海,刘兆平. 药物动力学-理论与实践[M]. 北京:人民卫生出版社,1998.
[4] 魏敏吉,赵明. 创新药物药代动力学研究与评价[M]. 北京:北京大学医学出版社,2008.
[5] 亚瑟·J. 阿特金森,达雷尔·R. 阿伯内西,查尔斯·E. 丹尼尔斯,等. 临床药理学原理[M]. 第2版. 魏伟译. 北京:科学出版社,2008.
[6] 武育安. 药物转运体基础与应用[M]. 北京:科学出版社,2017.
[7] 刘建平. 生物药剂学与药物动力学[M]. 第5版. 北京:人民卫生出版社,2016.2.
[8] 阚全程. 医院药学[M]. 北京:中华医学电子音像出版社,2016.5.
[9] 李俊. 临床药理学[M]. 北京:人民卫生出版社,2013.3.
[10] 吴永佩,蒋学华,蔡卫民,等. 临床药学治疗学[M]. 北京:人民卫生出版社,2017.
[11] 刘克辛. 临床药理学[M]. 北京:清华大学出版社,2012.1.

[12] 平其能,屠锡德,张钧寿,等.药剂学[M].北京:人民卫生出版社,2013.

[13] 陈海平.肾功能不全对药动学的影响及临床用药原则[J].2005,7(4):267-271.

[14] 李俊,刘克辛,袁洪,等.临床药理学[M].第6版.北京:人民卫生出版社,2018:101.

[15] 辛华雯,杨勇,魏凯,等.药物与母乳喂养[M].第17版.上海:兴界图书出版社,2019:3.

[16] 金有豫,李大魁.古德曼·吉尔曼治疗学的药理学基础[M].第12版.北京:人民卫生出版社,2016:19.

[17] 中国国家处方集编委会.中国国家处方集化学药品与生物制品卷(儿童版)[M].北京:人民军医出版社,2013:16-17.

[18] 蔡卫民,吕迁洲.临床药学理论与实践[M].北京:人民卫生出版社,2011.

[19] 王怀良,陈凤荣.临床药理学[M].北京:人民卫生出版社,2012.

[20] 刘治军,韩红蕾.药物相互作用基础与临床[M].北京:人民卫生出版社,2015.

[21] 王青秀,吴纯启,廖明阳.细胞色素P450表达的诱导机制及其筛选方法的研究进展[J].国外医学药学分册,2003,30(1):43-46.

[22] Benet L Z,Hosey C M,Ursu O,et al. BDDCS,the Rule of 5 and drugability[J]. Adv Drug Deliv Rev,2016,101:89-98.

[23] Perez A,Ledo A,Boso V,et al. Immunosuppressive drugs and pregnancy:mycophenolate mofetil embryopathy[J]. Neoreviews,2010(11):578-589.

[24] Stika CS,Frederiksen MC. Drug therapy in pregnant and nursing women[M]. Principles of Clinical Pharmacology. New York:Academic Press,2007:339-357.

[25] Wiznitzer A,Mayer A,Novack V,et al. Association of lipid levels during gestation with preeclampsia and gestational diabetes mellitus:a population-based study[J]. Am J Obstet Gynecol,2009,201(3):482.

[26] Acosta P,Bardeguez A,Zorrilla D,et al. Pharmacokinetics of saquinavir plus low-dose ritonavir in human immunodeficiency virus-infected pregnant women[J]. Antimicrob Agents Chemother,2004,48(2):430-436.

[27] Anderson D. Pregnancy induced changes inpharmaeokinetics:a mechanistic-based approach[J]. Clin Pharmacokinet,2005,44(10):989-1008.

[28] DöRing B,Petzinger E. Phase 0 and phase Ⅲ transport in various organs:Combined concept of phases in xenobiotic transport and metabolism[J]. Drug Metabolism Reviews,2014,46(3):261-282.

[29] Schwab M. Cytochrome P450 enzymes in drug metabolism:regulation of gene expression,enzyme activities,and impact of genetic variation. [J]. Pharmacology? Therapeutics,2013,138(1):103-141.

[30] Petzinger E,Geyer J. Drug transporters in pharmacokinetics[J]. Archiv für Experimentelle Pathologie und Pharmakologie,2006,372(6):465-475.

[31] Strange R C,et al. Glutathione S-transferases:Family of enzymes[J]. Mutation Research,2001,482,21-26.

[32] Hutzler J M,et al. Strategies for a comprehensive understanding of metabolism by aldehyde oxidase[J]. Expert Opinion on Drug Metabolism & Toxicology,2013,9(2):153-168.

[33] Palrasu M,Siddavaram N. Cytochrome P450 Structure,Function and Clinical Significance:A Review[J]. Current Drug Targets,1969,18(1):38-54.

[34] Klotz,Ulrich. Pharmacokinetics and drug metabolism in the elderly[J]. Drug Metabolism Reviews,2009,41(2):67-76.

[35] Na G,Xin T,Yan F,et al. Gene polymorphisms and contents of cytochrome P450s have only limited effects on metabolic activities in human liver microsomes. [J]. European Journal of Pharmaceutical ences,2016:86-97.

[36] David R. Taft. Pharmacology(Chapter 9):Drug excretion. Academic Press,2009.

[37] Morrissey KM,Stocker SL,Wittwer MB,et al. Renal transporters in drug development. Annual review of pharmacology and toxicology,2013,53:503-529.

[38] Bow DAJ. The impact of plasma protein binding on the renal transport of organic anions. Journal of Pharmacology and Experimental Therapeutics,2005,316(1):349-355.

[39] Cariello R,Federico A,Sapone A,et al. Intestinal permeability in patients with chronic liver diseases:Its relationship with the aetiology and the entity of liver damage[J]. Digestive & Liver Disease Official Journal of the Italian Society of Gastroenterology & the Italian Association for the Study of the Liver,2010,42(3):200-204.

[40] Scarpellini E,Valenza V,Gabrielli M,et al. Intestinal permeability in cirrhotic patients with and without spontaneous bacterial peritonitis:is the ring closed[J]. American Journal of Gastroenterology,2010,105(2):323-327.

[41] Kirchner,Gabriele I,Beil,et al. Prevalence of Helicobacter pylori and occurrence of gastroduodenal lesions in patients with liver cirrhosis. [J]. International Journal of Clinical & Experimental Medicine,2011,4(1):26-31.

［42］ Dinesh Yogaratnam,Melissa A Miller,Brian S Smith. The Effects of Liver and Renal Dysfunction on the Pharmacokinetics of Sedatives and Analgesics in the Critically Ill Patient［J］. Crit Care Nurs Clin North Am,2005,17(3):245-250.

［43］ Verbeeck R K. Pharmacokinetics and dosage adjustment in patients with hepatic dysfunction［J］. European Journal of Clinical Pharmacology,2008,64(12):1147-1161.

［44］ Mehvar,Reza. Role of Protein Binding in Pharmacokinetics［J］. American Journal of Pharmaceutical Education,2011;69(5):1526.

［45］ Stoeckel K,Tuerk H,Trueb V,et al. Single-dose ceftriaxone kinetics in liver insufficiency［J］. Clinical Pharmacology & Therapeutics,1984,36(4):500-509.

［46］ Boucher B A,Wood G C,Swanson J M. Pharmacokinetic changes in critical illness. ［J］. Critical Care Clinics,2006,22(2):255-271.

［47］ Couteur D D G L,Fraser R,Hilmer S,et al. The hepatic sinusoid in aging and cirrhosis:effects on hepatic substrate disposition and drug clearance. ［J］. Clinical Pharmacokinetics,2005,44(2):187.

［48］ Pacifici G M,Viani A,Franchi M,et al. Conjugation pathways in liver disease. ［J］. British Journal of Clinical Pharmacology,2012,30(3):427-435.

［49］ Rodighiero V. Effects of liver disease on pharmacokinetics:an update［J］. Clinical Pharmacokinetics,2000,38(6):491.

［50］ Johnson D T N,Boussery K,Rowland-Yeo K,et al. A Semi-Mechanistic Model to Predict the Effects of Liver Cirrhosis on Drug Clearance［J］. Clinical Pharmacokinetics,2010,49(3):189-206.

［51］ Fiona V B,Daniel G,Amelia N T,et al. Relevance of liver failure for anti-infective agents:from pharmacokinetic alterations to dosage adjustments［J］. Ther Adv Infect Dis,2014,2(1):17-42.

［52］ Roger K. Verbeeck & Flora T. Musuamba. Pharmacokinetics and dosage adjustment in patients with renal dysfunction［J］. Eur J Clin Pharmacol,2009,65:757-773.

［53］ Rowland A,Miners JO,Mackenzie PI. The UDP-glucuronosyltransferases:Their role in drug metabolism and detoxification. Int J Biochem Cell Biol. 2013,45(6):1121-1132.

第三章　药物治疗的药效学基础

第一节　药物的基本作用

一、药物作用和药理效应

药物作用(drug action)是指药物与机体生物大分子相互作用所引起的初始作用,是动因,有其特异性。特异性(specificity)是指药物能与人体内相应的作用靶位(如受体)结合,从而产生特定的生理效应。

药理效应(pharmacological effect)是药物引起机体生理、生化功能的继发性改变,是药物作用的具体表现,对不同脏器有其选择性。选择性(selectivity)指药物对某组织、器官产生明显的作用,而对其他组织、器官作用很弱或几乎无作用。

通常药理效应与药物作用互相通用,但当二者并用时,应体现先后顺序,即两者的因果关系,药物作用是因,药理效应是药物作用的结果。以肾上腺素升高血压为例,说明药物作用与药理效应的关系,见图3-1。

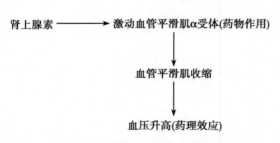

图 3-1　药物作用与药理效应关系

药理效应实际是机体器官原有功能水平的改变,其基本类型如下:机体功能的提高称为兴奋(excitation)、亢进(hyperfunction),如咖啡因能提高中枢神经系统的功能活动;功能的降低称为抑制(inhibition)、麻痹(paralysis),如镇静催眠药苯二氮䓬类或巴比妥类对中枢神经系统具有广泛的抑制作用;过度兴奋转入衰竭(failure),是另外一种性质的抑制。近年来随着生命科学的迅速发展,能使细胞形态与功能发生质变的药物逐渐引起人们的注意,例如某些物质可以诱发细胞癌变,基因疗法能使机体引出遗传缺陷或原来没有的特殊功能。

药理效应与治疗效果(therapeutic effect,简称疗效),两者并非同义词,例如具有扩张冠脉效应的药物不一定都是抗冠心病药,抗冠心病药也不一定都具有缓解心绞痛的临床疗效。

二、药物作用的方式

药物作用的方式有以下两种。

1. 局部作用和吸收作用　局部作用指在给药部位发生作用,几乎无药物吸收,如乙醇、碘酒对皮肤黏膜表面的消毒作用;吸收作用又称全身作用,指药物经吸收入血,分布到机体有关部位后再发挥作用,如对乙酰氨基酚的解热镇痛作用,口服降血糖药或口服抗高血压药的作用,临床应用的大多数药物是通过药物吸收后显示药理效应的。

2. **直接作用和间接作用**　直接作用指药物与器官组织直接接触后所产生的效应;间接作用又称继发作用,指由药物的某一作用而引起的另一作用,常常通过神经反射或体液调节引起。洋地黄的直接作用是兴奋心肌,加强心肌收缩力,改善心力衰竭症状,而随之产生的利尿、消肿等则属继发作用。

三、药物作用的选择性

药物进入机体以后,只对某组织、器官产生明显作用,而对另一些组织、器官则作用很弱甚至无作用,这种在作用性质和作用强度方面的差异,即药物作用的选择性。如治疗量的洋地黄对心脏有较高的选择性,中毒量能影响中枢神经系统。选择性高的药物具有与组织的亲和力大、多数药理活性较高、组织细胞对药物反应性高的特点;选择性低的药物,具有作用范围广、应用时针对性不强、不良反应较多的特点。

药物作用特异性强的药物不一定产生选择性高的药理效应,二者不一定平行。例如,阿托品特异性阻断 M 胆碱受体,但其药理效应选择性并不高,由于 M 胆碱受体的广泛分布,阿托品对心脏、血管、平滑肌、腺体及中枢神经功能都有影响,而且有的表现为兴奋效应,有的表现为抑制效应。作用特异性强和/或效应选择性高的药物应用时较有针对性,副作用较少。反之,效应广泛的药物副作用较多。但广谱药物在多种病因共存或诊断未明时也有其方便之处,例如广谱抗生素、广谱抗心律失常药等。

四、药物作用的二重性

用药的目的在于防病治病。凡能达到防治效果的作用称为治疗作用(therapeutic action)。由于药物的选择性是相对的,有些药物具有多方面的作用,一些与治疗无关的作用有时会引起对患者不利的反应,称为不良反应(adverse reaction)。这就是药物效应的两重性:药物既能治病也能致病。如图 3-2 所示。

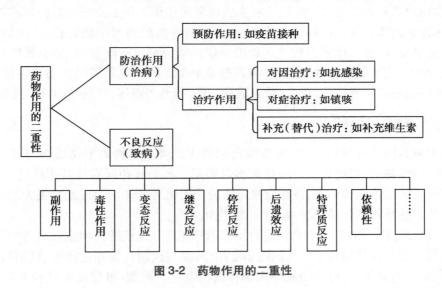

图 3-2　药物作用的二重性

1. **药物的治疗作用**　指患者用药后所引起的符合用药目的的作用,有利于改善患者的生理、生化功能或病理过程,使机体恢复正常。根据药物所达到的治疗效果分为对因治疗、对症治疗和补充治疗或替代治疗。

(1) 对因治疗(etiological treatment):用药目的在于消除原发致病因子,彻底治愈疾病称为对因治疗,或称治本。例如,抗菌药物清除体内致病菌。

(2) 对症治疗(symptomatic treatment):用药目的在于改善症状称为对症治疗,或称治标。对症治疗未能根除病因,但在诊断或病因未明时,对暂时无法根治的疾病却是必不可少的。在某些重危急症如休克、惊厥、心力衰竭、高热、剧痛时,对症治疗可能比对因治疗更为迫切。

(3) 补充治疗(supplement therapy):用药目的在于补充营养物质或内源性活性物质的不足,可部分起到对因治疗的作用,急则治其表,缓则治其本,但需注意病因。替代治疗(replacement therapy)也是补充治疗的一种形式,如肾衰竭患者的透析治疗。

2. 药物的不良反应　凡是不符合用药目的并给患者带来不适或痛苦的反应统称为药物的不良反应。多数 ADR 是药物固有效应的延伸,在一般情况下是可以预知的,但不一定可以避免。少数较严重的 ADR 较难恢复,例如庆大霉素引起神经性耳聋。根据治疗目的、用药剂量大小或不良反应严重程度,分为副作用、毒性反应、后遗效应、停药反应、继发反应、变态反应、特异质反应等,详见本书第四章。

(赵庆春)

第二节　药物的作用机制

药物的作用机制主要研究药物是如何起作用的,药物对机体发挥作用是通过干扰或参与机体内在的各种生理或生化过程的结果,因此各类药物的作用机制也是多种多样的,对药物作用机制的认识已经从器官水平深入到细胞、亚细胞水平甚至分子水平,一般说,药物主要通过以下方式起作用。

根据药物作用的性质,可以把它们分为非特异性(nonspecific action)和特异性(specific action)两大类。

一、非特异性药物作用机制

非特异性作用一般与药物的理化性质如离子化程度、溶解度、表面张力等有关,而与药物的化学结构关系不大。它们的作用可能是由于药物累积在一些对细胞功能有重要作用的部位上,导致一系列代谢过程发生紊乱,影响细胞功能。例如许多烃、烯、醇、醚等化合物由于具有较高的油水分配系数,亲脂性大,对神经细胞膜的脂相有高度的亲和力,因而可能抑制神经细胞的功能,如乙醚、氟烷具有麻醉作用,用于手术麻醉。又如静脉注射甘露醇高渗生理盐水,利用其高渗透压对周围组织的脱水作用,可消除脑水肿或肺水肿,此药在体内不被代谢,经肾排泄,故有渗透性利尿作用。再如由于消毒防腐药对蛋白质的变性作用,只能用于体外杀菌或防腐。口服氢氧化铝、三硅酸镁等抗酸药可中和胃酸,治疗消化性溃疡;口服碳酸氢钠可使尿液碱化,促进巴比妥类酸性药物的排泄。络合剂可解除金属、类金属的中毒。还有一些药物的作用在于改变细胞膜的兴奋性,但不影响其静息电位。膜稳定药可阻止动作电位的产生及传导,如局部麻醉药、某些抗心律失常药等,反之,称为膜易变药,如藜芦碱等,都是作用特异性低的药物。

二、特异性药物作用机制

特异性药物也称为结构特异性药物,大多数药物属于此类。药物的生物活性与其化学结构密切相关,包括基本骨架、活性基团、侧链长短及立体构型等因素。凡是有相同有效基团的药物,一般都有类似的药理作用。有效基团的改变或消失,往往能使药物的作用强度或作用性质发生很大的变化。它们能与机体生物大分子的功能基团结合,诱发一系列生理、生化效应。

(1) 参与或干扰细胞代谢:补充生命代谢物质以治疗相应缺乏症的药物很多,如铁盐补血、胰岛素治疗糖尿病等。有些药物化学结构与正常代谢物非常相似,参与代谢过程却往往不能引起正常代谢的生理效果,实际导致代谢抑制或阻断,称为伪品掺入也称抗代谢药。例如,氟尿嘧啶结构与尿嘧啶相似,掺入癌细胞 DNA 及 RNA 中可干扰蛋白合成而发挥抗癌作用。

(2) 很多无机离子、代谢物、神经递质、激素在体内主动转运需要载体参与。干扰这一环节可以产生明显药理效应。例如,利尿药抑制肾小管 Na^+-K^+、Na^+-H^+ 交换而发挥排钠利尿作用。

(3) 对酶的影响:酶的品种很多,在体内分布极广,参与所有细胞生命活动,而且极易受各种因素的影响,是药物作用的一类主要对象。多数药物能抑制酶的活性,如新斯的明竞争性抑制胆碱酯酶,奥美拉唑不可逆性抑制胃黏膜 H^+,K^+-ATP 酶(抑制胃酸分泌)。尿激酶激活血浆纤溶酶原,苯巴比妥诱导肝微粒体酶,解磷定能使被有机磷酸酯抑制的胆碱酯酶复活,而有些药本身就是酶,如胃蛋白酶。

(4) 作用于细胞膜的离子通道:细胞膜上无机离子通道控制 Na^+、Ca^{2+}、K^+ 等离子跨膜转运,药物可以直接对其产生作用,而影响细胞功能。

(5) 影响核酸代谢:核酸(DNA 及 RNA)是控制蛋白质合成及细胞分裂的生命物质。许多抗癌药是通过干扰癌细胞 DNA 或 RNA 代谢过程而发挥疗效的。许多抗菌药物,如喹诺酮类也是通过作用于细菌核酸代谢而发挥抑菌或杀菌效应的。

（6）影响免疫机制：除免疫血清及疫苗外，免疫增强药（如左旋咪唑）及免疫抑制药（如环孢霉素）通过影响免疫机制发挥疗效。某些免疫成分也可直接入药。

药物作用靶点类型多样，研究表明蛋白质、核酸、酶、受体等生物大分子不仅是生命的基础物质，有些也是药物的作用靶点。现有药物中，以受体为作用靶点的药物超过50%，是最主要和最重要的作用靶点；以酶为作用靶点的药物占20%之多，特别是酶抑制剂，在临床用药中具有特殊地位；以离子通道为作用靶点的药物约占6%；以核酸为作用靶点的药物仅占3%；其余近20%药物的作用靶点尚待研究中。具体见表3-1。

表3-1　药物作用的靶点类型

靶点类型		主要靶点及药物	作用
受体	G蛋白耦联受体	鸟苷酸结合调节蛋白的简称，大多数受体属于此种类型。神经递质和激素受体需要G蛋白介导细胞作用，例如M胆碱、肾上腺素、多巴胺、5-羟色胺、嘌呤类、阿片类、前列腺素、多肽激素受体等属于此类	分子激动药或拮抗药。激动药按其活性大小可分为完全激动药和部分激动药，例如吗啡为阿片受体μ完全激动药，而丁丙诺啡则为阿片受体μ部分激动药。拮抗药分为竞争性拮抗药和非竞争性拮抗药，竞争性拮抗药与激动药同时应用时，能与激动药竞争与受体的结合，降低激动药与受体的亲和力，但不降低内在活性；非竞争性拮抗药与激动药同时应用时，既降低激动药与受体的亲和力，又降低内在活性
	门控离子通道型受体	存在于快速反应细胞膜上，受体激动时导致离子通道开放，细胞膜去极化或超极化，引起兴奋或抑制。N胆碱受体、γ-氨基丁酸（GABA）受体、天冬氨酸受体等属于此类	
	酪氨酸激酶活性受体	上皮生长因子受体、血小板生长因子和一些淋巴因子受体等属于此类	
	细胞内受体	甾体激素受体、甲状腺素受体等属于此类	
核酸	DNA	喹诺酮类抗菌药，阻断DNA的合成；抗病毒药阿昔洛韦、阿糖腺苷、齐多夫定等，干扰DNA的合成；抗肿瘤药氮芥、环磷酰胺、甲氨蝶呤、羟基脲、丝裂霉素、博来霉素、白消安、顺铂、喜树碱等，破坏DNA的结构和功能	通过干扰或阻断细菌、病毒和肿瘤细胞增殖的基础物质核酸的合成，杀灭或抑制细菌、病菌和肿瘤细胞。以核酸为作用靶点的药物主要包括一些抗生素、抗病毒药、喹诺酮类抗菌药、抗肿瘤药等
	RNA	利福霉素类抗生素，影响RNA的合成；抗肿瘤药阿糖胞苷、氟尿嘧啶、放线菌素D、柔红霉素、多柔比星、普卡霉素等，抑制RNA的合成	
离子通道	K$^+$通道	主要为K$^+$-ATP通道激活药和拮抗药。激活药亦称K$^+$通道开放药，如血管扩张剂尼可地尔等；拮抗药亦称K$^+$通道阻滞药，如抗心律失常药胺碘酮、索他洛尔、N-乙酰普鲁卡因胺等，磺酰脲类降糖药如甲苯磺丁脲和格列本脲等	离子通道是细胞膜上的蛋白质小孔，属于跨膜的生物大分子，具有离子泵的作用，可选择性地允许某种离子出入。离子经过通道内流或外流跨膜转运，产生和传输信息，成为生命活动的重要过程，以此调节多种生理功能
	Na$^+$通道	主要为 I 类抗心律失常药。按阻滞Na$^+$通道程度的不同，Na$^+$通道阻滞药分为A、B、C三个亚类。A类中度阻滞Na$^+$，代表药有奎尼丁、普鲁卡因胺；B类轻度阻滞Na$^+$，代表药有利多卡因、苯妥英钠；C类重度阻滞Na$^+$，对Na$^+$通道的活性重度抑制（50%），代表药有氟卡尼、普罗帕酮	
	Ca^{2+}通道	选择性Ca^{2+}通道阻滞药包括：I 类苯烷胺类，例如维拉帕米等；II 类二氢吡啶类，例如硝苯地平、尼莫地平、非洛地平、拉西地平、尼卡地平、尼群地平、氨氯地平等；III 类苯硫䓬类，例如地尔硫䓬等。非选择性Ca^{2+}通道阻滞药包括：IV 类二苯哌嗪类，例如桂利嗪、氟桂利嗪等；V 类普尼拉明类，例如普尼拉明；VI 类其他类，例如哌克昔林	Ca^{2+}通道阻滞药或钙拮抗药。根据世界卫生组织（WHO）的建议，将此药分为选择性Ca^{2+}通道阻滞药和非选择性Ca^{2+}通道阻滞药
	Cl$^-$通道	γ-氨基丁酸（GABA）调控的Cl$^-$通道。苯二氮䓬类药物，如地西泮、硝西泮、氟西泮、氯氮䓬、奥沙西泮、三唑仑、咪达唑仑、艾司唑仑、溴替唑仑、夸西泮、度氟西泮、氟硝西泮等	当GABA受体被GABA激活时，Cl$^-$通道开放，Cl$^-$内流，细胞内Cl$^-$增加，产生超极化而引起抑制效应，导致镇静、催眠等药理作用

靶点类型		主要靶点及药物	作用
酶	酶抑制剂	酶抑制剂:如胃黏膜的 H^+,K^+-ATP 酶抑制剂奥美拉唑;α-葡萄糖苷酶抑制剂阿卡波糖、伏格列波糖等;卡托普利抑制血管紧张素 I 转换酶;解磷定使被有机磷酸酯类所抑制的胆碱酯酶复活等	药物以酶为作用靶点,对酶产生抑制、诱导、激活或复活作用。此类药物多为酶抑制剂
	酶	有些药物本身就是酶,例如胃蛋白酶、胰蛋白酶	
	酶的底物	药物是酶的底物,需经转化后发挥作用。如左旋多巴在纹状体中被多巴脱羧酶所代谢,产生多巴胺;磺胺类药物与对氨苯甲酸竞争二氢叶酸合成酶	

药物的作用靶点不仅为揭示药物的作用机制提供了重要信息和入门途径,而且对新药的开发研制、建立筛选模型、发现先导化合物也具有特别意义。例如,第一个上市的 H_2 受体拮抗药西咪替丁,在极短的时间内就成为治疗胃肠溃疡的首选药物;第一个用于临床的 3-羟基-3-甲基戊二酰辅酶 A(HMG-CoA)还原酶抑制剂洛伐他汀,对杂合子家族性高胆固醇血症、多基因性高胆固醇血症、糖尿病或肾病综合征等各种原因引起的高胆固醇均有良好的作用,促进了此类药物的发展。上述实例表明,药物的作用靶点一旦被人们认识和掌握,就能获取新药研发的着眼点和切入点,药物的作用靶点已成为合理药物设计的重要依托。

（一）酶

酶(enzyme)是由活细胞产生的、对其底物具有高度特异性和高度催化效能的蛋白质,由于酶参与一些疾病的发病过程,在酶催化下产生一些病理反应介质或调控因子,因此酶成为一类重要的药物作用靶点,对酶产生抑制、激活、诱导和复活作用。例如,奥美拉唑通过抑制胃黏膜的 H^+,K^+-ATP 酶,发挥抑制胃酸分泌的作用;苯巴比妥诱导肝药酶;卡托普利抑制血管紧张素 I 转换酶。

（二）离子通道

离子通道是细胞膜中的蛋白质分子,其结构是具有高度选择性的亲水性孔道,对特定离子选择性通透,其功能是细胞生物电活动的基础。药物通过改变离子通道对离子的通透作用,对细胞电生理活动产生影响,进而产生相应的生理或药理效应。一般而言,药物或配体与门控离子通道的受体部位相互作用而影响离子通道的功能。相互作用可以是间接的,涉及 G 蛋白和其他介质,也可以是直接的,如药物本身与通道蛋白的结合而改变其功能。如麻醉药作用于电压门控通道,药物分子机械地插入通道而阻止离子渗透。

（三）载体分子

离子和小分子跨细胞膜转运常需要载体蛋白,因为渗透的分子极性太强(脂溶性不佳),本身难以透过脂质膜。例如,氨基酸与葡萄糖均属于机体内重要的小分子极性物质,不能自由通过细胞膜,需要细胞膜上相应的转运蛋白的协助。氨转运蛋白是一个结构清楚的家族,有别于相应的受体。在大多数情况下,有机分子的转运常与离子(通常是钠离子)的转运相耦联,或是相同的方向,或是相反的方向。载体蛋白具有一个特殊的识别部位,这一部位使它们对某一渗透物具有特异性,这些部位可能成为转运系统阻滞药物的靶点。

（四）受体学说（receptor theory）

1. 受体（receptor）　是一类介导细胞信号转导的功能蛋白质,能识别周围环境中的某些微量化学物质,首先与之结合,并通过中介的信息放大系统,如细胞内第二信使的放大、分化、整合,触发后续的药理效应或生理反应。一个真正的受体具有以下特性:①饱和性(saturability);②特异性(specificity);③可逆性(reversibility);④高亲和力(high affinity);⑤多样性(multiple-variation);⑥灵敏性(sensitivity)。

2. 受点（receptor-site）　受体上与配体立体特异性结合的部位。

3. 配体（ligand）　是指能与受体特异性结合的生物活性物质(如神经递质、激素、自体活性物质或药物)。

4. 受体类型和调节

（1）受体类型。根据受体分布的部位,将受体分为以下几种:①细胞膜受体,位于靶细胞膜上,如胆碱受体、肾上腺素受体等;②胞质受体,位于靶细胞膜的胞质内,如肾上腺皮质激素受体等;③胞核受体,位于靶细胞的细胞核内,如甲状腺素受体存在于胞质内或细胞核内。另外,也可根据受体蛋白结构、信息转导过程、效应性质、受体位置等特点,将受体分为:①配体门控离子通道受体(ligand-gated ion channel receptor),这一家族是直接连接有离子通道的膜受体,存在于快反应细胞膜上,改变细胞膜的离子通透性,由数个亚基组成,起着快速的神经传导作用,无须产生其他细胞内信使物质。典型例子是肌肉的 N 乙酰胆碱受体,它由四种亚单位 α、β、γ、δ 组成五聚体;乙酰胆碱可引起 N 胆碱受体蛋白构象改变,Na^+ 通道暂时开放,Na^+ 流入细胞内,从而使运动终板去极化,发生动作单位,骨骼肌收缩。其他如 GABA 受体等属配体门控离子通道型受体;②G 蛋白耦联受体(G protein coupled receptor),这一家族是通过 G 蛋白连接细胞内效应系统的膜受体,α 肾上腺素、β 肾上腺素、多巴胺、5-HT、M 胆碱、阿片、嘌呤受体等属 G 蛋白耦联受体(图 3-3B);③具有酪氨酸激酶活性的受体(tyrosine kinase receptor),有些受体本身具有某种酶活性,这类受体可激活细胞内蛋白激酶,一般为酪氨酸激酶的膜受体。胰岛素(insulin)、表皮生长因子(epidermal growth factor,EGF)、血小板衍生的生长因子(platelet-derived growth factor,PDGF)、转化生长因子 β(transforming growth factor-β,TGF-β)、胰岛素样生长因子(insulin-like growth factor)受体等属具有酪氨酸激酶活性的受体;④细胞内受体(cellular receptor),甾体激素、维生素 A、维生素 D、甲状腺激素受体等属细胞内受体;⑤细胞因子受体(cytokin receptor),白细胞介素(interleukin)、红细胞生成素(erythropoietin)、粒细胞巨噬细胞集落刺激因子(granulocyte macrophage colony stimulating factor)、粒细胞集落刺激因子(granulocyte colony stimulating factor)、催乳素(prolactin)、淋巴因子(lymphokine)受体等属细胞因子受体(图 3-3A)。

G 蛋白耦联受体(图 3-3B),是一种与三聚体 G 蛋白耦联的细胞表面受体。含有 7 个穿膜区,是迄今发现的最大的受体超家族,由多达 1 100 个氨基酸残基的多肽链组成,其特征结构是含有 7 个跨膜 α-螺旋结构,具有一个不同长度的细胞外 N 末端域和一个细胞内 C 末端域。已知的与 G 蛋白耦联受体结合的配体包括气味、激素、神经递质、趋化因子等等。这些受体可以是小分子的糖类、脂质、多肽,也可以是蛋白质等生物大分子。一些特殊的 G 蛋白耦联受体也可以被非化学性的刺激源激活,例如在感光细胞中的视紫红质可以被光所激活。与 G 蛋白耦联受体相关的疾病为数众多,并且大约 40% 的现代药物都以 G 蛋白耦联受体作为靶点。

配体通过 G 蛋白耦联受体将第一信使的信号通过环磷酸腺苷(cAMP)、三磷酸肌醇(IP_3)、二酰基甘油(DG),以及钙离子传至效应器,产生生物效应。结合后通过激活所耦联的 G 蛋白,启动不同的信号转导通路并导致各种生物效应。G 蛋白(鸟嘌呤核苷调节蛋白,guanine nucleotide binding regulatory protein G)分 α、β、γ 三种亚型,其中 Gα 又分为 Gs(兴奋性 G 蛋白,激活腺苷酸环化酶)、Gi(抑制性 G 蛋白,抑制腺苷酸环化酶)、Gp(磷脂酶 C 型 G 蛋白)、Gt(转导素 G 蛋白)、Go(在脑内含量最多,参与钙、钾通道的调节)。

(2) 受体的调节(regulation of receptor):细胞和受体蛋白都在不断地更新,其合成和降解速率影响受体的数目和构象。生理和病理情况的改变也可对其产生影响。受体与配体作用过程中,其有关的受体数目和亲和力的变化称为受体调节。①向下调节(down-regulation):受体脱敏(receptor desensitization),受体长期反复与激动药接触产生的受体数目减少或对激动药的敏感性降低。如异丙肾上腺素治疗哮喘产生的耐受性。②向上调节(up-regulation):受体增敏(receptor hypersitization),受体长期反复与拮抗药接触产生的受体数目增加或对药物的敏感性升高。如长期应用普萘洛尔突然停药的反跳现象(rebound phenomenon)。

5. **占领学说**(occupation theory)　1933 年 Clark 提出,药物对受体有亲和力。药物作用强度与药物占领受体的数量成正比,药物与受体的相互作用是可逆的;药物浓度与效应服从质量作用定律;药物占领受体的数量取决于受体周围的药物浓度、单位面积或单位容积内受体总数;被占领的受体数目增多时,药物效应增强,当全部受体被占领时,药物效应达 E_{max}。

药物 A 与受体 R 结合形成复合物 AR,由此发出的信号经细胞处理后产生效应 E。

$$[A]+[R]=[AR]\longrightarrow E \tag{3-1}$$

$K_D=[A][R]/[AR]$;K_D(单位 mol/L):平衡解离常数;

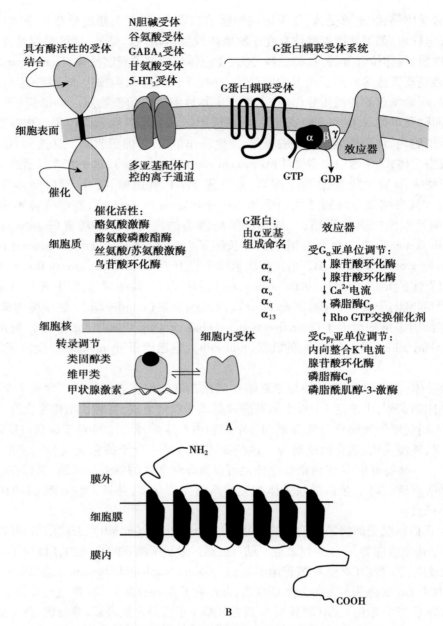

图 3-3   生理性受体及其信号转导途径与 G 蛋白耦联受体模式
注:A. 生理性受体及其信号转导途径;B. G 蛋白耦联受体模式。

由于 $[R_T]=[R]+[AR]$（R_T:受体总数）

$[AR]/[R_T]=[A]/K_D+[A]$；因为只有 AR 是有效的

$$\therefore E/E_{max}=[AR]/[R_T]=[A]/K_D+[A] \tag{3-2}$$

K_D 代表药物与受体的亲和力,即药物与受体结合的能力。占领的受体 $[AR]$ 与 K_D 的倒数成正比,K_D 越大,药物与受体的亲和力越低。

当 $[A]=0,E=0$

当 $[A]\gg K_D,[AR]/[R_T]=100\%,E=E_{max},[AR]_{max}=[R_T]$

当 $[AR]/[R_T]=50\%,[A]=EC_{50},K_D=[A]$

亲和力指数:$pD_2=-\log K_D$,即平衡解离常数 K_D 的负对数。

6. **内在活性**（intrinsic activity,α） 指药物激动受体的能力,是同系药物的效应大小之比,常用 α 表示,一般为 0~1。1954 年 Ariens 和 1956 年 Stephenson 对占领学说进行了修正,认为为了产生药理效应,药物至少应具备两个条件,首先是与特殊受体之间必须有亲和力,才能形成药物-受体复合物;其次,这种复合物必须具有刺激组织代谢的生物化学和生物物理过程的性质,即内在活性。而且只要受体的临界部分被占领就可发生作用,这说明有空闲受体(spare receptor)或储备受体(reserve receptor)存在。根据他们的学说,内在活性低或缺乏内在活性的药物虽然也能与受体结合,但是不论剂量如何大都不能引起最大反应,甚至拮抗另一激动剂的药理效应。

α 值在 0~1 之间,$E/E_{max}=\alpha[AR]/[R_T]$,即 α 越大,效能越大。

倘若有两种药物作用于同一受体部位,则所起的效应与两药的内在活性有极大的关系。若其中的 A 为很活泼的激动剂,其内在活性为 α,能引起最大的效应;而另一药物 B 虽然也作用于同一受体,但其内在活性 $\beta=0$,则 B 为 A 的竞争性拮抗剂。

(1) 激动药(agonist):指与受体有亲和力又有内在活性的药物。完全激动药(full agonist):$\alpha=1$。

(2) 部分激动药(partial agonist):指与受体有亲和力,但内在活性较弱的药物($0<\alpha<1$),如喷他佐辛。部分激动药与受体结合后,只能产生较弱的效应。即使浓度增加,也不能达到完全激动药那样的最大效应,却因占据受体而能拮抗激动药的部分生理效应。

(3) 拮抗药(antagonist):指与受体有亲和力,而无内在活性的药物($\alpha=0$)。

(4) 竞争性拮抗药(competitive antagonist):指与激动药竞争同一受体的拮抗药,呈可逆性结合。使激动药亲和力降低,不影响内在活性。激动药的量效反应曲线可以被竞争性拮抗药平行右移。如果增加竞争性激动药浓度,仍可达到 E_{max}(图 3-4A)。

拮抗参数(antagonism parameter):指当有一定浓度的拮抗药存在时,激动药需增加 1 倍才能达到原效应,此时拮抗药浓度 A_2 的负对数即拮抗参数。用 pA_2 表示:$pA_2=-\log[A_2]$。

(5) 非竞争性拮抗药(noncompetitive antagonist):与激动药作用于同一受体,但结合牢固,分解慢或是不可逆的,或作用于相互关联的不同受体的拮抗药。激动药的量效反应曲线不能被拮抗药平行移动,且 E_{max} 降低(图 3-4B)。

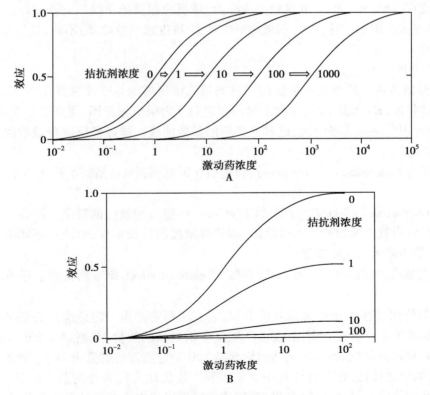

图 3-4　竞争性拮抗与非竞争性拮抗

注:A. 竞争性拮抗(激动药在拮抗药的作用下,量效曲线平行右移,但最大效应不变);
　　B. 非竞争性拮抗(随着拮抗药浓度增加,激动药的量效曲线不平行移动,而最大效应降低)。

7. 速率学说（rate theory）　指药物分子与受体碰撞的频率。药物效应的强弱，与药物占领受体的速率成正比，与药物所占领受体的数量无关。

8. 二态学说（two-model theory）　认为受体的构象有两种状态，Ri（静息状态）和 Ra（活动状态）。两者处于动态平衡，可发生转变。按此学说认为激动药为与受体 Ra 结合的药物；部分激动药为与受体 Ra 具有结合优势的药物；而拮抗药则是与受体 Ri 结合的药物。

（赵庆春）

第三节　药物作用的量效关系与构效关系

一、药物作用的量效关系

药物作用的量效关系（dose effect relationship）指药物的药理效应强度与剂量大小或血药浓度高低存在一定关系。在一定范围内，药物的药理效应强度随着剂量的增加而加强，准确地说，药理效应强度随着药物在靶器官中浓度的上升而加强。通过分析量效关系，可以了解药物剂量或血药浓度产生相应效应的规律，为阐明药物的作用性质、临床应用安全有效量、制订个体化给药方案提供依据。

（一）量效曲线

药理效应的强弱与药物剂量大小或浓度高低呈一定的关系，即剂量-效应关系，简称量效关系，可用量效曲线表示。量效曲线的纵坐标是效应强度，横坐标为药物剂量或药物浓度。在量效关系中效应的表达有两类：一类是"量反应"，即在个体上反映的效应强度呈连续性变化，以数量的分级来表示，如血压升降的 kPa（mmHg）数、心率的增减次数、尿量增减的容积量等，其量效曲线称为"量反应型量效曲线"；另一类是"质反应"，即药理效应不是随着药物剂量或浓度的增减呈连续性量的变化，而表现为反应性质的变化，以阳性或阴性、全或无的方式表现，如死亡与生存、惊厥与不惊厥、睡眠与失眠等，在一群体中效应以阳性反应的出现频率或百分率（%）表示，其量效曲线称为"质反应型量效曲线"。由于效应的表达（量反应或质反应）和药物剂量或浓度的表达方式（剂量或对数剂量，浓度或对数浓度）不同，量效曲线的形态和特征性位点也不尽相同。

（二）量效关系的类型

1. 量反应型量效关系　药理效应强度随药物剂量或浓度增加呈连续性变化，对应量反应型量效曲线。以药理效应的强度（E）为纵坐标，药物剂量或浓度（C）为横坐标作图，得到直方双曲线，通常将横坐标改用对数标尺，可得到一条 S 形曲线，这就是典型的量效曲线。描述量反应型量效关系常用的参数包括以下几个。

（1）最小有效量（minimum effective dose）：指能引起可观测到效应所需的药物最小剂量或浓度，亦称阈剂量或阈浓度。

（2）最大效应（maximal effect，E_{max}）或效能（efficacy）：指药理效应的极限。随着药物剂量或浓度增加，效应也随之增加；当效应增加到最大限度后，即使再增加剂量或浓度，效应也不再继续增强。药理效应达到这一极限，称为最大效应或效能。

（3）半数最大效应浓度（concentration for 50% of maximal effect，EC_{50}）：指能引起 50% 最大效应的药物浓度。

（4）效价及效价比：效价（titer）又称效价单位，它表示药物产生一定效应所需要的剂量。效价测定是保证临床用药等效的重要措施。例如，在生产检定中供试品的效价，经测定为 20U/mg，表示每毫克供试品的效价与 20U 标准品相同，也即该药达到标准品 20U 效应所需的剂量为 1mg。效价比是两药效价之比，亦即两药等效剂量之反比，在新药评价中非常重要。效价比为代表性老药产生某一效应的剂量（分子），与新药产生相同效应的等效剂量（分母）的比值。通常以代表性老药的效价作为 1，如果新药的等效剂量（如 EC_{50}、IC_{50} 等）比老药小 1 倍（0.5），则表示新药作用更强，其效价比为 2。需要注意的是效价和效价比的高低，只是就等效剂量而言。在两药的量效曲线基本平行时，才能计算效价比，此时无论效价高低,两药等效剂量之比都是恒定的常数。如果两药量效曲线不平行,则不同效应水平的等效剂量之比不一致,这时不可计算效价比。如果某新药的效价比老药大 100 倍,仅说明新药 1mg 的作用与老药 100mg 相当,而不是说新药的效应强度比老药大 100 倍。

(5) 效价强度(potency):指作用性质相同的药物在达到相同水平的效应时,比较各药所需的剂量大小(或浓度高低)。这种达到相同水平效应时所用剂量,又称为等效剂量。达到相同效应时所用剂量与效价强度成反比,所用剂量越小的药物其效价强度越大。

效能和效价强度反映药物的不同性质,效能反映药物产生效应的能力,效价强度反映机体对药物的敏感程度,两者具有不同的临床意义,在临床用药时可作为选择药物和确定剂量的依据。但总体上说,效能高比效价强度高的药物更具有临床应用价值,因为效价强度仅是用药量多少的差异,而效能高则可以获得更高的效应。例如,氢氯噻嗪(中效能利尿药)的排钠效价强度大于呋塞米(高效能利尿药),这仅意味着用药量较少即可获得相当效应,由于氢氯噻嗪的效能低,最大排钠有限,常用于轻、中度水肿患者,而呋塞米效能高,可用于重症水肿患者。

(6) 斜率(slope):在效应的 20% ~ 80% 区段,量效曲线大致呈直线,该段直线与横坐标夹角的正切值,称量效曲线的斜率。斜率大的药物 S 形量效曲线陡峭,表明药物剂量的微小变化即可引起效应的明显改变。临床治疗用剂量及重点观察效应也常在此直线状的量效范围内。

2. 时反应型量效关系 以药物效应的起效时间或持续时间为指标的量效关系,属于量反应范畴,但其数据通常不符合正态分布及"时间、剂量限度渐近线"的特点,常用以下参数。

(1) 最早显效时间(T_{min}):是在使用剂量足够大时,药物的最短显效时间。T_{min} 与药物吸收速度及到达靶组织的浓度有关,在临床上药物急性中毒抢救时,它是需要考虑的一个重要参数。过去曾规定产前禁用哌替啶,了解了哌替啶在产妇及新生儿的 T_{min} 后,现认为分娩前 30 分钟给产妇肌内注射适量哌替啶是安全的。

(2) 最迟显效时间(T_{max}):如果药物能产生效应,应在 T_{max} 之前显效,超过 T_{max} 后就不会再出现效应。在临床判断药物是否有效时,这一参数意义很大。

(3) 时间中位数(T_{med}):即药物显效时间的百分位数(50%)。在时间数据中,T_{med} 比平均值更为合理,因为它较少受极端值的影响。

(4) 半效量时间(TED_{50}):是使用等效剂量情况下,反应(显效)时间对比,其可测性、可比性、重复稳定性都比较好,对临床上评价或者比较两药的显效时间及持续时间有重要的参考价值。

3. 质反应型量效关系 随药物剂量或浓度递减,药理效应不是呈连续变化,而表现为反应性质的变化,对应质反应型量效曲线。描述质反应型量效关系,常用以下参数。

(1) 安全性指标:质反应型量效曲线是以对数剂量为横坐标,阳性反应率为纵坐标,得到的是一条对称的 S 形曲线。根据采用指标和效应水平的不同,可分别获得半数有效量(ED_{50})、95% 有效量(ED_{95})、99% 有效量(ED_{99})及半数致死量(LD_{50})。通常将药物的 LD_{50} 与 ED_{50} 的比值称为治疗指数(therapeutic index,TI),用以表示药物的安全性。但是,如果某药的药效量效曲线与其毒性量效曲线不平行,则 TI 值不能完全表示药物的安全性,故采用安全指数、可靠安全系数、安全范围等多个指标表示药物的安全性。例如:①治疗指数(therapeutic index,TI),$TI = LD_{50}/ED_{50}$;②安全指数(safety index,SI),$SI = LD_5/ED_{95}$;③可靠安全系数(certain safety factor,CSF),$CSF = LD_1/ED_{99}$;④安全范围(safety margin,SM),$SM = (LD_1/ED_{99} - 1) \times 100\%$。

(2) 治疗窗(therapeutic window):药物浓度太低不产生治疗效应,浓度太高则产生难以耐受的毒性,在这两个浓度之间限定一个合理治疗区域,该浓度区域常称为"治疗窗"(或称为治疗范围)。治疗窗指的是治疗浓度范围,它是根据药物的毒性及药效的量效曲线,提出的安全性量化指标。窗口的大小,也就是治疗浓度(血浆浓度或对应的剂量)的范围,通常该范围浓度的上限与下限的比值为 2~3,如果比值>5,则说明药物的安全性好。根据药物治疗窗选择最佳给药方案,可以获得较好药效,并降低毒性反应发生率。

(三) 量效关系的规律

1. 一般特点 任何药物必须使用到一定剂量(或达到一定浓度)才能产生疗效或毒性,此阈值分别称为最低有效剂量(或浓度)或最低中毒剂量(或浓度)(E_{min});超过此阈值,随浓度或剂量的增加而效应增强,然后达到一个平坦区,因为任何生物效应都是有极限的反应(E_{max}),超出这个极限反应后,即使剂量再增加,效应也不再增加。

2. 不同量效关系特点   最常见的剂量(或浓度)与效应之间的关系,表现为效应随剂量呈 S 形曲线增加。但是,有时也会出现倒 U 形(或称钟形)曲线,即开始时随着剂量的增加而效应增强,到一定程度后,剂量再增加,效应反而下降。

3. 观察终点(endpoint)   在不同观察终点,可表现不同的剂量(浓度)-效应关系,这是因为用药后不同时间,体内药物浓度以及药物效应及毒性,有时间依赖性改变。因此,研究新药时,不同观察终点的剂量(浓度)-效应关系非常重要,尤其是研究关键性的疗效和安全性的观察终点剂量(浓度)-效应关系。

4. 个体差异(individual variability)   药理效应的个体差异普遍存在。当药量相同时,不同个体的反应强度有差异;反之,反应强度相同时,不同个体接受的药量也不一定都相等。

二、药物作用的构效关系

药物作用的构效关系(structure-activity relationships)即药物的化学结构与生物活性的关系,是药物化学研究的中心内容之一,用于探索药物的化学结构具体如何影响药物的生物活性。其中,药物的化学结构直接决定了其具有的理化性质(physicochemical properties),也直接影响了药物分子的药物代谢动力学基础,即药物在体内的吸收(absorption)、分布(distribution)、代谢(metabolism)和排泄(excretion)的过程。理想的药物应该具有安全性、有效性和可控性,这些均与药物的化学结构密切相关。

依据药物在体内的作用方式,可将药物分为结构非特异性药物(structurally nonspecific drug)和结构特异性药物(structurally specific drug)。结构非特异性药物是指药物的活性主要取决于药物自身的各种理化性质,且与化学结构关系不密切,当药物的结构发生改变时,药物的活性不受太大影响。结构特异性药物的作用靶点是不同的受体(酶、蛋白),因而其生物活性主要与药物结构和受体间的特异性结合有关,当药物的化学结构发生变化时,药物分子与受体间的特异性结合也发生变化,进而直接影响其药效学性质。

药物在体内的基本过程是吸收、转运、分布到达作用部位,产生药理作用并在体内进行代谢后再进行排泄。药物分布到作用部位且在作用部位达到有效浓度是药物产生生物活性的重要因素之一,而该转运过程与药物的理化性质有关;同样,药物在作用部位与受体特异性结合并相互作用则是发挥药效的另一个重要因素。以上为药物产生生物活性的两个决定性因素,即药物的理化性质及药物与受体的相互作用。

（一）药物的理化性质对活性的影响

对于结构非特异性药物,其理化性质是决定药物活性的关键因素。药物在转运过程中,需通过各种生物膜,分布到作用部位且在作用部位达到有效浓度,是药物与受体结合的基本条件。然而,能与受体特异性结合良好的药物并不一定具有适合转运过程的最佳理化性质,如某些酶抑制剂,在体外试验具有很强的生物活性,但因其脂水分配系数过高或过低,不能在体内生物膜的脂相-水相-脂相间的生物膜组织内转运,无法达到酶所在的部位,造成体内试验几乎无效。因此,新药设计在考虑药物活性的同时,药物的理化性质也不容忽视。

1. 脂水分配系数对活性的影响   药物的溶解度用脂水分配系数(partition coefficient)P 表示。P 是药物在有机相正丁醇(1-butanol)中和水相中分配达到平衡时物质的量浓度 C_o 和 C_w 之比,即 $P = C_o/C_w$,常用 $\log P$ 表示,$\log P = \log(C_o/C_w)$。药物转运扩散至血液或体液需有一定的亲水性(hydrophilicity),通过脂质的生物膜转运需有一定的亲脂性(lipophilicity)。$\log P$ 是构成整个分子的所有官能团的亲水性与亲脂性总和,其值越大则亲脂性越高,为负值则表示药物的亲水性较强。当药物中含有氢键的接收或给予官能团时,可增加药物的亲水性,且官能团的数目越多,亲水性越强,主要有羟基、氨基和羧基此类官能团;同时,通过此类官能团的数目,可以判断药物的溶解度趋势。而药物分子中如含有亲脂性的烷基、卤素和芳环等,一般会增加药物的亲脂性。药物的活性往往与其亲脂性密切相关,不同类型的药物对亲脂性有不同的要求,例如,中枢神经系统药物需要穿过血-脑屏障,适当增强药物的亲脂性有利于吸收,从而增强活性,降低亲脂性则可使活性降低。但亲脂性过大,不利于药物的转运过程,不能在脂-水相间的人体组织中转运,无法到达作用部位,也不能产生理想的药效。一般来说,脂水分配系数应有一个适当的范围,才能显示最好的药效。例如,作用于中枢神经系统的巴比妥类药物,活性好的药物的 $\log P$ 在 2.0 左右。

2. 酸碱性对活性的影响 人体 70%~75% 是由水组成的,药物进入体内后可依据稀溶液理论解释,多数药物为弱酸或弱碱,且其解离度由化合物的解离常数 pK_a 和溶液介质 pH 决定。药物解离后以部分离子型和部分分子型两种形式存在,分别以醋酸和甲胺代表酸和碱为例,其 pK_a 计算过程如下:

$$CH_3COOH+H_2O \Longrightarrow CH_3COO^-+H_3O^+ \qquad pK_a = pH - \log\frac{[CH_3COO^-]}{[CH_3COOH]}$$

$$CH_3NH_2+H_2O \Longrightarrow CH_3NH_3^++OH^- \qquad pK_a = pH - \log\frac{[CH_3NH_2]}{[CH_3NH_3^+]}$$

当药物的解离度增加时,药物的离子型浓度也随之升高,未解离的分子型浓度降低,使得该药物在亲脂性的组织中吸收减少;而解离度较小时,药物的离子型浓度下降,也不利于药物的转运过程。因而,一般只有合适的解离度,才能使药物发挥最大活性。

通过判断药物分子的酸碱性,在给定的 pH 条件下便可预测能否被离子化。其中,pK_a 与药物的酸性形式和碱性形式存在以下关系:

$$pK_a = pH - \log\frac{[酸性形式的浓度]}{[碱性形式的浓度]}$$

由于药物的 pK_a 可以测定,亦可通过数据库查询获得,故通过上式,在给定 pH 条件下可计算药物的离子化程度,进而判断药物在体内吸收和分布的情况。

(二) 药物和受体的相互作用对活性的影响

结构特异性药物的活性取决于药物和受体的相互作用,因为药物和受体相互作用形成复合物才能产生药理作用,故而药物与受体的结合方式会直接影响药物的活性。此外,药物分子的各个官能团、电荷分布以及立体构型、构象等因素也影响药物与受体的特异性结合。

1. 药物和受体的相互键合作用对活性的影响 药物分子和受体的结合方式主要可分为可逆和不可逆两种形式。其中,以共价键结合时,形成不可逆复合物,产生较强的活性,如青霉素的作用机制是与黏肽转肽酶酰化反应;但大多数情况下,药物与受体的结合是可逆的,且主要的可逆结合方式有离子键、氢键、疏水键、范德华力、离子偶极、偶极-偶极和电荷复合物等。在发挥药物活性的实际过程中,药物与受体往往以多种键合方式结合,一般作用的部位越多,作用力越强,药物的活性越高。

2. 药物分子中的各种官能团对活性的影响 虽然药物的活性主要依赖于药物分子整体性,但一些特定的官能团可使整个分子的结构和性质发生改变,从而影响药物与受体的结合及药效。通常,药物分子中常含有多种官能团,而每种官能团对药物性质的影响不同,进而对活性、毒性、药动学等产生不同影响及综合影响。

(1) 烷基的影响:在药物分子中引入烷基,可增加脂水分配系数,降低药物分子的解离度,特别对于空间位阻较大的烷基,还有可能由于立体位阻的存在,增加药物代谢的稳定性。一般药物的亲脂性越强,代谢速度越慢。故烷基链的改变,如增加或缩短烷基链、形成支链或改变环的大小,都能深刻影响分子的药理活性和强度。

(2) 卤素的影响:卤素有较强的电负性,取代氢原子形成碳-卤键而显示出吸电子的诱导效应,进而可能影响药物分子的电荷分布,如果药物的活性与其相关,则活性将发生改变。例如,奋乃静在 2 位引入三氟甲基得到氟奋乃静,其安定作用可增强 4~5 倍。

(3) 羟基与巯基的影响:在药物分子中引入羟基或巯基,会增加药物分子的水溶性,也会影响药物分子与生物大分子的作用能力。由于羟基在脂肪链和芳环上分别表现出吸电子的诱导效应和给电子的共轭效应,使得药物分子的理化性质发生较大改变,进而影响药物的活性。巯基则具有较强的亲核性,可与金属离子形成络合物。

（4）磺酸基与羧基的影响：仅有磺酸基的化合物一般没有生物活性，引入磺酸基对活性没有影响，但可增强药物的亲水性和溶解度。羧基的水溶性及解离度较磺酸基小，可进一步成盐增加药物的水溶性。

（5）氨基与酰胺的影响：含有氨基和酰胺的药物能与生物大分子形成氢键，易与受体结合，常显示较好的活性，并表现出多种特有的生物活性。

（6）醚键的影响：醚类药物分子中的氧原子能与水形成氢键，具有一定的亲水性，烷基则有亲脂性，使得药物分子易于通过生物膜，进而有利于药物的转运。

（7）酯基的影响：酯基的脂溶性较强，药物分子中含有酯基容易被吸收和转运，影响其生物活性。通常，酯类药物是为了延长作用时间而设计的前药。

3. 药物分子的立体异构对活性的影响

（1）几何异构对活性的影响：当药物分子中含有双键或由刚性、半刚性的环状结构引起药物构型发生改变时，产生几何异构体。由于几何异构体的结构差别较大，引起药物分子的药效基团和受体异构体的互补相差较大，导致生物活性往往有较大差别。例如，氯普噻吨的顺势异构体的抗精神病作用比反式强5~10倍。

（2）光学异构对活性的影响：光学异构药物分子中存在手性中心，两个对映体互为实物和镜像，产生对映异构体药物分子。其在活性上的表现可有作用完全相同、作用相同但强度（有无或大小）不同、作用方式不同等几种类型，可能与药物的手性中心在受体结合中的部位有关。此外，生物膜、血浆和组织上的受体、蛋白和酶对药物进入机体后吸收、分布和排泄过程均有可能存在立体选择性地优先通过与结合的情况，进而导致药效上的差别。

（3）构象异构对活性的影响：药物分子与受体作用时所采取的实际构象为药效构象（pharmacophoric conformation），但不一定为药物分子的优势构象（分子势能最低时的构象）。虽然药物分子的基本结构不同，但可能会以相同的作用机制引起相同的药理或毒理效应，这是源于它们具有共同的药效构象，即构象等效性（conformational equivalence），从而以相同的作用方式与受体产生相互作用。反之，一些结构相似的药物构象发生重大改变时，药物活性的强弱也会发生改变，甚至表现出不同的药理活性。

（张　玉）

第四节　影响药物效应的因素

药物在机体内产生的药理作用和效应是药物和机体相互作用的结果，因此，药物效应受药物和机体两方面的因素影响。其中，药物因素主要包括药物剂型、剂量和给药途径、合并用药与药物相互作用，以及反复给药的间隔时间长短和持续次数等；而机体方面的因素主要包括患者的年龄、性别、种族、遗传变异、个体差异、心理和生理病理状态等。

临床上，上述因素常常会引起机体对药物的药动学过程（吸收、分布、代谢、排泄，ADME）发生变化，导致发生个体间药物效应的差异；此外，临床上常同时应用多种药物，更易导致不良反应的发生。因此，应熟悉各种因素对药物效应的影响，根据个体情况，选择合适的药物和剂量，做到个体化用药。既能保证药物疗效，又能减少不良反应的发生。

图3-5概括了影响药物作用的因素，包括药物给药后到达目标部位阶段及后续阶段等各主要影响因素。

一、药物方面的因素

（一）药物制剂和给药途径

通常，药物被制成多种剂型，采用不同的途径给药。如供口服的有片剂、胶囊、口服液等；供注射的有水剂、乳剂、油剂等；此外，还有控制释放速度的缓控释剂型。即使同一种药物，由于剂型不同、采用的给药途径不同，所引起的药物效应也会不同。通常注射药物比口服药物吸收快、到达作用部位的时间快，因

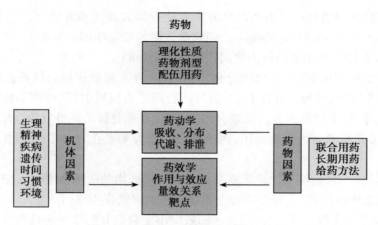

图 3-5　影响药物作用的因素

而起效快、效果明显。在注射剂中,水溶性制剂比油溶液和混悬剂吸收快、起效时间短。口服制剂中的溶液剂比片剂、胶囊更易吸收。缓控释制剂是一种用以控制药物缓慢、恒速或非恒速释放的制剂,其作用更为持久和温和。

有的药物在采用不同的给药途径给药时,还会产生不同的作用。如硫酸镁内服可以导泻,而注射使用会具有解痉、镇静和降低颅内压的作用。

因此,临床使用药物时应注意选择合适的剂型和给药途径,以便使药物发挥其治疗作用。

（二）给药方案

1. **给药时间**　许多药物需要在适当时间进行给药。一般而言,饭前服药吸收较好,且发挥作用较快;饭后服药吸收较差,效果也较慢。但对于有刺激性的药物而言,饭后服用可减少对胃肠道的刺激。

2. **反复给药**

（1）耐受性:在连续用药的过程中,有的药物药效会逐渐减弱,需加大剂量才能显效,此现象称为药物的耐受性(tolerance)。但在停药一段时间后,机体大多可恢复原有的敏感性。如亚硝酸酯类药物的扩血管作用,连续用药数日后会产生耐受性,2~3 周后达到高峰,但在停药 10 日左右又可恢复其作用。若在短时间内连续用药数次后立即产生耐受性,称快速耐受性。如麻黄碱、加压素等,极易产生快速耐受性。有时机体对某药产生耐受性后,对另一药的敏感性也降低,称交叉耐受性(cross tolerance)。

此类影响通常是由药动学的改变(ADME 过程发生变化,如吸收减少、转运受阻、药酶诱导作用、消除加快等)引起;药效学方面的改变有机体调节功能适应性改变、受体的向下调节等,使受体数量减少或机体反应性降低。

（2）抗药性:在化学治疗中,病原体或肿瘤细胞对药物的敏感性降低称为抗药性或耐药性(drug resistance)。通常在化疗药物中较为常见。

（3）药物依赖性:某些麻醉药品或精神药品在患者连续使用后能产生依赖性,表现为对该类药物继续使用的欲望。通常根据药物对人体产生的依赖性和危害人体健康的程度分为两类:躯体依赖性(physical dependence)和精神依赖性(psychological dependence)。

1）躯体依赖性:以往称为成瘾性(addiction),现也称为生理依赖性。由于反复用药造成身体适应状态产生欣快感,一旦中断用药,可出现强烈的戒断综合征。如镇痛药吗啡、哌替啶、毒品海洛因等。

2）精神依赖性:也称心理依赖性,是指用药后产生愉快满足的感觉,使用药者在精神上渴望周期性或连续用药,以达到舒适感。

（三）药物相互作用

两种或多种药物合用或先后序贯使用时,引起药物作用和效应的变化称药物相互作用(drug interaction,DDI)。药物之间的相互影响和干扰可改变药物的体内过程(ADME)及机体对药物的反应性,从而使药物的药理效应或毒性发生变化。药物相互作用可使药效加强,也可使药效降低或不良反应加重。一般而言,用药越多,不良反应发生率越高。

按药物相互作用的作用机制可分为药动学方面和药效学方面的相互作用。药动学方面的相互作用主要是通过影响药物的体内 ADME 过程发生。药效学方面的相互作用主要如下。

1. **协同作用**　合并用药作用增强称为协同作用(synergism)。

(1) 相加作用:两药合用的效应是两药分别作用的和,称为相加作用。抗高血压药物常采用两种不同作用环节的药物合用,既可使降压作用相加,而各药物剂量相应减少,又可使不良反应降低。而在抗菌药物中,链霉素、庆大霉素、卡那霉素或新霉素合用,对听神经和肾脏的毒性反应会增加。

(2) 增强作用:如青霉素和丙磺舒合用,丙磺舒会阻止青霉素在肾小管的排出,使其抗菌作用增强,延长其效应。

(3) 增敏作用:是指一种药物可使组织或受体对另一种药物的敏感性增加。如可卡因可抑制交感神经末梢对去甲肾上腺素的再摄取,出现去甲肾上腺素或肾上腺素作用增强。

2. **拮抗作用**　合并用药效应减弱,两药合用的效应小于它们分别作用的总和时,称为拮抗作用。

(1) 药理性拮抗:当一种药物与特异性受体结合,阻止了激动药与其受体结合,此作用称为药理性拮抗(pharmacological antagonism)。如 H_1 组胺受体拮抗药苯海拉明,可拮抗 H_1 受体激动药的作用;β 受体拮抗药普萘洛尔可拮抗异丙肾上腺素的 β 受体激动作用。

(2) 生理性拮抗:两个激动药分别作用于生理作用相反的两个特异性受体,称为生理性拮抗。如组胺可作用于 H_1 组胺受体,引起支气管平滑肌收缩,使毛细血管通透性增加,血压下降,甚至可能发生休克。肾上腺素可作用于 β 肾上腺素受体,使支气管平滑肌松弛,迅速缓解休克,因此,可用于抢救过敏性休克。

(3) 生化性拮抗:如苯巴比妥可诱导 CYP450,使苯妥英钠的代谢加速,效应降低。这种类型的拮抗称为生化性拮抗。

(4) 化学性拮抗:如重金属或类金属中毒,通常用二巯丙醇注射液进行解救,因为二者可形成络合物排泄。这种类型的拮抗,称为化学性拮抗。

二、机体方面的因素

(一) 心理因素

通常,人体的精神状态也会影响药物疗效。如在某些特定条件下,血压会随着心情的变化而升高(白大衣高血压、情绪激动等),还可引起失眠等。相反,精神萎靡和情绪低落可影响抗肿瘤药、抗菌药的治疗效果,严重者甚至可引起机体内分泌失调,降低机体抵抗力,导致或加重疾病。

此外,对患者给予暗示可以有效提高痛阈值;肿瘤患者也可由于使用安慰剂而使病情得到短期缓解或改善。因此,在临床新药试验中,通常采用安慰剂对照试验法以排除精神因素对药物效应的影响。

患者对药物效应的反应能力、敏感程度、耐受程度也对药物治疗效果产生一定的影响,如对疼痛敏感者和不敏感者在应用镇痛药后所产生的效果有很大差异。

(二) 年龄因素

由于儿童和老年人的生理功能与成人相比有较大差异,因此,儿童和老年人的剂量应以成人剂量为参考酌情减量。《中华人民共和国药典》规定,用药剂量在 14 岁以下为儿童剂量,14~60 岁为成人剂量,60 岁以上为老年人剂量。

1. **儿童**　儿童的器官和组织正处于生长发育时期。年龄越小,器官和组织的发育越不完全。药物使用不当会造成器官和组织发育障碍,甚至产生严重不良反应,留下后遗症。

(1) 中枢神经系统:由于儿童血-脑屏障和脑组织发育尚未完善,对中枢抑制药和中枢兴奋药非常敏感,使用吗啡、哌替啶极易出现呼吸抑制;而使用尼可刹米、氨茶碱、麻黄碱等药物又容易出现中枢兴奋以致惊厥。

(2) 肝肾功能:儿童肝肾发育不全,对药物代谢和排泄的能力较低。氯霉素主要在肝代谢,新生儿应用氯霉素后,极易发生灰婴综合征。此外,经肾排泄的药物如氨基糖苷类抗生素,由于肾排泄率较慢使血中药物存留时间延长,如按成人剂量进行给药,儿童的血药浓度明显高于成人,易产生耳毒性。

（3）对水及电解质代谢的影响：儿童体液占体重比例较大而对电解质调节能力差。如高热时使用解热药引起出汗过多极易造成脱水。此外，儿童对利尿药敏感，易发生水、电解质紊乱。

（4）骨骼及牙齿生长：四环素类药物容易沉积于骨骼和牙齿，造成骨骼发育障碍和牙齿黄染，目前已禁用于儿童。喹诺酮类药物也易影响骨骼和牙齿生长，因此对儿童应慎用。

（5）内分泌系统：目前，随着生活水平的不断提高，儿童肥胖越来越常见。儿童营养饮食过剩或滥服营养口服液、助长剂是造成这些现象的主要原因。

2. **老年人**　老年人的组织器官及其功能随年龄增长伴有生理性衰退过程，对药动学和药效学产生影响。老年人的主要生理特点是体液相对减少，脂肪增多，蛋白合成减少。肝肾功能随年龄增长而逐渐衰退，药物代谢和排泄速率相应减慢。

此外，老年人多伴有不同程度的老年疾病，如心脑血管疾病、糖尿病、脑部退行性疾病、胃肠疾病等，对中枢神经系统药物、心血管系统药物比较敏感。1999 年，曾发生于中国、美国、日本、英国等国家的苯丙醇胺事件，说明老年人或有心脑血管病、肾病者不宜使用含有这种药物的复方制剂，否则容易诱发脑卒中、心肌梗死、肾衰竭等。

（三）体重

体重除了在不同年龄有明显差别外，在同年龄段内也有一定差别，这一差别会造成对药物作用的影响。若患者的胖瘦差别不大而体重相差较大时，若给予同等剂量药物，轻体重者血药浓度明显高于重体重者；反之，当体重相近而胖瘦差别明显时，水溶性和脂溶性药物二者在体内分布亦会发生差异。因此，给药剂量应以体表面积为计算依据，既要考虑体重因素，又要考虑体型因素。

（四）性别

虽然不同性别对药物的反应无明显差别，但女性由于其生理的特殊性（月经期、妊娠期、分娩期、哺乳期），用药时应充分考虑此"四期"所带来的影响。在月经期，子宫对泻药、刺激性较强的药物及能引起子宫收缩的药物较敏感，容易引起月经过多、痛经等；在妊娠期，这些药物容易引起流产、早产等。

有些药物能通过胎盘屏障进入胎儿体内，对胎儿生长发育和活动造成影响，严重的可导致畸胎，故在妊娠期应慎重考虑用药。在分娩期用药更要注意对产妇、胎儿的影响。一旦胎儿离开母体，则新生儿体内药物无法被母体消除，引起药物滞留而产生药物反应。

哺乳期妇女服用药物时，应考虑药物可通过乳汁进入哺乳儿体内引起药物反应。

三、疾病方面的因素

（一）心脏疾病

心力衰竭时药物在胃肠道的吸收减少、分布容积减少、消除速率减慢。如普鲁卡因胺的达峰时间由 1 小时延长至 5 小时，生物利用度减少，分布容积减少，血药浓度升高。清除率亦由 $400\sim600\text{ml}/\text{min}$ 降至 $50\sim100\text{ml}/\text{min}$，半衰期由 3 小时延长至 $5\sim7$ 小时。

（二）肝病

严重的肝功能不良患者在使用肾上腺糖皮质激素时，通常选用氢化可的松或泼尼松龙，而不宜选用可的松或泼尼松。原因主要是：可的松或泼尼松需在肝转化成氢化可的松或泼尼松龙方可生效。某些不经肝转化代谢的药物在肝功能不良时不受影响。

（三）肾病

氨基糖苷类抗生素主要经肾排泄。某些抗菌药物在肾衰竭患者中半衰期会延长数倍，若不调整给药剂量或给药间隔时间，将造成药物在体内蓄积，导致听神经损害，引起听力减退，甚至导致药源性耳聋。

（四）胃肠疾病

胃肠道的 pH 改变会对弱酸性和弱碱性药物的吸收带来影响。胃排空时间延长或缩短也会使在小肠吸收的药物作用延长或缩短。

腹泻时药物吸收减少，便秘时药物吸收会增加。

（五）营养不良

血浆蛋白含量下降时，血中游离药物浓度增加，引起药物效应增加。

（六）酸碱平衡及电解质紊乱

酸碱平衡失调时，会对药物在体内的分布造成影响。当机体发生呼吸性酸中毒时，血液 pH 下降，可使相关弱酸性药物解离度减少，易于进入细胞内液。

而当机体发生电解质紊乱时，细胞内外液的电解质浓度发生变化，影响药物效应。如当细胞内 K^+ 缺乏时，使用强心苷类药物易产生心律失常。Ca^{2+} 在心肌细胞内减少时，将降低强心苷类药物加强心肌收缩力的作用，其浓度在心肌细胞内浓度过高时，该类药物易致心脏毒性。

（七）发热

解热镇痛药可使机体体温下降，而对正常人无降温作用；氯丙嗪不但可使发热者体温下降，还可使正常人体温下降。造成这一现象的原因是药物作用机制的不同。

四、遗传因素

在基本条件相同的情况下，多数患者对药物的反应基本类似，但有少数患者对药物出现极敏感或极不敏感的现象，称为个体差异。药物作用的个体差异目前认为是由遗传因素引起的，很大程度上可以由遗传因素来解释。

遗传因素对药物反应的影响比较复杂，因为体内的药物作用靶点、药物转运体和药物代谢酶等是在特定基因指导下合成的，基因多态性使作用靶点、药物转运体和药物代谢酶等活性不同，从而影响了药物反应。所以，遗传基因的差异是构成药物反应的决定因素。

（一）种属差异

人与动物之间、动物与动物之间的差异称为种属差异。这种差异既有质的差异，也有量的差异。如吗啡对人、犬、大鼠和小鼠作用表现为行为抑制，而对马、猫、虎作用表现为兴奋作用。量的差异表现更为普遍。因此，临床前试验既要考虑到种属选择问题，又要考虑到剂量换算问题，不可将动物实验剂量直接用作人体剂量。

（二）种族差异

不同种族的人群对药物代谢和反应存在显著差别。以乙酰化转移酶为例，它是许多药物如磺胺类、异烟肼、对氨基水杨酸、普鲁卡因胺等在体内的共同代谢酶，在人群中分为快代谢型和慢代谢型（亚洲人群多为快代谢型，而高加索人、白人族群多为慢代谢型）。由于基因变异的原因，这两类人群对药物消除的半衰期相差高达 2 倍以上。

（三）个体差异

如上描述，个体差异在一卵双生个体间相差无几，但在双卵双生个体间却相差数倍之多。这种差异既有量反应差异，也有质反应差异。

1. 量反应差异　有些个体对药物剂量反应非常敏感，所需药量低于常用量，称为高敏性。反之，有些个体需要使用高于常用量的药量方能出现药物效应，称为低敏性或耐受性。例如，正常人肝中维生素 K 环氧化酶能使氧化型维生素 K 还原成氢醌型维生素 K，参与凝血酶原的合成，华法林通过抑制此酶而起抗凝作用，华法林耐受者由于此酶受体变异，与华法林的亲和力下降而使药效降低。

2. 质反应差异　某些过敏体质的人用药后可发生过敏反应，又称变态反应，是机体将药物视为一种外来物所发生的免疫反应。这种反应与剂量无关，且无法预知，仅发生于少数个体。轻者可引起发热、药疹、局部水肿，重者可发生剥脱性皮炎、过敏性休克等。因此，在临床上使用药物前必须询问过敏史，进行皮肤过敏试验，阳性者应禁用，有过敏史倾向者也应慎重使用，以防发生危险。

（四）特异体质

某些个体用药后出现与常人不同的异常反应，此类个体称为特异体质。主要原因与某些基因缺失有关。例如，在红细胞的磷酸戊糖代谢通路中，葡糖-6-磷酸脱氢酶（G-6-PD）将葡糖-6-磷酸脱下的氢传递给谷胱甘肽使之成为还原型谷胱甘肽（GSH），发挥抗氧化作用。当 G-6-PD 缺陷患者服用阿司匹林、对乙酰氨基酚、磺胺、呋喃类等有氧化作用的药物或食物时可使 GSH 缺乏，造成血红蛋白被氧化，导致溶血。缺乏高铁血红蛋白还原酶者不能使用硝酸酯类和磺胺类药物，以免出现发绀。缺乏血浆假性胆碱酯酶者不能使用琥珀胆碱，否则易引起呼吸停止。

五、其他因素

（一）时间因素

近年来，随着对生物节律与药物作用之间关系研究的深入，机体内生物节律变化对药物作用的影响被越来越多地考虑到。这一类研究称为时辰药理学。

生物体内的节律有多种，如昼夜节律、周节律、月节律、季节律、年节律等，其中以昼夜节律对药物影响最重要，研究最多。时辰药理学主要表现在时间药物代谢、时间药物效应、时间毒理等方面。

时间药物代谢涉及药物在体内的许多环节，主要是各器官、组织、体液的生理性节律所致。例如，胃液 pH 在上午 8:00 左右最高，在夜间最低，某些弱酸性药物或弱碱性药物的吸收量受此影响明显。又如，哮喘患者在夜间发作较白昼严重，而血药浓度晚间又较白昼低，因此按时间节律调整给药方案具有非常重要的临床意义。

在时间药物效应方面，众多药物（如中枢神经系统药物、心血管系统药物、内分泌系统药物、抗肿瘤药物、抗菌药、平喘药等）均有昼夜时间节律变化。肾上腺皮质激素分泌高峰出现在清晨，血浆浓度在上午 8:00 左右最高，而后逐渐下降，直至夜间 0:00 左右达到最低。临床上根据这一特点将此药由每日分次用药改为每日上午 8:00 一次性给药，既提高了临床疗效，减轻了不良反应，又使药物与效应规律与体内生物节律同步，取得了公认的成效。

（二）生活习惯与环境

1. 生活习惯 饮食对药物的影响主要表现在饮食成分、饮食时间和饮食数量。如前述所言，药物应在空腹时服用，有些药物对消化道有刺激，在不影响药物吸收和药效的情况下可以饭后服用。

食物成分对药物也有影响。如高蛋白饮食可使氨茶碱代谢加快；低蛋白饮食可使肝药酶含量降低，多数药物代谢速率减慢，还可使血浆蛋白含量降低，血中游离药物浓度升高。

吸烟对药物的影响主要是烟叶在燃烧时产生的多种化合物可使肝药酶活性增强，药物代谢速率加快，经常吸烟者对药物的耐受性明显增强。饮酒时乙醇可使多种中枢神经系统药物、血管扩张药、降血糖药等药效增强，长期小量饮酒可使肝药酶活性增强，药物代谢速率加快；急性大量饮酒使肝药酶活性饱和或降低，对其他药物的代谢速率减慢。饮茶主要影响药物的吸收，茶叶中的鞣酸可与药物结合减少其吸收。另外，茶碱还具有中枢兴奋、利尿、兴奋心脏等作用，可加强相应药物的作用。

2. 环境因素 人类生活与工作环境中的各种物质对机体的影响近年来越来越明显。如食品中的各种添加剂，农作物中的杀虫剂，水中的重金属离子、有机物等，空气中的粉尘、尾气排放物、燃烧物等长期与人接触，最终也会改变肝药酶的活性，使药物活性受到一定的影响。

六、合理用药

由于不合理用药和盲目滥用药物给患者带来严重的后果和经济损失等，根据相关原则，临床使用药物治疗时，需要根据患者的具体情况正确选择药物类别、药物种类、药物剂型和药物配伍等，称为合理用药。合理用药的基本原则如下。

1. 明确诊断 使用药物前首先要明确诊断，再考虑选择用药。某些急诊患者如高热、剧痛等可适当降温、止痛到患者能够忍受的限度，但不可使症状消失，以免误诊。

2. 严格掌握药物适应证和禁忌证 明确诊断后应根据患者的病情和药物适应证选择药物，同时考虑注意事项和禁忌证。例如，患者患感染性疾病而又适宜选用青霉素 G 时，若患者无过敏反应，即可选用，否则就要更改为其他不过敏的适宜药物。

3. **根据药物特性选择合理剂型和给药途径**　不同的给药途径都有若干种剂型可供选择。主要根据病情的轻重缓急、药物特性、患者的承受能力和经济状况决定。

4. **确定剂量和疗程**　根据病情和治疗情况来确定用药剂量和疗程。例如,肾上腺皮质激素有不同的疗法,使用剂量和疗程均不相同,在使用过程中应根据病情变化随时进行剂量和疗程的调整。

5. **科学的药物配伍**　对需要采用两种或两种以上的药物联合治疗时,要考虑药物之间的配伍和相互作用。例如,在使用抗菌药物治疗感染性疾病时应明确致病菌对哪类抗菌药物敏感,有针对性地使用,不要采用"广撒网"的方式,否则易造成患者严重不良反应乃至细菌抗药性的形成。

（张　玉）

第五节　药效学相互作用

单用一种药物无法很好地控制疾病或存在多种疾病并发时,常常需要采用联合用药。为了在联合用药时达到提高药物治疗作用和/或减少药物毒副作用的效果,了解常见的药物药效学相互作用方式和机制,可避免或减少因相互作用可能产生的不良反应,以便于制订合理的联合用药方案。

药效学相互作用是指药物合用时一种药物增强或减弱另一种药物的药理学效应,对药物血药浓度无明显影响。即多种药物作用于同一靶点或相同的生理、生化代谢途径,通过竞争相同的受体,改变作用部位递质、酶的活性,或改变电解质平衡等多种方式,产生药效学相互作用。药物作用靶点类型多样,蛋白质、核酸、酶、受体等生物大分子是药物作用的主要靶点,其中受体是最主要和最重要的作用靶点。

一、药效学相互作用的方式

药效学相互作用可以产生不同的方式,包括使原有效应增强的药物效应协同作用,和使原有效应减弱的药物效应拮抗作用。药物在药效方面存在疗效的增加、协同或拮抗作用,也存在药物副作用方面的相加、协同或拮抗作用。

（一）药物效应的协同作用（synergism）

药理效应相同或相似的药物,合用时可能发生协同作用,表现为药物合用的效果等于或大于单用效果之和。

1. **增强或相加作用**　多种药物作用于同一生理、生化系统的不同靶点,药理效应明显增强或相加。增强作用是指药物合用时产生效应大于各药单用效应的总和。药物增强是指药物合用时产生效应等于或接近各药分别作用的效应之和。例如,抗胆碱药阿托品治疗帕金森病,与有抗胆碱作用的氯丙嗪、抗组胺药、三环类抗抑郁药合用时,产生药效的相加,引起胆碱能神经功能低下等中毒症状。氨基糖苷类抗生素与肌松药筒箭毒碱合用,肌肉松弛作用相加,严重者可致呼吸麻痹。为避免药物毒性相加作用,临床药物合用时应适当减量。卡托普利主要药理作用是抑制血管紧张素转化酶活性、降低血管紧张素Ⅱ水平,降低血压;硝酸甘油缓解心绞痛时,因直接松弛血管平滑肌,舒张周围血管作用出现低血压反应。两药合用时,可能使降压作用增加。常见的抗高血压药多药联用,是通过不同作用靶点,协同降压。甲氧苄啶与磺胺组成复方制剂,抗菌作用明显增强。左旋多巴合用多巴胺脱羧酶抑制剂卡比多巴,可显著增加抗震颤麻痹作用。药物效应协同可能发生在药物的主要药理作用方面,也可能发生在药物的副作用方面,表现为药物毒性的增强。例如,乙醇和氯丙嗪均具有中枢神经系统抑制作用,饮酒后使用治疗剂量的氯丙嗪,中枢神经系统抑制作用增强,可能会导致过度嗜睡。镇静催眠药、中枢镇痛药与氯丙嗪等抗精神病药合用,中枢抑制作用明显增强。呋塞米与氨基糖苷抗生素合用,耳毒性风险大大增加。甲氨蝶呤与复方磺胺甲噁唑合用,可能出现巨幼红细胞症、骨髓抑制等毒性反应。

2. **增敏作用**　药物合用时一种药物可增加组织或受体对另一药物的敏感性。例如,可卡因抑制交感神经末梢对去甲肾上腺素的再摄取,使去甲肾上腺素或肾上腺素作用增强。

（二）药物效应的拮抗作用（antagonism）

药物效应的拮抗作用是指两种或两种以上药物合用后药效降低,表现为药物合用产生的效应小于单独用药的效应之和。

1. **竞争与非竞争性拮抗** 药物效应的拮抗作用主要通过药物与受体的相互作用。按照药物与受体相互作用的方式,可分为竞争性拮抗与非竞争性拮抗。

竞争性拮抗是指不同药物（激动药与拮抗药）与同一受体可逆性结合,最终药物效应取决于合用药物浓度及药物与受体亲和力。例如,中枢抑制药与中枢兴奋药合用,出现中枢作用的相互拮抗。另外,β受体拮抗药与β受体激动药合用,普萘洛尔拮抗异丙肾上腺素的β受体激动作用。香豆素类华法林通过竞争抑制维生素 K 的作用,延长凝血时间,因此使用华法林的同时大量摄入维生素 K,华法林的抗凝效果明显减弱。甲苯磺丁脲为第一代磺酰脲类口服降血糖药,能提高靶细胞对胰岛素的敏感性。氢氯噻嗪可使机体对胰岛素敏感性降低。甲苯磺丁脲与氢氯噻嗪合用,发生竞争性拮抗。有机磷毒物能抑制乙酰胆碱酯酶的活性,导致胆碱能神经突触间隙乙酰胆碱大量蓄积,引起中枢和周围胆碱能神经系统功能紊乱。因此阿托品通过与乙酰胆碱竞争神经突触后膜的乙酰胆碱 M 受体,拮抗过量乙酰胆碱引起的毒蕈碱样症状和中枢神经症状,解救有机磷中毒。

非竞争性拮抗是指不同药物（激动药与拮抗药）结合在同一受体的不同部位,结合不受影响,药效相互拮抗。合用后药物拮抗效应不随激动药药物剂量增加而逆转。例如,琥珀胆碱和乙酰胆碱对 N 型胆碱受体的阻断作用。

2. **生理性拮抗** 不同药物作用于同一生理系统,产生相反的生物学效应,称为生理性拮抗,也称功能性拮抗。合用的药物结构及作用机制可能完全不同,但生理效应相互拮抗。例如,组胺和肾上腺素对支气管血压的效应即为生理性拮抗。组胺作用于 H_1 受体,收缩支气管平滑肌,扩张小动脉、小静脉和毛细血管,增加毛细血管通透性,可致血压下降,甚至休克;肾上腺素作用于β受体,松弛支气管平滑肌,收缩小动脉、小静脉和毛细血管,可迅速缓解休克。组胺与奥美拉唑对于胃酸分泌也存在生理性拮抗。组胺作用于胃壁黏膜细胞受体刺激胃酸分泌,奥美拉唑则通过抑制 H^+,K^+-ATP 酶活性抑制胃酸分泌。

3. **化学性拮抗** 合用药物通过化学反应抵消了各自的药效,即激动药与拮抗药形成无活性的复合物而致药效消失。例如,肝素过量时使用鱼精蛋白,鱼精蛋白的精氨酸残基与肝素所含硫酸根发生中和反应,药效消失。故鱼精蛋白通过化学性拮抗作用救治肝素过量所致出血。

二、药效学相互作用的发生机制

药效学相互作用的发生机制多种多样。下面列举几种药效学相互作用机制。

1. **作用于相同受体,产生药效学相互作用** 受体是能与配体特异性结合,传递信息并能引起效应的大分子物质。药物作为配体,能与相应的受体结合,改变受体的蛋白构型,引发细胞内信号向下游转导,产生药理效应。例如,肾上腺嗜铬细胞瘤细胞释放大量肾上腺素,对肾上腺素α、β受体同时具有兴奋作用,因此,肾上腺嗜铬细胞瘤患者单用α受体拮抗药,血压升高、心率加快等症状的控制效果不佳,而α受体拮抗药与β受体拮抗药联合使用,能很好地控制血压、减慢心率。

2. **作用于同一生理或生化系统,产生药效学相互作用** 两种或两种以上药物作用于同一生理系统有可能产生相加或协同、减弱或拮抗等药效学相互作用。例如,利尿药呋塞米具有耳毒性,呈剂量依赖性,作用机制是引起耳蜗侧壁血流量减少导致血管纹缺血缺氧,抑制蜗管内组织的主动运输,耳蜗电位下降导致听神经动作电位振幅改变。氨基糖苷类抗菌药物庆大霉素具有耳毒性,作用机制是损伤听觉终末感受器。呋塞米与庆大霉素合用,增加耳毒性的不良反应发生。另外,广谱抑菌剂磺胺甲噁唑（SMZ）,化学结构与对氨基苯甲酸（PABA）相似,与 PABA 竞争作用于细菌体内的二氢叶酸合成酶,抑制二氢叶酸合成。甲氧苄啶（TMP）抑制细菌的二氢叶酸还原酶,阻碍二氢叶酸还原成四氢叶酸。SMZ 与 TMP 联合使用,对细菌合成四氢叶酸过程起双重阻断作用,药效增强,耐药性减弱。此外,例如,乙醇具有非特异性中枢神经系统抑制作用,服用治疗剂量的巴比妥类、苯二氮䓬类镇静催眠药、中枢镇痛药、抗精神病药、抗抑郁药,同时饮少量酒即可引起昏睡。非甾体抗炎药抑制血小板功能,加强华法林的抗凝血功能,当阿司匹林与华法林合用时,应警惕胃出血。

3. 改变电解质平衡,产生药效学相互作用   例如,呋塞米、两性霉素等药物可致血中 K^+ 浓度降低,低钾可以引起心肌的兴奋性升高,同时相对 Na^+ 内流的作用减弱,使心肌细胞舒张期自动除极的速度加快,与洋地黄类强心苷合用时,心肌毒性增加。上述药物与奎尼丁、索他洛尔、普鲁卡因胺、胺碘酮合用时,心律失常风险增加。

4. 通过生理、生化链发生药效学相互作用   例如,肾上腺素能神经末梢释放的去甲肾上腺素主要通过两种途径降解,一种是酶降解,另一种是再摄取。单胺氧化酶抑制剂与拟肾上腺素药(麻黄碱、间羟胺、哌甲酯)、去甲肾上腺素的前体物(酪胺、左旋多巴)合用时,神经末梢释放递质过多,灭活慢,累积大量去甲肾上腺素,临床表现为高血压危象。另外,三环类抗抑郁药可阻断递质再摄取,与上述药物合用,亦能引起高血压危象。

三、药效学相互作用的重要示例

临床用药种类多,药物相互作用极为复杂,临床医师、药师应掌握药物性质及药物相互作用,充分考虑药效学相互作用,根据疾病情况制订合理的药物治疗方案,避免疗效降低,降低用药风险。

临床常见的药效学相互作用重要示例如下。

1. 5-羟色胺综合征   5-羟色胺综合征临床表现为精神状态改变(如易激惹),自主神经功能亢进(如多汗、发热、瞳孔扩大、肠鸣音亢进、心动过速、血压升高),以及神经肌肉功能异常(阵挛、震颤、腱反射亢进、肌张力增高)。5-羟色胺综合征与中枢神经系统 5-羟色胺(5-hydroxytryptamine,5-HT)活性增加有关。合用两种 5-羟色胺类似物,或 5-羟色胺类似物与选择性 5-羟色胺再摄取抑制剂(selective serotonin reuptake inhibitor,SSRI)合用,可能发生 5-羟色胺综合征。临床应用抗抑郁药,特别是三环类抗抑郁药、单胺氧化酶抑制剂时,应关注 5-羟色胺综合征。

2. β 受体拮抗药与 β 受体激动药合用   例如,沙丁胺醇与普萘洛尔合并用药。沙丁胺醇为 $β_2$ 受体激动药,对气道平滑肌 $β_2$ 受体有较高选择性,对心脏具有轻度兴奋作用。而普萘洛尔通过阻断心脏 $β_1$ 受体,使心肌收缩力减弱,心率减慢,同时阻断支气管平滑肌的 $β_2$ 受体,支气管平滑肌收缩,呼吸道阻力增大。上述两药合用,药效学相互拮抗。

3. 利尿药增加强心苷、抗心律失常药物的毒性   长期应用呋塞米及噻嗪类利尿药,易引起离子紊乱,降低血浆钾离子浓度。强心苷抑制 Na^+,K^+-ATP 酶,使心肌细胞内失 K^+,静息电位变小,接近阈电位,同时 4 期舒张除极化速度增加,提高异位节律点的自律性,引起心律失常等心脏毒性。利尿药与强心苷合用,利尿药导致的低血钾状态加重强心苷的心脏毒性,因此必须监测血钾。Ⅲ类抗心律失常药物也称为钾通道阻滞药,阻滞钾通道,抑制钾外流。利尿药与Ⅲ类抗心律失常药物合用,发生心律失常的风险增加。

4. 西地那非增加有机硝酸盐引发低血压风险   西地那非通过激活鸟苷酸环化酶,激活 cGMP 依赖性蛋白激酶,改变平滑肌细胞中蛋白磷酸化作用,从而松弛血管平滑肌,扩张外周动脉和静脉。同时使用西地那非和有机硝酸盐易引起严重的低血压。

5. 服用单胺氧化酶抑制剂的同时食用酪胺类食物产生高血压   单胺氧化酶抑制剂(MAOI)是最早应用的抗抑郁药物之一,增加交感神经末梢的去甲肾上腺素释放,单胺类物质明显增多,如多巴胺、5-羟色胺。酪胺是细菌分解酪氨酸时形成的产物,发酵过的食品多含有酪胺,酪胺进入人体后经肝内的单胺氧化酶进行脱氨氧化。服用单胺氧化酶抑制剂者同时食用酪胺类食物易出现血压升高。改为服用单胺氧化酶抑制剂后,单胺氧化酶活性被抑制,酪胺不能进行脱氨氧化,血液循环中存在大量酪胺,可置换出神经突触前储存颗粒中的去甲肾上腺素及其他儿茶酚胺,造成去甲肾上腺素浓度大量上升而增加发生高血压的危险。

6. 糖皮质激素降低磺酰脲类口服降血糖药的药效   糖皮质激素是调节糖代谢的重要激素之一,促进糖原异生,减少组织对葡萄糖的利用,减慢葡萄糖氧化分解过程,抑制肾小管对葡萄糖的重新吸收作用。磺酰脲类药物刺激胰岛 B 细胞释放胰岛素,同时降低血清糖原水平,增加胰岛素与靶组织的结合能力。长期或大量使用糖皮质激素能够降低磺酰脲类药物的降糖作用,导致血糖升高。

7. **组胺 H₁ 受体拮抗药与乙醇合用加重嗜睡**　H₁ 受体拮抗药如异丙嗪、氯苯那敏等,有不同程度的中枢抑制作用。使用 H₁ 受体拮抗药同时使用乙醇或含有乙醇的饮料,镇静作用增强,车辆驾驶或高空作业者应避免使用。

8. **不同作用机制可引发出血的药物合用增加出血风险**　阿司匹林通过抑制环氧化酶中的 COX-1 使血小板的环氧化酶乙酰化,阻断血栓素 A_2(TXA_2)的生物合成,抑制血小板聚集。阿司匹林可能引起胃黏膜损伤、消化性溃疡、溃疡出血。阿司匹林合用华法林增加出血风险。另外,长期大量应用广谱抗菌药物会抑制肠道内细菌,导致维生素 K 合成减少。华法林是香豆素类抗凝剂,在体内与维生素 K 竞争,抑制维生素 K 参与的凝血因子 Ⅱ、Ⅶ、Ⅸ、Ⅹ 在肝的合成。肠道中维生素 K 受到抑制的情况下使用华法林,抗凝作用会增强,出血风险增加。

9. **与中草药相关的药效学相互作用**　中药是以中国传统医药理论为指导,采集、炮制、制剂、临床应用的药物。随着中草药的广泛使用与深入研究,中草药与化学药品之间的相互作用越来越受到重视。例如,贯叶连翘含有多种活性成分,能抑制突触前膜对去甲肾上腺素、5-羟色胺和多巴胺的再摄取。贯叶连翘与选择性 5-羟色胺再摄取抑制剂抗抑郁药合用时容易发生 5-羟色胺综合征。

四、药效学相互作用的预测

在新药研发阶段,研究人员应对可能存在的药物相互作用进行筛查,尽早发现药物相互作用产生的药效变化,降低临床用药风险。如药物的稳态血药浓度较低、活性成分为代谢产物等情况,应对药物相互作用进行预测。目前常用的药效学相互作用预测方法有体外筛查法、根据药物的特性预测、根据患者个体差异预测等。

1. **体外筛查法**　体外筛查法是决定候选药物开发前途的有效方法之一,通过体外评估预测药物在体内的药物相互作用发生情况。在药物研发过程中,通过动物体外、体内研究,预测在人体内可能存在的药物相互作用,明确药物相互作用发生的可能机制。

2. **根据药物的特性预测**　药物的药效学特性对预测临床药效学相互作用十分重要。药效强、量效曲线陡、安全范围窄的药物易发生有临床意义的药物相互作用,如地高辛、华法林、细胞毒性抗肿瘤药物等。

3. **根据患者个体差异预测**　因患者年龄、种族、营养状态、遗传因素等影响,相同疾病的不同患者对相同治疗方案的药物反应存在个体差异。例如,基因多态性导致药物相互作用下治疗反应的差异。

(杜智敏)

参 考 文 献

[1] 李俊. 临床药理学[M]. 第 6 版. 北京:人民卫生出版社,2018.

[2] JAMES M RITTER,ROD FLOWER,GRAEME HENDERSON,et al. Rang And Dale's Pharmacology[M]. Ninth Edition. Elsevier,London,2020.

[3] KAREN BAXTER. Stockley's Drug Interactions[M]. Ninth edition. Pharmaceutical Press,London,2010.

[4] 杨宝峰. 药理学[M]. 第 9 版. 北京:人民卫生出版社,2018.

[5] 刘治军,韩红蕾. 药物相互作用基础与临床[M]. 第 2 版. 北京:人民卫生出版社,2015.

[6] 李端. 药理学[M]. 北京:人民军医出版社,2007.

[7] 古德曼,吉尔曼. 治疗学的药理学基础[M]. 第 10 版. 金有豫主译. 北京:人民卫生出版社,2004.

[8] 杨宝峰. 药理学[M]. 北京:人民军医出版社,2013.

[9] 曾南,周玖瑶. 药理学[M]. 北京:中国医药科技出版社,2014.

[10] WANG MENGYA,SUN RUIYUAN. Mathematical models for hyperbolic type of timed dose-response relationship of drugs [J]. Acta Pharmacol Sin,1987,8(6):481-486.

[11] 汪萌芽,孙瑞元.时反应量效关系及其研究现状[J].中国药理学通报,1987,3(2):111-114.

[12] 李光建,张双双,李岩,等.帕金森病模型大鼠的痛觉敏化及其时反应量-效关系[J].皖南医学院学报,2019,38(04):
383-386.

[13] 游一中,邵志高.临床药理学[M].长沙:东南大学出版社,2011.

[14] 杨宝峰,陈建国.药理学[M].第3版.北京:人民卫生出版社,2016.

[15] 张幸国,胡丽娜.临床药物治疗学各论[M].北京:人民卫生出版社,2015.

[16] 丁健.高等药理学[M].北京:科学出版社,2013.

第四章 用药风险管理

第一节 药品不良反应及其预防处置

一、基本概念

药品既可以治病也可以致病,所以有"是药三分毒"之说。通常只有当某药品用于其目标人群的效益大于风险时,该药品才有可能获批上市;但并不表明该药品所有真实存在的或潜在的风险已全部被认知,可能还会有罕见的、迟发性药品不良反应(adverse drug reaction,ADR)、药物不良事件(adverse drug event,ADE)和药物不良相互作用等在其上市后应用中陆续出现。ADR 和 ADE 的表现可涉及人体的各个系统、器官和组织,而且其临床表现往往与一些常见病、多发病的表现很相似。国家 ADR 监测中心要求填写的是"药品不良反应/事件报告表",不仅报告 ADR,也报告 ADE,主要是因为很多 ADE 发生初期,往往被临床上认为是 ADR,在经过进一步的因果关联性评价之后才得到正确的归类。所以厘清两者的基本概念有助于准确地溯源判断。

(一) 药品不良反应

我国目前执行的 2011 年中华人民共和国卫生部令第 81 号《药品不良反应报告和监测管理办法》中,对药品不良反应的定义是:合格药品在正常用法用量下出现的与用药目的无关的有害反应。

而世界卫生组织(WHO)国际药物监测合作中心(现称乌普萨拉监测中心,Uppsala monitoring centre,UMC)对药品不良反应的定义是:正常剂量的药品用于人的疾病预防、诊断和治疗或改变生理功能时出现的有害且非预期的反应。

(二) 药物不良事件

药物不良事件是指药物治疗过程中出现的疑似相关的不利临床事件,但该事件未必会表现出与药物有直接的因果关系。该定义包括超量用药、误用、滥用、不合理使用药物引起的不良反应,以及使用假药或劣药等质量不合格产品产生的不良后果。

ADR 和 ADE 都与药物相关,前者作为药品引起的有害且非期望的反应,不可完全规避;后者多为不利的临床事件,通过人为努力大部分可以避免发生。两者的具体特征区分表现如下。

1. **药品质量** ADR 使用的是合格药品;ADE 使用的是合格药品和/或不合格药品。

2. **用法用量** ADR 按正常用法、正常剂量使用;ADE 不强调与用法、剂量的关系。

3. **反应性质** ADR 是药品引起的有害且非期望的反应,不可完全避免;ADE 是不利的临床事件,通过人为努力较大部分可避免。

4. **用药行为** ADR 不包括药物滥用和治疗错误等;ADE 包括药物常规使用、滥用、误用、故意使用、药物相互作用等所引起的各种不良后果。

5. **因果关系**   ADR 是药物与不良反应有直接的因果关系;ADE 是药物与不良事件未必显现出直接的因果关系。

6. **风险责任**   ADR 不属于医疗纠纷,不承担赔偿责任。ADE 则需要分类对待:常规使用药物,且药物与事件有因果关系,不属于医疗纠纷;误用、滥用、故意使用或使用不合格药品等导致的后果若因医方导致,则属于医疗纠纷并需承担相应责任。

（三）药源性疾病

如果把药品作为致病原因来看待,则部分严重 ADR 应归属于药源性疾病(drug-induced disease)。药源性疾病是指药物在使用过程中,通过各种途径进入人体后发挥药理作用时,产生一些与治疗作用无关的生理生化过程紊乱、组织结构变化等异常反应,引起单一的或多个器官的功能或代谢紊乱和/或组织损害,常常有典型的临床症状表现。药源性疾病可以在药物常规用法、用量下出现,也可以在超量或其他不当使用时出现,只是临床表现程度更严重、需要治疗干预、预后多不能令人满意。

二、药品不良反应的分类

（一）常用的 ADR 分类

目前临床一线广泛采用的 ADR 分类方法相对简单实用,是源于 1977 年由 Rawlins 和 Thompson 提出的 AB 型分类方法,主要是按照 ADR 与其药理作用机制之间有无关联性进行分类,通常分为两种类型,即 A 型、B 型。

1. **AB 型分类法**

（1）A 型不良反应:又称剂量相关型不良反应(dose-dependent),临床上最为常见。其特点为:①由药品的药理作用增强所致,通常与剂量相关;②可以预测,停药或减量后症状减轻或消失;③一般发生率高、致死率低;④与药物制剂的差异、药动学差异及药效学差异等因素有关。药物的副作用、毒性反应、继发反应、后遗效应、首剂效应和撤药反应等均属 A 型不良反应。例如苯二氮䓬类药物对中枢神经系统的抑制作用引起的嗜睡、抗凝血药所致的出血等。

（2）B 型不良反应:又称剂量无关型不良反应(dose-independent)。其特点为:①与正常药理作用无关;②通常与使用剂量无关;③难以预测;④发生率低,死亡率高;⑤该反应可能是药物有效成分或其代谢物、添加剂、增溶剂、赋形剂等所引起,也可能是遗传因素导致的个体差异所引发。药物的变态反应和特异质反应属于 B 型不良反应。例如,青霉素引起的过敏性休克、氟烷引起的恶性高热等。

2. **ABC 型分类法**   上述的 B 型 ADR 中有些是在长期用药之后出现的,其潜伏期长,无明确的时间关联性,难以预测;其发病机制为非特异性,用药史复杂,其中多数与心血管系统、纤溶系统等变化有关,甚至致癌、致畸、致突变等,发生机制有待于进一步研究和探讨。不再把它牵强地归为 B 型 ADR,而是另行归类为 C 型 ADR。如此经过进一步引申,形成 ABC 型分类方法。

（二）WHO 的 ADR 分类

1. **A 类**   剂量相关型(augment,剂量增大)。

2. **B 类**   剂量无关型(bizarre,异乎寻常)。

3. **C 类**   剂量相关和时间相关型(chronic,慢性)。

4. **D 类**   时间相关型(delayed,迟发)。

5. **E 类**   停药型(end of use,终止使用);

6. **F 类**   治疗失败型(failure)。

（三）按临床表现分类

1. **副作用（side effect）**   是药物本身具有的作用,在正常用法、用量下,伴随着治疗作用而出现的其他不期望的有害作用。产生副作用的原因是因为一种药物往往有多种药理作用,治疗时多只利用其一种作用,此时其他的作用就会成为副作用。通常一种药物具有多种药理作用,在正常用法、用量下伴随其治疗作用而出现的与用药目的无关的反应称为副作用,广义上说也是 ADR。一般多为可逆性功能变化,停药后较快消退。然而,药物的副作用并不是绝对的,随着治疗目的的不同,副作用也可以转为治疗作用;例如,对于手术后的患者,为了减少呼吸道的分泌物,服用阿托品可抑制腺体的分泌,但是同时也可能出现胃肠道平滑肌松弛、腹部胀气等副作用。

2. 毒性作用(toxic effect)　是指用药剂量过大或时间过长而出现的一些症状;有时虽然用药量不大,但是因患者存在某些遗传缺陷或患有其他疾病,对此种药物出现敏感性增高的现象。如长期大剂量服用氨基糖苷类抗生素(卡那霉素、庆大霉素等)所引起的听神经损伤,又称药物中毒性耳聋,是药物毒性作用的结果。

3. 变态反应(allergic reaction)　是致敏患者对某种药物的特殊反应。药物或药物的体内代谢物作为抗原与机体特异抗体反应或激发致敏淋巴细胞而造成组织损伤或生理功能紊乱。该反应通常仅发生在少数患者身上,和已知药物作用的性质无关,和剂量无线性关系,反应性质各不相同,不易预知,一般不发生于首次用药。

4. 继发反应(secondary reaction)　继发反应不是药物本身的效应,而是药物主要作用的间接结果。例如,广谱抗生素长期应用可改变正常肠道菌群的关系,使肠道菌群失调导致二重感染;噻嗪类利尿药引起的低血钾可使患者对地高辛不耐受。

5. 后遗效应(residual effect)　指停药后血药浓度已降至最低有效浓度以下,但是仍存在生物效应。例如,抗生素后效应是指细菌与抗生素短暂接触,当药物浓度下降至低于最低抑菌浓度(MIC)或消除后,细菌的生长仍受到持续抑制的效应。

6. 特异质反应(idiosyncratic reaction)　又称特异质遗传素质反应,是指个体对有些药物的异常敏感性。该反应和遗传有关,与药理作用无关,大多是由于机体缺乏某种酶,使药物在体内代谢受阻所致。

7. 其他　致癌、致突变和致畸作用等。

(四)按发生机制分类

根据药理作用发生机制进一步细化,可分为 9 类 ADR;该分类较少无法归类 ADR 且更易分析识别处置。

1. A 类(augmemed)　为药理作用增强的反应,与剂量有关,停药或减量时,反应停止或减轻。

2. B 类(bugs)　是促进某些微生物生长而引起的不良反应,如抗生素引起肠道内耐药菌群的过度生长。

3. C 类(chemical)　是由药物的化学性质引起的反应,如注射液引起静脉炎,口服药引起胃肠道黏膜损伤。

4. D 类(delivery)　是一种给药反应,与药物剂型的物理性质、给药方式等有关。例如,植入药物周围发生的炎症或纤维化、注射液微粒引起的血栓形成或血管栓塞。

5. E 类(exit)　为撤药反应,即在停止给药或突然减少剂量时出现的不良反应。引起 E 类反应的常见药物有苯二氮䓬类、二环类抗抑郁药、可乐定等。

6. F 类(familial)　为家族性反应,与遗传因子有关,如 G-6-PD 缺乏者用药时容易出现溶血。

7. G 类(genetotoxicity)　为基因毒性反应,一些药物能损伤基因,出现致癌、致畸作用。

8. H 类(hypersensitivity)　为过敏反应,是与药物的正常药理作用和剂量不相关的药物变态反应,如用药后出现的皮疹、血管性水肿和过敏性休克等。

9. U 类(unclassified)　为未分类反应,是机制不明的反应,如药源性味觉障碍。

(五)按发生频率分类

国际医学科学组织委员会(counsel for international organization of medical sciences,CIOMS)推荐根据发生率的 ADR 分类,具体术语和百分率表示如下。

1. 很常见　ADR 发生率≥10%。

2. 常见　ADR 发生率≥1%,<10%。

3. 偶见　ADR 发生率≥0.1%,<1%。

4. 罕见　ADR 发生率≥0.01%,<0.1%。

5. 非常罕见　ADR 发生率<0.01%。

（六）按因果关系分类

国际上对于按照 ADR 因果关系分类的参考标准有很多,主要考虑的因素有用药与反应出现的时间顺序是否合理;以往是否有该药反应的报道;发生反应后撤药的结果;反应症状清除后再次用药出现的情况;是否有其他原因或混杂因素。

1. **常用因果关系分类**   该分类是基于 Karsh 和 Lasagna 方法,参照国际药物监测合作中心的分类方法并结合国情制订的,我国目前普遍在用。共分为肯定、很可能、可能、可能无关、待评价、无法评价 6 类(表4-1)。因果关联性评价中得到肯定、很可能、可能评价结果的 ADR,即可认为是 ADR 病例并按规定上报。国家药品监督管理局药品评价中心的 ADR 因果关系判断表,可辅助较快地完成因果关系评价,相关内容的具体描述如下。

表 4-1   ADR 因果关系判断

	合理的 时间顺序	已知药物的 反应类型	停用可疑药物 症状减轻或消失	再次给药 重复出现	反应可有 其他解释
肯定	+	+	+	+	−
很可能	+	+	+	?	
可能	+	−	(±)?		(±)?
可能无关	+	−	(±)?		(±)?
待评价	需要补充材料才能评价				
无法评价	评价的必需资料无法获得				

注:"+"表示肯定;"−"表示否定;"±"表示难以肯定或否定;"?"表示不明。

（1）肯定的(definite)ADR:用药后的反应在时间上是合理的,或已测出体液或组织中相应药物浓度;该反应涉及药物的已知反应形式,在停药后反应消失,再给药时(称为再暴露)反应再现(称为激发试验);无法用合并用药、患者的疾病来合理解释。

（2）很可能的(probable)ADR:用药后的反应在时间上是合理的,反应与药物已知作用相符或该反应不是已知的 ADR;停药后反应消失或减轻;没有重复用药或重新用药;无法用合并用药、患者的疾病合理地解释,且患者临床的已知特征对此反应不能作出解释。

（3）可能的(possible)ADR:用药后反应出现的时间合理,反应与该药物的已知作用相符,但原有临床情况及其他疗法的关系也能导致此种反应。

2. **基于 Naranjo 记分推算法的因果关系分类**   如果把药品作为致病原因来看待,则与一般疾病一样,任何一类 ADR 都有其临床表现,其中一些表现可能和某些疾病的临床表现非常相似,令人难以区分。因此要想准确判断 ADR,在依据判定标准的同时,一定要重视基于临床表现的综合分析,针对具体问题的具体分析。药源性疾病可以表现为人体不同的器官受损,一些重要器官发生损伤后,患者的临床表现和该器官罹患原发疾病的临床表现和病理表现非常相似,病理、体征和辅助检查结果也非常一致,往往容易混淆导致误判。

依据 Naranjo 提出的 ADR 记分推算法进行定量判断,可在一定程度上提高因果关系判断的准确性;该方法在针对具体病例进行分析时,提出了发生时间顺序、是否已经有类似反应的资料等十项相关的基本问题,再根据调查资料对每一个问题的答案逐项对照打分,最后按照所计算的总分进行评定,进而获得因果关系评价结果。具体分为肯定、很可能、有可能、不可能 4 类(表4-2)。

（七）按严重程度分类

1. **常用 ADR 分类**

（1）轻度:轻微的反应,症状不发展,一般无须治疗。

（2）中度:ADR 症状明显,重要器官或系统有中度损害。

（3）重度:重要器官或系统功能有严重损害,缩短或危及生命。

表 4-2　ADR 判断标准（Naranjo 评分表）

问题	是	否	不清
1. 该药是否曾引起此类反应？	1	0	0
2. 患者曾是否对这种（这类）药物产生类似反应？	1	0	0
3. 有无其他的诱发因素？	−1	2	0
4. 药物作用时间与 ADR 出现时间是否相关？	2	−1	0
5. 停药或采取相应解救措施后，ADR 是否改善或消失？	1	0	0
6. 再次给药后是否再次出现？	2	−1	0
7. 通过体内药物测定可否判断为毒性反应？	1	0	0
8. 剂量增大后 ADR 是否加重，剂量减少 ADR 是否减轻？	1	0	0
9. 使用安慰剂后是否仍发生反应？	−1	1	0
10. 有否其他能判断为 ADR 的证据？	1	0	0
总计			

注：判断标准：①≥9，肯定；②5~8，很可能；③1~4，有可能；④≤0，不可能。

2. WHO 的 ADR 分级

（1）1 级：轻微的、非进展性反应，ADR 症状或疾病不会使原有疾病复杂化，引起 ADR 的药物可以不停用，或需要停用；停用后 ADR 即消失，不需要治疗。如轻微头痛。

（2）2 级：较重的非进展性反应，造成患者短暂损害，不需要住院，也不延长住院时间，需要治疗或干预，容易恢复。如严重的头痛。

（3）3 级：造成患者短暂损害，门诊患者需住院治疗，住院患者需延长住院治疗时间（7 日以上）。

（4）4 级：具有长期影响日常生活的慢性效应，可给患者造成永久性损害（系统和器官的永久性损害、"三致"、残疾等），可缩短预期寿命，但不会直接危及生命，如高血压。

（5）5 级：1~2 年可能会致死，但不属于急症。

（6）6 级：危急的、致命的反应。

三、药品不良反应相关影响因素

ADR 发生机制各有不同，相关的影响因素主要有机体方面的因素、药物方面的因素和环境因素等。

（一）机体方面的因素

人体极其复杂，不同的机体有各自不同的特点，例如性别、年龄、种族、健康状况、遗传因素、心理因素、个人习惯、个人嗜好、免疫功能差异、疾病、生活环境等。机体对药物的反应各不相同，发生 ADR，也因此会有不同的表现。包括用药者的种族和民族、性别、年龄、血型、病理状态、饮酒和食物及个体差异对 ADR 的影响等。

1. 种族　研究发现某些药物在不同人种之间的体内吸收、分布、代谢、排泄能力有差异，进而表现在对药效、耐受剂量、ADR 等方面的差异。白色人种与有色人种之间对药物的感受性具有相当大的差异；某些药物的 ADR 发生情况在不同民族用药者之间也存在差异。例如，抗结核药物吡嗪酰胺在非洲黑种人中引起肝损害的发生率为 3.6%，而在黄种人中可高达 27.3%。同样，关于红细胞膜内葡萄糖-6-磷酸脱氢酶（G-6-PD）的缺乏，非洲人和美洲黑种人多是缺乏 G-6-PDA，在服用伯氨喹等药物出现溶血性贫血时，红细胞的损害不太严重，而地中海地区、高加索人主要是缺乏 G-6-PDB，红细胞的损害就比较严重。

2. 性别　通常女性较男性对药品更敏感。有文献报道，氯霉素引起的再生障碍性贫血，女性约为男性的 2 倍；药源性皮炎的发生率男性患者则高于女性，其比例为 3:2。由于药物对激素水平的影响、对生殖的毒性影响、对血液系统的影响等，都具有明显的性别差异，尤其在女性的月经期、妊娠期、哺乳期，用药后还会发生一些 ADR 特殊的情况。例如，妇女在月经期服用导泻药和抗凝血药会导致盆腔充血，月经增多;妊娠者用药不慎,可导致胎儿流产、发育不良、畸胎等严重后果;妊娠期妇女应严禁使用锂盐、乙醇、华法林、苯妥英及性激素等;妊娠后期和哺乳期妇女应注意可通过胎盘及乳汁的药物对胎儿和婴儿发育的影响,如奈替米星和吗啡。因此即使是同样的用药方案,用于女性时应注意区别对待。

3. **年龄** 小儿,特别是新生儿与婴幼儿的脏器功能发育不健全,对药物作用的敏感性高,药物容易通过血-脑屏障,所以 ADR 的发生率较高,而且其临床表现与成年人有所不同。与成年人相比,新生儿体液比例较大,水盐代谢快,所以对影响水盐代谢和酸碱平衡的药物较敏感;血浆蛋白的总量较少,药物与血浆蛋白结合率低,对药物敏感性高;肝肾功能发育不全,新生儿肾功能只有成年人的 20%,药物清除率低,如应用庆大霉素等肾消除的药物半衰期($t_{1/2}$)明显延长而蓄积中毒;新生儿肝脏葡糖醛酸结合能力差,应用氯霉素或吗啡易导致灰婴综合征及呼吸抑制。婴幼儿的器官脏器功能发育不全,对药物的敏感性高,药物代谢速度慢,肾脏排泄功能差,药物易通过血-脑屏障,所以 ADR 发生率较高,尤其对中枢抑制药、影响水盐代谢及酸碱平衡的药物较敏感。另外,小儿生长发育旺盛,氟喹诺酮类抗菌药物可影响生长发育,同化激素影响长骨发育,四环素可影响牙齿发育等。

老年人随着年龄的增长,存在不同程度的脏器功能退化、药物代谢速度减慢、血中血浆蛋白含量降低等情况,因此 ADR 的发生率一般较高。例如,青霉素在成年人半衰期为 0.55 小时,而老年人则为 1 小时;苯妥英钠的血浆蛋白结合率,老年人较 45 岁以下的人要低 26%。老年人服用地西泮,其 $t_{1/2}$ 较青年人延长 4 倍,这是由于老年人肝、肾功能随年龄增长而衰退的结果;同样,经肾排泄的氨基糖苷类抗生素 $t_{1/2}$ 延长 2 倍以上。老年人服用中枢神经系统的药物易致神经错乱,服用心血管系统的药物易致血压下降、心律失常,服用阻滞 M 胆碱受体药易致尿潴留、便秘及青光眼发作。

4. **血型** 血型对 ADR 的影响报道不是很多。研究发现少数女性服用口服避孕药以后能引起静脉血栓,在 A 型血女性中这种不良反应的发生率比 O 型血女性高。

5. **用药者的病理生理状态** 病理生理状态的变化能直接影响机体的各种功能,因而也能影响 ADR 的临床表现和发生率;即使是同样的用药剂量,有些尚未达到治疗效果,有些已经出现了中毒反应。特别是肝、肾功能障碍的疾病可明显改变药物的代谢和排泄,使药物的清除率降低,半衰期延长,药物体内蓄积而中毒,临床治疗中务必根据患者肝肾功能调整用药方案。如肾脏生理状态决定某些经肾排泄药物的 ADR 发生程度,小儿或老年人因肾功能低下,使用氨基糖苷类抗生素更易产生不良反应,加重对肾功能的损害。又如,一般人对阿司匹林的过敏反应不多见,但患有慢性支气管炎的患者中,过敏的发生率可达 28%;再如,抑郁症、溃疡病、帕金森病、创伤或手术等使胃排空延长,可延缓口服药物吸收,心功能不全及休克等因血液循环不畅也影响药物吸收;而便秘患者的口服药物在消化道内停留的时间也会延长,吸收量增多,容易引起不良反应。低蛋白血症患者,药物与白蛋白的结合减少,血中游离药物浓度升高,增加发生 ADR 的机会;中枢神经系统感染时血-脑屏障功能减弱,药物进入中枢的量增加,既有可能提高疗效,也有可能增加中枢毒性。此外,患者同时存在潜在性疾病时,也可能会导致严重 ADR,例如氯丙嗪加重糖尿病,M 胆碱受体拮抗药诱发青光眼等。

6. **肝病对 ADR 的影响** 许多药物进入人体后,主要经肝代谢转化。长期的肝病可引起肝脏的蛋白合成作用减弱,使血浆蛋白含量减少,血浆蛋白与药物的亲和力降低,则可引起游离药物的血药浓度升高,易引起 ADR;有些肝病患者的胆汁排泄功能也受到损害,使这些药物经胆汁排泄减少,血浓度增加,引起不良反应。例如,地高辛在 7 日内经胆汁排泄的量约为 30%,但肝病患者可降至 8%。地西泮在正常人半衰期约为 46.6 小时,但在肝硬化患者可达 105.6 小时;哌替啶在正常人的血浆半衰期为 3.8 小时,但在急性病毒性肝炎患者可长达 7 小时。

7. **肾病对 ADR 的影响** 肾不仅是药物及其代谢物的重要排泄器官,也是人体内仅次于肝的药物代谢器官。在肾病或肾功能不全时,某些药物的代谢转化会受到影响。由于患者的血浆蛋白因蛋白尿而大量丢失,药物与血浆蛋白的结合减少,游离型药物含量增加,血药浓度可维持较高水平,从而引起一些不良反应。在肾病时,常伴有机体脂肪的丢失,使药物进入人体后脂肪库中的贮存也减少,容易增加药物的血药浓度。例如,肾功能正常者多黏菌素的神经系统毒性反应的发生率约为 7%,但在肾功能不全者可高达 80%。

8. 饮食、饮酒与茶对 ADR 的影响 饮食不平衡可影响药物的作用,如富含脂肪的食物能增加机体对脂溶性药物的吸收,在较短时间内达到较高的血药浓度。长时间的低蛋白饮食或营养不良,可使肝细胞微粒体酶活性下降,药物代谢速度减慢,容易引起不良反应。饮酒可使消化道血管扩张,酒后用药可增加药物的体内吸收,导致药物浓度升高引起不良反应。而酒本身又是许多药物代谢酶的诱导剂,少量多次饮用可使药酶活性增高,导致药物体内代谢增加而降低药效。但如果长期大量饮酒致肝功能损害、肝药酶活性降低,则可使许多药物体内代谢受阻,导致药物半衰期延长、体内浓度升高而引起不良反应增加。

9. 个体差异 由于人与人之间在遗传、新陈代谢、酶系统以及生活习惯、烟酒嗜好等方面存在差异,在 ADR 方面也存在个体差异。一般不同个体对同一剂量的相同药物有不同的反应,这是正常的"生物学差异"。据报道,给 300 名男子服用水杨酸钠,观察不良反应的出现与用药剂量的关系,约 2/3 的人在总量达 6.5~13.0g 时出现不良反应,少数人在 3.25g 时就出现,有些人在总量达 30.0g 时才出现。当服用同剂型、相同剂量的同一药物时,在不同种族患者之间也可出现不同的 ADR。例如,亚洲人服用卡马西平,Stevens-Johnson 综合征/中毒性表皮坏死松解症(SJS/TEN)的发生率比白种人约高出 10 倍,主要原因与亚洲人中的基因型 *HLA-B * 1502* 比例高于白种人相关。服用等量瑞舒伐他汀时,中国人的血药浓度是白种人的 2 倍,所以美国食品药品监督管理局(FDA)批准的每日最大量为 40mg,而国家药品监督管理局批准为 20mg,其原因是该药的体内代谢酶/转运体变异影响所致。有时,个体差异也影响药物作用的性质,例如巴比妥类药物在一般催眠剂量时,对大多数人可产生催眠作用,但对个别人不但不能催眠甚至会引起焦躁不安、不能入睡。

(二)药物方面的因素

1. 药理作用 当一种药物对机体组织和器官产生多个作用时,若其中一项为治疗作用,其他作用则为副作用,即不良反应。例如,阿托品用于治疗胃肠疼痛时,会引起口干、散瞳和便秘等不良反应。然而,散瞳却具有治疗眼科疾病的作用,抑制腺体分泌引起的口干对呕吐患者则具有止吐作用,这种治疗作用与不良反应并无本质区别。此外,药物本身也会导致不良反应,如链霉素可引起第Ⅷ对脑神经损害,造成听力减退或永久性耳聋;糖皮质激素能使毛细血管变性出血,致皮肤和黏膜出现瘀点及瘀斑,并伴发类肾上腺皮质功能亢进症状等。

2. 药物不良相互作用 两种或两种以上药物同时或先后服用时,可能出现的药物效应与药品不良反应的相加、协同或拮抗等变化,称之为药物不良相互作用。药物相互作用发生的影响因素众多,与种族、年龄、遗传因素、用药种类等密切相关。适当的联合用药能起到增强疗效的作用,但是在大多数情况下 ADR 的发生率也呈现随所用药品种数增加而增加的倾向。有报道,联合用药的品种数越多,发生 ADR 的可能性越大。随着疾病谱的不断变化以及医药技术的发展,药物研发和应用的种类日益增多,新药品、新剂型层出不穷,药物联合应用的机会日趋增加,用药情况也越来越复杂。在药物不良相互作用中代谢性相互作用的发生率最高,CYP 酶系被抑制或被诱导是导致药物不良相互作用的主要原因。根据相互作用的途径与方式可分为药动学相互作用和药效学相互作用。

(1)药动学相互作用:两种或两种以上药物同时或先后服用时,一种药物致使另一种药物的体内吸收、分布、代谢或排泄等过程发生变化,由此改变了这个药物在体内作用部位的浓度,从而改变药物的作用强度,一般情况下药理效应的类型不会改变。这种改变可以根据每个药物的药动学特点、血浆药物浓度监测,或通过对患者的临床体征观察加以预测。药动学方面的药物相互作用主要包括体内的吸收、血浆蛋白结合与转运分布、生物转化与代谢、排泄过程中的相互影响,导致药物的治疗效果与安全性发生的相应改变。

1)影响药物吸收:止泻药、抗胆碱药能增加口服药物在消化道中的停留时间。溴丙胺太林与地高辛合用,后者血药浓度可提高 30%左右;红霉素亦能抑制肠道细菌对地高辛的转化作用。

2)影响与血浆蛋白的结合:当甲苯磺丁脲与抗凝血药双香豆素同服,由于前者与血浆蛋白的结合率较高,可置换已经与血浆蛋白结合的双香豆素,从而使抗凝血作用增强。另外,保泰松能抑制甲苯磺丁脲的代谢(代谢为无降血糖作用的羧甲磺丁脲),并能置换与血浆蛋白结合的甲苯磺丁脲,使后者的血药浓度增高,可使降血糖作用增强,从而引起急性低血糖。

3）影响药物代谢:肝功能降低可减慢药物的代谢速率,导致药物蓄积,可引起 A 型不良反应。如单胺氧化酶抑制剂、异烟肼和氯霉素为肝药酶抑制剂;而苯巴比妥、利福平和苯妥英钠等则为肝药酶诱导剂。利福平和异烟肼合用具有防止耐药菌发生的作用,但肝毒性比单用高近 10 倍,是因为利福平的肝药酶诱导作用,使异烟肼代谢加速产生大量乙酰异烟肼,后者和肝细胞蛋白质结合致肝坏死。CYP3A4 酶抑制剂氟康唑、酮康唑和红霉素等药物与西沙必利伍用可降低西沙必利的体内代谢速度,升高血药浓度,引起心电图 QT 间期延长、心律不齐和尖端扭转型室性心动过速等不良反应。

4）影响药物排泄:两种药物合用,若都是通过同一转运机制从肾小管排泄,则它们在转运体结合上发生竞争,会干扰药物的排泄速率。当青霉素与丙磺舒合用时,后者阻碍青霉素的主动分泌排泄,使青霉素的血药浓度增高、有效浓度维持时间延长、治疗效果增强。氢氯噻嗪、呋塞米及依他尼酸等都能阻碍尿酸的排泄,引起高尿酸血症。呋塞米与大剂量水杨酸盐合用,后者的排泄被抑制,可产生后者的蓄积中毒。

(2)药效学相互作用:药效学相互作用是指一种药物增强或减弱另一种药物的生理作用或药物效应。联合应用两种或两种以上的药物,出现药理作用增强,称为协同作用;而作用减弱,甚至消失,称为拮抗作用。药物可通过对靶点(如酶、离子通道、转运体和受体等)的影响,作用于同一生理系统或生化代谢途径,改变受体的敏感性、改变药物输送机制、改变电解质平衡等多种方式产生相互作用。例如,有些 A 型 ADR 并不是简单地由于剂量过大不能耐受引起,而是因为体内药物靶器官的敏感性增强所致。

药物的药理作用多种多样,多种机制参与了药物的相互作用,因此,药物的药效学相互作用方式难以统一概括。当两种药物合用时,即使一种药物对另一种药物的血浓度没有明显影响,但也可以改变后者的药理效应,进而导致药物不良相互作用,这很可能是由于药效学原因或者药动学与药效学两方面的原因引起。此外,药效学相互作用可能与药物受体、生理调节系统稳定机制和疾病的影响有关,即受体数量、敏感性差异可能会影响药效学药物相互作用。例如,患者的心血管、肝和肾等器官功能减退,药物的吸收、分布、代谢和排泄等药动学过程会发生变化,患病器官受体对药物的敏感性也可能发生改变,导致药效差异,包括改变组织或受体的敏感性、对受体以外部位的影响、体液和电解质平衡等。

3. 药剂学影响　同一种药物的剂型、制造工艺和用药方法不同,可导致生物利用度的差异,会影响药物的体内吸收与血药浓度。有些制剂中的附加剂、溶剂、稳定剂、色素及赋形剂等也可引起不良反应,如胶囊的染料常会引起固定性皮疹。

由于技术原因,药物在生产过程中可能残留一部分中间产物,或者由于药物本身的化学稳定性差,储存过程中有效成分会分解生成一些有毒物质,这些中间产物、有毒物质往往容易导致 ADR。例如,青霉素引起过敏性休克的物质是青霉烯酸、青霉噻唑酸及青霉素聚合物。青霉噻唑酸是生产发酵过程中由极少量的青霉素降解而来,而青霉烯酸则是在酸性环境中由部分青霉素分解而来;氯贝丁酯中含有的不纯物质对氯苯酚是引起皮炎的主要原因。再如,四环素在温暖条件下保存可发生降解,形成的黏性物质可引起范科尼综合征,并伴有糖尿、蛋白尿及光敏感等反应。

药物的剂量、剂型都会影响其不良反应的发生率。通常连续给药时间越长,用药剂量越大,发生不良反应的可能性也越大。有报道,随着螺内酯的服用剂量增加,男性患者中出现乳房增大者的比例明显增加。

4. 药物配伍的影响　药物与药物、药物与溶剂、赋形剂之间发生物理化学反应,可能导致的药性变化。主要包括两种情况:①药物间发生相互作用,使药效发生变化。一般是指向静脉输液瓶内加入药物(一种或多种),称之为配伍禁忌;②固体制剂成分中加入的赋形剂与药物发生作用,一般会影响药物的生物利用度等。例如,20% 磺胺嘧啶钠注射液(pH 9.5~1.0)与 10% 葡萄糖注射液(pH 3.5~5.5)混合后,由于溶液 pH 的明显改变(pH<9.0)可使磺胺嘧啶结晶析出,这种结晶从静脉进入微血管,有可能造成栓塞,导致周围循环衰竭。氢化可的松注射剂是 50% 乙醇溶液,当与其他水溶性注射液混合时,由于乙醇浓度降低,溶解度下降而发生沉淀。在静脉输液中加入药物,必须重视可能由于药物相互作用而产生的沉淀反应,特别是形成的结晶不明显时,易为人们所忽视,进入血管内可能会引起意外。

（三）其他因素

1. 医师方面的影响因素　医师对药物的选择和使用技巧至关重要。有时 ADR/ADE 的发生和医师对药物（尤其是新药）的特性不甚了解有关。

2. 环境因素　例如，在水产品养殖中大量使用抗感染药物可导致细菌耐药性升高；使用瘦肉精喂养出栏的猪肉可导致心血管系统不良反应；环境中的铅能抑制体内血红蛋白的合成，有机磷农药可抑制体内的胆碱酯酶，臭氧能抑制羟化酶的活性等。

四、药品不良反应的处置

（一）药品不良反应的识别

药源性疾病可以表现为人体不同的器官受损，一些重要器官发生损伤后，患者的临床表现和该器官罹患原发疾病的临床表现和病理表现非常相似，病理、体征和辅助检查结果也非常一致，往往容易混淆，难以区分。临床实践过程中，如何从复杂且难以辨别的机体对药物的反应中，识别 ADR/ADE 并做出合理的因果关联性评价，是一个常见且棘手的问题。ADR 评价结果会直接影响随后的治疗决策调整，关键是要基于临床实践和科学思维两大要素的临床思维，正确识别、判断和治疗 ADR。在疑似 ADR 发生时，通常借助以下几个步骤对其进行识别和判断。

1. 根据所收集到的用药线索和信息，寻找更多的识别与判断依据。

2. 通过不同的推理思维，包括演绎推理（疾病—用药—疾病）、归纳推理（药物和疾病、药物和药物）以及类比推理（个人与家族、个体与群体、区域、人种、环境），经过比较鉴别推论，判断是否为 ADR。

3. 根据患者的用药基础和临床症状，特别是患者典型的特殊临床表现，对照疾病的诊断标准和诊断条件，确定是否为 ADR。

4. 激发试验，就是再次使用同一药物观察是否再次出现相同的临床表现以肯定是否为 ADR。

药物变态反应多为 B 型 ADR，其发生难以预测，后果严重，但对其致敏药物的识别与确定尚属难题，有不少患者因致敏药物未能查明而一直重复发生对某种药物的变态反应，甚至因此而死亡。药物变态反应可见于各临床科室及非临床科室，不同类型的表现也有所不同，应注意各自的区别，以能够在其发生时尽快识别。具体见表 4-3。

表 4-3　药物变态反应的四种基本类型

类型	免疫物质	病理变化	临床表现	发生时间
Ⅰ型即发型	IgE（IgG 也参与）	毛细血管扩张，通透性增加，支气管平滑肌痉挛	过敏性休克、哮喘、荨麻疹、过敏性肠炎、皮炎等	<30 分钟
Ⅱ型细胞毒型	IgG 与 IgM	血细胞溶解	溶血性贫血、白细胞减少症、血小板减少症	不详
Ⅲ型免疫复合物型	抗原抗体复合物、IgG、IgM	炎症（多核白细胞）	血清病、肾小球肾炎、变应性血管炎、全身性红斑狼疮等	4~24 小时
Ⅳ型迟发型	致敏淋巴细胞	炎症（单核细胞）	亚急性甲状腺炎、移植组织器官排异、接触性皮炎、结核菌素反应等	24~72 小时

（二）药品不良反应的处置原则

临床治疗中发生 ADR 后，须积极救治并尽快上报。若高度怀疑是药物相关 ADR，但又不能肯定是哪一种药物时，在患者病情允许的情况下，最可靠的方法是停用可疑药物，甚至停用全部药物，目的是及时终止药物对机体的继续损害，同时也有助于因果关联性的判断。具体到不同类型的 ADR，处置原则又有不同。

1. A 型 ADR　根据临床治疗目的、结合患者情况观察进行风险效应评估，可采取继续观察、调整药量、停用药物等措施；也可以选用另一种药理作用相似的药物替代或加入具有拮抗作用的药物对症治疗。

2. B型ADR　必须立即停药并积极抢救,加用具有拮抗作用的药物进行对症治疗;注意避免使用同类药理作用相似的药物;可以选用肾上腺皮质激素或抗组胺药物以及营养支持治疗。

（三）药品不良反应的处置流程

一旦明确判断为ADR,就应立即采取措施,停用可疑药物,对患者及时进行对症治疗,妥善封存疑致ADR药品,并尽快报告给单位ADR监测负责人,具体操作步骤如下。

1. 及时停药,祛除病因　这是发生ADR时最根本的治疗措施,可达到釜底抽薪的治疗目的。绝大多数轻型ADR停止使用相关药物后,症状可自愈或停止进展;如不及时停药,除了少数患者可逐渐产生耐受,很多ADR症状有可能加重,甚至造成严重后果。

2. 加速排泄,延缓吸收　对于一些与剂量相关的ADR的治疗,临床上可以采用静脉输液、利尿、导泻、洗胃、催吐、使用吸附剂或采取血液透析等方法,加速药物自体内的排泄,或延缓和减少药物吸收。

3. 使用拮抗药　利用药物的相互拮抗作用来降低药理活性,减轻ADR临床症状。如鱼精蛋白能与肝素结合,使后者失去抗凝活性,可用于肝素过量引起的出血。

4. 治疗过敏反应　药物引起的过敏性休克,可在短时间内导致死亡;其治疗必须争分夺秒、就地抢救。发现患者出现休克症状时应立即使患者平卧,保持呼吸道通畅,吸氧;迅速建立静脉通道,给予抗休克药物治疗;抬高下肢,取头低足高位;注意保暖,观察生命体征。常用抢救药物如下:①肾上腺素是治疗过敏性休克的首选药物,具有兴奋心脏、升高血压、松弛支气管平滑肌等作用,可及时缓解过敏性休克引起的心跳微弱、血压下降、呼吸困难等症状。②抗过敏治疗可使用抗组胺类药物,如阿司咪唑、异丙嗪、马来酸氯苯那敏、苯海拉明等。葡萄糖酸钙及维生素C也有一定的抗过敏作用。③肾上腺皮质激素既有抗过敏、抗休克作用,也有抗炎作用,可用于严重的过敏性ADR症状和药物引起的自身免疫性疾病治疗。

5. 治疗受损的器官　对药物引起的各种器官系统损害的治疗方法,可参照其他疾病引起的相应器官损害的治疗方法。具体可按疾病诊疗技术操作常规执行。

6. 对症处理　对过敏性皮肤损害者可局部对症用药,缓解瘙痒症状;对恶心、呕吐等消化道反应可给予止吐药治疗;对药物热可用解热镇痛药等。

7. 填写ADR报告表,按程序上报。

根据《ADR报告和监测管理办法》规定,药品生产、经营企业和医疗卫生机构必须指定专（兼）职人员负责本单位的ADR监测和报告工作。发现可能与用药有关的ADR,应详细记录、调查、分析、评价、处理,填写《ADR/ADE报告表》并按规定时间上报;对突发、群发、影响较大并造成严重后果的ADR,应配合开展调查、确认和处理;对已确认发生严重ADR的药品,及时执行国家监管部门采取的紧急控制措施。

（四）药品安全突发事件的处理措施

药品安全突发事件是指突然发生的、对社会公众健康造成了或可能造成严重损害的重大药品质量事件、群体性药害事件、严重药品不良反应事件、重大制售假劣药品事件及其他严重影响公众健康的突发药品安全事件。具体表现为在同一地区、同一时段内、使用同一种药品对健康人群或特定人群进行预防、诊断、治疗过程中,突然出现临床表现相似的多例药品不良反应或事件。

药品安全突发事件应急处理的原则是及早处理、快速上报、密切追踪、有效控制。依托各级药品不良反应监测机构的有效运转、规范处置,能够最大限度地减少药品安全突发事件对人员的伤害,维护公众用药安全。药品安全突发事件具体处置措施如下:①根据患者受损害的情况进行临床救治;②详细记录、及时报告不良事件中患者的临床表现、用药情况及相关药品的名称、剂型、规格、生产厂家、生产批号等信息;③院药品不良反应监测部门及相关科室对事件进行核实后,按要求立即上报;④怀疑存在药品质量问题的突发性事件,应妥善封存患者未用完的剩余药品（如药品已用完应妥善保存药品的容器和包装材料）,并对本院内同批号的未用药品做封存处理,同时保留足够数量的同批号药品以备检验;⑤必要时进行药品检验,或委托药品检验机构检验。

五、药品不良反应的预防

由于ADR发生机制、影响因素及相关个体情况各异,防控方法也各不相同。但其根源主要涉及的影响因素来自药品、机体、人,从这三个方面着手采取适当的控制措施,开展 ADR 监测、实施药品风险管理,能够有效预防并减少 ADR 的发生;在 ADR 发生后也能够尽快识别、评价并采取正确的处理方法,遏制 ADR 发展、减少 ADR 治疗支出。通常以机体为主要因素的 ADR 一般不易预测;以药品为主要因素的 ADR 大多可以预测,但必须基于临床试验及观察;以人为因素为主引起的 ADR 则应该通过合理用药监管加以控制。

（一）药品不良反应影响因素的控制

1. 药品因素　医疗机构作为药品的主要使用单位,必须从正规渠道采购合格药品供临床使用,杜绝假冒伪劣药品在市场流通。而药品生产、市场销售和临床使用各个环节中,按照国家颁布的系列药品管理法规实施严格管理,是保证药品质量的必要条件。涉及的相关部门以及重点环节如下。

（1）药品研发、生产、流通部门,应保证提供市场合格的药品。

（2）药监部门,要严格执行新药审批和药品上市后再评价制度,及时发现问题药品并实施管控。

（3）医疗机构,应加强临床合理用药培训和监管,警惕不合理用药与用药错误导致的药害事件;严格执行《药品不良反应报告和监测管理办法》等规定,及时通报药品信息,提高医护人员的药物警戒意识。

（4）关注药物不良相互作用。同时联合使用多种药物是诱发 ADR 的重要原因。有文献报道联合使用 20 种以上药物的 ADR 发生率高达 45% 以上。严格施行合理用药方案,减少联合用药种类,是预防 ADR 发生的有效措施。

（5）高度重视引发变态反应药物。临床用药重点考虑的是药物的有效性和安全性。几乎所有的药物都可以引起 ADR,而药物引发的变态反应是被人类最早认识的一个临床变态反应类型,其发生率随着人类物质文明的发展呈逐渐升高趋势。北京协和医院一项正常城市居民中的药物变态反应发病率调查表明,1959 年为 3.2%,至 1980 年已上升至 8% 左右。药物变态反应的发生不但取决于药物本身的致敏性,也与该药物的应用频度相关。影响药物变态反应发生的危险因素包括药物因素和个体因素两个方面,见表 4-4。

表 4-4　药物变态反应发生的危险因素

药物因素	个体因素	药物因素	个体因素
药物代谢类型	特殊遗传类型	用药途径(口服、注射、外用、其他)	其他伴发病
纯度和化学状态	变态反应体质	用药时间(空腹、餐后、睡前)	其他治疗
剂量	个体代谢类型		

2. 机体因素

（1）种族:某些药物在不同人种之间的体内吸收、分布、代谢、排泄能力有差异,进而表现在对药效、耐受剂量、ADR 等方面的差异。如白种人与有色人种对甲基多巴所诱发的溶血性贫血的发生率不同。黄种人服用奥美拉唑、地西泮、丙米嗪、普萘洛尔等药物时,ADR 发生率为 15%,远远高于白种人的 3%。

（2）性别:由于女性较男性对药品的反应更为敏感,因此女性患者用药,特别是在月经期、妊娠期、哺乳期等特殊时期用药,尤应注意区别对待。

（3）年龄:不同年龄的机体对药物的耐受性不同,特殊年龄段患者一定要谨慎选择药物。老年人随着年龄的增长,脏器功能逐步退化,血浆蛋白含量下降,药物代谢速度相对较慢,较成年人更易发生 ADR。所以,老年人用药大多需要适当减剂量。新生儿与婴幼儿的生理、生化及自身调节功能尚未发育完全,与成年人有较大差别,实际用药时也绝非按比例缩小剂量给药。例如,2 岁以下的小儿即使在服用治疗剂量阿司匹林时,也会出现呼吸加快、体温升高及中枢神经系统症状,甚至引起代谢性酸中毒,此时不可因体温升高而继续服用阿司匹林,更不能随便增加剂量;另外还应注意,氟喹诺酮类抗菌药物、同化激素、四环素等可影响小儿的生长发育。

（4）病理状况:机体罹患疾病的情况下用药,药物在体内的代谢过程会随之受到影响,进而影响到药效,增加 ADR 的发生,严重时会造成药物的蓄积中毒。

（5）特异体质：普通人群中存在的特异体质人群,虽为数不多,却是 ADR 的高发人群,也是发生严重 ADR 的高风险人群。对特异体质人群进行免疫功能测定可以发现其免疫球蛋白异常(尤其是 IgE 异常增高),有些可能与遗传有关,询问其病史和家族史至关重要。

3. 人为因素　认真遵守国家法规,加强药品生产、流通、使用全过程的监控管理工作,严格执行用药原则;积极开展临床合理用药培训宣传工作,帮助一线医师提升药物选择和使用技巧;实行主渠道供药,杜绝厂家偏倚宣传负效应等,都是减少人为因素导致 ADR 发生的有效措施和方法。

（二）药品监测评价制度体系的完善

2019 年 12 月开始执行的新版《中华人民共和国药品管理法》第 12 条明确指出:国家建立药物警戒制度,对药品不良反应及其他与用药有关的有害反应进行监测、识别、评估和控制。国家药品监督管理局领导在 2020 年全国 ADR 监测工作会上也提出今后的工作首先要"以推进药物警戒制度为重点,完善药品监测评价制度体系"。

1. 开展药品不良反应监测　药品不良反应监测是指由国家药品监督管理部门、药品生产经营企业和医疗机构等单位为确保患者安全用药、有效避免药害事件的发生而制定一系列有关制度,并严格按照制度要求进行实施和监督的各种行为。可以采用被动监测收集 ADR 自发报告,也可以通过主动监测获得 ADR 发生率并进行药物安全性再评价,目的是保障民众合理用药,尽可能地减少或预防用药过程中的不良体验和损害。

长期以来国内各级医疗机构一直是 ADR 报告的主要来源,2019 年国家 ADR 监测中心收到的 ADR 自发报告已逾 150 万例,其中 85% 以上来自各级医疗机构。医院高度重视 ADR 监测工作,在住院药师规范化培训中也是要求必须掌握的基本技能。在北京市住院药师入职后 3 年规范化培训技能考核中,ADR 报告与评价工作已成为药师必须掌握的基本技能之一,其目的是使药师入职之初即形成清晰的工作理念:认真做好 ADR 监测,防范药品安全风险,ADR 监测是保障公众合理用药的重中之重。

2. 强化药物警戒　药物警戒是发现、评估、理解和预防任何可能与药物有关的风险信号监测研究;是提高临床合理、安全用药水平,保障公众用药安全,改善公众身体健康状况,提高公众的生活质量的一门科学。WHO 在 2002 年文件"药物警戒的重要性——医药产品的安全性监测"(The importance of pharmacovigilance:Safety monitoring of medicinal products)中对药物警戒(pharmacovigilance)定义为:"对 ADR 或任何其他药品相关问题的发现、评价、了解和预防的科学行动。"

药物警戒涵括了药物从研发到上市使用的整个过程,包括药物临床前研制阶段、临床试验阶段、上市后药品再评价和 ADR 监测等。药物警戒的重点是新批准上市的药品被广泛使用的阶段,即上市后的药物安全性监测与评价。新药上市前研究中难以获得的一些罕见的、潜伏期长的不良事件或临床试验中的排除人群,是上市后药品风险信号监测活动的重点。具体目标包括:尽可能早期发现迄今未知的 ADR 和药物相互作用;发现已知 ADR 的发生率上升等问题;识别 ADR 风险因素和可能的发生机制;定量计算用药效益/风险比,并加以分析,及时发布改善药品处方及监管等信息。

3. 开展药品再评价　药品再评价是对上市后药品在用药人群中的有效性、安全性、经济性等进行科学的评议和估计。有助于确认新发现的适应证、指导和规范临床合理安全用药、鼓励创新药品的研究与开发、加强药品市场监管等。具体内容可涉及药理学、药剂学、临床医学、药物流行病学、药物经济学及药物政策等方面。

药品安全性再评价是药品尤其是上市后新药再评价的重点。用药安全是有效治疗疾病的保证,新药上市前虽也经过一系列严格的动物实验和临床研究,具备一定的安全系数后才能获批上市。但其上市前临床研究中,时间与数量都存在一定的局限性,如病例数少、研究时间短、试验对象年龄范围窄、用药条件控制较严等,因此不保证能发现低于 1% 发生率的 ADR 和一些迟发或潜伏期长的 ADR、药物不良相互作用等;所以实施药品安全性再评价,及时发现新药上市前未得知的风险因素,对确保用药安全、有效非常必要。

药品安全性再评价基于上市后药品不良反应的监测工作展开,广泛收集、筛选、分析在药品生产、流通和使用环节发现的药品风险信号,进而深化研究对这些药品风险信号进行验证、评价,为药品监管部门制定相关监管政策提供依据。

4. 实施药品风险管理 1962 年"反应停事件"让全世界认识到药品的风险,美欧等发达国家的药品风险管理工作日趋完善,2004 年的"万络"事件再次让各国监管部门重新思考药品上市后风险管理工作,随后美国、欧盟等先后发布了药品风险管理的新举措。

FDA 将药品风险管理解释为在药品生命周期内,用于优化药品效益/风险比的一个反复持续的管理过程。这个过程主要由风险评估和风险最小化构成。具体包括:①评估药品效益/风险比;②研究和使用风险最小化的方法并维护效益的最大化;③评估风险最小化方法的有效性并对效益/风险比进行再评价;④根据评估/评价结果调整风险最小化的方法以进一步提高效益/风险比。这四个过程是贯穿于一个药品全生命周期的循环过程。

药品上市后风险管理的措施分为行政干预和企业自主干预。具体操作形式有信息干预(如修改说明书、发布警示信息等)、行为干预(如登记注册、签署知情同意书、提供实验室检验证明、提供药品可获得证明、限制处方剂量等)、市场干预(召回、撤市、暂停、限制药品的使用、特殊供应等,包括企业自主干预和行政干预)。

六、常见药品不良反应识别与处置

药品是引起药源性疾病的主要原因,发生 ADR 后尽快识别,必要时采取停药、对症治疗等措施,是防止 ADR 向药源性疾病进展的主要手段。轻度 ADR 只需停药就可自愈,中度 ADR 停药后需要对症处理,短期内可康复,不需要住院治疗。重度 ADR 需要争分夺秒地判断并采取正确的干预治疗。掌握常见 ADR 的识别与处置方法,有助于临床及时判断 ADR,并尽快实施处理,防止发展成为药源性疾病,引起更大危害。

(一)循环系统

循环系统 ADR 发生率较高,不及时救治有可能导致猝死。其特点是近期内使用过影响循环系统的药物,临床表现发生在使用该药物之后,有明确的时间关系。引起循环系统损害的药物有钾盐、麻黄碱、强心苷、β 受体拮抗药、胺碘酮、普鲁卡因胺、多巴胺、肾上腺素、去甲肾上腺素、异丙肾上腺素、苯丙胺、酚妥拉明、洋地黄类、新斯的明、维拉帕米、奎尼丁、毛果芸香碱、罂粟碱、依米丁、利多卡因、氯喹、氟卡尼、安博律定、溴苄铵、硝苯地平、美西律、恩卡尼、氯丙嗪、异丙嗪、阿米替林、激素等。常见的 ADR 如下。

1. 心力衰竭

(1)识别与判断:①使用过影响心脏功能的药物;②用药剂量越大,疗程越长,症状越明显;③胸闷、胸痛、心慌、气短、呼吸困难、端坐呼吸、不能平卧,发绀,严重的出现咳嗽、咯血症状;④腹胀、腹痛、食欲差、恶心、呕吐、肝大、少尿、下肢水肿;⑤双肺可听到哮鸣音及湿啰音;⑥心音异常,可听到杂音和节律不齐的心音;⑦胸部 X 线可见心脏影增大、肺门影增大、肺野透光度下降,双侧肺野可见云雾状及小斑片状阴影。

(2)治疗:①停用致病药物,积极抢救治疗。②取半坐位,吸氧。③急性左心衰竭,使用吗啡,每次 3~5mg,静脉注射,每 3~5 分钟 1 次,可使用 2~3 次;或舌下含服硝酸甘油,起始量为 10μg/min,每分钟增加 5~10μg,直至症状缓解或收缩压降至 100mmHg,若收缩压≤90mmHg,则应停药。④静脉注射呋塞米 40mg,血压偏低者慎用。⑤选用洋地黄制剂。⑥低血压的肺水肿宜先予多巴胺 2~10μg/(kg·min),保持收缩压在 100mmHg 再行扩血管药治疗。⑦慢性心力衰竭要对因治疗、加强利尿和强心药的使用,维持水、电解质平衡,调整血压至稳定正常水平。

2. 心律失常

(1)识别与判断:①胸闷、出虚汗、心慌心悸感;②面色苍白或发绀;③脉搏和心律失常,有停搏现象;④心电图异常(房性期前收缩、室性期前收缩、心动过缓、房室传导阻滞、室内传导阻滞、阵发性心动过速、非阵发性心动过速、心房颤动、心房扑动、心室扑动与颤动)。

(2)治疗:①立即停用相关药物;②发生缓慢性心律失常有症状者,可给予阿托品、异丙肾上腺素等常规剂量治疗或安装临时起搏器;③发生房性或室性心律失常者,可酌情对症应用相应的抗心律失常药,必要时要用直流电复律或电除颤治疗;④注意纠正电解质失衡,有心脏病基础者,要给予扩张血管和扩张冠状动脉的药物治疗;⑤尖端扭转型室性心动过速的患者给予异丙肾上腺素静脉滴注,室性心律失常者给予苯妥英钠或利多卡因常规剂量治疗;⑥洋地黄中毒者应补钾、补镁,口服活性炭,补液利尿或导泻,促进洋地黄排出。适时进行洋地黄血药浓度监测,个体化调整洋地黄用药剂量。

3. 血压升高或降低

(1) 识别与判断:①面色潮红或苍白;②胸闷、心慌、气短、烦躁不安;③头晕、头痛、眩晕、耳鸣;④恶心呕吐、乏力、出虚汗;⑤严重的可出现休克,甚至昏迷;⑥测量血压不正常,收缩压高于140mmHg或低于90mmHg,舒张压高于90mmHg或低于60mmHg(高血压>140/90mmHg;低血压<90/60mmHg)。

(2) 治疗:①立即停用引起血压变化的药物;②严重高血压者,根据情况使用利尿药,如呋塞米,并可给予硝酸甘油或硝普钠静脉滴注,稳妥降压;③一般高血压给予ACEI类制剂及钙通道阻滞药常规剂量治疗;④给予镇静药,如地西泮、艾司唑仑等治疗;⑤对低血压患者症状轻者,停药后卧床休息1~2日可恢复正常;⑥对吗啡引起的心率减慢、血压下降者,可用纳洛酮对抗;⑦严重的药物性低血压可给予补液等对症治疗,必要时可应用升压药物。

4. 微循环系统功能异常

(1) 识别与判断:①毛细血管扩张,皮肤潮红,发热;②毛细血管收缩,皮肤苍白,湿冷;③周围血管静脉炎,沿血管走行发红变硬,可以触及条索状硬结;④静脉血栓形成,肢体肿胀、发红、皮温升高,疼痛。严重时患肢皮肤可出现溃疡。

(2) 治疗:①停用可疑药物,对症治疗;②使用莨菪碱类药物改善微循环;③对受损血管进行环状药物封闭治疗。如0.5%利多卡因5~10ml,加维生素 B_1 注射液100mg等进行封闭治疗;④给予双氯芬酸钠乳剂或肝素类乳、霜剂外敷以及局部理疗;⑤血栓形成者给予溶栓治疗。

(二) 呼吸系统

有很多药物可以引起呼吸系统过敏症状,长期大剂量使用抗生素或者激素可引起呼吸系统二重感染。引起呼吸系统损害的药物有地西泮、硝西泮、吗啡、巴比妥类、哌替啶、芬太尼、美沙酮、多黏菌素、青霉素、氨基糖苷类抗生素、四环素、米诺环素、红霉素、磺胺类、吲哚美辛、保泰松、氨基比林、普萘洛尔、局部麻醉药、维生素K、阿司匹林、对氨基水杨酸、氢氯噻嗪、氯磺丙脲、甲氨蝶呤、呋喃妥因、呋喃唑酮、丙米嗪、硫唑嘌呤、胺碘酮、白消安、博来霉素、青霉胺、环磷酰胺、丝裂霉素、去甲丙米嗪、苯妥英钠、异烟肼、利血平、甲基多巴、氯丙嗪、二醋吗啡、氟哌啶醇、特布他林、纳洛酮、可待因、色甘酸钠、麦角酸胺等。常见ADR如下。

1. 过敏性鼻炎

(1) 识别与判断:鼻塞、打喷嚏、流清鼻涕、鼻黏膜水肿、张口呼吸。

(2) 治疗:①停用致敏药物;②给予抗组胺药,如阿司咪唑、氯雷他定、酮替芬等药物口服;③给予麻黄碱类药物滴鼻。

2. 过敏性哮喘

(1) 识别与判断:发作性喘息、咳嗽、呼吸困难、胸闷、不能平卧、端坐呼吸、双肺闻及哮鸣音。

(2) 治疗:①立即停用致喘的药物;②积极进行对症治疗,保持呼吸道通畅,及时吸氧、吸痰;③根据病情选用抗组胺药或支气管扩张药;④采用糖皮质激素常规剂量治疗;⑤特别严重的病例,必要时做气管插管或气管切开,机械通气,并对症治疗。

3. 过敏性肺炎

(1) 识别与判断:咳嗽、胸闷、气喘,双肺可闻及干、湿啰音及哮鸣音,X线片可见多发的不规则云雾状或斑片状淡白色阴影。

(2) 治疗:①立即停用可疑药物;②高热伴呼吸困难者,选用泼尼松常规剂量治疗;③有其他症状时,对症治疗,如止咳、化痰、吸氧、镇静等;④预防感染,选择患者可以使用的抗微生物药物治疗。

4. 急性喉头水肿

(1) 识别与判断:头晕、憋气,极度呼吸困难,大汗淋漓,烦躁不安,发绀及严重缺氧表现,可听到笛哨音样的呼吸音。

（2）治疗：①立即停用可疑药物；②保证呼吸道通畅。轻度呼吸困难者予以吸氧；重度呼吸困难者，立即行气管切开术；③使用肾上腺素、糖皮质激素及抗组胺药常规剂量治疗。

5. 肺真菌病

（1）识别与判断：①有肺及全身慢性疾病长期应用抗生素、肾上腺皮质激素及其他免疫抑制药等病史；②咳嗽、咳白色黏液胶冻样痰，偶带血丝，重者还可有畏寒、高热、胸痛等，肺部可闻湿啰音；③胸部 X 线检查，肺中、下野纹理增多，可呈弥漫性斑点或小片状阴影，由肺门渐向肺的周边扩展，最后融合成大片阴影，常伴有胸膜改变；④痰、分泌物涂片及培养可连续检出真菌。

（2）治疗：①条件允许的情况下，停用广谱抗菌药物和肾上腺皮质激素类药物；②氟康唑每日 200～400mg 静脉滴注，疗程 10～14 日，严重者可加量；③对氟康唑耐药者可改选用伊曲康唑 0.4g/d，或依据药敏结果选择抗真菌药物如伏立康唑、卡泊芬净等，疗程可长至 4～8 周，或更长；④可给予止咳祛痰药物，如氨溴索、桃金娘油、川贝枇杷膏及大蒜素治疗。

（三）消化系统

口服给药容易导致消化系统 ADR，主要原因是药物的刺激或抑制消化腺的分泌影响肠胃的供血和运动引起；其临床表现以腹部不适为主。引起消化系统损害的药物有阿司匹林、保泰松、吲哚美辛、糖皮质激素、利血平、胍乙啶、氯化钾、氯氮平、阿托品、氯丙嗪、丙米嗪、东莨菪碱、抗组胺药、氨苄西林、阿莫西林、头孢菌素类、林可霉素类、四环素类、氯霉素等。常见的 ADR 如下。

1. 消化道应激性溃疡

（1）识别与判断：①有长期使用激素或水杨酸类药物史；②腹痛、恶心，呕吐咖啡样液体；③肠鸣音活跃，腹泻，排柏油样便；④面色苍白，出虚汗，皮肤湿冷，血压下降；⑤呕吐物和排泄物隐血试验强阳性；⑥纤维胃肠镜检查可以看到黏膜溃疡面。

（2）治疗：①立即停用导致溃疡可疑药物；②应用黏膜保护药、H₂ 受体拮抗药或质子泵抑制剂，如奥美拉唑静脉滴注或口服治疗；③出血量大时应补充血容量，可输全血、右旋糖酐-40、代血浆。局部或全身使用止血药物；④内镜下止血；⑤内科治疗无效或合并胃肠穿孔等并发症者，应及时手术治疗。

2. 肝胆系统损害 多种药物可以造成肝胆系统损害，大剂量长期服用肝毒性大的药物、长疗程使用抗微生物药物均容易引起肝胆系统损害。常见易致肝损害的药物很多，主要如下：①抗生素与磺胺，如青霉素、红霉素、磺胺等；②解热镇痛药与抗风湿药，如水杨酸钠、对乙酰氨基酚、羟基保泰松等；③抗结核药与抗麻风药，如异烟肼、对氨基水杨酸等；④地西泮与抗癫痫药；⑤抗寄生虫药；⑥抗癌药与免疫抑制药；⑦激素与内分泌药；⑧心血管病用药；⑨麻醉药；⑩金属药物；⑪中药及其他。其临床表现为大多数病例在发病初期有食欲缺乏、恶心、呕吐、全身倦怠、腹胀、腹痛等现象，也有发热、关节痛、皮疹等过敏反应症状。其临床表现以消化道不适感为主，逐渐出现全身症状及血液生化指标改变。

（1）识别与判断：①腹胀、腹痛、食欲减退，严重时出现恶心、呕吐；②右上腹钝痛，肝区有明显触、叩痛，有时向右肩胛区放射痛，墨菲征阳性；③疲乏，困倦，嗜睡，巩膜发黄，皮肤瘙痒伴黄疸；④肝功能检查异常。胆红素增高，谷丙转氨酶增高，谷草转氨酶增高，γ-谷氨酰转移酶增高，碱性磷酸酶增高，胆汁酸增高，血浆蛋白下降，球蛋白升高，白/球比例倒置，胆碱酯酶降低；⑤B 超可见肝大，肝内光点欠均匀，胆囊肿大，胆囊壁毛糙，胆管扩张等改变。

（2）治疗：①及时停药；②急性中毒者应及时清除胃肠残留药物，可用催吐、洗胃、导泻和活性炭吸附等方法；③促进体内药物清除，可供选用的方法有血液透析、血液灌流、血浆置换等；④营养支持疗法，应保持水、电解质和酸碱平衡，保证足够的能量，适当应用细胞膜保护药和修复药；⑤应用解毒药，如还原谷胱甘肽等；⑥若药物性肝损害属高敏反应或特异质反应，可考虑应用糖皮质激素；⑦对于致死性肝衰竭者，可进行肝移植；⑧使用消炎利胆药和降酶护肝药物；⑨严重胆囊炎可选择手术治疗。

3. 肠道菌群失调

（1）识别与判断：①有广谱抗菌药物使用史；②腹胀、腹痛、腹泻，食欲减退；③口腔黏膜可见糜烂及溃疡形成；④粪便常规涂片或培养可见球杆菌比增高、真菌孢子。

（2）治疗：①停用致病药物。症状轻微者可在止泻的同时继续原治疗。②应用生长抑素或生长抑素类似物，如奥曲肽等可作为一线药。③应用阿片类药物。一旦粪便开始稀软，立即开始洛哌丁胺治疗。大剂量洛哌丁胺持续静脉滴注或口服，至最后一次腹泻后 12 小时，但不能超过 48 小时。超过 48 小时者，可改用奥曲肽，或洛哌丁胺加复方地芬诺酯。肝功能异常者慎用洛哌丁胺。④明确有难辨梭状芽孢杆菌感染者，给予万古霉素或去甲万古霉素口服治疗。⑤症状严重合并消化道出血者，禁食，行肠外营养支持治疗。注意水、电解质与酸碱失衡。⑥应用止泻药物，如蒙脱石。⑦补充肠道益生菌制剂，如双歧杆菌等。⑧其他非抗生素所致的腹泻，如利尿药、胃肠动力药、双胍类降血糖药、考来烯胺、胆碱能药物等，可根据原发病情况及腹泻程度选择减量、停用或换用其他药物。酌情使用止泻药、黏膜保护药，加强支持和对症治疗。

（四）泌尿系统

引起肾损害的药物主要有磺胺类、四环素类、万古霉素、林可霉素、青霉素类、多黏菌素类、氨基糖苷类、多肽类、甲硝唑、非甾体抗炎药、环孢素、青霉胺、金制剂、对氨基水杨酸钠（大剂量静脉滴注）、去甲肾上腺素、甲氧明、去氧肾上腺素、环磷酰胺等；还有一些中药。常见的 ADR 如下。

1. 血尿

（1）识别与判断：①肉眼血尿，尿液颜色发红，呈洗肉水色或棕黄色；②镜下血尿，尿色清亮，尿常规检查隐血阳性，可见红细胞；③无痛性尿血，排完尿液后尿道口滴血。

（2）治疗：①一旦发生血尿，应根据病情及肾受损程度，采取减量、停药或更换药物等措施。②积极进行病因治疗。环磷酰胺及异环磷酰胺所致的患者除应用美司钠，还可应用水化治疗，碱化尿液，纠正电解质失衡，保护肾功能。③对症治疗，补充血容量。可应用止血药，如氨基己酸 5g 加入 0.9% 氯化钠注射液 100ml 静脉滴注。出血严重者可输血。症状较轻者可口服云南白药常规剂量治疗。④药物过敏引起的血尿可用肾上腺皮质激素常规剂量治疗。

2. 急性肾衰竭

（1）识别与判断：①有药物过敏或药物中毒病史；②头晕乏力，腹胀，食欲缺乏，下肢水肿，血压升高；③少尿或无尿，每小时尿量≤17ml，或 24 小时尿量<400ml 者；④尿比重固定在 1.010 左右。尿常规检查异常；⑤肾功能异常，如尿素氮上升>14.3mmol/（L·d），肌酐>177μmol（L·d），血清钾上升>1～3mmol/（L·d），血尿素氮/血肌酐≤10，血浆 HCO_3^- 下降 2～5mmol/（L·d）。

（2）治疗：①停用具有肾毒性的药物。②早期给予小剂量、短疗程肾上腺皮质激素口服。对于慢性和轻症患者可口服泼尼松 10～40mg/d；重症可先用冲击疗法，0.4～1g/d，连用 3 日后改口服治疗。③对症治疗，积极纠正水、电解质与酸碱失衡，控制氮质血症，防治感染、出血、高血压及心力衰竭。宜及早应用血管扩张药与利尿药。常选用莨菪类药物及酚妥拉明等。呋塞米及甘露醇对于早期少尿型急性肾衰竭者有一定疗效。抗凝疗法可以选用肝素、链激酶及抗血小板聚集药物。④血液净化，规律进行血液透析。

（五）血液系统

药物引起血液系统的损伤比较多见，可以引起多种贫血、白细胞减少、骨髓抑制及出血性疾病。特异体质患者尤为多见。能引起血液系统损伤的药物亦较多，其中以白细胞减少和粒细胞缺乏症为最多见。药物导致血液系统损伤一般可分为免疫性和非免疫性两类。前者与用药剂量无关，后者则与长期或大量用药有关。常见药物有解热镇痛药、呋喃唑酮、利血平、双嘧达莫等。引起血液系统损害的西药有地西泮、氯丙嗪、保泰松、甲巯咪唑、丙硫氧嘧啶、氯霉素、磺胺类、安乃近、苯妥英钠、苯海拉明、对氨基水杨酸、异烟肼、吲哚美辛、锑剂、氯氮平、西咪替丁、奎尼丁、奎宁、阿糖胞苷、环磷酰胺、甲氨蝶呤、白消安、长春新碱、氨苄西林、头孢菌素类、利福平、阿司匹林等。常见的 ADR 如下。

1. 溶血性贫血

（1）识别与判断：①有用药史，用药后患者出现头晕乏力、食欲减退，起病多较突然而严重。②尿液呈酱油色（典型的血红蛋白尿）。③血象异常，血小板明显减少，网织红细胞升高，红细胞下降，血红蛋白下降。可出现较多碎裂红细胞（如盔形、三角形、锯齿形等），数目>3%。可见有核红细胞及多染红细胞。④骨髓象异常，红细胞系统增生活跃。⑤血清间接胆红素增高，血浆游离血红蛋白增高（>50mg/L），结合球蛋白降低。可有含铁血黄素尿。

（2）治疗：①立即停用可疑药物；②轻者停药后可自愈，不需特殊处理；③重者可输血，给予浓缩红细胞；④给予补血药物，必要时可使用糖皮质激素或中药治疗。

2. 再生障碍性贫血

（1）识别与判断：①使用过对骨髓有抑制作用的药物；②全血细胞减少，血红蛋白下降速度快，网织红细胞<0.01，绝对值<15×10^9/L，白细胞明显减少，中性粒细胞绝对值<0.5×10^9/L，血小板≤20×10^9/L，骨髓多部位增生减低，三系造血细胞明显减少，非造血细胞增多，骨髓小粒与非造血细胞及脂肪细胞增多；③一般无脾大，感觉乏力，面色苍白，容易疲乏；④一般抗贫血治疗无效。

（2）治疗：①立即停用可疑药物；②采取保护措施，预防感染，实行隔离治疗；③纠正贫血。输血，一般给予浓缩红细胞；④控制出血。用促凝血药（如酚磺乙胺）、抗纤溶药（如氨基己酸），输浓缩血小板；⑤控制感染。根据药敏结果选用抗感染药物治疗；⑥护肝治疗。此类患者常合并肝损伤，应酌情选用护肝药物。

3. 白细胞减少症

（1）识别与判断：①外周血白细胞计数，成年人<4.0×10^9/L，10~14岁儿童<4.5×10^9/L，5~9岁儿童<5.0×10^9/L，5岁<5.5×10^9/L；②骨髓象粒细胞系可正常、增生减低或成熟抑制。

（2）治疗：①立即停用可疑药物；②防治感染，脱离污染环境，预防呼吸道、消化道及泌尿道感染，及时选用有针对性抗感染药物治疗；③使用升粒细胞药物，重组人粒系集落刺激因子2~5μg/(kg·d)，皮下注射；口服强力升白片、鲨肝醇、利血生、维生素C、维生素B$_4$、维生素B$_1$等常规剂量治疗；④使用糖皮质激素常规剂量治疗。

4. 过敏性紫癜

（1）识别与判断：①药物引起的过敏性紫癜以皮肤紫癜为主，可以有腹痛、便血（腹型）、关节肿痛（关节型）、血尿、水肿（肾型）等症状；②多次化验检查血小板计数减少；③脾不增大或仅轻度大；④骨髓检查巨核细胞增多或正常，有成熟障碍。

（2）治疗：①立即停用可疑药物，若因病情关系不宜停止治疗者，可改用分子结构与原来药物无关的治疗；②对血小板重度降低者，应防止颅内和内脏出血发生，可多次输注浓缩血小板；③短期应用肾上腺皮质激素，有抑制单核巨噬细胞功能，有利于促进血小板的回升；④重型者可试用血浆置换术和输注免疫球蛋白；⑤如为重金属或砷剂引起者，可使用解毒药，如二巯丙醇、二巯丁二钠等，加速致病药物排出；⑥过敏体质患者一旦发生过敏性紫癜，应避免再次使用该药。大多数患者停药后不需任何治疗即可自愈；⑦病情严重者，采用肾上腺皮质激素治疗，对急性患者的水肿、关节痛和腹痛有明显效果；⑧泼尼松10mg，口服。儿童按每日1mg/kg，分3次服用。必要时可增加剂量，共1~2周，然后逐渐减量停用。病情严重者急性期可静脉滴注甲泼尼龙0.4~1g/d，儿童0.02~0.05mg/(kg·d)；或氢化可的松100~200mg/d，儿童5~10mg/(kg·d)治疗。也可用地塞米松5~10mg/d，儿童0.25~0.5mg/(kg·d)治疗。

（六）神经系统

引起神经系统损害的药物有青霉素（大剂量）、呋喃西林、呋喃唑酮、呋喃妥因、异烟肼、链霉素、卡那霉素、甲硝唑、吲哚美辛、长春新碱、氯丙嗪、氟奋乃静、氟哌啶醇、五氟利多、利血平、碳酸锂、巴比妥类、水合氯醛、大剂量溴剂、丁卡因、甲氨蝶呤、甲丙氨酯、苯妥英钠、丙米嗪、氯尿嘧啶、氯霉素、乙胺丁醇等。常见的ADR如下。

1. 头痛

（1）识别与判断：①表现为一侧、双侧或全头部的搏动性痛或胀痛，一般不超过24小时，个别可长达数日；②发作时常伴有面色苍白或潮红，出虚汗、恶心、呕吐、失眠；③血压正常，也可升高或降低；④脑阻抗血流图，疼痛前呈低血容量型，疼痛时呈高血容量型；⑤部分患者可有脑电图异常。

（2）治疗：①立即停药，多数患者停药后头痛可自行缓解；②对红霉素、吉他霉素及吲哚美辛引起的药源性头痛，可选用地西泮口服或肌内注射治疗。对头孢菌素类和甲硝唑引起的严重双硫仑样反应，则应禁用地西泮；③其他对症治疗方法：维持血压，抗休克，吸氧，应用抗组胺药物、L-半胱氨酸、DL-同型半胱氨酸、青霉胺以及大剂量维生素 C 等治疗,监测血钾水平;④对镇痛药导致的头痛一边采用头痛预防药(钙通道阻滞药、β 受体拮抗药、抗抑郁药、抗癫痫药物等),一边缓慢减少镇痛药用量,逐渐撤药。

2. 末梢神经炎

(1) 识别与判断:①发病可急可缓,多表现为肢体末端对称性套式感觉障碍;②腱反射多数减弱,少数可亢进;③可以有不同程度的运动、感觉或自主神经功能损害;④肌电图可见下运动神经元损害征及运动、感觉传导速度变慢和/或末端潜伏期延长。

(2) 治疗:①停用可疑药物;②给予多种维生素,尤其是 B 族维生素治疗;③给予神经营养药治疗;④进行康复理疗及针灸按摩等中医治疗。

3. 药物性脑病

(1) 识别与判断:①使用了高浓度易透过血-脑屏障的药物或突然停药(激素、成瘾药物)出现戒断症状;②意识不清,反射消失,昏迷;③四肢抽搐,肌张力增高,全身强直呈癫痫样发作;④有颅内压增高的客观体征,如视盘水肿、视网膜出血、脑膜刺激征及阳性病理反射征;⑤无局灶性体征,各种实验室检查(如头颅磁共振、CT、脑室造影、脑电图等)未能发现脑部局灶性病变。

(2) 治疗:①立即停止使用并迅速消除相关药物,尽快减少体内中毒药物含量。②洗胃,对服药时间短、服药量不多、中毒症状较轻、意识尚清能合作的患者,可施行催吐法洗胃。③血液透析、血液灌流,并可使用活性炭以彻底吸附清除血中游离中毒药物及毒性代谢产物,达到明显降低体内中毒药物含量的目的。④促进药物排泄,输液使用利尿药可以尽快降低血药浓度,对已进入肠道部分的药物可考虑给予导泻的方法促进药物排出。⑤应用解毒药或拮抗药。对于有特殊解毒药的应尽快合理地使用解毒药,如阿片类药物中毒,可使用阿片受体拮抗药纳洛酮,此外纳洛酮对镇静催眠药物、抗精神病药等中毒也有较好疗效。低血糖昏迷者应给予葡萄糖静脉注射。⑥维持生命体征和内环境稳定,注意纠正水电解质紊乱,妥善处理并发症。昏迷患者应注意保持呼吸道通畅,必要时进行人工通气;血容量不足者应快速合理补液。心功能不全者根据病情给予适当的强心药和减轻心脏负荷处理。有脑水肿、颅内压增高者,可给予甘露醇等脱水处理。

4. 精神异常

(1) 识别与判断:①患者用药后出现行为反常现象,既往无精神疾病史,与用药有明确时间关系;②异常兴奋,多语多动,烦躁不安或哭笑无常;③幻视幻听,恐惧多疑,过分地惊跳表现;④失神不语,表情淡漠,反应迟钝,精神萎靡;⑤拒食拒饮,或暴饮暴食,失眠,易惊醒;⑥拒绝交谈,行为反常,答非所问,焦虑不安。

(2) 治疗:①停用可疑药物;②对症治疗,可根据病情选择用药,给予奋乃静、氯丙嗪、异丙嗪、地西泮、抗焦虑或抗抑郁药物常规剂量治疗;③必要时给予人工冬眠或抗癫痫治疗;④必要的心理疏导和护理看护,防止自残。

(七) 内分泌系统

药物引起的内分泌系统异常包括甲状腺功能异常、肾上腺功能异常、性功能异常、抗利尿激素分泌紊乱等。①导致甲状腺功能异常相关的药物有干扰素 α、胺碘酮、碘伏、锂盐、糖皮质激素、雌激素、非甾体抗炎药物、酪氨酸激酶抑制剂、β 受体拮抗药、苯妥英钠和苯巴比妥等;②导致肾上腺皮质功能异常的药物有糖皮质激素、肝素、苯妥英钠、巴比妥类、利福平、车前草、酮康唑、甲吡酮、氨鲁米特、曲洛司坦、依托咪酯、赛庚啶、溴隐亭、醋酸甲地孕酮等;③导致男性乳腺增大的药物有螺内酯、非那雄胺、西咪替丁、尿促性素、苯磺酸氨氯地平、盐酸马尼地平、盐酸维拉帕米、氟他胺等;④导致高催乳素血症的药物有三环类抗抑郁药物、顺铂、美法仑(高剂量)、长春新碱、长春碱、氯磺丙脲和甲苯磺丁脲等。

1. 药源性甲状腺毒症

(1) 识别与判断:①有明确的用药史;②甲状腺肿、体重下降、肌肉退化、震颤以及原有的心律失常加重;③典型症状如甲状腺功能亢进、怕热和多汗可能被某些药物如胺碘酮的药理作用所掩盖。

(2) 治疗:①应当立即停用可疑药物;②对于无法停药的患者(如严重心律失常者不能停用胺碘酮),可以应用抗甲状腺药物如甲巯咪唑或丙硫氧嘧啶、糖皮质激素治疗或者甲状腺切除或放射碘治疗;③干

扰素 α 治疗期间,当出现甲状腺功能减退需要补充甲状腺素治疗,当出现 Graves 病时,需要给予抗甲状腺药物治疗或放射碘治疗;④在锂剂开始治疗前应检测甲状腺功能及甲状腺抗体,治疗后 6 个月检测 1 次甲状腺功能,如果出现甲状腺毒症可采取停用锂盐或给予卡比马唑治疗。

2. 药源性甲状腺功能减退

(1) 识别与判断:①有明确的用药史;②疲劳、怕冷、精神萎靡、活动迟钝和皮肤干燥等临床表现。

(2) 治疗:①停用可疑药物;②甲状腺激素替代疗法,甲状腺激素的开始剂量为 $25\sim50\mu g$,$4\sim6$ 周剂量增加到维持甲状腺激素达到正常范围的上限水平,同时注意避免过量,引起甲状腺功能亢进。

3. 药源性皮质醇增多症

(1) 识别与判断:①有明确的服药史;②有皮质醇增多的临床症状:满月脸、水牛背、向心性肥胖、皮肤变薄、水肿、低血钾、高血压、糖尿病及精神症状。

(2) 治疗:①为了防治,应避免长期使用糖皮质激素,可短期低剂量使用;②轻度症状一般不需特殊治疗,停药后可自行消退;③对于症状较重的患者,采取对症治疗,根据患者情况选用抗高血压药物、降血糖药物、补钾药物,采取低盐、低糖、高蛋白饮食等。

4. 药源性慢性肾上腺功能减退

(1) 识别与判断:①有明确的服药史;②有肾上腺皮质功能减退的临床表现,通常起病隐匿,病情逐渐加重,主要表现为易疲劳、乏力、体重减轻、厌食、恶心、呕吐、腹痛、直立性低血压等。

(2) 治疗:①应立即停止可疑药物;②及时给予糖皮质激素替代治疗;③对于肾上腺皮质功能障碍的患者使用利福平时可同步给予 $2\sim3$ 倍的糖皮质激素;④对于需长期使用较大剂量的糖皮质激素进行替代治疗的患者,宜采用隔日疗法。应用糖皮质激素替代治疗过程中,激素的剂量应缓慢、逐步减少。在停药后 $1\sim2$ 年,如发生应激情况,仍需采用糖皮质激素替代治疗以防发生肾上腺皮质功能不全。

5. 药源性急性肾上腺皮质醇功能减退

(1) 识别与判断:①服药史;②临床表现为神志淡漠、精神萎靡、躁动不安、谵妄,甚至昏迷、腹痛、发热、脱水、低血压及休克,在体重降低和厌食基础上出现的恶心、呕吐,难以解释的低血糖、发热、休克,常伴有低钠血症、高血钾、氮质血症、高血钙等电解质紊乱。如未能早期诊断和处理将危及患者生命。

(2) 治疗:①立即停用可疑药物。②对症处理。静脉补充肾上腺皮质激素,纠正水电解质紊乱和酸碱平衡,并给予抗休克、抗感染等对症支持治疗。③对于糖皮质激素的补充,可先静脉注射 100mg 氢化可的松,接着在 24 小时内每 $6\sim8$ 小时静脉给予 100mg,同时静脉补充大量生理盐水或 5% 葡萄糖盐水,心功能允许者,可从 1L/h 开始,第一个 24 小时可补充 $2\,000\sim3\,000$ml 的液体。

6. 药源性男性乳腺增大

(1) 识别与判断:男性一侧或两侧乳房呈女性型发育,有时有触痛或疼痛,也有乳汁样分泌物,称男性乳房女性化,或称男子女性型乳房。但是,在病理、组织学上,男性乳房发育与女性乳房不同,即无分泌乳汁的腺小叶,仅有乳管的增生和乳管的囊状扩张,同时有纤维脂肪组织的增生。

(2) 治疗:停药后症状即可消失,若无法恢复可考虑手术切除治疗。

7. 药源性高催乳素血症

(1) 识别与判断:溢乳、闭经、阳痿和不孕。在妇女产后的哺乳期结束持续 6 个月后无分娩的情况下,乳房持久地流出乳汁样物质的现象称为溢乳。

(2) 治疗:停用治病药物后,药源性高催乳血症和溢乳症状可在数周内消失。

8. 药源性抗利尿激素分泌紊乱

(1) 识别与判断:虚弱、昏睡、体重增加、头痛、厌食、恶心、呕吐等。严重者或低钠血症持续发展者可能出现精神紊乱、惊厥、昏迷,甚至死亡。

(2) 治疗:①停用可疑药物;②控制患者的液体摄入量在 $500\sim1\,000$ml/d;③出现严重的甚至威胁生命的抗利尿激素分泌失调综合征(SIADH)时,应使用高渗氯化钠溶液,以每小时 $1\sim2$mmol/L 的速率增加血浆钠浓度,直到血浆钠浓度增至 125mmol/L;④患者低钠血症超过 2 日的患者,如果超速补钠可能引起脱神经髓鞘综合征,出现延髓麻痹、四肢瘫痪、昏迷甚至死亡。

（八）药物过敏反应

药物过敏反应(亦称变态反应)具有药物特异性,不是药物自身的药理作用或毒性作用的结果,往往与药物剂量无关。随着药物种类的增多和应用的普及,药物过敏反应的发生率也相应上升,然而目前在临床前阶段还无法准确预测新药(化合物)是否可能在人体上引起过敏反应。因此,了解药物过敏反应的表现、引起过敏反应的药物种类等十分必要。常见的引起过敏的药物有以下几种。①抗菌药物:青霉素类、头孢菌素类、磺胺类、林可霉素、环丙沙星、氯霉素、呋喃妥因、甲硝唑、替硝唑、利福平、异烟肼、氨基糖苷类、大环内酯类、四环素;②生物制品:疫苗、抗毒素、抗血清、酶类;③中药:单味中药及其制剂中过敏反应发生率较高的有三七、天花粉、水蛭、灰叶铁线莲、乳香、没药、鸦胆子、雷公藤、番泻叶、蜈蚣、丹参注射液、板蓝根注射液、鱼腥草注射液、柴胡注射液、穿心莲注射液等;中成药及复方制剂中过敏反应发生率较高的有清开灵注射液、复方丹参注射液、双黄连注射液、清热解毒注射液、茵栀黄注射液、银黄注射液、肝炎灵注射液、参麦注射液、正天丸、六神丸、牛黄上清丸、华佗再造丸、跌打丸、三九胃泰、牛黄解毒片、新复方大青叶片、速效伤风胶囊、藿香正气水、正红花油等;有效成分制剂蝮蛇抗栓酶、藻酸双酯钠、γ-月见草E、黄连素等也可引起过敏反应。

1. 识别与判断　①明确的用药史;②过敏反应症状多种多样,轻重不一,包括全身性反应、局部损伤及功能紊乱或障碍。主要有以下症状:较为常见皮肤过敏症状,如瘙痒、皮下水肿、皮炎、红斑和各种皮疹(荨麻疹、丘疹、斑疹等)等。有些药物可引起严重的剥脱性皮炎,病情进展急剧,甚至危及生命;应用某些抗菌药物(如青霉素、链霉素、红霉素、头孢菌素、磺胺类等),输入全血、血浆、白蛋白,以及做某些检查应用含碘显影剂时,容易引起高热与寒战。尤其是静脉用药时,寒战明显且出现较快,并伴高热;呼吸系统症状如过敏性鼻炎、哮喘及呼吸道阻塞症状,后者由上呼吸道黏膜水肿、气管和支气管痉挛及肺水肿引起。表现为胸闷憋气、心悸、喉头堵塞、呼吸困难及脸色涨红等,伴有濒死感、口干、头晕、面部及四肢麻木。这些是过敏性休克的前驱症状。中枢神经系统症状,表现为意识丧失、昏迷、抽搐及大小便失禁等。严重者可在短时间内死亡。其他常见症状尚有腹痛、恶心、呕吐、腹泻、黄疸、血尿、血压下降、烦躁不安及冷汗等。

2. 治疗

（1）避免使用过敏药物:对于易引起过敏反应的药物,在用药前要详细询问以往用药史,应用后有无过敏症状,个人既往史中有无过敏反应性疾病,家属中有无药物过敏史或过敏反应性疾病等;掌握患者的药物过敏史是预防交叉过敏的关键。一般而言,对于已经确定会造成过敏反应的药物不建议再次使用,以避免过敏的发生。除非该药是绝对的需要,且没有任何其他药物作为替代。另外,对于有药物过敏史者,要注意避免发生药物交叉过敏。药物交叉过敏是指对具有类似化学结构的药物产生交叉或不完全交叉过敏。例如,对青霉素过敏的患者可能会对头孢菌素类中某种药物过敏。对青霉素过敏者如果必须使用头孢菌素类,应做皮肤过敏试验。

（2）预防给药法:给予有可能会造成过敏反应的药物前,事先给予抗组胺药,通常无法阻止过敏性休克的发生,并且有可能会掩盖过敏性休克反应的早期征兆。然而,若同时合并使用抗组胺药与类固醇,则可有效减少对诊断用对比剂产生的药物过敏反应。提前使用肥大细胞膜稳定剂色甘酸钠(吸入给药),能有效防止速发型和迟发型哮喘反应。

（3）脱敏疗法:应尽量避免再次使用致敏药物,可换用其他有效药物。如果没有合适的替代药物,而病情需要继续采用原来的致敏药物,则可采用脱敏疗法。主要利用患者对其有过敏反应的过敏原,制成不同浓度,反复给患者皮下注射,剂量由小到大,浓度由低到高,逐渐诱导使患者能耐受该抗原而不产生过敏反应。但是脱敏治疗必须严格无菌操作,否则会出现过敏原的交叉感染,而且少数可因局部刺激引起轻度红、肿、热、痛等现象。

（4）对症与支持疗法:一旦发生药物过敏,应立即采取相应措施。首先是停用致敏药物,若多种药物并用,一时难以分清哪种药物致敏,则应全部停用。如病情不允许停药,应选用其他药物代替。立即采取洗胃、灌肠、静脉输液、利尿等对症措施,尽快使药物排出或延缓药物吸收。过敏反应不严重者,停药后反应迅速消失,无须任何治疗。过敏反应严重或持久者可应用药物治疗,包括非特异性抗过敏治疗,如使用钙剂、维生素 C,抗组胺药如苯海拉明、阿司咪唑、异丙嗪,以及对症治疗如氨茶碱、普鲁卡因进行静脉封闭。肾上腺皮质激素如氢化可的松、地塞米松可考虑应用于有严重反应的患者,喉头水肿可因窒息而危及生命,应及时行气管切开术。过敏性休克的抢救应分秒必争,立即皮下或肌内注射肾上腺素 1:1 000 (1mg/ml)0.5~1ml。肾上腺素对喉头水肿与支气管痉挛是非常有效的,严重休克患者皮下或肌内吸收肾上腺素是不可靠的,需要采用肾上腺素静脉滴注,但要避免室性心律失常与心肌缺血。对于低血压者一方面采用静脉扩容剂(中分子右旋糖酐、血浆)或动脉输血,另一方面应用升压药物如去甲肾上腺素、美芬丁胺、间羟胺、多巴胺等。对持续低血压或出现酸中毒的患者则需要 $NaHCO_3$ 进行治疗。

(九) 全身性损伤

严重的 ADR 可导致全身性损伤。B 型不良反应多伴发全身性多器官损伤,可导致多脏器功能衰竭,病情凶险。各种致敏药物都可能引发严重 ADR,如青霉素类、头孢菌素类、氯霉素、四环素类、小诺米星、林可霉素、磺胺类、呋喃妥因、喹诺酮类、局部麻醉药、胰岛素、酶类、造影剂、血清制剂、疫苗、器官提取物、变应原提取物、右旋糖酐;中药注射液如茵栀黄注射液、清开灵注射液、双黄连注射液、蝮蛇抗栓酶注射液、复方丹参注射液、参麦注射液等。常见的 ADR 如下。

1. 过敏性休克

(1) 识别与判断:①使用致敏药物后数分钟甚至几秒内出现头晕、烦躁不安、胸闷、气喘、呼吸困难;②肤色苍白或发绀、皮肤湿冷、体温下降、脉搏细数、喉头水肿;③血压下降,收缩压低于 90mmHg 或更低,脉压<20mmHg,高血压者血压下降 20% 以上;④神情淡漠、意识模糊、晕厥甚至休克,有时还伴有大小便失禁、惊厥、昏迷等严重症状。

(2) 治疗:①立即在手臂部肌内注射肾上腺素 0.5~1mg;②保持呼吸道通畅,吸氧、必要时行气管插管;③建立输液通路;④使用抗组胺药物,肌内注射或静脉注射马来酸氯苯那敏 10mg;⑤如 5 分钟仍未见好转,可重复使用肾上腺素 0.5~1mg,每 5~15 分钟注射 1 次(依病情而定,至明显好转为止);⑥也可使用地塞米松 2~5mg 静脉注射或静脉滴注;⑦对症处理。

2. 弥散性血管内凝血

(1) 识别与判断:①多发性出血倾向;②不易用原发病解释的微循环衰竭或休克;③多发性微血管栓塞的症状、体征,如皮肤、皮下、黏膜栓塞坏死及早期出现的肾、肺、脑等脏器功能不全;④抗凝血治疗有效;⑤血小板低于 $100×10^9/L$ 或呈进行性下降;⑥血浆纤维蛋白原含量 < 1.5g/L 或呈进行性下降,或>4g/L;⑦3P 试验阳性或血浆 FDP>20mg/L;⑧凝血酶原时间缩短或延长 3 秒以上或呈动态变化,或活化的部分凝血活酶时间缩短或延长 10 秒以上;⑨优球蛋白溶解时间缩短或纤溶酶原减低。

(2) 治疗:①早期给予大剂量肾上腺皮质激素治疗,同时预防和治疗肾功能不全。②抗凝治疗。多数主张早期处于高凝状态时,急性期应用肝素 1 万~3 万 U/d(每 6 小时不超过 5 000U 和低分子肝素 75~150U 抗 $Xa/(kg·d)$(分 1~2 次皮下注射),根据病情可连续使用 3~5 日,低分子右旋糖酐 500~1 000ml/d,连用 3~5 日;复方丹参每次 20~4ml,每日 2~3 次,连用 3~5 日;噻氯吡啶 250mg,每日 2~3 次,连用 5~7 日;双嘧达莫 500mg/d,连用 3~5 日。③当患者有较严重的血小板或凝血因子减少时,可补充血小板及凝血因子。

(郭代红)

第二节　药源性疾病概述及防治

一、概述

(一) 定义

药源性疾病(drug-induced disease,DID)又称药物诱发性疾病,是医源性疾病的主要组成部分。它是指预防、治疗或诊断用药过程中,因药物或其代谢产物的作用、药物相互作用以及药物用法错误等引起人体功能或组织结构损害,而出现的与治疗目的无关的各种体征和临床症状的疾病。药源性疾病不仅包括

"正常剂量正常用法下"出现的药品不良反应,还包括因误用、超剂量服用等用药错误导致的疾病。除了可累及皮肤、胃肠、肝、肾、心脏、肺等重要器官外,还包括过敏反应、血液病、眼损害、耳损害、神经损害、生殖功能损害及营养不良等。

(二)流行病学

人类对药源性疾病的认识经历了一个漫长的过程。从氨基比林致粒细胞缺乏,到解热镇痛药非那西丁致严重肾损害,再到抗感染药物二碘二乙基锡的中毒性脑炎,以及20世纪最大的药品灾难"反应停事件"的发生和普拉洛尔导致"眼-耳-皮肤黏膜综合征"等药物引起的重大事件,引起了世界各国对药源性疾病的认识和重视。各国的卫生管理部门建立了药物安全机构,并实施药物不良反应监测。

根据WHO统计,每年因药物不良反应住院的患者占住院总人数的0.3%~5.0%,而在住院患者中有10%~20%的患者发生ADR,其中的0.24%~2.9%因严重的ADR导致死亡。在我国每年5 000多万住院患者当中,约有250万人因药物不良反应而入院治疗,因严重不良反应致死人数每年约19.2万人,严重ADR主要损伤人体重要脏器,如心脏、肝、肾和血液系统等。在美国,近60%的急性肾衰竭是由对乙酰氨基酚或特殊的药物反应引起,而我国医院数据统计,约20%的急性肾衰竭是由用药引起。根据我国2019年国家药品不良反应监测年度报告显示,累及器官系统主要为皮肤及其附件损害、胃肠损害、全身性损害、神经系统损害和心血管系统损害。

(三)分类

1. 按发生机制分类

(1)量效关系密切型(A型):A型不良反应引起的药源性疾病,是临床上最常见的药源性疾病,是由于药物的吸收、分布、代谢、排泄等药动学的个体差异和机体靶器官的敏感性增高引起的。具有剂量依赖性、可预测性、发生率较高、死亡率较低的特点。

(2)量效关系不密切型(B型):B型不良反应引起的药源性疾病与药物固有作用无关,是由于机体的遗传、免疫特异性引起的。与用药剂量无关,具有难预测性、发生率低、死亡率高的特点。

(3)长期用药致病型:长期用药引起的药源性疾病是由于机体对药物产生依赖性、耐受性。如长期应用氯丙嗪治疗精神分裂症,容易产生迟发性运动障碍,或长期用药后,突然停药引起的反跳现象。

(4)药物后遗效应型:后遗效应引起的药源性疾病包括致畸、致癌、致突变等。

2. 按病理表现分类

(1)功能性改变的药源性疾病:功能性改变如抗胆碱和神经节阻滞药可引起无力性肠梗阻,利血平引起心动过缓等。多数变化为暂时的,停药后能迅速恢复正常,无病理组织变化。

(2)器质性改变的药源性疾病:器质性改变与非药源性疾病无明显差别,也无特异性,因此,鉴别诊断主要依靠药源性疾病诊断要点。

3. 按给药剂量及用药方法分类

(1)与剂量有关的药源性疾病:常与药物毒性和用药剂量有关,一般可以预测和逆转,其发生与药动学差异和药效学差异有关。

(2)与剂量无关的药源性疾病:此类反应一般难以预测和逆转,包括过敏反应、免疫学反应和药物遗传学的影响。

(3)与用药方法有关的药源性疾病:包括长期用药骤然停药所致反跳现象;给药途径不当所致的不良反应;联合使用具有相互作用或配伍禁忌的药物等。

二、诱发因素

诱发药源性疾病的因素包括药物因素、患者机体因素,以及用药方法等因素。在临床用药过程中需要同时考虑多方面因素的影响,避免或减小药源性疾病导致的损害。

(一)药物相关因素

1. 药理作用相关因素 包括药物本身的药理作用、副作用、毒性反应、继发反应、后遗效应、致癌作用、致畸作用和致突变作用等。例如,长期大量使用糖皮质激素能使毛细血管变性出血,以致皮肤、黏膜出现瘀点、瘀斑,同时还可能出现库欣综合征。

2. 药物相互作用因素　包括药物配伍禁忌、药动学相互作用和药效学相互作用等。

3. 药物制剂因素　包括制剂中的溶剂、辅料等因素,以及药物分解产物、污染物、异物等。

（二）机体相关因素

1. 年龄　药物不良反应和药源性疾病的发生率与年龄有很大关系,在 2019 年国家药品不良反应监测年度报告中,14 岁以下儿童患者的不良反应占 10.6%,65 岁及以上老年患者的不良反应占 29.0%。婴幼儿肝、肾功能较差,药物代谢酶活性不足,肾的滤过及分泌功能较低,影响药物的代谢消除,且婴幼儿的血浆蛋白结合药物的能力低,脂肪占比较水低,水溶性药物的血浆游离药物浓度较高,容易发生药源性疾病,如氯霉素易引起灰婴综合征,吗啡易引起婴儿严重呼吸抑制;老年人肝、肾功能减退,导致药物代谢清除率降低,使药物血浆半衰期延长,且老年人体内的水分和肌肉组织减少,脂肪所占比例相对增加,亲脂性药物容易在脂肪内蓄积。此外,老年人常同时患有多种疾病,用药品种多、时间长,容易发生药源性疾病。

2. 性别　女性药源性疾病的发病率一般要高于男性。在 2019 年国家药品不良反应监测年度报告中,男女患者比为 0.86∶1。女性服用保泰松和氯霉素引起粒细胞缺乏的概率和服用氯霉素引起再生障碍性贫血的概率均比男性高。且女性由于生理因素与男性不同,在月经期或妊娠期对刺激性强的药物敏感,服用这类药时有引起月经过多、流产或早产的危险。

3. 遗传　遗传是种族和个体差异的决定因素,药源性疾病的种族和个体差异与药物代谢酶在人群中具有遗传多态性现象有关。例如,日本人和美洲印第安人多为快乙酰化者,而英国人和犹太人慢乙酰化者居多,乙酰化率低的人使用异烟肼易产生周围神经炎。

4. 疾病状态　疾病既可以改变药物的药效学,也能影响药物的药动学。慢性肝病、肾病患者其药物的代谢和清除率降低,血浆半衰期延长,血药浓度增高,容易出现药源性疾病。

5. 依从性　依从性是指患者按医师规定进行治疗、与医嘱一致的行为程度,目前用药不依从率高达40%~70%。若患者擅自过量服药或减少给药剂量、不按时服药、随意改变给药途径或超疗程使用等,容易发生药源性疾病。

（三）用药方法相关因素

用药错误可发生于药品储存、处方（医嘱）开具与传递、调剂与分发、药品使用与监测、用药指导和药品管理等多个环节。药物剂量过大、疗程过长、滴注速度过快、给药途径错误、重复用药、忽视用药注意事项和禁忌证等均可诱发药物性损害。有些药物给药途径不同,产生的药理作用则不同,如硫酸镁,注射给药可抑制中枢神经系统,松弛骨骼肌;口服给药时,硫酸镁在肠道中不吸收,产生一定渗透压,使肠内水分不被肠壁吸收,具有导泻作用;庆大霉素直接静脉注射易使神经肌肉阻滞,引起呼吸抑制。

三、常见的药源性疾病

（一）药源性肝病

肝是药物在体内生物转化和代谢的重要场所,也最容易受到药物的损害。几乎各类药物都可造成肝不同程度的损害,其中抗生素、抗结核药、抗真菌药、降血脂药及中药等对肝的毒性较大。

【临床分类】常见的药源性肝病有急性剂量依赖性肝损害、急性非剂量依赖性肝损害、肝的急性脂肪浸润、胆汁淤积性肝炎、肝的肉芽肿浸润、活动性慢性肝炎、肝纤维化、脂肪肝、肝肿瘤等。

【临床表现】主要表现为在发病初期有恶心、呕吐、全身倦怠、皮肤瘙痒、腹痛、肝区不适或隐痛、血清转氨酶升高、黄疸等,少数病情严重者可发生肝性脑病而致死亡。

【病理机制】药物引起的肝损伤的机制主要有:①药物或其代谢物直接毒害肝细胞,致使肝细胞坏死;②干扰胆红素代谢排泄;③药物通过免疫复合物产生变态反应性病变;④药酶被诱导（或抑制）,加速（减慢）药物本身的代谢及其他药物的代谢作用;⑤由于年龄、发育情况、生活方式（酗酒、抽烟等）、机体特异性等导致药物性肝损害。

【致病药物】非甾体抗炎药（阿司匹林、对乙酰氨基酚）长期大剂量可直接导致肝细胞坏死,青霉素类也可致肝细胞坏死;异烟肼、保泰松等引起急性肝炎型损害;甲氨蝶呤、丙硫氧嘧啶等多引起慢性肝炎型损害;门冬酰胺酶、乙醇、四环素等药物可引起脂肪肝;氯霉素、氯丙嗪、利福平及类固醇类药物可导致胆汁淤滞。口服避孕药物影响凝血机制造成肝静脉血栓。苯妥英钠、青霉素、普鲁卡因胺等药物过敏可导致肝肉芽肿。

(二) 药源性肾病

肾是体内药物代谢和排泄的重要器官,也是易受药物毒性损害的器官之一。肾血流量丰富,部分毒性药物或代谢产物经过滤过、分泌和重吸收,使肾组织容易暴露于高浓度中导致损害;此外,肾可分泌 H^+,酸化尿液使部分酸性药物析出结晶,堵塞肾小管导致损害。

【临床分类】药源性肾脏疾病主要有 4 种临床表型:急性肾损伤、肾小球损伤、肾小管损伤、肾结石。

【临床表现】急性肾损伤主要包括急性肾小管坏死、急性间质性肾炎和渗透性肾病。急性肾小管坏死表现为血肌酐、尿素氮迅速升高,肌酐清除率下降,尿比重及尿渗透压降低,尿钠排泄量增加。急性间质性肾炎表现为血肌酐突然升高,全身过敏性反应(发热、出疹、嗜酸性粒细胞增多症),在尿液中可发现白细胞、蛋白尿。

肾小球损伤主要表现为尿钠排量减少,尿中有明显沉渣。

肾小管损伤可以出现肾性糖尿,尿常规检查发现尿糖阳性而血糖正常,还可出现氨基酸尿、磷酸盐尿、低血钾、高尿钾、低血钙、高尿钙、代谢性碱中毒、高血压等,也可出现低比重尿、夜尿增多、肾小管酸中毒等。

肾结石表现为肾区疼痛伴有肋脊角叩击痛、镜下血尿、血肌酐、尿素氮迅速升高。输尿管结石可有肾绞痛伴恶心呕吐,尿检可发现红细胞和白细胞、颗粒状铸型和特有的药物晶体。

【病理机制】

(1) 直接毒性作用:肾血流丰富,许多药物在肾代谢、排泄,且肾小管具有浓缩和重吸收功能,使药物的浓度在肾中升高至中毒浓度,产生毒性作用。

(2) 免疫炎症作用:药物可作为半抗原与血清蛋白结合成靶抗原,激活免疫反应,与抗体形成抗原抗体复合物,导致肾发生病理性改变,造成免疫性损伤。

(3) 阻塞导致损害:服用某些药物可改变尿液 pH,使药物析出结晶,沉积于肾小管内,造成阻塞性病变。

(4) 炎症性损害:炎症介质、细胞因子参与病变过程。

【致病药物】

(1) 抗生素及磺胺类:氨基糖苷类:庆大霉素、阿米卡星、链霉素、卡那霉素、新霉素等;青霉素类:各种半合成青霉素均可诱发肾脏损害;头孢霉素类、万古霉素。

(2) 非甾体类抗炎药物:阿司匹林、布洛芬、保泰松、吲哚美辛、吡罗昔康等。

(3) 抗肿瘤药物:顺铂、环磷酰胺、阿糖胞苷等。

(4) 免疫抑制药:环孢素、他克莫司、甲氨蝶呤等。

(5) 利尿药:渗透性利尿药及呋塞米。

(6) 中草药:主要有马兜铃、木通、防己、厚朴、细辛等。

(三) 药源性心脏疾病

药物是治疗心血管疾病的主要方法,但长时间服用或服用不当会诱发或加重心脏病变,约有 10% 的心血管疾病患者因为药物不良反应再次入院治疗,且占有比例逐年增长。

【临床表现】主要表现为心律失常如尖端扭转型室速、室性期前收缩、室上速伴传导阻滞,心功能抑制(如严重心力衰竭、心动徐缓和血压下降、心搏停止)和心肌病(如出现灶性坏死、炎性渗出和心包脏层出血)等症状。

【病理机制】

(1) 冲动形成或传导异常:儿茶酚胺类浓度增高,洋地黄中毒可使自律性异常增高,诱发后除极导致冲动形成异常;长期大剂量应用抗心律失常药物,可引起冲动单向传导阻滞。

（2）拮抗交感神经系统：心肌病、心脏手术后和早期心力衰竭的患者，应用β受体拮抗药容易诱发严重心力衰竭、心动徐缓和血压下降，甚至心搏停止。

（3）心肌病变：磺胺药、青霉素过敏或服用抗癌药可进入心肌细胞产生毒性作用引起心肌改变。

【致病药物】

（1）抗心律失常药物：奎尼丁、普鲁卡因胺、利多卡因、苯妥英钠、胺碘酮等。

（2）儿茶酚胺类：异丙肾上腺素、肾上腺素、多巴胺、多巴酚丁胺、β-受体拮抗药等。

（3）洋地黄制剂：地高辛、毛花苷C、毒毛花苷K等。

（4）抗癌药：柔红霉素、多柔比星等。

（5）其他：三环类抗抑郁药、吩噻嗪等抗精神病药、乙醇等。

（四）药源性血液系统疾病

药物诱发的血液病比较常见，根据2019年国家药品不良反应监测年度报告统计，药物所致血液系统的不良反应占2.8%，导致各种血液病的药物各有不同，有的药物可致多种血液病。某些药源性血液病病情严重，死亡率高。

【临床分类】药源性血液病主要包括再生障碍性贫血、溶血性贫血、巨幼细胞贫血、铁粒幼细胞贫血、高铁血红蛋白贫血、白血病、粒细胞减少症和粒细胞缺乏症、弥散性血管内凝血、获得性血小板功能障碍性疾病等。

【临床表现】再生障碍性贫血的血常规检查红细胞、白细胞和血小板均减少，红细胞减少表现为贫血、疲劳虚弱、面色苍白；白细胞减少可致发热、寒战、感染等症状；血小板减少的临床症状为凝血时间延长、出血等。

急性溶血发病急剧，常于用药后12~48小时出现。由于红细胞大量溶解，表现为黄疸、贫血及血红蛋白尿等。

巨幼细胞贫血的临床表现为头晕乏力、皮肤苍白及胃肠道黏膜萎缩、消化不良、精神障碍等。

【病理机制】

（1）细胞毒性作用：细胞毒性药物可使骨髓内线粒体中蛋白质的合成受到抑制，血红素不能合成，导致骨髓内幼红细胞生成障碍。

（2）缺乏6-磷酸葡萄糖脱氢酶：部分患者由于先天性地缺乏6-磷酸葡萄糖脱氢酶（G-6-PD），红细胞稳定性下降，当机体接触到具氧化性的特定物质或服用了这类药物，红细胞容易被破坏而发生急性溶血反应。

（3）抑制细胞DNA的合成：药物通过拮抗叶酸、维生素B_{12}的吸收、利用或破坏抑制DNA合成，引起巨幼红细胞变化。

【致病药物】

（1）引起再生障碍性贫血的药物：氯霉素是引起再生障碍性贫血的代表药物，除此还有巯嘌呤、环磷酰胺、白消安、阿糖胞苷、长春新碱、秋水仙碱、链霉素、氨苄西林、磺胺类、阿司匹林、保泰松、苯妥英钠等。

（2）引起溶血性贫血的药物：伯氨喹、阿司匹林、甲基多巴、左旋多巴、苯妥英钠、非那西丁、氯丙嗪、青霉素、奎尼丁、保泰松、胰岛素、磺胺类药等。

（3）引起巨幼细胞贫血的致病药物：苯妥英钠、环丝氨酸、甲氨蝶呤、6-巯嘌呤、氟尿嘧啶、阿糖胞苷、环磷酰胺、保泰松、对氨水杨酸、新霉素、乙胺嘧啶等。

四、药源性疾病的诊断

1. 追溯用药史 了解患者的用药史是诊断药源性疾病的关键。

2. 确定用药时间、用药剂量和临床症状发生的关系 应先确认用药时间与不良反应的出现有无合理的时间关系。不同药物所致疾病的潜伏期不同，如青霉素所致的过敏性休克常在用药后几分钟内出现，器官损害多在用药后几周或几个月出现。另外一些药源性疾病具有剂量依赖性，可根据症状随用药剂量增减而加重或减轻的规律判断致病药物。

3. 询问用药过敏史和家族史   不同患者由于机体特异性,可能对某一种或一类药物具有特异性反应,而该特异性具有一定遗传倾向性,也可能在其家族成员中发生过。了解患者的用药过敏史和家族史有助于排除其他因素的影响,进一步确诊药源性疾病。

4. 排除药物以外的因素   确诊药源性疾病需要排除原发病、并发症、继发症、患者的营养状况以及环境、心理等多种因素的影响。

5. 停用可疑药物   可根据用药顺序确定可疑的致病药物,并停用最可疑药物或引起相互作用的药物。根据停药后症状的变化情况,来确诊药源性疾病。

6. 进行相关实验检查   依据药源性疾病的临床特征,对患者进行血药浓度检测、皮试、致敏药的免疫学检查、激发试验等检查;根据病情检查患者受损器官系统及其受损程度,如体格检查、器官系统的功能检查、生化、心电图及影像学检查等。

7. 流行病学调查   药物流行病学的调查有助于获得一些上市前未知的不良反应信息,进一步确诊药源性疾病。

五、药源性疾病的防治

1. 严格药品质量的监督管理   药品是治病救人的特殊商品,必须在实验、研发、生产、流通等每个环节进行严格管控。应严格按照《药品生产质量管理规范》等要求生产药品,并加强质量检验,确保生产出合格的药品,坚决杜绝假药、劣药和尚不成熟的药品上市或应用;应加强药品在储存、流通等环节质量管控,保证药品在运输和储存中符合要求,确保患者所使用的药品安全、有效,降低药源性疾病的发生。

2. 提高临床安全合理用药水平   随着科学发展,生产技术的提高,药品种类迅速增加,医护人员难免会对药物的了解不够全面,因此应加强临床医护人员药物专业知识的培训,进一步规范临床用药行为,特别是加强临床药师的培训,提高其处方审核、用药干预、用药指导及用药教育的能力,并要求临床药师深入临床一线,与医师、护士进行密切合作,共同完成患者的个体化治疗。除此还需建立并落实全面合理的用药制度:①医师应仔细询问患者的病史、用药史、过敏史和家族史;②明确用药指征,权衡利弊,对症用药,给药剂量、疗程及途径要适宜,尽量做到个体化给药,尤其是特殊人群的用药;③注意配伍禁忌,避免不必要的联合用药;④应用新药时,必须掌握相关资料,慎重用药,并注意药物不良反应;⑤开展药学监护,关注患者用药后的临床症状变化,强化用药安全警戒,确保临床用药安全合理,预防不良反应的发生。

3. 加强用药教育   加强公众用药宣传教育,提高公众对常用药物的安全认知和防范药源性疾病的意识;加强患者的用药教育,提醒患者不盲目购药、擅自用药或更改给药剂量、疗程、途径等,以提高用药依从性,减少药源性疾病的发生。

4. 完善药品不良反应(ADR)监测制度   医院应把 ADR 监测工作列入日常工作重要内容,加强合理用药咨询服务。充分发挥主观能动性和宣传、监测窗口阵地作用,履行好 ADR 报告和监测的责任和义务,最大限度地降低 ADR 造成的损害。

5. 积极开展药物流行病学研究   积极开展药物流行病学研究,是杜绝药源性疾病十分重要的社会工作。它能补充药品上市前研究未获得的资料,获得药品上市前不可能得到的信息,从而发现并确诊药源性疾病。

(左笑丛)

第三节   药物急性中毒及处置

一、概述

中毒是指某种物质接触或进入人体后,侵害机体的组织与器官,并能在组织与器官内发生化学或物理化学的作用,破坏了机体正常生理功能,引起的机体功能性或器质性疾病。

能引起中毒的物质称为毒物,具体是指在日常接触途径和剂量下,即可与生物体相互作用,发生物理化学或生物化学反应,引起生物体功能性或器质性改变,导致暂时性或持久性损害,甚至危及生命的外源性化学物质。毒性是指某种毒物引起机体损伤的能力,用来表示毒物剂量与反应之间的关系。根据接触的毒物毒性、剂量以及中毒症状发生的时间,可分为急性和慢性两大类。急性中毒(acute poisoning)是指机体一次大剂量暴露或24小时内多次暴露于某种或某些有毒物质引起急性病理变化而出现的临床表现,其发病急、病情重、变化快,如不积极治疗常危及生命。临床上常根据毒物种类将急性中毒分为化学性中毒、植物性中毒和动物性中毒。其中,导致化学性中毒的毒物包括药物、农药、有害气体、有毒化合物、重金属等。慢性中毒(chronic poisoning)则是由于长期接触较小量的毒物所引起的,表现为起病较缓、病程较长、缺乏中毒的特异性诊断指标、容易误诊或漏诊,因此要仔细查体和询问病史。有的毒物一般只能引起慢性中毒,只在浓度很高时,才能引起急性中毒(如汞、锰等),原因在于一般的生产条件浓度不够高,毒物只会在长期接触下造成积蓄中毒;而有些毒物一般只引起急性中毒而不引起慢性中毒(如氯苯甲脒等),这是由于这类毒物进入人体内后,很快地发生变化,迅速排出体外因而不引起慢性中毒;还有一些毒物既可以引起急性中毒又可以引起慢性中毒,如急性磷中毒时主要损坏肝功能,而慢性磷中毒时则主要损害颌骨。因此,急性中毒与慢性中毒不仅有量的不同,而且也有质的区别。

（一）毒物的分类

毒物,根据来源和用途可分为工业性毒物、药物、农药和有毒动植物。本节重点讲述药物中毒。药物是一把双刃剑,既可以治病,又可因药物的不良反应导致人体损伤。当药物过量时,可成为毒物,会引起人体生理、生化方面的改变和内脏器官功能和/或形态损害,发生药物毒性反应。

（二）毒物的处置

1. **吸收** 毒物进入人体的途径主要包括:①胃肠道;②呼吸道;③皮肤吸收;④眼、耳、口、胸腔、腹腔、阴道、直肠等处;⑤创口或皮下注入直接进入血液。

2. **分布** 毒物通过各种不同的途径进入血液循环以后,一般先与红细胞或血浆中的某些成分相结合,再通过毛细血管进入组织。但由于毒物分子的极性、脂溶性、化学特性不同,以及细胞膜的结构、渗透性和细胞代谢的差异,使得毒物在人体内的分布也不均匀。脂溶性较大的非电解质类毒物在脂肪和部分神经组织中分布量大;不溶于脂类的非电解质类毒物,穿透细胞膜的性能较差,它在体内的分布主要取决于它所处的周围环境对它的影响(如pH等)。电解质类毒物如铅、汞、锰、砷、铬等在体内的分布是不均匀的,有的分布于骨骼,有的分布于肝、肾和肺部等器官中,有的则均匀地分布于体内。

3. **代谢** 毒物的代谢指的是毒物进入人体后,与人体的细胞或组织相结合,并直接与其中的化学物质作用,然后分解或合成简单或复杂的化合物。毒物在人体内的代谢方式包括氧化、还原、水解和合成。

4. **排泄** 人体排泄毒物的速度与毒物的溶解度、挥发度、在组织中的稳定程度以及排泄器官的功能状态和血液循环有关。机体排泄毒物的主要器官是肾,其他排出途径包括:胃肠道、呼吸道、皮肤、汗腺、唾液腺、乳腺、胆管等。

（三）影响毒物对人体作用的因素

1. **毒物本身的性质**

（1）化学结构:毒物的化学结构决定毒物在体内可能参与和干扰的生理生化过程,因而对决定毒物的毒性大小和毒性作用特点有很大影响。各类有机非电解质的毒性大小依次为芳烃>醇>酮>环烃>脂肪烃。同类有机化合物中卤族元素取代氢时,毒性增加。无机化合物则随着分子量的增加,毒性增强。

（2）物理特性:毒物的溶解度、分散度、挥发度等物理特性与毒物的毒性有密切的关系。一般来讲,溶解度越高,毒性越强;分散度越大,不仅化学活性增加,而且易进到呼吸道的深层部位而增加毒性作用;气体状态或挥发性大的毒物,易被呼吸器官吸收,毒性作用发生更快;除此之外溶解毒物的溶剂,对毒性的发作影响也极大。中毒作用发生的快慢为:溶于乙醇的毒物>水溶性毒物>油溶性毒物。

2. **毒物的量和接触时间** 毒物进入人体内需要达到一定剂量才会引起中毒。在生产环境下,毒物剂量与毒物在工作场所空气中的浓度和接触时间有密切关系。因此,降低生产环境中毒物的浓度,缩短接触时间,从而减少毒物进入体内的剂量是预防职业中毒的重要环节。

3. **毒物进入机体的途径** 毒物进入机体的途径不同,其毒性反应出现的早晚不同。毒性作用出现由早到晚通常依次为静脉注射、呼吸道吸入、腹腔注射、肌内注射、皮下注射、口服和直肠灌注。

4. 机体的状况和耐受性　药物的特性相同，其中毒反应的程度取决于患者的年龄、体质、身体各器官及神经、内分泌、酶系统的功能状态。通常机体的解毒反应包括氧化、还原、结合和水解等。

5. 联合作用　在实际环境中往往存在许多污染物质，它们对机体同时产生的毒性，有别于其中任一单个污染物质对机体引起的毒性。两种或两种以上的毒物，同时作用于机体所产生的综合毒性称为毒物的联合作用。毒物的联合作用可分为协同作用、独立作用、相加作用、拮抗作用四种。

6. 生产环境与劳动条件　生产环境的温度、湿度和气压等物理因素能影响毒物的毒性作用。如湿度可促使某些毒物如氯化氢、氟化氢的毒性增加。在高温环境下，人体内一些活性物质分泌会发生改变，从而导致一些进入人体内的化学物质毒性发生变化。同时高温条件下人的排尿量大幅减少，造成化学物质在人体内的潴留时间延长，而尿液浓缩，尿液的 pH 变化亦影响肾脏对化学物质的清除效率。因此，一般来说，化学物质随环境温度的上升，其毒性作用增强，对人体造成的伤害亦更大。高气压则使毒物在体液中的溶解度增加。劳动强度大时，机体的呼吸、循环加快，可加速毒物的吸收；重体力劳动时，机体耗氧量增加，使机体对导致缺氧的毒物更为敏感。

（四）中毒的机制

根据毒物种类不同，作用不一，中毒机制常表现为局部刺激及腐蚀作用、缺氧、麻醉作用、抑制酶的活力、干扰细胞膜及细胞器的生理功能和受体竞争等。

1. 局部刺激及腐蚀作用　强酸或强碱易与人体接触部位组织直接发生化学反应，导致细胞蛋白质沉淀、变性，造成局部刺激、腐蚀和坏死。

2. 阻碍氧的吸收、输送和利用　如一氧化碳可以与血红蛋白结合形成不易解离的碳氧血红蛋白，使血红蛋白丧失运输氧的能力；氰化物中毒时氰离子与细胞色素氧化酶中的铁相结合，从而使该酶丧失催化氧化还原的能力，细胞利用氧产生障碍。

3. 对机体的麻醉作用　亲脂性强的毒物（如过量的有机溶剂和吸入性麻醉药）易通过血-脑屏障进入含脂量高的脑组织，抑制其功能。

4. 抑制酶的活力　有些毒物及其代谢产物通过抑制酶的活性产生毒性作用。如有机磷抑制胆碱酯酶；有机氟中毒可产生异柠檬酸，从而抑制乌头酸酶的活性；含金属离子的毒物能抑制含巯基的酶等。

5. 干扰细胞或细胞器的功能　主要通过对膜脂质的过氧化作用、对膜蛋白的作用和改变膜结构和通透性来产生毒性反应。如四氯化碳经过酶的催化可以形成三氯甲烷自由基，后者作用于肝细胞膜中不饱和脂肪酸，引起脂质过氧化，使线粒体及内质网变性和肝细胞坏死。酚类如二硝基酚、五氯酚和棉酚等可使线粒体内氧化磷酸化作用解偶联，阻碍三磷酸腺苷形成和贮存。

6. 竞争相关受体　有些毒物结构与酶的底物类似，因而可以竞争性地与酶结合。如阿托品过量时通过竞争性阻断毒蕈碱受体产生毒性作用。

（五）毒性分级与病情评估

毒性大小所用的单位一般以毒物引起实验动物某种毒性反应所需要的剂量或浓度表示。气态毒物，以空气中该物质的浓度表示。所需剂量（浓度）愈小，表示毒性愈大。最通用的毒性反应是动物的死亡数。常用的评价指标有：①绝对致死量或浓度（LD_{100} 或 LC_{100}），即染毒动物全部死亡的最小剂量或浓度。②半致死量或浓度（LD_{50} 或 LC_{50}），即染毒动物半数死亡的剂量或浓度。这是将动物实验所得的数据经统计处理而得。③最小致死量或浓度（MLD 或 MLC），即染毒动物中个别动物死亡的剂量或浓度。④最大耐受量或浓度（LD_0 或 LC_0），即染毒动物全部存活的最大剂量或浓度。实验动物染毒剂量采用 mg/kg、mg/m^3 表示。

我国国家标准 GB 5044—85《职业性接触毒物危害程度分级》根据急性毒性、急性中毒的状况、慢性中毒的状况、慢性中毒的后果、致癌性和工作场所最高容许浓度 6 项指标全面权衡，将毒物的危害程度分为 I ~ IV 级。

中毒病情评估推荐中毒严重度评分（poisoning severity score，PSS），根据中毒严重程度评分标准分五级。无症状（0分）：没有中毒的症状体征；轻度（1分）：一过性、自限性症状或体征；中度（2分）：明显、持续性症状或体征,出现器官功能障碍;重度(3分):严重地威胁生命的症状或体征,出现器官功能严重障碍;死亡(4分):死亡。

在目前已知的所有急性中毒种类中,除非已有明确的针对该种中毒的严重程度分级标准,其余急性中毒均推荐参考 PSS,实行急性中毒病情分级并动态评估。

(六)中毒救治原则

1. 迅速脱离中毒环境并清除未被吸收的毒物。
2. 迅速判断患者的生命体征,及时处理威胁生命的情况。
3. 促进吸收入血的毒物清除。
4. 解毒药应用。
5. 对症治疗与并发症处理。
6. 器官功能支持与重症管理。

二、常见的药物急性中毒

(一)阿片类药物中毒

临床上常用的阿片类药物有吗啡(morphine)、哌替啶(pethidine)、芬太尼(fentanyl)等。

1. **中毒机制** 阿片类药物的毒理作用,主要为对中枢神经系统有兴奋和抑制两种作用。吗啡可抑制大脑皮质的高级中枢,继之影响延脑,高度选择性抑制呼吸中枢和血管运动中枢,兴奋延髓催吐化学感受区,引起呕吐;或兴奋脊髓,提高平滑肌及其括约肌张力,减低肠蠕动。大剂量吗啡可促进组胺释放,使周围血管扩张,导致血压下降和心动过缓,使脑血管扩张,颅内压升高。

2. **临床表现** 阿片类药物轻度中毒时表现为先产生短暂舒适感、面色潮红、头晕、心动过速、恶心呕吐,反射增强、逐渐嗜睡。重度中毒时表现为迅速昏迷、瞳孔缩小(如针尖大小)和严重呼吸抑制三大体征。患者可能还会出现惊厥、牙关紧闭和角弓反张;呼吸慢而表浅,且不规则,继之出现叹息样呼吸或潮式呼吸,50% 以上常并发肺水肿。急性中毒 12 小时内多死于呼吸衰竭。

3. **治疗原则** 迅速清除中毒药物;维持生命体征;使用特效解毒药及生理拮抗剂治疗。

4. **药物治疗** 特效解毒药有纳洛酮、烯丙吗啡和烯丙左吗喃,可对抗呼吸抑制。但注意这些解毒药可能产生的戒断症状。禁用阿扑吗啡催吐。纳洛酮一般用量为 0.4~0.8mg,肌内注射或静脉注射,但作用时间短,可给药 3~4 次,必要时可以 0.8~1.2mg 静脉滴注维持。如反复注射纳洛酮至 20mg 仍无效,则应考虑缺氧、缺血性脑损伤,或合并其他药品、毒品中毒。也可用烯丙吗啡每次 5~10mg 静脉注射,必要时每隔 10~15 分钟重复注射,否则呼吸抑制会再次发生,注意总量不超过 40mg。严重中毒时每次剂量可酌情增加。

(二)镇静催眠药物中毒

1. **苯二氮䓬类(benzodiazepines,BZD)** BZD 具有镇静、催眠、抗焦虑、抗惊厥和中枢性肌肉松弛的作用,也称为弱安定药物。常用药物有氯氮䓬(clorazepate,CZP)、地西泮(diazepam)、艾司唑仑(estazolam)等。

(1)中毒机制:BZD 被吸收后大部分与血浆蛋白结合,可透过血-脑屏障在脑干网状结构和大脑边缘系统处起作用。而苯二氮䓬受体(benzodiazepine receptor,BZR)与 γ-氨基丁酸(GABA)主要分布于大脑,其次为边缘系统和中脑。当 BZD 激动 BZR 后,能增强 GABA 能神经传递功能和突触抑制效应,促进 GABA 与 $GABA_A$ 受体结合,同时促进氯通道开放,Cl^- 大量内流,神经细胞超极化,使细胞处于静止状态,从而抑制突触后膜。BZD 使大脑皮质的兴奋性降低,可能出现深度昏迷。大剂量中毒可出现呼吸麻痹;抑制心血管系统,可发生血压降低,心脏停搏。

(2)临床表现:大剂量中毒,第 1~2 周可出现嗜睡和酒醉样状态,老年人容易出现共济失调,除此之外还有眩晕、恶心、呕吐、乏力、皮疹等现象。偶有关节肿胀、锥体外系障碍及一时性精神错乱。严重中毒者会腱反射消失、窒息、发绀、循环衰竭,甚至心搏骤停。

(3)治疗原则:①迅速清除中毒药物:立即催吐、洗胃、导泻,减少药物吸收。还可补液排毒,维持体液平衡,促进毒物从肾排出。②应用特异性解毒药。③对症和支持疗法。④使用中枢神经兴奋药:对于深度昏迷和呼吸浅表或不规则的患者,可适当应用。

(4)药物治疗:氟马西尼能竞争置换 BZR,是 BZD 的选择性拮抗药,可逆转中枢镇静作用。但是在使用氟马西尼解毒时要注意癫痫发作和心脏节律障碍。对于深度昏迷和呼吸浅表或不规则患者,可适当应用中枢神经兴奋药,如贝美格。对于出现呼吸抑制的中毒患者,可给予洛贝林。

2. 巴比妥类 巴比妥类药物根据催眠时间长短可分为:长效、中效、短效和超短效。巴比妥类药物的作用时间一般与侧链长度及取代基团相关。侧链越长,在体内越易破坏,作用时间越短;取代基若为不饱和烃基、环烯烃基或有支链者,在体内容易被氧化破坏,作用快而强。若为烷烃基或芳烃基,在体内难以被氧化,作用时间长。含硫巴比妥类药物,其脂溶性增大,起效快,不稳定,作用时间短。

(1)中毒机制:本类药物能抑制丙酸氧化酶系统,从而抑制中枢神经系统(特别是大脑皮质及下丘脑),使反射功能逐渐消失。大剂量可直接抑制延髓呼吸中枢,导致呼吸衰竭;抑制血管中枢,使毛细血管扩张,增加毛细血管的通透性,产生低血压,导致休克。由于巴比妥类对下丘脑-垂体系统起作用,所以能促使抗利尿素分泌,从而减少或抑制尿的产生。

(2)临床表现

1)轻度中毒:在吞服常规催眠剂量的 2~5 倍时出现头部木胀感、嗜睡但易唤醒、思维迟缓、语言迟钝、感觉障碍、记忆力降低、肌张力减弱、步态不稳、眼球震颤、缩瞳,但各种反射活动和生命征象均不受影响。

2)中度中毒:在吞服常规催眠剂量的 10 倍时出现。临床表现为意识受抑制程度较深,可呈浅昏迷,缩瞳,存在对光反射,腱反射减弱,可出现双侧锥体束征。

3)重度中毒:在吞服常规催眠剂量的 15~20 倍时出现。可有一般兴奋期,表现为狂躁谵妄、惊厥、四肢强直、腱反射亢进、踝阵挛;后期进入抑制状态,腱反射消失,出现锥体束征,中毒晚期瞳孔麻痹性散大,严重者瞳孔对光反射消失,昏迷逐渐加深,呼吸浅慢,可有急性肺水肿和发绀,甚至呼吸停止。重度中毒时还会产生心血管功能障碍,包括脉搏细速、低血压甚至休克;消化系统可发生胃肠蠕动减弱、中毒性肝炎、黄疸、出血和肝功能损害。偶可致皮肤起水疱,且多出现在受压部位,也可见于指、趾之间。长期昏迷者可并发肺炎、脑水肿、肾衰竭等而危及生命。

(3)治疗原则:①清除体内的药物,阻止药物的吸收;立即洗胃、导泻,减少药物吸收;输液、利尿、灌流和透析以促进药物排泄。②注意维持呼吸和循环功能。③对症支持疗法。④对于深昏迷和呼吸表浅或不规则者,可适当兴奋呼吸中枢。

(4)治疗药物:巴比妥类药物中毒没有特效的解毒药,常用 5% 葡萄糖注射液 250~500ml 稀释 50~150mg 贝美格后静脉滴注。

(三)抗癫痫药物中毒

1. 苯妥英钠(phenytoin sodium)

(1)中毒机制:本品高度选择性抑制大脑皮质运动区,阻碍异常放电的传播。这可能与其稳定细胞膜,影响离子透过细胞膜的作用有关,也可能与其增加脑中抑制性递质的含量有关。剂量过大时抑制中枢神经系统,使小脑功能障碍,运动失常,并引起末梢神经病变。本品可阻碍皮肤成纤维细胞合成和/或胶原酶的分泌。还可加速维生素 D 的代谢,可引起淋巴结肿大,具有抗叶酸作用。对造血系统有抑制作用,可引起过敏反应,有酶诱导作用,静脉用药可扩张周围血管。

(2)临床表现:①大剂量静脉注射或注射速度过快,可致房室传导阻滞、心动过缓、心血管性虚脱和呼吸抑制等。②口服急性中毒:主要表现为小脑和前庭系统症状,如眩晕、震颤、视力障碍、发音及咽下困难或共济失调等;还可出现恶心、呕吐、头痛、精神错乱及昏迷等症状。并能抑制胰岛素释放,引起高血糖,甚至酮症酸中毒或高渗性非酮症昏迷。③过敏反应:常见症状为皮疹伴高热,皮疹为麻疹型、猩红热型或荨麻疹型;严重皮肤损害如剥脱性皮炎少见。但可发生肝坏死。④久服骤停者可使癫痫发作加剧,甚至引发癫痫持续状态。

(3)治疗原则:①停药,无特效解毒药;②对症治疗和支持疗法;③清除体内的药物,阻止药物的吸收:催吐,洗胃,血液透析等。

（4）治疗药物:无特殊治疗。对心动过缓及传导阻滞患者用阿托品。严重中毒者,应用丙烯吗啡减轻对呼吸抑制。

2. 卡马西平（carbamazepine）

（1）中毒机制:本品可依赖性阻滞各种可兴奋细胞膜的 Na^+ 通道,抑制 T 形钙通道,增加中枢的去甲肾上腺素能神经的活性,还可促进抗利尿激素（antidiuretic,ADH）的分泌或增加效应器对 ADH 的敏感性。

（2）临床表现:①最初出现中毒症状是在服药后的 1~3 小时,最突出表现为神经肌肉失调。意识障碍严重者可为昏迷、狂躁,尤其是幼儿,可有躁动不安、肌肉痉挛、震颤、窒息、眩晕、角弓反张、共济失调、瞳孔放大、眼球震颤,先是反射亢进,后反射迟钝。②恶心、呕吐,呼吸不规则,呼吸抑制,无尿或少尿、尿潴留。③心律不齐、高血压或低血压、休克或传导紊乱。④实验室检查:白细胞减少,糖尿或酸性尿,心电图显示心律改变等。

（3）治疗原则:①停药,无特效解毒药;②对症治疗和支持疗法;③清除体内的药物,阻止药物的吸收:催吐,洗胃,使用药用炭等,严重中毒并有肾衰竭时可透析。

（4）治疗药物:无特效解毒药。

3. 丙戊酸钠（sodium valproate）

（1）中毒机制:本品能增加 GABA 的合成和减少 GABA 的降解,从而提高抑制性神经递质 GABA 的浓度,降低神经元的兴奋性。本品还可产生与苯妥英相似的抑制 Na^+ 通道的作用。

（2）临床表现:常见胃肠道反应,如厌食、恶心、呕吐。极少数患者出现淋巴细胞增多、血小板减少、脱发、嗜睡、无力、共济失调,少数患者出现肝脏毒性。大量服用可抑制神经中枢,导致昏迷,呼吸、循环抑制,中毒死亡。

（3）治疗原则:①停药;②服药过量者应排空消化道、保证有效的排尿和心脏呼吸检测;③对非常严重的患者,必要时应对其进行体外透析;④对症治疗和支持疗法;⑤通过催吐、洗胃等清除体内的药物,阻止药物的吸收。

（4）治疗药物:无特效解毒药,纳洛酮能对抗呼吸抑制,但也削弱本品的抗癫痫作用。

（四）阿托品类药物中毒

阿托品类药物包括颠茄（belladonna）、阿托品（atropine）、莨菪碱（hyoscyamine）以及东莨菪碱（hyoscine）。此类药物多从茄科植物颠茄、曼陀罗和洋金花以及莨菪和唐古特莨菪等天然植物中提取得到。

（1）中毒机制:阿托品类药物能阻断节后胆碱能神经所支配的效应器中的乙酰胆碱受体,因此能对抗胆碱能神经的介质和各种拟胆碱药的拟毒蕈碱作用。用药后表现为抑制多种腺分泌,松弛多种平滑肌,此外,阿托品还对大脑有兴奋作用,而东莨菪碱对大脑有抑制作用。用药过量时,主要表现为副交感神经作用解除后的症状以及中枢神经系统（central nervous system,CNS）兴奋,对烟碱样症状则无对抗作用。

（2）临床表现:可表现为口干、强口渴感、咽干、吞咽困难、声音嘶哑、排尿困难、皮肤干燥、心动过速、瞳孔散大且对光反射消失、烦躁不安、幻觉、谵妄、呼吸麻痹等。阿托品类药物中毒症状虽很严重但死亡者不多,在恢复阶段中,中枢症状的消失早于末梢症状（恰与中毒时相反）。在末梢症状中瞳孔散大症状恢复最慢,一般 2~3 日可恢复正常,个别患者瞳孔散大至第 4 天也未完全恢复正常。东莨菪碱中毒时心率很少增加,其兴奋时间也短。

（3）治疗原则:①用药过量时以高锰酸钾溶液洗胃、导泻和补充液体为主;②病情严重患者洗胃配合肌内注射新斯的明,静脉注射贝美格,注意对症支持等综合治疗,疗程相应延长;③治疗过程中必须维持水、电酸碱平衡及控制感染,老年人及有心脏疾病患者使用新斯的明应慎重。

（4）治疗药物:①解毒药及对抗剂的使用,可用新斯的明,每次 0.05~0.08mg/kg,皮下或肌内注射,每 3~4 小时 1 次。或者水杨酸毒扁豆碱,每次 0.03~0.06mg/kg,皮下注射,严重者可静脉注射,每 15~30 分钟 1 次,有对抗阿托品的作用。②眼内接触毒物者可用硼酸水洗眼。③可适当应用地西泮或 10% 水合氯醛等药物来缓解烦躁不安、惊厥等症状。但忌用抑制呼吸中枢的吗啡和长效巴比妥类药物。④有嗜睡、昏迷及呼吸中枢抑制等症状时,可酌用呼吸中枢兴奋剂,如安钠咖(苯甲酸钠咖啡因)。

(五)其他

1. 有机磷农药中毒 有机磷农药毒性大,往往因生产、运输、保管、使用中不遵守操作规程或防护不当,或误服而频频发生中毒事件。有机磷杀虫剂可分为磷酸酯类,如敌敌畏(dimethyl-dichlorovinyl-phosphate,DDVP)、敌百虫(dipterex)、磷胺(phosphamidon)等;硫代磷酸酯类,如对硫磷(parathion)、苯锈啶(fenpropidine)、倍硫磷(fenthion)、氧化乐果(omethoate)等;二硫代磷酸酯类,如甲拌磷(phorate)、乐果(dimethoate)、马拉硫磷(malathion)等;磷酰胺类,如甲基硫环磷(phosfolan-methyl)等。

(1)中毒机制:有机磷农药可经皮肤、黏膜、呼吸道、消化道吸收而引起中毒。有机磷农药进入机体后,很快分布到胆碱能神经突触和神经-肌肉接头处,其磷酸根迅速与乙酰胆碱酯酶(acetylcholine esterase,AChE)结合形成稳定而无活性的磷酰化胆碱酯酶,从而失去水解乙酰胆碱(acetylcholine,ACh)的能力,导致组织中乙酰胆碱大量积聚,先引起胆碱能神经过度兴奋,而后则转入抑制,从而出现一系列毒蕈碱样和烟碱样症状、体征。

(2)临床表现:急性有机磷中毒按病情轻重可分为三度,分别为轻度、中度和重度。急性胆碱能危象(acute cholinergic crisis,ACC)是急性有机磷农药中毒临床上最主要的表现,中毒后立刻出现,包括毒蕈碱症状(muscarinic symptom)、烟碱样表现(nicotinic manifestation)和中枢神经系统症状。中间综合征(intermediate syndrome,IMS)指的是急性胆碱能危象和迟发型多神经病变(organophosphate induced delayed polyneuropathy,OPID)之间的类似重症肌无力症状,常出现在中毒后1~4日。迟发型多神经病变则出现在急性中毒恢复后1~2周,常见于重度患者,恢复期一般在半年至2年。少数患者难以恢复,遗留有终身残疾,是最严重的并发症之一。急性有机磷农药中毒具体表现为:轻度患者头晕、头痛、情绪不稳、恶心呕吐、流涎、出汗、瞳孔缩小等,全血胆碱酯酶(whole blood cholinesterase,CHE)活力在50%~70%;中度患者除上述症状加重外,尚有肌束震颤、轻度呼吸困难、瞳孔明显缩小,血压可升高,步态不稳,意识轻度障碍,全血CHE活力在30%~50%;重度患者有抽搐、昏迷、肺水肿、发绀、呼吸麻痹、瞳孔极度缩小等现象,全血CHE活力在30%以下。

(3)治疗原则:①迅速脱离现场,脱除衣物与鞋袜,促进毒物排出,彻底清洗污染部位。口服中毒者,应立即催吐、洗胃、使用药用炭。忌用油类泻剂和硫酸镁导泻。②尽早给予特效解毒药。③并发症的预防:休克、肺水肿、脑水肿,用抗生素预防合并感染。④对症治疗。

(4)治疗药物:常用解毒药是抗胆碱药和胆碱酯酶复活剂,代表药分别为阿托品和氯解磷定(pralidoxime chloride)。阿托品对抗ACh的毒蕈碱样症状,尤其适用于解除平滑肌痉挛,抑制支气管分泌,以保持呼吸道通畅,防止肺水肿的发生,还能拮抗有机磷中毒引起的血压升高和心律失常。使用阿托品解毒应尽早、足量、反复应用,一般可每15~30分钟重复1次,以达到"阿托品化"为度,之后根据病情决定用量和间隔时间。使用阿托品的同时,也需要早期、足量给予胆碱酯酶复活剂。

2. 急性百草枯中毒 百草枯(paraquat,PQ)为联吡啶杂环化合物,化学名称是1,1-二甲基-4,4-联吡啶二氯化物或二硫酸甲酯,是一种高效非选择性接触型除草剂。PQ喷洒后迅速起效,进入土壤后迅速失活,无残留,也不污染环境,但对人体有很强的毒性作用。急性百草枯中毒(acute paraquat poisoning)是指口服后突出表现为进行性弥漫性肺纤维化,最终死于呼吸衰竭和/或多器官功能障碍综合征(multiple organ dysfunction syndrome,MODS),病死率高达90%~100%。自2014年7月1日起,原农业部撤销PQ水剂登记和生产许可,2016年7月1日起全面停止百草枯水剂在国内的销售和使用。

(1)中毒机制:百草枯中毒机制尚不完全清楚,主要参与细胞的氧化还原反应,形成大量活性氧自由基及过氧化物离子,使组织细胞膜脂质过氧化,致MODS或死亡。过氧化物离子损伤Ⅰ、Ⅱ型肺泡上皮,减少肺表面活性物质的生成。肺组织具有对百草枯的主动摄取和蓄积的特性,因此损伤破坏严重,服毒者4~15日渐进性出现不可逆性肺纤维化和呼吸衰竭,最终死于顽固性低氧血症。

(2)临床表现:中毒患者的表现与毒物摄入途径、量、速度及身体基础健康状态有关。

1)局部损伤:接触部位皮肤迟发出现红斑、水疱、糜烂、溃疡和坏死等接触性皮炎和黏膜化学烧伤症状。口服中毒者,表现为口腔、食管黏膜灼伤及糜烂溃疡。毒物污染眼部时,可灼伤结膜或角膜形成溃疡。吸入者可出现鼻出血。

2）系统损伤

①呼吸系统：全身中毒后，会发生多系统损伤，尤以肺损伤最为严重，2~4日逐渐出现咳嗽、呼吸急促（可因代谢性酸中毒、误吸或急性肺泡炎所致）及肺水肿，也可发生纵隔气肿和气胸。肺损伤者多于2~3周死于弥漫性肺纤维化所致的呼吸衰竭。大量口服者24小时内发生肺充血、出血、水肿，常在数日内死于急性呼吸窘迫综合征（acute respiratory distress syndrome，ARDS）。中毒后迅速出现发绀和昏迷者，死亡较快。

②消化系统：早期有恶心、呕吐、腹痛和腹泻等症状，3~7日出现黄疸。重症者消化道有烧灼感、胃肠道穿孔和出血，甚至有可能死于急性肝坏死。

③其他：可出现头晕、抽搐、昏迷、心悸、胸闷、气短、中毒性心肌炎等症状；还可见尿频、尿急、尿痛等膀胱刺痛现象。百草枯吸收后24小时可发生肾损害，表现为血尿、蛋白尿或急性肾衰竭；也可出现溶血性贫血或弥散性血管内凝血（disseminated intravascular coagulation，DIC）、休克。MODS者常于数日内死亡。

（3）治疗原则：百草枯对人毒性极大，且没有特效解毒药物，根据百草枯的接触史或服毒史、临床表现，可进行如下救治：①减少毒物吸收和促进其排泄，尽快给予洗胃及导泻；②血液净化治疗；③加强支持治疗。

（4）治疗药物：①上消化道出血者，应用质子泵抑制剂，如奥美拉唑。②大剂量氨溴索能直接清除体内自由基，缓解百草枯急性肺损伤作用，促进肺泡表面活性物质生成。③吡非尼酮阻碍成纤维细胞的生物活性和胶原合成，防止、逆转纤维化及瘢痕形成。④普萘洛尔（10~20mg，口服，每日3次）可促使与肺组织结合的PQ释放。⑤小剂量的左旋多巴能竞争性抑制PQ通过血-脑屏障。⑥贯叶连翘提取物有抗脂质过氧化作用。当归、川芎提取物能增加NO合成，降低肺动脉压，减轻肺组织损伤。血必净有抑制部分炎症因子活性、减轻中毒器官损伤作用。

3. 杀鼠剂中毒　杀鼠剂是指可以杀灭啮齿类动物（如鼠类）的化合物。国内外已有十余种杀鼠剂。目前，杀鼠剂广泛用于农村和城市，而绝大多数杀鼠剂在摄入后对人畜产生很强的毒力，因此国内群体和散发杀鼠剂中毒事件屡有发生。杀鼠剂治疗的关键是生命支持治疗。按杀鼠作用的速度和杀鼠剂毒理作用分类，对有效救治杀鼠剂中毒具有重要的参考价值。杀鼠剂按作用速度可分为：①速效性杀鼠剂或称急性杀鼠剂，如毒鼠强（tetramine）和磷化锌（zinc phosphide）；②缓效性杀鼠剂或称慢性杀鼠剂，如敌鼠钠盐（diphacinone sodium salt）和灭鼠灵即华法林（warfarin）等。按毒理作用可分为抗凝血类杀鼠剂、兴奋中枢神经系统类杀鼠剂及其他类杀鼠剂（包括增加毛细血管通透性药、抑制烟酰胺代谢药、有机磷酸酯类药、无机磷类杀鼠剂和维生素 B_6 拮抗剂等）。

（1）中毒机制

1）毒鼠强：毒鼠强是我国最常见的致命性杀鼠剂，其导致惊厥的中毒机制是对中枢神经系统抑制性神经递质 GABA 有拮抗作用，出现过度兴奋而导致惊厥。其剧烈的毒性和化学稳定性，易造成二次中毒，目前无解毒药。

2）氟乙酰胺：主要作用于中枢神经系统和心脏，常见的致死原因是痉挛性抽搐和心律失常。本品经脱氨（钠）后形成氟乙酸，氟乙酸与三磷酸腺苷和辅酶结合，在草酰乙酸作用下生成氟柠檬酸，拮抗乌头酸酶，使柠檬酸不能代谢产生乌头酸，进而中断三羧酸循环，被称为"致死代谢合成"。同时，柠檬酸代谢堆积，丙酮酸代谢受阻，使心、脑、肺、肝和肾细胞发生变性、坏死，最终导致肺、脑水肿。氟乙酰胺也易造成二次中毒。

3）溴鼠隆：是全世界最常用的杀鼠剂，对啮齿类动物有剧毒，但对人类的安全性较高。本品可阻碍凝血酶原合成，干扰肝脏利用维生素 K，抑制凝血因子Ⅱ、Ⅶ、Ⅸ、Ⅹ合成，使得凝血时间延长。其分解产物苄叉丙酮具有严重破坏毛细血管内皮的作用。

4）磷化锌：本品口服后在胃酸作用下分解产生剧毒的磷化氢，其可抑制细胞色素氧化酶，导致神经细胞内呼吸功能障碍，引起所在组织的细胞发生变性、坏死。磷化锌对胃黏膜的强烈刺激与腐蚀作用导致胃出血、溃疡。磷化锌吸入后会对心血管、内分泌、肝和肾功能产生严重损害,发生多脏器功能衰竭,最终发展至全身泛发性出血,直至休克或昏迷。

5)敌鼠:敌鼠通过肝微粒体酶羟基化,在体内与维生素 K 竞争从而取代生物酶中的维生素 K,阻碍凝血酶原和Ⅱ、Ⅷ、Ⅸ等凝血因子的合成,以及在 X 前体中谷氨酸转变为 GABA 的过程,起到抗凝血作用,使凝血时间及凝血酶原时间延长。此外,敌鼠还可以直接损伤毛细血管,使其管壁的通透性和脆性增加,加重内脏和皮下出血倾向,严重者可致死亡。

(2)临床表现

1)毒鼠强:轻度中毒表现为头晕、头痛、恶心、乏力、呕吐、口唇麻木、酒醉感。重度中毒表现为严重阵挛性惊厥和脑干刺激的癫痫大发作。

2)氟乙酰胺:潜伏期短,起病迅速。临床分三型。①轻型:头痛头晕、乏力、四肢麻木、抽动、视物模糊、口渴、呕吐、上腹痛;②中型:除上述表现外,还表现为分泌物多、烦躁、呼吸困难、肢体痉挛、心肌损害、血压下降;③重型:昏迷、惊厥、严重心律失常、缩瞳、肠麻痹、二便失禁、心肺功能衰竭。

3)溴鼠隆:①早期:恶心、呕吐、腹痛、低热、食欲减退、精神不振;②中晚期:皮下广泛出血、血尿、鼻和牙龈出血、咯血、呕血、便血和心、脑、肺出血,甚至休克。

4)磷化锌:①轻者表现为胸闷、咳嗽、口咽或鼻咽发干和灼痛、呕吐、腹痛;②重者表现为惊厥、抽搐、肌肉抽动、共济失调、口腔黏膜糜烂、呕吐物有大蒜味;③严重者表现为肺水肿、脑水肿、心律失常、昏迷、休克,有时出现感觉过敏、痉挛,缺氧窒息而死。

5)敌鼠:敌鼠中毒潜伏期较长,一般在中毒后 1~3 日出现恶心、呕吐、腹痛、食欲减退、精神不振等症状,之后出现鼻出血、牙龈出血、咯血、皮肤紫癜、便血、血尿、关节痛和低热等。严重时导致贫血、血压下降,甚至休克。一次误服小量或数次连续口服,均可引起亚急性中毒,多在数日乃至半个月后发病。蛛网膜下腔出血时,可出现头痛、呕吐、颈项强直,腰椎穿刺可见颅内压增高及血性脑脊液。眼底出血时,视力模糊甚至失明。女性可有阴道出血。上述症状若不及时治疗可持续数月。少数患者有低热及肝脏损害。

(3)治疗原则:①清除毒物;②应立即催吐、洗胃、导泻;③解毒治疗;④对症及支持治疗。

(4)治疗药物

1)毒鼠强:推荐苯巴比妥和地西泮联用抗惊厥。还可以静脉滴注极化液、1,6-二磷酸果糖和维生素 B_6 来保护心肌。

2)氟乙酰胺:乙酰胺是本品的特效解毒药,每次 2.5~5.0g,肌内注射,每日 3 次;或按 0.1g~0.3g/(kg·d)计算总量分 3 次肌内注射。

3)溴鼠隆:维生素 K_1 为本品的特效对抗剂,可根据疗效反应调整剂量。

4)磷化锌:目前尚无本品的特效解毒药,临床上主要以支持治疗和对症治疗为主。

5)敌鼠:维生素 K_1 可有效治疗敌鼠钠盐中毒者。用肾上腺皮质激素能够改善毛细血管通透性及血管张力。轻者口服,严重者可静脉滴注糖皮质激素,如甲泼尼龙、氢化可的松或地塞米松。应用大剂量维生素 C 和芦丁,注意保护肝、肾功能。重症患者输注新鲜冰冻血浆或凝血酶原复合物,可迅速止血。注意维持水、电解质平衡。

4. 毒蕈(toadstool)中毒

(1)中毒机制:毒蕈碱是类似乙酰胆碱的生物碱,毒性极强,作用于胆碱能 M 受体,具有胆碱能促进作用,中毒后可表现为副交感神经兴奋症状。毒蕈溶血素可诱导机体溶血。毒蝇碱、蟾毒素等神经精神毒素可引发精神错乱、幻视、烦躁、意识障碍等中毒症状。毒肽类和毒伞肽可引起肝、肾、心、脑损害,其主要机制为干扰丝状肌动蛋白与球状肌动蛋白之间的转化平衡,进而阻止细胞骨架形成。

(2)临床表现:一般均出现胃肠道症状,潜伏期为 0.5~6 小时,表现为恶心、腹痛、剧烈腹泻甚至便血,继发脱水、血压下降,严重者可休克。毒蕈碱中毒主要表现为副交感神经兴奋症状,可发生多汗、流涎、缩瞳、脉搏缓慢等症状。毒蕈溶血素可引起贫血、黄疸、血尿、肝大,严重者可致急性肾衰竭。神经精神毒素可引起幻觉、谵妄、抽搐、昏睡、精神错乱、四肢麻木、感觉和运动障碍等周围神经炎症状。出现多脏器损伤以肝、肾为主。肝大、转氨酶升高,严重者伴全身出血倾向,常并发 DIC、肝性脑病,可出现肝坏死,严重者死于急性重症感染;肾损害出现少尿、无尿、血尿,甚至尿毒症。

（3）治疗原则:①通过催吐、洗胃、导泻等方法促进毒素排泄;②对症治疗;③兴奋、谵妄、精神错乱患者可给予镇静药治疗;④纠正水和电解质紊乱;⑤使用解毒药。

（4）治疗药物

1）毒蕈碱样症状:中毒后立即皮下或肌内注射阿托品或盐酸戊乙奎醚(长托宁),必要时可以加大剂量或改为静脉注射。病情好转后,阿托品减量或延长给药间隔。若患者表现为阿托品样症状,不宜使用抗胆碱药进行治疗,可给予地西泮。

2）内脏损害症状:巯基解毒药,如2,3-二巯基丁二酸(dimercaptosuccinic acid,DMSA)和2,3-二巯基丙磺酸钠(sodium 2,3-dimercapto-1-propanesulfonate,DMPS),可与导致内脏损害的毒伞肽结合,从而降低其毒性。糖皮质激素具有抗炎、稳定溶酶体和细胞膜、对抗毒素等多种作用,对急性溶血反应、严重肝损害、中毒性心肌炎及脑炎均有一定的治疗作用。

3）溶血症状:给予大剂量甲泼尼龙治疗,出血明显者宜输新鲜血或血浆以补充凝血因子。

（左笑丛）

第四节　药物滥用监测及防范

一、概述

（一）药物滥用（drug abuse）

药物滥用指非医疗目的的反复、大量使用具有依赖特性的药物或物质,使用者对此类药物产生依赖(瘾癖),强迫和无止境地追求药物的特殊精神效应,由此带来严重的个人健康与公共卫生和社会问题。药物滥用与临床常说的"滥用抗生素""滥用激素"等不合理用药不同,后者是指临床治疗过程中因为用药适应证选择不当或无明确适应证、剂量过大、疗程过长、配伍不合理等药物误用(drug misuse)行为,导致药物治疗未达到预期效果,甚至出现药物毒副作用。药物滥用包括许多具有精神依赖性而无生理依赖性的药物,但不包括乙醚等导致人失去知觉的化学药品以及可直接致死的剧毒物质。两者的用药目的、种类、后果完全不同,因此应予以区别。

（二）药物依赖性（drug dependence）

药物依赖性是指精神活性药物与机体相互作用造成的一种精神状态和身体状态,它表现出一种强迫的连续或定期的用药行为和其他反应。目的是感受它的精神效应,或是避免由于断药引起的不适,有时会伴有对该种药物的耐受性。精神活性物质(psychoactive substance)指来自体外的、可显著影响动物和人的认知、情绪、意识、意志与行为等精神活动的各种物质,包括麻醉药品、精神药品和烟草、乙醇及挥发性溶剂等物质。精神活性物质具有以下共同的药理学特点:①强化作用,即驱使用药者连续或定期用药的潜能;②连续反复使用,机体对药物反应减弱,呈现耐受性或对其反应增强,呈现药物敏化现象;③长期服用,对药物产生依赖性。同一人可以对一种以上药物产生依赖性。

世界卫生组织将药物依赖性分为精神依赖性和生理依赖性。

精神依赖性(psychological dependence),也称心理依赖性。中脑-边缘多巴胺通路是产生药物奖赏效应的主要调控部位,使人产生一种愉快满足或欣快的感觉,并且在精神上驱使用药者具有一种要定期或连续地用药的欲望,产生强烈的心理渴求和强迫性用药行为。药物的精神依赖性是构成药物滥用倾向的必要药理学特性。精神依赖性一旦产生,难以根治;产生往往先于生理依赖性,是否产生以及产生速率与身体精神状态、用药目的相关。

生理依赖性(physiological dependence)又称身体依赖性,是由于药物滥用造成机体对所用药物的适应状态,中断用药后产生一种强烈的躯体方面的损害,即戒断综合征,表现为精神和躯体出现一系列特有的症状,这些症状常难以忍受,甚至威胁生命。滥用阿片类、巴比妥类等药物可以产生明显的生理依赖性。从药物依赖性的定义来看,凡已形成药物依赖的个体,必须具备精神依赖性。此外,有些药物仅引起精神依赖性,而有些药物则兼有两种依赖性,一旦产生生理依赖性,精神依赖性就会进一步加重。

人体对一种药物产生生理依赖性时,停用该药所引发的戒断综合征可能被另一性质相似的药物所抑制,并维持原已形成的依赖性状态,这种状态称为两药之间的交叉依赖性(cross-dependence)。

(三)药物耐受性(drug tolerance)

药物耐受性是机体对重复服用的药物形成的一种对药物反应性减弱的适应性状态和结果。当反复使用某种药物时,药物的药学效价降低。为达到与原来相等的反应和药效,就必须逐步增加用药剂量,药物滥用形成的药物依赖性常同时伴有对该药物的耐受性。药物的耐受性是可逆的,停止用药后,耐受性将逐渐消失,机体对药物的反应又恢复到原来的敏感程度。当机体对某药物产生耐受性后,对另一药物的敏感性也降低,这种现象称为交叉耐受性(cross-tolerance)。

二、致依赖性药物的分类和特征

(一)致依赖性药物分类

按照国际公约(《1961年麻醉品单一公约》和《1971年精神药物公约》)可以将具有依赖性的药物(或物质)进行如下分类。

1. 麻醉药品(narcotic drug)　连续使用后易产生生理依赖性,能成瘾癖的药品,可分为三类。

(1)阿片类:包括吗啡、可待因、海洛因以及人工合成麻醉性镇痛药哌替啶和美沙酮等。

(2)可卡因类:包括可卡因和古柯叶等。

(3)大麻类:包括大麻及其制剂。

2. 精神药物(psychotropic substance)　作用于中枢神经系统,能使之兴奋或抑制,反复使用能产生精神依赖性的药物,可分为以下3类。

(1)镇静催眠和抗焦虑药:包括巴比妥类和苯二氮䓬类。

(2)中枢兴奋药:包括苯丙胺、甲基苯丙胺等。

(3)致幻药:如麦角二乙胺、苯环利定和氯胺酮等。

3. 其他　包括烟草、乙醇、挥发性有机溶剂等,也具有依赖性特性,但未列入国际公约管制。

(二)致依赖性药物特征

不同类别的致依赖性药物的依赖性特征各不相同。

1. 阿片类(opioids)　阿片类药物除了来自天然的、人工栽培的罂粟以及从哺乳动物的脑和其他组织中提取的阿片类物质外,还有从阿片中提取的吗啡、海洛因、人工合成的具有吗啡样作用的化合物哌替啶和美沙酮等。阿片类药物主要作用于中枢神经系统,起到中枢抑制和兴奋作用,抑制作用主要有镇痛、镇静和呼吸抑制;兴奋作用则导致欣快、幻觉、惊厥、缩瞳和催吐。其特点是连续用药后会出现严重的精神依赖性、生理依赖性及耐受性,会和类似药物出现交叉耐受现象,自然断药或用受体拮抗药(如纳洛酮)会出现明显的戒断症状。

阿片类物质依赖综合征具有以下表现:①对阿片类物质具有强烈的渴求,明知其危害但还是不顾后果、不可控制地强迫性反复使用;②阿片类物质使用剂量越来越大,产生耐受性;③终止或减少使用阿片类物质时出现生理戒断状态,使用同类物质可缓解;④生活以阿片类物质为中心,逐渐忽视其他快乐,在获取、使用阿片类物质或从其作用中恢复所耗时间越来越长。

典型阿片类戒断状态可表现为恶心、肌肉疼痛、骨痛、疲乏、打喷嚏、发冷、发热、血压升高、脉搏和呼吸加快、瞳孔扩大、流涕、流泪、呕吐、腹泻等。短效类药物(如吗啡、海洛因)戒断症状一般出现在停药后8~12小时,在48~72小时症状达到高峰,持续7~10日;长效类药物(如美沙酮)戒断症状在1~3日出现,极期在3~8日,症状可持续数周。使用拮抗剂(如纳洛酮)后可立即出现戒断症状,持续数小时到1日。焦虑、抑郁和睡眠障碍等精神障碍也是戒断状态的常见特征。

许多阿片物质成瘾者在急性戒断状态消退数月甚至数年后,仍可存在稽延性戒断症状,如睡眠障碍、疼痛、情绪障碍、消化道症状、渴求药物、全身乏力等,被称为稽延性戒断综合征,也是导致复发的主要原因之一。

2. **可卡因类（cocaines）**　可卡因是古柯碱树叶中的活性成分,曾作为局部麻醉药在临床使用。本品对中枢神经系统有明显的兴奋作用,具有较强的滥用潜力。有严重的精神依赖性,亦有生理依赖性,停药后出现轻度戒断综合征,但无耐受性。可卡因滥用者在使用可卡因后产生明显欣快感,严重者出现幻觉、妄想等精神障碍,甚至失去自我控制能力。此外频繁经鼻吸入易导致鼻腔黏膜炎症,甚至鼻中隔坏死。

3. **大麻类（cannabis）**　被广为滥用的大麻品种是印度大麻,其活性成分为大麻酚,主要成分是四氢大麻酚(tetrahydrocannabinol,THC)。大麻制品主要以吸入烟雾方式抽吸,一般剂量（相当于四氢大麻20mg）即可显著影响人的精神活动。使用大麻可产生欣快感,短程记忆受损,视、听、触或味觉增敏,产生间歇性或慢性情绪变化或思维障碍,类似于非药物相关精神障碍,如持续性抑郁障碍、广泛性焦虑症、妄想障碍或偏执型精神分裂症,同时伴有心率加快、血压增高等心血管功能的改变。

大麻滥用者会对大麻制剂产生耐受性,出现较快,同时消失也快。其戒断症状轻微且持续时间短,一般于停药后10小时出现。常见情绪烦躁、食欲不振、失眠多梦,甚至畏寒震颤等症状,经4~5日可逐渐消除。

4. **镇静催眠和抗焦虑药类（sedative-hypnotics and anxiolytics）**　此类药物能产生严重的精神依赖性和生理依赖性,同类药物间有明显的交叉耐受性,断药后可出现明显戒断症状,比吗啡更危险,甚至可导致死亡。巴比妥类和苯二氮䓬类药物是临床常用镇静催眠和抗焦虑药,其中苯二氮䓬类药物的应用尤为广泛,有滥用倾向。

苯二氮䓬类药物滥用以及与其他合法或非法类药物（物质）合用常见。滥用者主要为多药滥用者及问题性药物使用者,有时也被当作娱乐性使用或用于犯罪目的。多药滥用者如合用苯二氮䓬类药物和乙醇会增加死亡风险。在药物滥用者中,对苯二氮䓬类药物的依赖性和耐受性可以快速形成,连续使用3周后即有可能出现戒断综合征。苯二氮䓬类药物依赖性表现为滥用者用药后感受欣快并有对用药的渴求。在停药后36小时左右出现戒断综合征,表现为焦虑、烦躁、头痛、心悸、失眠或噩梦、低血压、肌肉震颤,甚至惊厥,严重者可能导致死亡。巴比妥类的戒断综合征与此类似,一般在停药后12~24小时出现,且症状更为严重。

5. **中枢兴奋药类（central nervous system stimulants）**　主要是指苯丙胺及其同类物,此类药物可产生严重精神依赖性,可能有轻度生理依赖性,具有耐受性,严重滥用可引发苯丙胺精神病,表现为幻觉、妄想、焦虑、行为呆板等,类似精神分裂症。停药后出现全身乏力、精神萎靡、抑郁、过量饮食及持久性睡眠等症状。

甲基苯丙胺和亚甲二氧基甲基苯丙胺滥用最广泛,服用后产生欣快感,表现极度的精神亢奋情感冲动、精力和警觉性增强、睡眠障碍、性欲亢进偏执、思维混乱、情绪变化（包括易怒、焦虑、攻击性或恐慌）、交感神经系统激活的其他迹象包括瞳孔扩张、心率加快和其他心血管变化等,甲基苯丙胺相关精神病的特征是精神病持续时间相对较长,并且在戒毒期间复发。在停止使用甲基苯丙胺后出现早期戒断综合征,表现为快感缺失症、注意力不集中、食欲过盛、失眠或嗜睡、精神运动激动或迟缓等,大多数症状基本在2周内消失,而睡眠中断症状则持续长达4周。

6. **致幻药（hallucinogens）**　致幻药是使人对现实真实性产生各种奇异虚幻感知的精神活性物质,长期使用致幻药可产生耐药性,可能有一定的精神依赖性,但大多数致幻药无生理依赖性。

其中被广为滥用的氯胺酮(ketamine,KAN),具有分离麻醉作用,临床常用于小儿外科手术的基础麻醉,如小儿灼伤或口腔麻醉。滥用后氯胺酮会轻微改变感觉,并起到致幻药的作用,表现为精神状态轻微抑郁、警觉性下降、共济失调和眼球震颤。在虐待和突发反应中,患者还可能经历极度焦虑、恐惧和精神障碍。长期滥用氯胺酮可能导致神经精神障碍和泌尿系统损伤,被称为氯胺酮诱导的溃疡性膀胱炎或氯胺酮诱导的泌尿系统疾病。有滥用者将氯胺酮与海洛因、大麻等毒品一起使用,导致毒品间相互作用产生更为严重的中毒反应,甚至造成死亡。

麦角二乙胺(d-lysergic acid diethylamide,LSD)曾作为镇痛药用于临终患者或心理疗法的辅助用药等,但效应尚不确定。滥用后会产生特殊的心理效应,包括幻觉（呈异常视觉效应）、焦虑、偏执、抑郁,甚至促发精神异常病,导致突发事故与自杀的危险。麦角二乙胺(LSD)、墨斯卡灵和光盖伞素等其他致幻药之间可能存在交叉耐药性。

三、药物滥用的监测与防治

(一) 药物滥用监测

近年来随着药物滥用的蔓延和毒品流行趋势的变化,我国的药物滥用种类及滥用特征也发生了较大变化,不少新型毒品在娱乐场所蔓延,对社会造成了极大的危害,也对我国精神活性物质的管制和管理提出了更高的要求。

药物滥用监测是对人群中麻醉药品和精神药品使用和滥用情况进行长期连续、系统地观察、调查并收集资料,及时发现麻醉药品、精神药品流弊和滥用问题,及时掌握药物滥用现状、动态分布、滥用者的人口学特征、滥用麻醉药品和精神药品的种类、滥用方式和可能的发展趋势,分析、确定各地区乃至全国药物滥用基本情况,为麻醉药品、精神药品的科学管理和禁毒工作提供基础数据。从药物滥用监测性质看,它对禁毒工作、麻醉药品和精神药品的管理,以及疾病控制具有重要意义。

国际社会在联合国主持下分别制定《1961 年麻醉品单一公约》《1971 年精神药物公约》及 1972 年签署的《经"修正 1961 年麻醉品单一公约议定书"修正的 1961 年麻醉品单一公约》。这些国际麻精药物管制公约在指导国际药物滥用管制方面起到了重要作用。联合国大会还将"减少毒品非法供应;降低毒品非法需求;减少滥用毒品的危害"确定为三大国际禁毒战略,对全球范围内药物滥用的管制发挥着重要的指导和协调作用。

我国也于 20 世纪 80 年代先后制定了《麻醉药品管理办法》和《精神药品管理办法》,2005 年 11 月国务院又颁布了《麻醉药品和精神药品管理条例》。这些法规的实施,使我国对麻醉药品和精神药品的管理、对加强药物滥用的管制逐步走向法治化。

我国政府致力于禁毒行动,有计划地在药物滥用严重的地区设立戒毒医疗机构,对吸毒者进行戒毒治疗,帮助吸毒者摆脱毒品困扰,逐步康复。同时重视开展药物滥用流行病学监测工作,通过监测,可以对药物滥用流行特征、流行趋势、流行情况的动态变化、滥用药物种类、滥用药物非法流失及其他突发事件进行分析和预警。

1988 年我国正式启动药物滥用监测工作,监测工作被分为被动监测和主动监测两种形式。被动监测属于日常监测,指监测单位按照国家药物滥用监测中心及相关工作要求,填报《药物滥用监测调查表》并上报全国药物滥用监测网;主动监测属于专项监测或重点监测,是针对各个时期滥用问题严重的医用药品,组织开展药物依赖性和滥用潜力评价的流行病学专题调查,目前我国的药物滥用监测以被动监测为主,所获得的监测数据基本能够对我国药物滥用现状及特征进行客观分析评价,为禁毒及麻精药品科学监管提供参考。

(二) 药物依赖性治疗

对药物依赖性患者进行治疗,首先要根据患者滥用药物的种类及所呈现的特殊临床问题,实施个体化治疗方案,使患者从精神活性物质的毒性作用中逐步解脱,并尽量减少戒断症状。此过程称为脱毒(detoxification)。药物脱毒治疗应停止使用毒品,让患者完全脱离原来的生活环境,采用依赖性较低、作用时间较长的同类型药物进行替代递减治疗,逐步缓解或消除患者的药物戒断症状。如海洛因依赖性者可使用美沙酮进行替代治疗。

阿片类药物依赖是当前最常见而突出的问题,本节重点讨论其相关依赖性治疗。

1. 替代治疗 主要包括美沙酮替代治疗和丁丙诺啡替代治疗。

美沙酮属阿片类镇痛药,通过兴奋脑内 μ 受体产生控制戒断症状作用,其维持时间长,单次用药可有效控制戒断症状 12~24 小时以上,成瘾潜力小,口服吸收良好,是目前用作阿片类药物依赖型患者替代递减治疗的主要药物。美沙酮替代递减治疗的原则为"控制症状、逐日递减、先快后慢、只减不加、停药坚决"。首次剂量为 20~40mg/d,若症状控制不理想可酌情增加,稳定控制戒断症状后维持原剂量 1~2 日,此后逐日递减直至停药。递减程序根据个体情况制订,多数可在 21 日内完成。

丁丙诺啡是阿片 μ 受体的部分激动剂,常舌下含服。该药用于阿片类物质戒断状态时具有以下特点:①可理想控制戒断症状,具有"顶限效应",用药安全;②有效控制戒断症状剂量时,作用时间可达 24 小时以上;③递减停药过程中戒断症状较轻,停药容易。

2. 非替代治疗 可用控制和缓解阿片类物质戒断症状的药物包括中枢 α_2 受体激动药(如可乐定、洛非西定)和某些中药及成药等非阿片类药物。此类药物对缓解打哈欠、流泪、出汗、呕吐、心慌、"鸡皮征"等症状有效,对焦虑不安、肌肉痛、骨痛效果略差,故临床上仅适用于轻中度阿片类物质使用障碍者。此类药物的特点为:用药时间短,剂量大,副作用大(如洋金花的中毒作用),目前临床上已极少使用。

药物依赖的治疗应遵循综合治疗的原则。药物脱毒治疗只是基本消除患者的生理依赖性,仅是药物依赖治疗重要的第一步,还未能消除患者渴求再次吸毒的欲念和强迫性觅药行为,即精神依赖性。因此,患者在脱毒治疗后将继续接受防复发治疗。防复发治疗是药物依赖治疗的关键环节,应采取必要的多种治疗和服务措施,包括进行心理社会干预、行为干预、家庭干预、药物治疗和共患疾病治疗等多方面关怀。在药物脱毒治疗的基础上,进行心理、生理、家庭、社会和法律等多方面的干预治疗,才能获得较好的效果,帮助患者逐渐恢复正常人格,建立新的生活模式和正常的社会关系。

（左笑丛）

第五节 超说明书用药及管理

一、超说明书用药定义与分类

超说明书用药(off-label use of drug)又称"药品说明书外用法""药品未注册用法",是指药品使用的适应证、给药剂量、疗程、给药途径或人群等未在药品监督管理部门批准的药品说明书记载范围内的用法。但是,超说明书用药并非意味着不合理用药、违法用药或试验性用药,通常是经过广泛临床观察,并有文献和循证医学证据支持的。

目前超说明书用药分类主要包括:①超适应证用药;②超用法用量给药,包括超给药剂量、频次或疗程等用药;③超给药人群用药,包括超出年龄范围用药;④超给药途径用药等。

二、超说明书用药现状与原因

临床药物治疗实践中,超说明书用药不可避免,不同国家和病房报告的超说明书用药发生率差异较大。美国一项调研发现超说明书用药在成人中占 7.5%~40%,在儿科用药中高达 50%~90%。英国利物浦妇产科医院针对孕妇产前处方调查显示,84% 的药品品种和 75% 的用药医嘱存在超说明书用药情况。在我国,中华医学会儿科学分会临床药理学组调研 21 家医院儿科医师显示,67.19% 医师有开具超说明书用药处方经历,仅 28.77% 医师所在医院对超说明书用药相关制度有统一规定。中国药理学会治疗药物监测研究专业委员会药品风险管理学组调研超说明书用药类型发现,超适应证用药为 90.4%,其次为用药剂量和频次,占 21.1%,用药途径占 9.3%,超批准使用人群占 3.9%。

超说明书用药在各个治疗领域广泛存在,原因在于:①药品说明书更新滞后,更新药品说明书内容的审批过程复杂,制药公司需要花费大量时间、消耗巨额费用,才能完成符合注册要求的临床研究证据;②临床医学实践不断发展,新药批准时往往基于有限的临床数据,而药品上市后经过临床实践会有很多新发现和新经验;③某些罕见病、特殊群体如儿童、孕产妇等无法得到充分的循证医学证据而更易出现超说明书用药的情况;④其他原因,如部分制药企业为扩大销售,在未获得充分的安全性、有效性数据之前,向医务人员宣传药品说明书之外的用法。

三、超说明书用药风险与相关立法情况

超说明书用药风险远高于按说明书用药,还可能面临一定的法律问题,主要包括:①患者风险,如超适应证用药的有效性尚未明确,安全性也低于说明书内用药,而超剂量用药可能带来安全性、不良反应等

问题;②医疗机构和医务人员风险,超说明书用药不受法律保护,医务人员存在执业风险,医疗机构需承担额外的医疗风险;③公共医疗风险,国外已将部分超说明书用药纳入医保,我国目前全部由患者负担,若超说明书用药未达到治疗目的,引发各种不良反应或高昂的医疗费用,可能诱发医患矛盾,危害社会公共安全。

目前美国、德国、意大利、荷兰、新西兰、印度和日本已有超说明书用药相关立法,除印度禁止超说明书用药外,其余六国均允许合理的超说明书用药。美国、英国、德国、意大利、荷兰、澳大利亚、新西兰、中国、日本和南非等 10 个国家的政府部门或学术组织发布了与超说明书用药相关的指南或建议。例如,FDA 明确表示"不强迫医生必须完全遵守官方批准的药品说明书用法",英国国家医疗服务体系(NHS)制定了《NHS 未批准及超标签用药指南》。

我国政府部门先后制定了多部规范药品使用的法规,但迄今尚无法律法规明确对"超说明书用药"这一行为进行规定,且《侵权责任法》《执业医师法》和《药品管理法》中涉及的相关条款原则上都不支持超说明书用药。《三级综合医院评审标准实施细则(2011 版)》要求各医疗机构需建立超说明书用药管理的规定与程序,但在执行过程中有些超说明书用药是根据诊疗指南的推荐或有较充分的临床证据,有些则是缺乏相关证据的盲目应用。

现国内一些学术团体已开始关注超说明书用药,发布了一些用药规范或致力于为超说明书用药寻求循证医学证据,以期规范医疗机构的超说明书用药,保障患者和医务工作者的合法权益,规避医务人员法律风险。其中,广东省药学会于 2010 年发布了《药品未注册用法专家共识》,成为我国第一部由专业学会发布的超说明书用药规范,继而于 2014 年印发了《医疗机构超药品说明书用药管理专家共识》,提出了超说明书用药管理流程,自 2015 年起每年更新超说明书用药目录。与此同时,中国药理学会治疗药物监测研究专业委员会药品风险管理学组于 2015 年发布了《超说明书用药专家共识》,中华医学会儿科学分会临床药理学组于 2016 年印发了《中国儿科超说明书用药专家共识》等。

四、超说明书用药管理

(一)超说明书用药原则

参照现有的超说明书用药规范,临床工作中超说明书用药应遵循以下六大原则。

1. 超说明书用药仅限于无合理可替代药品时,目的在于保障患者利益　临床诊疗过程中,如果市场存在可替代药品,应当优先选择该药品,在影响患者生活质量或危及生命的情况下,无其他合理的可替代药物治疗方案时,为了患者的利益选择超说明书用药,而非以试验、研究或其他关乎医生自身利益为目的的使用。

2. 超说明书用药应权衡利弊,保证方案最佳,保障患者利益最大化　超说明书用药时,必须充分考虑药物不良反应、禁忌证、注意事项等,权衡患者获益与风险,保证该药物治疗方案为最佳方案,以保证患者利益最大化。

3. 超说明书用药应有合理的医学证据支持　超说明书用药必须有充分的文献报道、循证医学研究结果等证据支持。具体证据及推荐强度分为以下 5 个等级。

(1)证据可靠,可使用级:①相同通用名称药品的国外或国内药品说明书标注的用法;②国内外医学和药学学术机构发布指南认可的超说明书用药;③经系统评价或 Meta 分析、多中心大样本随机对照试验证实的超说明书用药。

(2)证据可靠性较高,建议使用级:①国内外权威医药学专著已经收载的超说明书用药;②单个大样本的随机对照试验证实的超说明书用药。

(3)证据有一定的可靠性,可以采用级:设有对照,但未用随机方法分组研究证实的超说明书用药。

(4)证据可靠性较差,可供参考:①无对照的病例观察;②教科书收载的超说明书用药。

(5)证据可靠性差,仅供参考,不推荐使用:①描述性研究、病例报告;②专家意见。

此外,评价标准也可参照 Micromedex 的 Thomson 分级系统。

4. 超说明书用药必须经医院相关部门批准并备案　超说明书用药须经所在医疗机构药事管理与药

物治疗学委员会和伦理委员会批准并备案后方可实施。提交超说明书用药申请时,必须同时提交超说明书用药后可能出现的风险及应急预案,确保患者用药安全。紧急抢救等特殊情况不应受此限制,可事后备案。

5. 超说明书用药需保护患者的知情权并尊重其自主决定权 实施已备案的超说明书用药,应向患者或家属、监护人告知用药理由、治疗方案、预期效果以及可能出现的风险,征得患者或其家属的同意。可根据风险程度、偏离标准操作的程度和用药目的等因素决定是否签署知情同意书。因抢救等特殊情况须实施未经批准的超说明书用药前,必须书面告知患者该治疗方案的利弊,并在患者或家属、监护人表示理解、同意并签署知情同意书后,方可实施超说明书用药。

6. 超说明书用药应定期评估,防控风险 医疗机构药事管理与药物治疗学委员会应针对超说明书用药开展临床用药监测、评价和超常预警工作,定期组织医学和药学专家对超说明书用药的药品品种进行有效性和安全性评估,及时终止不安全、不合理的用法,以保障患者的用药安全,降低医疗风险。

(二)超说明书用药管理流程

在遵循超说明书用药原则的前提下,为了更好地保障医疗质量和医疗安全,提高超说明书用药规范管理的可操作性,建议医疗机构超说明书用药管理应遵循如下流程。

1. 临床科室提交超说明书用药申请 拟超说明书用药的科室经科室讨论后,向医院药学部门提交超说明书用药申请表,并附超说明书用药方案、可能出现的不良事件/药物不良反应、相关风险应急预案以及超说明书用药方案合理详尽的循证医学依据。超说明书用药依据通常为循证医学证据,包括国内外说明书、政府文件、RCT 的系统评价或 Meta 分析文献、其他对照试验、病例观察文献、指南、专家共识等。

2. 药学部门初审 药学部门对超说明书用药申请进行初审,主要针对药品的超说明书用法进行循证医学评价,评价内容包括有效性等级、推荐强度和证据等级。

3. 药事管理与药物治疗学委员会和伦理委员会审批 药事管理与药物治疗学委员会审批通过的药品可直接按批准方案使用。当超说明书用药风险较大时,除药事管理与药物治疗学委员会同意外,还须提交伦理委员会审批。审核未通过的超说明书用药方案,临床科室不得使用。

4. 超说明书用药品种和目录备案公示 经药事管理与药物治疗学委员会审批通过的超说明书用药品种,统一在医务部门备案,目录保留在医务部门和药学部门,并在全院公示。

5. 超说明书用药处方管理 在医务部门备案的超说明书用药可在全院范围内按规定应用。原则上所有超说明书用药均须有详细的病程记录,在使用前与患者签署知情同意书,明确告知其使用风险与获益。药学部门应定期监控超说明书用药方案执行情况,发现不符合规定时予以提醒干预。

五、超说明书用药诉讼案例

患者刘某,女,成年人(具体年龄不详),因"咳嗽、咳痰伴气喘 10 日,加重 1 日"于某卫生院就诊,诊断为"气管炎",给予 5% 葡萄糖氯化钠注射液 250ml+阿莫西林 5.0g+利巴韦林 0.5g 静脉滴注(20 滴/min),5% 葡萄糖氯化钠注射液 250ml+氨溴索 30mg 静脉滴注(20 滴/min),连续用药 2 日,第 2 天治疗结束后出现持续性腹痛及肉眼血尿伴尿频,尿常规示尿液浑浊、尿蛋白(+++)、白细胞(+++)、隐血(+++)、胆红素(+++),该卫生院初步诊断"血尿原因待查",行止血与对症支持治疗。第 3 天继续给予 5% 葡萄糖氯化钠注射液 250ml+阿莫西林 5.0g+利巴韦林 0.5g 静脉滴注,急查尿常规结果同上,此后出现少尿,考虑"肾衰竭",查肾功能示尿素氮 12mmol/L,予药物治疗。第 4 天患者排尿 3 次,尿量约 100ml,为肉眼血尿,伴有面部水肿、中上腹压痛,诊断为"急性肾衰竭",遂转入上级医院行血液透析、利尿、抗炎等对症支持治疗。

阿莫西林成人常规剂量 0.5g,每 6~8 小时 1 次,每日剂量不超过 4.0g。本案例中单次予阿莫西林 5.0g,用法用量超说明书,且对该药物可能造成肾损害认识不足,未及时停药及诊治。司法鉴定中心鉴定结论为:患者急性肾衰竭与该卫生院对其诊疗过程中注入大剂量、高浓度阿莫西林有直接因果关系。法院判决结果为:院方赔偿患者医疗费、住院伙食补助费、护理费、交通费、住宿费、复印费等损失 2 万余元,精神损害抚慰金 2 000 元。

六、常见超说明书用药目录示例

（一）超适应证用药

1. 甲氨蝶呤片

（1）超说明书适应证与用法：用于类风湿关节炎，起始剂量为 7.5mg，q. w. 或 2.5mg，q. 12h. 每周服用 3 日，再根据治疗应答调整剂量，最大不超过每周 20mg。

（2）依据：①美国食品药品监督管理局（Food and Drug Administration，FDA）已批准甲氨蝶呤用于对一线治疗包括足剂量非甾体抗炎药效果欠佳或不耐受的成人严重类风湿关节炎；②《欧洲风湿病联盟关于类风湿关节炎治疗的指南（2009 版）》；③中华医学会《临床诊疗指南·风湿病分册》；④《中华风湿病学杂志》2010 年 4 月第 14 卷第 4 期《类风湿关节炎诊断及治疗指南》；⑤广东省药学会《风湿免疫疾病（类风湿关节炎）超药品说明书用药专家共识》。

（3）Micromedex 分级：有效性 Class Ⅰ，推荐等级 Class Ⅱb，证据强度 Category B。

2. 二甲双胍片

（1）超说明书适应证与用法：多囊卵巢综合征不孕症，1.5g/d，分 3 次服用。

（2）依据：①《美国内分泌学会多囊卵巢综合征的诊疗指南（2013 版）》；②中华医学会《临床诊疗指南·妇产科分册》；③《欧洲人类生殖及胚胎学会/美国生殖医学会共识：多囊卵巢综合征对女性健康的影响（2012 版）》。

（3）Micromedex 分级：有效性 Class Ⅱa，推荐等级 Class Ⅱb，证据强度 Category B。

3. 环孢素 A 软胶囊

（1）超说明书适应证与用法：特发性炎症性肌病，3~5mg/（kg·d）。

（2）依据：①FDA 未批准环孢素 A 用于治疗成人特发性炎症性肌病；②《中华风湿病学杂志》2010 年 12 月第 14 卷第 12 期《多发性肌炎和皮肌炎诊断及治疗指南》。

（3）Micromedex 分级：有效性 Class Ⅱb，推荐等级 Class Ⅱb，证据强度 Category C。

4. 利妥昔单抗注射液

（1）超说明书适应证与用法：系统性红斑狼疮，375mg/m²，q. w.，共 4 周；或 1 000mg，2 周后重复 1 次。

（2）依据：①FDA 未批准利妥昔单抗用于治疗不能耐受免疫抑制剂治疗或治疗效果欠佳的成人系统性红斑狼疮；②《中华风湿病学杂志》2010 年 5 月第 14 卷第 5 期《系统性红斑狼疮诊断及治疗指南》；③广东省药学会《风湿免疫疾病（系统性红斑狼疮）超药品说明书用药专家共识》。

（3）Micromedex 分级：有效性 Class Ⅱb，推荐等级 Class Ⅱb，证据强度 Category C。

5. 沙利度胺片

（1）超说明书适应证与用法：系统性红斑狼疮（用于轻型），50~100mg/d。

（2）依据：①FDA 未批准沙利度胺用于治疗成人红斑狼疮；②中华医学会《临床诊疗指南·皮肤病与性病分册》；③《中华风湿病学杂志》2010 年 5 月第 14 卷第 5 期《系统性红斑狼疮诊断及治疗指南》。

（3）Micromedex 分级：有效性 Class Ⅱa，推荐等级 Class Ⅱb，证据强度 Category B。

6. 吉西他滨注射用无菌粉末（冻干粉针）

（1）超说明书适应证与用法：晚期卵巢癌，联合卡铂，用于治疗在以铂类药物为基础的治疗后至少 6 个月复发的患者，1 000mg/m² 静脉滴注 30 分钟，每周 1 次，连续 2 周，随后休息 1 周，每 3 周重复 1 次。

（2）依据：①FDA 已批准吉西他滨与卡铂联合用于治疗成人晚期卵巢癌，用于治疗在以铂类药物为基础的治疗后至少 6 个月复发的患者；②《美国国家综合癌症网络卵巢癌包括输卵管癌和原发腹膜癌临床实践指南（2012 第 2 版）》。

（3）Micromedex 分级：有效性 Class Ⅰ，推荐等级 Class Ⅲ，证据强度 Category B。

7. 米索前列醇片

（1）超说明书适应证与用法：药物流产；妊娠晚期促宫颈成熟引产，阴道给药，每次 25μg，不可压碎，每日总剂量不超 50μg。

（2）依据：①FDA 未批准米索前列醇用于治疗成人药物流产及促宫颈成熟引产；②中华医学会妇产科学分会《妊娠晚期促宫颈成熟与引产指南（2014 版）》。

（3）Micromedex 分级：有效性 Class Ⅱa，推荐等级 Class Ⅱb，证据强度 Category B。

8. 氯沙坦钾薄膜衣片

（1）超说明书适应证与用法：糖尿病肾病起始剂量 50mg/d，根据血压可增量至 100mg/d。

（2）依据：①FDA 已批准氯沙坦用于治疗成人糖尿病肾病；②美国糖尿病学会《糖尿病医学诊疗标准（2019 版）》；③中华医学会糖尿病学分会《中国 2 型糖尿病防治指南》。

（3）Micromedex 分级：有效性 Class Ⅰ，推荐等级 Class Ⅱa，证据强度 Category B。

（二）超用法用量用药

1. 静脉注射用人免疫球蛋白

（1）超说明书剂量：首次用药总负荷剂量：2g/kg，分成 2~4 日连续输注；维持输液剂量：1g/kg，可一次性输完或分成 2 剂连续 2 日输完，每 3 周重复 1 次。

（2）依据：①FDA 已批准静脉注射用人免疫球蛋白用于慢性炎症性脱髓鞘性多发性神经根神经病以改善神经肌肉残疾和损伤及用于维持治疗防止复发；②《中国慢性炎性脱髓鞘性多发性神经根神经病诊疗指南（2010 版）》。

（3）Micromedex 分级：有效性 Class Ⅰ，推荐等级 Class Ⅱa，证据强度 Category A。

2. 美金刚片

（1）超说明书剂量：血管性痴呆 10~20mg/d，血管性痴呆患者口服第 1 周的剂量为每日 5mg，第 2 周每日 10mg，第 3 周每日 15mg，第 4 周开始以后服用推荐的维持剂量每日 20mg。

（2）依据：①FDA 尚未批准美金刚用于治疗血管性痴呆；②2016 中国血管性认知障碍诊疗指导规范：N-甲基-D-天冬氨酸受体拮抗药美金刚可改善轻中度血管性认知障碍（vascular dementia，VaD）患者的认知功能障碍；③2 项临床研究表明，与安慰剂相比，美金刚可改善轻中度血管性痴呆患者的部分症状评分。

（3）Micromedex 分级：有效性 Class Ⅱ，推荐等级 Class Ⅱb，证据强度 Category B。

3. 索拉非尼片剂

（1）超说明书剂量：每次 0.4g，每日 2 次。治疗经伊马替尼和舒尼替尼和瑞戈非尼治疗失败的晚期或转移性胃肠道间质瘤。

（2）依据：①FDA 未批准该用法；②美国国家综合癌症网络发布的《临床实践指南：软组织肉瘤（2019 V2）》。

（3）Micromedex 分级：有效性 Class Ⅱa，推荐等级 Class Ⅱb，证据强度 Category B。

（三）超给药人群用药

1. 福辛普利片

（1）超说明书用药人群与用法：6~16 岁儿童，首次给药 5~10mg，q.d.（体重>50kg）。

（2）依据：①FDA 已批准福辛普利钠治疗 6~16 岁，体重超过 50kg 患者的高血压；②《欧洲高血压学会指南：儿童青少年高血压的管理（2016 版）》。

（3）Micromedex 分级：有效性 Class Ⅰ，推荐等级 Class Ⅱa，证据强度 Category B。

2. 丙酸氟替卡松乳膏

（1）超说明书用药人群与用法：3~12 月龄儿童，适量外用，每晚 1 次；疗程不超过 1 个月。

（2）依据：①FDA 说明书已批注丙酸氟替卡松可谨慎使用于 3 月龄以上儿童；②《中国特应性皮炎诊疗指南（2014 版）》。

（3）Micromedex 分级：有效性 Class Ⅰ，推荐等级 Class Ⅱb，证据强度 Category B。

3. 特立帕肽注射液

（1）超说明书用药人群与用法：男性骨质疏松，20μg，qd，皮下注射。

（2）依据：FDA 已批准特立帕肽可用于治疗男性骨质疏松。

（3）Micromedex 分级：有效性 Class Ⅱa，推荐等级 Class Ⅱb，证据强度 Category B。

4. 唑来膦酸注射液

（1）超说明书用药人群与用法：男性骨质疏松，5mg 静脉注射，每年 1 次。

（2）依据：①FDA 已批准唑来膦酸可用于治疗男性骨质疏松；②中华医学会骨质疏松和骨矿盐疾病分会的《原发性骨质疏松症诊疗指南（2017 版）》。

（3）Micromedex 分级：有效性 Class Ⅱa，推荐等级 Class Ⅱb，证据强度 Category B。

5. 盐酸多奈哌齐片

（1）超说明书用药人群与用法：血管性痴呆，5~10mg/d。血管性痴呆患者口服初始治疗用量每次 5mg，每日 1 次，睡前口服。至少维持 1 个月（一般 4~6 周），以评价早期的临床反应，及达到稳态浓度。之后可以将剂量增加到每次 10mg，每日 1 次。

（2）依据：①FDA 尚未批准多奈哌齐用于治疗血管性痴呆；②《中国血管性认知障碍诊疗指导规范（2016 版）》：胆碱酯酶抑制剂可用于治疗轻中度 VaD，多奈哌齐及卡巴拉汀对 VaD 患者的认知功能障碍具有改善作用，并且多奈哌齐（10mg/d）可改善 VaD 患者的行为症状和日常功能；③2 项临床研究表明，与安慰剂相比，多奈哌齐可改善血管性痴呆患者的认知和总体功能。

（3）Micromedex 分级：有效性 Class Ⅱa，推荐等级 Class Ⅱb，证据强度 Category B。

（四）超给药途径用药

1. 去氨加压素片剂

（1）超给药途径用药：口服；超说明书适应证：夜尿症。用法：起始安全用量为男性 0.1mg，每日 1 次；女性 0.05mg，每日 1 次，可根据患者的疗效调整剂量。

（2）依据：①FDA 批准去氨加压素用于夜尿症；②《中华泌尿外科杂志》中的《夜尿症临床诊疗中国专家共识》；③《欧洲泌尿学会指南：非神经源性男性下尿路症状包括良性前列腺梗阻的管理》推荐夜间多尿情况下使用。

（3）Micromedex 分级：有效性 Class Ⅱa，推荐等级 Class Ⅱa，证据强度 Category B。

2. 特利加压素粉针 1mg：5ml

（1）超给药途径用药：静脉推注或滴注。超说明书剂量：每次 1~2mg，12 小时 1 次；最大剂量 12mg/d；超说明书适应证：肝肾综合征。用法：静脉推注或滴注，每次 1~2mg，12 小时 1 次静脉缓慢推注（至少 15 分钟）或持续静脉滴注，有治疗应答反应则持续应用 5~7 日；如果无反应，每次 1~2mg，每 6 小时 1 次，静脉缓慢推注或持续静脉滴注，有反应则持续应用 5~7 日。停药后病情反复，可再重复同样剂量。如果无反应，可增加剂量，最大剂量 12mg/d。

（2）依据：①法国的药品说明书批准特利加压素用于肝肾综合征；②中华医学会肝病学分会《肝硬化腹水及相关并发症的诊疗指南（2017 版）》；③欧洲肝病学会《失代偿性肝硬化临床诊疗指南（2018 版）》。

（3）Micromedex 分级：有效性 Class Ⅱa，推荐等级 Class Ⅲ，证据强度 Category B。

（陈　孝）

参 考 文 献

［1］中国药理学会治疗药物监测研究专业委员会药品风险管理学组. 超说明书用药专家共识,2015,17(2):101-103.

［2］中华医学会儿科学分会临床药理学组. 中国儿科超说明书用药专家共识,2016,54(2):101-103.

［3］张波,郑志华,李大魁,等. 超药品说明书用药参考[M]. 北京:人民卫生出版社,2013.

［4］唐蕾,任斌,符忠,等. 超药品说明书用药诉讼案例分析[M]. 北京:人民卫生出版社,2017.

［5］曾繁典,郑荣远,詹思延,等. 药物流行病学[M]. 北京:中国医药科技出版社,2016.

［6］杨长青. 医院药学[M]. 北京:人民卫生出版社,2019.

［7］喻维新,赵汉臣,张晓东. 药师手册[M]. 第 4 版. 北京:中国医药科技出版社,2019.

［8］李小鹰,任国荃. 保健医学理论与实践[M]. 北京:军事医学出版社,2020.

［9］郭代红,张晓东,刘皈阳. 医疗机构药物安全性监测[M]. 北京:人民军医出版社,2010.

［10］孙定人,齐平,靳颖华. 药品不良反应[M]. 第 3 版. 北京:人民卫生出版社,2003.

[11] 钱之玉. ADR及其对策[M]. 北京:化学工业出版社,2005.

[12] 刘坚,吴新荣,蒋琳兰. 药源性疾病监测与防治[M]. 北京:人民军医出版社,2009:2-11.

[13] 曹云莉. 综述药物不良反应防止药源性疾病[J]. 健康大视野,2019,(14):285-286.

[14] LEE W M. Drug-induced acute liver failure[J]. Clin Liver Dis,2013,17(4):575-586.

[15] 钟运香,卢锐辉,何碧娟,等. 药师应用SOAP药历对药源性肾损伤患者的药学监护[J]. 中国医院用药评价与分析,2019,19(05):622-624.

[16] 孙丹,赵鑫鑫. 药源性疾病的诊断与治疗[J]. 中国医药导报,2009,6(10):240-243.

[17] 李琴,刘皋林. 药源性疾病不容忽视[J]. 老年医学与保健,2019,25(04):427-430.

[18] 邱彩霞,杨翠平,靳洪涛. 药源性肾损伤发生机制研究进展[J]. 中国药物警戒,2019,16(11):688-694+702.

[19] 蔡佰玲,孙世萍,迟丽萍. 药源性疾病概述[J]. 中国医药导报,2009,6(31):133-134.

[20] 陈锦珊,倪冬青,郭东宇. 新编护士用药指南[M]. 北京:中国医药科技出版社,2013:55.

[21] 陈楠. 治疗心血管疾病药物不良反应及药源性疾病分析[J]. 光明中医,2018,33(10):1485-1486.

[22] 李俊. 临床药理学[M]. 第4版. 北京:人民卫生出版社,2013:152-154.

[23] 蔡佰玲,孙世萍,迟丽萍. 药源性疾病概述[J]. 中国医药导报,2009,6(31):133-134.

[24] 柴枝楠,张国强. 药物中毒急救速查[M]. 北京:人民军医出版社,2009.

[25] 葛均波,徐永健,王辰. 内科学[M]. 第9版. 北京:人民卫生出版社,2018.

[26] 于世鹏,高东升,李治红. 急性中毒[M]. 北京:中国医药科技出版社,2006.

[27] 中国医师协会急诊医师分会,中国毒理学会中毒与救治专业委员会. 急性中毒诊断与治疗中国专家共识[J]. 中国急救医学,2016,36(11):961-974.

[28] 阚全程. 临床药学高级教程(精装珍藏本)[M]. 北京:人民军医出版社,2015.

[29] 陈亦江. 急性中毒诊疗规范[M]. 南京:东南大学出版社,2004.

[30] 陈志周. 急性中毒[M]. 北京:人民卫生出版社,1976.

[31] 王顺年,胡文魁,吴新荣,等. 实用急性中毒救治手册[M]. 第2版. 郑州:河南科学技术出版社,2017.

[32] 胡晋红. 临床药物治疗学[M]. 北京:高等教育出版社,2009.

[33] 崔海瑛,张祥建. 临床易混淆的概念及诊治技巧(七)——巴比妥类药物中毒的常见临床表现及治疗[J]. 中国全科医学,2006(10):864.

[34] 崔巍. 现代儿科急救手册[M]. 太原:山西科学技术出版社,1996.

[35] 田育望. 应用药理学[M]. 北京:中国科学技术出版社,2008.

[36] 国家药典委员会. 临床用药须知[M]. 第3版. 北京:化学工业出版社,2001.

[37] 李淑丽. 百草枯中毒的救治原则和护理要点[J]. 中国实用神经疾病杂志,2011,14(2):64-65.

[38] 李俊. 临床药理学[M]. 第5版. 北京:人民卫生出版社,2013:165-172.

[39] 袁林. 药物滥用与药物滥用监测[M]. 北京:军事医学科学出版社,2012:1-17.

[40] 杨藻宸. 药理学总论[M]. 北京:人民卫生出版社,1989.

[41] 管林初. 药物滥用和成瘾纵谈[M]. 上海:上海教育出版社,2010:33-37.

[42] 李密,刘志民,赵董. 药物滥用与药物依赖性[M]. 北京:中国科学技术出版社,1992.

[43] 张锐敏,张瑞岭,赵敏,等. 阿片类物质使用相关障碍诊断治疗指导原则[J]. 中国药物滥用防治杂志,2017,23(01):1-3.

[44] 刘铁桥,司天梅,张朝辉,等. 苯二氮䓬类药物临床使用专家共识[J]. 中国药物滥用防治杂志,2017,23(01):4-6.

[45] 张锐敏,张瑞岭,赵敏,等. 阿片类物质使用相关障碍诊断治疗指导原则(二)[J]. 中国药物滥用防治杂志,2017,23(02):66-69.

[46] 张锐敏,张瑞岭,赵敏,等. 阿片类物质使用相关障碍诊断治疗指导原则(三)[J]. 中国药物滥用防治杂志,2017,23(03):129-133.

[47] MANCINO MJ,GENTRY BW,FELDMAN Z,et al. Characterizing methamphetamine withdrawal in recently abstinent methamphetamine users:a pilot field study[J]. Am J Drug Alcohol Abuse,2011,37:131.

第五章　治疗药物监测与个体化药物治疗

第一节　概　　述

现代医药生物技术发展日新月异,新药层出不穷,但人类在与疾病做斗争的过程中仍然面临着许多重大难题,如患者对药物疗效反应个体差异大、总有效率不稳或药物不良反应严重等,导致巨大的精神和经济损失。临床中最常见的现象就是带有同样病症的不同患者,即使在相同体质量指数接受相同剂量的药物条件下,对同一种治疗药物常表现出不同的治疗结果:有的表现出高度敏感性,有的却表现为耐受性,有的甚至产生严重不良反应。这是药物反应的个体差异,也是一直困扰临床用药的重大问题。

一、传统的用药模式

长期以来,人类使用的药物从某种意义上讲是一种统计学意义上的可以治疗疾病的药物。这是因为药物的开发和认证是从统计数据来证明某种药物对某种疾病有效。在世界各国,医生给患者开具的处方药物的剂量都是以当地种族人群为试验对象得出的给药剂量,从国内外指南和临床经验来判断个体的用药及剂量,结果因为用药剂量或个体差异等,导致用药量并不适合该国家或该地区人群,从而引起疗效不佳,甚至出现严重不良反应。

在我国,患者应用的药物剂量基本也是依据国内外剂量标准来使用,治疗结果显示确有相当比例的患者药物治疗效果差。这一差异源于多种因素。

1. **个体差异**　如种族、年龄、性别、体重、药物代谢类型及其遗传因素。

2. **药物剂型**、**给药途径及生物利用度**　不同剂型及给药途径可影响药物的体内代谢过程,从而因生物利用度差异而导致体内药量的差异。

3. **疾病状况**　影响药物处置的重要脏器,如肝、肾等功能的改变,将影响药物的$t_{1/2}$及清除率,同样会影响所需剂量。

4. **其他**　合并用药引起的药物相互作用。

因此,只有针对每个患者的具体情况制订给药方案,才能使药物治疗真正实现安全、经济、有效的目标。

二、治疗药物监测

在治疗药物监测技术出现以前,很难做到个体化药物治疗。因为临床医生缺少判断药物在体内状况的客观指标,也就无法找出影响因素中哪些因素在起作用。例如,患者服药后未出现预期疗效,除了药物选用不当之外,还可能由下述原因造成:①剂量选择不合理,剂量偏小,给药时间间隔过大;②生物利用度低;③药物相互作用等。究竟是何种原因,临床上难以确定。往往只有采取反复试验、不断摸索的办法,才能寻找到较好的治疗方案。这样做不仅费时费力,而且增加了患者发生不良反应的机会,甚至有可能延误病情。如正性肌力药物地高辛,治疗安全范围小,一般治疗量已接近中毒剂量的60%,而且不同个体对强心苷敏感程度不同,易发生不同程度的毒性反应。若仅靠临床观察,有时无法区别是剂量不足未达到疗效,还是过量引起的毒性反应,给下一步剂量选择带来困难。

通过测定药物在血液的浓度,可以间接反映作用部位的药物浓度。血药浓度与药理效应强度之间呈相关性,对于个体差异大,血药浓度与药理效应间存在良好相关性的药物,通过测定药物的血药浓度可以对药物治疗目标做出科学、合理的评价。目前,通过测定治疗指数小(有效浓度范围窄)的药物的血液浓度,并结合其药动学参数制订相应的用药方案,该方法已在临床实践中被广泛认可。

（一）治疗药物监测的定义

国际药物监测与临床毒理学协会采纳的治疗药物监测(therapeutic drug monitoring,TDM)的定义为:通过实验室测定某药物的参数,并对其做出适当的解释从而影响用药行为的过程。通常情况下,TDM是测定某种生物基质内外源性物质即药物的数量。特殊情况下,如患者因病理或生理原因致使体内内源性物质缺乏进而采用替代疗法时,TDM也可用于测定体内的内源性物质。

TDM是一门新兴的临床药学分支学科,主要研究个体化药物治疗机制、技术、方法和临床标准,并将研究结果转化应用于临床治疗以达到最大化合理用药的药学临床学科。通过测定患者体内的药物暴露、药理标志物或药效指标,利用定量药理模型,以药物治疗窗为基准,制订适合患者的个体化给药方案。

（二）治疗药物监测的临床意义

药物要达到一定的浓度才能发挥治疗作用,此浓度即为最低有效浓度;而超过一定的浓度则会出现不良反应,出现不良反应的浓度即为最低中毒浓度;最低有效浓度和最低中毒浓度之间的浓度范围称为有效浓度范围(亦称治疗窗)。在有效浓度范围时,药物才可发挥安全、有效的作用。

1990年,Ried等学者发表的对14项TDM研究的荟萃分析文章得出结论:与未接受TDM的患者比较,接受TDM的患者发生药物不良反应的概率显著降低。另外一项研究报道称临床药师监测血药浓度以及评估监测结果能够显著降低治疗费用。TDM对于深入研究患者用药后药物的体内过程、明确血药浓度与临床疗效的关系、提高药物疗效、用药的安全性、经济性和有效性等具有重要意义。其临床意义如下。

1. **指导临床合理用药、提高疗效**　药动学参数是制订给药方案的基础,通过治疗药物监测可获得个体的动力学模型和有关药动学参数。一方面可借以积累群体药动学资料;另一方面可据此制订较合理的个体化给药方案,并可监测用药方案实施效果,指导进行必要的剂量调整,使药物治疗更趋科学合理,减少盲目性。研究表明,进行TDM后,小儿癫痫控制率可从TDM之前的39.2%提高到TDM后的78.9%。

2. **确定合并用药的原则**　合并用药情况在临床很常见,临床因合并用药引起的药源性疾病或药物中毒的报道也不少。如苯巴比妥、卡马西平等酶诱导剂可使与之合用药物地高辛等的血药浓度降低。通过开展TDM,可获得相关的数据资料,了解药物的相互作用,确定合并用药的原则。

3. **指导诊断药物过量中毒**　对安全范围窄的药物,应注意防止药物过量中毒。药物的不良反应与血药浓度密切相关。临床实践证明,TDM可使地高辛的中毒率由经验疗法的44.0%降低到5.0%以下。

4. **临床辅助诊断的手段**　一些药物的血药浓度与疾病治疗效果具有明确的相关性,当给予足够剂量,仍未出现药物治疗效果时,提示疾病诊断可能有误,若经TDM确证有足够浓度,则TDM结果可间接地为临床诊断提供依据。此外,在临床中毒解救过程中,准确的毒物判断是关键,TDM浓度检测可以为此提供重要参考依据。

5. **医疗差错或事故的鉴定依据,以及评价患者用药依从性的手段**　TDM可作为医疗差错或事故的鉴定依据,有时药物治疗效果不佳并不是治疗方案欠妥,也不是药物无效,而是由于患者没有按医嘱用药。通过TDM可及时发现患者是否停药、减量或超量用药,从而督促患者严格按医嘱用药。研究发现,给儿童服用丙戊酸钠治疗癫痫,在血药浓度<50μg/ml的患者中有19.5%用药剂量明显偏低,其癫痫症状未能控制,其中66.7%是因为漏服药物所致。

临床用药繁多,只有为数不多的药物需要进行常规的TDM。对于绝大多数有效浓度范围较宽的药物,在临床应用中不需要进行常规 TDM。目前临床上开展 TDM 的药物涉及免疫抑制剂类药物、精神药物、抗肿瘤药物、心血管类药物、抗真菌药物及抗生素等多个种类,为临床合理用药提供了重要依据。近年来 TDM 通过先进的计算机软件结合药动学、药效学原理,设计或调整临床给药方案,实现个体化用药,减少经验性用药和个体差异导致的用药盲从性,降低药物不良反应。

(三)治疗药物监测进展——药物基因组学

在临床工作中常会遇到两个患者诊断相同、一般状况相同、用同一药物治疗时,产生的疗效却相差甚远,毒副作用也不一样,即有明显的个体差异,无法用传统药动学、药效学解释。研究显示,遗传决定药物的代谢转化,个体及家系或种族人群中药效学和药动学存在差异,人们通过探讨相关酶的特性,提出遗传药理学。药动学是由药物代谢酶所决定,药效学则受药物目标蛋白控制。

从临床药理学、药物基因组学和分子生物学方面分析,药物遗传多态性表现为药物代谢酶、药物转运蛋白以及药物作用靶位的多态性。如 Djebli 等研究了免疫抑制药西罗莫司在 22 例接受肾移植后患者的药动学表现,发现 $CYP3A5 * 1/ * 3$ 的多态性对西罗莫司的口服清除率有明显影响。Jiang 等研究了 $CYP2C19$ 和 $CYP2C9$ 基因型对丙戊酸在癫痫患者群体药动学上的变化,通过对患者基因型测定,用 NONMEM 软件计算最终 PPK 模型,得出基因型明显影响丙戊酸的药动学($P<0.01$);并利用模型组和有效组对该模型进行验证,模型组变异系数(CV)为 29.3%,有效组 CV 为 31.7%。

随着 TDM 和遗传药理学等药学监护模式的进一步发展,我们不仅能监测患者药物浓度是否在治疗范围内,还可以前瞻性地用患者特异性遗传信息来监测药物治疗,即根据患者的基因分型来制订个体化用药方案,从而进一步提高临床治疗效果,减少不良反应的发生,使治疗药物监测走上一个新台阶。

三、个体化药物治疗

我国传统中医药治疗从诞生开始,"理法方药、望闻问切",则已因人施治,凸显一人一方的个体化用药方案。从本质上讲,中医医疗沿用的是个体化的医疗模式,只是没有"个体化治疗"的现代专业名词称谓而已。个体化治疗是西方医学的名称,意指在对患者的治疗中要考虑个体差异、心理诉求及诸多影响因素,实施针对患者个体的效应最大化、危害最小化的医疗措施。在英文词语中,"Personalized Medicine""Individualized Treatment"等均指个体化治疗。以这些检索词在 PubMed 数据库中检索,发现早在 1952 年就有文献提到个体化治疗,针对可的松敏感性差的眼疾病患者采取强化激素治疗。20 世纪 60~70 年代,药动学、治疗药物监测学科的发展,以个体药物治疗方案设计为主要内容的个体化治疗快速发展,主要手段是测定血药浓度为主的药品暴露,对临床癫痫、哮喘、心力衰竭、感染等治疗提供有效的药学支持,特别是 20 世纪 80 年代器官移植术的开展,对免疫抑制药的监测使得药物个体化治疗从技术和临床实践上都获得了一次飞跃。

遗传药理学及分子生物学(基因、蛋白)的发展与个体化医疗紧密相关。1953 年,DNA 双螺旋结构理论问世,确定了遗传的分子学基础;1956 年,人类染色体被显影,染色体数被确定;1957 年,Motulsky 认为对有些药物的异常反应是由遗传因素决定的酶缺损而引起;1959 年,Vogel 首次使用"遗传药理学"这一名词;1963 年,Williams 提出两相酶参与药物体内代谢理论。1960—1990 年,药物代谢酶多态性成为遗传药理学发展主体,药物代谢酶多态性的深入研究为个体化药动学提供了依据,揭示了遗传因素在个体化治疗中的作用。

1990 年,美国启动国际人类基因组计划(human genome project,HGP),为研究药物相关基因及其对药物代谢和反应的影响提供了更多、更完整的信息。1997 年,"药物基因组学"(pharmacogenomics)应运而生。药物基因组学的兴起再次带动个体化治疗达到新的高潮,"量体裁衣"式的药物治疗革命与基因检测紧密联系在一起。

2005 年 3 月,美国食品药品监督管理局(FDA)颁布了面向药厂的"药物基因组学资料呈递"指南,该指南旨在敦促药厂在提交新药申请时依据具体情况,必须或自愿提供该药物的药物基因组学资料,其目的是推进更有效的新型"个体化用药"进程,最终达到视"每个人的遗传学状况"而用药,一方面使患者获得最大药物疗效,另一方面使患者面临最小的药物不良反应风险。

2007年,FDA首次批准了一种药物基因组学检测方法,用于判断常用抗凝血药物华法林的用量及敏感性。截至2011年,美国FDA批准的70余种药物的说明书上已有药物基因组学信息,用于预测不同基因型患者在应用药物时产生的疗效和毒性。

（一）个体化药物治疗的概念

明确个体化药物治疗的概念必须首先了解个体化医疗。有专家认为,个体化医疗包含两层含义:一是针对每个患者独特的个体特征,提供快速、准确的诊疗方案;二是以个人为中心,针对个人提供一系列的健康医疗服务。

2004年11月成立的美国个体化医疗联盟(personalized medicine coalition,PMC)将个体化医疗定义为:Personalized medicine refers to the tailoring of medical treatment to the individual characteristics of each patient,即根据每个患者独特的个体特征提供量体裁衣式的医学诊疗服务。基因组和分子数据的应用可以更好地针对医疗服务,推动新药的发明和临床测试,有助于确定个体对于特定疾病的易感性。

关于个体化医疗的概念,人们解释为"在正确的时间给予正确的患者正确的治疗"。

个体化药物治疗是临床合理用药的科学方法,是针对以药物为使用对象的个体化医疗。通过治疗药物监测(TDM),分析药物基因多态性、测定体内药物暴露(通常为血药浓度)或药物效应生物标志物,结合药物在临床中的有效性、安全性,根据临床诊断、药动学、药效学及遗传药理学特征,制订适合患者个体的用药方案,使患者的血药浓度处于最低有效浓度与最低中毒浓度范围内,保证药物暴露达到一个适宜的程度,从而最大限度地发挥药物的治疗作用,避免或减少毒副作用。

个体化药物治疗就是合理用药的核心内容,也是TDM的最终目的。我国推行的医院等级评审、临床药学重点专科建设中也对TDM和个体化药物治疗的技术服务做出了明确要求。

（二）个体化药物治疗的影响因素

1. 个体化药物治疗药物影响因素

（1）药物剂型、处方中的辅料和制剂的工艺过程等会导致制剂间生物利用度和吸收速率常数的差异,引起生物利用度的变化。

（2）药物的相互作用是不容忽视的影响因素。现已明确,至今有200余种常用药物为肝微粒体酶的抑制药或诱导药。这些药物长期使用时,须注意药物本身与合用药物之间生物转化能力的改变。如使用双香豆素抗凝血治疗的患者,服用肝药酶诱导药苯巴比妥30日,可使其稳态血药浓度下降;而使用肝药酶抑制药氯霉素,可使降血糖药甲苯磺丁脲稳态血药浓度上升近1倍。

（3）运用药物的吸收、分布、代谢、排泄等药动学参数,估算患者血药浓度和体内药量,是制订给药方案的第一步。药物进入体内,在吸收、分布、生物转化和排泄的综合因素影响下,随着时间而动态变化着。例如,青霉素、甲氧西林、红霉素等可被胃酸分解;药物在肠壁和肝要经过首过效应,如抗心律失常药利多卡因、维拉帕米等具有明显的肝首过效应。

2. 个体化药物治疗机体影响因素

（1）生理因素:患者的生理状态,如性别、年龄、体重和营养状况在一定程度上影响药物的体内过程。如新生儿的体重和体表面积不同,各系统脏器组织处于待发育阶段,药物在体内的分布、代谢和排泄有其自身的特点。灰婴综合征的发生就是源于对新生儿代谢特点认识不足,使得氯霉素与葡糖醛酸结合不足而产生的。老年人因肝、肾功能降低,对药物的代谢和清除能力均降低,易造成血药浓度升高。女性在妊娠、分娩和哺乳期对某些药物反应也具有一定特殊性。

（2）病理因素:病理状态,如肝、肾功不全及代谢性疾病;患者生活习性,如吸烟、嗜酒等,均能改变患者药动学参数,进而影响体内药物浓度。

（3）遗传学因素:药物作用的差异可由遗传因素引起。因患者药物代谢酶、转运体及受体的遗传缺陷,会导致不同患者药物代谢酶活性、药物转运体能力大小及药物受体敏感性不同。药物基因组学的研究进展为"个体化治疗"提供新的模式,是近年来临床药理研究的热点问题。如地西泮在体内的去甲基化代谢具有明显的个体差异,弱代谢者的血药浓度比快代谢者高约1倍,血浆消除半衰期可延长1倍,而且国人地西泮的氧化代谢能力显著低于白种人,国人快代谢者的血浆半衰期相当于白种人的弱代谢者,为

80 小时,可解释临床上白种人应用地西泮的剂量几乎大于国人用药量的 1 倍。

（4）时间节律因素：不少药物的药动学特征呈现不同程度的节律性变化,这种变化会影响药物在血中和靶部位的浓度,进而影响药物效应。了解这种节律性变化并根据变化及时调整给药方案,可以获得最佳治疗效果和产生最小不良反应。

（5）环境因素：工作环境中长期接触一些化学物质,如多环芳香烃类和挥发性全身麻醉药等可诱导肝药酶的活性,加速药物的代谢;铅中毒可抑制肝药酶活性,减慢药物的代谢。

（三）个体化药物治疗的理论基础

1. **药动学**　药动学(pharmacokinetics)主要是定量研究药物在生物体内吸收、分布、代谢和排泄规律,并运用数学原理和方法阐述血药浓度随时间变化的动态规律的一门学科。是确定给药剂量和给药间隔时间的依据。药动学参数主要包括峰浓度(C_{max})和达峰时间(T_{max})、曲线下面积(AUC)、生物利用度(F)、生物等效性、表观分布容积(V_d)、消除速率常数(K_e)、消除半衰期($t_{1/2}$)、清除率(CL)。

2. **药效学**　药效学(pharmacodynamics)主要研究药物对机体的作用、作用规律及作用机制。其内容包括药物与作用靶位之间相互作用所引起的生物化学、生理学和形态学变化,药物作用的全过程和分子机制。

（1）药物作用和药理效应：药物作用是指药物与机体生物大分子相互作用所引起的初始作用。药理效应是药物引起机体生理、生化功能的继发性改变,是机体反应的具体表现。通常药物作用与药理效应互相通用,但当两者并用时,应体现先后顺序。

药理效应是机体器官原有功能水平的改变,功能增强称为兴奋;功能减弱称为抑制。

（2）药物不良反应：凡是不符合用药目的并给患者带来不适或痛苦的反应,统称为药物不良反应。根据治疗目的、用药剂量大小或不良反应严重程度,分为副作用、毒性反应、变态反应、后遗效应、继发反应、停药反应和特异质反应等。

（3）药物剂量：患者服用药物的分量称为剂量。出现疗效所需的最小剂量称为最小有效量;开始出现中毒性反应的最小剂量称为最小中毒量;在最小有效量和最小中毒量之间可产生期望的疗效而不易中毒的剂量称为治疗量;达到最大治疗作用但未引起毒性反应的剂量称为极量;超过最小中毒量引起毒性反应的剂量称为中毒量;引起半数动物中毒的剂量称为半数中毒量;引起半数动物死亡的剂量称为半数致死量。

（4）量效关系及量效曲线：药物效应的强弱与药物剂量大小或浓度高低呈一定关系,即剂量效应关系,简称量效关系。可用量效曲线表示。

3. **遗传药理学（pharmacogenetics）**　是研究临床药物治疗中个体反应差异的遗传学因素的学科,认为遗传多态性可引起不同个体在服用药物时的药理学及毒理学的不同效果,从而引起药物治疗效果的差异。

4. **治疗药物监测（TDM）**　通常指在临床进行药物治疗过程中,观察药物疗效的同时,定时采集患者的血液(或尿液、唾液等液体),测定其中的药物浓度,探讨药物的体内过程,以便根据患者的具体情况,以药动学和药效学基础理论为指导,借助先进的分析技术与电子计算机手段,并利用药动学原理和公式,制订或调整个体化给药方案。目的是达到满意的疗效及避免发生不良反应,也为药物过量中毒的诊断和处理提供有价值的实验室依据,将临床用药从传统的经验模式提高到比较科学的水平。

（四）个体化药物治疗的内容

药物治疗的目的是在机体中产生并维持治疗作用。为了获得最大疗效及发生最小不良反应,常需对给药方案做必要的设计,即实施个体化药物治疗。根据患者具体情况及药动学、药效学及遗传药理学特点拟定药物治疗计划,个体化给药方案一般包括确定合理的药物、给药剂量、给药途径、给药间隔、给药速度和给药时间,以保证患者得到安全、有效、经济的治疗。理想的给药方案设计应做到避免无效治疗及减少药物毒副作用。

个体化药物治疗需要多学科支撑,TDM 是研究和开展个体化药物治疗技术和方法的学科。直接推动临床个体化治疗技术创新和水平提高;药动学和药效学揭示机体对药物、药物对机体之间的处置过程,为个体化治疗提供理论基础;药物分析学是研究药物在不同环境状态下的定性、定量分析方法,为个体化治疗提供药物生物标记物等化合物的准确量化信息,以掌握药品暴露信息;分子生物学研究基因、蛋白等生物大分子的结构、功能及检测分析方法,从分子水平寻找个体化治疗的遗传影响因素、药效生物标记物,为个体化治疗提供准确的生物学参数。

个体化药物治疗存在药学和医学两个领域的认识区别,称为药学认识和医学认识。医学认识表现为:广义认为影像、B超、核素、病理和检验以及临床指征都可作为患者个体化标记物;狭义认为基因组学是个体化治疗和生物标记物,基因组学、代谢组学、蛋白组学等作为个体化治疗的生物标记物成为研究最主要的内容。药学认识表现为:因人而异的药物治疗设计是制订个体化方案的主要内容,包括药物暴露为主的给药方案制订和药物敏感(或效应)为主的治疗窗(阈值)设定。两种认识都强调患者的个体差异因素,区别在于前者重视患者本身的生物遗传因素,基因分析作为个体化治疗主要技术工具;而药学认识重视药品的体内暴露和药物效应,遗传因素是最重要的个体化参考依据。分子生物学评价和药物体内分析都是个体化治疗的主要技术手段。

(五) 个体化药物治疗的临床意义

1. 临床药物治疗的本质　临床药物治疗的目标是用药安全、有效、经济,也就是合理用药标准。临床药物治疗本质是合理用药的过程。合理用药的概念是指根据疾病种类、患者状况,以及药理学和药物治疗学理论选择最佳的药物及其制剂,制订或调整给药方案,以期有效、安全、经济地防治和治愈疾病。药物剂量按合理的时间间隔完成正确的疗程,达到预期的治疗目标。要做到上面所述,必须设计出一个科学的给药方案。

临床给药方案,包括选定药物,确定剂型、给药途径、给药剂量、给药间隔时间和疗程。每个人体有独特的生理、病理特性,特定的时间、空间和环境也存在个体内或个体间的差异。这种差异决定个体处置药物及响应药物的程度存在差异。所以,针对患者进行药物治疗需要考虑个体差异设计适当的给药方案,即个体化给药方案。

从学科研究领域来讲,药物治疗本质是药动学和药效学的过程。进行完整的"药物治疗方案-药物暴露-药物效应链"才能保证给药方案的个体化。

2. 临床实施个体化药物治疗的需求　目前在临床主要有免疫抑制药、抗癫痫和抑郁药物、心力衰竭和心律失常治疗药物、氨基糖苷和糖肽类抗菌药物及茶碱、甲氨蝶呤等实施个体化为核心的治疗药物监测。通过监测血药浓度为主的药品暴露,设计出适合患者的个体化给药方案,从而消除个体及其他因素影响带来的差异,保证临床剂量适宜,提高药物疗效,降低药物毒副作用。如上所述,药物治疗是药动学和药效学的双过程。所有治疗药物都存在依据生物浓度设计或调整出一个适宜的给药方案,血药浓度监测及基因多态性检测的成功开展已经证明;但患者个体对药物的响应同样存在差异,依据药物效应程度差异确定一个合适的治疗窗也是个体化治疗重要的一环,而生物系统的复杂性使得这一环节尚未有成熟的临床技术服务,未来有必要在药效生物标记物方面加大投入和进行更深入研究。

医疗大数据时代已经到来,现代医学技术快速发展且逐步成熟,相信未来 TDM 和药物基因组学等学科技术将在更多药物的个体化治疗中发挥作用;随着人工智能、分子影像学、材料学等学科的有机结合将为患者的个体化药物治疗开辟一条崭新的道路。

(刘世霆)

第二节　治疗药物浓度监测

治疗药物监测(TDM)是一门研究个体化药物治疗机制、技术、方法和临床标准,并将研究结果转化应用于临床治疗以达到最大合理用药的药学学科。通过测定患者体内的药物暴露、药理标志物或药效指标,利用定量药理模型,以药物治疗窗为基准,制订适合患者的个体化给药方案。其核心是个体化药物治疗。

TDM 开始于 20 世纪 50 年代末 60 年代初,由于技术条件限制,多用紫外分光光度法测定与治疗效果尤其是副作用相关的药物浓度。20世纪60年代末,随着分析技术和计算机的出现,以及人们对体内药物浓度与治疗效果关系的认识逐渐深入,TDM的应用范围得到扩大,监测药物有抗癫痫药、抗心律失常和抗抑郁药。发达国家在20世纪60年代就建立了TDM研究室。美国TDM室的工作人员直接参与临床,临床药理学家、临床药师和TDM技术专家共同参加查房,及时解释和处理用药方面的问题,帮助医生制订个体化的治疗方案。

20世纪90年代,治疗药物监测经过20多年发展成为一门新兴学科。2013年,国际治疗药物监测与临床毒理学会/国际临床化学学会(IATDMCT/IFCC)联合委员会发表更新的TDM定义,提出TDM是一门多学科交融的临床药学学科,旨在通过个体化给药剂量调整来改善患者治疗效果。它可以基于先行的药物遗传学理论、人口学特征和临床相关信息,和/或后续的血药浓度测定及生物标志物监测。

药物暴露是TDM基础指标,是优化药物治疗方案的物质基础。本节所讨论的TDM特指测定患者体内药物浓度暴露,即治疗药物浓度监测。治疗药物浓度监测是指定时采集患者的生物样本测定药物浓度,探讨药物的体内过程,以便根据患者的体内药物浓度、利用药动学原理和共识,为患者制订个体化给药方案,从而达到满意的疗效及避免毒副作用,同时也可以为药物过量中毒的诊断和处理提供有价值的实验室依据,将临床用药从传统的经验模式提高到比较科学的水平。

一、理论依据

1. **药物代谢动力学（pharmacokinetics，PK）**　也称药代动力学,简称药动学。是定量地研究药物(包括外来化学物质)在生物体内吸收、分布、代谢和排泄过程规律的一门学科。应用动力学原理和数学模型,定量地描述药物进入机体后,在体内过程的"量时"变化或"血药浓度经时"变化的动态规律。在体内,药物要达到一定的浓度才会发挥治疗作用,即为有效治疗浓度;而超过一定的浓度则会出现不良反应,即为最低中毒浓度。药物治疗过程中,根据研究结果确定的最小有效浓度与最低中毒浓度之间的范围称为有效浓度范围,也称治疗窗(therapeutic window),是最常用的有效血药浓度范围。血、尿、组织中的药物浓度测定都可作为日常的有效浓度范围标示。因此,根据药物的药动学特性进行血药浓度测定,判断是否处于治疗窗内,可预测药物的疗效及安全性。药动学的应用研究领域还包含生物利用度测定,生理、病理因素对药物吸收、分布的影响,疾病状态下或必要时药物剂量的调整,药理效应与给药剂量的相关性,药物相互作用评价等。

2. **游离药物浓度与总药物浓度**　药物吸收进入血液循环后,部分与血浆蛋白结合,只有未与蛋白结合的游离药物,才能真正到达受体部位发挥作用。药物作用与患者服药后受体部位药物浓度直接相关,因此从理论来说,测定药物作用部位的浓度能更真实地体现药物作用的强度。然而测定特定部位组织中的药物浓度既存在技术上的困难,在实际应用中也没有此必要。由于血浆蛋白结合位点,通常远大于体内药物量,因此游离浓度通常与总浓度呈相关性,对体内总药物浓度的测定可间接反映作用部位的药物浓度变化。目前临床上绝大多数的TDM测定的是药物的总浓度,即游离药物浓度与蛋白结合的药物浓度的总和。在一些特殊情况下,药物的总浓度无法正确反映游离药物水平,这时需要测定游离药物浓度。如疾病可改变药物的血浆蛋白结合率(如尿毒症、氮质血症、低蛋白血症),或高血浆蛋白结合率的药物,由于其蛋白结合呈现明显的浓度依赖性,可导致非线性药动学,此时药物总浓度可能仍在有效浓度范围内,但游离型药物浓度会显著升高,容易发生不良反应,应谨慎地申请测定游离药物浓度。游离型药物浓度测定已在临床陆续开展。到目前为止,游离药物浓度监测最多的仍是抗癫痫药如苯妥英、卡马西平或丙戊酸。对于某些心血管药物(利多卡因、奎尼丁)、免疫抑制药(环孢素、他克莫司)和蛋白酶抑制剂,进行游离型药物浓度测定也具有临床意义。

3. **PK/PD理论**　药效动力学(pharmacodynamics,PD)简称药效学。是研究机体对药物反应的科学,揭示药物在人体内的量效关系。PK/PD研究将药物浓度与时间、药物效用结合起来,阐明药物在特定剂量/浓度和特定给药方案下治疗效果的时间过程。TDM监测使PK/PD相关研究迅速发展。就抗菌药物而言,基于PK/PD原理制订的抗菌药物治疗方案,可使抗菌药物在人体内达到最大杀菌活性和最佳临床疗效和安全性,并减少细菌耐药性的发生和发展。

二、临床意义与应用

（一）影响药物浓度的因素

影响体内药物浓度的因素主要包括机体因素、药物因素和外部环境因素。

1. 机体因素 药物从吸收入血到排泄出体外各个步骤可受到机体的影响，从而产生药物浓度的变化。机体因素包括生理状态、病理状态、遗传表达和生活习惯。

（1）生理状态：患者的性别、年龄，以及妇女妊娠状态均对药动学参数有影响。

（2）病理状态：患者器官功能可受到疾病影响，如心、肝、肾、胃肠道、甲状腺功能等变化，可影响药物在体内的吸收、分布、代谢和排泄过程。

（3）遗传表达：不同人种、种族个体之间由于遗传差异，基因与代谢酶表达可引起药物浓度各有高低。

（4）生活习惯：患者是否吸烟、饮酒以及饮食爱好，均可引起药动学参数变化。

2. 药物因素 药品剂型、生产工艺和药物原料制备工艺等不同，可导致药物生物利用度的差异，使得血药浓度改变。联合用药可以提高疗效，降低毒副作用，是临床治疗经常采用的方式，但是同时服用多种药物产生的药物相互作用，也是引起药物浓度改变的重要原因之一。

3. 外部环境因素 工作环境中长期接触一些化学物质会对药物体内过程产生影响。如铅中毒可抑制肝药酶活性，减慢药物代谢。而与药物转运有关的许多生理功能，如心排血量、肝肾血流量、各种体液的分泌速度、胃肠运动等都存在着近日节律或其他周期的生理节律，使许多药物的一种或几种药动学参数随之呈现相应的节律性，从而影响血药浓度的变化模式。

（二）开展治疗药物浓度监测的意义

治疗药物浓度监测的临床意义在于能够优化药物治疗方案，将体内药物浓度调整至治疗窗，提高药物疗效、降低毒副作用。近年来，多项研究发现，接受抗感染药物、肿瘤药物等治疗并进行 TDM 的患者，治疗效果明显改善且不良反应减少。通过 TDM 工作，临床人员还可以进行临床药动学和药效学研究，探讨新的给药方案，预测药物治疗作用，个体化制订给药方案，并减少患者治疗费用。

由于开展 TDM 工作，需投入较多的设备，运行费用较高，若无选择地实施 TDM，会为患者增加更大的经济负担。2016 年，一项系统评价发现万古霉素 TDM 是否具有经济学效益取决于患者的肾功能及合并疾病情况，万古霉素相关肾毒性发生风险较高的患者可能从 TDM 中获益。此外，2018 年，美国的另一项大型单中心回顾性研究发现，移植患者的他克莫司 TDM 监测过程容易出现采样时间错误，估计全国每年浪费 2 200 万美元的实验室费用，且最坏的情况是基于不可靠的数据做出的临床决策。目前越来越多关于 TDM 监测药物经济学的研究正在进行中，其结果将为今后选择人群、选择药物开展 TDM 及进一步规范 TDM 带来启发和依据。

（三）治疗药物浓度监测的应用

1. 血药浓度受个体差异影响大的药物 人体的不同状态及不同个体之间对药物的处置存在动力学差异；除去人体药动学个体差异，人体或个体间获得相同的药物暴露，因药理效应的受体、信号通路的蛋白功能等多种因素的影响而导致的药物效应不同和改变。造成个体差异的影响因素有很多，遗传因素是其中一种。

2. 接受药物治疗的特殊患者群体 接受药物治疗的患者中对药物的药动学和药效学规律发生重大改变的群体，如婴幼儿、儿童、老年人、孕妇、不同种族等。

3. 多种药物合用可能引起药物相互作用 患者的药物治疗方案中一般合并使用多种药物，合并使用的药物会对目标药物的药动学或药效学产生影响。通过竞争性结合，使得药物处置相关蛋白（如代谢酶、转运体、耐药蛋白等）和药理效应蛋白功能增强或降低，分为酶诱导剂和酶抑制剂。

4. 患者不同病理状态造成体内药物浓度的改变 当人体处于肝肾功能异常、胃肠功能紊乱、感染和危急重症状态时，药物的药动学和药效学状态发生较大的改变，从而对药物效应产生影响。

5. 治疗窗窄的药物 药物治疗窗窄即有效浓度范围、治疗阈小，药物浓度不易控制在靶范围内。治疗窗窄的药物需进行监测,如强心苷类、氨基糖苷类抗生素、抗癫痫药等。

6. 非线性代谢的药物   药物消除并非一级,而遵从 Michaelis-Menten 方程。某些药物当血药浓度达到一定水平后,出现饱和限速,剂量少量增加就可以导致血药浓度不成比例地大幅度增加,药物浓度不与给药剂量成正比,半衰期显著延长,易使药物在体内蓄积,产生毒副作用。如苯妥英钠、茶碱等。

7. 接受支持治疗的患者   行肾替代治疗、人工肝和体外膜氧合的患者,药物可被额外清除或蓄积,需进行监测以及时调整剂量。

8. 中毒症状与疾病症状极易混淆的药物,或疑有耐药性或成瘾性的药物   需要根据药物浓度监测结果来判断临床表现,如地高辛可用于室上性心律失常,但也具有引发室性心律失常的毒性作用。

9. 口服吸收不规则的药物   胃肠功能紊乱的患者,或者药物本身易受到食物成分影响,口服后药物生物利用度改变,需进行浓度监测。

10. 药物浓度监测   也可以作为防不遵守医嘱用药的对策。

三、监测方法

(一)样本特点和分析要求

1. 生物样本的特点

(1)生物样本的主要特点就是干扰杂质多,大量的内源性物质、药物代谢产物、食物和/或联合用药等均可能干扰目标药物的测定。因此,进行药物浓度测定,生物样本一般均需先经过提取、纯化等前处理过程。

(2)生物样本量少,同一取样时间点的样本不可再次获得。因此,在进行生物样本测定时需严格遵循分析方法的标准操作过程(standard operation practice,SOP),尽可能排除可导致检测失败的因素,提高样本检测的成功率,避免纠纷。

(3)生物样本中药物浓度较低,要求分析方法具备较高的灵敏度。特殊情况下,需要对样本提取后进行浓集,以满足样本的检测方法要求。

2. 分析方法的要求

(1)分析仪器的灵敏度要求高,检测限(limit of detection,LOD)要达到 μg、ng 甚至 pg 级。根据药物浓度测定范围及药物的特性,选择具有不同灵敏度的分析方法。

(2)分析方法应有较高的专一性(选择性),目标药物受到其他杂质干扰尽可能小、交叉反应性低,测定的浓度与真实值之间的误差应在允许范围内。

(3)分析方法应经过方法学评价或验证,在灵敏度、精密度、准确性、稳定性和回收率等方面,均应符合 TDM 的相关规定。

(4)TDM 实验室应配备高灵敏度、高选择性、高自动化的分析仪器和相应设备,药物浓度的检测方法应简便快速,测定结果能及时反馈给临床。

(5)较复杂样品前处理以及相关操作,应由受过标准、规范培训的专业人员完成。

(二)样本前处理和方法学验证

1. 样本前处理   临床样本基质复杂,因此必须根据目标分析物的性质选择合适的样本前处理方法。

(1)蛋白沉淀法:加入蛋白沉淀剂,将样本中蛋白质变性,然后混合离心,取上清液直接检测或稀释后检测。常用的蛋白沉淀剂包括有机溶剂、中性盐、强酸、金属盐。

(2)液液萃取法:利用被萃取药物在生物样品基质和与水不相容的萃取溶剂之间分配系数差异,将目标药物提取到有机溶剂,该法适用于极性较小的化合物;常用萃取溶剂有正己烷、乙醚、乙酸乙酯、三氯甲烷、苯、二氯甲烷、叔丁基甲醚。

(3)固相萃取法:利用萃取药物和生物样品基质在萃取柱填料和洗脱溶剂之间分配系数差异,将待测药品萃取至有机溶剂中,该法适用于酸性、碱性及其他较大极性的化合物,有萃取率高、本底干净、重复性好的特点。

(4)其他方法:包括超滤法(采用超滤膜过滤)、稀释法(稀释后直接进样)、衍生法(加入衍生化试剂提高检测敏感性)等。

2. **方法学验证** 药物浓度测定的结果是否准确、可信,是 TDM 的前提条件。因此,测定药物浓度之前要对所用分析方法的特异性、精密度、准确度、回收率、定量限(limit of quantification,LOQ)、LOD、系统适应性和稳定性等方面进行验证。方法学验证的要求有:操作简便、耗时短、灵敏度高、适应性好。标准曲线是基础,特异性、灵敏度、选择性是性能参数,精密度结果是方法可靠性的保证,回收率是分析方法准确性的指标。

(1)特异性:用以验证使用某一分析方法所测定的物质是被检测药物的原型或特定的活性代谢产物,生物样品中所含的内源性物质或其他代谢产物及其他药物应对样品中所测定药物无干扰。

(2)标准曲线与线性范围:生物样品所测定药物的浓度与相应检测信号相关性,用回归分析方法所得的方程来评价。标准曲线的最高和最低浓度区间为线性范围。标准曲线应至少包括 5 个浓度(通常为 5~8 个浓度,但不包括零点)。最高浓度应高于 C_{max},最低浓度应为方法的 LOQ,并应低于 C_{min} 的 5%~10%。相关系数应接近 1。

(3)准确度:用该方法测得的生物样品中待测药物的浓度与真实浓度的接近程度。以相对回收率或相对误差表示。准确度验证需达到 85%~115% 相对回收率,在 LOQ 附近的为 80%~120%;或 RE 为 ±15%,在 LOQ 附近的为 ±20%。

(4)精密度:每一次测得的结果与多次测定的平均值的偏离程度,限度为 15%。

(5)萃取效应:又称提取回收率(绝对回收率),主要考察生物样品在制备过程中造成的待测药物的损失。在治疗药物监测中,高、中、低 3 个浓度的待测药物的提取回收率均应 ≥50%;且高、中浓度的 RSD 应 ≤15%,低浓度的 RSD 应 ≤20%。

(6)LOQ:在准确度与精密度符合要求时,标准曲线的最低点浓度。该方法能够准确测定生物样品中药物的最低浓度。

(7)LOD:指可在噪声水平下识别生物样品中药物的最低浓度,通常将信噪比 S/N=3 时的样品浓度作为 LOD。一般情况下,多取 S/N=10 时的样品浓度作为 LOD 的估计值。

(8)稳定性:生物样品一般仅能作 1 次的测定。对于大批量生物样品的测定,常需较长时间完成,因此必须考察分析方法的稳定性。稳定性包括方法稳定性和生物样品稳定性两部分内容。

(9)系统适用性研究:液相色谱分析方法需将系统适用性作为分析方法的组成部分。一般要求包括分离度(Rs>1.5);理论塔板数;进样精密度(进样 5 次)RSD% <2.0%;拖尾因子(T<0.5)和相对保留时间。

(三)常用分析方法

1. **小分子药物分析**

(1)光谱检测法

1)紫外-可见分光光度法(ultraviolet and visible spectrophotometry,UV-VIS):基本原理是根据比尔-朗伯定律,一束单色光通过溶液后,光强度的降低与入射光强度和溶液的厚度和光路中吸光微粒的数目成正比。用方程式表示为:

$$透光率 \ T = I/I_o = 10^{-ECL}$$

或
$$吸收度 \ A = -\log T = ECL \tag{5-1}$$

式中,I_o 为入射光强度,I 为透射光强度,E 为摩尔吸收系数,L 为溶液厚度(cm),C 为溶液浓度。

波长不同,物质的吸收系数亦不同。所以比尔-朗伯定律只适用于单色光的照射。UV-VIS 法可用于波长在 200~800nm 范围内有吸收的药物测定,属于吸收光谱法。UV-VIS 法具有灵敏度较高、设备成本较低、仪器操作简便等特点,灵敏度可达到 μg 级。大多数商品化的分光光度计,1% 吸收是接近于可检出信号的极限。为保证准确度,一般应使透光度读数在 20%~70% 范围内较为适宜。UV-VIS 法不具备分离杂质的能力,专一性较差。

2)荧光分光光度法:荧光物质被紫外-可见光照射时会发射出荧光。当浓度很低时,溶液中发射的荧光强度与荧光物质的浓度呈线性关系。两者间可由比尔定律进行推导,即:$F=kC$。其中,F 为溶液的荧光强度,k 为常数,C 为溶液中荧光物质的浓度。荧光物质有激发光谱(荧光光谱),是荧光物质分子的 2 个特征谱。物质发射荧光应同时具备两个条件,即较强的 UV-VIS 吸收和一定的荧光效率 Φ。药物的分子结构与产生荧光相关。产生荧光的药物分子都有长共轭 π 键,π 键共轭体系越长,荧光效率 Φ 越大,所需激发光及产生发射光的波长也越往长移;在 π 键共轭长度相同的分子中,分子的刚性和共面性越大,荧光效率越大,荧光波长越长。溶液极性和纯度、温度、pH、散射光都会影响荧光强度。荧光分光光度法的灵敏度通常要比相应的 UV-VIS 法灵敏度高约 2 个数量级。

(2)原子吸收光谱法:是根据待测元素处于蒸气状态时,基态原子对从辐射源发出的特征波长电磁辐射的吸收程度,测定样品中该元素含量的一种方法。该法的特点是准确度高、灵敏度好(可达 ng 甚至 pg 级)、选择性好、分析速度快,主要用于含金属元素药物(如碳酸锂)的浓度测定。

(3)色谱法:基本原理是当流动相连续不断地流经固定相时,被分配的各种组分在流动相和固定相间会出现反复地分配平衡过程,组分不断地被流动相携带而迁移。各组分在两相间的分配性能各有差异,各组分随流动相迁移的速率也有差异,经过一定距离的固定相后,各组分能被分离并按照一定时间顺序被洗脱出色谱柱。选择适当的检测器对分离的组分进行检测,可以对组分进行定量。色谱法是一种同时具有分离和分析能力的技术。色谱法可同时测定多种药物,还适用于新药的研究,灵敏度高。新技术的发展提高了色谱法的自动化,但对技术人员能力要求较高,较难获得标准方法,目前多为实验室自建方法。

色谱法包括液相色谱法(柱色谱、薄层色谱、纸色谱)和气相色谱法。

1)气相色谱法(gas chromatography,GC)

仪器组成:载气、进样系统、色谱柱、检测器、数据处理工作站等。

特点:分离效能高,在较短的时间内能够同时分离和测定极为复杂的混合物;高选择性,能分离分析性质极为相近的物质;高灵敏度,LOD 可达 $10^{-13} \sim 10^{-11}$ g;分析速度快,复杂组分分离一般仅需数分钟到数十分钟即可完成;该法应用范围广,在一定色谱温度下,具有一定的蒸气压且热温度性良好的物质,原则上均可用 GC 进行分析。GC 的流动相是由具有化学惰性的气体构成,常用的有 N_2、H_2、Ar 和 He,目前最普遍的是 N_2。氢火焰离子化检测器(FID)、火焰光度检测器(FPD)和电子捕获检测器(ECD)常用 N_2 作为载气。当采用载气小流速时,应采用相对分子质量较大的载气如 N_2 和 Ar 等(组分的纵向扩散小);而当需要流速较大时,宜用相对分子质量较小的载气如 H_2 和 He(组分传质阻力小),以提高柱效。

药物浓度测定常用的检测器包括 FID、ECD、NPD 和 MSD 等检测器。

FID:FID 是利用 H_2 在 O_2 中燃烧产生火焰,组分在火焰中产生的离子在电场作用下形成离子流而加以检测。在氢氧火焰中能电离的有机药物及其代谢物都能被检测,而无机物和某些有机物不响应或响应很小。被测组分的提取物残渣用二硫化碳溶解后进样,可以避免溶剂峰的干扰。其特点是死体积小,灵敏度高(有效检测浓度在 100ng/ml 以上,最低检出量达 1ng),稳定性好,响应快,线性范围宽。内源性物质也能被检测,样品需要前处理,待测组分与干扰峰应有良好的分离度。

ECD:具有灵敏度高、选择性好、对电负性物质特别敏感等特点。它只对具有电负性的物质如含卤素、S、P、O 和 N 的物质有响应,而且电负性越强,检测器的灵敏度越高;高灵敏度表现在能检出 10^{-14} g/ml 物质。含有卤素、—$CONH_2$、—CN、—ONO、NO_2 等电负性基团的药物及其代谢物可用 ECD 检测。但是,ECD 对载气纯度要求高,需要使用高纯度 H_2(99.99%),否则载气中的 O_2、H_2O 及其他高电负性杂质会降低检测灵敏度。ECD 线性范围窄,进样量不宜太大。

NPD(氮磷检测器):NPD 是在 FID 基础上发展起来的,它与 FID 的不同在于增加了一个热离子源(由铷盐珠构成),其用微氢焰。在热离子源通电加热的条件下,含氮和含磷化合物的离子化效率大为提高,故可选择性地检测这两类化合物。与 FID 相比,NPD 对含氮或磷有机药物的灵敏度分别提高 50 倍和 500 倍。

MSD:GC 采用 MSD 作为检测器即为气相色谱-质谱联用技术(gas chromatography-mass spectrometry,GC-MS)。GC 具有很高的分离能力并将不同组分进行分离,而 MSD 具有极高的检测灵敏度和极强的定性分析能力。因此,二者结合后,不仅可以对分离出来的组分进行定量分析,而且可以对组分作定性分析,特别是 GC-MS 还克服了 GC 在无纯物质做对照品时难以定性的缺点。

2）高效液相色谱法（HPLC）

仪器组成:高压泵、进样器、色谱柱、检测器和色谱工作站等。

特点:HPLC 可在室温操作,可收集分离的组分,分辨能力高,分离能力强,结构相近的化合物可被分离,固定相和流动相选择范围广。采用 HPLC 法测定药物浓度,分析时间短,专一性高、检测器种类多,结果重现性好,多数药物可以采用柱切换技术对血浆做简单处理后就能直接进样分析,能满足 TDM 的及时性和准确性的要求。此外,HPLC 的自动化程度较高,多配备了自动进样器,省时省力。近年来,HPLC 色谱工作站的快速发展,也使得数据处理更加快捷和准确。

按照固定相与流动相的极性差别,液-液分配色谱法可分为正相色谱法与反相色谱法。流动相的极性小于固定相极性的分配色谱法称为正相色谱法。因为固定相的极性大,流动相极性小,在作正相洗脱时,样品中极性小的组分保留时间短,先出峰;而极性大的组分保留时间长,后出峰。正相色谱法主要用于极性物质的分离。流动相的极性大于固定相极性的分配色谱法称为反相色谱法。进行反相洗脱时,样品中极性大的组分先出峰,极性小的组分后出峰。反相色谱法主要用于极性小或非极性物质的分离。

固定相的选择:分离中等极性和极性较强的化合物可选择极性键合相,分离非极性和极性较弱的化合物可选择非极性键合相,离子型或可离子化的化合物如能选择合适的离子对试剂,也可用非极性键合相分离,即离子对色谱。

流动相的选择:正相键合相色谱的流动相常选用烷烃,加适量极性调整剂（如四氢呋喃）,即可实现很好的分离效果。反相键合相色谱的流动相通常由水和极性有机溶剂组成,如水-甲醇、水-乙腈、水-四氢呋喃等。有机溶剂的性质及其与水的混合比例对组分的保留值和分离度有显著影响。一般情况下,水-甲醇系统能满足多数样品的分离要求,且流动相的黏度小、价格低,是反相键合相色谱最常用的流动相。水-乙腈系统也是常用的流动相,乙腈可在近紫外区（185~205nm）处对样品进行检测而甲醇则不能。对于含极性差别较大组分的样品,可采用梯度洗脱方法进行分离。

流动相的 pH 及离子强度对色谱的分离影响较大。大多数烷基键合以硅胶为载体,pH 太高或太低都会引起键合相的水解。因此,流动相的 pH 应控制在 2~8。采用反相键合相色谱法分离弱酸（$3 \leqslant pK_a \leqslant 7$）或弱碱（$7 \leqslant pK_a \leqslant 8$）样品时,通过调节流动相的 pH,以抑制样品组分的解离,增加组分在固定相上的保留,改善峰形。对于弱酸,当 pH 远远小于弱酸的 pK_a 值时,弱酸主要以分子形式存在,流动相的 pH 越小,组分的 k 值越大;对于弱碱,情况相反。为了达到所需 pH 的流动相,常将基础水溶剂配制成一定 pH 的缓冲液使用。常用于配制缓冲液的试剂包括磷酸及磷酸盐、醋酸及醋酸盐、有机胺等。

常用溶剂的极性从大到小排列顺序如下:水、甲酰胺、乙腈、甲醇、乙醇、丙醇、丙酮、二氧六环、四氢呋喃、甲乙酮、正丁醇、乙酸乙酯、乙醚、异丙醚、二氯甲烷、三氯甲烷、溴乙烷、苯、氯丙烷,甲苯、四氯化碳、二硫化碳、环己烷、正己烷、庚烷。

常用检测器主要有紫外检测器、荧光检测器、ECD 和 MSD 等。

紫外检测器（ultraviolet detector,UVD）:UVD 是药物浓度测定中应用最广泛的检测器,是 HPLC 仪器的基本配置检测器。当被测样品组分具有紫外可见波长吸收时,可选择 UVD 进行检测。UVD 检测器具有很高的灵敏度,对环境温度及流速波动不太敏感,适用于梯度洗脱操作。目前,常用的 UVD 有可调波长紫外检测器（variable wavelength UVD,VW-UVD）和二极管阵列紫外检测器（diode array detector,DAD）。DAD 是先让所有波长的光都通过流动池,然后通过一系列分光技术,使所有波长的光在光电二极管阵列接收器上被检,并在极短时间内收集不同波长的光强度,并将扫描结果输入色谱工作站。因此,可以得到时间、光强度和波长的三维谱图。DAD 可以进行色谱峰纯度的鉴定和紫外光谱定性,色谱图则可用于定量分析。DAD 检测器的灵敏度比通常的 UVD 约低一个数量级,如果单纯用于含量测定,则选择 UVD 更好。

荧光检测器（fluorophotometric detector,FD）:FD 比 UVD 有更高的灵敏度和选择性。其灵敏度达到 10^{-10}g/ml。FD 只适用于能产生荧光或能生成荧光衍生物的药物。对于无荧光的药物,可利用柱前或柱后衍生化的方法生成有荧光的衍生物,然后再进行测定。

ECD:ECD 是将电化学中的氧化还原反应,应用于洗脱液中痕量电活性组分的测定,其检测限可达 10^{-12}g/ml。ECD 要求所用的流动相必须具有一定电导率,一般为盐类或有机溶剂与水的混合液。与 FD 比较,ECD 具有宽的线性范围、极高的灵敏度,可用于色谱行为相似而电化学性质不同的化合物的测定,具有更好的专属性。

MSD:HPLC-MS 或 HPLC-MS/MS 联用是将 HPLC 的在线分离能力与 MS 的高选择性、高灵敏度的检测能力相结合,可以同时得到化合物的保留时间、分子量及特征结构碎片等丰富的信息,是组分复杂样品和微量样品最有力的分离、分析手段。将高流量的液相色谱和高真空的质谱体系进行连接,曾是实现液质联用技术发展的关键,而电喷雾技术和大气压化学电离技术的完善成熟使液质联用技术得到了快速的发展。MSD 作为 HPLC 的检测器,是 HPLC 的高端配置,具有高灵敏性、高准确性、高选择性、分析检测范围宽的特点,适用于体内微量药物及代谢物浓度监测,包括免疫抑制剂、抗肿瘤药物、抗菌药物及抗病毒药物等,可监测特殊样品,如游离药物,唾液、泪液、汗液中的样品,可同时检测多种药物。目前,由于液质联用技术所需的设备费用较高,在 TDM 日常使用中受到了一定限制。

(4) 免疫分析法(immunoassay,IA):以特异性抗原-抗体反应为基础的分析方法。由于免疫分析试剂在免疫反应中体现出独特的选择性和极低的检测限,使这种分析手段在临床、生物制药和环境化学等领域中得到广泛应用。

根据反应原理不同,免疫分析法可分为竞争性免疫分析与非竞争性免疫分析两类。竞争性免疫分析是将过量的待测抗原与定量标记抗原竞争结合定量的特异性抗体形成抗原-抗体结合物,待测抗原的量越大,与抗体结合的标记抗原量越少,结合物产生的信号强度越小,由此测定待测抗原的量。非竞争性免疫分析是将待测抗原与足够的标记体充分反应,形成抗原-标记抗体结合物,结合物产生的信号强度与抗原的量成正比。TDM 免疫分析法的基本原理是竞争性结合分析。

当抗原-抗体反应达到平衡后,根据是否需要将标记抗原-抗体结合物(B)与游离的标记抗原或抗体(F)分离后监测,免疫分析可分为均相免疫分析与非均相免疫分析。

根据不同的标记方法和标记物划分,免疫分析法可分为放射免疫分析法、酶免疫分析法、荧光免疫分析法和化学发光免疫分析法。

1) 放射免疫分析法(radioimmunoassay,RIA):是将放射性同位素测量的高灵敏度与抗原抗体的高特异性巧妙地结合起来,是最早用于 TDM 的免疫法。这种方法是在药物上标记放射性同位素,由此提供的检测信号是放射线。RIA 测定血药浓度具有特异性强、灵敏度高、稳定性好、能达到 pg 水平,且对复杂生物样品无须预处理。如监测地高辛,测定范围 0~4ng/ml,灵敏度为 0.1ng/ml。RIA 也存在较多缺点,如只能测得具有免疫活性的物质,精密度和耐用性不及色谱法,同位素的半衰期使货架期短,试剂盒不宜储存,存在放射线辐射和污染等问题。

2) 酶免疫分析法(enzyme immunoassay,EIA):是在 RIA 的基础上发展起来的一种新的免疫分析方法。与 RIA 的不同之处是用具有高效专一催化特性的酶标记物代替了 RIA 的放射性同位素标记物,进行免疫反应。免疫复合物上的酶将特定的底物转化为特定的颜色,用分光光度计测定,由颜色的深浅确定待测物的量。按照是否需将结合的酶标物与游离的酶标物分离,EIA 可分为均相 EIA 和非均相 EIA。常用的标记酶有辣根过氧化物酶(horseradish peroxidase,HRP),约有 50% 的 EIA 使用此酶;碱性磷酸酶(alkaline phosphatase,ALP),ALP 标记的结合物性质稳定;葡糖-6-磷酸脱氢酶(glucose 6-phosphate dehydrogenase,G-6-PD),通常用于均相 EIA;β-半乳糖苷酶(β-galactosidase,β-Gal),适用于均相 EIA 和非均相 EIA;苹果酸脱氢酶(malate dehydrogenase,MDH)适用于尿样的均相 EIA;葡萄糖氧化酶(glucose oxidase,GO),需同 HRP 一起使用。与 RIA 相比,EIA 使用酶标记物替代了放射性同位素,避免对人体的放射性伤害及对环境的污染;酶标记物稳定性高,半衰期可超过 1 年;均相 EIA 无须分离标记物,可直接测定;信号检测可用普通的可见-紫外分光光度计测定,不需要特殊的仪器与环境;在 EIA 中引入放大系统,灵敏度有了很大提高。如使用酶放大免疫法测定他克莫司血药浓度,方法回收率为 98.2%~101.03%,批内精密度的平均 CV 为 5.07%,日间精密度的平均 CV 为 6.79%,线性范围 2.0~30.0ng/ml,具有准确、稳定、简便、快速、自动化等优点,适用于临床他克莫司血药浓度监测。均相酶免疫法特异性强、定量准确、灵敏度高,可达到 pg/ml 水平,精密度高,批内、批间变异系数均小于 5%,检测时间短、通量高,操作简便、自动化程度高,可在开放式生化分析仪进行检测。然而均相酶免疫法测定时对温度及反应时间的要求较严格,终点比放射免疫分析法更难于精确测定,酶标记的操作过程及耦联结合物的精制纯化需要专门的技术,容易受反应物的交叉感染且试剂价格昂贵。非均相酶免疫法分析最重要的条件是选择分离方法,以固相法最常用。固相法是将一种反应物(如抗体)固定固相载体上,当另一种反应物(如抗原)与固相载体上的抗体结合后,可通过洗涤、离心等方法将液相中未结合的抗原等其他物质除去,然后测定结合在固相载体上的酶活性。这类固相酶免疫测定技术现通常被称作酶联免疫吸附测定(enzyme linked immunosorbent assay,ELISA)。ELISA 测定抗原的方法主要有竞争法和双抗体夹心法。

3)荧光免疫分析法(fluorescence immunoassay,FIA):是以荧光物质作为标记物与待测药物结合,所形成的荧光标记药物能与抗体发生免疫反应,引起荧光强度发生变化的一种分析方法。FIA 灵敏度高、无辐射伤害、无环境污染及易实现自动化分析,是目前应用较为广泛的免疫分析方法。FIA 按产生荧光的方式不同,可分为底物标记荧光免疫分析法、荧光偏振免疫分析法、荧光淬灭免疫分析法、荧光增强免疫分析法、时间分辨荧光免疫分析法等。荧光偏振免疫分析法(FPIA)测定药物浓度的原理是将荧光素标记的药物与患者体内待测药物与药物的特异性抗体混合,若体液中待测药物浓度低,则标记的药物与抗体的结合就多,由于抗体分子大,使荧光素标记药物与抗体的复合物分子亦大,转动速度减慢,荧光偏振程度就高;反之,若体液中的药物浓度高时,则荧光素标记药物与抗体的结合少,与荧光素标记药物-药物抗体这一复合物相比,单纯的标记药物分子较少,转动速度快,荧光偏振程度就低。利用此原理,可测定体内药物浓度。FPIA 使用均相分析无须分离,迅速、灵敏,适用于急诊 TDM,无放射性污染且重现性高。同时其成本也较高,不如 ELISA 分析灵敏,且荧光标记物可能与样本中的基质特异性结合,使荧光偏振值增加产生一定干扰,开展监测的药物种类也有限。时间分辨荧光免疫分析法(TRFIA)以稀土离子螯合物作为抗原或抗体标记物,将时间分辨荧光与免疫分析技术相结合。稀土离子螯合物的荧光寿命较长(100~1 000μs),其发出的荧光成为时间分辨荧光,如果延迟一定时间(如 200μs)后再进行测量,可有效消除本底荧光(1~10ns)的干扰,极大提高检测的灵敏度和准确性,已成为免疫分析技术中公认的最有发展潜力的含量测定方法。TRFIA 可检测血清中的醋酸氯地孕酮、醋酸甲羟孕酮、异黄酮和水痘-带状疱疹病毒免疫球蛋白 G。

4)化学发光免疫分析法(chemiluminescence immunoassay,CLIA):是将化学发光反应(氧化反应)的高度灵敏性和免疫反应的高度专一性结合起来,用于测定超微量物质的一种检测技术,灵敏度可达 10^{-22}mol/L。化学发光可以避免荧光分析中杂散光的干扰,同时不具有放射性,不会对环境及人体健康造成危害,试剂稳定,保存期可达 1 年以上。CLIA 线性动力学范围宽,发光强度在 4~6 个数量级之间,与测定物质浓度间呈线性关系。CLIA 是目前免疫分析方法发展最快和应用最多的免疫测定技术,比酶免疫测定和荧光法具有更高的灵敏度和准确性。按照标记方法的不同,分为直接化学发光物质标记法、化学发光酶免疫分析法、电化学发光免疫分析法等。

免疫分析法在 TDM 中的应用仅次于 HPLC,其优点包括检测周期短;样本需求量少,且可不经过提取,自动化程度高;有试剂盒,操作简便;有合适的灵敏度、准确性、专一性和精密度。目前免疫分析法在免疫抑制剂、抗癫痫药、抗肿瘤药物中应用较多。

免疫分析法也有一定缺点:目前市场上检测试剂盒种类有限,限制其应用范围;试剂盒价格昂贵,目前依赖进口,成本-效益低;可能与原药代谢产物发生交叉反应,干扰测定;需针对每种药物研制相应的试剂盒,不适用于新药研究。近半个世纪以来,多种免疫分析技术日新月异,尽管这些分析方法通过不断改进日趋成熟,但是,它们存在监测样品下限浓度不够低,灵敏度不够高,很难定性定量地一次性检测同一分析体系中产生的不同检测信号,而且微量化、自动化、高通量化程度都不高等缺点。

2. 大分子药物分析　生物大分子药物主要包括蛋白质、多肽、单克隆抗体、多糖类、核酸类、脂类药物等,目前在临床上多用于治疗肿瘤、艾滋病、心脑血管病和肝炎等重大疾病。由于生物大分子药物具有种属特异性、免疫原性和受体特性等特点,使得其在体内的药动学研究受到诸多因素的限制。对于此类药物,需要排除生物基质、基质蛋白质水解物、结合蛋白质等各种因素的干扰,倾向于高特异性、高灵敏度、高回收率、重现性好、线性范围宽的分析方法。

（1）蛋白质和多肽类药物:定量检测分析方法有免疫学方法、生物检定法、放射性同位素示踪法、色谱法、质谱法和液质联用的方法。生物检定法是通过在体内或在体外组织/细胞对被测定活性蛋白多肽的某种特异反应,通过剂量（或浓度）效应曲线对目标药物进行定量分析。但存在如下缺点:无法动态观察体内变化,可能存在内源因子的交叉反应,方法重复性差,专属性有待提高等。免疫学方法是蛋白多肽类药物最常用、最主要的生物分析方法,主要有放射免疫法、免疫放射分析法和酶联免疫法。但测定的是蛋白质多肽的免疫活性而不是生物活性;不能同时测定代谢物,代谢物存在可能干扰测定,也可能受内源性物质干扰;蛋白质药物在体内可能产生中和抗体影响药物浓度的准确性;变异系数相对较大等。放射性同位素示踪法是用同位素标记待检测分子,再根据放射性计数推断标记药物的血药浓度,目前最常用的是^{125}I,因其放射性高、半衰期适宜、标记制备简单。但该方法有辐射伤害,目前临床暂不能进行人体药动学研究;操作复杂,需要专门的同位素防护实验室进行操作;蛋白、多肽进入人体会被降解代谢,再合成新的蛋白质,总的放射性不能代表药物在体内药动学过程。近年来 LC-MS 技术在大分子药物中的运用也得到了发展,其他联用技术,如表面等离子共振-环伏安法、生物分子相互作用分析-质谱法、微流路芯片毛细管电泳-质谱法、离线二维液相色谱综合串联质谱法及液相色谱-质谱-核磁共振联用技术也陆续用于蛋白质和多肽药物的检测。

（2）单克隆抗体药物:单克隆抗体药物的 PK 个体间差异非常大,如曲妥珠单抗体内谷浓度个体间差异高达 10 倍;利妥昔单抗谷浓度个体间差异高达 23 倍;贝伐珠单抗体内 *AUC* 个体间差异达 2.4 倍,因此有必要通过检测药物浓度进行剂量调整。常用的定量分析方法是 ELISA 检测,其他方法包括 HPLC、LC-MS 和基于流式荧光技术的方法等。传统的免疫分析法由于高度自动化且灵敏度较高,已广泛用于单抗等生物治疗产品的 PK/PD 研究,但缺乏特异性、容易发生交叉反应,并易受到来自内源蛋白、抗药物抗体和可溶性靶标配体的干扰。LC-MS 方法与免疫分析法相比具有更高专属性与准确性,但是其样品制备也更加烦琐与复杂。

（3）核酸类药物:目前临床常用的核酸类药物包括核酸疫苗、反义核酸药物和 RNA 干扰药物等。常用检测手段包括放射核素法、毛细管电泳法、HPLC、质谱法、实时定量 PCR 技术、杂交-ELISA 和 PCR-ELISA 等。

四、监测流程

（一）提出申请

患者经临床诊断,使用药物确实有 TDM 需求,由医师开具医嘱、检查申请单,患者签署知情同意书。TDM 检查申请单内,应包括有助于 TDM 结果解释的有关信息,包括患者一般情况（性别、年龄、体重、种族、疾病诊断等）、采集生物样本的具体时间、用药时间、给药方案等。

（二）样本采集

1. 样本种类　通常情况下,以血液为 TDM 标本时,测定血浆或血清中的药物均可,为避免抗凝剂与药物间发生的化学反应及对测定过程的干扰,TDM 工作中通常以血清为检测标本,有时也用全血。在一些特殊情况下,可以测定唾液、脑脊液、尿液等其他生物样本中的药物浓度。

2. 取样时间　在常规给药方案中,多选择药物达稳态后进行采样（至少给药后 5 个半衰期）。究竟何时取血样,通常需要有取样点时间药物浓度与疗效相关性的证据,目前大多数药物测定是采集给药时间间隔的末期血样,即测定谷浓度;如果是怀疑药物中毒,应测定中毒时相关需要浓度,一般为峰浓度;诊断急性中毒,应立即取样;对于半衰期较短或不良反应严重的药物,最好同时考察谷浓度和峰浓度。样本应立即送检测部门处理,以免放置过久出现分解。

（三）浓度测定

根据生物样本的种类、性质和测定范围,TDM 检测人员按照经验证的方法进行药物浓度测定。准确的药物浓度测定,还需在具有临床意义的时间范围内完成。检测结果由双人复核,实验室负责人审核。

测定的药物浓度进行结果解读和最终临床干预。

（四）结果解读

在临床实践中,TDM 结果解读是指解读人员结合患者个体情况(包括人口学数据、生理病理特征、临床特殊诊疗操作、用药情况、依从性、遗传学信息、生活及饮食习惯等),分析与解读检测结果,实施定量计算,为临床干预提供建议,最终实现临床个体化用药。临床药学部门负责结果解读审核,并对药学建议的质量负责。

TDM 结果的解读对象主要为医护等临床实践者,建议药师作为解读工作的主体。解读人员应需具备 TDM 结果解读相关知识,熟悉相关检验检查结果,同时应接受相关专业的持续培训。此外,解读人员还必须取得临床药师岗位培训证书或具有临床药学工作经验 2 年以上且具备中级及以上专业技术职称。解读需基于患者生理病理、遗传、环境等因素,个体化解读检测结果,体现解读工作的专业性、规范性、及时性和临床适用性。

TDM 结果解读基本流程包括患者信息重整、监测结果分析、提出推荐意见、出具解读报告等过程。TDM 结果解读文档包括患者信息重整记录、解读报告(电子档)等。应做好文档的保存工作,保存时限同医疗文书的保存要求,鼓励进行信息化管理。

（五）临床干预

临床干预是治疗药物浓度监测整个流程的最后一步,是对整个监测过程和监测结果的总结和评价。单纯的药物浓度值所提供的信息有限,依据临床经验来调整用药,存在很大的局限性和对药物体内过程不可预测性,故需对所测定的浓度数值进行进一步的分析处理。根据结果和参考范围,考察浓度是否达到治疗范围、中毒水平及患者的依从性;根据药物浓度,应用药动学原理和群体药动学参数,再结合患者的生理、病情特点,对给药方案进行评价或合理设计,建立个体化给药方案,判断用药方案合理性。在利用 TDM 结果进行个体化给药方案设计时,常采用以下方法:非 Bayesian 方法(作图法、参数法、迭加法,以及比例法、一点法、血清肌酐法、模型拟合求算参数法等血药浓度测定法)和 Bayesian 方法。

稳态一点法:达稳态浓度时,测定一次血样(通常谷浓度)以调整给药剂量。

$$D' = D \times C' / C \tag{5-2}$$

式中,D 为原剂量,C' 为目标浓度,D' 为校正浓度,C 为测的浓度。

该方法的前提条件是血药浓度与剂量呈线性关系,优点包括简单易行、抽血少、患者易接受。

重复一点法:适用于一些药动学参数偏离正常值或群体参数较大的患者。具体方法是:给两次相同的试验剂量,采集两次血样,采血时间须在消除相的同一时间,准确测定两次血药浓度,求算两个基本参数:消除速率常数 K 和表观分布容积 V_d。

$K = \ln[C_1/(C_2 - C_1)]/\tau, V = De^{-K\tau}/C_1$,其中 C_1 和 C_2 分别为第 1 次和第 2 次所测血药浓度,D 为试验剂量,τ 为给药时间间隔。

血清肌酐法:对于某些以肾排泄为主的药物,当肾功能严重受损时,其消除速率常数 K 及消除半衰期 $t_{1/2}$ 显著增大,应根据血清肌酐修正参数和调整剂量,避免毒性反应。

模型拟合求算参数法:根据检测结果拟合患者个体药动学参数,从而预估其体内药动学过程或药效学指标。

Bayesian 方法:先建立 PopPK 模型,再根据个体的特征计算给药方案,最后实现个体化给药。可只根据患者自己的生物资料和 1~2 个常规血药浓度值,输入相应的 PPK 软件程序即可快速求算出患者个体 PK 参数,也就方便地得到了个体靶浓度、给药途径、剂量、间隔和疗程等。与常规方法相比,Bayesian 法可显著提高患者的理想治疗浓度的比例、降低药物不良反应的发生率、缩短住院时间、改善临床结局时间。可使用的软件有 NONMEM、JPKD、Smartdose、Bestdose、APK、DoseMe、PrecisePK 等。

TDM 临床干预的基本条件包含:合格的技术、专业的药师、符合监测指征的患者和合理的药物治疗优化方案。制订医院特色、具体的 TDM 指征,要符合安全、有效、经济的临床药物治疗原则,符合药物个体化治疗为核心的 TDM 目标。开展临床干预应建立由医学、药学、护理、信息等多学科共同参与的临床路径,样本测定应建立 TDM 实验室及技术员相关的系列 SOP,SOP 应符合行业相关标准。定量计算应建立测定数据收集、分析和管理的 SOP。建立 TDM 药师报告和临床干预的 SOP,建立临床药师应用 TDM 进行药学服务的临床路径。TDM 工作指导文件(如 SOP、临床路径、指南等)应由 TDM 专业部门和药学技术人员制订,通过医、药、护、管专家评价,报药事管理与药物治疗学委员会批准后方可执行。

五、质量控制与药事管理

(一)质量控制

TDM 方法应涵盖药物体内分析技术、质量控制标准、临床干预方案三部分。药物体内分析技术应包括专属性(特异性)、灵敏度、准确性、重现性和稳定性等考察指标。TDM 质量控制标准至少应含有:分析测定方法的室内、室间质控指标,专业人员上岗资格认定,TDM 相关 SOP 和临床路径。TDM 实验室应设有专门质量控制负责人和/或质控员,参加 TDM 专业组织或政府授权相关质量管理机构的质评活动,并达到要求。开展 TDM 应制订相关技术指导文件、质量控制方案和临床干预指南(或临床路径)。质量控制文件应由岗位技术人员起草、TDM 负责人审核批准、药事管理与药物治疗学委员会通过,方可在 TDM 工作开展中实施。

(二)药事管理

TDM 作为医疗活动中药物治疗的重要药事内容,必须纳入医疗机构药事管理与医疗治疗控制体系中。TDM 的药事管理基本内容包括:资格认定、项目审批、质量控制。开展 TDM 必须按照医院药事管理与药物治疗学委员会规定程序进行申报,申报资料包含 TDM 方法学评价、质量控制方案、临床指南和路径等,批准后方可实施。基于个体化数据分析解读的药物治疗个体化方案优化是 TDM 的必要环节,TDM 报告的临床干预效果应作为 TDM 质量持续改进指标纳入药事管理考评。开展 TDM 实践中,推荐开展相应的经济学评价,结果上报药事管理与药物治疗学委员会。在开展 TDM 实践中,倡导从临床医护、患者和医务管理多角度,开展社会药学评价。建议现阶段 TDM 工作应编制年度报告,作为专业工作持续质量改进的自觉监督。

(缪丽燕)

第三节　常见药物的治疗药物监测

一、抗癫痫药物

癫痫是以一种大脑神经元反复、异常同步放电所引起的短暂中枢神经系统功能失常为特征的脑部疾病。具有突然发生、反复发作的特点。在缺乏有效病因治疗(某些继发性癫痫除外)的情况下,抗癫痫药物仍是控制癫痫发作的首选方案,约 80% 癫痫患者的发作可通过服用有效的抗癫痫药物控制。目前,临床常用的传统抗癫痫药物包括卡马西平(carbamazepine,CBZ)、丙戊酸(valproic acid,VPA)、苯妥英(phenytoin,PHT)和新型抗癫痫药物拉莫三嗪(lamotrigine,LTG)与左乙拉西坦(levetiracetam,LEV)等。由于抗癫痫的治疗用药周期长,药物有效浓度与中毒浓度接近,药效学和药动学的个体差异大,使得临床上仅凭经验用药的治疗效果往往不够理想。因此,对抗癫痫药物进行 TDM,根据药物浓度测定结果对患者进行个体化治疗,可显著改善抗癫痫药物的治疗效果。

进行抗癫痫药物的 TDM 时,生物样本的采集时间及是否存在联合用药是影响抗癫痫药物浓度的重要因素。许多抗癫痫药物为肝药酶诱导剂(苯巴比妥、扑米酮、PHT 及 CBZ)或抑制剂(VPA),当以上药物联合用药时,可导致药物自身效应减弱或加强。临床上治疗癫痫多主张单一用药,只有当单药难以控制时,才采取联合使用抗癫痫药物治疗。抗癫痫药物的剂型和生物利用度、患者的生理和病理特点等因素,也影响抗癫痫药物的体内浓度。

近年来,新型抗癫痫药物如非尔氨酯、加巴喷丁、拉莫三嗪、托吡酯、替加宾、左乙拉西坦、奥卡西平和唑尼沙胺等陆续应用于临床。与传统抗癫痫药物相比,新型抗癫痫药物具有治疗指数高、药物相互作用少等优点,故其临床应用不断增加,新型抗癫痫药物的药动学特点见表 5-1。有关新型抗癫痫药物是否需要进行 TDM,尚存在争议。根据临床需要,对新型抗癫痫药物开展 TDM,仍是有助于患者个体化治疗的有益选择。

表 5-1　新型抗癫痫药物的药动学参数

药品名称	t_{max}(h)	V_d(L/kg)	$t_{1/2}$(h)
氯硝西泮	1~4	3.0	20~40
奥卡西平	1~2	0.82	2
非尔氨酯	2~6	0.75	14~23
加巴喷丁	2~3	0.85	5~9
拉莫三嗪	1~3	1.0	15~60
左乙拉西坦	1.3	0.5~0.7	6~8
托吡酯	1~4	0.65	12~30
氨己烯酸	0.5~2	0.8	5~74
唑尼沙胺	2~5	1.5	50~70

随着基因组学、分子生物学等领域的快速发展,基因多态性与抗癫痫药物的药效和不良反应相关性的研究日益受到重视,但结果存在争议。未来,根据 TDM 结果并结合患者的遗传特征指导抗癫痫药物的合理用药,将成为实现抗癫痫药物个体化用药的重要途径。

（一）丙戊酸

丙戊酸(valproic acid,VPA)是临床常用的广谱抗癫痫药物及治疗癫痫全面发作的首选药物。也可用于癫痫的部分发作和热性惊厥等的治疗。单独应用 VPA 治疗癫痫时,总有效率约为 80%。VPA 的可能作用机制是通过增加脑内抑制性神经递质γ-氨基丁酸(γ-amino butyric acid,GABA)的含量,降低神经元兴奋性,稳定神经元细胞膜。此外,VPA 还可抑制 Na^+ 通道,减弱 T 形 Ca^{2+} 电流,抑制起源于丘脑的 3Hz 异常放电。VPA 的治疗指数低、安全范围窄,药动学和药效学的个体差异较大,药效及不良反应与药物浓度密切相关。当给予 VPA 常规剂量时,约有 50% 患者的血药浓度低于或超出有效浓度范围。VPA 的不良反应主要表现为嗜睡、共济失调、恶心、呕吐、肝功能损害等。VPA 减量后,多数不良反应可逆。为有效控制癫痫发作,降低 VPA 的不良反应,应从小剂量开始,并定期测定 VPA 浓度,检查患者的肝肾功能等指标,及时调整给药方案。

1. VPA 的药动学　VPA 口服吸收快而完全,服药后 1~2 小时血药浓度即可达峰值。食物可延缓其吸收,缓释片达峰时间延长。半衰期为 7~10 小时。VPA 的生物利用度较高,接近 100%。当 VPA 的血药浓度约为 50mg/L 时,其血浆蛋白结合率约 94%;当 VPA 血药浓度约为 100mg/L 时,其血浆蛋白结合率下降为 80%~85%;随着 VPA 血药浓度的增高,其游离型浓度增加,从而使得进入脑组织的 VPA 浓度升高(脑脊液内的 VPA 浓度为血浆中浓度的 10%~20%)。

VPA 主要分布在细胞外液、肝脏、肾脏、肠和脑组织等部位。在人体内,该药部分由肝脏代谢,包括与葡糖醛酸结合及发生某些氧化反应;VPA 主要经肾脏排出,少量可随粪便排出。VPA 可通过胎盘组织,并能分泌入乳汁。VPA 的体内浓度可受多种药物的影响,与肝药酶诱导剂等药物联合用药时,肝药酶诱导剂可加快 VPA 的代谢,导致其浓度降低,降幅可高达 50% 左右。不同口服剂型的 VPA,其药动学参数除生物利用度基本相同外,半衰期和清除率等参数差异较大。因此,当患者改换不同厂家、不同剂型的 VPA 制剂时,应及时测定 VPA 的血药浓度并据此调整给药方案。

VPA 浓度的测定多采用 HPLC 和 FPIA 法,两种方法的精密度和准确度均能满足需求。HPLC 法专属性强,重现性好,测定周期长;FPIA 法自动化程度高,样本用量少,不需预处理,但可能受到血清高三酰甘油的影响。

2. VPA 的治疗药物监测　VPA 的有效血药浓度范围为 50～100mg/L。当 VPA 的血药浓度超过 120mg/L 时,可出现明显不良反应。当 VPA 的血药浓度低于 50mg/L 时,癫痫控制率<50%;当 VPA 的血药浓度位于有效浓度范围时,癫痫控制率可达 80% 以上。故为提高 VPA 的抗癫痫效果,宜调整其剂量使其达到有效浓度范围。测定 VPA 的血药浓度时,正确的采集血样时间应为患者服药后 3～4 日,VPA 的血药浓度达稳态后,于下次给药前采血。

一般情况下,无特殊标注时,TDM 测定的均为 VPA 蛋白结合型药物的浓度。当患者的肝肾功能正常且采用单一的 VPA 进行抗癫痫治疗时,不需测定 VPA 游离型浓度。但当有下列情况时,需测定 VPA 的游离型浓度:①患者每日服用的 VPA 总剂量>60mg/kg;②患者 VPA 的血药浓度<50mg/L 且癫痫未发作,医生考虑是否增加 VPA 剂量;③患者每日服用 VPA 的剂量<60mg/kg,出现毒性反应症状;④特殊人群患者(如孕妇等)接受多种抗癫痫药物治疗。

(二)卡马西平

卡马西平(carbamazepine,CBZ)为苯噻嗪衍生物,又名酰胺咪嗪。是杂环类广谱抗癫痫药物。目前,CBZ 仍是癫痫复杂部分性发作(也称精神运动型发作)的首选药物。CBZ 可通过抑制细胞膜对 Na^+ 和 Ca^{2+} 的通透性,使细胞的兴奋性降低。此外,CBZ 可增强 GABA 的抑制功能,阻止脑部异常电位活动向周围脑组织的扩散,进而抑制癫痫的发作。CBZ 的体内吸收不规则,个体差异大,治疗窗窄,仅凭经验以常规剂量用药则难以有效控制癫痫。CBZ 的常见不良反应包括肝肾损害、嗜睡、共济失调等。当 CBZ 的血药浓度>15mg/L 时,易发生严重的中毒症状如抽搐等,与癫痫发作症状难以区分。为获得最佳的治疗效果,并减少不良反应的产生,临床应用 CBZ 时需常规进行 TDM,以帮助实现 CBZ 给药方案的个体化。

1. CBZ 的药动学　CBZ 口服吸收缓慢且不规则,服药后 4～8 小时血药浓度达峰值。CBZ 的半衰期约为 36 小时,血浆蛋白结合率 65%～85%。CBZ 的清除率与体重有关,随着体重的增加,CBZ 的清除率以非线性方式增加,联合应用 VPA 对 CBZ 的清除率无影响。长期服药时,由于 CBZ 对肝药酶的自身诱导作用,CBZ 半衰期缩短,为 12～17 小时。CBZ 经肝代谢,主要代谢产物为 10,11-环氧化卡马西平(10,11-epoxide carbamazepine,CBZ-E),占原药的 20%～40%。CBZ-E 虽具有抗惊厥作用,但不良反应较严重。CBZ-E 可由环氧化物水解酶进一步代谢,此水解酶可被 VPA 抑制,也可先天缺乏。因此,有些患者可表现为 CBZ 血药浓度并未超出有效浓度范围,却发生了毒性反应。尤其是患者同时合并使用 VPA 时,该现象显著增加。

目前,国内外对 CBZ 浓度的测定方法主要包括 FPIA、HPLC 和 HPLC-MS/MS 法等。CBZ 大样本的测定多采用 FPIA 法,FPIA 法测定 CBZ 的结果略高于 HPLC 法。采用 HPLC 或 FPIA 法测定 CBZ 浓度时,CBZ-E 与 CBZ 具有交叉反应性,CBZ-E 可干扰 CBZ 的测定。随着 CBZ-E 的浓度升高,交叉反应性降低。

2. CBZ 的治疗药物监测　CBZ 的有效血药浓度范围为 4～12mg/L。单独应用 CBZ 治疗癫痫时,应选择从小剂量开始。在进行 TDM 情况下,结合患者的临床表现,逐步增加 CBZ 的剂量。当患者的 CBZ 血药浓度已到有效血药浓度的上限,而癫痫仍未得到有效控制时,可考虑更换其他抗癫痫药物或联合其他抗癫痫药物治疗。CBZ 由于可诱导自身代谢,长期应用时,半衰期可显著缩短。一般服药后 2 周,CBZ 的血药浓度可达稳态。服药后 3～4 周,CBZ 的自身诱导可达最大程度,血药浓度可能会有所下降。此时,尤其需测定 CBZ 的血药浓度,确定是否需要调整 CBZ 的给药方案。

CBZ 的脑内浓度接近血中游离型浓度,但测定 CBZ 的脑中浓度或血中游离型浓度,技术要求高,开展难度大。研究显示,唾液中的蛋白含量极少,其所含药物浓度与血中游离型药物浓度几乎相同。此外,唾液样本还具有无创伤性、经济、易于采集等优点。CBZ 的唾液浓度与血药浓度具有相关性,唾液/血清药物浓度比值约为 25%。虽然该比值国内外人群中略有差异,但均不受性别、年龄影响。通过测定 CBZ 的唾液浓度,可间接反映血中游离型浓度。

(三)苯妥英

苯妥英(phenytoin,PHT)是临床上常用的抗癫痫药物,主要用于治疗复杂部分发作(颞叶癫痫、精神运动型发作)、单纯部分性发作(局限性发作)、全身强直-阵挛性发作和癫痫持续状态。可作为癫痫大发作和局限性发作的首选药物。因 PHT 的治疗窗窄,个体差异大,中毒症状与剂量不足症状相似,毒性反应与体内浓度密切相关,具有非线性药动学特征,为提高 PHT 的临床疗效和安全性,需要对其进行 TDM。

1. PHT 的药动学　PHT 口服吸收较慢且不规则,需要连续多次服药才能有效。成人口服 PHT 的剂量每日约为 300mg,需连续服用 1~2 周后,PHT 的血药浓度方可达到稳态。口服单剂量的 PHT,4~12 小时后,血药浓度可达峰值。PHT 的生物利用度约为 80%,血浆蛋白结合率约为 90%。PHT 易透过血-脑屏障,脑中浓度可比血中高 2~3 倍。口服 PHT 的半衰期约为 22 小时,但个体差异较大(7~42 小时)。长期服用 PHT 后,半衰期可延长至 15~95 小时。PHT 无自身诱导作用,主要经肝脏代谢,经肾脏排泄,代谢产物无活性。

PHT 的药动学特点与剂量有关。剂量与血药浓度间呈非线性动力学的特点。当 PHT 的体内浓度较低时,按一级动力学消除;当 PHT 浓度升高,肝脏代谢呈饱和状态时,按零级动力学消除,半衰期显著延长。此时,PHT 的剂量稍有增加,即可导致 PHT 血药浓度的异常升高,发生中毒反应。PHT 的个体药动学参数可受多种因素影响,如年龄、肝肾功能、联合用药、妊娠等。随着年龄增长,PHT 的蛋白结合率降低,血中游离型药物浓度升高。65 岁以上患者,可比 45 岁以下患者的蛋白结合率减少 2%~20%,老年人服用 PHT 时应适当减量。

目前,测定 PHT 浓度的方法主要有酶免疫法、HPLC、HPLC-MS/MS 和 FPIA 等。采用 HPLC 法和 FPIA 法分别对服用 PHT 的患者的同一血样进行血药浓度测定,两种方法间具有良好的相关性,结果差异无统计学意义。

2. PHT 的治疗药物监测　随着 PHT 血药浓度的增加,癫痫发作的频率减少。当 PHT 血药浓度达 10mg/L 时,癫痫的发作次数可明显降低。PHT 的有效血药浓度范围为 10~20mg/L,在此范围内,PHT 的治疗有效率约为 80%。当 PHT 的血药浓度>25mg/L 时,多数患者可出现眼震;随着 PHT 血药浓度的继续升高,患者可相继出现共济失调、说话不清、视物模糊、意识障碍及精神症状,并可出现肢体多动、无力及眼肌麻痹等症状和体征。

(四)拉莫三嗪

拉莫三嗪(lamotrigine,LTG)为新一代苯三嗪类广谱抗癫痫药物。广泛应用于癫痫简单部分性或复杂性发作、原发性全身强直-阵挛性发作及继发性全身强直-阵挛性发作、癫痫的部分发作和热性惊厥等的治疗。LTG 属于电压门控式 Na^+ 通道阻滞药,可产生一种使用依赖性和电压依赖性阻滞,同时抑制兴奋性神经递质谷氨酸、天冬氨酸等的病理性释放,也抑制谷氨酸诱发的动作电位的爆发,从而发挥抗癫痫的作用。考虑 LTG 对后代的致畸率和认知障碍影响相对较小,国内外共识和指南均推荐该药为育龄期或孕期女性患者癫痫治疗的首选药物。LTG 治疗窗窄,药动学和药效学的个体差异较大,药效、不良反应和浓度密切相关。对于低龄儿童、妊娠期和哺乳期患者、合并用药以及怀疑用药依从性不佳或疑似中毒等特殊人群,推荐 LTG 需进行常规的 TDM。

1. LTG 的药动学　LTG 口服吸收迅速而完全,无明显的首关代谢。口服后,约 2.5 小时血药浓度即可达峰值,生物利用度接近 100%,蛋白结合率为 50%~60%。食物可使 LTG 的达峰时间轻微延迟,但不影响吸收程度。LTG 的半衰期为 24~37 小时。有研究显示,人体 LTG 的游离浓度与总浓度有较好的相关性。

LTG 体内分布广泛,组织浓度可高于血浆浓度数倍。LTG 口服后,主要在肝脏通过尿苷二磷酸葡糖醛酸转移酶(UDP-glucuronosyltransferase,UGT)作用,90% 由 UGT1A4 催化与葡糖醛酸发生结合反应,代谢为无药理活性 2-N-葡糖醛酸随尿液排出体外。与传统的抗癫痫药物不同,拉莫三嗪的肝脏代谢过程无氧化反应,对肝药酶无诱导或抑制作用,对其他药物的代谢无明显影响。LTG 可通过胎盘屏障,胎盘或胎儿体内 LTG 浓度与母体浓度相当或低于母体浓度。LTG 容易被其他药物和激素水平影响,与肝药酶诱导剂如 CBZ、PHT 和利福平等药物联合用药时,LTG 半衰期显著缩短至 15 小时、清除率加快,血药浓度降低。VPA 等酶抑制剂会抑制 LTG 代谢,半衰期可延长至 50 小时。使用含雌二醇避孕药、贝特类降脂药物等也可降低 LTG 浓度。

妊娠期特殊的生理变化,导致 LTG 血药浓度难以预测,且个体差异较大。一方面,对于妊娠合并癫痫的患者,LTG 与血浆蛋白结合率在孕期 8 周、20 周和 32 周可分别下降 1%、10% 和 13%,导致体内游离

LTG 浓度升高；另一方面,妊娠可加速 LTG 的消除,在妊娠中晚期 LTG 的清除率可增加至孕前水平的248%。多种因素作用下,导致妊娠的癫痫患者体内 LTG 血药浓度降低,并在分娩后 3~4 周内恢复到孕前水平。

LTG 浓度的测定多采用 HPLC 和 HPLC-MS/MS 法,两种方法的精密度和准确度均能满足需求。

2. LTG 的治疗药物监测　LTG 的有效血药浓度范围为 1~8mg/L,皮疹是该药常见的不良反应,停药可消失。近期研究结果显示,该血药浓度范围可能偏低,部分患者的血药浓度达到 10mg/L 时也未发生不良反应。有学者建议,3~15mg/L 可能是 LTG 治疗癫痫的最合适的血药浓度范围。当按照年龄对癫痫患者进行分组时,儿童癫痫患者 LTG 的有效血药浓度范围高于成人癫痫患者。

与 VPA 联合使用,VPA 可升高 LTG 的血药浓度并延长半衰期,机制与 VPA 抑制 LTG 的葡糖醛酸化和降低代谢有关;与 CBZ 联合使用,可产生中枢神经系统反应,如恶心、头晕和共济失调等,CBZ 减量后上述反应可消失。当 LTG 浓度位于有效浓度范围(1~8mg/L)时,癫痫控制率可达 80% 以上。故为提高LTG 的抗癫痫效果,宜调整其剂量使其达到有效浓度范围。

(五) 左乙拉西坦

左乙拉西坦(levetiracetam,LEV)是吡拉西坦衍生物中的左旋乙基吡拉西坦,属于新型抗癫痫药物,主要用于 12 岁以上儿童及成人部分性和全身性癫痫的单药或添加治疗、2~12 岁儿童部分性和全身性癫痫的添加治疗。LEV 作用机制与其他抗癫痫药物不同,主要通过调节脑内突触囊泡 SV2A 蛋白、抑制 Ca^{2+} 的释放、从而阻止神经元超同步化放电等机制发挥抗癫痫的作用。作为一种新型抗癫痫药物,LEV 作用机制独特,表现出良好的抗癫痫效果,临床应用前景广阔。LEV 在保留了传统抗癫痫药物控制癫痫发作特点的同时,可以显著降低后代畸形率和妊娠期并发症的发生风险。在治疗妊娠期癫痫方面相对安全,可降低妊娠过程中药物致后代畸形以及妊娠期并发症的风险。LEV 作为一种新型抗癫痫药物,因其具有线性药动学特征和良好的安全性,国内外学者对于该药是否需要 TDM 存在争议。有学者认为,肝药酶诱导剂可降低 LEV 血药浓度,应该进行 TDM。测定 LEV 浓度可评估患者的用药依从性、观察特殊人群药动学(肾功能异常、老年人、儿童和孕妇等)。及时进行剂量调整,避免因血药浓度波动导致癫痫控制不良及药物过量导致的中毒。

1. LEV 的药动学　LEV 口服吸收迅速完全,服药后 0.5~1 小时血药浓度即可达峰值。食物可减慢其吸收速度,但不影响其吸收程度。健康成人 LEV 的半衰期为 6~8 小时,6~12 岁儿童 LEV 的半衰期为5~7 小时,儿童清除率比成人高 30%~40%。老年人由于肾清除率减慢,半衰期可增加 40%。LEV 的生物利用度>95%,体内几乎不与蛋白结合,蛋白结合率<10%。LEV 剂量在 500~1 500mg 范围内呈线性药动学特征。吸收后少部分(约 34%)通过水解酶的乙酰化代谢转化失活,大部分(约 66%)以原型药物经肾排泄。LEV 肾清除与肌酐清除率呈正相关,严重肾功能损害的患者 LEV 清除明显降低。老年患者 LEV清除半衰期可延长至 10~11 小时,原因可能与老年人肾功能减退有关。

LEV 在体内被乙酰胺水解酶水解代谢,由于不依赖细胞色素 P450 酶系,故与其他药物没有显著的相互作用,包括抗癫痫药物。左乙拉西坦可进入乳汁,乳汁与血清的药物浓度比为 1:1。婴儿连续饮食母乳后,体内左乙拉西坦浓度较低。妊娠期间,LEV 的血药浓度可出现明显降低。在妊娠后期,LEV 的血药浓度仅为非妊娠期的 40%。该结果可能是由于 LEV 主要通过肾清除,在妊娠期间肾血流量增加,肾小球滤过率提高,血浆清除率显著加快,从而导致 LEV 在妊娠期间的血药浓度显著下降。

LEV 浓度的测定主要用 HPLC 法。方法简单、快速高效、可靠准确。超高效液相色谱串联质谱方法(UPLC-MS/MS)也可以测定 LEV 在人体中的血药浓度,该方法同样具有样本处理简单快速、分析时间短、线性范围宽、选择性强、敏感度高等特点,适合 LEV 的血药浓度测定。

2. LEV 的治疗药物监测　LEV 有效血药浓度范围为 12~46mg/L。也有学者推荐 LEV 的有效浓度为6~20mg/L。LEV 的主要不良反应为嗜睡,其他不良反应有血小板减少、焦虑和抑郁等。LEV 个体间的差异,主要发生在代谢和消除过程,由年龄、妊娠、肾功能异常等引起。当 LEV 浓度位于有效浓度范围时,癫痫控制率可达 70% 以上。单用 LEV 时,服药剂量与血药浓度显著相关。合并用药时,相关性降低。单用LEV 时,服药后 12 小时内采血,LEV 剂量与血药浓度的相关性良好;超过 12 小时采血,LEV 剂量与血药浓度的相关性差。测定 LEV 血药浓度时,正确的采集血样时间应为患者服药后 1~2 日,LEV 血药浓度达到稳态,于下次给药前采血。

二、免疫抑制药

免疫抑制药的应用显著提高器官移植患者的生存率,改善患者生活质量,对于器官或组织移植工作的开展起到了巨大的推动作用,具有划时代的意义。免疫抑制药的代表性药物主要包括钙神经蛋白抑制剂(环孢素和他克莫司)、抗代谢药物(霉酚酸酯)和雷靶蛋白抑制剂(西罗莫司)等。上述药物均存在口服生物利用度低、药动学个体差异大、治疗指数低、有效浓度范围窄等缺陷。因此,通过测定患者生物样品中上述药物或其活性代谢产物的浓度并调整给药方案,可最大限度发挥药物的治疗效果并降低毒副作用的发生。目前,临床应用最为广泛的免疫抑制药为环孢素和他克莫司。

(一)环孢素

环孢素(cyclosporine,CsA)为高脂溶性肽类大分子药物。可通过对免疫应答过程多环节的作用,选择性抑制辅助性 T 淋巴细胞(T_H)的增殖及功能。CsA 还可选择性及可逆性地改变淋巴细胞功能,抑制淋巴细胞在抗原或分裂原刺激下的分化、增殖,抑制其分泌白介素及肿瘤细胞坏死因子等细胞因子,抑制 NK 细胞的杀伤活力等。目前,CsA 主要用于器官移植后的抗排斥反应及多种自身免疫性疾病的治疗。

患者服用 CsA 时,存在发生肝肾损害、震颤和高血压等毒性反应的可能性。CsA 的安全范围窄,治疗作用和不良反应与体内浓度密切相关。器官移植患者在应用 CsA 治疗时,多需长期用药。以肝脏或肾脏移植的患者为例,在服用 CsA 时,CsA 不足(出现器官排斥)或过量(出现不良反应)的反应难以区别。鉴于上述原因,CsA 需进行 TDM。

1. CsA 的药动学　CsA 的体内过程随移植器官的种类不同而变化。肌内注射时,CsA 的吸收不规则;口服给药时,CsA 的吸收慢而不完全,约 4 小时达峰浓度,半衰期为 10~30 小时。CsA 的生物利用度也随移植器官的不同而有差异,大多为 20%~50%,血浆蛋白结合率为 90%。CsA 主要在肝由 CYP3A 酶代谢,大部分从胆汁排出,经尿排出者仅为 10%,仅有 0.1% 为原型药物。由于 CsA 在血液中几乎全部与蛋白结合,因此 TDM 多主张做全血浓度测定。CsA 浓度测定的方法主要有色谱法和免疫分析法。两种方法的灵敏度、线性范围、重复性均可满足要求。

2. CsA 的治疗药物监测　由于 CsA 的个体差异较大,不同病种或术后的不同阶段,剂量和浓度不完全相关。此外,CsA 的浓度并非完全由用药剂量和个体差异决定,还受合并用药、肝肾功能等多种因素影响。上述原因使得目前尚无统一的 CsA 有效血药浓度范围指导临床用药。

长期以来,人们一直使用谷浓度(C_0)进行 CsA 的 TDM。从理论上讲,当谷浓度大于有效浓度低限时,则不会发生排斥反应。基于上述观点,CsA 进入临床至今,国内外多个研究机构均依据 CsA 的谷浓度调整 CsA 的治疗方案。CsA 的有效血药谷浓度范围为 100~400ng/ml。口服后 3~4 日,CsA 的血药浓度可达稳态,此时即可进行常规的 CsA 谷浓度测定。测定频率多为术后 1 周起,3 个月内每周测定 1~2 次,3 个月后每月测定 1 次,长期生存者可半年或 1 年测定 1 次。目前认为,器官移植患者只要不发生排异反应,CsA 的血药浓度应控制在较低水平。尤其对于长期应用 CsA 的患者,CsA 的血药浓度应维持在 100ng/ml 左右。此时,既能达到满意的免疫抑制效果,又能减少不良反应的发生。

近年来,随着对 CsA 药学研究的深入,人们发现 CsA 的 C_0 与急性排斥反应的发生率、移植物的丧失率可能并无显著的相关性,并不是一个很好的可预测临床预后情况的指标。与 C_0 比较,CsA 的 AUC 与临床预后的相关性则较高,可准确预测预后情况。欲获得 AUC 的数值,需要频繁采集血样。患者的依从性、烦琐的操作和高额的测定费用等因素,均限制了 CsA 的 AUC 在临床的应用。有研究者在患者服用 CsA 后 2 小时和 6 小时分别采血,获得 CsA 的简化 AUC。将 CsA 的简化 AUC 与一个给药周期内、多点采血后获得的全程 AUC 数值进行对比,CsA 的简化 AUC 与全程 AUC 之间差异较小,可作为临床调整 CsA 给药方案的依据。此外,患者服用 CsA 后 2 小时的血药浓度(C_2)也是一个可反映达峰浓度变化,且与 AUC 有较好相关性,准确预测预后反应的指标。CsA 的 C_2 参考值见表 5-2。

表 5-2　CsA 的 C_2 参考值

术后时间（月）	肝移植（ng/ml）	肾移植（ng/ml）
0~6	1 000	1 700
6~12	800	1 200
>12	600	—

（二）他克莫司

他克莫司（tacrolimus）是大环内酯类免疫抑制药,作用机制与 CsA 相似。在体内,他克莫司可与淋巴细胞内的结合蛋白形成复合物,并进一步与 Ca^{2+}、钙调素、钙调磷酸酶结合,抑制后者的活性。此外,他克莫司还可阻断对早期淋巴细胞基因表达必需的去磷酸化过程,进而抑制 T 细胞特异性的转录因子的活化剂及白介素类细胞因子的合成,呈现双重的免疫抑制作用。他克莫司对免疫功能的抑制强,比 CsA 强约100 倍,主要用于肝、肾等器官移植后的免疫排斥抑制治疗。他克莫司的药动学个体差异较大,治疗窗窄,用药剂量与血药浓度间相关性差。当他克莫司的血药浓度高于有效浓度范围时,患者可发生神经毒性、肾毒性和糖代谢异常等。因此,器官移植患者服用他克莫司治疗后,需要进行他克莫司的 TDM。

1. 他克莫司的药动学　他克莫司口服吸收不完全,生物利用度仅为 25%。口服给药的达峰时间为1~3 小时,半衰期约为 2 小时,血浆蛋白结合率为 99%。他克莫司大部分在肝被 CYP3A 酶代谢,通过肾排泄的原型药物不足 1%。他克莫司浓度测定的方法主要为 HPLC、HPLC-MS/MS 和 FPIA。

2. 他克莫司的治疗药物监测　他克莫司的有效血药浓度范围可根据全血的谷值浓度确定（表 5-3）。因移植器官、移植后时间不同,他克莫司的有效血药浓度范围略有差异。推荐在移植后 2~3 日开始他克莫司的 TDM。移植后前两周,每周应测定 3~7 次。之后可根据患者情况逐步延长测定间隔。在器官移植后的前期,他克莫司的全血谷浓度应维持在 10~20ng/ml。当他克莫司的谷浓度<10ng/ml 时,患者发生急性排斥的危险性增加;当他克莫司谷浓度>20ng/ml 时,患者发生毒性反应的可能性升高。

表 5-3　他克莫司的有效血药浓度参考范围

术后时间（月）	肝移植（ng/ml）	肾移植（ng/ml）	心脏移植（ng/ml）
0~1	10~15	15~20	15~20
1~3	10~12	10~15	10~15
3~6	7~10	8~12	8~12
>6	5~7	5~8	5~8

（三）吗替麦考酚酯

吗替麦考酚酯（mycophenolate mofetil,MMF）又称霉酚酸酯,是一种抗代谢增殖类免疫抑制药。该药为一种前体药物,由在体内广泛分布的酯酶快速水解成其活性代谢物霉酚酸（mycophenolic acid,MPA）。MPA 是高效、选择性、非竞争性、可逆性的次黄嘌呤单核苷酸脱氢酶抑制剂,可以抑制鸟嘌呤核苷酸的经典合成途径,抑制 T、B 淋巴细胞增殖,发挥免疫抑制作用。目前,MMF 作为一种重要的免疫抑制药物被广泛应用于临床,与糖皮质激素或其他免疫抑制药联合,用于器官移植、骨髓移植及自身免疫性疾病的治疗。现已取代硫唑嘌呤作为器官移植免疫抑制三联疗法中抗代谢的基础药物。受患者年龄、性别、体重、肝肾功能、术后时间、遗传因素、合并用药和食物等多种临床复杂因素影响,MMF 药动学和药效学在患者个体间（10 倍）和个体内（移植后 3~6 个月暴露量可增加 50%~100%）存在极大差异。进行 MPA 的TDM,尤其是在移植术后早期的监测,对于改善 MMF 治疗效果具有非常重要的作用。

1. MMF 的药动学　MMF 口服后在体内吸收并迅速转化为 MPA,MPA 的达峰时间为 1~2 小时,由于存在明显的肝肠循环,服药后 6~12 小时可出现第二个血药浓度高峰。MMF 的生物利用度约为 90%,半衰期 9~17 小时。MPA 在体内与血浆蛋白高度结合,对于肾功能正常的患者,蛋白结合率高达 97%~

99%。霉酚酸主要由分布于肝脏、肠道及肾脏中的葡萄糖醛基转移酶进行葡糖醛酸化反应,转化为无活性的代谢物霉酚酸-葡糖醛酸化物,经胆汁和尿液排出体外。排出到消化道的霉酚酸-葡糖醛酸化物被水解为霉酚酸,重吸收进入血液循环。MMF 与可抑制葡糖醛酸化的药物联用时,MPA 暴露量会增加;与抗酸药、可干扰肝肠循环的药物、环孢素、替米沙坦和利福平等联用时,MPA 暴露量会减少。

MPA 的测定方法主要为 HPLC 法、HPLC-MS/MS 法和酶放大免疫分析法(enzyme multiplied immuno-assay technique,EMIT)。HPLC 法操作简单易行,且定量限度可以满足 MPA 血药浓度测定的需要,故较为常用。

2. MMF 的治疗药物监测　目前,国内外学者普遍认为将 MPA 的 $AUC_{0\sim12h}$ 控制在 $30\sim60mg\cdot h/L$ 可有效降低移植后急性排异反应的发生率。由于测定 MPA 暴露量需要在 $0\sim12$ 小时对患者多次采血,测定各时间点的血药浓度,绘制药-时曲线并计算 AUC。短时间内对患者反复采血难度大,多次测定也带来极大的经济负担。有学者进行了 MPA 谷浓度和效果的相关性研究。由于 MPA 有肝肠循环现象,谷浓度与疗效的相关性差,不能作为唯一判断的依据。有研究显示,通过测定 MPA 的 $AUC_{0\sim2h}$ 或 MPA 服药前、服药后 0.5 小时和 2 小时的血药浓度,均可以用于预测 MPA 的 $AUC_{0\sim12h}$,该方法相对简便易行,临床实践操作性强。若 MPA 暴露量低,可增加急性排异风险;若 MPA 暴露量高,则易出现白细胞减少、血小板减少、贫血及病毒感染等不良反应。

三、抗肿瘤药物

大多数抗肿瘤药物均具有治疗指数低、毒性大、药动学参数个体差异大的特点。此外,肿瘤患者治疗时,其体内抗肿瘤药物浓度的个体差异也是导致抗肿瘤药物治疗耐药的重要因素之一。理论上,抗肿瘤药物是进行 TDM 的合适药物。

TDM 最基本的条件是药物浓度和效应具有相关性。与其他常规 TDM 药物比较,抗肿瘤药物的浓度-效应关系更为复杂。一些细胞周期非特异性抗肿瘤药物,其药效与浓度具有相关性(剂量依赖性);而与细胞周期非特异性药物不同,一些抗代谢药则需在体内转化为活性代谢物,且作用一定时间后才能对敏感的肿瘤细胞发挥抗肿瘤作用(时间依赖性)。此外,由于大多数肿瘤患者治疗时常需进行抗肿瘤药物的联合化疗,药物相互作用及肿瘤细胞本身的特性,也增加了确定抗肿瘤药物浓度-效应关系的难度。对于大多数抗肿瘤药物,TDM 反映的仅是药物浓度-不良反应之间的关系;基于提高抗肿瘤药物治疗效果的TDM,仅对于少数几种抗肿瘤药物可行。目前,几种常用的抗肿瘤药物的药动学和药效学关系已基本明确,其药动学参数可以指导临床个体化给药,这些抗肿瘤药物包括:甲氨蝶呤(methotrexate,MTX)、氟尿嘧啶(Fluocacile)和紫杉醇(paclitaxel,PTX)等。

传统治疗肿瘤的化疗方案是根据肿瘤的临床分型或分期进行经验用药的。随着医学的发展,除了环境、生活习惯等因素,个体间的遗传特征差异也是造成抗肿瘤药物个体差异的主要因素。分子靶向抗肿瘤药物的发现,对于很多恶性肿瘤的治疗产生了革命性的意义。因此,实现抗肿瘤药物的个体化治疗不仅意味着依托 TDM 的个体化抗肿瘤药物治疗方案,更应包括以患者肿瘤细胞为特征的药物基因组学信息。有关抗肿瘤药物治疗的药物基因组学资料,已被国内外多个临床治疗指南列入参考。

(一)甲氨蝶呤

甲氨蝶呤(methotrexate,MTX)是细胞周期特异性抗代谢类药物,主要作用于 S 期,抑制二氢叶酸还原酶,使二氢叶酸不能被还原成具有生理活性的四氢叶酸,导致 DNA 的生物合成受到明显抑制。目前,MTX已成为应用于白血病、淋巴瘤、头颈部肿瘤、骨肉瘤以及多种自身免疫性疾病最为广泛的一种抗代谢药物。

采用大剂量的 MTX 治疗,可显著降低儿童急性淋巴白血病、髓外白血病的发生率,提高患者的总体无病生存率。MTX 导致的不良反应发生率和严重程度与 MTX 的体内浓度和作用时间相关。目前,大剂量 MTX 的药动学与其治疗实体瘤疗效间的关系尚未得到循证医学的证实,暂不能依据 MTX 的 TDM 结果对实体瘤的治疗提出有效建议。小剂量的 MTX 在治疗侵袭性葡萄胎时,测定其血药浓度意义不大,且不需要亚叶酸钙(calcium folinate,CF)解救。MTX 的血药浓度很低时,仍需关注其所致的不良反应。

1. **MTX 的药动学**　静脉滴注 MTX 的体内过程符合双室开放模型,MTX 的分布相半衰期($t_{1/2\alpha}$)为 1.2~3.0 小时。给药结束后,MTX 由中央室向周边室快速转运,但后期排泄变缓。给予小剂量 MTX 时,分布相半衰期和消除相半衰期($t_{1/2\beta}$)均相应延长。MTX 浓度常用的测定方法包括 FPIA 和 HPLC 法,FPIA 法简便快捷、灵敏度高,但特异性略差。MTX 的代谢产物 7-羟基-MTX 可干扰 MTX 的测定,导致结果偏高。

2. **MTX 的治疗药物监测**　当 MTX 血药浓度 $C_{24h}>10\mu mol/L$、$C_{48h}>1.0\mu mol/L$、$C_{72h}>0.1\mu mol/L$ 时,可出现不可逆的不良反应。MTX 的疗效主要依赖于 C_{24h},细胞内维持一定的 MTX 浓度,是 MTX 发挥治疗作用的重要条件。MTX 的不良反应则与其在体内的排泄情况即 C_{48h} 和 C_{72h} 密切相关。在尽可能提高 MTX 的血药浓度并延长其作用时间的同时,应适时适量地予以 CF 解救。临床采用大剂量 MTX 治疗时,CF 解救以 6~8 次及以上为合理。目前,国内外普遍采用的柏林-法兰克福-明斯特协作组 86 解救方案见图 5-1。应用 CF 解救时,一般应解救至 MTX 的血药浓度低于 0.1μmol/L。

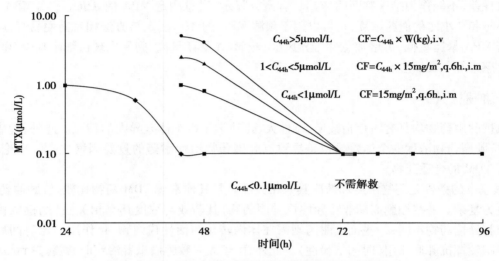

图 5-1　柏林-法兰克福-明斯特协作组 86 解救方案示意图

（二）氟尿嘧啶

氟尿嘧啶(Fluocacile),又称 5-氟尿嘧啶(5-FU)。5-FU 在体内转化为 5-FU 脱氧核苷,是一种广谱、高效的抗代谢药物。对细胞增殖各期都有显著的杀伤作用,尤其是 S 期。目前,5-FU 是国内外应用最为广泛的化疗药物之一,尤其是治疗消化道肿瘤的首选药物。5-FU 治疗时,可发生严重不良反应,以骨髓和消化道不良反应居多。5-FU 的个体差异较大,浓度与毒性反应间具有相关性。对 5-FU 进行 TDM 并据此调整给药方案,可显著提高其抗肿瘤治疗的安全性和有效性。

1. **5-FU 的药动学**　5-FU 主要在肝代谢,大部分代谢产物经胆汁排出。患者肝功能异常时,可导致其代谢及排泄减慢,造成体内蓄积、浓度升高。5-FU 有多种给药方式,静脉滴注 5-FU 的体内过程符合双室模型,半衰期较短,消除较快。5-FU 对癌组织具有高度亲和力,癌组织内的 5-FU 浓度明显高于血浓度。5-FU 浓度常用的测定方法包括 HPLC 和 HPLC-MS/MS 等。

2. **5-FU 的治疗药物监测**　目前,有关 5-FU 有效浓度范围的报道较少。仅有的研究显示,直肠癌患者静脉滴注 5-FU,$C_{120h}>1.5\mu mol/L$ 时,可发生严重的骨髓抑制;头颈肿瘤患者,单个治疗周期的总 $AUC>30\,000\mu g/(L\cdot h)$ 时,可作为预测不良反应发生的指标。

（三）紫杉醇

紫杉醇(paclitaxel,PTX)是一种从紫杉属短叶苏木酚的树皮中分离出,并具有潜在细胞复制作用的抑制剂。PTX 作用于肿瘤细胞后,肿瘤细胞内可积聚大量的微管,这些微管干扰肿瘤细胞的正常功能、阻断肿瘤细胞的正常分裂。目前,PTX 是临床上用于治疗晚期卵巢癌、乳腺癌最好的药物之一。此外,PTX 还对非小细胞肺癌、前列腺癌、头颈部肿瘤、类风湿关节炎等具有良好的疗效。PTX 的剂量限制性毒性主要表现为骨髓抑制和周围神经毒性。

1. PTX 的药动学　注射 PTX 175~275mg/m² 后,其血中药物分布呈双相性。半衰期约为 0.3 小时。注射 PTX 135~350mg/m² 后,其平均 C_{ss} 可高于体外药效作用浓度。PTX 的蛋白结合率高达 95%~97%,不易透过血-脑屏障。PTX 主要由肝脏代谢并经胆汁排出,从肾排出仅为 10%,尿中无代谢产物。PTX 的大分子结构、肝脏代谢等药理学特征,使它成为可腹腔内注射使用的最佳抗肿瘤药物。目前,PTX 浓度常用的测定方法包括 HPLC 和 HPLC-MS/MS 等。

2. PTX 的治疗药物监测　有研究表明,PTX 的血药浓度>0.05μmol/L 的时间与不良反应密切相关。PTX 所致的中性粒细胞减少,与该药血药浓度超过 0.1μmol/L 的维持时间显著相关。

四、抗精神病药物

精神分裂症是一种慢性、致残性精神病样精神障碍,典型及非典型抗精神病药物对精神分裂症的疗效已经获得广泛认可。多数抗精神病药物的药动学个体差异大,不良反应多且严重。通过对抗精神病药物进行 TDM 并制订个体化给药方案,可获得更满意的治疗效果。

与常规的抗癫痫药物等的 TDM 有所不同,抗精神病药物的 TDM 由于缺少商品化的配套试剂,开展此项目的医院需采用自建的分析方法测定药物浓度。目前,国内包括北京、上海等城市的大型精神病专科医院,已开展了氯氮平、利培酮等常用抗精神病药物的 TDM。抗精神病药物浓度测定常用的检测方法有 HPLC、HPLC-MS/MS、放射免疫法等。随着检测方法的快速发展,在对精神分裂症患者的治疗过程中进行必要的 TDM 具有重要的意义。

(一)氯氮平

氯氮平(clozapine)为二苯并二氮䓬类衍生物。因其有效的抗精神病作用和较轻的锥体外系不良反应,该药被誉为精神病治疗史上的一大飞跃。氯氮平自 20 世纪 80 年代在我国投入临床后,被公认是一种疗效较好的非典型抗精神病药物,但氯氮平所致的粒细胞缺乏等不良反应限制了其临床应用。氯氮平的剂量、浓度以及疗效间存在较大的个体差异,有效监测氯氮平及其活性代谢产物的浓度,可为合理应用该药提供更科学的依据。

1. 氯氮平的药动学　口服氯氮平后,其体内药动学特征符合双室开放模型。口服氯氮平的半衰期为 4~14 小时,蛋白结合率约 95%,尿排泄约 20%,代谢产物抗精神病活性较低。口服氯氮平吸收较快,平均 2 小时可达血药峰浓度。为获得最佳 C_{ss},氯氮平的最大给药间隔应<20 小时。氯氮平浓度常用的测定方法包括 HPLC 和 HPLC-MS/MS 法等。

2. 氯氮平的治疗药物监测　氯氮平的血药浓度与药效、不良反应相关。氯氮平治疗精神分裂症时,随着氯氮平浓度升高,疗效略有增加,而不良反应发生率明显升高。在兼顾疗效与不良反应的情况下,以 300~600μg/L 作为有效血药浓度范围较为合适。有学者进一步研究显示,氯氮平血药浓度在 260~390μg/L 时,抗精神病阴性症状效果较好;氯氮平血药浓度在 200~280μg/L 时,抗抑郁症状较好;氯氮平治疗其他附加症状(多与兴奋关联)时,有效血药浓度范围宜为 300~400μg/L。

开展氯氮平的 TDM,对于提高其治疗效果并降低不良反应等方面具有重要意义。但也有研究认为,氯氮平的血药浓度仅能解释 10%~25% 的疗效差异。影响氯氮平血药浓度的因素及其与疗效、不良反应间的关系,仍需要进一步深入研究。

(二)利培酮

利培酮(risperidone,RSP)为苯并异噁唑衍生物。是 20 世纪 80 年代末由比利时杨森制药公司研制的一种新型非典型抗精神病药物。RSP 是选择性的单胺能拮抗剂,与 5-羟色胺能的 5-HT₂ 受体和多巴胺 D₂ 受体有较高的亲和力。RSP 对精神分裂症的阳性和阴性症状均疗效显著,可改善患者的认知功能,锥体外系不良反应轻,临床应用广泛。患者应用 RSP 治疗时,药效及不良反应的个体差异显著。服用相同剂量的 RSP,RSP 的血药浓度可相差 10 倍,而其活性代谢物 9-羟基-RSP 的血药浓度可高达 40 多倍。

1. RSP 的药动学　口服给药后,RSP 可快速、完全吸收,生物利用度约为 70%。RSP 绝大部分经肝代谢,体内原型药物浓度非常低。RSP 的主要代谢产物为 9-羟基-RSP,具有与 RSP 相似的药理活性。每日口服 RSP 4mg，RSP 的浓度约为 2.9μg/L，而 9-羟基-RSP 的浓度约为 24.1μg/L。9-羟基-RSP 的血药浓度与 RSP 的剂量呈正相关，而 RSP 的血药浓度与剂量不相关。RSP 在体内主要经 CYP2D6 酶代谢，因 CYP2D6 也参与其他常用抗精神病药物如喹硫平、氯丙嗪和奥氮平等的代谢，故合并用药时可能会导致 RSP 的代谢下降。对于 RSP 和 9-羟基-RSP 血药浓度的测定，普遍采用 HPLC 法和 HPLC-MS/MS。

2. **RSP 的治疗药物监测**   RSP 的血药浓度与疗效、不良反应不相关，而 9-羟基-RSP 或 RSP 与 9-羟基-RSP 血药浓度之和与临床疗效、不良反应显著相关。因此，如仅测定 RSP 的血药浓度，则并无显著的临床意义。RSP 及 9-羟基-RSP 血药浓度的正常范围参考值分别为：2.15~29.99μg/L 和 4.70~75.87μg/L。当 9-羟基-RSP 浓度为 24.8μg/L，可作为预测锥体外系不良反应的阈浓度。

五、抗微生物药物

（一）万古霉素

万古霉素（vancomycin，Van）是一种三环糖肽类窄谱抗菌药。主要通过破坏细菌细胞壁肽聚糖的合成而发挥杀菌效应。Van 对目前医院感染的主要病原菌-甲氧西林耐药的葡萄球菌，如耐甲氧西林金黄色葡萄球菌，耐甲氧西林凝固酶阴性葡萄球菌，具有强大的抗菌活性。Van 治疗范围窄，个体差异大，血药浓度影响因素多，易发生肾损害等不良反应，对 Van 进行 TDM 并结合临床实施个体化给药治疗具有重要意义。2015 年 9 月，中国药理学会治疗药物监测研究专业委员会发布了《中国万古霉素治疗药物监测指南》，指导临床医师和药师在我国正确开展万古霉素的 TDM 工作。

1. **Van 的药动学**   静脉滴注 Van 的体内过程符合双室模型。Van 主要经肾清除，药物代谢和肾功能呈显著相关性。肾功能不全时，Van 的清除率下降，半衰期延长，浓度升高。肾功能缺失的患者，Van 不能经普通的血液透析清除。老年人 Van 的清除率降低，消除半衰期延长。若对老年患者按常规方案给药，则可引起 Van 的体内蓄积，易引起肾功能损害。Van 的浓度测定常采用 FPIA、HPLC 或 HPLC-MS/MS 法等。

2. **Van 的治疗药物监测**   过高的 Van 谷浓度是引起肾毒性的高危因素。Van 致肾毒性的谷浓度折点为 15~30mg/L。《中国万古霉素治疗药物监测指南》推荐，合用肾损害药物的患者、非重症监护病房患者、肥胖患者、烧伤患者、肾功能不全的患者、老年患者及合并肝疾病的患者推荐进行 Van 的 TDM。对于一般成人患者，推荐 Van 的目标谷浓度维持在 10~15mg/L；对于严重耐甲氧西林金黄色葡萄球菌感染的成人患者，建议 Van 的目标谷浓度维持在 10~20mg/L。对于肾功能正常的患者，建议第 3 天（首次给药48 小时后）开始监测 Van 谷浓度；对于肾功能不全的患者，推荐首次给药 72 小时后开始监测 Van 谷浓度。对于严重耐甲氧西林金黄色葡萄球菌感染的成人患者，建议给予首剂负荷剂量。

（二）替考拉宁

替考拉宁（teicoplanin）是由游动放线菌属发酵产生的一种糖肽类抗菌药。替考拉宁可通过抑制细菌细胞壁合成，从而抑制细菌生长。替考拉宁为非肠道给药，抗菌谱与 Van 相似，适用于治疗重症葡萄球菌，特别是耐甲氧西林葡萄球菌的感染。部分对 Van 耐药的金黄色葡萄球菌，对替考拉宁仍然敏感。替考拉宁对革兰氏阳性球菌的活性特别是对耐甲氧西林葡萄球菌和肠球菌属的活性较 Van 强，有更低的肾毒性、更长的半衰期、红人综合征发生率低等优点。

1. **替考拉宁的药动学**   替考拉宁口服不吸收，静脉和肌内注射有很好的耐受性。静脉给药 3~12mg/kg，消除半衰期为 155~188 小时；肌内注射 6mg/kg 时，消除半衰期为 182 小时。替考拉宁的血浆蛋白结合率为 90%~95%，对肝肾功能影响小。替考拉宁在体内代谢很少，97% 的药物由肾从尿中以原型排出。肾功能障碍的患者，替考拉宁的消除半衰期明显延长，可达 102~347 小时。替考拉宁浓度测定的常用方法包括 HPLC 和 HPLC-MS/MS 法。

2. **替考拉宁的治疗药物监测**   当替考拉宁的血药浓度未达到有效浓度范围时，极易诱发细菌耐药和治疗失败。替考拉宁注射液治疗严重感染时，其谷浓度应大于 10mg/L。

（三）利奈唑胺

利奈唑胺（linezolid）是第一个人工合成的唑烷酮类抗菌药。通过结合于细菌 50S 核糖体亚基的核糖体肽酰转移酶活性中心，抑制细菌蛋白质合成，从而发挥抗菌作用。利奈唑胺是一类完全人工合成的制剂，在自然界不存在天然耐药现象。利奈唑胺对革兰氏阳性球菌、诺卡菌和分枝杆菌，对耐甲氧西林金黄色葡萄球菌（methicillin-resistant staphylococcus aureus，MRSA）、耐万古霉素肠球菌（vancomycin resistant enterococci，VRE）和耐药肺炎球菌等革兰氏阳性球菌均有强的抗菌活性，是临床治疗 MRSA 和 VRE 感染的首选药物之一，在治疗危重患者感染时发挥重要的作用。此外，利奈唑胺还具有确切的抗结核效果，即使在 pH 降低时，对结核分枝杆菌也存在很好的抗菌活性。利奈唑胺对吡嗪酰胺耐药的结核杆菌也有效。

一般情况下，静脉滴注或口服利奈唑胺 600mg（成人）或 10mg/kg（儿童）即可，无须监测血药浓度。但由于病理生理条件下存在影响药物体内分布和排泄的多种因素（如水肿、液体治疗、胸腔积液、腹水、腹膜渗出液和烧伤等），可能造成利奈唑胺发生明显的个体差异（如表观分布容积增加、肾脏清除率改变等），导致细菌不能有效根除。对于这些特殊人群，必须通过 TDM 的方法提高疗效、降低毒性并延缓耐药的发生。

1. 利奈唑胺的药动学　利奈唑胺口服吸收快速而完全，给药后 0.5~2 小时浓度达峰值，半衰期 4.4~6.9 小时，绝对生物利用度 100%。利奈唑胺与高脂食物同服时，达峰时间延迟、血药峰浓度降低约 17%、总暴露量相似。利奈唑胺几乎在所有器官组织（血液、皮肤软组织、脂肪、肌肉、骨关节、肺部、泌尿道、中枢神经系统和腹腔等）均能达到有效的抑菌浓度。利奈唑胺的血浆蛋白结合率约为 31%，且无浓度依赖性。在健康志愿者中，稳态分布容积为 40~50L。利奈唑胺的这一药动学特点，使其可以先静脉注射后迅速转换到口服，且无须进行剂量调整，甚至可以开始就采用口服给药的方式进行治疗。

利奈唑胺主要在血浆和组织内通过吗啉环氧化，即非酶途径代谢，与细胞色素 P450 系统无关。静脉给药有良好的耐受性，主要经非肾脏途径排泄，首次给药后尿中原型药的回收率为 30%。随儿童患者年龄增加，利奈唑胺清除率逐渐降低。青少年患者的清除率与成人相似。对于老年、轻中度肝肾功能异常患者，利奈唑胺的血药浓度与健康志愿者相似，因此对该类患者无须调整剂量。与利奈唑胺联合用药，不会改变主要由肝药酶 CYP2C19 代谢的华法林、苯妥英等的药动学特征。与肾上腺能（拟交感神经）或 5-羟色胺制剂联用，可能存在潜在的相互作用。健康受试者接受利奈唑胺及超过 100mg 的酪胺时，可发生明显的升压反应，使用利奈唑胺的患者应避免使用酪胺含量高的食物和饮料。目前，国内外关于利奈唑胺血药浓度的测定方法，主要为 HPLC 和 HPLC-MS/MS 法。

2. 利奈唑胺的治疗药物监测　利奈唑胺的疗效和不良反应与其药动学/药效学（pharmacokinetics/pharmacodynamics，PK/PD）参数（$AUC_{0~24h}$/MIC、C_{min}、t>MIC 等）明显相关。AUC/MIC 比值以及 t>MIC 比率为利奈唑胺临床疗效的理想预测指标。对于菌血症、下呼吸道感染和皮肤软组织感染的危重患者，$AUC_{0~24h}$/MIC 达到 80~120 时，利奈唑胺的治疗成功率显著提高。有研究显示，t>MIC 占 85% 以上也可作为良好的疗效预测指标。当 $AUC_{0~24h}$/MIC<120 时，其与 t>MIC 呈线性正相关；当 $AUC_{0~24h}$/MIC>120 时，t>MIC 几乎占 100%。

（四）两性霉素 B

随着广谱抗生素、糖皮质激素、免疫抑制剂以及各种侵入性治疗措施的广泛应用，真菌感染的发病率日趋增高。抗真菌药物的治疗窗窄，安全性低。与氨基糖苷类、氯霉素、Van 等抗菌药比较，抗真菌药的 PK/PD 相关性资料尚缺乏，多数抗真菌药物的 PK/PD 关系尚不明确与完整，TDM 的临床实践较少。目前，仅证实了部分抗真菌药物的血药浓度与疗效、毒性反应相关。为了降低患者因个体浓度差异而导致的治疗失败，对上述抗真菌药物开展 TDM 是行之有效的方法。

两性霉素 B（amphotericin B）于 1956 年上市，作用于细胞膜，与麦角固醇结合，可通过增加膜的通透性达到杀真菌的目的。两性霉素 B 为浓度依赖型杀菌药，并有抗生素后效应。因其广谱和强大的抗真菌活性，使其已成为临床治疗深部真菌感染的主要药物之一。两性霉素 B 由于有较严重的不良反应，应用受到了限制，其肾毒性多与蓄积剂量相关。目前，尚缺少两性霉素 B 药物浓度与疗效关系的研究数据。仅有的几项药动学研究表明，两性霉素 B 缺乏或不符合 TDM 的标准。因此，TDM 在两性霉素 B 的使用中并不常规进行。

（五）伏立康唑

伏立康唑（voriconazole）是三唑类抗真菌药物的代表药物之一。于 2002 年在美国上市。其化学结构与氟康唑类似，主要用于治疗侵袭性曲霉菌、对氟康唑耐药的念珠菌及由足放线病菌属和镰刀菌属引起的严重感染。伏立康唑最常见的不良反应为视觉损害、皮疹和肝功能损害。伏立康唑的血药浓度个体差异大，与多种药物合用时可发生明显的相互作用。2009 年，美国传染病学会更新的侵袭性念珠菌治疗指南指出，三唑类抗真菌药的药动学、药效学特征已经达到了需要进行 TDM 的标准。三唑类代表药物的 TDM 情况见表 5-4。

表 5-4   三唑类抗真菌药物的 TDM

| 药物 | 血药浓度相关性 | | 监测时间（日） | 有效浓度范围（mg/L） |
	毒性	药效		
伊曲康唑	否	是	5~7	治疗：>1.0 预防：>0.5
伏立康唑	是	是	2~3	1.0~5.5
泊沙康唑	否	是	3~5	>1.5

需监测情况：治疗初期、疗效减弱及发生药物相互作用。

1. 伏立康唑的药动学   伏立康唑有口服和静脉两种剂型。该药口服吸收完全，生物利用度约为 90%。口服给药后 2 小时，可达血药峰浓度；静脉或口服给药后约 5 日，血药浓度可达稳态。伏立康唑在人体内的分布广泛，食物可影响伏立康唑的吸收。口服伏立康唑后，其在成人体内的代谢呈非线性药动学特征，而在儿童体内则表现为线性药动学特征。伏立康唑主要在肝脏代谢，代谢物主要经尿液排出。尿液中伏立康唑的原型药物较少，仅为 5% 左右。伏立康唑的蛋白结合率约为 58%，肝肾功能不全时，对伏立康唑的蛋白结合率几乎无影响。

2. 伏立康唑的治疗药物监测   伏立康唑的浓度与疗效和不良反应具有相关性，伏立康唑血药浓度低于有效浓度范围时，治疗效果较差。当伏立康唑血药浓度>5.5mg/L 时，易发生不良反应；当伏立康唑血药浓度<1mg/L 时，药物的有效性则明显降低。

（六）庆大霉素

TDM 应用最广泛的抗菌药为氨基糖苷类。氨基糖苷类抗菌药抗菌谱广、杀菌活性强，具有抗生素后效应，与 β-内酰胺类抗菌药有显著的协同作用，在治疗严重的院内感染中具有重要价值。氨基糖苷类抗菌药为浓度依赖型抗菌药，主要不良反应为耳毒性和肾毒性（表 5-5）。为了保证达到有效的治疗浓度和避免潜在的毒性作用，临床应用时需对其进行 TDM，以保证治疗的安全、有效。目前，测定氨基糖苷类药物的方法主要有微生物法、IA 和色谱法等。应用较多的为 FPIA 法，其具有 HPLC 法的优点且样品不需特殊处理，但仪器较为昂贵。

表 5-5   氨基糖苷类抗菌药物的耳毒性和肾毒性比较

| 抗菌药物 | 耳毒性 | | 肾毒性 |
	耳蜗	前庭	
庆大霉素	+	+++	+
阿米卡星	+++		+
妥布霉素	+	+++	+
链霉素	+	+++	+
卡那霉素	+++	+	+++
新霉素	+++		+++

注："+"表示毒性强度。

庆大霉素(gentamicin,Gen)是临床常用的广谱氨基糖苷类抗菌药。主要用于革兰氏阴性菌及革兰氏阳性菌感染,在治疗胃肠道细菌感染、尿路感染及腹腔手术中应用非常广泛。由于 Gen 明显的耳毒性和肾毒性,限制了其在临床应用。Gen 的浓度与临床疗效间有相关性。

1. **Gen 的药动学**　Gen 所致的耳毒性,多出现在内耳淋巴液与血药浓度达平衡时。Gen 在内耳的药物峰浓度多出现在用药后 5 小时,内耳 Gen 的半衰期为 10~12 小时。因此,Gen 给药方案中应保证首次给药的最高血药峰浓度出现在用药后 2 小时内,以使内耳淋巴液与血药浓度平衡时,Gen 的血药浓度已经显著降低。Gen 的给药间隔时间应大于 12 小时,确保内耳 Gen 浓度可充分降低。Gen 多次给药,可产生蓄积作用,可高达有效血药浓度的 10~50 倍。Gen 的临床用药一般为 5~7 日,不宜超过 10 日。对老年人、肾衰竭患者及严重脱水患者,应及时调整 Gen 的剂量。应用 Gen 时,应避免联用其他肾毒性药物。

2. **Gen 的治疗药物监测**　Gen 的最佳血药峰浓度为 4~10mg/L、谷浓度<2mg/L。Gen 每日 1 次给药的肾毒性小于每日 2~3 次,间隔 6~8 小时给药。根据 Gen 的血药浓度结果对患者进行个体化给药,可使耳、肾毒性发生率明显降低。

六、抗逆转录病毒药物

人类免疫缺陷病毒(human immunodeficiency virus,HIV)是一种逆转录病毒。其复制过程依赖一种独特逆转录酶将病毒 RNA 逆转录为 DNA 前病毒。艾滋病即获得性免疫缺陷综合征(acquired immunodeficiency syndrome,AIDS)是由 HIV 引起的一种传染病,已成为威胁全人类的重大传染病。逆转录酶抑制剂可分为核苷类和非核苷类逆转录酶抑制剂两类,可有效抑制逆转录病毒的复制,是临床上最早应用的抗AIDS 药物。国内外的 AIDS 治疗指南均认为,对抗逆转录病毒药物进行 TDM 对 AIDS 的治疗是有益处的,可改善患者的治疗依从性、预测浓度依赖性不良反应、减少药物间的相互作用等。未进行抗逆转录病毒药物监测的 AIDS 患者,极易发展为因体内药物浓度不适而导致的耐药。目前,市场上尚未出现抗逆转录病毒 TDM 的商品化试剂盒。对抗逆转录病毒药物的 TDM,多在各个临床实验室开展。

在我国抗 HIV 感染治疗的用药方案中,齐多夫定+拉米夫定+依非韦伦作为一线药物使用。该治疗方案对中国 HIV-1 感染患者的疗效确切,严重不良反应的发生率较低,依从性较好。国外很多研究已经证实,齐多夫定、拉米夫定、依非韦伦等药物的浓度与疗效、不良反应间具有显著相关性。目前,多数临床研究均支持对依非韦伦进行 TDM。

依非韦伦(efavirdine,EFV)是一种新型非核苷类 HIV-1 逆转录酶抑制剂。具有不良反应少、价格相对低廉、半衰期长、服药方便等优点。长期应用依非韦伦,很少发生如蛋白酶抑制剂类抗 HIV 感染药物引起的血脂代谢异常及脂肪营养不良等反应。1998 年,EFV 获美国 FDA 批准用于抗 HIV 感染,并成为国际AIDS 治疗指南推荐的非核苷逆转录酶抑制剂类首选药物。

1. **EFV 的药动学**　EFV 血浆蛋白结合率高、半衰期长达 40~55 小时,患者每日服用 1 次即可有效抑制 HIV 的复制。EFV 主要经肝代谢,具有肝药酶诱导作用。EFV 与其他蛋白酶抑制剂联合应用时,可加速其他蛋白酶抑制剂的代谢、降低 AUC,而 EFV 本身的药动学参数无明显改变。核苷类逆转录酶抑制剂如齐多夫定、拉米夫定、司他夫定等均不影响 EFV 的体内代谢过程。

2. **EFV 的治疗药物监测**　EFV 的浓度偏低,可诱使 HIV 产生耐药。当 EFV 的血药浓度低于 1mg/L时,治疗失败率显著高于 EFV 浓度>1mg/L 以上的患者。患者若以 EFV = 1mg/L 为有效浓度下限值时,EFV 血药浓度大于此值的临床患者中,约 70% 可有效抑制病毒复制;而若将此值提升至 2mg/L 时,约有80% 以上的患者可得到有效的病毒抑制。

目前,EFV 的最佳有效血药浓度范围尚未确定。有学者提出,EFV 的血药浓度为 1~4mg/L 时,为最佳有效血药浓度范围。血药浓度在此范围的患者,可有效抑制病毒复制并且中枢神经系统不良反应最小。

七、中成药及其他

目前,有关中药 TDM 的理论和方法尚不健全,中药 TDM 的发展相对滞后、处于探索阶段。对中药安全性的认识不足、中药成分的相对复杂、缺乏适当的、先进的分析仪器及技术等原因,均严重制约了中药

TDM 的发展。近年来,中药药动学及临床药动学的研究为开展中药 TDM 奠定了初步基础。以中医药理论为基础,对中药进行系统性研究,再结合中医临床经验,借鉴西医临床药学理论,建立合理、可靠的临床 TDM 指标,将是未来开展中药 TDM 的主要发展方向。

地高辛(digoxin,DIG)是从毛花洋地黄叶中提取的一种二级苷,称为异羟基洋地黄毒苷。属洋地黄类制剂,是临床常用的经典强心苷类药物之一。DIG 广泛用于急慢性充血性心力衰竭、室上性心动过速、心房颤动和心房扑动的治疗。DIG 治疗指数低,有效浓度范围窄,药动学和药效学个体差异大,不同药厂生产的 DIG 制剂生物利用度存在差异等因素,使得开展 DIG 的 TDM 具有重要的意义。

1. **DIG 的药动学**　口服 DIG 后,片剂的吸收率为 60% ~ 80%,胶囊制剂的吸收率可达 90% 以上。吸收的 DIG 可于 6 ~ 8 小时后,分布于全身组织。约有 16% 的 DIG 在体内被分解代谢,其余则以原型从尿液中排出。肾功能异常时,DIG 的清除时间显著延长。血液交换、腹膜透析、血液透析或体外循环不能清除体内的 DIG。女性、儿童、老年患者的 DIG 浓度偏高。与红霉素、奥美拉唑、维拉帕米、普罗帕酮等合用,DIG 血药浓度升高;与制酸药、阴离子交换树脂以及抗肿瘤药等合用,DIG 血药浓度降低;肝药酶诱导药可加速 DIG 代谢,使其血药浓度降低。

目前,FPIA 法是测定 DIG 浓度的主要方法。HPLC-MS/MS 法是继 FPIA 法后分辨率更高的一种检测方法。HPLC-MS/MS 法具有快速、准确、不易产生交叉反应等优点,但操作烦琐、费时,且该类仪器价格昂贵,因此其临床推广严重受限。

2. **DIG 的治疗药物监测**　DIG 血药浓度的正常范围为 0.5 ~ 2.0ng/ml。当 DIG 的血药浓度在此范围内时,多数患者的病情可得到有效控制,疗效满意。当 DIG 的血药浓度>2.0ng/ml 时,出现中毒症状的患者明显增多。DIG 的中毒剂量和治疗剂量非常接近,中毒症状出现和浓度密切相关。DIG 的中毒症状可逆,如及时停药,待浓度下降后可消失。

DIG 的有效浓度范围与中毒浓度和无效浓度间存在交叉,不能简单地根据 DIG 的浓度来判断中毒或剂量不足。在对患者予以 DIG 的血药浓度测定时,要在血药浓度结果基础上,综合临床症状和相关检测指标,制订合理的 DIG 个体化给药方案。

（菅凌燕）

第四节　药物基因组学的研究内容

一、概述

药物基因组学(pharmacogenomics)是 20 世纪 90 年代在遗传学、基因组学、遗传药理学基础上发展起来的一门新兴的交叉学科。是研究 DNA 和 RNA 特征的变异与药物反应相关性的科学,即研究基因序列的多态性与药物效应多样性之间的关系。其主要在基因水平研究药物代谢酶的多态性、药物转运体的多态性、药物受体的多态性和药物靶标的多态性等,来揭示药物治疗中药效和不良反应差异的遗传特征,鉴别基因序列中的差异。

遗传药理学主要研究这些基因中的变异及其表达对药物反应的影响。遗传药理学和药物基因组学是一个学科范畴,这两门学科均研究遗传因素对药物作用的影响。二者的研究目的和范围各有侧重、但互有交叉重叠。药物基因组学比遗传药理学更全面地考虑基因变异对药物反应的影响。

药物基因组学的深入研究为个体化药物动力学提供了依据,揭示了遗传因素在个体化治疗中的作用。1990 年,美国启动国际人类基因组计划(Human Genome Project,HGP),为研究药物相关基因及其对药物代谢和反应的影响提供了更多、更完整的信息,1997 年,药物基因组学应运而生。药物基因组学的兴起再次带动个体化治疗新的高潮,"量体裁衣"式的药物治疗革命与基因检测紧密联系在一起。2005 年 3 月,美国食品药品监督管理局(FDA)颁布了面向药厂的"药物基因组学资料呈递"(pharmacogenomic data submissions)指南,其目的是推进更有效的新型"个体化用药"进程,最终达到视"每个人的遗传学状况"而用药。2007 年,FDA 首次批准了一种药物基因组学检测方法,用于判断常用抗凝药物华法林的用量及敏感性。2015年之后随着精准医学计划的提出,药物基因组学开始飞速发展。美国临床药物基因组学应用委员会发布了35个药物的临床药物基因组学应用指南,国家卫生健康委也推出了两部试行版指南,用于指导预测不同基因型患者在应用药物时的疗效和毒性。

二、药物基因组学的研究内容

药物疗效和不良反应存在个体差异是药物治疗中极其常见的现象。例如,在正常人群中药物代谢酶的动力学参数,如Michaelis常数、最大反应速率等差异范围很大,从体内实验获得的药物清除率相差4~40倍及以上,这种差异因不同药物和人群而异。导致如此巨大差异的因素有环境因素、生理因素、病理因素等,但经大量孪生子研究和家系研究证明,遗传因素才是导致药物代谢反应个体和人群差异的决定性因素。遗传突变引起药物代谢和反应差异主要来自编码药物代谢酶、受体和药物转运蛋白的基因的遗传多态性。因此,药物代谢酶、受体、药物转运蛋白等的遗传多态性是遗传药理学的主要研究内容。

1. 阐明由遗传变异引起的与药物治疗有关的各种异常:①以对药物的敏感性增高或降低为特征的异常反应及引起这些反应异常的遗传机制;②因对药物耐受而引起的治疗失败;③因药物代谢酶诱导引起恶化的疾患;④可能因长期慢性用药而引起的疾患;⑤病因不明的、可能与药物有关的疾患;⑥与食物有关的疾患(如G-6-PD缺乏);⑦药物代谢酶、药物转运体和药物靶标的基因多态性与表型多态性。

2. 阐明药物反应个体差异中、最终可能有功能意义的候选蛋白和它们的相关基因与它们的基因家族,以及导致药物反应多态性的常见基因多态性,包括:①药物代谢酶;②调控细胞内向和外向通道的转运蛋白;③靶受体和靶酶;④信号传递复合物;⑤上述系统和物质的控制与调节;⑥上述系统和物质的相互作用和多效反应。

3. 开发和建立离体模型(包括人类、动物和非哺乳类种属)和计算机模型,并认识和查明这些模型的特性,以便研究人类基因(包括单基因和多基因)及多态性,以及它们在药物反应个体差异中的作用,包括:①转基因动物模型;②有相似遗传机制的其他有机生物体模型;③细胞培养和微生物模型;④可用于分析功能效应的计算机模型;⑤发现和确立可用于确定表型的工具(探针)。

4. 基于家系患者和人群进行遗传学和分子流行病学研究,发现和阐明与药物反应变异相关的候选基因。包括:①系谱连锁分析;②同胞配对研究;③相关等位基因研究;④相关全基因组研究;⑤人群的流行病学研究。

5. 阐明药物反应蛋白和相关基因在疾病发生等方面的作用,包括:①影响恶性肿瘤发生的药物反应蛋白和相关基因及多态性的遗传学、分子生物学和流行病学研究;②与心血管、肺、血液学系统有关的药物反应蛋白和相关基因;③幼儿反应蛋白和相关基因的发育;④环境对药物反应蛋白和相关基因的影响;⑤参与精神疾患和认知障碍治疗的药物反应蛋白和相关基因;⑥可能参与老年人的药物不良反应和药物相互作用的药物反应蛋白。

三、药物基因多态性

药物基因多态性是由同一正常人群中的同一个基因位点上具有多个等位基因引起,并由此导致药物和机体的相互作用出现多种表型,这些多个等位基因中的任何一对等位基因决定的表型的发生频率应在1%以上。

遗传多态性在药物代谢或药物效应的相关蛋白中非常普遍,因此成为药物基因组学领域中的重要研究内容。检测引起药物代谢或反应变异的遗传多态性的过程,由于人类基因组计划的实施而发生了根本的变化。在前基因组时代(1950—2000年),是先在临床工作中发现药物反应或代谢异常的个体,然后通过家系研究确定遗传所致表型多态性,再在不同表型人群中分析、比较发现其基因变异,即确立基因多态性。在后基因组时代,则更多的是阐明候选基因的基因多态性,然后通过大样本人群研究,确立基因多态性和药物效应的关系。

（一）药物代谢酶基因多态性与药物效应

据估计人体约有170个基因产物影响药物的体内处置,其中超过一半存在基因多态性。药物代谢酶参与内源性物质和外源性物质的代谢,许多药物代谢酶的遗传多态性具有显著的功能意义,通常遵循基因剂量效应。

1. **Ⅰ相代谢酶**   Ⅰ相代谢酶负责催化绝大多数药物在体内的第一步生物转化,生成亲水性更强的代谢物,以便从体内排出。通过考察某个代谢酶的特异性探针底物在体内的代谢快慢,可以将个体分为四种代谢表型:慢代谢型(poor metabolizers,PM)、中间代谢型(intermediate metabolizers,IM)、快代谢型(extensive metabolizers,EM)和超快代谢型(ultrarapid metabolizers,UM)。

细胞色素 P450 酶(cytochrome P450 enzyme,CYP)超家族是最重要也是目前研究最多的药物代谢酶。在人体内已经发现 57 条基因编码 CYP 酶,科学家根据这 57 种 CYP 酶氨基酸序列的相似程度,将它们分为 18 个家族和 100 多个亚家族。这些 CYP 酶中,已知有 42 个参与到内源性物质和外源性化学异物的代谢,15 个参与人体内的药物代谢。其中几个 CYP 同工酶的编码基因呈现高度的变异多态性,包括 *CYP2A6*、*CYP2B6*、*CYP2C9*、*CYP2C19*、*CYP2D6* 和 *CYP3A4/5*,成为药物基因组学研究的焦点。

(1) CYP2C9:CYP2C9 是 CYP2C 亚家族表达量最高的同工酶,占到肝总 P450 含量的 18%～30%。其编码基因存在多态性,目前已知的突变等位基因至少有 60 个,其中 7 个位点在不同人种有明显差异。其中 *CYP2C9 * 2* 和 *3* 是欧洲裔中最常见的突变,也是已经研究最多的。*CYP2C9 * 2* 等位基因是 3 号外显子上的点突变(*c. 3608C>T*,*rs1799853*)导致蛋白第 144 位上精氨酸变为半胱氨酸,*3* 突变(*c. 42614A>C*,*rs1057910*)在 7 号外显子上,相应的 359 位异亮氨酸变为亮氨酸。*CYP2C9 * 2* 和 *3* 型的酶活性分别只有野生型的 70%～90% 和 10%～20%。对于大多数主要由 CYP2C9 代谢的药物,只携带一个拷贝 *3* 会使清除率下降约 50%,而 *3* 纯合子个体的清除率则会下降 5～10 倍。*CYP2C9 * 2* 和 *3* 在白种人中比较常见,频率分别约为 13% 和 7%,而在黑种人中分别只有 3% 和 2%,*CYP2C9 * 2* 亚洲人群中基本上没有,而大约只有 4% 的亚洲人是 *CYP2C9 * 3* 的杂合子。

体外异源性表达 CYP2C9 变异体显示对 *S*-华法林羟化活性明显低下,尤其是 *CYP2C9 * 3* 更甚。在体试验表明 *CYP2C9 * 3* 纯合子对 *S*-华法林清除率仅为 *CYP2C9* 野生型的 10%,即酶活性下降 90%。因此应用华法林抗凝治疗的患者,明确 *CYP2C9* 基因型对预测最佳用药剂量十分重要。例如,对 *CYP2C9 * 3* 纯合子患者只需每日给予 0.5～2mg 消旋华法林,而对 *CYP2C9* 野生型患者则需每日给 3～7mg 才能达到治疗目的。此外,与随机对照组相比,*CYP2C9 * 3* 患者在治疗之初表现出更多的副作用以及主要出血并发症的危险性。

(2) CYP2C19:CYPC19 约占肝脏 CYP 酶总含量的 8%,大概涉及 5% 药物的代谢,其活性的个体间差异主要是由基因型决定。*CYP2C19* 多态性影响的药物很多,包括氯吡格雷、普拉格雷、西酞普兰、伏立康唑、质子泵抑制剂(如奥美拉唑、兰索拉唑、阿米替林、舍曲林)等。*CYP2C19* 无功能突变导致的慢代谢表型在亚洲人中出现的频率最高(约 15%),白种人为 3%～5%。*CYP2C19 * 2*(*rs4244285*)定义的是发生在第 5 号外显子的剪切突变 *681>A*,该突变导致终止密码子过早出现,翻译生成不完整的无效酶蛋白。*CYP2C19 * 3*(*rs4986893*)是出现在第 4 号外显子上的突变,导致终止密码子提前出现。*CYP2C19* 上也存在增强酶活性的突变,即 *CYP2C9 * 17*(*rs12248560*,*-806C>T*)等位基因,它显著升高 CYP2C19 的转录活性。*CYP2C19 * 17* 在高加索人(约 21%)和非洲人(约 16%)中较常见,而在东亚人中很少见(2.7%)。临床数据表明 *17* 可以明显降低奥美拉唑、伏立康唑等的体内暴露量,但可以增加氯吡格雷活性代谢物的量。

(3) CYP2D6:*CYP2D6* 是药物基因组学研究领域研究最早的药物基因,CYP2D6 代谢酶也是最为深入的细胞色素 P450 酶,参与了 25%～30% 临床用药的代谢。FDA 已经在 70 多个药物的说明书注明要求考虑 *CYP2D6* 基因多态性对用药的影响。如氟哌啶醇、他莫昔芬、美托洛尔、可待因等。CYP2D6 不能被诱导,因此基因型是决定其活性的主要因素。

目前发现的 *CYP2D6* 突变位点已有 80 个左右,其中有的突变可以导致酶活性丧失,称为无效等位基因,常见的无效等位基因是 *5*,它意味着整条 *CYP2D6* 基因的缺失。*5* 在大多数人种中的出现频率为 3%～6%。有的突变只是减弱酶活性,称为损害等位基因,例如东亚人最常见的 *CYP2D6 * 10* 型(约 50%),该突变是非同义的:*Pro30Ser*,导致酶不稳定和催化能力下降。

CYP2D6 代谢表型可分为慢代谢型(PM)、中间代谢型(IM)、快代谢型(EM)和超快代谢型(UM)。

PM 携带无效等位基因,IM 具有损害等位基因,EM 是野生基因型,而 UM 由多基因拷贝引起。很多数据已经证实 *CYP2D6* 药物基因组学对于临床的重要性。目前关于 PM 的研究结论最为一致:PM 服用治疗窗窄的药物时容易出现不良反应,相反,需要 CYP2D6 代谢激活的药物容易效果不佳。而 IM 和 EM 的临床相关性还不明朗。CYP2D6 代谢的药物大约一半是精神科用药,这些药的特点是:治疗反应延迟,治疗窗狭窄,并且有多种不良反应。系统研究表明 CYP2D6 的 PM 和抗抑郁药、抗精神病药引起的不良反应相关。因此临床上推荐根据 *CYP2D6* 基因检测和 TDM 调整精神类药物的剂量。可待因、氢可酮、羟考酮、曲马朵等都需要 CYP2D6 激活的前药,因此 PM 服用可待因类药物后容易缺乏镇痛作用,而 UM 则会药效过强。

（4）CYP3A4/5:人类 CYP3A 亚家族包括 CYP3A4、CYP3A5、CYP3A7 和 CYP3A43,其中 CYP3A7 在胎儿阶段重要,出生后含量下降。CYP3A4 和 CYP3A5 的底物基本一致,因此很难通过体内外活性表型将它们区分开来。CYP3A4 是人类肝和小肠中含量最高的 CYP 同工酶,其所参与代谢的药物也最多。遗传会导致 CYP3A4 活性存在巨大的个体差异,但是大量研究后并没有发现有显著意义的常见突变,也未找到 *CYP3A4* 基因型和表型的显著关联。启动子上的 *CYP3A4 * 1B* 基因型($-382A>G$, rs2740574)可能会增加 *CYP3A4* 的表达,有临床报道 *CYP3A4 * 1B* 减少茚地那韦的肠道吸收,却升高多西他赛的清除率。*1B* 在黑种人中的频率较高,为 35% ~ 67%,白种人中为 2% ~ 10%,亚洲人中基本没有。*CYP3A4 * 18*(rs28371759)药物基因位点在东亚人群的突变频率为 1% ~ 2%,其他人群的突变率更低,该变异导致 CYP3A4 酶蛋白上 293 位由亮氨酸变为脯氨酸,可能会增强酶活性。CYP3A4 也涉及内源性物质的代谢,如类固醇激素、胆汁酸等。虽然 CYP3A5 在肝脏和肠道中的含量低于 CYP3A4,但是其遗传变异（如 *CYPA5 * 3*)对药物代谢的影响要比 *CYP3A4* 明显得多。已发现的 *CYP3A5* 突变至少有 15 个。约 80% 高加索人和 30% 非洲人是 *CYP3A5 * 3* 的纯合子,不表达 CYP3A5 酶。

（5）5,10-亚甲基四氢叶酸还原酶（MTHFR）:是甲硫氨酸-叶酸代谢循环过程中的关键酶,负责将四氢叶酸催化生成 5,10-亚甲基四氢叶酸,它决定体内是否能够有效利用叶酸,对于维持同型半胱氨酸的正常水平具有重要作用。

MTHFR 由 *MTHFR* 基因编码,具有多态性,目前研究最多的基因位点是 *MTHFR*(rs1801133,677C>T; rs1801131,A1298C),两个重要的错义突变均导致所编码叶酸循环的限速酶 MTHFR 活性改变。*677C>T* 突变导致编码氨基酸第 222 位丙氨酸替换为缬氨酸（Ala222Val）,使得 MTHFR 酶活性和稳定性均下降。*677C>T* 在黄种人的突变频率为 30% ~ 50%。*677C>T* 使叶酸转化为 5-甲基四氢叶酸的能力显著降低,导致高同型半胱氨酸血症,加快血栓调节因子的表达,从而促进血小板黏附和聚集。*677C>T* 导致的血液凝固异常,极大提高了脑卒中、冠心病和静脉血栓等疾病的风险。因此,对于 *CT* 基因型,尤其是 *TT* 基因型的人来讲,需要更加注意对心脑血管疾病的预防措施,如选择健康的生活方式,并且每日补充适量叶酸以降低脑卒中发生率。

对孕妇而言,*677C>T* 导致的叶酸代谢障碍会在孕早期干扰神经管闭合,导致新生儿的多种出生缺陷,例如神经管缺陷、唐氏综合征和唇腭裂等。因此,应对 C/T 和 T/T 型个体分次补充更大剂量的叶酸,以达到有效的叶酸浓度。

（6）羧酸酯酶:酯酶即水解酶,可以将酯类化合物分解成酸和醇,对于很多前药的激活有着非常重要的作用。药动学相关的酯酶主要有羧酸酯酶（CES）、丁酰胆碱酯酶和对氧磷酶。

CES 有多个同工酶,CES 分布在很多组织的内质网上,CES1 和 CES2 在肝中含量最高。另外,CES1 在肾清除中也很重要,而小肠和结肠的 CES2 则影响口服药物清除。CES 负责很多前药的代谢激活,这些前药都是酯类化合物。例如抗癌药伊立替康被 CES1、CES2 和 CES3 转化成活性代谢物 SN-38,其中 CES2 对伊立替康的代谢能力最强。临床上已发现 *CES1* 基因突变会改变一些底物的药动学。$-816A>C$ 是 CES1 启动子上的变异,可以增强转录活性,进而提高前药咪达普利的抗高血压效果。4 号外显子上也有一个非同义突变 428G>A（Gly143Glu）导致 CES1 活性严重下降。

2. Ⅱ相代谢酶　　代谢的主要目的是增加体内化学物的极性和亲水性,便于这些异物从体内排出。很多Ⅰ相代谢物的亲水性还不能使它们被有效地排泄,因此还需要经历Ⅱ相代谢。Ⅱ相代谢通常是将Ⅰ相代谢物或者直接是原型药物结合一个极性非常强的内源性分子。

（1）尿苷二磷酸葡糖醛酸转移酶（uridine diphosphate glucuronate transferase，UGT）：UGT 是药物相关的最重要Ⅱ相代谢酶系统，UGT 同工酶中 *UGT1A1* 研究最多，以 *28 多态性研究最为深入。*UGT1A1*28 纯合子在美国白种人中的频率为 9%，在美国黑种人中则达 23%，而在中国人中只有 2%。亚洲人比较特有和常见（16%~23%）的变异是 *UGT1A1*6（rs4148323）基因型。UGT1A1 最重要的内源性底物是胆红素，脂溶性的未结合胆红素被 UGT1A1 催化生成水溶性胆红素葡糖醛酸结合物，由于未结合胆红素的毒性远远大于结合型胆红素，因此胆红素的葡糖醛酸化也是其代谢解毒过程。UGT1A1 由于基因变异引起的活性下降会导致胆红素代谢异常，进而引发相关疾病或者容易出现药物诱导的高胆红素血症/黄疸，例如在亚洲人中，*6 是导致 Gilbert 综合征（临床表现为长期间歇性轻度黄疸）的一个常见原因。*UGT1A1*28（rs3064744）基因型对伊立替康毒副作用的影响是被 FDA 最早加入药品说明书的药物基因组学信息。

（2）硫代嘌呤-S-甲基转移酶（thiopurine S methyl transferase，TPMT）：TPMT 对 6-硫基嘌呤、硫唑嘌呤和 6-硫鸟嘌呤等硫嘌呤药物的解毒过程非常关键，其基因变异导致的酶活性缺陷会大大增加服用硫嘌呤类药物后出现毒性的可能性，例如骨髓抑制。因此临床上携带 *TPMT* 缺陷基因型的患者应该降低剂量以避免毒性反应。高加索人中最常见的是 *3A，出现频率约为 4%，该等位基因由 G460A（rs1800460，Ala154Thr）和 A719G（rs1142345，Tyr240Cys）两个非同义单核苷酸多态性构成，*2 和 *3A 导致的酶蛋白结构改变会使得蛋白降解加快，从而降低活性。目前，中国人群中没有发现 *TPMT*2、*3A 和 *3B 三种等位基因。*2、*3A 和 *3C 三种突变体的纯合子或者组合杂合子的携带者是低酶活性或无活性，而杂合子个体则是中等酶活性。除了基因型可以预测 TPMT 活性，红细胞中的 TPMT 活性也可以反映组织里的 TPMT 活性。因此，如果红细胞中的 6-硫鸟嘌呤核苷酸浓度过高，就有骨髓抑制的风险，需要降低剂量。治疗急性淋巴细胞白血病、自身免疫性疾病、肠炎、移植排斥等疾病的药物毒性增高与 TPMT 活性有关。总体说来，TPMT 低活性现象在中国人群中比较少见。

（3）N-乙酰转移酶（N-acetyl-transferase NAT）：20 世纪 50 年代早期，异烟肼用于治疗肺结核，发现其乙酰化代谢存在很大的个体差异，后发现乙酰化能力很大程度上由 *NAT* 基因变异决定。NAT 有两种同工酶：NAT1 和 NAT2，其中 NAT1 在体内分布广泛，NAT2 主要在肝、小肠和结肠表达，负责药物Ⅱ相结合代谢。*NAT2* 的野生单倍体型 *4 和 *18，表现为正常酶活性，即快乙酰化，慢乙酰化则由 *5、*6、*7、*10、*14、*17 等单倍体型决定。大部分慢乙酰化都是由 *5、*6 和 *7 三种等位基因决定，它们皆是主要由非同义突变定义的。*5 为 c.341T>C（p. I114T），*6 为 c.590G>A（p. R197Q），*7 为 c.857G>A（p. G286E）。慢乙酰化型会造成血液中异烟肼浓度升高，导致毒性反应增加。

（二）药物转运体

1. 有机阳离子转运体　有机阳离子转运蛋白（organic cation transporter，OCT）包括 OCT1、OCT2 和 OCT3。OCT1（编码基因 *SLC22A1*）、OCT2（编码基因 *SLC22A2*）和 OCT3（编码基因 *SLC22A3*）的体内分布截然不同。OCT1 主要存在于肝细胞基侧膜，是一个内向转运体，与肝细胞对有机阳离子底物的摄取有关，其次在肠道上皮细胞也有分布；OCT2 则主要位于近端肾小管细胞，与阳离子底物从血中摄取进入肾上皮细胞有关，是肾脏排泄毒物的主要转运体；OCT3 的 mRNA 分布于全身多种组织和器官：大动脉、骨骼肌、前列腺、唾液腺、肾上腺和胎盘。其中胎盘的组织分布最高。底物 OCT1、OCT2 和 OCT3 参与转运大量结构不同的有机阳离子，其底物谱有很大程度的重叠性。目前发现由有机阳离子 OCT 转运的临床药物包括抗震颤麻痹药（金刚烷胺）、口服降糖药（二甲双胍、苯乙双胍）、抗肿瘤药（奥沙利铂）和组胺 2 受体激动药（西咪替丁）。

2. 有机阴离子转运体　有机阴离子转运体（organic anion transporter，OAT）最早从大鼠肾脏中克隆得到，随后多个实验室相继证实其直系同源基因在人体中存在。OAT 家族成员主要分布于肾脏，此外在肝脏和脑组织也有分布。

有机阴离子转运多肽 1B1（organic anion transport polypeptide 1B1，OATP1B1），属于 SLC 家族，主要分布于肝细胞基底侧，其特点是在机体内分布广泛且底物众多，在许多药物摄入过程中起重要的作用。OATP1B1 的底物包括临床常用药物，如 HMG-CoA 还原酶抑制剂、血管紧张素Ⅰ受体拮抗药、血管紧张素转换酶抑制剂和列奈类降糖药等。OATP1B1 还可以转运中性(如地高辛)及两性药物(如非索非那定)。OATP1B1 的编码基因为 *SLCO1B1*,定位于 12p12.1,包括 15 个外显子。*SLCO1B1* 基因具有高度多态性,*521T>C* 和 *388A>G* 等基因位点突变对 OATP1B1 的表达都有显著的影响。*521T>C* 在欧洲人和亚洲人中较为常见(等位基因频率为 10%～20%),*388A>G* 在欧洲人中等位基因频率约 26%,在东亚人中约为 63%。突变型 *SLCO1B1* 基因引起转运蛋白功能减弱,使得肝脏摄取药物能力降低,引起 OATP1B1 相关底物的血药浓度上升,增加不良反应的发生风险。其中 *521T>C* 基因位点的突变影响最大。研究表明 *521T>C* 基因型能够减弱 OATP1B1 转运普伐他汀、阿托伐他汀、瑞舒伐他汀等药物的活性。

3. P 糖蛋白　P-糖蛋转运体(P-glycoprotein,P-gp)也称为多药耐药蛋白 1(multidrug resistance protein 1,MDR1),主要分布在小肠、肝、肾等,是各种血液和器官组织之间的生理屏障。P-gp 的底物包括镇痛药、抗癌药、抗艾滋病药和丙型肝炎的蛋白酶抑制剂、免疫抑制剂、类固醇皮质激素、抗菌药等。

另一类影响 P-gp 活性的因素是基因变异,其编码基因(*ABCB1*)上发现了至少有 1 200 个单核苷酸多态性(SNP),大部分有关 *ABCB1* 多态性的临床研究都是关于 3 个常见编码区 SNP 的,其中两个是同义的:*rs1128503(1236C>T)* 和 *rs1045642(3435C>T)*,还有一个是非同义的:*rs2032582(2677G>T/A)*。这 3 个 SNP 处于高度的连锁不平衡。以上这些基因变异对药动学的影响在临床研究中的结论不一致,尚需要更多的临床研究结论为临床应用提供参考。

(三)药物靶点

药物靶点可以分为四大类:①药物直接作用的靶点,例如受体、酶和转运体等;②和药理作用相关的一些蛋白,如信号转导、细胞周期调控等细胞生物过程中涉及的一些蛋白;③与药物毒性相关的一些蛋白,如人类白细胞抗原;④发病机制和发病风险的相关蛋白。与药物吸收、代谢转运和排泄有关的基因相比,有关作用靶点的药物基因组学知识要少很多。目前的研究只是集中在主要靶点上,还不能反映整个药效通路上遗传变异对药效的影响。

1. 受体　受体是基因表达的产物,而基因在进化过程中呈现结构多态性是一种普遍现象。受体遗传多态性至少包括基因和蛋白质两个水平上的多态性。受体基因多态性指人群中一定数量(一般>1%)的个体发生在受体结构基因或调节基因上的突变,包括基因插入/缺失突变、剪接异常、点突变等类型,其中发生在结构基因外显子上的突变可能引起受体蛋白多态性,但由于密码子的简并性,也有可能并不导致编码氨基酸的改变。受体的遗传多态性一旦具有功能意义,就极可能对药物效应产生影响,受影响的药物一般是需要通过该受体产生效应的药物,但有时也影响其他药物。

(1)多巴胺受体:多巴胺受体(dopamine receptor)属于 G 蛋白耦联受体超家族,是典型抗精神病药物的主要靶点。多巴胺受体有 5 种亚型:从 D1 到 D5。其中 D2 和 D3 的药物基因组学研究最多。

D2 受体是第一代抗精神病药(如氯丙嗪和氟哌啶醇)的主要靶点。D2 受体编码基因为 *DRD2*,其编码区的 *Ser311Cys* 和 *-141-C* 插入/缺失两个 SNP 与抗精神病疗效相关,*-141-C* 缺失变异导致受体蛋白表达降低,而 *311Cys* 导致受体功能减弱,因而皆可造成 D2 受体对抗精神病药的反应下降。*DRD2* 基因多态性还与治疗引起的迟发性运动障碍相关,*-141-C* 缺失基因型发生迟发性运动障碍的风险较高,这可能是因为 *-141-C* 缺失导致受体表达水平低而使得药物占位比例高。

(2)肾上腺素受体:肾上腺素受体在心血管和呼吸系统扮演着重要角色,特别是 β 受体,其特异性的拮抗剂和激动剂,已经用于治疗不同疾病。目前,有关 $β_1$ 和 $β_2$ 两种受体的药物基因组学的临床研究最多。β 受体是心脏上的主要肾上腺素受体类型,编码基因为 *ADRB1*。*ADRB1* 上研究最多的变异是 *c.1165C>G(Arg389Gly)* 和 *c.145A>G(Ser49Gly,rs1801252)*,第 398 位密码子有个常见的非同义 SNP 导致甘氨酸变为精氨酸(*Gly398Arg*)。高加索人中的 *Gly389* 等位基因分布频率为 24%～30%,黑种人为 39%～46%,亚洲人为 20%～30%。*Gly49* 等位基因在高加索人中频率为 13%～17.5%,黑种人约为 23%,亚洲人约为 14%。一项包括 86 000 名受试者全基因组关联信息的荟萃分析发现 *Arg389Gly* 突变影响收缩压和舒张压。因此,研究者考察了这两个 SNP 对 β 受体拮抗剂疗效的影响,发现对 β 受体选择性拮抗药美托洛尔的影响最大。

尽管很多 β 受体拮抗药都是选择性作用于 $β_1$ 受体,但是也有一些会作用于 $β_2$ 受体,如卡维地洛、拉贝洛尔和普拉洛尔。β_2 受体编码基因 *ADRB*$_2$ 上也有两个重要非同义 SNP：*c. 46G > A*（*Gly16Arg*，*rs1042713*）和 *c. 79C>G*（*Gln27Glu*，*rs1042714*）。*Arg16* 等位基因在高加索人中频率为 37% ~ 45%，黑种人约为 49%，亚洲人约为 54%。高加索人中 *Glu27* 频率为 37% ~ 43%，黑种人为 18%，亚洲人为 9%。这两个突变未发现影响 β 受体拮抗药的降压效果，但在 INVEST 研究中发现 *ADRB*$_2$ 单倍体型影响阿替洛尔和维拉帕米治疗后的死亡率、非致死性心肌梗死和脑卒中。β_2 受体是治疗哮喘的重要靶标。细胞和临床试验都表明 *ADRR2* 的 *Arg16* 基因型会降低短效 β_2 受体激动药的疗效，但似乎对长效 β_2 受体激动药的疗效没有太大影响。

（3）5-羟色胺受体：5-HT 受体由 *HTR2A* 基因编码，位于染色体 13q14-21 上。根据结构、药理作用及信号转导机制的不同，脑内现已发现的 5-HT 受体有 7 个亚型，即 5-HT$_{1-7}$ 受体。5-HT$_1$、5-HT$_4$、5-HT$_6$ 受体是与腺苷酸环化酶相关的 G 蛋白耦联受体，5-HT$_2$ 受体是与磷脂酶相关的 G 蛋白耦联受体，5-HT$_3$ 受体是配体门控离子通道，5-HT$_2$、5-HT$_6$ 等受体的作用及药理性质还不清楚。其中目前研究较多的是 5-HT$_2$ 和 5-HT$_6$。

（4）P2Y12 受体：P2Y12 受体属于 G 蛋白耦联受体（美国国家生物技术信息中心给出的命名是 P2RY12），位于血小板膜表面，是噻吩吡啶类药物（如氯吡格雷、普拉格雷）的作用靶点。研究发现 *P2Y12* 基因的多态性与冠心病的发生有关。例如，白种人中的研究发现 *34C>T* 突变和冠心病的发生率及冠状动脉梗死密切相关，我国冠心病患者中的研究也发现 *34C>T* 的 T 等位基因可能会提高个体对冠心病的易感性。2 号内含子上的 *139C>T*、*744T>C*、*ins801A* 和 3 号外显子上的 *52G>T* 组成两种单倍型，野生型单倍型为 H$_1$ 和突变型单倍型为 H$_2$。研究发现，*P2Y12* 基因多态性是影响氯吡格雷反应性的机制之一。携带 H$_2$ 单倍体的患者服用氯吡格雷后血小板聚集率高，易发生动脉粥样硬化，治疗效果差，即为氯吡格雷抵抗。原因可能是 H$_2$ 单倍体导致血小板表面 P2Y12 受体数目增加。

（5）胰岛素受体：胰岛素受体是细胞膜表面一种跨膜糖蛋白，由两个 α 亚基和两个 β 亚基形成四聚体结构。位于膜外的 α 亚基有抑制跨膜 β 亚基上的酪氨酸激酶活性的作用。当膜外的 α 亚基和胰岛素结合后，不再抑制 β 亚基酪氨酸激酶活性，活化后的酪氨酸激酶会激活信号转导通路下游的相关底物，引发胞内生物学反应。研究发现胰岛素受体基因变异可以通过减少细胞表面的胰岛素受体数目或者削弱胰岛素受体的正常功能而导致胰岛素抵抗，给糖尿病的治疗带来困难。

2. 酶

（1）血管紧张素转化酶：血管紧张素转化酶（angiotensin converting enzyme，ACE）抑制剂在过去 10 年中获得大量循证医学证据充分证明了其在治疗心血管病中的价值，已被广泛应用于高血压、心力衰竭、冠心病、心肌梗死的治疗及高危人群的二级预防。其作用机制是竞争性地抑制 ACE，ACE 是肾素血管紧张素系统的一个关键酶。除了可以使血管紧张素 I 转化成血管紧张素 II 外，ACE 还催化缓激肽等肽类扩血管物质的降解，降低缓激肽水平，减少血管内皮扩血管物质 NO 和前列腺素的生成，从而参与多种心血管疾病的发生和发展。

目前已鉴定了 *ACE* 基因编码区和非编码区的 160 多个位点的遗传多态性。其中大部分是单核苷酸多态性，34 个位于编码区错义突变的为 18 个。最早发现和研究得最为深入的该基因多态性为插入/缺失多态性，是由于该基因第 16 个内含子含 287bp 的 DNA 片段（Alu 重复序列）的插入或缺失所导致，从而出现两种不同的等位基因 I 和 D，D 等位基因的发生频率为 0.5 ~ 0.6。血管紧张素转化酶抑制剂存在很大的个体差异。例如，1/3 的充血性心力衰竭患者对血管紧张素转化酶抑制药不能耐受或者无效。

（2）HMG-CoA 还原酶：胆固醇是构成细胞的重要结构成分，也是体内多种重要的类固醇化合物如肾上腺皮质激素和性激素的合成原料，但体内胆固醇水平增高会显著增加动脉粥样硬化和冠心病的发病率。HMG-CoA 还原酶是合成胆固醇的限速酶，他汀类药物通过抑制 HMG-CoA 还原酶阻止胆固醇的合成以降低血清中胆固醇水平而发挥调血脂和抗动脉粥样硬化的作用。

目前报道的 HMG-CoA 还原酶基因编码区的多态性有 3 个，其中 2 个是同义突变，分别位于 1 号外显子和 17 号外显子。位于第 15 号外显子第 638 位的氨基酸可发生 Ile（异亮氨酸）→Val（缬氨酸）的改变，其功能意义还不明确。

（四）人类白细胞抗原

人类白细胞抗原（human leukocyte antigen，HLA）即人类的主要组织相容性复合体。是免疫系统区分本身和异体物质的基础，在免疫应答中扮演着非常重要的角色。另外，据估计大约20%的药物不良反应都涉及免疫反应，因此很多免疫介导的ADR都和HLA上的基因变异相关。HLA基因复合体位于人体第6号染色体的短臂上，是已知人类基因中等位基因多态性最高的基因复合体。目前已发现和HLA基因变异相关的ADR主要有Stevens-Johnson综合征（SJS）、中毒性表皮坏死松解症（TEN）、药物超敏反应综合征（DIHS）、药物性肝损伤（DILI）等。其中和HLA多态性相关性最强的是卡马西平、别嘌醇和奥卡西平引起的SJS/TEN，阿巴卡韦导致的DIHS和氟氯西林引起的DILI。例如，HLA-B＊1502等位基因和SJS的发生有显著相关性。HLA-B＊5801等位基因为阳性的患者，别嘌呤用药风险为高风险，易引起严重皮肤不良反应。

影响药动学的多态性遗传变异的药物代谢酶及受影响的代表药，详见表5-6。

表5-6　影响药动学的多态性遗传变异的药物代谢酶及受影响的代表药

基因名称	受影响的代表药物
ALDH2	乙醇、硝酸甘油
CYP2A6	烟碱
CYP2B6	依非韦仑、奈非那韦
CYP2C19	奥美拉唑、兰索拉唑、泮托拉唑、雷贝拉唑、曲米帕明、阿米替林、丙米嗪、氯米帕明、伏立康唑、氯吡格雷
CYP2C9	苯妥英、华法林、甲苯磺丁脲、格列吡嗪、塞来考昔布、氟伐他汀
CYP2D6	丙米嗪、奋乃静、曲米帕明、地昔帕明、去甲替林、氯米帕明、阿托西汀、氟西汀、普萘洛尔、美托洛尔
CYP3A5	他克莫司、喹红霉素、沙奎那韦
DPYD	氟尿嘧啶、卡培他滨
FMO3	舒林酸
NAT2	异烟肼、普鲁卡因胺、氨苯砜、磺胺二甲基嘧啶、利福平
SLCO1B1	普伐他汀、罗苏伐他汀、阿曲生坦
BCHE	氯琥珀胆碱
TPMT	6-巯基嘌呤、硫鸟嘌呤、硫唑嘌呤
UGT1A1	伊立替康、尼洛替尼

四、药物基因组学的研究方法

基因（gene）指的是位于DNA上编码一个特定功能产物（如蛋白质或RNA分子等）的一段核苷酸序列，是遗传信息的基本单位。在DNA给定位点上，一个基因可以有两个或有更多个形式，称为等位基因。具有相同等位基因的个体为纯合子，而具有一个野生基因和一个变异基因的个体称为杂合子。

药物基因组学是以药物效应及安全性为目标，研究各种基因突变与药效及安全性之间的关系，而这些基因突变又是产生药物效应个体差异的根本原因。药物基因组学主要是选择药物起效、活化、排泄等过程相关的候选基因进行研究，鉴定基因序列的变异，在生化水平研究其在药物作用中的意义，也可用统计学原理分析基因突变与药效的关系。总之，药物基因组学不是以发现新的基因、探明疾病的发病机制、预见发病风险及诊断新疾病为目的，而是研究遗传基因的多态性对药物效应的影响，确定药物作用的靶点，研究从表型至基因型的药物反应个体多样性。它将基因的多态性与药物效应多样性紧密联系在一起。

（一）表型分型和基因分型

个体在一定环境条件下表现的性状称为表型（phenotype），与形成这种性状有关的遗传结构称为基因型(genotype)。一种基因型不只决定一种表型,在不同环境因素影响下,经过不同的发育途径,可形成几种表型。在表型形成的过程中,遗传和环境的作用有时很难区分,表型相同的个体可能具有相同或不同的基因型,表型不同的个体也可能有或没有基因型差异。表型相同的个体具有不同的基因型的现象称为遗传异质性。一种基因型所决定的表型反应的范围称为反应规范,不同基因型所决定的反应规范宽窄是不同的。

表型是在环境影响下基因型所产生的机体的物理表现和可见性状,具有可见的表现或可以定量的生物学指标。就药物代谢酶而言,其在组织内存在的活性称为功能性表型,通过测定应用探针药(酶的底物)后的血浆代谢产物浓度确定。如测定咖啡因、异喹胍和美芬妥英的血浆或尿中代谢产物,分别确定CYP1A2、CYP2D6 和 CYP2C19 的表型。

基因型是生物机体的遗传结构,是基因的总体。就某种表型而言,则是形成这种表型性状的遗传结构。表型反映个体之间的遗传药理学差异的最终结果,而基因型则是反应差异的根本原因。

人的基因位于成对的染色体上(性染色体除外),因此每一种基因都有一对,故称等位基因。如果这一对等位基因均未发生碱基对的突变或缺失,则个体为这一基因的野生型纯合子。野生型等位基因均被定名为 * 1,故个体为 * 1/ * 1;如果个体有一个等位基因发生突变或缺失,则为杂合子,通常用 * 1/ * 2、* 1/ * 3……* 1/ * n 表示;若两个等位基因均发生突变,则为突变等位基因的纯合子或杂合子,以所具有的两个突变等位基因如 * 2/ * 2 或 * 2/ * 3 等表示。

基因型和表型的关系是基因型决定表型。一般来说,具有两个野生型等位基因的个体所编码的蛋白质功能是正常的,具有两个突变等位基因所编码的蛋白功能是异常的,而具有一个突变等位基因的蛋白功能可能居于两者之间。但是药物代谢或反应相关蛋白的基因型并不一定和临床表型相关,因为许多DNA 变异是无效多态性,也就是说它们在人群中不产生"药理学"表型差异。例如,如果突变等位基因在人群中的频率是 1%(DNA 多态性),但仅在纯合子个体中引起不同的药物反应,而这种纯合子表型仅有 1/10 000,不符合"临床性"遗传多态性。因此,遗传药理学多态性的定义应当包括基因型和表型频率。

(二) 连锁分析和关联分析

复杂疾病的基因组分型方法有连锁分析和关联分析。连锁分析是用微卫星 DNA 标记对家系定型,根据家系遗传信息中基因间的重组率计算出两基因之间的染色体图距。另外,根据疾病有无合适的遗传模式,可分别进行参数分析与非参数分析。关联分析则在不相关的人群中寻找与性状(疾病或药物反应)相关的染色体区域。如果一个等位基因能增加患某种疾病的风险,那么患者中含这个等位基因的频率应高于正常者,即这一等位基因与该疾病存在关联。在连锁分析上,特定位点的所有等位片段都起作用;关联分析可检测单个等位片段的作用。在常见的复杂性疾病中,由于每个效应基因的贡献度较小,应用关联分析往往较连锁分析更为有效。

(三) 药物效应图谱及单核苷酸多态性

该技术利用患者微量的 DNA 来预测他们对某种药物的效应。目前用于研究临床药物在一小部分患者群体中所产生的罕见不良反应,以及协助医生确定患者是否对相对罕见且严重的药物不良反应具有易感性。

单核苷酸多态性(single nucleotide polymorphism,SNP)主要是指在基因组水平由单个核苷酸的变异所引起的 DNA 序列多态性。它是人类可遗传的变异中最常见的一种,占所有已知多态性的 90% 以上。单核苷酸多态性 SNP 的检测分析多基于 PCR 技术,通常有两种研究平台,即运用质谱仪确定特异寡核苷酸微小的质量变化来验证 SNP 和以荧光探针为检测标记。SNP 具有高密度、高信息量、便于自动化操作的特点,既可作为一种高效的多态标记用于复杂性疾病的关联分析,也可作为个体遗传特征的有效标记用于构建 SNP 图谱,对疾病进行准确的基因诊断。

(四) 生物信息学

生物信息学(bioinformatics)是生物学与计算机科学、应用数学以及统计学等学科相互交叉而形成的一门新兴学科,它研究生物信息数据的采集、处理、存储、检索与分析,进而达到揭示数据所蕴含的生物学意义的目的。目前生物信息学主要的研究内容包括：①生物信息的收集、存储、管理与提供；②基因组序列信息的提取和分析；③功能基因组相关信息分析；④蛋白质组学研究；⑤蛋白质结构和功能的预测；⑥生物大分子结构模拟和药物设计等。

生物信息学中涉及的数据库种类很多，归纳起来大体可以分为四大类：基因组数据库、核酸和蛋白质序列数据库、生物大分子（主要是蛋白质）三维空间结构数据库、以上述三类数据库和文献资料为基础构建的二级数据库。基因组数据库来自基因组作图，序列数据库来自序列测定，结构数据库来自 X 线晶体衍射和磁共振结构测定。这些数据库通常称为基本数据库或初始数据库，也称一级数据库。二级数据库则是在基本数据库的基础上经过分析、整理、归纳、注释形成的，如真核生物启动子序列库 EPD 和蛋白质一般结构或功能模体（MOTIF）数据库 PROSITE。

近年来，世界各国的生物学家和计算机科学家合作，已经开发了几百个二级数据库和复合数据库。NCBI 网站维护网上最重要的生物信息学数据和其他资源，NCBI 网站提供访问 GenBank 数据库的接口，GenBank 数据库收录 DNA 序列数据、蛋白质序列和结构数据库。另外，还有很多与生物信息学有关的其他数据库和网站，UCSC 基因组生物信息学站点提供许多工具探索基因组序列；PlasmoDB 是最好的单个物种网站之一，主要致力于疟原虫基因组的研究；SNP500 数据库集中于蛋白质编码位点上的 SNP，主要注重已知的或可疑的与癌症疾病过程有关的蛋白质；国际 HapMap 计划提供一些资源用于复杂疾病遗传相关性搜索；GO 数据库组织细胞组分、深化过程和分子功能目录下的功能信息，KEGG 数据库把功能信息组织成更多的层次结构，并同时为许多细胞过程提供途径视图。

五、个体化用药的依据和指导原则

1. 单个 SNP 突变：根据基因剂量效应原则定量增减剂量。
2. 根据不同基因型对照临床试验的药动学数据按比例调整剂量。
3. 根据药物代谢酶和药物靶点基因突变对药物效应的决定性影响选择药物。
4. 根据药物代谢酶和靶标突变多基因综合影响估算。
5. 多因素大样本临床试验的定量计算法。

（童荣生）

第五节　药物基因组学的临床应用

一、概述

药物体内代谢、转运及药物作用靶点基因的遗传变异及其表达水平的变化可通过影响药物的体内浓度和敏感性，导致药物反应性个体差异。近年来随着人类基因组学的发展，药物基因组学领域得到了迅猛发展，越来越多的药物基因组生物标记物及其检测方法相继涌现。药物基因组学已成为指导临床个体化用药、评估严重药物不良反应发生风险、指导新药研发和评价新药的重要工具，部分上市的新药仅限于特定基因型的适应证患者。

药物基因组学、个体化治疗和精准医学是一脉相承的。药物基因组学是从基因组角度探讨基因的遗传变异对药物治疗效果的影响。药物在人体内的吸收、分布、代谢、排泄和作用靶点，主要与蛋白质有关。这些蛋白质包括药物受体、转运体和代谢酶等。所有蛋白质都是由于相应编码基因被调控基因调控后，经转录、翻译和翻译后修饰而来。编码基因发生突变可能导致蛋白质的氨基酸序列发生改变随之引起蛋白质功能发生增强、减弱或缺失等变化，从而引起药物在人体内吸收、分布、代谢和排泄的改变或者引起药物与其作用靶点结合能力增强、减弱或消失，最终影响药物效应。除上述蛋白质编码基因外，调控基因发生突变后调控能力的变化也会影响药物效应。此外，环境变化引起的基因功能变化，并不改变基因序列，而是改变基因的调控或蛋白质的翻译后修饰，此为表观遗传学关注内容，但表观遗传学与药物效应的研究目前尚难获得足够多的证据，其分析技术手段目前也停留在研究阶段，尚未进入临床。综上所述，药物基因组学通过直接检测基因序列,建立了基因序列差异与药物效应的关联,所用的分析技术手段已经进入临床应用。

目前,由美国 NIH 资助、斯坦福大学遗传学系建立的 PharmGKB 数据库已经实现对精准治疗和药物基因组学证据的实时更新,该数据库包括各个国家批准的需要基因信息指导进行精准治疗的药物说明书内容。此外,美国临床药物基因组学应用联盟(clinical pharmacogenetics implementation consortium,CPIC)和荷兰皇家药师协会药物基因组学工作组(dutch pharmacogenetics working group,DPWG)等机构推出一系列精准药物治疗以及剂量调整指南。至 2020 年 9 月,PharmGKB 数据库中已经收载的各国药物管理机构的药物说明书为 386 种,均标明了与疗效或不良反应有关的靶点基因或代谢酶基因。知识库中还储存了161 条临床指南注释,超过 2.3 万条突变注释。CPIC 已发布 24 种/类药物的基因多态性指南,另有 17 个指南正在制订或计划中。以上大部分药品已经在中国上市,除靶向治疗药物外,绝大部分药品说明书中未标明需进行基因检测,与其他国家仍存在差异。

精准医学是医学发展的必然趋势。2015 年,国家卫生健康委推出了两部试行版指南《药物代谢酶和药物作用靶点基因检测技术指南》和《肿瘤个体化治疗检测技术指南》,被用以规范个体化治疗基因检测。2016 年调研数据显示,全国有 152 家医院开展了药物基因检测,涉及 100 余个基因,200 余个位点。

二、药物相关基因检测技术

药物代谢酶和药物作用靶点基因检测必须有严格的质量控制措施,涉及基因扩增的检测项目必须在通过技术审核的临床基因扩增检验实验室完成。分析中质量控制的内容包括:实验室设计的要求;检测程序的选择、验证及确认;仪器设备的使用、维护与校准;人员培训;样本的准备(如核酸纯化等);执行检测;确认检测结果的可靠性。实验室应制订室内质量控制操作程序(SOP)和参加室间质评或实验室间比对。

(一)实验室设计要求

原则上按照国家卫生健康委临床检验中心发布的《个体化医学检测质量保证指南》中"2. 实验室分区和功能的要点"的要求进行。作为药物代谢酶和药物作用靶点基因检测核心技术之一的 PCR,要保证结果的可靠性和准确性,首要措施就是防"污染"。检测实验室应按《医疗机构临床基因扩增实验室管理办法》要求进行设置,并按要求严格控制空气流向,避免 PCR 产物污染。

(二)检测方法

药物代谢酶和药物作用靶点基因检测过程一般包括核酸提取和靶标检测两个阶段。

1. 核酸提取方法   DNA 提取用酚-氯仿法或盐析法等方法。酚-氯仿法提取可能导致 DNA 样品中酚或氯仿残留,从而抑制后续的 PCR 反应。盐析法提取可能存在蛋白质及其他物质的残余,DNA 的纯度获得率不高。DNA 提取操作要求在生物安全柜内进行。DNA 一般溶解在 pH 为 7.2 的 TE(Tris-EDTA)溶液中,可减少其降解。但如果 DNA 在提取后几日内用于 PCR,也可用双蒸水进行溶解。提取出的 DNA 要求 $OD_{260/280}$ 介于 1.6~1.8 之间,浓度大于 50ng/μl。

DNA 相对稳定,在无 DNA 酶的情况下,常温下纯化的 DNA 在 TE 缓冲液中可放置 26 周,2~8℃ 箱中可放置至少 1 年。为降低 DNA 酶的活性和确保 DNA 的完整性,纯化的 DNA 标本的长期保存应在 0℃ 以下的环境中。建议将 DNA 原液保存于 -70℃ 或以下的环境中。DNA 应放置在带盖密封、疏水的塑料管中(带橡胶垫片的塑料管更好,可防蒸发)。聚丙烯容易吸附 DNA,尤其是在高离子强度时,聚乙烯结合 DNA 的能力更强。DNA 最适于保存在异质同晶聚合物材料的塑料管或经特殊处理的聚丙烯塑料管中。

RNA 的提取用异硫氰酸胍结合酚-氯仿法,要求提取后的 RNA $OD_{260/280}$ 介于 1.8~2.1 之间,琼脂糖电泳 28S:18S≥2。因 RNA 很容易被降解,纯化好的 RNA 最好沉淀在无水乙醇中 -70℃ 或更低温度下保存。RNA 需储存在灭菌、疏水、并用焦碳酸二乙酯(DEPC)灭活了 RNA 酶的塑料管中,操作过程需戴手套。尽量将 RNA 溶解于偏碱性(pH 7.1~7.5)溶液中。纯化的 RNA 在首次冻融后 3 小时内保持稳定,但反复冻融可导致降解。

2. 药物代谢酶和药物作用靶点基因检测的检测方法　用于靶标检测的方法包括 PCR-直接测序法、PCR-焦磷酸测序法、荧光定量 PCR 法、PCR-基因芯片法、PCR-电泳分析、PCR-高分辨率熔解曲线法、等位基因特异性 PCR 法、PCR-限制性片段长度多态性方法、原位杂交(ISH)法等多种方法。部分方法的原理和优缺点如下。

(1) PCR-电泳分析:该方法是指对待分析的目的基因片段进行 PCR 扩增,并通过琼脂糖凝胶电泳或毛细管电泳分析,根据 PCR 产物的大小对基因多态性位点进行基因分型。该方法属于定性检测,且只能用于对已知的多态性位点进行检测,不能识别未知多态性。琼脂糖电泳法适用于对片段较长的插入缺失多态性进行检测,如 ACE 插入缺失多态性;毛细管电泳法适于对较短的插入缺失多态性如 *UGT1A1 * 28*多态性和微卫星不稳定性(MSI)进行检测。PCR 过程中需建立阳性质控品和阴性质控品,电泳分析时需同时用分子量标记物进行片段大小的判断。当分子量标记物反应管无条带或出现较弱的条带时,可能的原因包括点样孔漏、荧光染料不够或失效、电泳时间过长或电压过大。该方法的优点是:成本低,在普通实验室即可开展;缺点是:只适合对 DNA 插入/缺失多态性或融合基因进行定性测定,不能用于 SNP 的检测。

(2) PCR-高分辨率熔解曲线(HRM)法:该方法通过对 PCR 反应的熔解曲线分析进行基因分型。PCR 扩增的熔解曲线取决于其扩增序列,序列中一个碱基的差异都可导致双链 DNA 的解链温度发生变化。HRM 法应用实时荧光定量 PCR 仪监测这种细微的温度变化,确定所扩增的目的片段中是否存在突变,从而用于基因分型。HRM 分析使用 LC Green 等饱和荧光染料,该类染料在饱和浓度时对 PCR 反应无抑制作用,因此可以高浓度使用,从而全部结合 DNA 双螺旋结构中的小沟。在双链 DNA 的变性过程不存在荧光分子的重排,其特异度得到大幅提升,因此,熔解曲线细微的变化可以反映扩增片段中碱基的差异。应用本方法进行基因分型属于定性分析。

该方法的优点:操作简便、快速、通量大、使用成本低、结果准确,有利于实现闭管操作,在进行甲基化检测时可根据熔解曲线确定甲基化程度的高低。该方法的缺点是:不能排除待测核酸中新出现的遗传变异;由于单个碱基突变导致 DNA 解链温度的变化非常小,该方法对仪器的灵敏度和分辨率有较高要求。

(3) 等位基因特异性 PCR(allele-specific PCR, AS-PCR)法:又称为扩增阻滞突变系统 PCR(amplification refractory mutation system PCR, ARMS-PCR)。该技术的基本原理:由于 Taq DNA 聚合酶缺乏 3'到 5'端的外切酶活性,3'端错配的碱基会导致引物延伸速度变慢,当错配达到一定程度时,引物延伸将终止,得不到特异长度的 PCR 扩增产物,从而提示模板 DNA 没有与引物 3'端配对的碱基,反之则有。因此,AS-PCR 反应需要两条等位基因特异的引物和一条共用的反向引物,两条非特异性引物在 3'端与模板错配,但其他部分碱基序列完全一样。只有引物的 3'端与模板完全配对时,PCR 扩增才可以进行。PCR产物可通过凝胶电泳进行分析和基因型的判断。该方法也可与实时荧光定量 PCR 结合起来进行基因分型。该方法可以用于检测各种类型的 SNP,其优势是灵敏度高,特别适合于对肿瘤组织中的体细胞突变进行检测;缺点是假阳性率较高。

(4) PCR-限制性片段长度多态性方法:限制性片段长度多态性方法(RFLP)是一种基于酶切原理的方法,是最早用于基因分型的经典方法之一,现在仍被广泛采用。该方法主要基于某些限制性内切酶可以特异性识别某一特定序列和结构 DNA,并对其进行剪切的原理。限制性内切酶通常识别双链 DNA 的某一特定序列,并在特定位置或者附近将双链 DNA 切断,从而产生较短的 DNA 片段。由于限制性内切酶识别序列的严格性,一个碱基的变化都可以导致酶切活性的消失。利用这一特性,若待分型的 SNP 位点在某一限制性内切酶的识别位点上,将会导致该酶只对其中的一种等位基因具有酶切活性。因此,对位于限制性酶切识别位点的 SNP 进行分型时,可以使用包含该位点的 PCR 产物与相应的限制性内切酶进行温育。酶切以后的产物进行电泳,并根据酶切产物片段的大小来进行基因分型。该方法的优点:不需要任何探针,也不需要特别的仪器设备,成本较低,实验过程简单,可操作性强。缺点:通量太低,大量分型时工作量大,并且只适用于部分 SNP 分型。

(5) 原位杂交(ISH)法:ISH 法以各种人体标本,包括相应实验方法制备的细胞学和组织学标本(甲醛溶液固定石蜡包埋)作为靶标,采用目的 DNA 探针与该靶标进行分子杂交,从而检测相关的靶基因异常。ISH 技术按照探针标记物的类型,可分为亮视野原位杂交和荧光原位杂交(FISH)。ISH 法检测的靶标具有完整的细胞核,无须进行核酸的提取。其具体的方法学原理见《原位杂交(ISH)指南》。在药物代谢酶和靶点基因检测中,ISH 法主要用于测定基因扩增和基因缺失异常。

各种药物代谢酶和药物作用靶点基因检测技术优缺点及适用性比较见表 5-7。

表 5-7   各种药物代谢酶和药物作用靶点基因检测技术优缺点及适用性比较

方法	优点	缺点	适用性
AS-PCR	灵敏度高,适于对肿瘤组织中突变比例较低的体细胞突变进行检测	通量低	对小样本、低突变比例的体细胞突变进行检测
	通量较高,操作简单,仪器设备易普及	探针较昂贵	对相同位点、大样本标本进行检测,可用于 mRNA 表达检测
焦磷酸测序	高通量,高灵敏度,可以检测插入/缺失突变和未知突变。等位基因含量的比例可用于室内质控	需要特殊仪器设备	适用于较大样本、突变比例高于 5% 的各种类型 SNP 检测、甲基化位点的确定
HRM	成本低,灵敏度高,闭管操作,降低污染风险	需要特殊仪器设备,条件摸索过程较为困难	适合有该类机器的实验室开展各种类型 SNP 分型研究;可用于已知甲基化位点的检测
Sanger 法测序	直接获取序列,分型的金标准,可发现未知突变	通量低,不能检测突变比例<20% 的 SNP	各种 SNP 的检测,未知突变的筛查以及验证其他分型的结果
PCR-RFLP	无须特殊的仪器设备,成本较低,实验过程简单,可操作性强	通量低,只适用于部分 SNP 分型	适用于无条件购买贵重仪器设备的实验室开展小样本的分型检测
基因芯片法	通量高	灵活度低,成本高,需要特殊的仪器设备	适用于具备芯片检测能力的实验室对已知固定位点、大样本标本进行检测
原位杂交(ISH)	在细胞核原位对基因的异常进行检测	成本高,通量低,时间较长	适用于对基因扩增和缺失异常进行检测

三、药物基因组学在临床中的应用

(一)心血管疾病药物基因组学

治疗心血管疾病药物疗效的个体化差异已得到充分的证明。这些差异性可能是由于许多环境和社会因素造成的。但是,现在越来越多的证据表明,这些药物的不同疗效可能与患者复杂的遗传特征和遗传多样性有关。

1. 华法林   华法林(warfarin)为香豆素类抗凝剂的一种。通过抑制维生素 K 参与凝血因子在肝脏的合成而发挥抗凝作用。华法林是 R-和 S-对映异构体的外消旋混合物。S-华法林主要经 CYP2C9 酶代谢,R-华法林主要由 CYP3A4、CYP1A2、CYP2C19、羰基还原酶代谢。而依赖酶活性可变的 CYP2C9 代谢的更强效 S-对映体,极大地影响患者对药物的反应。

维生素 K 环氧化酶(VKOR)是华法林的作用靶标。VKOR 可使还原型维生素 K 再生,华法林通过抑制 VKOR 使还原型维生素 K 减少,进而产生很多不具有功能的凝血因子,因此延长了血栓形成的时间。VKORC1 基因基本结构和组织浓度的变化是华法林所需剂量变化的主要决定因素。

根据 PharmGKB 数据库中,华法林相关基因的证据级别及国内临床实践经验,建议检测 CYP2C9 以及 VKORC1 相关基因型,以指导华法林的精准治疗。

起始剂量:基于 CYP2C9 和 VKORC1 相应的 SNP 位点的基因型,华法林的起始剂量建议见表 5-8。

表 5-8　基于 *CYP2C9* 和 *VKORC1* 基因型的华法林起始剂量调整(mg)

VKORC1	CYP2C9		
	*1/*1	*1/*2 或 *1/*3	*2/*2 或 *2/*3 或 *3/*3
CC	10#	10#	7.5&
CT	10#	7.5&	5&
TT	5&	5&	5&

注:#. 体重<60kg 的患者,华法林维持剂量调整至 7.5mg。&. 体重<45kg 的患者,华法林维持剂量调整至 2.5mg。

维持剂量:基于 *CYP2C9* 和 *VKORC1* 相应的 SNP 位点的基因型,华法林的维持剂量建议见表 5-9。

表 5-9　基于 *CYP2C9* 和 *VKORC1* 基因型的华法林维持剂量调整(mg/d)

VKORC1	CYP2C9					
	*1/*1	*1/*2	*1/*3	*2/*2	*2/*3	*3/*3
CC	5~7	5~7	3~4	3~4	3~4	0.5~2
CT	5~7	3~4	3~4	3~4	0.5~2	0.5~2
TT	3~4	3~4	0.5~2	0.5~2	0.5~2	0.5~2

　　CYP2C9 和 *VKORC1* 基因型对华法林用药的影响已经在多个不同种族群体通过不同的方式得以论证。随机临床试验证实了基因型引导的剂量计算对评估华法林维持剂量的可行性。但是,迄今为止,没有任何支持性证据表明基因型引导的治疗可改善抗凝治疗效果、预防或减少出血以及减少血栓栓塞的风险。然而,可以将 *CYP2C9* 和 *VKORC1* 基因型作为诊断尝试的一部分来了解异常的反应(如初始阶段 INR 升高特别多),使医疗护理标准化。

　　2. 氯吡格雷　氯吡格雷(clopidogrel)属于抗血小板前体药。根据 PharmGKB 数据库中氯吡格雷相关基因的证据级别及国内临床实践经验,影响氯吡格雷疗效的主要相关基因为 *CYP2C19*、*CES1*、*PON1* 和 *ABCB1*。氯吡格雷主要由 CYP2C19 代谢,酶活性下降,会导致氯吡格雷的血小板抑制作用减弱。此外大约 85% 的原型被羧酸酯酶 1(CES1)代谢成无活性的产物。

　　因此,根据以上基因和药物剂量、疗效及不良反应的关系,以及在中国人群的分布频率,氯吡格雷常规基因检测建议为 *CYP2C19*2 和 *CYP2C19*3,在条件允许或者对可能由氯吡格雷导致的出血进行查因时,可增加 *CYP2C19*17 和 *CES1* 多态性的检测。建议根据风险程度调整氯吡格雷给药剂量或换用其他药物(表 5-10)。

表 5-10　基于氯吡格雷相关基因检测的个体化建议

基因	表型	双倍型	个体化建议 (单用的基础剂量)
CYP2C19	超快代谢型	*1/*17、*17/*17	75mg,qd,出血则换其他抗血小板药物
	快代谢型	*1/*1	75mg,qd
	中间代谢型	*1/*2、*1/*3、*2/*17、*3/*17	建议结合血小板功能检测判断药效,采用常规剂量或加大给药剂量
	慢代谢型	*2/*2、*2/*3、*3/*3	建议换用其他抗血小板药物
CES1		CC、CT、TT	*TT* 型和 *CT* 型结合临床表型,降低剂量或者换其他抗血小板药物

　　3. 他汀类药物　他汀类药物为羟甲基戊二酰辅酶 A(HMG-CoA)还原酶抑制剂,是最有效的降脂药物。他汀类降脂药物临床应用的主要问题包括:①给药剂量差异大;②疗效差异大,降低低密度脂蛋白胆固醇的幅度在个体间差异为 10%~70%;③罕见的不良反应,如横纹肌溶解、肝功能异常等。

研究发现,导致他汀类药物个体差异大、出现肌病等毒副作用的原因主要是转运体 OATP1B1 (SLCO1B1 基因编码)功能异常所致。几乎所有的他汀类药物都是 OATP1B1 的底物。SLCO1B1 遗传多态性对他汀类药物血药浓度、疗效及安全性均有不同程度的影响。其中,SLCO1B1 基因 5 号外显子 c. 521T>C(rs4149056)突变研究最为充分,能显著降低 OATP1B1 的转运功能。携带 CC 基因型人群辛伐他汀的血药浓度增加 221%、匹伐他汀增加 162%~191%、阿托伐他汀增加 144%、瑞舒伐他汀增加 62%~117%。他汀类药物引起的不良反应肌病也与 SLCO1B1 c. 521T>C 突变显著相关。

他汀类降脂药物临床使用时,建议根据 SLCO1B1 c. 521T>C 基因型给药(表 5-11)。

表 5-11　基于 SLCO1B1 基因型指导他汀类用药

他汀类药物	根据 SLCO1B1 c. 521T>C 基因型给药(mg/d)			临床常规推荐剂量 (mg/d)
	TT	TC	CC	
辛伐他汀	80	40	20	5~80
阿托伐他汀	80	40	20	10~80
普伐他汀	80	40	40	10~80
瑞舒伐他汀	40	20	20	5~40
匹伐他汀	4	2	1	1~4
氟伐他汀	80	80	80	20~80

(二)肿瘤相关疾病药物基因组学

肿瘤药物基因组学方面的进展不仅包括发现了许多生物靶向抗肿瘤药物及其有效的生物标记物,也包括发现了一些在治疗方案选择方面的一些新方法。生物标记物的分类是环境特异性的,意味着生物标记物只对特定疾病和特定药物有效,尤其是在某种临床试验的特定背景下。符合抗肿瘤药物生物标记物的总结见表 5-12。

表 5-12　携带有效基因生物标记的抗肿瘤药物

生物标记物	药物	标签
用药选择治疗方案的生物标记		
EGFR 表达	厄洛替尼、吉非替尼、西妥昔单抗	阳性 EGFR 表达状态被定义为至少有 10% 的细胞有 EGFR 染色
HER2	曲妥珠单抗	选择患者接受曲妥珠单抗治疗时需要检测 HER2 蛋白过表达
KRAS	西妥昔单抗、帕尼单抗	KRAS 突变的转移性结肠癌患者对抗 EGFR 抗体治疗无效
防止毒性反应的生物标记		
UGT1A1	伊立替康	UGT1A1 * 28 变异体的纯合子个体在伊立替康治疗开始后,有中性粒细胞减少症的风险增大,应减少初始剂量
DPD 活性缺失	5-FU、卡培他滨	与 5-FU 有关的,罕见并难以预料的严重不良反应都可能由于 DPD 活性缺乏引起

1. 氟尿嘧啶、卡培他滨、替加氟　氟尿嘧啶(5-FU)、卡培他滨和替加氟都为嘧啶类似物,属抗代谢类抗肿瘤药物。卡培他滨为 5-FU 的前体,在体内可活化代谢为 5-FU,用于结肠癌和对紫杉醇及多柔比星等无效的晚期乳腺癌的治疗。替加氟为 5-FU 的衍生物,在体内经肝活化转变为 5-FU 而发挥抗肿瘤作用。85% 的 5-FU 经二氢嘧啶脱氢酶(DPD)代谢灭活,DPD 是 5-FU 代谢的起始酶和限速酶,由二氢嘧啶脱氢酶基因(DPYD)编码,如果该基因突变导致 DPD 酶活性降低,则造成氟尿嘧啶药物代谢减速,血药浓度过高,可能引发严重的不良反应。DPD 酶活性低下的结肠癌和胃癌患者应用 5-FU、卡培他滨或替加氟后出现体内 5-FU 蓄积,引起严重黏膜炎、粒细胞减少症、神经系统症状,甚至死亡。

结合国家卫生健康委颁布的《药物代谢酶和药物作用靶点基因检测技术指南(试行)》、CPIC 循证指南以及相关文献资料,总结出氟尿嘧啶类药物基因检测临床指引,供临床参考应用(表 5-13~表 5-15)。

表 5-13　研究证据较为充分的 *DPYD* 突变打分表

RS 号	碱基变异	对应单倍型名称	活性得分
rs1801265	*c. 85T>C*	*9A*	1
rs1801159	*c. 1627A>G*	*5*	1
rs1801160	*c. 2194G>A*	*6*	1
rs67376798	*c. 2846A>T*	无	0.5
rs75017182	*c. 1129-5923C>G*	HapB3	0.5
rs3918290	*c. 1905+1G>A*	*2A*	0
rs55886062	*c. 1679T>G*	*13*	0

注：活性得分是指将野生型 *DPYD* 基因对应的酶活定义为 1；功能完全丧失的定义为 0；功能缺陷,但仍能表现出一定酶活的定义为 0.5。

表 5-14　*DPYD* 基因型与可能表型的关联表

可能的表型	活性得分[a]	基因型解释[b]	基因型举例[c]
正常代谢型	2	该检测者携带有两个功能正常的 *DPYD* 基因	*c.* [=]；[=] *c.* [85T>C]；[=] *c.* [1627A>G]；[=]
中间代谢型	1 或 1.5	该检测者携带一个功能正常的 *DPYD* 基因,及一个无功能/功能缺陷基因,或携带两个功能缺陷基因	*c.* [1905+1G>A]；[=] *c.* [1679T>G]；[=] *c.* [2846A>T]；[=] *c.* [1129-5923C>G]；[=][d] *c.* [1129-5923C>G]；[1129-5923C>G][d] *c.* [2846A>T]；[2846A>T]
慢代谢型	0 或 0.5	该检测者携带两个无功能 *DPYD* 基因；或携带一个无功能基因及一个功能缺陷基因	*c.* [1905+1G>A]；[1905+1G>A] *c.* [1679T>G]；[1679T>G] *c.* [1905+1G>A],[2846A>T] *c.* [1905+1G>A]；[1129-5923C>G]

注：a. 活性得分的计算方式为该检测者两个 *DPYD* 基因所对应的得分之和。常见证据充分的 *DPYD* 等位基因型活性得分见表中,其余等位基因的得分见 CPIC 官方页面；b. 等位基因的定义、功能等详见 CPIC 官方页面的 *DPYD* 等位基因功能表；c. 此处所选用的参考序列为 *NM_000110. 3*；d. 可能是 *HapB3* 引起的突变；[=] 代表野生型的等位基因。

表 5-15　根据 *DPYD* 表型的氟尿嘧啶类药物[a] 推荐剂量

表型	表型解释	剂量推荐	推荐等级
正常代谢型	DPD 功能正常；氟尿嘧啶药物风险正常	无须调整剂量,按照药物说明正常给药	强
中间代谢型	DPD 活性降低（白细胞测定 PDP 活性仅为正常人群的 30% ~ 70%）；当使用氟尿嘧啶类药物治疗时,发生严重甚至致命药物中毒的风险增加	初始给药剂量减半,随后根据药物毒性调整剂量[b],或在条件允许时进行治疗药物监测	活性得分为 1：强 活动得分为 1.5[c]：中等
慢代谢型	DPD 功能完全丧失；氟尿嘧啶药物严重甚至致命性药物毒性风险增加	活性得分为 0.5：避免使用包含 5-FU 或其前体的治疗方案。如无其他合适的治疗方案,应极大地降低 5-FU 药物的初始给药剂量[d],并及早进行治疗药物监测[e]； 活性得分为 0：避免使用包含 5-FU 或前体的治疗方案	强

注：a. 指氟尿嘧啶及卡培他滨；b. 若在前两轮化疗中,患者耐受性良好,或无不良反应,则增加剂量以保证疗效；若患者不耐受,则继续降低药量；c. 2018 年 11 月更新,活性得分 1.5 时,初始剂量同样降低至 50%。原文献为降低 25% ~ 50%；d. 初始药量低于正常值的 25%。但相关研究尚不明确；e. 此情况下应在第一时间开始药物监测,并在血药浓度过高时立即停止该治疗方案。

2. 硫唑嘌呤   硫唑嘌呤(azathioprine)是免疫抑制剂,为 6-巯基嘌呤(6-MP)的衍生物。常用于血液肿瘤、炎性肠病、克罗恩病、器官移植后免疫抑制和风湿病等。对于个体患者,6-MP 的系统性暴露在很大程度上取决于巯基嘌呤甲基转移酶(TPMT),因为这种酶对 6-MP 和硫唑嘌呤两种药物的解毒起作用。TPMT 活性缺陷的患者可在使用标准剂量的嘌呤类药物治疗时发生严重的造血毒性反应。另外,*NUDT15*(蛋白编码基因)主要介导二磷酸核苷的水解,可能在 DNA 合成和细胞周期过程中发挥作用。*NUDT15* 基因突变患者使用嘌呤类药物时白细胞减少及脱发的风险比未突变患者高。

根据相关基因与药物剂量及疗效的关系,建议检测 *TPMT* 和 *NUDT15* 相关基因型,以指导硫唑嘌呤的精准治疗。根据 CPIC 基于 TPMT 代谢型对硫唑嘌呤给药剂量调整的建议见表 5-16。别嘌醇可抑制硫唑嘌呤的失活,同时使用硫唑嘌呤和别嘌醇的患者应减少硫唑嘌呤 1/4~1/3 的剂量,对于 TPMT 中间代谢或慢代谢型患者考虑继续降低剂量或者换药。

表 5-16   基于 TPMT 代谢型对硫唑嘌呤给药剂量调整的建议

代谢型	基因型	剂量调整建议
快代谢型	*1/*1	按药品说明书推荐剂量给药
中间代谢型	*1/*2、*1/*3、*1/*4	按照正常剂量的 30%~70% 给药,并根据患者耐受剂量滴定;剂量调整 2~4 周后达到稳定状态
慢代谢型	*2/*2、*2/*3、*2/*4、*3/*3、*3/*4、*4/*4	选择替换药物或减少 90% 药物剂量,每周给药 3 次而不是每日给药,并根据骨髓抑制程度调整剂量,剂量调整 4~6 周后达到稳定状态

3. 他莫昔芬   他莫昔芬(tamoxifen)属于抗肿瘤药。是一种调节体内激素平衡的药物。如果乳腺癌细胞内有雌激素受体(ER),但本药进入细胞内会与 ER 竞争结合,形成受体复合物,抑制雌激素刺激肿瘤生长作用的发挥,从而可抑制乳腺癌细胞的增殖。他莫昔芬可用于复发转移乳腺癌的治疗和乳腺癌手术后的辅助治疗,以预防复发。目前,已经发现与他莫昔芬相关的基因且研究较多的为 *CYP2D6*,其基因多态性影响他莫昔芬的效应和不良反应的发生。

CYP2D6 代谢型对他莫昔芬的具体疗效和不良反应影响见表 5-17。根据相关基因与药物疗效的关系,建议检测 *CYP2D6* 相应代谢型,并检测乳腺癌肿瘤组织中雌激素受体(ER)是否为阳性,以指导他莫昔芬的精准治疗,具体给药建议见表 5-17。

表 5-17   基于 *CYP2D6* 代谢型对他莫昔芬的给药建议

表型	双倍型	临床相关性	个体化建议
快代谢型	*1/*1	相对于 *1/*1 型患者,*1/*4 或 *4/*4 型患者在使用他莫昔芬时复发的风险会降低,但潮热的发生率会增加	无
中间代谢型	*1/*4		增加乳腺癌复发的风险;避免与 CYP2D6 抑制剂联用;绝经后妇女可考虑使用芳香化酶抑制剂
慢代谢型	*4/*4		增加乳腺癌复发的风险;绝经后妇女可考虑使用芳香化酶抑制剂

(三)神经精神类疾病药物基因组学

精神疾病已经成为我国的高发疾病。据统计,我国成年人中有超过 17% 的人深受抑郁症、精神分裂症等精神疾病的困扰。药物治疗是目前精神疾病的主要临床手段,但药物疗效和不良反应也呈现显著的个体差异。在精神分裂患者中,有 30%~50% 的患者对典型和非典型抗精神病药物的反应不佳。在抑郁症患者中,仅有 30%~45% 的患者在足量足疗程的抗抑郁症药物治疗下可获得临床症状的完全缓解。

1. 卡马西平、奥卡西平   卡马西平(carbamazepine)和奥卡西平(oxcarbazepine)是临床常用的抗癫痫药物。奥卡西平为卡马西平的 10-酮基衍生物。它们主要抗癫痫机制可能为依赖性地阻滞各种可兴奋细胞膜的钠通道,故能明显抑制异常高频放电的发生和扩散。较常见的不良反应为视物模糊或复视,主要严重不良反应为过敏反应,包括中毒性表皮坏死松解症(toxic epidermal necrolysis,TEN)和 Stevens-Johnson 综合征(Stevens-Johnson syndrome,SJS)等。

卡马西平和奥卡西平过敏反应的发生和 HLA-B 存在很强的相关性。在华裔人群中,不良反应的发生和患者体内的 *HLA-B * 1502* 等位基因之间存在很强的相关性。在启用卡马西平或奥卡西平治疗前,必须检测患者是否携带 *HLA-B * 1502* 等位基因。携带 *HLA-B * 1502* 等位基因者,应避免使用卡马西平和奥卡西平,除非收益明显高于风险;不携带 *HLA-B * 1502* 等位基因者,发生 TEN/SJS 的风险较低。

按照 PharmGKB 数据库的要求,检测 *HLA-B * 1502* 能判断绝大多数(77% 以上)SJS 病例风险,但不能除外其基因所致的 SJS 风险。对于已经服用卡马西平和奥卡西平数月并且无任何不良反应的患者,仍建议进行基因检测。

2. 苯妥英 苯妥英(phenytoin)是常用的抗癫痫药物。其具体机制尚不明确。一般认为,本药主要通过增加细胞钠离子外流,减少钠离子内流,而使神经细胞膜稳定,提高兴奋阈,减少病灶高频放电的扩散。苯妥英适用于各种癫痫发作和癫痫持续状态,也可用于治疗三叉神经痛。其主要严重不良反应为过敏反应,包括中毒性表皮坏死松解症(TEN)和 Stevens-Johnson 综合征(SJS)等,发生率较高。

根据相关基因与药物剂量、不良反应的关系,以及在中国人群的分布频率,建议检测 HLA-B 相关等位基因,以判断苯妥英不良反应风险。已经服用苯妥英数月且无任何不良反应的患者,仍建议检测 *HLA-B * 1502* 等位基因,以避免不良反应的发生。

在患者可安全使用苯妥英时,建议检测 *CYP2C9* 和 *SCN1A* 相关基因型,来指导用药剂量的调整。CPIC 和 DPWG 基于 *CYP2C9* 代谢型对给药剂量调整的建议见表 5-18。建议据此调整苯妥英的给药方案。

表 5-18 CPIC 和 DPWG 基于 *CYP2C9* 代谢型对苯妥英给药剂量的调整建议

基因	基因型	代谢型	临床相关性
CYP2C9	*1/*1	快代谢型	维持常规剂量
	*1/*2	中间代谢型	起始剂量减少 25%,7~10 日后评价疗效及血清浓度
	*1/*3	中间代谢型	起始剂量减少 25%,7~10 日后评价疗效及血清浓度
	*2/*2	慢代谢型	起始剂量减少 50%,7~10 日后评价疗效及血清浓度
	*2/*3	慢代谢型	起始剂量减少 50%,7~10 日后评价疗效及血清浓度
	*3/*3	慢代谢型	起始剂量减少 50%,7~10 日后评价疗效及血清浓度

3. 三环类抗抑郁药 三环类抗抑郁药包括阿米替林、氯米帕明、地昔帕明、多塞平、丙米嗪、去甲替林、曲米帕明等。其能选择性抑制中枢神经突触部位对去甲肾上腺素(NA)和 5-羟色胺(5-HT)的再摄取,使突触间 NA 和 5-HT 的含量增加,并增强突触后膜 5-HT$_2$ 受体的敏感性。

目前发现与三环类抗抑郁药相关的基因主要为 *CYP2C19* 和 *CYP2D6*。*CYP2D6* 快代谢者对药物的代谢加快,应答降低,而慢代谢者不良反应会增加。*CYP2C19* 亦是如此。根据 CPIC 指南建议基于 *CYP2C19* 和 *CYP2D6D* 代谢型对三环类抗抑郁药初始给药剂量进行调整,见表 5-19。

(四) 免疫抑制剂药物基因组学

免疫抑制剂是对机体的免疫反应具有抑制作用的药物,能抑制与免疫反应有关细胞(T 细胞或 B 细胞、巨噬细胞等)的增殖和功能,能降低抗体免疫反应。免疫抑制剂主要用于器官移植抗排斥反应和自身免疫疾病等。临床上免疫抑制剂较多,但药物基因组学研究较多的是钙调磷酸酶抑制药(环孢素、他克莫司等)。

1. 环孢素 环孢素(cyclosporine,CsA)为钙调磷酸酶抑制剂(CNIs),能特异性地阻断参与排斥反应的体液免疫和细胞免疫。临床上 CsA 广泛应用于预防同种异体肝、肾、心以及骨髓等器官或组织移植所

表 5-19　基于 *CYP2C19* 和 *CYP2D6D* 代谢型对三环类抗抑郁药初始给药剂量调整

代谢型	*CYP2D6*（超快代谢）	*CYP2D6*（快代谢）	*CYP2D6*（中间代谢）	*CYP2D6*（慢代谢）
CYP2C19（超快代谢）	避免使用三环类抗抑郁药。必须使用时,监测血药浓度	建议换用不经 *CYP2D6* 代谢的药物。必须使用时,监测血药浓度	建议换用不经 *CYP2D6* 代谢的药物。必须使用时,监测血药浓度	避免使用三环类抗抑郁药。必须使用时,监测血药浓度
CYP2C19（快代谢）	避免使用三环类抗抑郁药。必须使用时,应考虑增加起始剂量,并监测血药浓度	使用说明书推荐初始剂量	建议初始剂量降低 25%,并监测血药浓度	避免使用三环类抗抑郁药。必须使用时,建议初始剂量降低 50%,并监测血药浓度
CYP2C19（中间代谢）	避免使用三环类抗抑郁药。必须使用时,监测血药浓度	使用说明书推荐初始剂量	建议初始剂量降低 25%,并监测血药浓度	避免使用三环类抗抑郁药。必须使用时,建议初始剂量降低 50%,并监测血药浓度
CYP2C19（慢代谢）	避免使用三环类抗抑郁药。必须使用时,监测血药浓度	建议初始剂量降低 50%,并监测血药浓度	避免使用三环类抗抑郁药。必须使用时,监测血药浓度	避免使用三环类抗抑郁药。必须使用时,监测血药浓度

发生的排异反应并可与肾上腺皮质激素等免疫抑制剂联合应用,治疗一些免疫性疾病。环孢素临床应用的主要问题 CsA 口服吸收率低且不规律,不同个体在口服相同剂量后,血药浓度差异非常大。环孢素治疗窗较窄(100~400μg/L),因此血药浓度超过 40μg/L 时发生肝、肾毒性的风险增加。

CsA 主要由肝 CYP3A4、CYP3A5 等酶代谢,由多药耐药相关基因 *MDR1* 转运清除。多项研究报道了 *CYP3A5* 基因多态性与 CsA 代谢相关,但结果并不一致。而 *CYP3A4*、*MDR1* 等遗传多态性与 CsA PK 和 PD 的相关性研究较多,但结果常常也不一致,因此,需要进一步地研究。

环孢素个体化给药建议:尽管遗传多态性 CsA 的影响尚需进一步研究,但在 CYP3A4、CYP3A5 以及 MDR1 活性降低的患者中,初始剂量可从低剂量开始,然后通过血药浓度监测达到目标剂量。

2. 他克莫司　他克莫司(tacrolimus)又名 FK506,是一种新型强效免疫抑制药。同属 CNI,与淋巴细胞 FK506 结合蛋白-12(FKBP-12)结合,形成药物-FKBP-12 复合物,抑制 T 淋巴细胞特异性转录因子(NK-AT)的活化及白介素类(ILs)细胞因子的合成,进而抑制移植物抗宿主反应和迟发型超敏反应。与 CsA 相比,FK506 具有更好的免疫抑制作用(其活性约为 CsA 的 10~100 倍)和肝肾安全性。广泛应用于各种器官移植手术后的抗排斥反应预防和治疗中。

FK506 吸收无明显规律、治疗窗窄、不同个体体内代谢利用度有较大差异(4%~89%),达到的免疫抑制效应与产生药物代谢毒性反应各不相同。FK506 主要由肝 CYP3A4、CYP3A5 等酶代谢,其中 CYP3A5 多态性显著影响 FK506 血浆及组织药物浓度,进而影响其疗效和不良反应。*CYP3A5 * 3(rs776746)* 等位基因导致 CYP3A5 酶活性缺失或下降,中国人群发生率为 65%~76%。大量研究报告均证实 *CYP3A5* 野生型(*1/*1)或突变型杂合子(*1/*3),酶活性增强,可迅速代谢 FK506,造成血药浓度下降,且 FK506 所需剂量在 *CYP3A5 *1/*1* 和 *CYP3A5 *3/*3* 患者中均显著高于 *CYP3A5 *3/*3* 患者。个体化给药建议见表 5-20。

表 5-20　基于 *CYP3A5* 基因型指导他克莫司用药

基因型	代谢型	个体化治疗建议
CYP3A5 *1/*1	快代谢型	给予 1.5~2 倍的起始剂量,但不宜超过 0.3mg/(kg·d)
CYP3A5 *1/*3	中间代谢型	给予 1.5~2 倍的起始剂量,但不宜超过 0.3mg/(kg·d)
CYP3A5 *3/*3	慢代谢型	给予常规起始剂量[0.1~0.12mg/(kg·d)]

（五）其他药物基因组学

1. 非甾体抗炎药　非甾体抗炎药（NSAID）由于缺乏成瘾性，因此是最常用的镇痛药。但是，NSAID有可能引起严重的胃肠道、肾脏和心血管不良事件。NSAID通常通过细胞色素P450异构体CYP2C9、1A2和3A4进行肝生物转化，肾排泄是清除大多数NSAID的主要途径。CYP酶的活性受遗传变异、年龄、性别、昼夜节律变异、疾病以及相互作用的药物的影响，这些药物是CYP底物、抑制剂或诱导剂。因此，NSAID代谢的变异性可能对药物暴露产生重大影响。一些NSAID经过肠肝再循环，从而扩大了个体间的药物暴露差异。尽管几种NSAID可以非处方使用，但它们可能引起严重的并发症，包括胃肠道（GI）出血（每年1%~2%），高血压（每年最多5%），心肌梗死（每年最多1%），心力衰竭（每年最多1%）和肾脏损害；在极少数情况下也观察到心律不齐和心源性猝死。由于大量人群接触非甾体抗炎药，这些不良事件可能会对公众健康和经济产生重大影响。

大量证据将 *CYP2C9* 基因型与CYP2C9代谢和血浆NSAID浓度的表型变异性联系起来，大多数研究都是在健康志愿者中进行的，大多数NSAID的证据质量中等至高质量。尽管缺乏将 *CYP2C9* 的遗传变异与使用NSAID引起的不良事件发生率联系起来的临床证据，但几项研究已确定CYP2C9的功能下降与无功能等位基因与NSAID暴露升高之间存在关联。由于大多数NSAID不良事件是剂量依赖性的，涉及COX抑制的靶点不良事件，因此可以合理地假设暴露量增加会增加不良事件的风险。*CYP2C9* 基因型的不同表型见表5-21、表5-22。

表 5-21　*CYP2C9* 不同基因型的表型

表型	活性评分	基因型	双倍型
正常代谢型	2	携带两个正常功能等位基因的个体	*1/*1
中间代谢型	1.5 1	携带一个正常功能等位基因和一个降低功能等位基因的个体；1个正常功能等位基因加1个无功能等位基因或2个功能下降的等位基因	*1/*2 *1/*3 *2/*2
弱代谢型	0.5 0	携带一个无功能等位基因和一个降低功能的等位基因的个体；或两个无功能的等位基因	*2/*3 *3/*3
不确定型	n/a	携带具有不确定和/或未知功能等位基因的等位基因组合的个体	*1/*7 *1/*10 *7/*10 *1/*57

表 5-22　根据CYP2C9表型对塞来昔布，氟比洛芬，美洛昔康和布洛芬的治疗建议

表型	释义	治疗建议	推荐分级	备注
CYP2C9 正常代谢型	正常代谢	以建议的起始剂量开始治疗。使用最低有效剂量，最短持续时间以符合个别患者的治疗目标	强烈推荐	
CYP2C9 中间代谢型 AS 1.5分	轻度降低新陈代谢	同正常代谢型	中等推荐	中间代谢型可能具有比正常事件高的不良事件风险，尤其是在具有其他影响这些药物清除的因素的个体中，例如肝功能不全或高龄。进一步携带 *CYP2C9*2* 等位基因的个体应谨慎使用布洛芬，因为它与 *CYP2C8*3* 存在连锁不平衡，布洛芬也被 CYP2C8 代谢
CYP2C9 中间代谢型 AS 1分	中度减少代谢；较高的血浆浓度可能会增加中毒的可能性	以最低的建议起始剂量开始治疗。滴定剂量至临床效果或最大推荐剂量时应谨慎。在最短持续时间内使用最低有效剂量。监测治疗过程中的不良事件，例如血压和肾功能	中等推荐	

续表

表型	释义	治疗建议	推荐分级	备注
CYP2C9 弱代谢型	显著降低代谢并延长半衰期；较高的血浆浓度可能会增加毒性的可能性和/或严重性	以最低推荐起始剂量的 25%~50% 开始治疗。滴定剂量直至达到临床效果，或谨慎地达到最大推荐剂量的 25%~50%。最短时间内使用最低有效剂量。直到稳定后，才应进行向上剂量滴定达到状态（塞洛昔布至少 8 日，布洛芬、氟比洛芬至少 5 日），并在治疗过程中仔细监测不良事件，例如血压和肾功能。（美洛昔康）或考虑替代疗法	中等推荐	非主要由 CYP2C9 代谢的替代疗法包括阿司匹林、酮咯酸、萘普生和舒林酸。治疗方法的选择取决于患者的治疗目标和毒性风险
不确定型	N/A	无	无	

2. 抗痛风药物　别嘌醇(allopurinol)是结构上环绕于黄嘌呤的化合物(在嘌呤环上第七位是 C,第八位是 N),其被体内黄嘌呤氧化酶催化成别黄嘌呤。别嘌醇和别黄嘌呤对黄嘌呤氧化酶均有抑制作用,从而使黄嘌呤和次黄嘌呤不能被黄嘌呤氧化酶转化成尿酸。临床主要用于治疗痛风和防止痛风性肾病、继发性高尿酸血症及重症癫痫的辅助治疗。

别嘌醇相对来说是一种较为安全有效的药物,但有少部分患者使用后出现严重的皮肤不良反应,如药物超敏反应综合征、SJS/TEN 等。在不同的人群中研究均证实, *HLA-B * 5801* 等位基因与别嘌醇诱导的严重皮肤不良反应显著相关。别嘌醇适用于未携带 *HLA-B * 5801* 等位基因的患者;若患者携带 *HLA-B * 5801* 等位基因,发生严重皮肤型药物不良反应的风险显著增加,且有可能发生致命性 SJS/TEN,应禁止使用别嘌醇。

（刘世霆）

第六节　个体化药物治疗新进展

随着新的与疗效和安全性密切相关标志物的不断发现,以及新技术和新方法的发展,个体化药物治疗已成为临床提高药物治疗有效性和安全性的共识。根据患者疾病病因,制订"因人而异""量体裁衣"的个体化用药方案,建立最适宜的药物治疗模式,从而为保证患者药物治疗安全性、有效性和经济学提供科学依据。目前个体化药物治疗新进展促进了精准医疗的实施。

一、个体化药物治疗新内容

1. 肠道菌群研究　虽然人体肠道微生物的主要组成类群非常相似,但在不同宿主个体间,微生物类群的相对丰度和菌株种类存在很大差异。一项系统性综述表明,抗菌药物对肠道菌群有着深远的影响,有时甚至是持久的影响,其特点是有益共生体的数量减少,潜在有害微生物的数量增加。探究肠道菌群个体间差异对各种疾病的影响,可为深入了解宿主与微生物在人类健康和疾病中的相互作用提供帮助。此外,肠道菌群在药物的药效学和药动学中扮演着重要角色。故了解肠道微生物与药物之间复杂的相互作用,以及特定微生物如何影响药物的代谢和功效可更好地实施个体化治疗。

2. 生物标志物研究　对生物标志物进行研究与定量可确定患者最可能受益的治疗药物,识别患者对某种治疗方式可能增加的风险及副作用;监控患者对特定药品的治疗反应,并及时调整治疗方式以改善安全性和提高有效性。伴随诊断(companion diagnostic,CDx)是随着靶向药物的研发,在临床广泛认可的个体化药物标志物测定,是能够区分某一治疗产品的获益患者人群,提供针对相应患者特定药物治疗反应信息的一种体外诊断产品。CDx 目前最主要的应用是在肿瘤治疗领域。截至 2018 年,FDA 共批准了 41 项 CDx 产品,帮助 68 种靶向治疗药物找到可获益人群。另外,实体器官移植方面的生物标志物研究为更准确诊断器官损伤程度、预测并发症及长期预后提供治疗决策依据,已有的文献中提出了多种候选生物标志物,部分基于复杂的基因组学和分子生物学技术,目前尚未用于临床。

3. 细胞药动学　目前至少有 1/3 的药物靶点位于细胞内,包括 DNA、核受体、激酶、代谢酶等。对于作用靶点位于细胞内的药物,与研究血浆药物浓度(宏观)相比,细胞内药物浓度(微观)更具有重要意义。研究发现,敏感细胞和耐药细胞上多柔比星等全细胞摄取动力学有显著差异,敏感细胞摄取多柔比星快且多,耐药细胞摄取多柔比星慢且少。多柔比星耐药细胞的细胞膜和核膜上高表达 P-gp 形成“双重屏障”,阻碍多柔比星有效到达细胞核内靶点,阐明了耐药细胞对多柔比星核摄取减少可能是肿瘤耐药的机制之一。因此,细胞药动学的新理论定量研究药物在细胞和亚细胞内的吸收、分布、代谢和排泄的动力学过程,通过建立数学模型进而阐明药物在细胞内的处置规律,科学地评价药物的药效。

二、检测技术新进展

1. 样本采集技术发展

(1) 样本微量采集:常用的 TDM 监测生物样本为血浆/血清、全血、尿液等。近年来,微量采样和特殊采样方法逐渐发展,包括干血斑(dry blood spot,DBS)、定量微量采样(volumetric absorptive microsample,VAMS)、唾液和唾液斑(dried saliva spots,DSS)和外周血单核细胞(peripheral blood mononuclear cells,PB-MC)检测,适用于定期进行 TDM 分析的患者、重症患者和婴幼儿。在过去 40 年中,临床采用 VAMS 与 DBS 联合的使用方法,目前新的研究尝试独立使用方法的开发,可提高采样体积准确性,简化前处理,实现自动化。唾液和唾液斑检测侵入性小、顺应性强、易于收集,但包含唾液、细胞、食物残渣、细菌。药物浓度取决于理化性质、pH 环境、唾液流量,且需充分考虑唾液样本浓度和血液样本浓度的相关性。外周血单核细胞检测适用于前药、细胞内代谢或被摄取/外排转运体作用,靶点在细胞内,前处理包含了细胞分离纯化和计数,主要用于检测抗病毒、抗真菌和抗生素的药效,但目前均处于研究阶段。

(2) 液体活检技术:基因组学技术对组织靶基因检测存在局限性,例如,晚期患者的组织标本通常无法获得,或者取到的组织标本量不足以进行基因检测;肿瘤组织本身存在异质性,即不同的瘤灶之间或一个肿瘤内的不同部位可能具有不同的基因表型,而用于做基因检测的组织样本通常只占一部分甚至一小部分的整体肿瘤组织,因此并不能代表整体肿瘤的实际情况;以组织标本为基础的基因检测实现动态检测极为困难,仅根据初诊时的标本检测结果并不能指导后续治疗,因为肿瘤在发展过程中,生物学行为会变化,基因的表型也会不断发生变化。液体活检(liquid biopsy)因其无创性、准确性、动态性及可行性在 2014 年受到了临床医师的极大关注,2015 年在 CSCO 会议上成为热点;不仅受到科研工作者和临床医师的关注,也受到肿瘤诊断市场经济利益的吸引。液体活检,就是对体液进行检测,现在研究最多的是血液检测。在血液中,主要有三类标志物:cfDNA(游离 DNA 片段)、ctDNA(循环肿瘤 DNA 片段)和 CTC(循环肿瘤细胞),对于临床实践分别有不同的作用。液体活检易于操作、无创、实时,应用于疗效监测比血清学指标敏感性更高。

2. 质谱检测新技术

(1) 质谱成像技术:质谱成像是一种在组织、细胞或亚细胞水平研究分子或离子种类及分布的新型分析技术,无须复杂前处理即可实现样本表面多种物质的原位定性和定量分析。它将质谱的离子扫描过程与专业图像处理软件结合,对样本进行全面、快速分析,已广泛用于蛋白质识别、生物标志物发现、医学诊断等研究。该技术可直观反映作用部位内源性生物分子、原型药物及代谢物种类和浓度等原位信息,也可以显示药物作用前后组织内分子分布及变化,实现药效的有效评价。

(2) 质谱手术刀:蒸气电离质谱(REIMS)技术让 iKnife(智能手术刀)成为可能,从而帮助外科医生在手术过程中实时发现癌变组织。这个仍处于概念阶段的装置预示质谱在临床诊断研究中将发挥更重要的作用。与传统电子手术刀不同的是,iKnife 使用电荷烧灼人体组织时可从被烧灼的人体组织散发出的蒸气中提取有用信息,将蒸气导入质谱仪进行化学成分分析,分析结果可迅速显示在触摸屏监控器上,也可通过音频信号向医生通报被切除的人体组织的性质信息。这项技术将来也可为临床药物研究提供帮助。

3. **同位素示踪技术**　分子影像学概念于 1999 年提出,是一门新兴学科,指综合运用影像学技术(如正电子发射计算机断层显像,PET-CT)、分子成像探针等从细胞分子水平在体实时动态地监测疾病进展以及治疗疗效。目前已被用于药物的药动学研究方面。利用分子影像学技术的同位素示踪技术具有优势灵敏度高、定量定位、实时可视化的优点,是物质平衡金标准。PET-CT 结合^{18}F 标记可在给药后连续观察^{18}F 标记的化合物在动物体内各组织器官分布、代谢、排泄等过程,已成为药物临床前研究的重要工具。

三、研究方法新进展

1. **循证方法学研究**　以往医生制订治疗方案更多依赖经验,对疾病作用的推断及疗效的判定仅仅依照某一药物的某一临床指标改善情况完成。现在随着循证方法学的发展,临床上在制订药物治疗方案之前,可通过循证方法实施群体大样本的筛选,计算和评价寻找到最佳的治疗药物,再结合患者的具体情况进行个体化治疗,可以减少药物治疗的盲目性,提高药物治疗的成功率。

循证方法学的核心理念是决策有据,并强调证据的科学性和合理性,需要通过不断地查证、创证、评证和用证,对药物治疗方案做出全面、系统的判断。随着临床实践病例的增多,基于大样本人群与特定疾病类型个体化药物治疗方案的不断应用,会出现循证药学证据指导下治疗不理想的病例,此时针对性地进行药物精准治疗,可以为循证药学提供新的循证依据。如我国呼吸病学分会分别在 1998 年与 1999 年以美国胸腔学会(ATS)社区获得性肺炎(CAP)、医院内获得性肺炎(HAP)指南为参考,结合我国为数有限的研究报告,制订了我国的 CAP、HAP 指南。但后来我国的前瞻性调查的数据表明,我国 CAP 细菌耐药性方面与北美有显著的差别,基于以上及一系列的循证学的证据,我国于 2006 年更新了 CAP 的指南,结合我国的病原菌和耐药机制特点,制订出符合我国人群的精准药物治疗指南。因此,循证方法学与个体化药物治疗之间是宏观与微观,相辅相成,螺旋式上升的关系。采用循证的方法学研究,基于实践-评价-再实践的方法,为进一步提供个体化药物精准治疗提供有效的证据。

2. **大数据研究**　随着互联网、社交网络、物联网、云计算等新一代信息技术的应用和推广,大数据时代应运而生。医疗信息整合的大数据,成了个体化药物治疗赖以发展的重要途径。不同来源的基因组、转录组等组学数据与临床表型数据融合起来,形成"医疗健康大数据"可使获得信息更加容易,包含基因组、暴露组、代谢组、电子病历等临床数据以及个人生活习惯和地理位置等信息,可帮助临床医师理解疾病的发生发展过程,使得数据驱动的用药决策成为可能。目前,国际上已开发了一些临床决策工具,如分子图谱与可行治疗方法整合系统(IMPACT),在临床上利用全外显子测序数据,预测可干预药物;IBM 公司的 WatsonL 通过获取的基因序列数据及与药物匹配的医学文献信息,包括患者独特的基因突变,确定最有可能的驱动突变及作用的药物靶标。另外,群体医药大数据整合也使个体化临床评估成为可能。如美国范德堡大学开展的 eMERGE(the electronic medical records and genomics)项目以及建立的世界上最大的临床-基因整合数据库 BioVU,研究者基于 BioVU 数据库,以临床病例为基础报道了华法林、氯吡格雷、他克莫司等药物的疗效及副作用与基因多态性的关系;另一项肿瘤个体化用药研究利用临床-基因组数据库采集 1 619 例非小细胞肺癌患者的临床用药数据和基因组表达数据,发现应用美国国立综合癌症网络(National Comprehensive Cancer Network,NCCN)发布的非小细胞肺癌治疗指南中靶向药物治疗的患者,平均中位生存期由 28 个月提高至 42 个月,增长约 50%。这些研究把临床信息与基因组学直接对接,循证地评价了药物基因组学在临床应用的可行性和有效性。

3. **系统生物学研究**　系统生物学是生命科学研究最为活跃的领域之一,包括基因组学、转录组学、蛋白质组学和代谢组学。基于基因型个体化药物治疗通过研究给药前的代谢特征个体差异,可以预测药效个体差异,包括药物毒性和药物疗效。该方法指导精准用药,可使目标浓度达标率显著提高,但基因检测不能反映遗传外因素对疗效的影响。需要进一步结合表观遗传学、转录组学、蛋白质组学、内环境(代谢组学、肠道微生物组学)等进行研究,通过标志物和药物浓度的监测,可实现精准的个体化用药调整。

　　4. 机器学习　　机器学习(machine learning,ML)方法是人工智能方法的分支,利用计算机系统,通过研究算法和统计模型,依靠模式和推理来执行特定的任务,实现预测或决策任务。与传统统计学方法相比,ML有着巨大的优势和良好发展前景,它可以基于计算机系统对数据自我学习,在最小化人为干预的情况下,作出高精度的预测和决策。

　　ML与医学的融合为疾病的预防和治疗带来了诸多便利。在疾病风险预测领域,China-PAR模型可以评估心血管疾病的10年风险和终身风险,为我国心血管疾病的一级预防提供实用性评估工具;多种深度神经网络模型可预测宫内发展迟缓;应用随机森林算法可对体格检查人群的糖尿病风险进行预测。在疾病治疗领域,Davatzikos等通过使用新型的ML算法评估精神分裂症患者人群内部的脑结构差异,为精神分裂症患者对抗精神分裂症药物治疗反应呈现很强的异质性提供了潜在证据;König等利用ML的方式建立了指导大环内酯类药物联合治疗的决策方案,为中、重度社区获得性肺炎患者经验性联合大环内酯类药物治疗提供了指导依据;哥伦比亚大学研究组利用ML算法发现头孢曲松和兰索拉唑混合使用可导致心律失常;而微软公司Hanover利用ML预测药物有效性,为患者制订个性化治疗方案。ML不需要数据的前提假设,更多依据实际数据特征建立模型,并在建模过程中自动学习改进,这一技术的日趋成熟必将为医疗领域发展带来巨大的变革,并将广泛应用于新药的发现和新的药物靶点的确定、适当治疗和药物剂量的决定、药物疗效、药物之间相互作用的预测。

　　现代医学技术快速发展且逐步成熟,与分子影像学、材料学等学科的有机结合,必将为患者的个体化药物治疗开辟一条崭新的道路。

(缪丽燕)

参 考 文 献

[1] 黄卫华,张伟.药物微生物组学:肠道微生物与个体化用药[J].药学进展,2020,44(02):100-111.

[2] 李欣昕,吴欢,王晨,等.质谱成像技术及其在药学领域的应用[J].中国药科大学学报,2014,45(1):17-25.

[3] 本刊讯.可识别癌变组织智能手术刀iKnife[J].生物医学工程学进展,2014,4:235-235.

[4] 武志慧,王飞,等.健康医疗大数据与罕见病的精准用药[J].科技导报,2017,35(16):20-25.

[5] 王伟,祁永飞,等.基于医药大数据建立精准药学临床评估体系的思考.中国药事,2017,31(12):1478-1482.

[6] 黄光成,俞文雅,等.机器学习算法在疾病风险预测中的应用与比较[J].中国卫生资源,2020,4:432-436.

[7] 兰欣,卫荣,等.机器学习算法在医疗领域中的应用[J].医疗卫生装备,2019,40(3):93-97.

[8] DASGUPTA A(美).药物检测方法:治疗性用药与药物滥用[M].陆林译.北京:人民卫生出版社,2011.

[9] 李金恒.临床治疗药物监测的方法和应用[M].北京:人民卫生出版社,2003.

[10] 阚全程.临床药学高级教程[M].北京:人民军医出版社,2013.

[11] 单婷婷,董瑞华,秦小清,等.药物基因多态性与个体化用药的研究进展[J].医药导报,2010,29(1):64-67.

[12] 中国药理学会治疗药物监测研究专业委员会.治疗药物监测工作规范专家共识(2019版)[J].中国医院用药评价与分析,2019,19(8):897-902.

[13] 刘昭前,周宏灏.个体化药物治疗的新时代[J].中国临床药理学与治疗学,2007,12(1):1-6.

[14] 王菁,刘璐,郑恒,等.治疗药物监测的研究进展[J].中国医院药学杂志,2017,37(1):1-8.

[15] 周俊文,李灿,王天晟.万古霉素治疗药物监测经济学评价的系统评价[J].药物流行病学杂志,2016,(25):6,363-368.

[16] 中国医师协会检验医师分会临床质谱检验医学专业委员会.液相色谱串联质谱临床检测方法的开发与验证[J].检验医学,2019,34(3):189-196.

[17] 中国药理学会,中日友好医院.抗肿瘤生物类似药治疗药物监测药学专家共识(2020版)解读[J].中国医院用药评价与分析,2020,20[5]:513-518.

[18] 缪丽燕,肇丽梅,张伶俐,等.治疗药物监测(TDM)结果解读专家共识(2020版)[J].中国医院药学杂志,2020,40(23):2389-2395.

[19] 廖卫平,宋志彬,杨少青,等.拉莫三嗪治疗癫痫的有效性与剂量、血药浓度及合并用药关系的研究[J].中国神经精

神疾病杂志,2005,31(6):438-441.

[20] 李东锋,高惠静,张华,等.紫杉醇血药浓度的监测及其群体药动学的初步研究[J].华西药学杂志,2014,29(5):562.

[21] 张心保,喻东山,肖红,等.氯氮平靶症状与血药浓度的关系[J].中国民政医学杂志,2000,12(5):257.

[22] 刘红梅,林治光,任娟娟,等.利培酮药物浓度监测及正常范围参考值的初步建立[J].世界临床药物,2011,32(10):609.

[23] 姜远英.药物基因组学[M].北京:人民卫生出版社,2006.

[24] 吴永佩,蒋学华,蔡卫民,等.临床药物治疗学·总论[M].北京:人民卫生出版社,2017.

[25] 周宏灏.遗传药理学[M].北京:人民军医出版社,2003.

[26] 周宏灏.遗传药理学[M].第2版.北京:科学出版社,2013.

[27] 美国临床药学院.药物基因组学:在患者医疗中的应用[M].陈柜青,祁铭,马珂,译.杭州:浙江大学出版社,2013.

[28] 美国科学院研究理事会.基因组科学的甲子"羽化"之路:从人类基因组测序到精准医学[M].于军,译.北京:科学出版社,2016.

[29] 杨焕新.药物基因组学在疾病治疗中的个体化应用研究[M].北京:海洋出版社,2019.

[30] 宁俊红,吴志刚,雷莹,等.甲氨蝶呤治疗侵蚀性葡萄胎的血药浓度监测及不良反应观察[J].中国药物应用与监测,2013,10(1):5.

[31] PETRA ZIMMERMANN,NIGEL CURTIS. The effect of antibiotics on the composition of the intestinal microbiota-a systematic review[J]. Journal of Infection,2019,79(6):471-489.

[32] GARTH W STROHBEHN,et al. Large-Scale Variability of Inpatient Tacrolimus Therapeutic Drug Monitoring at an Academic Transplant Center:A Retrospective Study[J]. Ther Drug Monit,2018,40(4):394-400.

[33] GUANGJI WANG,et al. Cellular pharmacokinetic mechanisms of adriamycin resistance and its modulation by 20(S)-ginsenoside Rh2 in MCF-7/Adr cells[J]. British Journal of Pharmacology,2011,165(1):120-134.

[34] KÖNIG R,CAO X,et al. Macrolide combination therapy for patients hospitalised with community-acquired pneumonia? An individualised approach supported by machine learning[J]. European Respiratory Journal,2019,54(6):190-824.

[35] GOLDSMITH DR,WAGSTAFF AJ,JBBOTSON T,et al. Lamotrigine:a review of its use in bipolar disorder drugs[J]. Drugs,2003,63(19):2029-2050.

[36] IWASAKI T,TOKI T,NONODA Y,et al. The efficacy of levetiracetam for focal seizures and its blood levels in children[J]. Brain Development,2015,37(8):773-779.

[37] KRASOWSKI MD. Therapeutic drug monitoring of the newer anti-epilepsy medications[J]. Pharmaceuticals,2010,3(6):1909-1935.

[38] TOMSON T,BATTINO D. Pharmacokinetics and therapeutic drug monitoring of newer antiepileptic drugs during pregnancy and the puerperium[J]. Clin Pharmacokint,2007,46(3):209-219.

[39] JUENKE JM,BROWN PI,JOHNSON-DAVIS KL,et al. Simultaneous quantification of levetiracetam and gabapentin in plasma by ultra-pressure liquid chromatography coupled with tandem mass spectrometry detection[J]. Ther Drug Monit,2011,33(2):209-213.

[40] MATHEW BS,FLEMING DH,ANNAPANDIAN VM,et al. A reliable limited sampling strategy for the estimation of mycophenolic acid area under the concentration time curve in adult renal transplant patients in the stable posttransplant period[J]. Ther Drug Monit,2010,32(2):136-140.

[41] NIRENBERG A,MOSEDE C,MEHTA BM,et al. High-dose methotrexate with citrovomm factorrescue:predilictive value of serum methotrexate concentrations and corrective tomeasures to avert toxicity[J]. Cancer Treat Rep,1977,61(5):779.

[42] NACHMAN J,SATHER HN,CHERLOW JM,et al. Response of children with high-risk acute lymphoblastic leukemia treated with and without cranial irradiation:a report from the Children's Cancer Group[J]. J Clin Oncol,1998,16(3):920.

[43] LU AD,ZHANG LP,LIU GL. Study of high dose MTX on ALL in children[J]. Practical and Clinical Pediatric Journal,2004,19(1):36.

[44] YE ZG,CHEN YL,CHEN K,et al. Therapeutic drug monitoring of vancomycin:a guideline of the division of therapeutic drug monitoring,Chinese Pharmacological Society[J]. J Antimicrob Chemother,2016,71(11):3020.

[45] PRITEHARD L,BAKER C,LEGGETT J,et al. Interesting vancomycin serum trough concentration and incidence of nephrotoxicity[J]. Am J Med,2010,123(12):1143-1149.

[46] RAYNER CR,FORREST A,MEAGHER AK,et al. Clinical pharmacodynamics of linezolid in seriously ill patients treated in a

compassionate use programme[J]. Clin Pharmacokinet,2003,42(15):1411-1423.

[47] PASCUAL A,CALANDRA T,BOLAY S,et al. Voriconazole therapeutic drug monitoring in patients with invasive mycoses improves efficacy and safety outcomes[J]. Clin Infest Dis,2008,46(2):201.

[48] STAHLE L,MOBERG L,SVENSSON JO,et al. Efavirenz plasma concentrations in HIV-infected patients:inter- and intra-individual variability and clinical effects[J]. Ther Drug Monit,2004,26(3):267.

[49] MARZOLINI C,TELENTI A,DECOSTERD LA,et al. Efavirenz plasma levels can predict treatment failure and central nervous system side effects in HIV-1-infected patients[J]. AIDS,2001,15(1):71.

第六章 临床药物治疗学

第一节 概 述

随着医院药学工作重点逐渐转向以患者为中心的药学服务,临床药物治疗学(clinical pharmacotherapeutics)作为一门研究药物预防、治疗疾病的理论和方法的综合学科,是连接临床医学和基础药学的桥梁,是一门实践性很强的应用型学科,在临床药学教学和实践中的地位日益凸显。临床药物治疗学是在临床药理学已具备的实验基础上结合药物学及治疗学等学科发展起来的,它以临床各系统常见病的药物治疗为主线,注重临床思维在药学服务领域的应用,基于患者疾病的病因、发病机制及临床症状,结合药物治疗的原则、治疗药物的分类以及治疗药物特性,构建并优化药学服务体系。

一、主要研究内容

1. 综合疾病的病因和发病机制、患者的个体差异、药物的作用特点三个方面因素,对患者实施合理用药。

2. 研究影响药物对机体作用的因素。

3. 研究药物相互作用对药效的影响。

药物治疗学在长期临床药物治疗实践中,经历了由简单到复杂、由初级到高级、由经验到科学的发展过程,目前已发展成集药理学、生理学、生物化学、内科学、分子生物学、遗传学、基因组学等多学科交叉的一门综合学科。

二、药物治疗原则

1. **药物治疗的一般原则** 疾病治疗一贯遵循预防为主、防治结合的原则,即实施未病防病,有病防重和重病防危的策略。在长期的临床药物治疗实践中,药物治疗原则如下。

(1) 分线原则:如抗生素类药、抗结核病药、抗精神病药等。

(2) 阶梯用药原则:如癌症疼痛的治疗。

(3) 风险-效益比最大原则以及个体化治疗原则:使患者获得必要(适度、规范)、有效、安全、经济的药物治疗。

1) 药物治疗的必要性:许多疾病尤其是内科系统的疾病,尽管药物治疗常常具有不可替代性,但是对于具体的患者,面对众多可选择的药物,只有通过利弊权衡,使患者接受药物治疗的预期获益大于药物可能对机体造成的伤害,才能体现药物治疗的必要性,患者才值得承受风险来换取药物治疗的效果。并且在治疗过程中,还须在明确疾病诊断的基础上,从病情的实际需求出发,以循证医学为依据,选择适当的药物治疗方案,即药物治疗的适度性原则,从而达到治疗疾病的目的。

2）药物治疗的有效性：只有在患者的实际获益大于药物可能带来损害的前提下，药物治疗的有效性才有意义。在权衡利弊、选择合适药物的前提下，要达到理想的药物治疗效果，还要考虑以下因素。①药物方面因素：如药物的生物学特性、理化性质、剂型、剂量、给药途径以及药物间的相互作用等；②机体方面的因素：如患者年龄、体重、性别、精神因素、病理状态及遗传因素等；③药物治疗的依从性：是指患者遵从医嘱或治疗方案的程度，包括遵守医疗约定，采纳健康促进行为的忠告。

3）药物治疗的安全性：保证患者用药的安全性是药物治疗的前提。影响药物安全性的原因包括药物本身固有的生物学特性、药物制剂中不符合标准的有毒、有害物质超标准或有效成分含量过高及药物的不合理使用。

4）药物治疗的经济性：以最低的药物成本实现最佳的治疗效果，但是成本和效果都是相对的，有时成本高并不意味着效果好，出现此问题可用现代经济学研究手段解决。

5）药物治疗的规范性：药物治疗的规范性是保证合理用药的重要措施。在给患者实施药物治疗时，医师首先要熟悉相关疾病治疗指南或标准，尽量按公认的指南或标准去选药用药，减少随意性和盲目性。

2. 药物治疗的基本过程　药物治疗的程序首先需要明确患者的问题（诊断），随后拟定治疗目标并选择恰当的药物、剂量和疗程（选择治疗方案），开始治疗（处方+指导），经过一定时间后检查治疗结果，进行评估和干预，决定继续、调整或终止治疗方案。

药物治疗方案的制订需要综合考虑患者的病理、生理情况，药物的性质、相互作用及药物在患者体内的药动学变化，实行个体化给药，实现最大的治疗效益。优化药物治疗的最实用方法是治疗—监测—治疗的反复尝试。

三、药物相互作用和疾病对临床用药的影响

为提高疗效、减轻副作用而采取两种或两种以上药物同时或先后应用，称为联合用药。药物相互作用（drug interaction）通常是指两种或两种以上药物同时或在一定时间内先后应用时，在机体因素（药物代谢酶、药物转运蛋白、药物基因多态性等）的参与下，药物因彼此之间的交互作用而发生的药效学或/和药动学的变化，改变了药物在体内过程、理化性质或组织对药物敏感性，临床表现为药效增强和/或毒副作用加重，也可表现为药效减弱和/或毒副作用减轻。这种因联合用药使原有的药物效应增强者，称为协同作用（synergism），使原有的药物效应减弱者称为拮抗作用（antagonism）。

（一）药物相互作用机制和临床对策

1. 药物相互作用　按照发生原理，药物相互作用可分为药效学相互作用和药动学相互作用，或改变药物的毒性效应，掩盖不良反应等表现。药效学相互作用是指药物与机体的效应器官、特定的组织、细胞受体或某种生理活性物质（如酶、内源物质）相互作用。结果可导致效应的相加、协同和拮抗。

（1）相加：指两种性质相同的药物联合应用所产生的效应相等或接近分别应用所产生的效应之和。

（2）协同：即两药联合应用所产生的效应明显超过两者分别应用所产生的效应之和，又称为增效。

（3）拮抗：即两药联合应用所产生的效应小于单独应用一种药物时的效应。

药动学相互作用是指药物的联合应用可使一种药物的吸收、分布、代谢、排泄或生物转化受其他药物的影响而有所改变，导致体内药量或血药浓度的改变，从而影响药物的效应。根据发生环节不同，表现如下。

（1）影响药物吸收的相互作用：主要表现在加速或延缓胃排空、影响药物与吸收部位的接触、改变胃肠道 pH。

（2）影响药物分布的相互作用：主要表现在药物与血浆蛋白结合位点的竞争，影响药物分布过程，使药物的组织分布量发生改变，进而改变药物的药动学参数及药物的作用强度。

（3）影响药物代谢的相互作用：药物在体内代谢一般是经酶的催化，该环节相互作用主要是使药物由活性体转化为无活性体的代谢物或少数前体药物在体内转化为有活性的药物而起作用。

（4）影响药物排泄的相互作用：主要发生在肾脏的肾小管分泌和肾小管重吸收过程。

2. 临床药物治疗对策　在临床药物治疗的实践中，联合治疗的效果往往优于单一药物，如心力衰竭、

严重高血压和心肌梗死等疾病的治疗,常需要 2~3 种或以上的药物联合应用;肿瘤和严重感染时,联合用药可提高患者的生存率,特别是肿瘤化疗,联合用药组成的一线标准化疗方案,可改善患者生存期和生活质量。

（二）疾病对药动学、药效学的影响

疾病可引起机体各种生理、生化过程发生一系列改变,对药物的体内过程、药物与受体的亲和力、组织器官对药物作用的敏感性等产生影响。

1. 疾病对药动学的影响

（1）疾病对药物吸收的影响:①消化道疾病可通过改变胃排空时间、改变肠蠕动、改变胃肠道分泌功能等环节影响药物吸收。②肝病变也可影响消化道吸收功能。③肾衰竭如尿毒症患者,因本身钾离子平衡失调,当服用抗酸剂尤其是含铝的抗酸剂时,将进一步减少钾的吸收。④循环衰竭使胃肠道血流量减少而减少药物的吸收。

（2）疾病对药物分布的影响:主要通过改变血浆蛋白含量和结合率、血液 pH 等影响药物分布。此外,心、肾衰竭也可改变药物分布,影响药物的疗效。

（3）疾病对药物生物转化的影响:如慢性肝病时,患者肝脏微粒体酶合成减少,细胞色素 P450 含量降低,可减慢许多药物的生物转化;肾功能不全时,多种药物的代谢过程都可能受到不同程度的影响,体内氧化代谢有时加快,还原、水解和乙酰化能力降低,导致生物转化障碍,并且还可影响到药物在肝内的转化。

（4）疾病对药物排泄的影响:肾是药物及其代谢物排出体外的最重要器官,肾功能的改变会极大影响药物的体内消除过程。

2. 疾病对药效学的影响

（1）疾病引起受体数目改变:如支气管哮喘患者支气管平滑肌的 β 受体数目减少;糖尿病患者易出现胰岛素抵抗现象,而使胰岛素受体数目下降。

（2）疾病引起受体敏感性改变:严重的肝病患者由于体内氨、甲硫醇及短链脂肪酸等代谢异常会使中枢神经系统对镇静催眠药、镇痛药和麻醉药的敏感性增强,甚至可诱发肝性脑病;肾衰竭时,可引起体液调节紊乱,患者会对抗高血压药变得比较敏感;器质性心脏病也可使心脏对地高辛和一些抗心律失常药等药物的敏感性发生变化。

（3）疾病引起受体及受体后效应机制的改变:药物的初始作用部位是受体,但受体仅仅是信息传导的第一站,受体激活后通过一连串的生化过程最终导致效应器官的功能变化,即受体后效应机制。药物效应是受体后效应机制的一连串生化过程,最终导致效应器官（细胞）的功能变化。

（三）疾病状态下的临床用药原则

1. 肝病时的临床用药　鉴于肝病患者易诱发肝性脑病,且部分患者已存在胆汁淤积或体液负荷过量及腹水等病理变化,故使用药物应避免加剧这些病症。对肝病患者用药,必须衡量利弊,禁用对肝有损害的药物,并结合用药经验和血药浓度监测来调整用药和用量,尽量不选用经肝清除或有肝毒性的药物。

2. 肾病时的临床用药　肾病时可使主要经肾排泄药物的原型或代谢产物蓄积而增强药效,甚至产生毒性反应,临床用药均需注意监护。在严重肾功能不全时,为避免毒性反应发生,应调整剂量甚至避免使用具有直接肾毒性的药物以及易引起肾免疫损伤的药物。肾功能减退时选药应注意以下原则。

（1）选用较低浓度即可生效或毒性较低的药物:如强利尿药呋塞米毒性较依他尼酸钠低,尤其在肾衰竭时选用,增加剂量可使效应增强而不良反应较少增加。抗生素则可选用红霉素、青霉素、第三代头孢菌素类。

（2）避免使用毒性较大的药物:必须选用时,尽量选择半衰期短的药物,同时避免选用长效制剂。

（3）选用治疗效果易判断或毒副作用易辨认的药物。

（4）选用经肾外途径代谢和排泄的药物:应根据肾功能损害程度,调整给药方案。

（5）必须使用有效血药浓度范围窄、毒性大、代谢产物在体内蓄积的药物,或对肾有毒性的药物时应进行血药浓度监测,根据血药浓度调整给药剂量。

3. 循环障碍性疾病对药物治疗的影响 循环障碍性疾病能迅速影响全身各个器官,尤其对肝、肾、消化、呼吸等与药物吸收、代谢直接相关的器官更为明显,所以循环障碍性疾病易引起其他器官功能改变而影响药物治疗。循环障碍性疾病临床用药应注意以下几点。

（1）在周围循环衰竭时,口服、皮下或肌内注射给药吸收差,紧急用药时如必须静脉注射,则要减慢静脉注射速度。

（2）严重心力衰竭由于组织灌流量下降,一般药物表观分布容积 V_d 值减少。

（3）心脏疾病会改变器官对药物的敏感性。

（4）心力衰竭者使用具有负性肌力作用的药物必须非常谨慎,低剂量就可能损害心脏功能。

四、药物治疗与合理用药

（一）循证医学的应用

1. 循证医学的概念 循证医学(evidence based medicine,EBM)是现代临床医学诊治决策的科学方法学,是在继承临床传统医学决策模式基础上的创新。其核心思想是在临床医疗实践中,对患者的诊治决策都应依赖于客观的科学证据,而不是某些个人的主观经验。

2. 循证医学的实施步骤和研究方法

（1）循证医学的实施步骤:提出问题、获取有关证据、评价证据、应用证据、效果评估。实际工作中,上述5个步骤并非泾渭分明或必须面面俱到,通常可通过3种模式把证据整合到医疗实践中,即完全实施、使用模式、复制模式。

（2）循证医学证据的评价方法:系统评价、Meta 分析。

3. 循证医学的局限性 循证医学的局限性体现在以下方面。

（1）是一种归纳总结的思维,其结果和结论有一定的局限。

（2）本身不能提高预防和治疗效果。

（3）分析过程中往往忽视人种差异,忽视个体遗传背景的差异。

（4）缺乏客观指标和证据者无法继续循证实践。

循证医学与药物治疗学关系密切,循证医学为合理药物治疗提供科学的证据,为评价疾病治疗的效果提供可靠依据,而药物治疗学的研究和实践是循证医学结论的由来。将循证医学应用于药物治疗学中,就是尽可能利用药物疗效和不良反应评价的最佳证据制订患者的最佳用药方案。

（二）特殊人群药物治疗

特殊人群是指妊娠期和哺乳期妇女、新生儿、婴幼儿、儿童及老年人,他们的生理、生化功能与一般人群相比存在明显差异,而这些差异影响药动学和药效学。高度重视特殊人群的特点,做到有针对性地合理用药,对保护特殊人群的健康尤为重要。

1. 妊娠期和哺乳期妇女用药 妊娠期与哺乳期用药不但要充分考虑妊娠期及哺乳期母体发生的一系列生理变化对药物作用的影响,更要注意药物对胎儿或新生儿的作用。

（1）妊娠期药动学特点:由于母体生理生化变化以及激素的影响,药物在妊娠期妇女体内的吸收、分布、消除过程,均与非妊娠时有很大不同,表现为以下几个方面。①药物的吸收:妊娠期间受孕激素、雌激素的影响,胃酸分泌减少,使弱酸性药物吸收减少,弱碱性药物吸收增多;肠蠕动减弱,使口服药物的吸收延缓,达峰时间延长,药峰浓度降低。②药物的分布:妊娠期血浆容积、脂肪、体液含量均有不同程度的增加,药物的分布容积增大,血药浓度一般低于非妊娠期。同时,因妊娠期血浆容积增大,血浆蛋白的浓度相对较低,药物与蛋白结合减少,游离型药物增多,进入胎盘的药物增多,药效增强,不良反应也可能增加。③药物的消除:妊娠期间孕激素浓度的增高可增强肝药酶活性,提高肝对某些药物的代谢能力;妊娠期心排血量增加,肾血流量及肾小球滤过率均增加,肾排泄药物或其代谢产物加快,使某些药物血药浓度降低。妊娠晚期仰卧位时肾血流量减少,可使肾排泄药物速度减慢。

（2）胎儿药动学特点:①药物的吸收。大部分药物经胎盘屏障直接转运到胎儿体内,形成羊水肠道循环。大部分经由胎盘-脐静脉血转运的药物,在未进入胎儿全身循环前须经过肝脏,因此在胎儿体内也存在首关消除。②药物的分布。血循环量对胎儿体内的药物分布有较大影响,胎儿的血流量多,肝内药物分布较多。胎儿血浆蛋白含量较母体低,因此进入组织中的游离型药物浓度较高,但与胎儿血浆蛋白结合的药物不能通过胎盘向母体转运,可延长药物在胎儿体内停留时间。此外,胎儿体内脂肪组织较少,可影响某些脂溶性药物的分布。③药物的消除:胎儿的肝是药物代谢的主要器官,胎盘和肾上腺也参与某些药物的代谢。由于胎儿肝、肾功能发育尚未完善,对药物的消除能力较成人低。

(3) 妊娠期用药的基本原则:①妊娠期用药必须有明确的指征,尽量避免妊娠早期(妊娠 1~12 周)用药。②在医师指导下用药,尽量单一、小剂量用药,避免联合和大剂量用药;尽量选用老药,避免使用新药;参照 FDA 的药物分类,提倡使用 A、B 类药物,避免使用 C、D 类药物。③应用可能对胎儿有害的药物时,要权衡利弊后再决定是否用药,若病情急需应用肯定对胎儿有危害的药物,应先终止妊娠再用药。

(4) 哺乳期用药:几乎所有的药物都能进入乳汁被婴儿吸收,故哺乳期用药应慎重,应权衡利弊,遵循以下原则:①尽可能减少药物对子代的影响;②由于人乳持续产生,在体内不潴留,因此哺乳期可服用较安全的药物,并应在药物的 1 个血浆半衰期后再哺乳;③对因乳母大剂量、长时间用药可能对婴儿造成不良影响的,应及时监测婴儿血药浓度;④若乳母所用药物对婴儿影响较大,则应停止哺乳,暂时实行人工喂养。

2. 小儿用药　小儿时期包括新生儿期、婴儿期、幼儿期、学龄前期、学龄期、少年期等生长发育阶段。

(1) 小儿的生理特点及其对药动学和药效学的影响:小儿,尤其是婴幼儿,机体组织中水分的比例较成人高,体表面积与体积的比例大,体脂含量较低,血浆蛋白浓度低;中枢神经系统发育不全;消化系统发育不全;肝、肾功能发育不全;小儿调节水和电解质代谢的能力较差;此外,小儿遗传缺陷也可致对某些药物反应异常。

(2) 小儿用药的基本原则:①严格把握用药指征;②选择适宜的给药剂量与间隔时间;③选择适宜的给药途径。

3. 老年人用药

(1) 老年人的生理特点及其对药动学和药效学的影响:在用药时应注意老年人机体组成发生变化,包括局部循环差及肌肉萎缩、血流减少,使肌内、皮下注射的药物吸收速率下降;体液和细胞外液与体重比例减小,体内脂肪比例增加,使脂溶性药物分布容积增大;血浆蛋白结合率降低;中枢神经系统功能减退;心血管系统功能减弱;消化系统功能减弱;肝、肾功能减退。老年人的凝血功能减弱,体温调节能力、血糖调节能力降低,同化代谢小于异化代谢等。

(2) 老年人用药的基本原则:优先治疗原则、用药简单原则、用药个体化原则、注意饮食调节原则。

临床药物治疗学核心是合理用药,是药师实施药学服务、参与临床药物治疗活动的理论基础。通过紧紧围绕药物治疗过程中临床合理用药这一核心内容,从药物治疗原则、给药方案的设计、治疗效果的评价等方面进行系统开展工作,同时重点关注不良反应与药源性疾病、药物警戒与药物治疗、联合用药与药物相互作用。在实施药学监护过程中,注重药物基因组学、循证医学、药学监护与个体化用药之间的关系,在明确疾病的临床诊断的前提下,协助医疗团队提出合理用药方案,为临床开展精准药学服务提供支持。

(张幸国)

第二节　心血管系统疾病

根据国家心血管病中心近期发布的报告,我国心血管病现患病人数高达 3.3 亿,且心血管病死亡率仍居首位。就 2016 年数据来说,心血管病死亡人数高于肿瘤及其他疾病,每 5 例死亡中就有 2 例死于心血管病,且农村高于城市。这样庞大的患病群体无疑对临床药师的工作提出了更高要求。下面本节将围绕心血管系统主要疾病的药物治疗进行系统阐述。

一、原发性高血压

【疾病定义和流行病学】在未使用抗高血压药物的情况下,非同日 3 次测量诊室血压,收缩压(SBP)≥140mmHg 和/或舒张压 DBP ≥90mmHg 即可定义为高血压。值得注意的是:患者既往有高血压史,目前正在使用抗高血压药物,血压虽然低于 140/90mmHg,仍应诊断为高血压。

我国约有高血压患者 2.45 亿。从南方到北方,高血压患病率递增,不同民族之间高血压患病率存在差异。我国高血压患者的知晓率、治疗率和控制率(粗率)近年来有明显提高,但总体仍处于较低的水平。并且我国人群高血压的患病率仍呈升高趋势。血压水平与心血管风险呈连续、独立、直接的正相关关系。目前我国高血压人群最主要的并发症仍是脑卒中,冠心病事件也有明显上升,其他并发症包括心力衰竭、左心室肥厚、心房颤动、终末期肾病等。

【病因和发病机制】我国人群高血压发病重要危险因素主要包括高钠、低钾膳食,超重和肥胖,长期精神紧张,其他危险因素如年龄、高血压家族史、缺乏体力活动,以及糖尿病、血脂异常等。近年来大气污染也备受关注。

发病机制方面主要包括:①心排血量改变;②肾和肾功能异常:水、钠潴留,血容量增加;③肾素-血管紧张素-醛固酮系统(RAAS)的病变;④细胞膜离子转运异常;⑤交感神经活性增加;⑥血管张力增加和管壁增厚;⑦血管扩张物质和血管收缩物质的平衡紊乱。

【临床表现及诊断】对于 18 岁以上任何年龄的成年人,在未使用抗高血压药物的情况下,诊室 SBP ≥140mmHg 和/或 DBP≥90mmHg 即可定义为高血压。又可根据血压升高水平,将高血压分为 1 级、2 级和 3 级。具体血压水平分类和定义如表 6-1。

表 6-1　血压水平分类和定义

分类	SBP(mmHg)		DBP(mmHg)
正常血压	<120	和	<80
正常高值	120~139	和/或	80~89
高血压	≥140	和/或	≥90
1 级高血压(轻度)	140~159	和/或	90~99
2 级高血压(中度)	160~179	和/或	100~109
3 级高血压(重度)	≥180	和/或	≥110
单纯收缩期高血压	≥140	和	<90

注:引自《中国高血压防治指南(2018 版)》。当 SBP 和 DBP 分属于不同级别时,以较高的分级为准。

诊断性评估的内容包括以下 3 个方面:①通过病史、体格检查、系统的血压监测,按血压水平分级进行高血压诊断;②通过实验室检查、遗传学分析判断原因,区分原发性或继发性高血压;③寻找其他心脑血管危险因素,心脏、肾、眼底、大血管、脑等靶器官的损害以及相关临床情况,从而做出高血压病因的鉴别,诊断和评估患者的心脑血管疾病风险程度,参与指导诊断与治疗。

一般来说初诊患者需根据心血管风险水平分层(表 6-2)评估及监测血压,具体流程见图 6-1。

表 6-2　血压升高患者心血管风险水平分层

其他心血管危险因素和疾病史	血压(mmHg)			
	SBP130~139 和/或 DBP85~89	SBP 140~159 和/或 DBP90~99	SBP 160~179 和/或 DBP100~109	SBP≥180 和/或 DBP≥110
无		低危	中危	高危
1~2 个其他危险因素	低危	中危	中/高危	很高危
≥3 个其他危险因素,靶器官损害,或 CKD 3 期,无并发症的糖尿病	中/高危	高危	高危	很高危
临床并发症,或 CKD≥4 期,有糖尿病并发症	高/很高危	很高危	很高危	很高危

注:引自《中国高血压防治指南(2018 版)》。CKD 为慢性肾脏疾病。

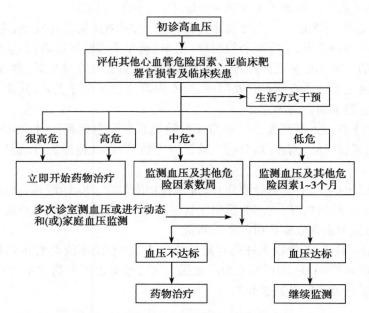

图 6-1　初诊高血压患者的评估及监测程序

注:引自《中国高血压防治指南(2018 版)》。动态血压的高血压诊断标准为白昼平均 SBP ≥ 135mmHg 或 DBP ≥ 85mmHg,夜间平均 SBP ≥ 120mmHg 或 DBP ≥ 70mmHg 或 24 小时平均 SBP ≥ 130mmHg 或 DBP ≥ 80mmHg;家庭血压平均 SBP ≥ 135mmHg 或 DBP ≥ 85mmHg。* . 中危且血压 ≥ 160/100mmHg 应立即启动药物治疗。

【治疗原则】高血压治疗原则:在改善生活方式的基础上,应根据高血压患者的总体风险水平给予抗高血压药物,同时干预可纠正的危险因素、靶器官损害和并存的临床疾病。改善生活方式主要包括:减少钠盐摄入(每人每日食盐摄入量<6g),增加钾摄入,合理饮食,控制体重,不吸烟,不饮或限制饮酒,增加运动,减轻精神压力,保持心理平衡。在改善生活方式的基础上,血压仍 ≥ 140/90mmHg 和/或高于目标血压的患者应启动药物治疗。药物治疗时应遵循以下基本原则:①常用的五大类抗高血压药物均可作为初始治疗用药,建议根据特殊人群的类型、合并症选择针对性的药物,进行个体化治疗。②应根据血压水平和心血管风险选择初始单药或联合治疗。一般患者采用常规剂量,老年人及高龄老年人初始治疗时通常应采用较小的有效治疗剂量。根据需要逐渐增加至足剂量。③优先使用长效抗高血压药物。④对血压 ≥ 160/100mmHg、高于目标血压 20/10mmHg 的高危患者,或单药治疗未达标的高血压患者应进行联合降压治疗。对血压 ≥ 140/90mmHg 的患者,也可起始小剂量联合治疗。⑤考虑长期治疗的药物经济学。

【药物治疗方案的制订】

1. **高血压的药物治疗**　常用抗高血压药物包括钙通道阻滞药(CCB)、血管紧张素转换酶抑制药(ACEI)、血管紧张素 Ⅱ 受体拮抗药(ARB)、利尿药和 β 受体拮抗药五类,均可作为初始和维持用药的选择。常用抗高血压药物的作用特点,临床应用及不良反应见表 6-3。

面对处于中高危的患者,临床往往采用两药或多药联合应用的方式,从降压作用机制互补,降压作用叠加,并可互相抵消或减轻不良反应角度出发,联合用药基本方案见表 6-4。

此外,α 受体拮抗药或其他种类抗高血压药有时亦可应用于某些高血压人群,如 α 受体拮抗药酚妥拉明是嗜铬细胞瘤、单胺氧化酶抑制剂引起的高血压危象的首选药。血管扩张药,包括硝酸甘油、硝普钠或乌拉地尔也可用于降压使用,但不作为抗高血压治疗的首选药。

表 6-3 常用抗高血压药物的作用特点、临床应用及不良反应

类别		代表药	作用机制	适应证	主要不良反应	禁忌证
CCB	二氢吡啶类	硝苯地平 氨氯地平	阻断血管平滑肌细胞上的 Ca^{2+} 通道发挥扩张血管、降低血压的作用	老年高血压、单纯收缩期高血压、伴稳定型心绞痛、冠状动脉或颈动脉粥样硬化及周围血管病患者	反射性交感神经激活导致心跳加快、面部潮红、脚踝部水肿、牙龈增生	心动过速与心力衰竭患者慎用,房室传导阻滞者禁用
	非二氢吡啶类	地尔硫草 维拉帕米			抑制心脏收缩功能和传导功能,二度至三度房室阻滞,牙龈增生	
ACEI		卡托普利 依那普利 雷米普利	抑制血管紧张素转换酶,阻断肾素血管紧张素Ⅱ的生成,抑制激肽酶的降解而发挥降压作用	伴慢性心力衰竭、心肌梗死后心功能不全、心房颤动预防、糖尿病肾病、非糖尿病肾病、代谢综合征、蛋白尿或微量白蛋白尿患者	干咳,不能耐受者可改用ARB。其他不良反应有低血压、皮疹,偶见血管神经性水肿及味觉障碍。长期应用有可能导致血钾升高,应定期监测血钾和血肌酐水平	双侧肾动脉狭窄、高钾血症及妊娠期妇女禁用
ARB		氯沙坦 缬沙坦	阻断血管紧张素Ⅱ受体而发挥降压作用	伴左心室肥厚、心力衰竭、糖尿病肾病、冠心病、代谢综合征、微量白蛋白尿或蛋白尿患者以及不能耐受 ACEI 的患者	不良反应少见,偶有腹泻,长期应用可升高血钾,应注意监测血钾及肌酐水平变化	双侧肾动脉狭窄、妊娠期妇女、高钾血症患者禁用
利尿药		氢氯噻嗪 吲达帕胺 呋塞米	利钠排尿、降低容量负荷而发挥降压作用	老年高血压、单纯收缩期高血压或伴心力衰竭患者,也是难治性高血压的基础药物之一	耳毒性、肾毒性、水和电解质代谢紊乱,不良反应与剂量密切相关,低血钾	痛风者禁用,高尿酸血症以及明显肾功能不全者慎用
β受体拮抗药		比索洛尔 塞利洛尔 美托洛尔	通过抑制过度激活的交感神经活性、抑制心肌收缩力、减慢心率发挥降压作用	伴快速性心律失常、冠心病、慢性心力衰竭、交感神经活性增高以及高动力状态的高血压	肢体冷感、激动不安、胃肠不适等,还可能影响糖、脂代谢	二/三度房室传导阻滞、哮喘患者禁用。慢性阻塞性肺病、运动员、周围血管病或糖耐量异常者慎用

表 6-4 抗高血压药联合用药基本方案

用药方案	作用及特点	推荐程度
ACEI 或 ARB+噻嗪类利尿药	协同降压作用。ACEI 和 ARB 可使血钾水平略有上升,能拮抗噻嗪类利尿药长期应用所致的低血钾等不良反应	推荐应用
二氢吡啶类 CCB + ACEI 或 ARB	协同降压作用。二氢吡啶类 CCB 常见的不良反应为踝部水肿,可被 ACEI 或 ARB 减轻或抵消。ACEI 或 ARB 也可部分阻断 CCB 所致反射性交感神经张力增加和心率加快的不良反应	推荐应用
二氢吡啶类 CCB+噻嗪类利尿药	可降低高血压患者脑卒中发生的风险	推荐应用
二氢吡啶类 CCB+β 受体拮抗药	CCB 具有扩张血管和轻度增加心率的作用,恰好抵消 β 受体拮抗药的缩血管及减慢心率的作用。两药联合可使不良反应减轻	推荐应用
其他治疗方案		推荐程度
利尿药+β 受体拮抗药;α 受体拮抗药+β 受体拮抗药;二氢吡啶类 CCB+保钾利尿药;噻嗪类利尿药+保钾利尿药		考虑使用
ACEI+β 受体拮抗药;ARB+β 受体拮抗药;ACEI+ARB;中枢作用药+β 受体拮抗药		不做常规推荐必要时可使用

2. 高血压合并并发症的药物治疗

（1）高血压伴脑卒中的治疗：病情稳定的脑卒中患者，血压≥140/90mmHg 时应启动降压治疗，降压目标为<140/90mmHg。急性缺血性脑卒中并准备溶栓者的血压应控制在<180/110mmHg，选用拉贝洛尔、尼卡地平等静脉药物，有水肿可合并利尿药，但避免使用引起血压急剧下降的药物。急性脑出血的降压治疗：SBP>220mmHg 时，应积极使用静脉抗高血压药物降低血压。患者 SBP>180mmHg 时，可使用静脉抗高血压药物控制血压，160/90mmHg 可作为参考的降压目标值。

（2）高血压伴冠心病的治疗：推荐<140/90mmHg 作为合并冠心病的高血压患者的降压目标，如能耐受，可降至<130/80mmHg，应注意 DBP 不宜降至 60mmHg 以下。稳定型心绞痛时，β 受体拮抗药、CCB 可以降低心肌氧耗量，减少心绞痛发作，应作为首选。血压控制不理想，可以联合使用 ACEI/ARB 以及利尿药。非 ST 段抬高型急性冠脉综合征时，β 受体拮抗药、CCB 作为首选，血压控制不理想，可联合使用 RAS 阻滞药以及利尿药。另外，如存在血管痉挛时，应该注意避免使用大剂量的 β 受体拮抗药，因有可能诱发冠脉痉挛。急性 ST 段抬高型心肌梗死合并高血压时：β 受体拮抗药和 RAS 阻滞药在心肌梗死后长期服用作为二级预防可以明显改善患者的远期预后，没有禁忌证者应早期使用。血压控制不理想时可以联合使用 CCB 及利尿药。

（3）高血压合并心力衰竭的治疗：流行病学调查显示，长期和持续的高血压最终可导致心力衰竭，包括射血分数保留的心力衰竭（HFpEF）和射血分数降低的心力衰竭（HFrEF），并且 SBP 每降低 10mmHg，心力衰竭发生风险显著降低 28%。对于高血压合并心力衰竭推荐的降压目标为<130/80mmHg。

如果患者为高血压合并慢性 HFrEF：首先推荐应用 ACEI（不能耐受者可使用 ARB）、β 受体拮抗药和醛固酮受体拮抗药。这 3 种药物的联合也是 HFrEF 治疗的基本方案，可以降低患者的死亡率和改善预后，又均具有良好降压作用。多数此类心力衰竭患者需常规应用袢利尿药或噻嗪类利尿药，也有良好降压作用。如仍未能控制高血压，推荐应用氨氯地平、非洛地平。高血压合并 HFpEF 时：上述 3 种药物并不能降低此类患者的死亡率和改善预后，但用于降压治疗仍值得推荐，也是安全的。如仍未能控制高血压，推荐应用氨氯地平、非洛地平。不推荐应用 α 受体拮抗药、中枢抗高血压药（如莫索尼定）。有负性肌力效应的 CCB 如地尔硫䓬和维拉帕米不能用于 HFrEF，但对于 HFpEF 患者，仍可能是安全的。若患者出现高血压合并急性心力衰竭，需在控制心力衰竭的同时积极降压，主要静脉给予袢利尿药和血管扩张药，包括硝酸甘油、硝普钠或乌拉地尔。

（4）高血压伴肾病的治疗：各种 CKD 导致的高血压，称之为肾性高血压，主要分为肾血管性高血压和肾实质性高血压。CKD 合并高血压患者 SBP≥140mmHg 或 DBP≥90mmHg 时开始药物降压治疗。降压治疗的靶目标在白蛋白尿<30mg/d 时血压控制在<140/90mmHg，在白蛋白尿 30~300mg/d 或更高时血压控制在<130/80mmHg，60 岁以上的患者可适当放宽降压目标。糖尿病肾病和非糖尿病肾病均推荐使用 ACEI 或 ARB 类药物治疗。

CCB、α 受体拮抗药、β 受体拮抗药、利尿药都可以作为 CKD 患者的降压首选药物。其他抗高血压药，如 α₁ 受体拮抗药、中枢 α 受体激动药，均可酌情与其他抗高血压药物联用。对于终末期肾病透析患者（CKD 5 期），部分患者表现为难治性高血压，需要多种抗高血压药物联用。并且透析后最好将 SBP 控制在 120~140mmHg。

（5）高血压合并糖尿病的治疗：建议糖尿病患者的降压目标为 130/80mmHg，老年或伴严重冠心病患者，宜采取更宽松的降压目标值 140/90mmHg。SBP 在 130~139mmHg 或者 DBP 在 80~89mmHg 的糖尿病患者，可进行不超过 3 个月的非药物治疗。如血压不能达标，应采用药物治疗。血压≥140/90mmHg 的患者，应在非药物治疗基础上立即开始药物治疗。伴微量白蛋白尿的患者应该立即使用药物治疗。

药物治疗时，首先考虑使用 ACEI 或 ARB。如需联合用药，应以 ACEI 或 ARB 为基础。加用利尿药或二氢吡啶类 CCB，合并心绞痛可加用 β 受体拮抗药。糖尿病合并高尿酸血症的患者慎用利尿药。反复低血糖发作者，慎用 β 受体拮抗药，以免掩盖低血糖症状。因此如需应用利尿药和 β 受体拮抗药时宜小剂量使用。有前列腺肥大且血压控制不佳的患者可使用 α 受体拮抗药。

（6）高血压急症和亚急症的治疗：高血压急症是指原发性或继发性高血压患者在某些诱因作用下，

血压突然显著升高(一般超过 180/120mmHg),同时伴有进行性心、脑、肾等重要靶器官功能不全的表现。需要注意的是,一部分高血压急症并不伴有特别高的血压值,但对靶器官功能影响重大,所以称为高血压急症。高血压亚急症是指血压显著升高但不伴急性靶器官损害。患者可以有血压明显升高造成的症状,如头痛、胸闷、鼻出血、烦躁不安等。多数患者服药顺从性不好或治疗不足。

　　高血压急症治疗通常选用静脉或肌内注射给予合适的抗高血压药控制血压,以阻止靶器官进一步损害,始阶段(1 小时内)血压控制的目标为平均动脉压的降低幅度不超过治疗前水平的 25%。在随后的 2~6 小时将血压降至较安全水平,一般为 160/100mmHg 左右。高血压亚急症的治疗中,通常使用 CCB、ACEI、ARB、β 受体拮抗药、α 受体拮抗药等,还可根据情况应用袢利尿药在 24~48 小时将血压缓慢降至 160/100mmHg。一般需要联合使用抗高血压药,并要重视足量 β 受体拮抗药的使用,如不适用(如气道阻力增加),可考虑改用非二氢吡啶类 CCB。常用的高血压急症治疗药物见表 6-5。

表 6-5　常用的高血压急症治疗药物

高血压急症/伴并发症	药物选择	目标血压
急进型恶性高血压	首选卡托普利、尼卡地平、硝普钠或乌拉地尔,也可选用甲基多巴。如果已经发生靶器官病变,降压应更迅速(首选硝普钠或乌拉地尔)	24 小时内将血压逐渐降至 160/100mmHg 以下
高血压脑病	首选尼群地平、尼卡地平、酚妥拉明、卡托普利或乌拉地尔	急速降压至 160/100mmHg 左右
肾炎并发高血压脑病	依那普利、卡托普利和肼屈嗪	
脑出血	首选乌拉地尔、卡托普利和依那普利,同时应用脱水治疗降低颅内压	降压幅度应不超过用药前血压的 20%
蛛网膜下腔出血	首选尼群地平、卡托普利和乌拉地尔	收缩压急速降至 140~160mmHg 以下或正常水平
主动脉夹层动脉瘤	β受体拮抗药和乌拉地尔等,也可应用硝普钠	
缺血性脑卒中	慎重用药,一般选用硝普钠、酚妥拉明和尼群地平治疗	一般当舒张压>130mmHg 时,方可小心降至 110mmHg
高血压伴急性左心衰竭患者	硝普钠	

3. 特殊人群高血压的药物治疗

　　(1) 老年性高血压:在我国,年龄≥65 岁的高血压患者,可定义为老年性高血压。65~79 岁的普通老年人,血压≥150/90mmHg 时推荐开始药物治疗,≥140/90mmHg 时可考虑药物治疗;≥80 岁的老年人,SBP≥160mmHg 时开始药物治疗。治疗时对于 65~79 岁的老年人,首先血压应降至<150/90mmHg;如能耐受,可进一步降至<140/90mmHg。≥80 岁的老年人应降至<150/90mmHg。

　　老年性高血压治疗药物选择:推荐利尿药、CCB、ACEI 或 ARB,均可作为初始或联合药物治疗。应从小剂量开始应用,逐渐增加至最大剂量。无并存疾病的老年性高血压不宜首选 β 受体拮抗药。利尿药可能降低糖耐量,诱发低血钾、高尿酸和血脂异常,需小剂量使用。α 受体拮抗药可用作伴良性前列腺增生或难治性高血压患者的辅助用药,但高龄老年人及有体位血压变化的老年人使用时应当注意直立性低血压。老年单纯收缩期高血压的药物治疗:DBP<60mmHg 的患者如 SBP<150mmHg,可不用药物;如 SBP 为 150~179mmHg,可用小剂量抗高血压药;如 SBP≥180mmHg,需用抗高血压药,用药中应密切观察血压的变化和不良反应。

　　(2) 儿童与青少年高血压:儿童高血压的诊断根据 3 次非同日的血压水平进行,3 次 SBP 和/或 DBP 均≥P_{95} 时诊断为高血压;当一次的 SBP 和/或 DBP 达到 2 级高血压分界点时,即可诊断为高血压。然后进行高血压程度分级。①1 级高血压:(95~99)mmHg+5mmHg;②2 级高血压:≥99mmHg+5mmHg。对

1级高血压,强调积极的生活方式干预;对2级高血压的药物治疗从小剂量和单一用药开始,个体化调整治疗方案和治疗时限。

目前,CFDA批准的儿童抗血压药包括:①ACEI(仅有卡托普利);②利尿药(氨苯蝶啶、氯噻酮、氢氯噻嗪、呋塞米);③二氢吡啶类CCB(氨氯地平);④肾上腺能受体拮抗药(普萘洛尔、阿替洛尔及哌唑嗪);⑤ARB类目前尚无CFDA批准的儿童用药。值得注意的是:儿童用药目前主要参考药品说明书,有儿童用药说明的可以采用,没有的则不推荐使用。

（3）妊娠期高血压:妊娠期高血压疾病定义为间隔至少4小时,2次SBP≥140mmHg和/或DBP≥90mmHg。推荐血压≥150/100mmHg启动药物治疗,治疗目标为150/100mmHg以下。如无蛋白尿及其他靶器官损伤存在,也可考虑≥160/110mmHg启动药物治疗。应避免将血压降至低于130/80mmHg,以避免影响胎盘血流灌注。妊娠期高血压分类如表6-6所示。妊娠合并高血压抗高血压药物选择时慎用利尿药、阿替洛尔。禁用ACEI/ARB类药物。妊娠期高血压药物的应用详见表6-7。子痫前期和重度高血压/高血压合并神经系统症状时建议静脉应用硫酸镁(但硫酸镁不作为抗高血压药使用)。

表6-6 妊娠期高血压分类

分类	亚型	特点	治疗方式
妊娠前或妊娠20周前新发现的高血压	慢性高血压(包括原发性和继发性)	妊娠前即存在或妊娠前20周出现的高血压或妊娠20周后出现高血压而分娩12周后仍持续血压升高	建议血压<140/90mmHg时备孕。对于已经应用抗高血压药物治疗的女性,停用孕期禁用的抗高血压药物,换成孕期相对安全的抗高血压药物
	白大衣高血压	诊室血压升高(≥140/90mmHg),而家庭血压正常(<130/80mmHg)即为白大衣高血压	密切关注血压变化、生活方式干预,包括减重、限盐
	隐匿性高血压	诊室血压正常(<140/90mmHg)而24小时动态血压监测或家庭自测血压升高(≥130/80mmHg)即为隐匿性高血压	
	一过性妊娠期高血压	检查时发现血压升高,但随后重复测量血压均正常	
妊娠20周后(≥20周)发生的高血压	妊娠期高血压	妊娠20周后血压升高(收缩压≥140mmHg和/或舒张压≥90mmHg),但不伴有蛋白尿、脏器功能损害和胎儿生长受限。一经诊断妊娠期高血压,应严密监测血压	抗高血压药物可选择拉贝洛尔、硝苯地平片及硝苯地平缓释片等 ①无靶器官损害的妊娠期妇女:血压≥140/90mmHg生活方式干预同时建议启动药物治疗,治疗过程中严密监测血压。②有靶器官损害的妊娠期妇女:收缩压≥140mmHg和/或舒张压≥90mmHg生活方式干预同时启动药物治疗,治疗过程中严密监测血压及靶器官损害情况。③对于血压≥160/110mmHg的妊娠期妇女,属于妊娠期高血压急症,应收产科住院。紧急给予抗高血压药物治疗,必要时启动静脉抗高血压药物治疗
	子痫前期	包括新发或由慢性高血压发展为子痫前期。在诊断妊娠期高血压的基础上,合并有以下一条及以上情况的,诊断为子痫前期:①蛋白尿(24小时尿蛋白定量≥300mg/24h。临床上24小时尿蛋白定量可用尿微量白蛋白/肌酐比替代,诊断界值≥30mg/mmol或0.3mg/mg)。②合并其他靶器官功能障碍,包括急性肾损伤(肌酐≥90μmol/L)、肝受累(转氨酶升高,谷丙转氨酶或谷草转氨酶正常值上限2倍以上)伴/不伴有右上腹痛、神经系统并发症(如子痫、脑功能障碍、视觉障碍、严重头痛)、血液系统并发症(如弥散性血管内凝血、血小板计数<$100×10^9$/L、溶血)。③子宫胎盘功能障碍(如胎儿生长受限、脐动脉多普勒血流波形异常、死胎)	

表 6-7 妊娠期高血压药物选择

口服抗高血压药	剂量	特点	推荐程度
拉贝洛尔	50~150mg,每日 3~4 次,根据血压调整。最大使用剂量 220mg/d	可用于备孕期及妊娠期各个阶段,有支气管哮喘、病态窦房结综合征、心传导阻滞未安装起搏器或有慢性心力衰竭病史的妊娠期妇女禁用	优选
硝苯地平片/硝苯地平缓释片	硝苯地平缓释片:10~20mg,1 次/12h,根据血压调整剂量,最大使用剂量 60mg/d	备孕期及妊娠期各个阶段,尤其是妊娠中晚期重度高血压	不做常规推荐
甲基多巴(国内未上市)	推荐的起始剂量 250mg,每日 2~3 次,最大剂量 3 000mg/d(每日 2~4 次),口服	降压疗效较其他抗高血压药物弱,且有抑郁及头晕等不良反应	不建议首选
静脉抗高血压药	给药方式(妊娠合并重度高血压或妊娠子痫前期妇女可应用静脉药物降压)		
拉贝洛尔注射液	静脉注射:初始剂量为 20mg,10 分钟后未有效降压则剂量加倍。单次最大剂量 80mg,直至血压被控制,每日应用总量不应超过 220mg。静脉滴注:50~100mg 加 5% 葡萄糖注射液或 0.9% 氯化钠注射液稀释至 250~500ml,滴速 1~4mg/min,根据血压调节		
乌拉地尔注射液	静脉注射:10~50mg,5 分钟缓慢静脉推注,效果不满意 5 分钟后可重复给药。静脉滴注:250mg 溶于 5% 或 10% 葡萄糖注射液或 0.9% 化钠注射液,以 2mg/min 静脉滴注,依据血压情况调整滴速,维持给药速率 9mg/h		
尼卡地平注射液	以 0.9% 氯化钠注射液或 5% 葡萄糖注射液稀释后,每分钟 0.5μg/kg 静脉滴注,依据血压情况调整滴速,可逐步增加剂量到每分钟 10μg/kg		
酚妥拉明注射液	10~20mg 溶于 5% 葡萄糖注射液 100~250ml,10μg/min 静脉滴注,根据血压情况调整滴速		
硝普钠注射液	50mg 加入 5% 葡萄糖溶液 500ml,按 0.5~0.8μg/(kg·min)缓慢静脉滴注。抗高血压药物无效或妊娠期妇女出现高血压危象时可使用,使用时间不大于 4 小时		
硝酸甘油	用于合并急性心功能不全和急性冠脉综合征的妊娠期妇女。以 0.9% 氯化钠注射液或 5% 葡萄糖注射液稀释后,以 10~20μg/min 静脉滴注,依据血压情况调整滴速,可逐步增加剂量到 200μg/min		

【临床药学监护要素及实施要点】临床高血压防治要采取面向全人群、高血压易患(高危)人群和高血压患者的综合防治策略。确保患者早发现,早治疗。临床和生活中密切关注血压变化,个体化用药,评估和管理高血压并发症,保持长期随访等相结合的综合一体化的干预措施。

实施要点主要包括:①倡导全人群健康生活方式,预防潜在高血压发生。②系统管理易患(高危)人群高血压,包括:保证正确地定期血压测量;合并风险因素时规律体检,以提高患者知晓率;规范和合理化抗高血压药物的使用,提高治疗率;密切关注血压变化情况,控制可能的并发症,个体化用药,尽量减少治疗副作用的产生,提高高血压控制率;提高随访率,门诊随访和电话随访为主,有条件的特别是中青年人群可用网络随访;提高患者自我管理意识,强调高血压一旦发生,就需要终身管理,需要患者与临床药师的共同配合与努力。

二、冠状动脉粥样硬化性心脏病

【疾病定义和流行病学】冠状动脉粥样硬化性心脏病(coronary atherosclerotic heart disease,CHD)简称冠心病,是指由于冠状循环改变,如冠状动脉粥样硬化使血管腔狭窄或堵塞,或/和因冠状动脉功能性改变,导致心肌缺血缺氧或坏死而引起的心脏病。可分为稳定型冠心病(stable coronary artery disease,SCAD)和急性冠脉综合征(acute coronary syndromes,ACS),ACS 又可分为 ST 段抬高型心肌梗死(ST-segment elevation myocardial infarction,STEMI)、非 ST 段抬高型心肌梗死(non-ST-segment elevation myocardial infarction,NSTEMI)及不稳定型心绞痛(unstable angina,UA)。SCAD 主要包括慢性稳定型劳力性心绞痛、缺血性心肌病和 ACS 之后稳定的病程阶段。

　　2012 年以来,中国城市和农村居民冠心病发病率和病死率呈持续攀升趋势,且农村高于城市,男性发病早于女性。但近年来也呈年轻化趋势。据统计我国现有冠心病患者人数约 1 100 万。

　　【病因和发病机制】冠心病是由于脂质斑块在冠状动脉壁上积聚,引起动脉管腔狭窄或闭塞,阻塞血流,当心脏无法获得足够血液时,就可能导致胸痛或不适。若不及时治疗,冠心病还可导致心律失常及心力衰竭等疾病。主要危险因素为高血压、血脂异常、吸烟、糖代谢异常、超重、肥胖、缺少运动和心理压力等。冠心病的发病机制至今未完全明确,目前认为有多种机制共同参与,包括脂质浸润学说、血栓形成与血小板聚集学说、内皮损伤反应学说、应激与炎症等学说。

　　【临床表现及诊断】临床主要表现为无症状心肌缺血(隐匿性冠心病)、心绞痛、心肌梗死、缺血性心力衰竭(缺血性心脏病)和猝死等。

　　一般来说,CAD 的诊断包含以下几个方面:①评估症状体征→疑诊不稳定型心绞痛→遵循 ACS 指南;②评估患者生活质量及合并疾病→若血运重建无效→药物治疗;③一般检查(生化、静息心电图等)→左室射血分数(LVEF)<50%→相关检查及治疗;④评估验前概率(pre-test probability,PTP)与冠心病的临床可能性→其他原因所致胸痛→适当治疗及检查;⑤根据冠心病的临床可能性选择相关的影像学或功能学检查;⑥评估不良事件风险,指导后续治疗。PTP 的评估情况参考表 6-8。

表 6-8　有稳定性胸痛症状患者的临床验前概率(PTP,%)

年龄(岁)	典型心绞痛		非典型心绞痛		非心绞痛性质的胸痛	
	男性	女性	男性	女性	男性	女性
30~39	59	28	29	10	18	5
40~49	69	37	38	14	25	8
50~59	77	47	49	20	34	12
60~69	84	58	59	28	44	17
70~79	89	68	69	37	54	24
>80	93	76	78	47	65	32

注:引自《稳定性冠心病诊断与治疗指南(2018 版)》。
　　①PTP<15%(低概率):基本可排除冠心病。②15%≤PTP≤65%(中低概率):建议进行运动负荷心电图作为初步检查。若诊疗条件允许进行无创性影像学检查,则优先选择后者。③65%<PTP≤85%(中高概率):建议行无创性影像学检查以确诊 SCAD。④PTP>85%(高概率):可确诊 SCAD,对症状明显者或冠状动脉病变解剖呈高风险者应启动药物治疗或有创性检查和治疗。

　　值得注意的是,CAD 是一个不断发展的动态过程,心血管疾病的危险因素(如有血脂异常、高血压、吸烟、心血管疾病家族史)、静息心电图变化、心脏是否钙化等信息可作为 PTP 的补充,判断 CAD 发生的可能性,这对中低风险概率的患者尤为重要。

　　【治疗原则】SCAD 患者进行药物治疗的目的是改善缺血和预防心血管事件。最佳治疗可定义为症状控制满意并具有最大的患者依从性和最小的不良事件发生率。ACS 的治疗原则为:尽快再灌注缺血心肌,防止梗死范围扩大,缩小心肌缺血范围;及时处理恶性心律失常、心力衰竭、休克及各种并发症,防止猝死;保护和维持心功能,提高患者的生活质量。

　　【药物治疗方案的制订】CAD 的治疗包括药物治疗、非药物治疗、介入治疗及外科手术治疗。SCAD 的治疗以药物治疗为主,主要分为两大类,包括缓解症状及改善缺血的药物,如 β 受体拮抗药、硝酸酯类药物、CCB 类和改善预后的药物,如抗血小板药和调血脂药等,旨在改善缺血和预防心血管事件。ACS 的治疗中,无论是 STEMI 还是 NSTEMI,一旦确诊就应立即给予急救治疗,治疗方案包括:紧急处理,舌下含服硝酸甘油,建立静脉通道,镇痛,吸氧,持续心电、血压监测等。及时发现和处理致命性心律失常,维持血流动力学稳定,抗血小板,抗凝,立即准备并尽早开始冠状动脉再灌注治疗,抗心肌缺血治疗。稳定易损斑块,防止严重并发症。

　　1. SCAD 的药物治疗

　　(1) 缓解症状及改善缺血药物

　　1) β 受体拮抗药:主要通过抑制心脏 β 肾上腺素能受体,减慢心率、减弱心肌收缩力、降低血压以减少心肌耗氧量。对于心肌梗死后患者,β受体拮抗药能显著降低30%死亡和再发梗死风险。延长舒张期以增加缺血心肌灌注,减少心绞痛发作和提高运动耐量。只要无禁忌证,β受体阻滞应作为SCAD患者的初始治疗药物。对合并慢性心力衰竭的SCAD患者,琥珀酸美托洛尔、比索洛尔和卡维地洛与ACEI、利尿药伴/不伴洋地黄同时应用,能显著降低死亡风险,改善患者的生活质量。不良反应包括窦性心动过缓、房室传导阻滞及心肌收缩力降低,支气管痉挛等。伴严重心动过缓和高度房室传导阻滞、窦房结功能紊乱、明显支气管痉挛或支气管哮喘患者禁用。外周血管疾病及严重抑郁均为应用β受体拮抗药的相对禁忌证。长期应用β受体拮抗药,突然停药可引起"反跳"现象,加重心绞痛症状,甚至诱发心肌梗死。若β受体拮抗药禁忌或不能耐受时,建议使用CCB或长效硝酸酯类药物。代表药物有美托洛尔、比索洛尔、卡维地洛。常用剂量:美托洛尔25~100mg,每日2次;阿替洛尔12.5~25mg,每日1次。

2)硝酸酯类:内皮依赖性血管扩张药,能减少心肌需氧和改善心肌灌注,从而改善心绞痛症状,降低心脏前、后负荷,保护心脏;增加缺血区心肌供血量,降低心力衰竭发生率和心室颤动发生率。舌下含服硝酸甘油仅作为心绞痛急性发作时缓解症状用药。严重主动脉瓣狭窄或梗阻性肥厚型心肌病引起的心绞痛,不宜使用硝酸酯类药物,不与西地那非合用避免引起低血压。不良反应主要包括头痛、面部潮红、心率反射性加快及低血压,短效硝酸甘油更明显。首次硝酸甘油舌下含服需注意直立性低血压。代表药物为硝酸甘油。舌下含服硝酸甘油0.3~0.6mg治疗心绞痛急症发作,必要时可隔5分钟再用。维持治疗选择长效硝酸酯类,如硝酸异山梨酯5~20mg,每日3次。

3)CCB类:可通过改善冠状动脉血流和减少心肌耗氧发挥缓解心绞痛作用。适合联合β受体拮抗药用于伴有高血压的心绞痛患者,心力衰竭患者应避免使用CCB,如严重心力衰竭合并心绞痛可使用氨氯地平及非洛地平。地尔硫䓬和维拉帕米能够减慢房室传导,常用于伴有心房颤动或心房扑动的心绞痛患者。这两种药物不宜用于已有严重心动过缓、高度房室传导阻滞及病态窦房结综合征的患者。老年人、已有心动过缓或左心室功能不良患者应避免联用。CCB常见的不良反应包括外周水肿、便秘、心悸、面部潮红、房室传导阻滞,低血压也时有发生,其他不良反应还包括头痛、头晕、虚弱无力等。地尔硫䓬还可以引起狼疮样综合征。代表药物包括二氢吡啶类:氨氯地平、硝苯地平、非洛地平。硝苯地平推荐剂量为5~10mg,每日3次,非二氢吡啶类包括维拉帕米、地尔硫䓬。常用剂量:维拉帕米80~120mg,每日3次;地尔硫䓬30~90mg,每日3次。

4)其他类:其他药物如曲美他嗪可调节心肌能量底物,提高葡萄糖有氧氧化比例,能改善心肌对缺血的耐受性及左心功能,缓解心绞痛。与β受体拮抗药等抗心肌缺血药物联用。一般做二线用药,常用剂量为60mg/d,分3次口服。尼可地尔能扩张冠状动脉血管,刺激血管平滑肌上ATP敏感性钾离子通道。长期使用还可稳定冠状动脉斑块。用于治疗微血管性心绞痛。当使用β受体拮抗药禁忌、效果不佳或出现不良反应时,可使用尼可地尔缓解症状。推荐使用剂量为4~6mg/h,48小时内持续静脉应用。口服常用剂量为6mg/d,分3次口服。不与枸橼酸西地那非、盐酸伐地那非水合物、他达拉非等有磷酸二酯酶-5阻断作用的药物合用。

(2)改善预后的药物

1)抗血小板药物:代表药物有阿司匹林、氯吡格雷及替格瑞洛等。无ACS及经皮冠状动脉介入治疗(percutaneous coronary intervention,PCI)病史者,推荐阿司匹林长期服用(75~100mg,每日1次)。SCAD患者接受PCI治疗后,建议给予双联抗血小板药物治疗(DAPT,即阿司匹林基础上合用P2Y12受体拮抗药)6个月。PCI或ACS后病情稳定的SCAD患者,可根据临床危险因素或风险评分评价缺血和出血风险,如存在较高缺血和/或出血风险,可考虑延长或缩短DAPT疗程。既往1~3年前有心肌梗死病史的缺血高危患者,可考虑采用阿司匹林联合替格瑞洛(60mg,每日2次)长期治疗。主要不良反应是胃肠道反应,有胃肠道疾病和出血性疾病患者禁用。

2)调脂药物:代表药物为阿托伐他汀、瑞舒伐他汀、辛伐他汀等。治疗以LDL-C水平为首要干预靶点,目标值LDL-C<1.8mmol/L。若LDL-C水平不达标,可与其他调脂药物(如依折麦布10mg,每日1次)联合应用。如果LDL-C基线值较高,现有调脂药物标准治疗3个月后难以降至基本目标值,可考虑将LDL-C至少降低50%作为替代目标。若LDL-C基线值已在目标值以内,可将其LDL-C从基线值降低30%。

LDL-C 达标后不应停药或盲目减量。他汀类药物可能引起的肝脏损害和肌病,应严密监测。

3）ACEI 或 ARB:代表药物有卡托普利、依那普利、氯沙坦、缬沙坦等。ACEI 类药物能使无心力衰竭的稳定型心绞痛患者或高危冠心病患者的主要终点事件(心血管死亡、心肌梗死、脑卒中等)风险降低。对 SCAD 患者,尤其是合并高血压、LVEF≤40%、糖尿病或慢性肾病的高危患者,只要无禁忌证,均可考虑使用 ACEI 或 ARB。

2. ACS 的药物治疗   ACS 可分为 STEMI、NSTEMI 及 UA。NSTEMI 和 UA 有时在临床上难以鉴别,而治疗上并不需要严格区别,故合并为一个概念被提出。

(1)NSTEMI 的治疗:主要包括缓解症状及改善缺血和抗血栓治疗,包括抗血小板治疗,抗凝治疗和调脂治疗,但不主张溶栓治疗。

1）常规药物:β 受体拮抗药,抗血小板治疗和调脂治疗应用与治疗 SCAD 时相同,注意防止有禁忌证的患者使用及严密监测不良反应。

2）硝酸酯类药物:舌下含服作为急性发作期首选,如多次使用仍不能缓解疼痛症状可合并使用强镇痛药缓解疼痛。并随即采用硝酸甘油或硝酸异山梨酯缓慢静脉滴注。但静脉滴注硝酸酯类易产生耐药性,应用时间一般为 24~48 小时。静脉滴注硝酸甘油应由低剂量开始,即 10μg/min,可酌情逐渐增加剂量,每 5~10 分钟增加 5~10μg,直至症状控制。静脉滴注二硝基异山梨酯的剂量为 2~7mg/h,起始剂量为 30μg/min,观察 30 分钟以上,如无不良反应可逐渐加量。

3）CCB 类:对缓解冠状动脉痉挛有良好的效果,为变异型心绞痛的首选用药,也可作为持续性心肌缺血治疗的次选药物。不推荐使用短效二氢吡啶类 CCB。CCB 在 NSTEMI 治疗中不作为一线用药。

4）抗凝治疗:抗凝血药可抑制血栓生成及活性,进而减少血栓事件。当合用抗血小板药物时,会产生更强大的抗栓效应。抗凝治疗代表药物为普通肝素:推荐用药的初始剂量为 60~70U/kg,维持剂量从 12~15U/(kg·h)至最大剂量 1 000U/h。尽管普通肝素引发出血风险较大,但因其抗凝作用起效快速,可减少造影等候时间及缩短住院时间,仍然广泛应用于临床。PCI 术中可使用肝素,但 PCI 结束后应立即停用。如使用依诺肝素抗凝,剂量一般为 1mg/kg,每日 2 次。磺达肝癸钠是人工合成的戊糖,可选择性抑制 Xa 因子,形成非共价结合,抑制血栓的形成。建议剂量为 2.5mg/d,每日 1 次。比伐卢定可以直接与凝血酶结合,进而抑制凝血酶相关的纤维蛋白原转变为纤维蛋白。静脉负荷剂量 0.1mg/kg,维持剂量为 0.25mg/(kg·h)。

(2)STEMI 的治疗

1）镇痛药物:STEMI 发生时,剧烈胸痛使患者交感神经过度兴奋,导致心动过速、血压升高和心肌收缩功能增强,从而增加心肌耗氧量,并易诱发快速型室性心律失常,应迅速给予有效镇痛药,如吗啡 3mg 静脉注射,必要时每 5 分钟重复 1 次,总量不宜超过 15mg。不良反应包括恶心、呕吐、低血压和呼吸抑制。一旦出现呼吸抑制,可每隔 3 分钟静脉注射纳洛酮 0.4mg 拮抗(最多 3 次)。

2）溶栓治疗:STEMI 急性期行直接 PCI 已成为首选方法,但由于能够开展直接 PCI 的医院不多,当前尚难以普遍应用。溶栓治疗具有快速、简便、经济、易操作的特点,静脉溶栓仍然是较好的选择,不能开展急诊 PCI 的基层医院或急诊 PCI 禁忌的患者可首选静脉溶栓。溶栓药物包括:第一代溶栓药物,以链激酶(SK)和尿激酶(UK)为代表。第二代溶栓药物,以组织型纤溶酶原激活剂(t-PA)为代表。第三代溶栓药物,运用基因和蛋白质工程技术在其特异性溶栓等方面进行改进,代表药物包括瑞替普酶(r-PA)、替奈普酶(TNK-tPA)等。第四代主要为血浆交联纤维蛋白降解产物 PAI-1 抑制剂,可抑制血小板脱颗粒,使血浆中 t-PA 浓度升高,增强溶栓活性。需要注意的是,针对有 2 个或 2 个以上相邻导联 ST 段抬高,或提示 STEMI 病史伴左束支传导阻滞(影响 ST 段分析),起病时间<12 小时,年龄<75 岁的患者溶栓效果较好。一般对于发病时间>24 小时的患者,溶栓意义不大。对前壁心肌梗死、低血压(收缩压<100mmHg)或心率增快(>100 次/min)患者治疗意义更大。

3）常规抗血小板和抗凝治疗请参考 NSTEMI 的药物应用。

4）其他治疗:ACEI 和 ARB 可减少充血性心力衰竭的发生,降低病死率。如无禁忌证,所有 STEMI 患者均应给予 ACEI 长期治疗。如果患者不能耐受 ACEI,可考虑换用 ARB。

（3）变异型心绞痛也可归属于 UA 中的一种，但是因为其在休息期发作，且伴有明显的 ST 段抬高等发病特点，又需单独说明。

变异型心绞痛主要由于冠脉痉挛引起，发作前常无心肌耗氧量增加的表现。变异型心绞痛发作时可口含硝酸甘油和硝苯地平粉。预防痉挛发作的药物中，钙通道阻滞药是首选，常用药物为地尔硫䓬和硝苯地平。应用一种钙通道阻滞药效果不佳时可同时合并两种，钙通道阻滞药和硝酸酯类协同可增强疗效。发病初期可辅以抗血小板药物及抗凝血药物。单纯变异型心绞痛患者，不主张单独应用 β 受体拮抗药，合并劳力性心绞痛患者，可酌情使用。

3. 合并症的药物治疗

（1）高血压合并冠心病的治疗：如果 SCAD 患者血压≥140/90mmHg，建议进行生活方式调整的同时，考虑使用抗高血压药物。抗高血压药物应根据患者具体情况选择，抗高血压药物首选 β 受体拮抗药+CCB 类抗高血压药。但可根据降压效果合并使用 ACEI 或 ARB 类药物，治疗目标应<140/90mmHg。如同时合并糖尿病则血压控制目标建议为 130/80mmHg。

（2）糖尿病合并冠心病的治疗：对于糖尿病病程较短、预期寿命较长的 SCAD 患者，糖化血红蛋白（HbA1c）目标值≤7%是合理的。对年龄较大、糖尿病病程较长、存在低血糖高危因素患者，HbA1c 目标值应控制在<7.5%或<8.0%，对慢性疾病终末期患者，如纽约心脏病协会（NYHA）评级心功能Ⅲ～Ⅳ级、终末期肾病、恶性肿瘤伴有转移、中重度认知功能障碍等，HbA1c 控制目标值可适当放宽至<8.5%。为达到 HbA1c 的目标值，推荐给予药物治疗。SCAD 患者不应选用罗格列酮治疗。

（3）急性心力衰竭合并冠心病的治疗：心肌损伤在 ACS 患者通常是心力衰竭的主要原因，而在非 ACS 患者，心肌损伤则可能是心力衰竭恶化的结果。严重急性心律失常患者，可在患者出现不安和呼吸困难时使用吗啡镇静。应用利尿药通过排钠排水减轻心脏的容量负荷。应用硝酸酯类血管扩张药可减轻心脏负荷，合并使用常规抗凝血药物。抗凝血药物的应用也是急性心力衰竭合并冠心病治疗的必要手段。需要注意的是，冠心病合并心力衰竭患者应用正性肌力药可能有害，应谨慎使用。

【临床药学监护要素及实施要点】①倡导全人群健康生活方式，预防冠心病低风险向中高风险进展。②敦促患者采取健康生活方式，如戒烟，限酒，控制油脂、盐类摄入，坚持日常体育锻炼和控制体重。③进行正确的合并症管理，如血压管理、血脂管理及血糖管理等。一旦发现异常，如血脂异常等及时进行必要检查或干预。④加强随访：ACS 是一种动态变化的疾病过程，根据接受不同治疗方式或基础疾病的不同，患者应进行不同频率的随访。如对于近期血运重建或症状稳定的 ACS<1 年的患者，建议第一年至少进行两次随访，若血运重建前或 ACS 后出现左心室收缩功能障碍，需在干预后 8～12 周重新评估左心室功能。最初诊断或血运重建>1 年的患者，无论有无症状，每年至少随访 1 次以评估总体临床情况、用药依从性及相关风险，每 2 年进行 1 次实验室检查，3～5 年行左心室功能及无创性缺血检查。

三、心力衰竭

【疾病定义和流行病学】心力衰竭是多种原因导致心脏结构和/或功能的异常改变，使心室收缩和/或舒张功能发生障碍，从而引起的一组复杂临床综合征。根据左室射血分数（left ventricular ejection fraction，LVEF），分为射血分数降低的心力衰竭（heart failure with reduced ejection fraction，HFrEF）（LVEF<40%）、射血分数保留的心力衰竭（heart failure with preserved ejection fraction，HFpEF）（LVEF≥50%）和射血分数中间值的心力衰竭（heart failure with mid-range ejection fraction，HFmrEF）。根据心力衰竭发生的时间、速度，分为慢性心力衰竭和急性心力衰竭。人口老龄化加剧，冠心病、高血压、糖尿病、肥胖等慢性病的发病呈上升趋势，而医疗水平的提高使心脏疾病患者生存期延长，导致心力衰竭患病率呈持续升高趋势。目前推算，我国约有心力衰竭患者 890 万。

【病因和发病机制】心力衰竭的风险因素包括糖尿病、心律失常、慢性肾病、慢性阻塞性肺疾病（chronic obstructive pulmonary disease，COPD）、高脂血症、肥胖、高尿酸血症、高龄、心理和精神障碍等。有些累及心脏的全身性疾病（如淀粉样变、结节病及遗传性神经肌肉疾病等）、近期病毒感染或人类免疫缺陷病毒感染史、心力衰竭或心脏性猝死家族史、心脏毒性药物使用史、吸毒史以及可能间接影响心脏的非心脏疾病(如贫血、甲状腺功能亢进症及动静脉瘘等)。

心力衰竭的病理生理机制:①心肌病变,包括缺血性心脏病及各种原因造成的心脏损害。②血流动力学障碍,包括心排血量减少和肺循环或体循环异常,最终导致心脏负荷异常。③神经内分泌系统的异常激活,如 RAAS 系统异常激活参与的心肌重构,是心力衰竭不断进展恶化的基础。

【临床表现及诊断】心力衰竭主要表现为呼吸困难、疲乏和液体潴留(肺淤血、体循环淤血及外周水肿)。部分患者无容量负荷增多的症状或体征,仅有活动耐力下降。利钠肽水平明显升高和/或超声心动图明确显示心脏结构和/或功能异常。

诊断方面:①首先应询问病史,家族史等信息,进行体格检查以评估患者的生命体征和判断呼吸及体液潴留的严重程度。②进行心电图检查。③进行胸部 X 线检查。亦可以同时排除肺部疾病因素。④生物标志物。利钠肽包括 B 型利钠肽(B-type natriuretic peptide,BNP)或 N 末端 B 型利钠肽原(N-terminal pro-BNP,NT-proBNP)是重要的心力衰竭筛查标志物。出院前的利钠肽检测有助于评估心力衰竭患者出院后的心血管事件风险。当 BNP<100ng/L、NT-proBNP<300ng/L 时通常可排除急性心力衰竭。BNP<35ng/L、NT-proBNP<125ng/L 时通常可排除慢性心力衰竭,但其敏感度和特异度较急性心力衰竭低。诊断急性心力衰竭时 NT-proBNP 水平应根据年龄和肾功能进行分层:50 岁以下的患者 NT-proBNP 水平>450ng/L,50 岁以上>900ng/L,75 岁以上应>1 800ng/L,肾功能不全(肾小球滤过率<60ml/min)时应>1 200ng/L。与 BNP 水平易受其他心脏疾病影响相比,NT-proBNP 值相对更能反映心力衰竭情况。另外急性心力衰竭患者应检测心脏肌钙蛋白(cardiac troponin,cTn)水平。对反映心肌纤维化、炎症,氧化应激的标志物进行检测有时也是必要的。⑤超声心动图检测。⑥心脏磁共振(cardiac magnetic resonance,CMR):CMR 是测量左右心室容量、质量和射血分数的"金标准",当超声心动图未能作出诊断时,CMR 是最好的替代影像学检查。如以上检查未能明确病情,可参考以下方法进行进一步检查:冠状动脉造影、心脏 CT、核素心室造影及核素心肌灌注和/或代谢显像、有创血流动力学检查、心肌活检等。

【治疗原则】根据心力衰竭的分类不同、急性程度的差异性,其治疗目标也不同。慢性 HFrEF 治疗目标是改善临床症状和生活质量,预防或逆转心脏重构,减少再住院,降低死亡率。HFpEF 和 HFmrEF 的治疗原则为改善症状及预后。急性心力衰竭治疗原则为减轻心脏前后负荷、改善心脏收缩和舒张功能、积极治疗诱因和病因。

【药物治疗方案的制订】

1. **慢性 HFrEF 的治疗**   对于慢性 HFrEF,除了对心力衰竭患者生活方式干预外,及时的药物治疗对改善患者生活质量预防重构大有裨益。治疗慢性 HFrEF 药物主要包括利尿药、ACEI/ARB/血管紧张素受体脑啡肽酶抑制剂(angiotensin receptor neprilysin inhibitor,ARNI)、β 受体拮抗药、醛固酮受体拮抗药、伊伐布雷定、地高辛等。

(1)利尿药:主要作用机制为促进尿钠排泄,消除水钠潴留,有效缓解心力衰竭患者呼吸困难及水肿症状,改善心功能和运动耐量。主要包括袢利尿药、噻嗪类利尿药、保钾利尿药、血管升压素 V_2 受体拮抗药等。常用利尿药使用剂量见表 6-9。

1)袢利尿药:作用于髓袢升支粗段髓质部,适用于大部分心力衰竭患者,特别适用于有明显液体潴留或伴肾功能受损的患者,包括呋塞米、托拉塞米、布美他尼。袢利尿药剂量与效应呈线性关系,40mg 呋塞米、20mg 托拉塞米、1mg 布美他尼三者利尿效果相当。

2)噻嗪类利尿药:作用于远曲肾小管,较袢利尿药弱,仅适用于有轻度液体潴留、伴高血压而肾功能正常的心力衰竭患者。不建议用于肾功能减退[eGFR<30ml/(min·1.73m²)]患者。可与袢利尿药联用于顽固性水肿患者中(呋塞米用量超过 80mg/d)。包括氢氯噻嗪、吲达帕胺。

3)保钾利尿药:氨苯蝶啶和阿米洛利作用于远曲小管和集合管,抑制 Na^+ 重吸收,减少 K^+ 分泌,一般与其他利尿药联合使用。醛固酮受体拮抗药也是保钾利尿药。临床上主要应用非利尿作用的低剂量醛固酮受体拮抗药,以改善心肌重构,如螺内酯 20mg 或依普利酮 25~50mg。要达到利尿作用,需要使用高剂量醛固酮受体拮抗药,如 50~100mg 螺内酯。依普利酮是选择性醛固酮受体拮抗药,对性激素受体作用小,不良反应少。

表 6-9　慢性 HFrEF 常用口服利尿药及其剂量

药物		起始剂量	每日最大剂量	每日常用剂量
袢利尿药	呋塞米	20~40mg,每日 1 次	120~160mg	20~80mg
	布美他尼	0.5~1mg,每日 1 次	6~8mg	1~4mg
	托拉塞米	10~20mg,每日 1 次	200mg	10~40mg
噻嗪类利尿药	氢氯噻嗪	12.5~25mg,每日 1~2 次	100mg	25~50mg
	美托拉宗	2.5mg,每日 1 次	20mg	2.5~10mg
	吲达帕胺	2.5mg,每日 1 次	5mg	2.5~5mg
保钾利尿药	阿米洛利	2.5mg[a]/5mg[b],每日 1 次	20mg	5~10mg[a]/10~20mg[b]
	氨苯蝶啶	25mg[a]/50mg[b],每日 1 次	200mg	100mg[a]/200mg[b]
血管升压素 V_2 受体拮抗药	托伐普坦	7.5~15mg,每日 1 次	30mg	15mg

注:引自《中国心力衰竭诊断和治疗指南》。[a] 与 ACEI/ARB 联用时剂量;[b] 不与 ACEI/ARB 联用时剂量。

4)血管升压素 V_2 受体拮抗药(普坦类药物):作用机制为选择性与位于肾脏集合管血管面的血管升压素 V_2 受体结合,导致水通道蛋白 2 从集合管顶端膜脱落,阻断水的重吸收,增加水排泄,故称为排水利尿药。推荐常规利尿药治疗效果不佳、有低钠血症或有肾功能损害倾向的患者使用普坦类药物。代表药物为托伐普坦。

利尿药的使用可激活内源性神经内分泌系统,故应与 ACEI/ARB、β 受体拮抗药联用。根据患者淤血症状和体征、血压、肾功能选择起始剂量,根据患者对利尿药的反应调整剂量,以体重每日减轻 0.5~1.0kg 为宜。一旦症状缓解、病情控制,即以最小有效剂量长期维持,预防再次液体潴留,并根据液体潴留的情况随时调整剂量。每日体重变化是最可靠的监测利尿药效果和调整利尿药剂量的指标。应用利尿药前应首先检测患者肾功能和电解质,在开始应用或增加剂量 1~2 周后应复查血钾和肾功能。可以指导患者根据病情需要(症状、水肿、体重变化)调整剂量。

利尿药的禁忌证:①从无液体潴留的症状及体征;②痛风是噻嗪类利尿药的禁忌证;③已知对某种利尿药过敏或者存在不良反应。托伐普坦的禁忌证:低容量性低钠血症;对口渴不敏感或对口渴不能正常反应;与 CYP3A4 强效抑制剂(伊曲康唑、克拉霉素等)合用;无尿。

不良反应:①电解质丢失。袢利尿药及噻嗪类利尿药常见的不良反应为电解质丢失,联用时电解质紊乱的发生风险更高。利尿药导致的低钾血症、低镁血症是心力衰竭患者发生严重心律失常的常见原因。出现低钾血症及低镁血症时可增加 ACEI/ARB 用量、加用醛固酮受体拮抗药、补钾、补镁。②低血压。在初始利尿药治疗或增加剂量时易发生低血压(收缩压<90mmHg)。注意区分是否是心力衰竭恶化。注意利尿药与其他血管扩张药联合应用引起的低血压。发生低血压后应酌情对利尿药进行减量。③肾功能恶化。心功能恶化和利尿药合用等均可以引起肾功能恶化。如联合使用袢利尿药和噻嗪类利尿药者可引起肾功能恶化。④高尿酸血症。痛风发作时可用秋水仙碱,避免使用非甾体抗炎药。

托伐普坦的不良反应:主要为口渴和高钠血症。慢性低钠血症的纠正不宜过快,避免血浆渗透压迅速升高造成脑组织脱水而继发渗透性脱髓鞘综合征。偶有肝损伤,应检测肝功能。

利尿药抵抗:轻度心力衰竭患者使用小剂量利尿药即反应良好,心力衰竭进展和恶化时常需加大利尿药剂量,最终大剂量也无反应,即出现利尿药抵抗。临床处理措施包括:①注意患者的依从性、液体及钠的摄入量,钠摄入过多导致利尿药疗效差;②改变袢利尿药的用量及用法:增加利尿药用量和次数,空腹服用,将呋塞米改为布美他尼或托拉塞米;③加用醛固酮受体拮抗药或增加其用量;④纠正低氧、酸中毒、低钠、低钾、低血容量;⑤联合使用不同种类的利尿药(如袢利尿药和噻嗪类利尿药),有协同作用,但增加低血容量、低血压、低血钾、肾功能损害风险,仅适合短期应用,需更严密地监测;⑥改为静脉用药,可考虑静脉注射联合持续静脉滴注,避免因利尿药浓度下降引起的水钠重吸收;⑦加用托伐普坦;⑧应用增加肾血流的药物,提高肾灌注,如静脉使用小剂量多巴胺或重组人利钠肽;⑨考虑超滤治疗。

(2) RAAS 抑制剂:RAAS 持久激活可导致心脏功能损伤、心脏重构、肾脏及其他器官损伤。RAAS 的激活情况与心力衰竭的严重程度相关。推荐 HFrEF 患者应用 ACEI/ARB 类药物或血管紧张素受体脑啡肽酶抑制剂(ARNI)抑制 RAAS,联合应用 β 受体拮抗药及在特定患者中应用醛固酮受体拮抗药,以降低心力衰竭的发病率和病死率。

1) ACEI 类:ACEI 是治疗心力衰竭的基石和首选药物。除非有禁忌证或不能耐受,所有 HFrEF 患者均应使用 ACEI。ACEI 逆转心室重构机制主要包括:降低心室前、后负荷;抑制 Ang Ⅱ 刺激心肌细胞生长、心肌间质细胞增生的作用;抑制醛固酮诱导的心脏肥厚、间质及血管周围纤维化;预防压力负荷过重引起的心肌细胞凋亡;逆转心肌重构,改善舒张功能。ACEI 类药物应尽早使用,从小剂量开始,逐渐递增,调整到最佳剂量后长期维持,避免突然停药。

禁忌证包括:使用 ACEI 曾发生血管神经性水肿(喉头水肿)者;妊娠期妇女;双侧肾动脉狭窄者。以下情况须慎用:血肌酐>221μmol/L(2.5mg/dl)或肾小球滤过率(eGFR)<30ml/(min·1.73m²);血钾>5.0mmol/L;症状性低血压(收缩压<90mmHg);左心室流出道梗阻(如主动脉瓣狭窄、梗阻性肥厚型心肌病)。

不良反应包括:①肾功能恶化。如果肌酐升高>30%,应减量;若升高>50%,应停用。②高钾血症。血钾>5.5mmol/L,应停用 ACEI;血钾>6.0mmol/L 时,应采取降低血钾的措施,如口服钾结合剂。③低血压。无症状性低血压通常不需要改变治疗。对于症状性低血压,可调整或停用其他有降压作用的药物;若无液体潴留,利尿药可减量;必要时暂时减少 ACEI 剂量;若血钠<130mmol/L,可增加食盐摄入。干咳、血管神经性水肿:发生血管神经性水肿患者终身禁用 ACEI。

2) ARB 类:适用于不能耐受 ACEI 的患者,不良反应包括低血压、肾功能恶化和高钾血症等,极少数患者也会发生血管神经性水肿。

3) ARNI 类:ARNI 有 ARB 和脑啡肽酶抑制剂的作用,后者可升高利钠肽、缓激肽和肾上腺髓质素及其他内源性血管活性肽的水平。ARNI 的代表药物是沙库巴曲缬沙坦钠。禁忌证和不良反应与 ACEI 类基本相同。如患者 ACEI/ARB 能耐受且病情稳定,可作为 ACEI/ARB 类药物的替代。

(3) β 受体拮抗药:除非有禁忌证或不能耐受,病情相对稳定的 HFrEF 患者均应长期使用 β 受体拮抗药。代表药物为琥珀酸美托洛尔、比索洛尔及卡维地洛。

应用 β 受体拮抗药时应尽早开始使用,因 β 受体拮抗药的负性肌力作用可能诱发和加重心力衰竭,从小剂量开始,静息心率降至 60 次/min 左右的剂量为应用的目标剂量或最大耐受剂量。密切观察心率、血压、体重、呼吸困难、淤血的症状及体征。必要时可同时使用利尿药。突然停药会导致病情恶化。在慢性心力衰竭急性失代偿期,可继续维持使用;心动过缓(50~60 次/min)和血压偏低(收缩压 85~90mmHg)的患者可减少剂量;严重心动过缓(<50 次/min)、严重低血压(收缩压<85mmHg)和休克患者应停用,但在出院前应再次启动 β 受体拮抗药治疗。

心源性休克、病态窦房结综合征、二度及以上房室传导阻滞(无心脏起搏器)、心率<50 次/min、低血压(收缩压<90mmHg)、支气管哮喘急性发作应禁用。不良反应包括心力衰竭恶化、心动过缓和房室传导阻滞、低血压等。

(4) 醛固酮受体拮抗药:对于 LVEF≤35%、使用 ACEI/ARB/ARNI 和 β 受体拮抗药治疗后仍有症状的 HFrEF 患者,急性心肌梗死后且 LVEF≤40%,有心力衰竭症状或合并糖尿病者可合用醛固酮受体拮抗药。代表药物为螺内酯、依普利酮。

螺内酯可导致肾功能恶化,所以肾功能不全患者禁用;可引起高血钾症,应与袢利尿药合用并且避免补钾。

(5) 伊伐布雷定:伊伐布雷定通过特异性抑制心脏窦房结起搏电流(If),减慢心率,适用于 LVEF≤35% 的窦性心律患者,合并以下情况之一可加用伊伐布雷定:①已使用 ACEI/ARB/ARNI、β 受体拮抗药、醛固酮受体拮抗药,β 受体拮抗药已达到目标剂量或最大耐受剂量,心率仍≥70 次/min;②心率≥70 次/min,对 β 受体拮抗药禁忌或不能耐受。

如存在以下禁忌证则不宜使用伊伐布雷定:①病态窦房结综合征、窦房传导阻滞、二度及二度以上房室传导阻滞、治疗前静息心率<60 次/min;②血压<90/50mmHg;③急性失代偿性心力衰竭;④重度肝功能不全;⑤心房颤动/心房扑动;⑥依赖心房起搏。避免与强效细胞色素 P4503A4 抑制剂(如唑类抗真菌药、大环内酯类抗生素)合用。最常见的不良反应为光幻症和心动过缓,出现相关症状时应减量或停用。

(6)洋地黄类药物:洋地黄类药物通过抑制 Na^+,K^+-ATP 酶,产生正性肌力作用、负性频率,减慢房室传导。常用于治疗心力衰竭和快速型心律失常。代表药物为地高辛、毛花苷 C、毒毛花苷 K。如患者应用利尿药、ACEI/ARB/ARNI、β 受体拮抗药和醛固酮受体拮抗药,仍持续有症状的可使用地高辛以改善心力衰竭患者的症状和运动耐量。洋地黄类药物只改善症状,对长期预后没有明显效果。

地高辛适用于急、慢性心力衰竭,对心房颤动、心房扑动引起的快速心室率及室上性心动过速有效。有以下禁忌证者不予考虑使用地高辛:①病态窦房结综合征、二度及以上房室传导阻滞患者;②心肌梗死急性期(<24 小时),尤其是有进行性心肌缺血者;③预激综合征伴心房颤动或心房扑动;④梗阻性肥厚型心肌病。

不良反应包括:①心律失常,最常见为室性期前收缩,快速型房性心律失常伴有传导阻滞是洋地黄中毒的特征性表现,一般给予补钾和阿托品解救,如发生心律失常则使用利多卡因或者苯妥英钠;②胃肠道症状;③神经精神症状(视觉异常、定向力障碍)。

(7)血管扩张药:对于无法使用 ACEI/ARB/ARNI 的有症状 HFrEF 患者,合用硝酸酯与肼屈嗪治疗可能有助于改善症状。中、重度心力衰竭患者可同时应用硝普钠或酚妥拉明或乌拉地尔静脉滴注,待症状缓解后停用并酌情增加口服血管扩张药物的应用。

(8)其他药物:其他药物包括中药,能量代谢药,如曲美他嗪、辅酶 Q_{10}、辅酶 I、左卡尼汀、磷酸肌酸等,可以改善患者症状和心功能。

综上所述,对所有新诊断的 HFrEF 患者应尽早使用 ACEI/ARB 和 β 受体拮抗药(除非有禁忌证或不能耐受),有淤血症状和/或体征的心力衰竭患者应先使用利尿药以减轻液体潴留。先用 β 受体拮抗药和先用 ACEI/ARB 并无区别。当患者处于淤血状态时,ACEI/ARB 耐受性更好;若患者无明显水肿而静息心率比较快时,β 受体拮抗药耐受性会更好。部分 HFrEF 患者可同时给予小剂量 β 受体拮抗药和 ACEI/ARB。两药合用后可交替和逐步增加剂量,分别达到各自目的。最后根据 ACEI/ARB/β 受体拮抗药使用情况及评估患者心脏、肾脏情况适量加入醛固酮受体拮抗药或洋地黄类等强心药物,以达到最佳治疗效果。

2. 慢性 HFpEF 和 HFmrEF 的治疗 因基础心血管疾病(如心房颤动、高血压、冠心病、肺动脉高压)以及合并症(如糖尿病、慢性肾脏病等)的不同,慢性 HFpEF 和 HFmrEF 的治疗也有较大差异。非心血管疾病也是 HFpEF 患者死亡和住院的原因。ACEI/ARB、β 受体拮抗药、醛固酮受体拮抗药可能改善 HFmrEF 患者的预后。但对于 HFpEF 患者,ACEI/ARB、β 受体拮抗药对改善的预后和降低病死率未见明确证据。故建议对 HFpEF 和 HFmrEF 患者进行心血管疾病和非心血管疾病合并症的筛查及评估,并给予相应的治疗,以改善症状及预后。

药物治疗方法:有液体潴留的 HFpEF 和 HFmrEF 患者应使用利尿药。对 LVEF≥45%,BNP 升高或1 年内因心力衰竭住院的 HFpEF 患者,可考虑使用醛固酮受体拮抗剂。若合并其他病症,如高血压、冠心病、糖尿病等,应先控制其他病症再进一步治疗 HFpEF 和 HFmrEF。

3. 急性心力衰竭 急性心力衰竭是由多种病因引起的急性临床综合征,伴有血浆利钠肽水平升高,常危及生命。急性心力衰竭的临床表现是以肺淤血、体循环淤血以及组织器官低灌注为特征的各种症状及体征。

急性心力衰竭的分型是对症治疗的基础,根据是否存在淤血(分为"湿"和"干")和外周组织低灌注情况(分为"暖"和"冷")的临床表现,可将急性心力衰竭患者分为 4 型:"干暖""干冷""湿暖"和"湿冷",其中"湿暖"型最常见。急性心力衰竭的药物治疗可参考图 6-2。

急性心力衰竭早期,如患者出现不安和呼吸困难,可应用吗啡镇静。常用药物包括:①利尿药,首选袢利尿药。②血管扩张类药物,尤其适用于伴有高血压的急性心力衰竭患者。如舌下含服硝酸甘油适用

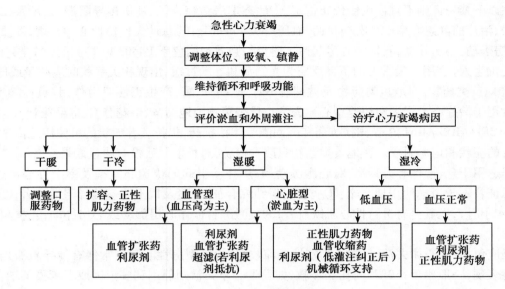

图 6-2   急性心力衰竭治疗流程
引自:《中国心力衰竭诊断和治疗指南》

于急性心力衰竭合并高血压、冠心病、心肌缺血、二尖瓣反流的患者。严重心力衰竭、后负荷增加以及伴肺淤血或肺水肿的患者,特别是高血压危象、急性主动脉瓣反流、急性二尖瓣反流和急性室间隔穿孔合并急性心力衰竭等需快速减轻后负荷的患者应选用硝普钠,使用过程中应注意监测血压。血管扩张药物还包括奈西立肽、乌拉地尔等。③正性肌力药物适用于低血压(收缩压<90mmHg)和/或组织器官低灌注的患者。短期静脉应用可增加心排血量,升高血压,缓解组织低灌注,维持重要脏器的功能。但因为其可增加心肌耗氧量和钙负荷,所以也可能存在一定增加心力衰竭的风险性。代表药物有多巴胺、米力农、左西孟旦等。④血管收缩药,如去甲肾上腺素、肾上腺素等,适用于应用正性肌力药物后仍出现心源性休克或合并明显低血压状态的患者,升高血压,维持重要脏器的灌注。但可能导致心律失常、心肌缺血和其他器官损害,用药过程中应密切监测。⑤洋地黄类药物主要适应证是心房颤动伴快速心室率(>110 次/min)的急性心力衰竭患者。代表药物为毛花苷 C、地高辛。

药物治疗过程应注意特殊患者的心力衰竭管理,如老年心力衰竭患者发生心力衰竭恶化和再入院的风险高,且通常合并多种心血管疾病,如冠心病等。但多种治疗药物更容易发生药物相互作用和不良反应。老年心力衰竭患者的最佳剂量多低于年轻人的最大耐受剂量,治疗既强调以指南为导向,也要注意个体化,高龄是心力衰竭患者预后差的危险因素。妊娠期的心力衰竭患者需注意部分药物妊娠期禁用,如存在胚胎毒性的 ACEI、ARB、ARNI、醛固酮受体拮抗药、阿替洛尔、β 受体拮抗药、地高辛、利尿药、硝酸酯类和肼苯哒嗪可酌情使用。利尿药可能引起胎盘血流量下降,如无肺淤血表现应避免妊娠期应用。有体循环栓塞或心内血栓的患者推荐抗凝治疗,合并心房颤动的患者亦推荐根据妊娠分期选择低分子肝素或华法林进行抗凝治疗。泌乳和哺乳的代谢消耗大,严重心力衰竭患者可考虑停止母乳喂养,有利于尽早进行心力衰竭规范化治疗,可考虑使用溴隐亭以停止泌乳。

【临床药学监护要素及实施要点】①住院期间即应与患者进行接触和宣教,宣扬正确和积极的生活方式,如戒烟、限酒、控制血糖、合理开展运动等。并鼓励患者和家属参与随访。②根据病情和危险分层制订出院后体征监测计划和自我评估,如血压、心率、血糖等。③出院后通过随访和患者教育,详细讲解药物合用目的与不良反应,必要时及时就医。④指导患者根据自身情况定期进行心脏功能检查,根据体征进行药物调整、给予心理支持。

四、心律失常

【疾病定义和流行病学】心律失常(arrhythmia)是指心跳频率、节律、起源部位、传导速度或激动次序的异常。心律失常由于心脏冲动形成异常和冲动传导异常所致。心律失常按发生部位分可分为室上性心律失常（包括窦性、房性、房室交界性）和室性心律失常两类，按发生频率快慢又可分为快速型心律失常（心率>100次/min）包括期前收缩、窦性心动过速、房性心动过速（心房扑动、心房颤动）、室上性心动过速、室性心动过速（心室扑动、心室颤动）等，以及缓慢型心律失常（心率<60次/min）包括窦性心动过缓、窦性停搏、房室传导阻滞等。

心房颤动是临床最常见的心律失常之一，2012—2015年中国高血压调查发现，我国≥35岁居民的心房颤动患病率为0.71%，农村居民患病率（0.75%）高于城市居民（0.63%）。而心房颤动患者发生脑卒中的总体发生比例为17.5%，瓣膜性心房颤动患者26.9%发生脑卒中，非瓣膜性心房颤动患者24.2%发生脑卒中。目前我国心房颤动患者已经超过800万人。

【病因和发病机制】心律失常是由于窦房结激动异常或激动产生于窦房结以外，激动的传导缓慢、阻滞或经异常通道传导，使心脏活动的起源和/或传导障碍，导致心脏搏动的频率和/或节律异常。通常器质性病变如冠心病、心肌病、心肌炎和风湿性心脏病，尤其在发生心力衰竭或急性心肌梗死时多容易引发心律失常。另外，离子通道的遗传性传导异常和后天获得性传导异常也均可导致心律失常的发生，如长QT综合征（long QT syndrome，LQTS），短QT综合征（short QT syndrome，SQTS），儿茶酚胺敏感性多形性室速（CPVT），Brugada综合征等。运动和极端情绪也可诱发心律失常。

【临床表现及诊断】常见症状包括心悸，当影响血流动力学时还常伴有胸痛、气促、头痛、头晕或直接晕厥。

诊断应包括：①病史和体格检查，如是否有典型心律失常症状发生、家族史、详尽的用药史（包括药物剂量）以排除药物性心律失常。是否有提示合并结构性心脏病的某些症状，特别是胸痛、呼吸困难等。②心电图检测。③心脏成像如MRI。④有创和无创心脏电生理检查。⑤基因检测确定是否为基因突变引起的心律失常等。

【治疗原则】针对不同心律失常类型选择药物，针对不同心律失常病因用药。针对用药后效果控制用药剂量，防止药物诱发的心律失常。针对联合用药安全性合理选择药物治疗以达到快速控制病症的目的，常用的治疗方法包括药物治疗和非药物治疗，非药物治疗主要包括机械兴奋迷走神经、安装心脏起搏器、电复律、电除颤、消融术及手术治疗。

【药物治疗方案的制订】

1. **常用的抗心律失常药** 常用的抗心律失常药主要分为5类。

（1）Ⅰ类抗心律失常药物：又分为Ⅰa类、Ⅰb类、Ⅰc类。Ⅰa类可适度阻滞钠通道，代表药物为奎尼丁、丙吡胺、普鲁卡因胺。Ⅰb类药可轻度阻滞钠通道，代表药物为利多卡因、苯妥英钠、美西律、妥卡尼。Ⅰc类可明显阻滞钠通道，减慢传导。代表药物为氟卡尼、普罗帕酮。

1）奎尼丁：主要用于心房颤动与心房扑动的复律、复律后窦性的维持和危及生命的室性心律失常。用于心房颤动与心房扑动的复律时首先给0.1g试服剂量，观察两小时，如无不良反应，首日口服每次0.2g。2小时1次，连续5次。每日总量一般不宜超过2g。恢复正常心率后，改给维持量。每日0.2~0.4g。若服用3~4日，无效或有毒性反应者，应停药。不良反应包括恶心、呕吐、腹泻等胃肠道反应，腹泻是最常见不良反应。可引起"金鸡纳反应"，表现为头痛、头晕、耳鸣、腹泻、恶心、视物模糊等症状。奎尼丁心脏毒性表现为室内传导阻滞、QT间期延长和尖端扭转型心动过速。

2）普鲁卡因胺：主要用于治疗室性心动过速，作用比奎尼丁快。静脉注射或滴注用于抢救危急患者。口服应用每次0.25~0.5g，每隔4小时给予1次。静脉注射应用每次0.1g，静脉注射时间5分钟，必要时每隔5~10分钟重复1次，总量不得超过10~15mg/kg或者10~15mg/kg静脉滴注1小时，然后以1.5~2mg/（kg·h）维持。不良反应包括口服引起恶心、呕吐、腹泻等胃肠道反应。大剂量长期用可致白细胞减少，少数患者出现红斑狼疮综合征。

3）利多卡因：主要用于各种室性心律失常的治疗，是急性心肌梗死导致室性心律失常的首选药。也可用于强心苷中毒所致室性心动过速或心室颤动。静脉注射，按体重1mg/kg（一般用50~100mg）作为首次负荷量，3~5分钟静脉注射，负荷量后可继续以1~2mg/min静脉滴注维持；如无效，5~10分钟后可重复负荷量,1小时内最大量不超过300mg。不良反应主要表现为头晕、嗜睡或激动不安。眼球震颤是利多卡因毒性反应的早期信号。大剂量可引起心率减慢、房室传导阻滞、血压下降和惊厥等。

4）苯妥英钠:主要适用于强心苷中毒引起的室性心律失常。成人100~300mg,1次服或分2~3次服用,或第1天10~15mg/kg,第2—4天7.5~10mg/kg,维持量2~6mg/kg。小儿开始按体重5mg/kg,分2~3次口服,根据病情调整每日量不超过300mg,维持量4~8mg/kg,或按体表面积250mg/m²,分2~3次口服。

5）美西律:主要用于室性心律失常,特别对强心苷中毒、心肌梗死后室性心律失常有效。口服首次200~300mg,必要时2小时后再服100~200mg。一般维持量每日400~800mg,分2~3次服。不良反应主要有眩晕、震颤、运动失调、语音不清、视物模糊等,少数患者出现复视、眼球震颤、感觉异常、窦性心动过缓、精神失常等。

6）普罗帕酮:适用于室上性和室性心律失常的治疗。口服每次100~200mg,每日3~4次。维持量每日300~600mg,分2~4次服用。静脉注射每次70mg,加5%葡萄糖溶液稀释。于10分钟内缓慢注射,必要时10~20分钟重复1次。总量不得超过140mg。不良反应常见的有眩晕、头痛、运动失调、味觉异常,以及充血性心力衰竭恶化、直立性低血压等。

7）氟卡尼:适用于室上性心动过速,房室结或房室折返心动过速、心房颤动、儿童顽固性交界性心动过速及伴有应激综合征者。

（2）β受体拮抗药:β受体拮抗药能阻断心肌的β₁受体,同时具有阻滞钠通道和缩短复极过程的作用,从而降低自律性,减慢传导。安全性良好且可有效治疗室性心律失常、室上性快速心律失常、降低猝死风险,因此是一线用药。常用药物为普萘洛尔、美托洛尔、阿替洛尔。美托洛尔25~100mg,每日1次;阿替洛尔25~100mg,每日2次;比索洛尔2.5~10mg,每日1次;卡维地洛3.125~25mg,每日2次。普萘洛尔主要用于室上性心律失常,包括窦性心动过速、心房颤动、心房扑动。可作为LQTS、CPVT等遗传性心律失常综合征患者的一线用药。常用剂量成人每次10~30mg,每日3~4次,应根据需要及耐受程度调整用量。药物不良反应包括心动过缓、低血压、房室传导阻滞、头晕、乏力等。

（3）Ⅲ类抗心律失常药物:延长动作电位时程药又称为钾通道阻滞药,可抑制K⁺外流,延长心房肌、心室肌和浦肯野纤维细胞动作电位时程和有效不应期。常用药物有胺碘酮、索他洛尔等。

胺碘酮可用于导致心搏骤停（SCA）的恶性心律失常及血流动力学稳定的室性心动过速,此外可以作为ICD植入的辅助用药,减少电除颤次数。对心房扑动、心房颤动、室上性心动过速和室性心动过速有效,也适用于经利多卡因治疗无效的室性心律失常,尤其适用于合并预激综合征的各类心律失常。口服0.2g,每日3次,1周后减至0.2g,每日2次,部分患者可减至0.2g,每日1次维持。药物不良反应包括心动过缓、房室传导阻滞、增加除颤阈值等,此外对肺部、甲状腺和肝等器官也可能有损害。索他洛尔是一种兼有Ⅱ类β受体拮抗药和Ⅲ类抗心律失常药作用的药物。长期用药安全性良好,对于室性心律失常疗效较好,也可用于ICD术后的长期辅助治疗。最初用药时需严密心电监测,尤其注意监测QT间期。常见不良反应为窦性心动过缓、窦房传导阻滞和窦性停搏,以及房室传导阻滞等,最严重的不良反应是尖端扭转型室性心动过速（TdP）。用于各种严重程度的室性心律失常,也可治疗心房颤动,维持心房颤动患者的窦性心律。初始剂量80mg,每日2次。可根据需要逐步增至每日320mg。可引起肺毒性,表现为肺炎或肺间质纤维化。还可引起甲状腺功能紊乱、心律失常、光敏反应和角膜褐色微粒沉着等。

（4）Ⅳ类抗心律失常药物:钙通道阻滞药通过阻滞L型钙通道,抑制钙内流,从而降低窦房结、房室结细胞的自律性减慢房室结传导速度,延长窦房结、房室结的有效不应期。常用的药物有维拉帕米,地尔硫䓬。非二氢砒啶类钙通道阻滞药对于大多数室性心律失常效果不佳。但对于心脏结构正常者,维拉帕米可抑制流出道起源的心律失常,为阵发性室上性心动过速的首选药。口服40~80mg。每日3次,或口服缓释片120~240mg,每日1次。药物不良反应包括低血压、房室传导阻滞、心动过缓、心力衰竭加重等。地尔硫䓬主要用于心房颤动和心房扑动时的心室率控制及室上性心动过速。可出现便秘、腹胀、腹泻等不良反应。静脉给药的主要不良反应为低血压,给药过快还可引起暂时窦性停搏、传导阻滞及心力衰竭。

（5）腺苷:腺苷激动腺苷受体,激活与G蛋白耦联的K⁺通道,促进K⁺外流,从而缩短心房肌的动作电位时程,使膜电位超极化而降低自律性。此外,还能抑制房室传导,延长房室结不应期。临床主要用于迅速终止折返性室上性心律失常、暂时性减慢房室率,对室性心动过速无效。初次用量 3~6mg,于 2 秒内迅速静脉注射。2 分钟内不终止,可再以 6~12mg 于 2 秒内静脉注射。有哮喘病史患者慎用。

2. 常见心律失常的用药

(1) LQTS:遗传性 LQTS 最常见的突变基因型包括 LQTS1、LQTS2、LQTS3。若患者 *LQTS1* 存在突变,则一般选用 β 受体拮抗药进行治疗。若患者有大于两个的致病基因突变,可考虑放入预防性植入埋藏式心律转复除颤器(ICD)。*LQTS3* 基因突变患者 QTc>500ms 时,可使用钠通道阻滞药(美西律、氟卡尼、雷诺嗪)快速口服,如果服药后 QTc 缩短 40ms 以上,则可加用该口服药物进行治疗。β 受体拮抗药在此类患者中使用可增加猝死风险。

(2) Brugada 综合征:主要表现为室性心律失常,通常通过植入 ICD 治疗,如辅助药物治疗,推荐应用低剂量静脉注射异丙肾上腺素后,口服奎尼丁以抑制快速型室性心律失常反复发作,使心电图波形恢复正常。

(3) CPVT:典型表现为运动相关的晕厥或心搏骤停。编码心脏 ryanodine 的 *RYR2* 基因突变占 CPVT 发病原因的 65%。β 受体拮抗药是 CPVT 的首选药物。对于由 *RYR2* 基因突变引起的 CPVT,β 受体拮抗药、卡维地洛、氟卡胺均推荐使用。

(4) 有器质性心脏病基础的室性心动过速包括持续性室性心动过速和非持续性室性心动过速(NSVT)。NSVT 患者若无禁忌证,推荐使用 β 受体拮抗药,胺碘酮是治疗器质性心脏病合并持续性室性心动过速最有效的药物,但是可引起低血压应注意。如应用胺碘酮后室性心动过速/心室颤动仍反复发作,则推荐静脉使用 β 受体拮抗药。β 受体拮抗药和胺碘酮通常用于改善预后及抑制室性心动过速复发,这一方案优于单一使用 β 受体拮抗药。美西律可作为胺碘酮治疗无效或抵抗的辅助用药。

(5) 尖端扭转型室性心动过速(包括获得性 QT 延长综合征):寻找病因并终止可能致病的因素。采用药物终止心动过速时,首选硫酸镁,首剂 2~5g 静脉注射(3~5 分钟),然后以 2~20mg/min 速度静脉滴注。无效时,可试用利多卡因、美西律或苯妥英静脉注射;谨慎使用异丙肾上腺素,虽然它能增快心率,缩短心室复极时间,有助于控制扭转型室性心动过速,但可能使部分室性心动过速恶化为心室颤动。

(6) 其他类型的心律失常:①窦性心动过速,注意对因治疗,必要时选择 β 受体拮抗药。房性心动过速,可用 β 受体拮抗药、胺碘酮、维拉帕米等控制室性心动过速。如合并冠心病,可应用 β 受体拮抗药、胺碘酮。如合并心力衰竭可考虑首选胺碘酮。②心房颤动治疗。首选电转复(洋地黄中毒患者禁用)。药物治疗的基石是华法林,可预防心房颤动患者发生脑卒中,但老年人应慎用。药物心房颤动转复时,无器质性心脏病患者可选用氟卡尼、普罗帕酮。有器质性心脏病患者则首选胺碘酮。③阵发性室上性心动过速药物治疗首选维拉帕米,也可选用腺苷、胺碘酮、普罗帕酮等。④室性期前收缩、急性心肌梗死导致的室性期前收缩,选择利多卡因;强心苷中毒导致的室性期前收缩选择苯妥英钠。⑤阵发性室性心动过速可选择利多卡因、普鲁卡因胺、胺碘酮等。⑥房性心动过速绝大多数可用腺苷终止,长期治疗可应用 β 受体拮抗药和 CCB 类。无心力衰竭者可应用 Ⅰa 或 Ⅰc 类药物,心功能不佳最好应用胺碘酮。⑦心房扑动可应用 Ⅰ 类抗心律失常药,如氟卡尼、普罗帕酮,Ⅰc 类抗心律失常药应与 β 受体拮抗药或 CCB 类合用以控制心率。心房扑动治疗需要注意合并抗凝治疗。

【临床药学监护要素及实施要点】心律失常治疗时,应密切关注患者用药表现,及时对心脏功能进行检测,以控制药物剂量并达到治疗效果。抗心律失常药物之间的相互作用通常比较复杂,可相互抵消亦能互相促进,甚至发生促进心律失常的效果。因此应注意药物联用之间的不良反应。如地高辛与奎尼丁合用可能导致地高辛中毒,使用时应监测地高辛浓度;维拉帕米与利多卡因合用易引发低血压现象,应避免静脉给药;β受体拮抗药与普罗帕酮合用易使患者发生心动过缓、传导阻滞等。药物治疗中应告知患者可能出现的不良反应,若不良反应出现应及时就医。定期复查,以便合理调整用药。帮助患者养成良好生活习惯,避免可能引起心律失常的活动,如劳累、剧烈运动、情绪过度起伏等。

五、血脂异常

【疾病定义和流行病学】高脂血症是指血浆胆固醇(TC)、低密度脂蛋白胆固醇(LDL-C)或/和三酰甘油(TG)水平过高,或血浆高密度脂蛋白胆固醇(HDL)水平过低的血脂异常现象。我国成人血脂异常的总体患病率高达 40.40%。且 2014 年较 2002 年人均 LDL-C 增长了 51%,但只有一小部分接受了治疗。高脂血症是动脉粥样硬化和冠心病的主要危险因子。降低过高的血脂水平目的在于预防动脉粥样硬化和减少冠心病的发病率和死亡率。

【病因和发病机制】血脂异常按照病因可分为原发性高脂血症和继发性高脂血症。前者是由于单一基因或多个基因突变所致,多具有家族聚集性,有明显的遗传倾向,特别是单一基因突变者,故临床上通常称为家族性高脂血症。如家族性高胆固醇血症、家族性载脂蛋白 β_{100} 缺陷症、家族性异常 β 脂蛋白血症等。继发性高脂血症通常是由于如肥胖、糖尿病、肾病综合征、甲状腺功能减退症、肾功能衰竭、肝病、多囊卵巢综合征等引起的血脂异常。

【临床表现及诊断】多数患者无明显症状,部分患者可出现脂质在真皮内沉淀所引起的黄色瘤、高脂血症眼部病变及动脉粥样硬化等。但由于动脉粥样硬化是一个缓慢过程,所以高脂血症不易被发现。

诊断方面:首先询问基本情况及病史,确定患者有无家族史,必要时可进行基因检测。询问吸烟史、心血管病病史等。查体:测量患者是否超重,再进行血脂检测,包括 TC、TG、LDL-C、HDL-C、极低密度脂蛋白(VLDL)等,判断高胆固醇血症的类型和程度。通过把血浆放置 4℃ 冰箱中过夜,观察血浆是否有"奶油样"的顶层判断血浆中有无乳糜微粒(CM)的存在,测量血浆载脂蛋白 ApoB 和 ApoA Ⅰ 水平。亦可根据不同疾病特异性进行特殊检查。如家族性混合型高脂血症和家族性高三酰甘油血症存在胰岛素抵抗,其血浆胰岛素水平升高,临床上可表现为糖耐量异常;Ⅲ 型高脂蛋白血症常合并有糖尿病;家族性混合型高脂血症可伴有高尿酸血症;Ⅲ 型高脂蛋白血症患者可伴有甲状腺功能减低。

我国动脉粥样硬化性心血管疾病(ASCVD)一级预防血脂合适水平和异常分层标准,见表 6-10。

表 6-10　我国 ASCVD 一级预防血脂合适水平和异常分层标准[mmol/L(mg/dl)]

分层	TC	LDL-C	HDL-C	TG
理想水平		<2.6(100)		
合适水平	<5.2(200)	<3.4(130)		<1.7(150)
边缘水平	≥5.2(200) 且<6.2(240)	≥3.4(130) 且<4.1(160)		≥1.7(150) 且<2.3(200)
过高水平	≥6.2(240)	≥4.1(160)		≥2.3(200)
过低水平			<1.0(40)	

注:引自《中国成人血脂异常防治指南(2016 版)》。

高脂血症根据 TC、TG 或 HDL-C 水平的变化又可分为高 TC 血症,高 TG 血症,TC、TG 均升高的混合型高脂血症及低 HDL-C 表达的低高密度脂蛋白血症。其中三酰甘油严重增高(≥5.6mmol/L)时会增加急性胰腺炎的风险,需要及时启用贝特类药物进行处理。

【治疗原则】药物治疗一般以 LDL-C 水平达标为主要治疗目标,应根据不同疾病风险等级合理制订 LDL-C 的控制水平。

因为血脂异常明显受饮食及生活方式的影响,所以无论是否进行药物治疗,都必须坚持控制饮食和改善生活方式,满足每日必需营养的基础上控制总能量,建议摄入胆固醇<300mg/d,摄入脂肪不应超过总能量的 20%~30%;脂肪摄入优先选择富含 n-3 多不饱和脂肪酸的食物,如深海鱼、植物油;碳水化合物以谷类、薯类和全谷物为主。建议每日摄入量占总能量的 50%~65%;控制体重,维持健康体重(BMI 20.0~23.9kg/m²),戒烟,限酒,坚持规律的中等强度代谢运动,建议每周 5~7 日,每次 30 分钟。对于调整饮食和改善生活方式 3~6 个月仍不能将血脂控制在理想水平的,尤其是并存于多种心血管危险因素时应启用药物治疗。

药物治疗应选择常规剂量应用即有明确降脂效果(4~6 周将 TC 降低 20% 或 LDL-C 水平降低 25% 以上),且患者耐受良好,不良作用小的药物。推荐药物合理联用疗效好于单独加大一种药物剂量,并且若为冠心病或动脉粥样硬化高风险患者应尽早使用。考虑降脂是一个长期慢性的过程,药物的选择应更注重成本效益比。

【药物治疗方案的制订】

1. **治疗高脂血症的药物**　主要包括他汀类(如辛伐他汀、氟伐他汀、阿托伐他汀、瑞舒伐他汀、普伐他汀、匹伐他汀)、贝特类(如非诺贝特、苯扎贝特等)、胆固醇吸收抑制剂(依折麦布),高纯度鱼油制剂和前蛋白转化酶枯草素溶菌素9(PCSK9)抑制剂。

(1) 他汀类药物:他汀类药物是羟甲基戊二酰辅酶 A(HMG-CoA)还原酶抑制药,主要降低血浆中 TC 和 LDL-C 的水平,也在一定程度上降低 TG 和 VLDL 水平,轻度升高 HDL-C 水平。他汀是血脂异常药物治疗的基石,推荐中等强度的他汀类药物(每日剂量可降低 LDL-C 25%~50%),包括:阿托伐他汀 10~20mg;瑞舒伐他汀 5~10mg;氟伐他汀 80mg;洛伐他汀 40mg;匹伐他汀 2~4mg;普伐他汀 40mg;辛伐他汀 20~40mg;血脂康 1.2g(主要成分洛伐他汀)。

不良反应:绝大多数患者对他汀类药物的耐受性良好,但有少数患者在治疗过程中出现与他汀类药物相关的症状,其不良反应多见于接受大剂量他汀类药物治疗者。

1) 肝功能异常:主要表现为肝酶升高,发生率 0.5%~3.0%,呈剂量依赖性。建议他汀类药物治疗开始后 4~8 周复查肝功能,如无异常,则可调整为 6~12 个月复查 1 次。失代偿性肝硬化及急性肝功能衰竭是他汀类药物应用的禁忌证。

2) 他汀类药物相关的肌肉不良反应:包括肌痛、肌炎和横纹肌溶解。肌炎及严重的横纹肌溶解罕见。易形成横纹肌溶解症的药物包括免疫抑制药如环孢霉素,抗真菌药如伊曲康唑、酮康唑,大环内酯类抗菌药如红霉素、克拉霉素,钙通道阻滞药如维拉帕米等。其他如葡萄柚汁、胺碘酮等。药物合用时应注意。

3) 新发糖尿病:长期服用他汀类药物有增加新发糖尿病的危险,发生率 9%~12%,属他汀类效应。他汀类药物对心血管疾病的总体益处远大于新增糖尿病危险,有他汀类药物治疗适应证者都应坚持服药。

4) 认知功能异常:他汀类药物治疗可引起认知功能异常,但多为一过性,发生概率不高,无明确因果关系。

他汀类药物治疗依然是抗动脉粥样硬化治疗的基石。如使用他汀类药物最大耐受剂量血脂仍未达标时,推荐不同作用机制的药物联合。首先推荐他汀类药物基础上联合使用依折麦布,如仍不能达标,推荐 PCSK9 抑制剂。特别指出,对于 ACS 患者,应考虑在事件发生后尽早联合使用 PCSK9 抑制剂(如可能,应在患者 ACS 事件住院期间使用)。

(2) 胆固醇吸收抑制剂:他汀类药物与胆固醇吸收抑制剂依折麦布联合应用可产生良好的协同作用。联合治疗可使血清 LDL-C 在他汀类药物治疗的基础上再下降18%左右,且不增加他汀类药物的不良反应。因为依折麦布可抑制肠道胆固醇吸收,所以哺乳期、妊娠期妇女禁用。

(3) 贝特类药物:作用机制主要是显著降低高 TG 水平,也能降低 TC 和 LDL-C,但作用不如他汀类药物,但是具有明确的升高 HDL-C 的作用,是降 TG 药物首选。常用的贝特类药物有非诺贝特、微粒化非诺贝特和苯扎贝特。贝特类药物的心血管获益主要来自随机对照研究中高 TG 伴低 HDL-C 人群的亚组分析。常用剂量为:非诺贝特 300mg/d,微粒化非诺贝特 200mg/d,苯扎贝特 200mg,每日 3 次或缓释片 400mg,每日 1 次。

以下情况除需强化生活方式外,应启动降 TG 治疗:①TG ≥ 5.6mmol/L 时预防急性胰腺炎。②LDL-C 已达标但 TG 仍 ≥ 2.3mmol/L 的心血管疾病高风险患者(如糖尿病患者)的一级预防。③LDL-C 已达标,但 TG 仍 ≥ 2.3mmol/L 的 ASCVD 患者的二级预防。治疗过程中需注意监测安全性指标,使非 HDL-C 达标(LDL-C 目标值+0.8mmol/L)。

不良反应较少,胃肠道反应最常见,然后是胆结石、皮疹,通常无须停药。但肝功能不全者,哺乳期、妊娠期妇女禁用。

(4) 高纯度鱼油制剂:高纯度鱼油主要成分为 n-3 多不饱和脂肪酸,主要用于治疗高 TG 血症。不良反应较少。

（5）PCSK9 抑制剂：PCSK9 抑制剂具有强大的降胆固醇作用，LDL-C 可降低 50%～70%。依洛尤单抗，是以 PCSK9 为靶点，在我国已获批的治疗纯合子型（HoFH）家族性高胆固醇血症的药物。

（6）烟酸类：属于维生素 B 家族，当使用剂量超过正常维生素使用剂量时具有调脂作用，能使血浆 TG、VLDL-C、TC 和 LDL-C 降低，HDL-C 轻度升高，主要药物有烟酸和阿昔莫司。推荐剂量为烟酸 100mg，每日 3 次。有证据表明，烟酸可能引起血糖升高和糖耐量异常，合并有糖尿病的高脂血症患者，应谨慎使用烟酸。

2. 不同类型高脂血症及合并并发症的治疗

（1）单纯性高胆固醇血症：他汀类药物为首选。一般以他汀类药物为最佳选择，推荐中等剂量他汀类药物。也可合用依折麦布等。

（2）单纯性高三酰甘油血症：贝特类药物为首选，可与他汀类药物合用，高（或更高）风险且 TG 为 1.5～5.6mmol/L（135～499mg/dl）的患者，可 n-3 多不饱和脂肪酸（异丙戊酯乙基 2×2g/d）与他汀类药物联合治疗。

（3）混合型高脂血症：可分为血浆 TC 水平升高为主或血浆 TG 水平升高为主。若以 TC 升高为主，首选他汀类药物；若以 TG 升高为主，可先用贝特类。如果单一药物控制效果不好，则需同时选用两种制剂，均从小剂量开始，采用早晨贝特类，晚上他汀类，避免血药浓度升高，同时严密监测肝功能和肌酶。烟酸类制剂对于这种类型血脂异常也较为适合，一般从小剂量开始，逐渐增加至 1～3g/d。

（4）低高密度脂蛋白血症：首要目标是降低 LDL-C 并达到目标值。单纯低 HDL-C 时，以增加体力活动为主，必要时可考虑采用烟酸、他汀类或贝特类等升高 HDL-C 的药物，但主要是针对合并冠心病或冠心病等危症者。另外应治疗引起 HDL-C 水平降低的原发病，如肾病综合征，糖尿病等。部分患者需要联合应用调脂药物，其中常用他汀类与其他调脂药物联用。如小剂量他汀类药物与依折麦布联用，其降脂达标率提高，副作用不增加，患者耐受性良好。他汀类药物与小剂量烟酸缓释剂联用，可明显提高 HDL-C，但个别患者因面部潮红等副作用不能耐受，同时有增加肌病和肝毒性可能。他汀类药物与胆酸螯合剂联用，可增加各自降低 LDL-C 的作用，但由于后者服用不方便，故此联用仅用于其他治疗无效的患者。他汀类药物可与鱼油制剂联合，用于混合型高脂血症的治疗。

3. 合并其他病症的高血脂治疗

（1）对于非心源性缺血性脑卒中或短暂性脑缺血发作（TIA）患者，无论是否伴有其他动脉粥样硬化证据，均推荐给予他汀类药物长期治疗，目标值为 LDL-C<1.8mmol/L（70mg/dl），以减少脑卒中和心血管事件危险。颅内大动脉粥样硬化性狭窄（狭窄率 70%～99%）导致的缺血性脑卒中或 TIA 患者，治疗策略相同。

（2）对于 ASCVD 预防：对低、中危者首先进行生活方式干预，3～6 个月后 LDL-C 未达标者，启动低、中强度他汀类药物治疗；对高危者生活方式干预的同时应立即启动中等强度他汀类药物治疗。目标降低 LDL-C 达到<1.8mmol/L；LDL-C 基线值较高不能达目标值者，LDL-C 至少降低 50%；极高危患者 LDL-C 仍应降至<1.4mmol/L（<55mg/dl），对部分反复发生心血管事件的 ASCVD 患者，比如两年内发生两次心肌梗死的患者，血脂目标值控制在<1mmol/L（40mg/dl）。

（3）糖尿病患者血脂异常的治疗：极高危的 2 型糖尿病（T2DM）患者，LDL-C 水平应降至基线水平>50%，LDL-C 目标为<1.4mmol/L（<55mg/dl）。高危的 T2DM 患者，LDL-C 水平应降至基线水平>50%，LDL-C 目标<1.8mmol/L（<70mg/dl）。他汀类药物被推荐用于高危或极高危的 1 型糖尿病（T1DM）患者。采取联合治疗前应考虑他汀类药物的强化治疗。如果没有达到目标，则应考虑他汀类药物与依折麦布联合治疗。对于考虑妊娠或未采取适当避孕措施的绝经前糖尿病患者，不推荐采用他汀类药物治疗。

（4）对于家族性高胆固醇血症患者（FH），如果最大耐受剂量的他汀类药物加依折麦布不能达到治疗目标，则推荐使用 PCSK9 抑制剂。对于高危型 ASCVD 的 FH 患者，建议治疗目标为使其在基线水平上至少降低 50%，LDL-C<1.4mmol/L（<55mg/dl）。如果目标无法实现，建议联合用药。

（5）对于慢性肾病（CKD）患者，一般推荐没有透析的患者采用他汀类药物治疗，依赖透析的患者则合用依折麦布。GFR<60ml/(min·1.73m²)的肾移植患者,如果 LDL-C>2.6mmol/L(100mg/dl)应当启动他汀类药物治疗,谨慎使用他汀类药物不会增加透析或非透析患者横纹肌溶解和肝功能异常的发生。

不同患者理想的血脂水平是不同的。对于没有合并冠心病、糖尿病、脑卒中、外周血管疾病以及高血压的患者,将 LDL-C 降低至<3.4mmol/L 即可;高血压患者(特别是同时合并吸烟、肥胖等因素时)最好将该指标控制在<2.6mmol/L。对于极高危的冠心病患者,LDL-C 目标应控制在<1.4mmol/L(<55mg/dl)。若患者已经发生冠心病或糖尿病甚至二者同时存在时,至少应将 LDL-C 降至<2.1mmol/L,有时甚至需要降低到<1.8mmol/L。LDL-C 的目标值越低,所需要的治疗强度就越大,应优先考虑联合应用两种降脂药物治疗。

总的来说,目前的证据表明,LDL-C 的目标值越低(>0.5mmol/L)带来的心血管获益越大。

【临床药学监护要素及实施要点】新的指南对血脂调节提出更高要求。建议患者按不同风险等级进行血脂调节。但不论患者处于何种风险等级,采取积极的生活方式都将使患者在脂代谢异常事件中获益,包括戒烟、限酒、规律运动、控制体重、调节血压、控制血糖等。合理频率的体检对控制和维持血脂水平也大有裨益。如20~40 岁成年人至少每 5 年检测 1 次血脂;40 岁以上男性和绝经期后女性每年检测血脂;ASCVD 患者及其高危人群,应每 3~6 个月检测 1 次血脂;如果因 ASCVD 住院的患者,应在入院时或入院 24 小时内检测血脂。如有家族性高脂血症患者更应列为重点检查对象。药学监护方面,药师应指导患者在药物治疗开始后 4~8 周复查血脂、肝功能、肌酸激酶,若无特殊情况且血脂达标可改为每 6~12 个月复查 1 次;长期达标者可每年复查 1 次。如血脂未达标则需调整降脂药剂量或种类,或联合应用不同作用机制的降脂药进行治疗。每当调整降脂药种类或剂量时,都应在治疗 6 周内复查。

六、心源性休克

【疾病定义和流行病学】心源性休克(cardiogenic shock,CS)是指由于心肌损伤和收缩功能减退,导致心排血量显著减少并引起严重的急性周围循环衰竭的综合征。心肌梗死相关的左心室功能障碍是心源性休克的主要病因,约占所有心源性休克的80%。尽管心肌梗死后再灌注治疗率提高,但心肌梗死相关的心源性休克院内死亡率仍高达27%~51%。并且,即使药物治疗和非药物治疗技术的不断发展,心肌梗死相关的心源性休克院内死亡率仍在 20 年间未得到改善。

【病因和发病机制】除心肌梗死外,重症心肌炎、心脏压塞、心肌病、原发性肺动脉高压、药物中毒等也是心源性休克的主要病因。

发病机制:①心脏功能受损,包括心肌细胞损伤、瓣膜病变、心脏梗阻病变和心律失常等。心肌功能受损导致心排血量减少、血压下降,血压下降导致缺血、缺氧,进一步损伤心肌。发生心脏功能不断降低的恶性循环。②心排血量降低可以导致急性和亚急性血流动力学紊乱,包括外周血管、肢体及重要器官灌注不足,而外周循环失代偿进一步促进休克发展。外周血管收缩尽管增加冠状动脉和其他重要脏器灌注,但也导致心脏后负荷增加。③急性心肌损伤诱发系统性炎症,炎症介质如诱导性一氧化氮合酶、白介素、肿瘤坏死因子等释放增加,可引起病理性血管扩张,促进心源性休克的进程。乳酸堆积也可以恶化心肌能量代谢。

【临床表现及诊断】一般将收缩压(SBP)≤90mmHg 或平均动脉压下降≥30mmHg,或高血压患者较原收缩压下降 60mmHg,至少持续 30 分钟;心指数(CI)≤2.2L/(min·m²);肺毛细血管楔压(PCWP)≥15mmHg;并存在脏器低灌注,如神态改变、发绀、肢体发冷、尿量减少[<0.5ml/(kg·h)]等情况视为患者心源性休克的表现。

近期美国心血管造影和介入学会(SCAI)又进一步建立了从 A 到 E 的心源性休克分期系统。不同分期存在不同生命体征表现。A 期是心源性休克的"风险期",风险期主要是描述尚未出现 CS 体征或症状,但存在发生风险的患者。B 期是"开始"休克,描述有相对低血压或心动过速的临床证据而无灌注不足的患者。低血压定义为 SBP<90mmHg 或平均动脉血压(MAP)<60mmHg 或较基线下降>30mmHg。低灌注的定义是有临床体征,如寒冷、四肢夹紧、尿量少、精神错乱等。阶段 B 患者的体格检查可能显示轻度容量超负荷,实验室检查可能正常。C 期是"典型"心源性休克,低灌注者需要在容量复苏后进行初始干预,应用强心剂、升压药、机械支持或体外膜氧合(ECMO)以恢复灌注。这些患者通常表现为相对低血压,大多数表现为 MAP≤60mmHg 或 SBP≤90mmHg 及低灌注。实验室检查结果可能包括肾功能受损、乳酸升高、脑利钠肽和/或肝酶升高。侵入性血流动力学(如可用)显示与 CS 相关的典型心指数降低。D 期是"恶化",描述了尽管最初进行了大量努力但仍未能稳定的患者,需要进一步升级治疗。此阶段要求患者已接受某种程度的适当治疗,如至少经过 30 分钟,但患者仍未出现低血压缓解或终末器官仍然灌注不足。递增是指增加静脉治疗的次数或强度,以解决低灌注,或在初始观察和治疗期后增加机械循环支持。E 期是"极端"。循环衰竭患者通常(但不总是)处于难治性心搏骤停中,正在进行心肺复苏(CPR),或者正在接受多种同时急性干预支持,包括 ECMO 辅助 CPR(eCPR)。B 期和 C 期之间的区别在于存在低灌注,这种情况在 C 期及更高期出现。D 期意味着,尽管观察了至少 30 分钟,但最初选择的干预措施并没有恢复稳定性和充分灌注,E 期患者处于极度不稳定状态,常伴有心血管衰竭。

诊断:常规检查包括体格检查,是否有出现如心悸和/或全身低灌注表现,如四肢湿冷,少尿(<30ml/h),意识模糊甚至昏迷等症状。血压监测,如有条件可通过有创法测量血压,严重持续低血压(收缩压<90mmHg 或平均动脉压降幅≥30mmHg)是评定心源性休克的重要依据。检测肝、肾功能。持续监测中心静脉氧饱和度(ScvO$_2$)。进行实验室检查,监测乳酸(>2.0mmol/L)、脑利钠肽和/或肝酶。心电图和心脏超声检测,快速判断心源性休克病因。影像学手段(冠状动脉造影或 CT)和心室成像(超声心动图、心室造影术或 MRI)来排除冠状动脉疾病。对某些特殊或已知原因引起的心源性休克,如心搏骤停引发的心源性休克中,特别是有可电击复律心律的情况下,推荐常规行冠状动脉造影检查。

【治疗原则】CS 是一种病因多样的急危重症,治疗需快速正确诊断,尽早平稳生命体征,纠正诱发因素和症状,稳定血流动力学。治疗手段通常也需要对因治疗,如 STEMI 合并心源性休克或严重心力衰竭的患者,可直接进行经皮冠状动脉介入术(PCI)或冠状动脉旁路移植术(CABG)。如合并心律失常应快速纠正心律失常。如合并心脏压塞可快速引流并进行心外科干预。明显呼吸性和代谢性酸中毒可进行机械通气治疗。如遇难治性休克,应进行 ECMO 或体外生命支持。

【药物治疗方案的制订】心源性休克的药物治疗主要包括血管收缩型正性肌力药物和血管扩张型正性肌力药物。常用的缩血管正性肌力药物包括多巴胺(中等及大剂量)、去甲肾上腺素、肾上腺素等。扩张血管的正性肌力药物包括多巴酚丁胺、米力农、左西孟旦等。指南推荐通过正性肌力药物和/或血管活性药物将平均动脉压(MAP)升至至少 65mmHg,高血压患者允许更高。

1. 缩血管正性肌力药物

(1) 多巴胺:多巴胺是治疗心源性休克的常用药物,使用剂量不同作用也不同。小剂量多巴胺[0.5~2μg/(kg·min)]主要兴奋多巴胺受体,改善肾脏灌注,加强利尿的作用;中等剂量多巴胺[5~10μg/(kg·min)]可进一步激活 β$_1$ 受体,改善心肌收缩力和改善血流动力学;大剂量多巴胺[10~20μg/(kg·min)]能同时激活 α$_1$ 受体,显著升高血压。在严重低血压时,应静脉滴注多巴胺 5~15μg/(kg·min),一旦血压升至90mmHg 以上,可同时静脉滴注多巴酚丁胺,以减少多巴胺用量。不良反应:室性心律失常增加、心率增快。

(2) 肾上腺素:肾上腺素既可以兴奋 β$_1$ 受体、增强心肌收缩力、增加 CI,又具有兴奋 α 受体、收缩外周血管、升高血压的作用。小剂量时还可以兴奋 β$_2$ 受体,扩张骨骼肌小动脉,降低舒张压。常用剂量:肾上腺素 1~2μg/(kg·min)。肾上腺素可被用作多巴酚丁胺和去甲肾上腺素联合治疗的替代治疗,但它可增加心律失常、心动过速和高乳酸血症的风险。

(3) 去甲肾上腺素:如使用大剂量多巴胺[≥15μg/(kg·min)]仍不能升高血压,可静脉滴注去甲肾上腺素 2~8μg/min。去甲肾上腺素具有激动 α 受体、收缩外周血管、升高血压的作用,同时可兴奋 β$_1$ 受体,增强心肌收缩力,增加 CI。指南推荐心源性休克患者应用去甲肾上腺素来维持有效灌注压。

(4) 其他正性肌力药物:如间羟胺通常在多巴胺无效时应用,常用量为 8~15μg/(kg·min),静脉滴注。

2. 扩张血管正性肌力药物 包括多巴酚丁胺、米力农、左西孟旦等。

(1) 多巴酚丁胺:是常用的药物之一,小剂量可选择性兴奋 β$_1$ 受体,对 α 受体兴奋性较弱,大剂量可

兴奋 β_2 受体。有与多巴胺相似的正性肌力作用和扩张血管的作用,轻微地增加心率,用药后可使心脏指数提高。特点是增加心肌收缩力作用比较强,而升压作用弱。推荐用于心源性休克时低心排血量治疗,初始剂量 $2\sim3\mu g/(kg\cdot min)$,每 $5\sim10$ 分钟增加 $1\sim2\mu g/kg$,并监测血压、心率、心排血量。常用剂量为 $5\sim10\mu g/(kg\cdot min)$ 。若出现心动过速或室性心律失常应减量或停用。肥厚型的梗死性心肌病、心房颤动是多巴酚丁胺使用的禁忌证。

（2）米力农:是磷酸二酯酶抑制剂,具有正性肌力和扩张血管作用。增加心肌收缩力的同时,不增加心肌耗氧量。当有外周组织低灌注证据,伴或不伴有淤血,对最适宜剂量的利尿药和血管扩张剂无效时可使用。用法:负荷量 $50\mu g/kg$,继以 $0.375\sim0.75\mu g/(kg\cdot min)$ 静脉滴注。不良反应包括对外周血管有扩张作用,可导致血压降低,故需与缩血管的药物合用,可能增加快速心房颤动和室性心动过速的发生率。

（3）左西孟旦:是一种钙增敏剂,通过增加收缩蛋白对 Ca^{2+} 的敏感性或增加 Ca^{2+} 的释放发挥正性肌力作用,在多巴酚丁胺和去甲肾上腺素升压基础上,左西孟旦可改善急性心肌梗死后心源性休克患者的血流动力学,而不导致低血压。但左西孟旦和磷酸二酯酶抑制剂均不作为一线用药。

血管扩张药物也可用于心源性休克的治疗,但目前应用证据不足,需谨慎使用。一般情况下避免在收缩压<90mmHg 的患者中使用血管扩张药。硝酸酯类药物可致血压降低,不推荐应用。硝基类血管活性药物在心源性休克中不应继续使用或开始启用。心源性休克时不应使用 β 受体拮抗药。当心源性休克合并肺水肿时,可继续使用或开始启用利尿药治疗。在心源性休克时,应用常规剂量的抗栓药物可能会增加患者的出血风险。

【临床药学监护要素及实施要点】心源性休克是复杂的多病因结合的危重疾病。对其正确分类是提高抗心源性休克治疗效率的重要依据。正确分类后,药师应正确进行对因治疗,且应对后期并发症有一个正确的把控。一旦心源性休克的急性期得到控制,应适当予以治疗心力衰竭的口服药物并密切监护。在撤掉缩血管正性肌力药物早期,应使用 β 受体拮抗药、ACEI 和醛固酮拮抗剂以减少心律失常及心力衰竭复发的风险,从而提高生存率。最终的目的是减少 CS 的高死亡率。在用药过程中,药师应记录用药方案和评估用药疗效,与医师共同规划 CS 用药步骤,开展临床试验,并建立临床用药制度,为今后科学研究、临床诊治提供理论基础,以期最终改善 CS 患者预后。

（张志仁）

第三节　呼吸系统疾病

一、急、慢性鼻炎

（一）急性鼻炎

【定义和流行病学特点】急性鼻炎,通常由于呼吸道病毒引起,继发有细菌感染。普通感冒主要由鼻病毒引起,流感由流感病毒引起。细菌感染以化脓性链球菌最为常见,其次是流感嗜血杆菌、金黄色葡萄球菌、肺炎链球菌、卡他莫拉菌等,肺炎支原体和肺炎衣原体较少见。

【病因和发病机制】机体阻止生物附着在黏膜上的屏障包括:①鼻毛;②鼻黏液;③咽与鼻子之间的角度,防止颗粒落入气道;④下呼吸道纤毛细胞将病原体运回咽。腺样体和扁桃体包含攻击病原体的免疫细胞。机体由于受寒、劳累、淋雨等情况导致抵抗力下降,鼻黏膜屏障破坏,病毒复制入侵致病,细菌感染常继发于病毒感染之后。

【临床特点】①这些聚集在鼻腔分泌物中的病毒或很容易通过打喷嚏、咳嗽分散空气中,易感人群通过手接触到感染者的分泌物或病毒的气溶胶致病。②普通感冒主要临床症状包括喉咙痛、鼻炎、鼻塞、咳嗽和全身不适,发热在儿童中很常见,但在成年人中出现较少。鼻病毒感染潜伏期 $1\sim2$ 日,临床症状 $1\sim3$ 日达到峰值,持续 $7\sim10$ 日,偶尔会持续 3 周。病毒感染大多数具有自我限制,无须治疗即可治愈。发病频率在不同人群有所不同,成人每年发病 $2\sim4$ 次,儿童每年发病 $6\sim10$ 次,一年四季均可发病,秋冬季常见。③流感的潜伏期为 1~4 日,有畏寒、高热、头痛头晕、全身酸痛、乏力等症状,可伴有咽痛、流涕、流泪、咳嗽等,也可出现呕吐、腹泻等症状。

(二)慢性鼻炎

【定义和流行病学特点】 慢性鼻炎是鼻黏膜及黏膜下层的慢性炎症。其主要特点是炎症持续 3 个月以上或反复发作,迁延不愈,间歇期亦不能恢复正常,且无明确的致病微生物,伴有不同程度的鼻塞、分泌物增多、鼻黏膜肿胀或增厚等障碍。不分男女老幼,均可发病,没有明显季节性和地域性特点,受凉和受湿后症状加重。

【病因和发病机制】 慢性鼻炎在临床主要分为慢性单纯性鼻炎和慢性肥厚性鼻炎。慢性单纯性鼻炎是以鼻黏膜肿胀、分泌物增多为特征的鼻黏膜慢性炎症。慢性肥厚性鼻炎是以黏膜、黏膜下层甚至骨质局限性或弥漫性增生肥厚为特征的鼻腔慢性炎症。

【临床特点】 以鼻塞为主要表现的慢性鼻病,鼻塞情况时轻时重,或双侧鼻窍交替堵塞,反复发作,经久不愈,严重会嗅觉失灵。

【治疗原则】

1. 对于轻度无并发症急性鼻炎可自行恢复,重症患者对症治疗。

2. 流感的治疗目的是改善病症、缩短病程、减少并发症、给予抗病毒治疗。严重且提示细菌感染者,给予抗菌治疗。预防流感的有效手段是接种流感疫苗。

3. 慢性鼻炎主要采用根除病因,恢复鼻腔通气功能。

【常用治疗药物】

1. 治疗药物分类

(1)非甾体抗炎药(non-steroid anti-inflammatory drug,NSAID):抑制环加氧酶(cyclooxygenase,COX),产生解热、镇痛、抗炎作用,主要缓解头痛、发热等症状。不改善感冒总体持续时间和呼吸道症状。

(2)抗组胺药物:阻断组胺 H_1 受体,可安全有效地减轻打喷嚏、鼻痒、流鼻涕、眼鼻刺激等症状。单用不获益,联合黏膜减充血药物或者解热镇痛药可轻到中度受益。

(3)黏膜减充血药物:收缩局部血管,减轻鼻塞等症状。口服药物与鼻喷黏膜减充血药物比较,其作用时间更长,没有局部刺激性,没有药物性鼻炎的风险,但口服会增加全身性不良反应。

(4)止咳祛痰药物:止咳药可抑制咳嗽反射,减轻咳嗽等症状,咳嗽干扰睡眠或正常活动时使用;祛痰药使痰液变稀,便于咳出。

(5)抗病毒药物。

2. 药物治疗方案

(1)对症治疗:含有解热镇痛药、鼻黏膜血管收缩剂、止咳剂及抗过敏剂等的复方制剂可有效缓解上呼吸道感染症状。

(2)抗病毒治疗:M_2 离子通道阻滞药如金刚烷胺、金刚乙胺,可用于甲型流感的预防和治疗。神经氨酸酶抑制剂如奥司他韦、扎那米韦,可用于甲型、乙型流感的预防和治疗。

(3)抗菌治疗:若病毒感染后继发细菌感染,应及时使用抗生素。常用青霉素类、头孢菌素类、大环内酯类或喹诺酮类药物。

【治疗管理】

1. 预防措施 常锻炼身体并保持良好的生活习惯,以提高机体抗病能力;对易感人群可注射病毒疫苗或接种卡介苗。注意对患者进行隔离,防止交叉感染。

2. 药学监护

(1)非甾体抗炎药:儿童流感禁用阿司匹林或其他水杨酸类制剂。年老体弱者应避免使用大剂量非甾体抗炎药。

(2)黏膜减充血药物:可能会增加血压和血糖水平;可以引起心律不齐、头痛、神经质、失眠、头晕。心脏病、高血压、糖尿病及甲状腺功能亢进患者慎用肾上腺素类药物。幽门十二指肠梗阻、膀胱颈部梗阻、前列腺肥大、青光眼及甲状腺功能亢进患者慎用氯苯那敏等有抗 M 胆碱受体作用的药物。

（3）抗组胺药：第一代抗组胺药具有镇静作用，因此在使用时应告知患者注意事项，会加重鼻塞和鼻窦充血病情。

（4）止咳药：可能会滥用和依赖。

（5）祛痰药：可含有高浓度的酒精。

二、支气管哮喘

【疾病定义和流行病学】哮喘是由多种细胞（如嗜酸性粒细胞、肥大细胞、T淋巴细胞、中性粒细胞、气道上皮细胞等）和细胞组分参与的气道慢性炎症性疾病。这种慢性炎症可导致气道高反应性，通常出现广泛多变的可逆性气流受限，并引起反复发作性的喘息、气急、胸闷或咳嗽等症状。儿童患病率高于青壮年，发达国家高于发展中国家，城市高于农村。我国哮喘的患病率为 1% ~4%。

【病因和发病机制】哮喘是一个复杂的疾病过程，涉及对过敏性抗原不适当的免疫反应。抗原与树突状细胞结合后，提呈至外周淋巴组织内给幼稚的辅助T淋巴细胞（Th0）。然后 Th0 细胞触发两个免疫级联反应：辅助T淋巴细胞1（Th1）应答或辅助T淋巴细胞2（Th2）应答。IL-12 在整个级联反应中起重要作用。当存在 IL-12 时，会发生 Th1 细胞应答，从而导致 CD-8 细胞介导的免疫反应和中性粒细胞介导的细胞毒性炎症反应，包括组织坏死因子和干扰素 γ 的释放。当不存在 IL-12 时，会发生 Th2 反应，从而导致更加复杂的级联反应，CD-4 细胞释放白介素和细胞因子（包括 IL-4、IL-13、IL-9、IL-3 和 IL-5）。

哮喘是典型的 Th2 应答反应疾病，表现为 IgE 水平升高和气道嗜酸性炎症。IL-4 和 IL-13 会促使 IgE 水平增加。IL-4 和 IL-9 激活肥大细胞活性。IL-3 激活嗜碱性粒细胞活性。IL-5 是激活嗜酸性粒细胞活性的主要因素。这些炎症因子和激活的细胞均与炎症反应有关，导致组胺、前列腺素、白三烯释放及其他酶的脱颗粒，诱发支气管高反应性，黏液分泌增加，并最终导致哮喘经典的气道阻塞和重塑。该级联反应中容易受到调节的关键点包括 IgE 和 IL-5，而以 IL-4 和 IL-13 为靶标的药物正在临床试验中。

抗原特异性 IgE 与肥大细胞和嗜碱性粒细胞受体初始结合后，过敏原的再暴露导致受体结合的 IgE 交联，导致组胺和其他颗粒，以及脂质介质（包括白三烯和前列腺素）的合成和释放。

IL-5 是由 Th2 细胞产生的，对于嗜酸性粒细胞的产生、成熟、活化及存活是必需的。在人类中，IL-5 主要负责嗜酸性粒细胞的增殖，增加骨髓释放嗜酸性粒细胞，聚集在肺组织中。用单克隆抗体抑制 IL-5 可以减少因过敏性诱因或慢性哮喘病引起的血液和支气管肺泡嗜酸性粒细胞增多。嗜酸性粒细胞一旦受到 IL-5 的刺激，就会聚集到肺组织并释放促炎性白介素和细胞因子，以及生长因子，导致支气管重塑，引起支气管高反应性和平滑肌收缩、血管渗漏、黏液分泌过多以及上皮细胞脱落等现象。

【临床表现】根据临床表现，哮喘可分为急性发作期、慢性持续期和临床缓解期。

哮喘急性发作是指喘息、气促、咳嗽、胸闷等症状突然发生，或原有症状急剧加重，常有呼吸困难，以呼气流量降低为特征，常因接触变应原、刺激物或呼吸道感染而发病，其程度轻重不一，可在数小时或数日内出现病情加重，偶尔可在数分钟内即危及生命，故应对病情做出正确评估，以便给予及时有效的紧急治疗。哮喘急性发作时按病情严重程度可分为 4 级：轻度、中度、重度、危重。慢性持续期是指每周均不同频度和/或不同程度地出现症状（喘息、气急、胸闷、咳嗽等），根据临床表现和肺功能可将慢性持续期的病情严重程度分为 4 级：间歇状态、轻度持续、中度持续、严重持续。临床缓解期系指经过治疗或未经治疗症状、体征消失，肺功能恢复到急性发作前水平，并维持 3 个月以上。

【治疗原则】在哮喘的治疗和持续治疗中确定适当治疗很复杂，哮喘治疗过程中重要的是应考虑环境因素，并采用适当避免技术以减少对触发物质的暴露。哮喘尚不能根治，但通过有效的哮喘管理，通常可以实现哮喘控制。成功的哮喘管理目标是：①达到并维持症状的控制；②维持正常活动，包括运动能力；③维持肺功能水平尽量接近正常；④预防哮喘急性加重；⑤避免因哮喘药物治疗导致的不良反应；⑥预防哮喘导致的死亡。

哮喘的管理主要包括 4 个部分：①早期、定期评估和监测；②控制诱发加重哮喘的因素；③药物治疗；④在哮喘治疗中以伙伴关系的方式进行教育。

【药物治疗】哮喘的药物治疗应坚持对因治疗、对症治疗及预防复发相结合，最终达到症状消失或减轻,发作次数明显减少,最大呼气流速峰值(PEF)接近正常目标。哮喘的预防和治疗应选择最低有效剂量,并密切注意有关药物不良反应的发生。在给药途径方面吸入疗法优于全身注射或口服治疗,前者的优点是气道内局部药物浓度高,用药量少,无或极少有全身不良反应。在吸入疗法中,有定量型气雾剂、干粉剂和雾化溶液等类型药物。

1. 药物治疗方案

(1)哮喘急性发作期的治疗:治疗目的在于通过平喘及抗炎治疗,尽快缓解症状,解除气流受限和低氧血症,同时还需制订长期治疗方案以预防再次急性发作。

对于具有哮喘相关死亡高危因素的患者,需要给予高度重视,这些患者应当尽早到医疗机构就诊。轻度和部分中度急性发作可在家中或社区治疗。治疗措施主要为重复吸入速效 β_2 受体激动药,在第1小时每20分钟吸入 $2\sim4$ 喷。随后根据治疗反应,轻度急性发作可调整为每 $3\sim4$ 小时吸入 $2\sim4$ 喷,中度急性发作每 $1\sim2$ 小时吸入 $6\sim10$ 喷。联合使用 β_2 受体激动药和抗胆碱能制剂能够取得更好的支气管舒张作用。茶碱的支气管舒张作用弱于短效 β_2 受体激动药(SABA),不良反应较大,应慎用。部分中度和所有重度急性发作患者均应到急诊室或医院治疗。除氧疗外,应重复使用速效 β_2 受体激动药,推荐在初始治疗时连续雾化给药,随后根据需要间断给药(每4小时1次)。中、重度哮喘急性发作应尽早使用全身激素,推荐用法:泼尼松龙 $30\sim50$mg 每日单次给药。严重的急性发作或口服激素不能耐受时,可采用静脉注射或滴注,如甲泼尼龙 $80\sim160$mg,或氢化可的松 $400\sim1\,000$mg 分次给药。静脉给药和口服给药的序贯疗法有可能减少激素用量和不良反应,具体用法为静脉使用激素 $2\sim3$ 日,继之口服激素 $3\sim5$ 日。

重度和危重哮喘急性发作经过上述药物治疗,临床症状和肺功能无改善甚至继续恶化,应及时给予无创或有创机械通气治疗。严格控制抗菌药物的使用指征,除非有细菌感染证据,或属于重度或危重哮喘急性发作。

(2)稳定剂治疗方案:哮喘稳定期治疗的目标是预防复发及巩固疗效。应以患者的病情严重程度为基础,根据其控制水平分级(表6-11)选择适当的治疗方案。哮喘患者长期治疗方案分为5级,见图6-3。对以往未经规范治疗的初诊哮喘患者可选择第2级治疗方案,哮喘患者症状明显,应直接选择第3级治疗方案。每一级都应按需使用缓解药物,以迅速缓解哮喘症状。如果使用该分级治疗方案不能够使哮喘得到控制,治疗方案应该升级直至达到哮喘控制为止。当哮喘控制并维持至少3个月后,治疗方案可考虑谨慎地进行降级治疗,如减少药物种类、剂量等。

2. 治疗药物分类 根据哮喘的病因和发病机制,哮喘的治疗机制主要包括舒张支气管平滑肌、消除支气管黏膜的炎症水肿、避免诱发因素。抗炎药物包括糖皮质激素(激素)、色甘酸钠、酮替芬以及某些炎性介质的拮抗剂;支气管舒张剂包括 β_2 受体激动药、茶碱类药物和抗胆碱类药物。

表 6-11 哮喘控制水平分级

	完全控制 (满足以下所有条件)	部分控制 (在任何1周内出现以下 $1\sim2$ 项特征)	未控制 (在任何1周内)
白天症状	无(或≤2次/周)	2次/周	出现≥3项部分控制特征
活动受限	无	有	
夜间症状/憋醒	无	有	
需使用缓解药的次数	无(或≤2次/周)	2次/周	
肺功能(PEF 或 FEV_1)	正常或 ≥正常预计值/本人最佳值的80%	<正常预计值(或本人最佳值)的80%	
急性发作	无	≥每年1次	在任何1周内出现1次

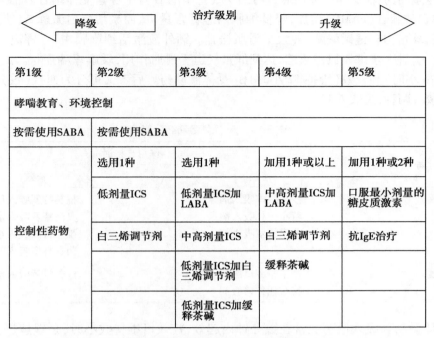

图 6-3 根据哮喘病情控制分级制订治疗方案

注:SABA. 短效 β₂ 受体激动药;ICS. 吸入糖皮质激素;LABA. 长效 β₂ 受体激动药。

（1）糖皮质激素:糖皮质激素是最有效的控制气道炎症的药物,通过多个环节对哮喘产生治疗作用。糖皮质激素可以抑制趋化性介质和上皮黏附分子的产生和释放,来降低过度活跃的免疫系统的炎症反应,降低气道高反应性。此外糖皮质激素可降低气道内炎性细胞,如嗜酸性粒细胞、T 淋巴细胞、肥大细胞和树突状细胞的存活率。糖皮质激素还可以直接或间接激活糖皮质激素受体来调节细胞核中特定靶基因序列的转录,从而对反应性细胞产生作用。糖皮质激素给药途径包括吸入、口服和静脉应用等,吸入为首选途径。吸入糖皮质激素(inhaled glucocorticosteroid,ICS)是慢性持续期哮喘长期治疗的首选药物,局部抗炎作用强,全身性不良反应较少,在口咽部局部的不良反应包括声音嘶哑、咽部不适和念珠菌感染。临床常用的吸入激素见表 6-12。

表 6-12 常用吸入型糖皮质激素的每日剂量与互换关系

药物	低剂量(μg)	中剂量(μg)	高剂量(μg)
二丙酸倍氯米松	200~500	500~1 000	>1 000~2 000
布地奈德	200~400	400~800	>800~1 600
丙酸氟替卡松	100~250	250~500	>500~1 000
环索奈德	80~160	160~320	>320~1 280

口服给药适用于中度哮喘发作、慢性持续哮喘吸入大剂量激素联合治疗无效的患者和作为静脉应用激素治疗后的序贯治疗。一般使用半衰期较短的激素(如泼尼松、泼尼松龙或甲泼尼龙等)。泼尼松的维持剂量最好每日≤10mg。长期口服激素可以引起骨质疏松症、高血压、糖尿病、下丘脑-垂体-肾上腺轴的抑制、肥胖症、白内障、青光眼、皮肤菲薄(导致皮纹和瘀斑)、肌无力等。

严重急性哮喘发作时,应经静脉及时给予琥珀酸氢化可的松(400~1 000mg/d)或甲泼尼龙(80~160mg/d)。无激素依赖倾向者,可在短期(3~5 日)内停药;有激素依赖倾向者应延长给药时间,控制哮喘症状后改为口服给药,并逐步减少激素用量。

（2）β_2 受体激动药：β 受体激动药通过与细支气管中的 β 肾上腺素受体结合激活腺苷酸环化酶,导致细胞内环状单磷酸腺苷（cAMP）增加,降低细胞内总钙含量,从而激活蛋白激酶 A,使肌球蛋白轻链激酶失活,并激活肌球蛋白轻链磷酸酶,导致平滑肌松弛。钙外流激活细胞膜中钙、钾离子通道,从而导致平滑肌细胞超极化,进一步抑制肌肉收缩,达到舒张气道平滑肌作用,缓解哮喘症状。此类药物可分为短效（作用维持 4~6 小时）和长效（维持 12 小时）β_2 受体激动药。后者又可分为速效（数分钟起效）和缓慢起效（30 分钟起效）两种,见表 6-13。

表 6-13　β_2 受体激动药分类

起效时间	作用维持时间	
	短效	长效
速效	沙丁胺醇吸入剂 特布他林吸入剂 非诺特罗吸入剂	福莫特罗吸入剂 奥洛特罗吸入剂 维兰特罗吸入剂 茚达特罗吸入剂
慢效	沙丁胺醇口服剂 特布他林口服剂	沙美特罗吸入剂

短效 β_2 受体激动药吸入给药通常在数分钟内起效,疗效可维持数小时,是缓解轻至中度急性哮喘症状的首选药物,也可用于运动性哮喘。哮喘发作时每次吸入沙丁胺醇 100~200μg,或特布他林 250~500μg,必要时每 20 分钟重复 1 次。1 小时后疗效不满意者应向医生咨询或急诊。这类药物长期应用可引起 β_2 受体功能下调和气道反应性增加,应按需间歇使用,不宜长期、单一使用,也不宜过量应用,否则可引起心悸、肌肉震颤等症状,甲状腺功能亢进、高血压、心脏病患者慎用。短效 β_2 受体激动药溶液（如沙丁胺醇、特布他林）经雾化泵吸入适用于轻至重度哮喘发作。口服给药虽较方便,但心悸、骨骼肌震颤等不良反应比吸入给药时明显增加。缓释剂型和控释剂型的平喘作用维持时间可达 8~12 小时,如特布他林的前药班布特罗,作用可维持 24 小时,可减少用药次数,适用于夜间哮喘患者的预防和治疗。

长效 β_2 受体激动吸入剂适用于哮喘（尤其是夜间哮喘和运动诱发哮喘）的预防和治疗。沙美特罗推荐剂量 50μg,每日 2 次吸入。福莫特罗推荐剂量 4.5~9μg,每日 2 次吸入。福莫特罗因起效迅速,可按需用于哮喘急性发作的治疗。近年来推荐联合吸入激素和长效 β_2 受体激动药治疗哮喘。这两者具有协同的抗炎和平喘作用,尤其适合于中至重度持续哮喘患者的长期治疗。但不推荐长期单独使用长效 β_2 受体激动药。

（3）茶碱：茶碱是一种甲基黄嘌呤药物,通过 2 种作用机制对哮喘起作用,适用于轻至中度哮喘发作和维持治疗。一方面减少促炎信号（如 TNF-α 和白三烯）的产生和释放,有效地减少炎症,另一方面直接作为腺苷受体拮抗药,非特异性地导致平滑肌松弛和细支气管扩张,减少气道阻塞。口服药物包括氨茶碱和控（缓）释型茶碱。一般剂量为每日 6~10mg/kg。口服控（缓）释型茶碱后昼夜血药浓度平稳,平喘作用可维持 12~24 小时,尤适用于夜间哮喘症状的控制。本品与 β_2 受体激动药联合应用时,易出现心率增快和心律失常,应慎用并适当减少剂量。作为症状缓解药,在治疗重症哮喘时静脉使用茶碱可舒张支气管,负荷剂量为 4~6mg/kg,维持剂量为 0.6~0.8mg/(kg·h)。由于茶碱的"治疗窗"窄,以及代谢存在较大的个体差异,可引起心律失常、血压下降,甚至死亡,在有条件的情况下应监测其血药浓度,及时调整剂量和滴速,使茶碱的血药浓度保持在 6~15mg/L。影响茶碱代谢的因素较多,吸烟、饮酒,以及服用抗惊厥药、利福平等均可引起肝脏酶受损并缩短茶碱半衰期;老年人、持续发热、心力衰竭和肝功能明显障碍者,同时应用西咪替丁、大环内酯类药物（红霉素等）、氟喹诺酮类药物（环丙沙星等）和口服避孕药等都可能使茶碱血药浓度增加。多索茶碱的作用与氨茶碱相同,但不良反应较轻。

（4）抗胆碱药物：M_1 受体被发现在胆碱能神经节上,具有调节副交感神经信号的神经传递作用。M_2 受体在副交感神经纤维的节后神经球上,阻断该受体可减少乙酰胆碱的释放,减少信号传递。M_3 受体在气道的平滑肌细胞、黏膜腺和血管内皮上。阻断这些受体会使支气管收缩减少,腺组织黏液分泌减少,以及黏膜内水肿减少。虽然没有抑制 M 受体的特异性亚型,但研究发现抑制 M_3 受体对控制哮喘具有主要作用。M_3 受体被阻断会导致平滑肌细胞内环状鸟苷单磷酸(cGMP)含量降低,钙含量的降低,激活蛋白激酶 A 从而使肌球蛋白轻链激酶失活并激活肌球蛋白轻链磷酸酶,导致平滑肌松弛。细胞内钙的减少还会减少腺细胞黏液分泌。

吸入抗 M 胆碱受体药物(如溴化异丙托品、噻托溴铵等)舒张支气管的作用比 β_2 受体激动药弱,起效也较慢,但长期应用不易产生耐药,与 β_2 受体激动药联合应用具有协同、互补作用。本品对有吸烟史的老年哮喘患者较为适宜,但对妊娠早期妇女和青光眼或前列腺肥大的患者应慎用。

(5)白三烯受体拮抗药:白三烯受体拮抗药包括孟鲁司特和扎鲁司特,这些药物可拮抗白三烯在免疫系统炎症反应中的作用,降低肥大细胞脱颗粒释放促炎因子和趋化信号,导致炎症减少,从而降低气道对免疫原的反应。

白三烯受体拮抗药使用较为安全,尤适用于阿司匹林哮喘、运动性哮喘和伴有过敏性鼻炎哮喘患者的治疗。本品可减轻哮喘症状、改善肺功能、减少哮喘的恶化。作为联合治疗中的一种药物,此类药物可减少中至重度哮喘患者每日吸入激素的剂量,并可提高吸入激素治疗的临床疗效,联用本品与吸入激素的疗效比联用吸入长效 β_2 受体激动药与吸入激素的疗效稍差。本品服用方便,常用药物有孟鲁司特钠 10mg,每日 1 次;扎鲁司特 20mg,每日 2 次;异丁司特 10mg,每日 2 次。

(6)抗 IgE 治疗:适用于对吸入糖皮质激素治疗无效,并患有嗜酸性粒细胞增多症的患者。这些药物主要用于消除 Th2 反应应答炎症途径,减少对过敏原的免疫反应,从而有效减少嗜酸性粒细胞增多。代表药物有奥马珠单抗、美泊利单抗等。

【治疗管理】通过有效的哮喘管理,通常可实现并维持哮喘控制。建立医患之间的合作关系是实现有效哮喘管理的首要措施,其中对患者进行哮喘教育是最基本的环节。此外,还应确定并减少危险因素接触。

哮喘药物的选择既要考虑药物的疗效及其安全性,也要考虑患者的实际状况,如经济收入和当地的医疗资源等。要为每个初诊患者制订哮喘防治计划,定期随访、监测,改善患者的依从性,并根据患者病情变化及时修订治疗方案。

哮喘的药学监护主要为治疗药物的疗效监护、患者依从性监护及药物不良反应监护 3 个方面。药师需指导患者用药,明确患者是否已知晓不同药物的作用(控制药物还是缓解症状药物)及方法(尤其需要明确各种吸入剂型,如定量气雾剂、干粉吸入器、雾化吸入器等的使用方法是否掌握)以及常见的药物不良反应及防范(如吸入糖皮质激素后应及时漱口等)。

三、慢性阻塞性肺疾病

【疾病定义和流行病学】慢性阻塞性肺疾病(chronic obstructive pulmonary disease,COPD)是一种可以预防和治疗的常见疾病,其特征是持续存在的气流受限。气流受限常呈进行性发展,伴有气道和肺对有害颗粒或气体所致慢性炎症反应的增加。急性加重和合并症可影响患者整体疾病的严重程度。临床诊断 COPD 需要进行肺功能检查,吸入支气管舒张剂后 $FEV_1/FVC\% < 70\%$ 表明存在持续性气流受限,即可诊断 COPD。COPD 目前居全球死亡原因的第 4 位,到 2020 年 COPD 位居世界疾病经济负担的第 5 位。

【病因和发病机制】COPD 病因尚未完全阐明,一般认为与长期反复理化刺激(如吸烟、职业性粉尘和化学物质、空气污染)或感染有关,少数与过敏及遗传因素有关。呼吸道防御功能下降及免疫力降低,呼吸道易感性增高,是发病的内在因素。

目前普遍认为 COPD 以气道、肺实质和肺血管的慢性炎症为特征。除炎症外,肺部的蛋白酶和抗蛋白酶失衡、氧化与抗氧化失衡导致气囊破坏,以及自主神经系统功能紊乱(如胆碱能神经受体分布异常)等也在 COPD 发病中起重要作用。肺气肿是 COPD 肺结构看得见的一种变化,表现为肺泡气囊(肺部气体交换表面)被破坏,导致气流受限和气体交换受损,肺部过度充气经常在影像学研究中发现,并且是由于呼气时气道塌陷导致空气滞留而发生,无法完全呼出气体还会导致二氧化碳(CO_2)升高。COPD 的急性加重,通常是由触发因素(细菌、病毒和环境刺激物)引起,炎症和滞留的气体通常需要采用糖皮质激素和支气管扩张药物治疗。

【临床表现】慢性咳嗽通常为首发症状。咳嗽后通常咳少量黏液性痰。气短或呼吸困难是 COPD 的标志性症状,也是使患者焦虑不安的主要原因。喘息和胸闷不是 COPD 的特异性症状。在疾病的临床过程中,特别是较重患者,可能会发生全身性症状,如体重下降、食欲减退、外周肌肉萎缩和功能障碍、精神抑郁和/或焦虑等。合并感染时可咳血痰或咯血。COPD 早期体征可不明显。合并感染时肺底可听到湿性啰音,并发肺气肿时可出现桶状胸、肋间隙增宽,叩诊呈过清音,听诊心音遥远,呼吸音普遍减弱。如剑突下出现心脏搏动并且心音较心尖部位明显增强时,提示并发早期肺心病。

COPD 病程可分为急性加重期与稳定期。COPD 急性加重期是指患者短期内咳嗽、咳痰、气短和/或喘息加重,痰量增多,呈脓性或黏脓性,可伴发热等炎症明显加重的表现。稳定期则指患者咳嗽、咳痰、气短等症状稳定或症状轻微。COPD 稳定期基于症状、气流受限程度(行肺功能检查)、急性加重风险、合并症对疾病分别评估,表 6-14 提供了这些项目的综合评估分组情况。

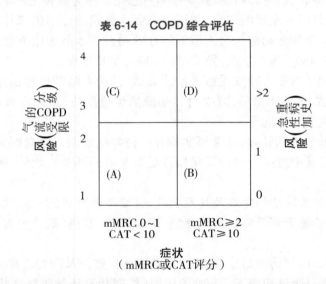

表 6-14　COPD 综合评估

患者	特征	肺功能分级	每年急性加重次数	mMRC	CAT
A 组	低风险 症状少	GOLD 1~2	≤1	0~1	<10
B 组	低风险 症状多	GOLD 1~2	≤1	≥2	≥10
C 组	高风险 症状少	GOLD 3~4	≥2	0~1	<10
D 组	高风险 症状多	GOLD 3~4	≥2	≥2	≥10

注:评估风险时,以 GOLD 肺功能分级或急性加重史评估所得到的风险最高结果为准。

mMRC:改良英国 MRC 呼吸困难指数(modified british medical research council);CAT:COPD 评估测试(COPD assessment test)。

【COPD 治疗】

1. 药物治疗方案

(1) COPD 稳定期的治疗:稳定期 COPD 的治疗目的是减轻症状、阻止病情发展,缓解或阻止肺功能下降,改善活动能力,提高生活质量及降低病死率。药物治疗可预防和控制症状,减少急性加重的频率和严重程度,提高运动耐力。除药物治疗外,COPD 的治疗还包括氧疗、康复治疗,甚至外科治疗等。根据 COPD 稳定期综合评估,不同分组有不同的推荐治疗方案,见表 6-15、表 6-16。

表 6-15　稳定期慢性阻塞性肺疾病的推荐治疗方案

患者	首选治疗	次选治疗	其他治疗
A 组	SABA(按需使用) 或 SAMA(按需使用)	LABA 或 LAMA 或 SABA+SAMA	茶碱
B 组	LABA 或 LAMA	LABA+LAMA	SABA 和/或 SAMA 茶碱
C 组	ICS+LABA 或 LAMA	LABA+LAMA 或 LABA+PDE4-I 或 LAMA+PDE4-I	PDE4-I SABA 和/或 SAMA 茶碱
D 组	ICS+LABA 和/或 LAMA	ICS+LABA+LAMA，或 ICS+LA-BA+PDE4-I，或 LABA+LAMA，或 LAMA+PDE4-I	Carbocysteine SABA 和/或 SAMA 茶碱

表 6-16　长效毒蕈碱拮抗药/长效 β_2 受体激动药组合

	芜地溴铵/维兰特罗 (Anoro Ellipta)	阿地溴铵/ 富马酸福莫特罗 (Duaklir Genuair)	噻托溴铵/奥洛他特罗 (Spiolto Respimat)	格隆溴铵/茚达特罗 (Ultibro Breezhaler)
剂量	55μg 芜地溴铵 22μg 维兰特罗	340μg 阿地溴铵 11.8μg 富马酸福莫特罗	2.5μg 噻托溴铵 2.5μg 奥洛他特罗	43μg 格隆溴铵 85μg 茚达特罗
使用频率	每日 1 吸	每日 2 吸	每日 2 吸	每日 1 吸
装备	多剂量驱动干粉吸入器(DPI)	多剂量驱动干粉吸入器(DPI)	软雾吸入剂	DPI 驱动 随附单剂量胶囊
吸入关键操作	滑动盖子吸入	按下并释放橙色按钮，吸入	第 1 次使用需要装入填料，每次吸入前需要转动发出咔嗒声，取下盖子，按下按钮同时吸入	取下盖子，插入胶囊关闭吸入器，按下侧面按钮刺破胶囊释放药物并吸入
设备驱动显示	剂量计数器加 1	指标视窗变更从绿色到红色	可见雾状	吸入时可闻声音,检查胶囊壳是否为空

（2）COPD 急性加重期的治疗：首先应根据症状、血气、胸部 X 线片等评估病情的严重程度,常见治疗措施如下。

控制性氧疗:氧疗是 COPD 加重期住院患者的基础治疗。吸入氧浓度不宜过高,需注意可能发生潜在的二氧化碳潴留及呼吸性酸中毒。氧疗 30 分钟后复查动脉血气,确认满意的氧合水平（$PaO_2 > 60mmHg$,$SaO_2 > 90\%$）。

抗菌药物:引起 COPD 加重的最常见原因是气管-支气管感染,主要是病毒、细菌感染。当 COPD 加重,有脓痰者,应给予抗菌药物治疗。抗菌药物选择应依据患者肺功能及常见的致病菌,结合患者所在地区致病菌及耐药流行情况,选择敏感的抗菌药物。具体抗菌药物应用见表 6-17。抗菌治疗应尽可能将细菌负荷降低到最低水平,以延长 COPD 急性加重的间隔时间。长期应用广谱抗生素和糖皮质激素易继发深部真菌感染,应密切观察真菌感染的临床征象并采取防治真菌感染措施。

支气管舒张剂:短效 β_2 受体激动药较适用于 COPD 急性加重期的治疗。若效果不显著,建议加用抗胆碱药物。对于较严重的 COPD 加重者,可考虑静脉滴注茶碱类药物。

表 6-17   慢性阻塞性肺疾病（COPD）住院患者应用抗生素的参考

组别	病原微生物	抗生素
Ⅰ级及Ⅱ级 COPD 急性加重	流感嗜血杆菌、肺炎链球菌、卡他莫拉菌等	青霉素、β-内酰胺酶/酶抑制剂（阿莫西林/克拉维酸）、大环内酯类（阿奇霉素、克拉霉素、罗红霉素等）、第一代或第二代头孢菌素（头孢呋辛、头孢克洛）、多西环素、左氧氟沙星等，一般可口服
Ⅲ级及Ⅳ级 COPD 急性加重无铜绿假单胞菌感染危险因素	流感嗜血杆菌、肺炎链球菌、卡他莫拉菌、肺炎克雷伯菌、大肠埃希菌、肠杆菌属等	β-内酰胺酶/酶抑制剂、第二代头孢菌素（头孢呋辛）、氟喹诺酮类（左氧氟沙星、莫西沙星、加替沙星）、第三代头孢菌素（头孢曲松、头孢噻肟）等
Ⅲ级及Ⅳ级 COPD 急性加重有铜绿假单胞菌感染危险因素	以上细菌及铜绿假单胞菌	第三代头孢菌素（头孢他啶）、头孢哌酮/舒巴坦、哌拉西林/他唑巴坦、亚胺培南、美洛培南等，也可联合用氨基糖苷类、氟喹诺酮类（环丙沙星等）

糖皮质激素：COPD 加重期住院患者宜在应用支气管扩张药基础上，口服或静脉滴注糖皮质激素，建议口服泼尼松 30~40mg/d，连续 7~10 日后逐渐减量停药。也可以静脉给予甲泼尼龙 40mg，每日 1 次，3~5 日后改为口服。

机械通气：可通过无创或有创方式给予机械通气，根据病情需要，可首选无创性机械通气。

其他治疗措施：维持液体和电解质平衡，补充营养，注意痰液引流，识别并治疗伴随疾病及合并症等。

2. 药物治疗评价

（1）吸入药物：吸入支气管扩张药可分为短效、长效 β_2 受体激动药和毒蕈碱拮抗剂（SAMA），短效作为初步的经验疗法来迅速缓解急性症状。长效支气管扩张药可以单剂量或固定剂量联合吸入其他药物服用。药物可能联合组合包括：LABA/吸入皮质类固醇（LABA/ICS）和 LAMA/LABA。吸入长效 β_2 受体激动药（LABA）和长效毒蕈碱拮抗药（LAMA）对气流受限，空气潴留，改善运动不耐症的作用相似，但是预防恶化 LAMA（噻托溴铵）似乎更优于 LABA，能达到吸入糖皮质激素和 LABA 联合使用效果，因而单药维持治疗时 LAMA 更优于 LABA。吸入激素：ICS 的治疗旨在减轻炎症，当与 LABA 结合使用时，能起协同作用，用于中至重度患者或者病情恶化患者。对于大部分患者，联合吸入糖皮质激素不会增加 COPD 恶化风险。有临床研究表明，对于嗜酸性粒细胞增加患者吸入糖皮质激素长期维持治疗，其 COPD 恶化次数更少，较不联合糖皮质激素组治疗更加受益。但吸入糖皮质激素还是需要关注当前吸烟且年龄>55 岁、体重指数<25kg/m²、严重气流受限或既往有肺炎病史患者的肺炎风险。

（2）口服药物

1）口服糖皮质激素：通常不建议在 COPD 患者中长期使用口服糖皮质激素治疗。如果病情加重后无法撤药，以及晚期 COPD 患者可能需要长期口服类固醇皮质激素。口服糖皮质激素的剂量应可能保持尽可能低，并重点监测患者骨质疏松等情况。

2）口服茶碱：茶碱在短效支气管扩张药和长效支气管扩张药患者使用疗效不佳后使用，或者对于无法使用吸入治疗方式的患者使用，需要监测血浆水平和相互作用，患者同时使用大环内酯类或氟喹诺酮类抗生素（或其他已知相互作用的药物），则应减少茶碱剂量。

3）口服黏液溶解剂：对于患有慢性咳嗽、咳痰的患者，可以考虑使用黏液溶解剂，如果症状有所改善（例如，减少咳嗽和咳痰的频率），继续使用，但不作为预防 COPD 稳定患者的病情加重的常规药物。

4）口服镇咳药：在稳定的 COPD 治疗中不应使用镇咳药。

5）口服磷酸二酯酶Ⅳ型抑制药：对于伴有急性加重史和慢性支气管炎的 GOLD 3 级和 4 级患者，磷酸二酯酶Ⅳ型抑制药（phosphodiesterase 4 inhibitor，PDE4-I）罗氟司特与口服糖皮质激素联合应用可减少急性加重的发生。长效支气管扩张药治疗时加用罗氟司特也可减少急性加重的发生。

6）阿奇霉素:大环内酯通过干扰 50S 大核糖体亚基,干扰蛋白合成,从而产生抑菌活性。大环内酯类抗生素具有抑制炎性反应、调节免疫功能、提高细菌生物被膜穿透力、提升免疫活性等作用而用于慢性阻塞性肺疾病患者。慢性阻塞性肺疾病常伴有多种病菌复合感染,急性期联合大环内酯类药物有助于扩大抗菌谱,增强杀灭病菌作用,避免疾病程度进行性进展。稳定期抑制炎症细胞分泌,减轻气道黏膜的黏液产生,使得气道纤毛功能改善,减少慢性阻塞性肺疾病患者气道的损害程度。大环内酯类药物对机体免疫调节主要体现在影响炎症级联反应、抑制炎症细胞趋化、细胞因子调节等方面。阿奇霉素与其他大环内酯类比较,对 CYP3A4 几乎无作用,对组织有较高亲和力,组织中浓度比血中浓度可高达 200 倍,尤其喜爱富集在吞噬细胞中,靶向到感染和炎症部位,相对其他大环内酯类副作用少。阿奇霉素(250mg/d 或 500mg,每周 3 次)长期使用可以降低 COPD 急性加重次数,但阿奇霉素作为一种抗生素,长期使用也会增加细菌耐药性,QTc 间期延长,以及听力测试受损等不良反应,需要警惕。

（3）其他:免疫调节剂,对降低 COPD 急性加重严重程度可能具有一定的作用。但尚未得到确证,不推荐作常规使用。

3. 疫苗 流感疫苗可减少 COPD 患者的严重程度和死亡,可每年给予 1 次(秋季)或 2 次(秋、冬)。它含有灭活或活性、无活性病毒,应每年根据预测的病毒种类制备。

4. 中医治疗 辨证施治是中医治疗的原则,COPD 治疗亦应据此原则进行。

【治疗管理】 通过教育与管理可以提高患者及有关人员对 COPD 的认识和自身处理疾病的能力,更好地配合治疗和加强预防措施。主要内容包括:①教育与督促患者戒烟;②使患者了解 COPD 的病理生理与临床基础知识;③掌握一般和某些特殊的治疗方法;④学会自我控制病情的技巧,如腹式呼吸及缩唇呼吸锻炼等;⑤了解赴医院就诊的时机;⑥社区医生定期随访管理。

COPD 的药学监护要点主要为治疗药物的疗效监护、患者依从性监护及药物不良反应监护 3 个方面。药师需指导患者用药,明确患者是否已知晓不同药物的作用(急性加重期用药还是稳定期用药)与方法(尤其需要明确各种吸入剂型,如定量气雾剂、干粉吸入器、雾化吸入器等的使用方法是否掌握)以及常见的药物不良反应及防范(如吸入糖皮质激素后应及时漱口等)。

四、咳嗽

【疾病定义和流行病学】 咳嗽是机体的防御性神经反射,有利于清除呼吸道分泌物和有害因子,但频繁剧烈的咳嗽会对患者的工作、生活和社会活动造成严重影响。国内慢性咳嗽患者以 30~40 岁年龄段最多,男女比例接近,而欧美地区以 50~60 岁年龄段最多,且女性比例明显高于男性。慢性咳嗽和空气污染密切相关。

【病因和发病机制】 非自主咳嗽反射由完整的咳嗽反射弧参与完成,咳嗽反射弧由咳嗽外周感受器、迷走传入神经、咳嗽高级中枢、传出神经及效应器(膈肌、喉、胸部和腹肌群等)构成。刺激支配气管、肺的 C 纤维以及对机械、酸敏感的有髓机械受体(Aδ 纤维),能够直接诱发咳嗽。此外,分布于上气道、咽喉、食管的迷走神经受到刺激亦可能导致咳嗽的发生。咳嗽受延髓咳嗽中枢控制,大脑皮质对此具有调节作用。咳嗽高敏感性是慢性咳嗽重要的病理生理机制,其机制与瞬时受体电位(TRP)通路如 $TRPV_1$ 以及 $TRPA_1$ 激活、气道炎症、神经通路及咳嗽中枢的易化有关。

【临床表现】 咳嗽按病程划分为急性咳嗽、亚急性咳嗽和慢性咳嗽,急性咳嗽<3 周,亚急性咳嗽为 3~8 周,慢性咳嗽>8 周。临床常根据胸部 X 线检查有无异常将慢性咳嗽分为两类:一类为 X 线胸片有明确病变者,如肺炎、肺结核、支气管肺癌等;另一类为 X 线胸片无明显异常,以咳嗽为主要或唯一症状者,即通常所说的慢性咳嗽。咳嗽按性质又可分为干咳与湿咳,建议以每日痰量>10ml 作为湿咳的标准。

【治疗原则】 咳嗽可由多种原因所致,治疗关键在于病因治疗。症状的持续时间和特点对治疗很有用,此部分主要依据咳嗽的时间对咳嗽进行分类治疗。

【治疗】

1. 对症治疗 见表 6-18。

表 6-18　咳嗽的对症治疗

治疗特定原因	
哮喘,咳嗽变异哮喘	α 受体激动药
	支气管扩张药
	吸入糖皮质激素
	白三烯抑制剂
嗜酸性支气管炎	吸入糖皮质激素
过敏性鼻炎和鼻后滴漏	外用吸鼻类糖皮质激素和抗组胺药
	局部鼻用抗胆碱药
胃食管反流	H_2 组胺拮抗剂或
	质子泵抑制剂
血管紧张素转换酶抑制剂	停用并替换为血管紧张素 II 受体拮抗药
慢性支气管炎/COPD	终止吸烟
	治疗 COPD
支气管扩张	体位引流
	治疗感染加重以及气流阻塞
咳嗽对症治疗(仅考虑在病因治疗后仍有咳嗽)	
急性咳嗽(上呼吸道感染)	简单镇咳药
夜间持续咳嗽	阿片类药物(可待因和福尔可定)
持续顽固性咳嗽	阿片类药物(吗啡)

2. 镇咳药

H_1 受体拮抗药:第一代抗组胺药物具有亲脂性,可以穿过中枢神经系统,和第二代亲水性抗组胺药物相比,具有镇静特点,产生镇咳作用。第一代 H_1 抗组胺药作为上呼吸道咳嗽综合征(鼻后滴漏综合征)引起的慢性咳嗽或感冒引起的急性咳嗽首选。

可待因:最常见阿片类镇咳药,不仅像其他阿片类药物一样可以作用脑干高级中枢镇咳,而且可待因可抑制外周激活咳嗽受体起到镇咳作用,用于各种原因引起的剧烈干咳和刺激性咳嗽,尤适用于伴有胸痛的剧烈干咳。对普通感冒引起的急性咳嗽无效,由于能抑制呼吸道腺体分泌和纤毛运动,故对有少量痰液的剧烈咳嗽,应与祛痰药并用,不用于 COPD 患者引起咳嗽治疗。

右美沙芬为吗啡类左吗喃甲基醚的右旋异构体,通过抑制延髓咳嗽中枢而发挥中枢性镇咳作用。其镇咳强度与可待因相等或略强,无镇痛作用。治疗剂量不抑制呼吸,常用于下呼吸道感染引起的咳嗽。由于可待因没有出现嗜睡、恶心、依赖和便秘等不良反应,在很多 OCT 药物中出现。长期应用未见耐受性和成瘾性。

吗啡和二氢吗啡强阿片类镇痛药物,用于恶性肿瘤疼痛难以控制伴有咳嗽的患者。对于一些原因不明,顽固性咳嗽选择吗啡治疗有效。

利多卡因:局麻药具有镇咳作用,可能是由于局麻药具有阻断 Na^+ 通道的能力,改变咳嗽感受器传入神经的敏感性而达到镇咳,与肾上腺素联用会延长其镇咳作用。

(高　申)

第四节　消化系统疾病

一、消化性溃疡

消化系统主要功能是对食物进行消化和吸收,为机体新陈代谢提供物质和能量来源。消化系统疾病主要有消化性溃疡、上消化道出血、胃食管反流病、炎症性肠病、门静脉高压症、腹泻、便秘与肠易激综合征等。近年来,消化系统疾病在预防、诊断和药物治疗等方面取得了很大的成就。

【**疾病定义和流行病学**】消化性溃疡是指在各种致病因子的作用下,黏膜发生炎性反应与坏死、脱落、形成溃疡,溃疡的黏膜坏死缺损穿透黏膜肌层,严重者可达固有肌层或更深,病变常发生于消化道黏膜,其中最常见的是胃溃疡(gastric ulcer,GU)和十二指肠溃疡(duodenal ulcer,DU)。消化性溃疡发生率约10%,在我国发生率尚无确切的调查资料,本病可见任何年龄,20~50岁居多,男性多于女性[(2~5):1],DU多于GU(3:1)。

【**病因及发病机制**】胃酸在消化性溃疡的发病中起重要作用,但胃酸对消化道黏膜损伤一般只有在正常黏膜防御和修复功能遭受破坏时才发生,DU患者都存在基础酸排量、夜间酸分泌、十二指肠酸负荷增高情况,而GU患者胃酸分泌量大多正常甚至低于正常。引起消化性溃疡最常见的损伤因素包括幽门螺杆菌(H. pylori,Hp)感染、NSAID和阿司匹林,还有糖皮质激素、部分抗肿瘤药物和抗凝血药,吸烟、饮食因素、遗传、应激与心理因素、胃十二指肠运动异常等。

【**临床表现及诊断**】

1. **临床表现** 中上腹痛、反酸是消化性溃疡的典型症状,主要特点:①慢性病程,病史可达数年至数十年;②周期性发作,发作与缓解相交替;③发作一般有季节性,多在秋冬或冬春之交发作,可因过劳或精神情绪不良而诱发;④发作时上腹痛呈节律性,为空腹痛,进食或服用抗酸药可缓解。

2. **诊断要点** 消化性溃疡的诊断包括症状体征和辅助检查两个方面,GU腹痛多发生在餐后30分钟至1小时之间,DU腹痛多发生于空腹。辅助检查包括胃镜和胃黏膜活组织检查、上消化道钡餐检查、幽门螺杆菌检测。胃镜检查及胃黏膜活组织检查是确诊消化性溃疡的主要方法,胃镜可以对溃疡的部位、形态、大小、深度、病期以及溃疡周围黏膜的情况进行直接观察、摄像,并且可以直视下取活组织作病理学及幽门螺杆菌检测。对消化性溃疡应鼓励进行尿素酶试验或核素标记^{13}C呼气等试验,以明确是否存在幽门螺杆菌感染。

【**治疗原则**】一般采取综合性治疗措施,治疗目的在于缓解临床症状、促进溃疡愈合、防止溃疡复发、减少并发症。除了药物治疗之外,一般治疗也应予以重视,建议患者避免过度紧张、劳累;提倡细嚼慢咽、规律进食,急性活动期可少食多餐,应戒烟酒,避免食用刺激性食物和损伤胃黏膜的药物;慎用易导致胃溃疡的药物如NSAID、肾上腺皮质激素、利血平等,如果必须使用尽量选用肠溶剂型或小剂量,并可使用抗酸剂、黏膜保护剂。

【**药物治疗方案的制订**】

1. **消化性溃疡的抑酸治疗** PPI是首选药物。降低胃酸的药物分为抑酸药和抗酸药。抑制胃酸的药物主要包括H_2受体拮抗药和质子泵抑制剂,PPI为首选药物。抗酸药为弱碱药物,口服后能与胃酸反应,形成盐和水,从而使胃内pH升高。消化性溃疡通常采用标准剂量PPI,每日1次,早餐前30分钟服用。治疗十二指肠溃疡的疗程为4~6周,胃溃疡为6~8周,通常胃镜下溃疡愈合率均>90%。对于存在高危因素和巨大溃疡的患者,建议适当延长疗程。

2. **消化性溃疡的抗Hp治疗** 根除Hp应为消化性溃疡的基本治疗,是溃疡愈合和预防复发的有效防治措施,Hp根除治疗最新方案推荐铋剂+PPI+2种抗菌药物组成的四联疗法。2种抗菌药物的选择,根据我国Hp对抗菌药物的耐药率趋势,四环素、呋喃唑酮、阿莫西林的耐药率低,可以作为我国Hp根除治疗方案中的优先选择药物,推荐所有患者均应在根除治疗后至少4周复查尿素呼气试验和粪便Hp抗原试验,经过2次正规方案治疗失败,应评估根除治疗的风险-获益比,建议治疗至少间隔3~6个月。

3. **NSAID溃疡的治疗** 病情允许的情况下,首选停用NSAID。除此之外,PPI是药物治疗NSAID溃疡的首选,PPI能高效抑制胃酸分泌,显著改善患者的胃肠道症状,预防消化道出血,并促进溃疡愈合。胃黏膜保护剂可增加前列腺素合成、清除并抑制自由基、增加胃黏膜血流等作用,对NSAID溃疡有一定的治疗作用。目前认为,可能增加应用NSAID患者胃肠道损伤的因素包括:年龄>60岁,有胃肠道溃疡病史但无并发症,采用高剂量NSAID和阿司匹林治疗或联用两种以上的NSAID,合并使用NSAID和阿司匹林、抗凝或糖皮质激素。2009年,美国胃肠病学院溃疡并发症预防指南将溃疡并发症的风险等级分为高风险、中风险和低风险,并给予相应的预防建议,见表6-19。

表 6-19 NSAID 溃疡并发症预防建议

风险等级	危险因素	预防建议
高风险	1. 曾有特别是近期发生溃疡并发症 2. 存在 2 个以上危险因素	停用 NSAID 和阿司匹林,如不能停用,则选用选择性环氧合酶-2 抑制剂+高剂量 PPI
中风险 (1~2 个危险因素)	1. 年龄>65 岁 2. 采用高剂量 NSAID 和阿司匹林治疗,或联用两种以上 NSAID 3. 有溃疡病史但无并发症 4. 合并应用 NSAID 和阿司匹林、抗凝剂或糖皮质激素	单独选用选择性环氧合酶-2 抑制剂,或非选择性 NSAID+PPI
低风险	无危险因素	可以应用非选择性 NSAID

4. **消化性溃疡并发出血的治疗** 可疑消化性溃疡并发急性出血时,应尽可能在 24 小时急诊行胃镜检查,有循环衰竭征象者,应先迅速纠正循环衰竭后再行胃镜检查。对于胃镜下止血治疗后的高危患者,如 Forrest 分级Ⅰa~Ⅱb 的溃疡、胃镜下止血困难或胃镜下止血效果不确定者、合并服用抗血小板药物或 NSAID 者,给予静脉大剂量 PPI 72 小时,并适当延长大剂量 PPI 的疗程,然后改为标准剂量 PPI 静脉输注,每日 2 次,使用 3~5 日,此后口服标准剂量 PPI 直至溃疡愈合。推荐对于 Forrest 分级Ⅰa~Ⅱb 的出血病变行胃镜下止血治疗。对于接受低剂量阿司匹林治疗用于心血管二级预防的患者,在发生消化性溃疡出血时,推荐对未经评估为再次出血低风险的患者行胃镜检查后,可即刻恢复阿司匹林治疗,而对于胃镜评估为高风险溃疡的患者,在充分止血 3 日后,也可恢复阿司匹林治疗(表 6-20)。

表 6-20 胃镜下评估再出血风险——Forrest 分级

Forrest 分级	溃疡病变的内镜下表现	再出血概率(%)	再出血风险分级
Ⅰa	喷射样出血	55	高风险
Ⅰb	活动性渗血	55	
Ⅱa	血管显露	43	
Ⅱb	附着血凝块	22	
Ⅱc	黑色基底	10	低风险
Ⅲ	基底洁净	5	

5. **消化性溃疡的其他药物治疗** 联合应用胃黏膜保护剂可提高消化性溃疡的愈合质量,有助于减少溃疡的复发。对于老年人消化性溃疡、难治性溃疡、巨大溃疡和复发性溃疡,建议在抗酸、抗 Hp 治疗的同时,联合应用胃黏膜保护剂。

【临床药学监护要素及实施要点】消化性溃疡常使用的药物有抑酸药、抗 Hp 药,如果患者住院治疗可能需要使用营养支持药物,溃疡引起出血的患者还应当使用止血药。对患者实施药学监护应当根据患者使用药物情况制订不同的药学监护点。主要药学监护点有以下几个方面:①药物的胃肠道反应,如常用的抑酸药奥美拉唑、雷贝拉唑等以及抗 Hp 的克拉霉素、阿莫西林等常见不良反应为腹痛、腹泻、恶心、呕吐。②药物过敏反应,如泮托拉唑、奥美拉唑、阿莫西林等治疗消化性溃疡的常用药物均有过敏反应,特别是联合使用时,不良反应叠加,尤其应当注意。③配伍禁忌,PPI 类药物,如奥美拉唑、埃索美拉唑、泮托拉唑等应用时应用 0.9% 氯化钠作溶媒,若使用 5% 葡萄糖作溶媒易出现聚合和变色现象。④PPI 类药物,如奥美拉唑、兰索拉唑、埃索美拉唑主要经 CYP2C19 和 CYP3A4 代谢,克拉霉素为 CYP3A4 抑制剂,是常见的药物代谢酶,需要注意药物相互作用。⑤要给予患者必要的生活指导,如避免饮酒、吸烟、忌食辛辣、刺激食物等。

二、上消化道出血

【疾病定义和流行病学】上消化道出血系指屈氏韧带以上的消化道,包括食管、胃、十二指肠、胆管和胰管等病变引起的出血。根据出血的病因分为非静脉曲张性出血和静脉曲张性出血两类,其中非静脉曲张性出血占 80%~90%。近年来流行病学趋势分析发现,上消化道出血的发病年龄呈上升趋势,消化性溃疡出血比例下降,主要是十二指肠球部溃疡减少,高危消化性溃疡出血检出率增加,总体病死率无明显下降。

【病因及发病机制】临床中最常见的上消化道出血病因是消化性溃疡、食管胃底静脉曲张破裂、恶性肿瘤、合并凝血功能障碍等。

1. **消化性溃疡出血**　是上消化道出血最常见的病因。

2. **食管胃底静脉曲张破裂**　由曲张静脉壁张力超过一定限度后发生破裂造成的,是上消化道出血致死率最高的病因。

3. **恶性肿瘤出血**　主要是上消化道肿瘤局部缺血坏死,或侵犯大血管所致。

4. **合并凝血功能障碍的出血**　是急性上消化道出血死亡的独立危险因素。

5. **其他不常见病因**　食管黏膜撕裂症、上消化道血管畸形、Dieulafoy 病、胃黏膜脱垂或套叠、急性胃扩张或扭转、理化和放射损伤、胆胰管结石等。

【临床表现及诊断】

1. 临床表现

(1) 呕血和黑粪:是消化道出血特征性临床表现。呕血的颜色与出血量和速度有关,若出血速度快且量多,颜色呈鲜红色;如出血后血液在胃内潴留,颜色多为棕褐色呈咖啡渣样。粪便的颜色与消化道出血的部位、出血量和速度及停留时间相关,黑粪或柏油样便是血红蛋白的铁经肠内硫化物作用形成硫化铁所致,常提示上消化道出血。少量出血表现为粪便隐血试验阳性。

(2) 失血性周围循环衰竭:因循环血容量迅速减少可致头晕、乏力、心悸、出冷汗、黑矇或晕厥;皮肤湿冷;严重者呈休克状态。

(3) 氮质血症:大量消化道出血后,血液蛋白的分解产物在肠道被吸收,使血中氮质升高,称为肠源性氮质血症。

(4) 贫血:慢性消化道出血在常规体检中发现小细胞低色素性贫血。急性大出血后早期因有周围血管收缩与红细胞重新分布等生理调节,血红蛋白、红细胞和血细胞比容数值可无变化,但数小时后将会持续降低。

(5) 发热:大量出血后,多数患者在 24 小时内常出现低热,持续数日至 1 周,可能与血容量减少、贫血、血分解蛋白的吸收等因素导致体温调节中枢功能障碍有关。

2. 诊断

(1) 消化道出血识别:一般情况下呕血和黑粪、呕吐物或粪便隐血强阳性,血红蛋白、红细胞计数下降则提示上消化道出血,但需排除其他出血因素,如口、鼻、咽部出血;呼吸道和心脏疾病所致咯血;口服某些药物(如骨炭、铋剂等)引起粪便发黑。

(2) 出血部位辨别:呕血和黑粪多提示上消化道出血,上消化道大出血可表现为暗红色血便,需与下消化道出血鉴别。

(3) 出血严重程度的估计和周围循环状态的判断:每日出血量>5~10ml 时,隐血试验可呈现阳性反应;每日出血量达 50~100ml 及以上,可出现黑粪;胃内积血量 250ml 时,可引起呕血;短时间出血量超过 1 000ml,可出现周围循环衰竭表现。动态观察周围循环状态,特别是血压、心率。若患者由平卧位改为坐位血压下降(>15~20mmHg)、心率加快(>10 次/min),提示血容量明显不足,是紧急输血的指征。

(4) 出血是否停止的判断:继续出血或再出血的临床表现。①反复呕血,黑粪次数增多,便稀薄,伴有肠鸣音亢进;②周围循环衰竭的表现经积极补液输血后未见明显改善,或虽有好转而又恶化;③红细胞计数、血红蛋白测定与血细胞比容持续下降,网织红细胞计数持续增高;④补液与尿量足够的情况下,血尿素氮持续或再次增高。

（5）出血病因和部位诊断：根据疾病特点诊断，如消化性溃疡患者多有慢性、周期性、节律性上腹疼痛或不适史；根据具体服用药物诊断，如服用肾上腺皮质激素类药物，其出血以急性黏膜病变为可能；根据患者年龄及并发症诊断，如45岁以上慢性持续性粪便隐血试验阳性，伴有缺铁性贫血、持续性上腹痛、厌食、消瘦，应警惕胃癌的可能性等。

【治疗原则】

1. **非药物治疗原则**　卧床休息，避免呕血误吸；严密监测患者生命体征，必要时进行中心静脉压测定；观察呕血和黑粪情况；定期复查血红蛋白浓度、红细胞计数、血细胞比容与血尿素氮；必要时实施心电图监护。

2. **药物治疗原则**　及时补充和维持血容量，改善周围循环，防止微循环障碍引起脏器功能障碍；在积极补液的前提下，可适当选用血管活性药物（如多巴胺或去甲肾上腺素），以改善重要脏器的血液灌注；密切观察病情变化，给予抑酸、止血等对症处理。

【药物治疗方案的制订】

1. **低危患者非静脉曲张性上消化道出血**　结合患者实际情况给予相应输液，甚至输血，以恢复血容量，改善全身状况；在明确病因前，推荐使用抑酸药物进行经验性治疗。临床常用的抑酸药物包括质子泵抑制剂（PPI）和H_2受体拮抗药（H_2RA），常用的PPI针剂有埃索美拉唑、艾司奥美拉唑、奥美拉唑、泮托拉唑、兰索拉唑、雷贝拉唑、艾普拉唑等，一般用法：埃索美拉唑40mg，每日1次；奥美拉唑40mg，每日1~2次。常用H_2RA针剂包括雷尼替丁、法莫替丁等，一般用法：法莫替丁20mg，每日2次；雷尼替丁50mg，每6~8小时给药1次。

2. **高危患者非静脉曲张性上消化道出血**　对于内镜止血治疗后的高危患者如Forrest分级Ⅰa~Ⅱb的溃疡、内镜止血困难或内镜止血效果不确定者、合并服用抗血小板药物或非甾体抗炎药者，给予静脉大剂量PPI（如艾司奥美拉唑80mg静脉注射后8mg/h持续输注72小时），可适当延长大剂量PPI疗程，然后改为标准剂量PPI静脉输注，每日2次，持续3~5日，此后口服标准剂量PPI至溃疡愈合。若病情允许且能够耐受口服药物，也可考虑大剂量口服PPI预防再出血（如艾司奥美拉唑40mg/次，1次/12h，连用3日）。

严重急性上消化道出血可联合使用生长抑素，这一治疗方案可迅速控制不同病因引起的上消化道出血，最大限度地降低严重并发症的发生率及病死率，是肝硬化急性食管胃底静脉曲张出血的首选药物之一，也被用于急性非静脉曲张出血的治疗。使用方法：首剂量250μg快速静脉滴注（或缓慢推注），继以250μg/h静脉泵入（或滴注），疗程5日；对于高危患者，选择高剂量（500μg/h）生长抑素持续静脉泵入或滴注；对难以控制的急性上消化道出血，可根据病情重复250μg冲击剂量快速静脉滴注，最多可达3次。

3. **手术后溃疡患者的治疗**　对于内镜黏膜下剥离术/内镜下黏膜切除术（ESD/EMR）后形成的人工溃疡，应按照消化性溃疡的标准给予抑酸治疗，PPI是胃ESD术后预防出血和促进人工溃疡愈合的首选药物。目前研究大多建议从手术当天起静脉应用标准剂量PPI，每日2次，2~3日后改为口服标准剂量，每日1次，疗程4~8周。对于ESD术后形成的高危溃疡也可使用80mg静脉注射8mg/h速度持续输注72小时的方案。有研究显示，ESD术前使用PPI可促进人工溃疡的愈合，但并不能显著降低术后出血风险；胃ESD术后迟发性出血患者内镜止血后推荐大剂量静脉应用PPI；伴有ESD术后迟发性出血危险因素及人工溃疡延迟愈合高危因素的患者，可酌情增加PPI用量、延长疗程或加用胃黏膜保护剂。

【临床药学监护要素及实施要点】PPI长期或高剂量用药可能产生的不良反应包括高泌素血症、骨质疏松、低镁血症、难辨梭状芽孢杆菌感染、维生素B_{12}和铁吸收不良、肺炎、肿瘤等。PPI不同程度地经CYP450酶系代谢，对同样经过该酶代谢的药物可产生潜在的影响。PPI主要经过CYP2C19和CYP3A4代谢，与其他经CYP2C19和CYP3A4代谢的药物或者酶诱导剂、酶抑制剂或底物，如华法林、地西泮、苯妥英、茶碱、地高辛、卡马西平、氯吡格雷、硝苯地平、利巴韦林、氨甲蝶呤、HIV蛋白酶抑制剂、伏立康唑、阿扎那韦和他克莫司等合用会产生相互作用。因此在使用PPI时，需监护其不良反应的发生和药物相互作用，当患者不再需要PPI预防上消化道出血时，应建议停用。

三、胃食管反流病

【疾病定义和流行病学】

1. 疾病定义　胃食管反流病(gastroesophageal reflux disease,GERD)是指胃内容物反流入食管,引起不适和并发症的一种疾病。根据是否导致食管黏膜糜烂、溃疡,可分为非糜烂性反流病(non-erosive reflux disease,NERD)、糜烂性食管炎(erosive esophagitis,EE)和 Barrett 食管(Barrett esophagus,BE)3 种类型。尤其以 NERD 最为常见,约占 70%;EE 可合并食管狭窄、溃疡和消化道出血;BE 有可能发展为食管腺癌。

2. 流行病学　该疾病的流行病学有明显的地理差异。在西方国家十分常见,发病率为 10% ~ 20%。在亚洲的发病率相对较低,但流行率也在逐年上升。国内有 Meta 分析显示我国 GERD 的患病率为12.5%,且呈现出南低北高的特点,这可能与饮食习惯等因素有关。

【病因及发病机制】多种因素可导致胃内容物反流至食管造成黏膜损伤。正常情况下食管抗反流防御机制和反流物对食管黏膜攻击作用处于平衡状态。当反流发生时,胃酸、胃蛋白酶、胆汁等反流物可直接刺激食管黏膜造成损伤,抗反流防御机制减弱可导致胃食管反流事件增多,而食管清除能力下降使反流物接触食管黏膜的时间延长,易导致攻击和损伤。

1. 下食管括约肌抗反流的屏障功能减弱　下食管括约肌(lower esophagus sphincter,LES)的舒缩受神经、体液控制,也受胃肠激素的影响。胆碱能和 β 肾上腺素能拟似药、多巴胺、钙通道阻滞药、地西泮、吗啡等药物,脂肪、咖啡等食物,抽烟、酗酒等不良嗜好和不良精神刺激均可引起 LES 压力下降,易引起胃食管反流。同时,贲门切除术后、食管裂孔疝、腹压增高(妊娠、肥胖、腹水)等导致 LES 解剖结构受损,也会导致反流发生。

2. 食管清除反流物功能降低　食管清除功能包括推进性蠕动、唾液的中和、食团的重力。其中推进性蠕动最为重要,当食管肌肉或神经受损时,则可能蠕动障碍引起食管廓清能力下降。据统计近半数GERD 患者合并有食管中部失蠕动、食管远端运动功能障碍。

3. 食管黏膜屏障功能损害　食管黏膜屏障包括前上皮屏障、上皮屏障和后上皮屏障 3 个部分。①前上皮屏障因素:食管黏膜表面黏液层、不动水层、表面的 HCO_3^- 复合物和黏膜表面活性物质。②上皮屏障因素:上皮细胞间连接结构和上皮运输、细胞内缓冲系统、细胞代谢功能等。③后上皮屏障因素:食管血供、食管上皮损伤后的修复机制。当上述屏障功能受损时,可引起食管炎症。长期吸烟、饮酒及刺激性食物等可使食管黏膜抵御反流物的损害能力下降。

4. 其他因素　食管裂孔疝可能影响 LES 关闭或增强感觉刺激以致发生 LES 松弛。卧位时疝囊有存液作用,吞咽时 LES 松弛,容易促使反流发生。食管感觉异常也是导致胃食管反流的因素。婴儿、妊娠、肥胖等特殊人群易发生 GRED。某些疾病如糖尿病、腹腔积液和硬皮病等也常导致胃食管反流。

【临床表现及诊断】

1. 临床表现

(1) 食管症状:反流和胃灼热感是 GERD 最常见的典型症状;反流是指胃内容物在无恶心和不用力的情况下涌入咽部或口腔的感觉,含酸味或仅为酸水时称反酸。胃灼热感是指胸骨后或剑突下烧灼感,常由胸骨下段向上延伸。胃灼热感和反流常在餐后 1 小时出现,卧位、弯腰或腹压增高时可加重,部分患者胃灼热感和反流症状可在夜间入睡时发生。胸痛、上腹痛、上腹部烧灼感、嗳气等为 GERD 的不典型症状;胸痛由反流物刺激食管引起,发生在胸骨后。严重时可为剧烈刺痛,酷似心绞痛,可伴有或不伴有胃灼热感和反流。注意胸痛患者需先排除心肺疾病因素后才能行胃食管反流评估。

(2) 食管外症状:GERD 可伴随食管外表现,包括哮喘、慢性咳嗽、特发性肺纤维化、声嘶、咽喉症状和牙蚀症等。对病因不明、久治不愈的上述疾病患者,要注意是否存在 GERD,伴有胃灼热感和反流症状有提示作用。临床医师对上述发作性咳、喘、胸闷和气短等呼吸道症状通常作出哮喘的诊断,对症治疗可暂缓症状,但疾病往往持续进展,应引起临床高度重视。

2. 临床诊断　内镜是目前诊断胃食管反流病的主要方法。其他可用食管反流或炎症存在的辅助检查包括食管腔内 24 小时 pH 监测、食管腔内测压、X 线钡餐检查、放射性核素扫描、24 小时食管胆汁监测、酸滴注试验以及 PPI 试验等。结合典型或不典型的食管症状及食管外症状,排除其他原因食管炎后可诊断。需要大剂量药物维持、药物治疗无效或不愿接受长期药物治疗的患者可考虑行内镜治疗。常用的内镜治疗方法包括内镜下射频治疗、局部注射治疗、贲门黏膜缝合皱褶成形术等。经严格内科治疗后仍有严重反流症状和/或并发症、经常发生反流性吸入性肺炎或哮喘、不愿接受终身药物治疗或病情重、需要长期大剂量抗酸药维持治疗的年轻患者也可考虑手术。

【治疗原则】GERD 治疗目标是缓解症状,改善患者生活质量,治愈食管炎,预防症状复发和 GERD 相关的并发症。

1. **非药物治疗原则** 生活方式改变是 GERD 治疗的基础,应贯穿于整个治疗过程。主要包括:①超重或肥胖患者应减轻体重,最好将 BMI 控制在<25kg/m²。②改变睡眠习惯:睡觉时抬高床头 15°~20°,睡前 3 小时不再进食,以便减少卧位及夜间反流。③戒烟、限制饮酒。④避免降低 LES 压力的食物,如浓茶、咖啡、可乐、巧克力等。⑤避免降低 LES 压力和影响胃排空的药物,如硝酸甘油、抗胆碱药物、茶碱、钙通道阻滞药等。⑥减少引起腹压增高的因素:肥胖、便秘、避免穿紧身衣、长时间弯腰劳作等。

2. **药物治疗原则** 药物治疗是目前治疗 GERD 的最主要的方法。药物治疗的目的是加强抗反流屏障功能,提高食管清除能力,改善胃排空与幽门括约肌功能以防止胃、十二指肠内容物反流,抑制胃酸分泌,降低反流的损害性;保护食管黏膜,促进黏膜修复。在炎症的食管黏膜上形成保护层,以达到治愈炎症、预防并发症、防止复发的目标。目前 GERD 的药物治疗以抑酸为中心,主要分为控制症状和维持治疗两个阶段。症状发作时治疗药物应按量、按疗程用药,必要时可联合用药。根据患者不同的病情采用递增疗法或降阶梯疗法。维持期主要采用按需治疗策略,仅在出现症状时用药,症状缓解则停药。

【药物治疗方案的制订】

1. **轻症反流性食管炎的治疗** NERD 及症状较轻、食管黏膜损害不严重的患者可采用按需或者间歇治疗方案,就能够很好地控制症状。首选常规剂量的 PPI,推荐在餐前 30~60 分钟服用。间歇治疗指 PPI 剂量不变,但延长用药周期,最常用的是隔日疗法。轻症患者按需治疗是一种有效的管理策略,不仅能够减少药品的使用量、降低成本,并能够控制患者的症状。但如果症状控制不佳,生活质量仍然受损,则应恢复每日治疗。

2. **中、重度反流性食管炎的治疗** 对于症状重、食管黏膜损害严重的患者推荐选用强效 PPI,必要时联合胃动力药,以便达到快速缓解症状、快速治愈食管炎的目的。治疗药物主要包括抑酸剂、胃动力药、胃黏膜保护剂等。通常糜烂性食管炎患者,经过 PPI 常规或双倍剂量治疗 8 周后,多数患者症状完全缓解。对于 PPI 停药后症状复发或重度食管炎患者需要维持治疗。维持治疗指维持原剂量或减量使用 PPI,每日 1 次,长期使用以维持症状持久缓解,预防复发。抑酸药和促胃动力药联合应用是目前最常用的治疗 GERD 的方法,与单独使用 PPI 制剂相比,联用促胃动力药能够抑制反流和改善食管廓清及胃排空能力进而加速患者康复。

3. **难治性反流性食管炎的治疗** 双倍剂量的 PPI 治疗 8~12 周后胃灼烧感和/或反酸症状无明显改善者称为难治性 GERD。首先需检查患者的依从性,优化 PPI 的使用。在药物选择方面,优先选择抑酸强度高、个体间代谢率差异小的 PPI 制剂。治疗无效者在 PPI 停药后采用食管阻抗 pH 监测和内镜检查等进行评估,排除其他食管和胃的疾病。明确存在病理性反流但药物治疗效果不佳,或患者不能耐受长期服药,可考虑内镜或行抗反流手术治疗。GRED 伴食管外症状的患者 PPI 治疗无效时需进一步评估。

【临床药学监护要素及实施要点】

1. **PPI 制剂监护要素及要点** 胃肠道反应为 PPI 最常见的不良反应。主要表现为腹痛、腹泻、便秘、恶心、呕吐等。PPI 的长期使用会抑制机体对钙的吸收,从而干扰骨代谢、导致骨质疏松或骨折,对老年患者尤其明显。用药期间应注意监护。

2. **H₂ 受体拮抗药监护要素及要点** H₂ 受体拮抗药能选择性地阻断壁细胞膜上的 H₂ 受体,减少 24 小时胃酸分泌的 50%~70%,但不能有效抑制进食刺激引起的胃酸分泌,因此适用于轻、中症患者。H₂ 受体拮抗药不良反应较少,严重不良反应发生率低,老年人、肾功能不全或有基础疾病患者易产生不良反应,常见腹泻、头痛、嗜睡、疲劳和便秘等。应注意监护患者用药后情况。

3. **促胃动力药监护要素及要点**　促胃动力药尤其适用于夜间反酸伴胆汁反流患者,但单独使用疗效差,常与抑酸剂合用。治疗伴随腹胀、嗳气等动力障碍症状效果佳。因甲氧氯普胺具有锥体外系反应、焦虑等目前已很少使用。多潘立酮易导致 QT 间歇延长及引起患者可逆性血催乳素水平升高,使其临床应用也受到限制。

【抗酸药及胃黏膜保护药监护要素及要点】不溶性抗酸药如碳酸钙口服后在胃内的停留时间和胃酸的作用持续时间均较长,与胃酸反应后形成水和氯化钙可引起高钙血症、胃酸反跳性升高及便秘等。此类药物多为重金属盐类,长期反复服药的安全性未知,用药时间不超过 3 个月。黏膜保护剂中硫糖铝最常用,覆盖于黏膜表面,促进炎症部位的黏膜修复和愈合。

四、炎症性肠病

【疾病定义和流行病学】炎症性肠病(inflammatory bowel disease,IBD)是一组慢性、特发性复发性肠道炎症疾病的总称,主要包括溃疡性结肠炎(ulcerative colitis,UC)和克罗恩病(Crohn disease,CD)。一般认为 UC 和 CD 属于青年疾病,UC 发病高峰年龄为 20~49 岁,性别差异不明显(男女比为 1.0∶1~1.3∶1),CD 发病高峰年龄为 18~35 岁,男性略多于女性(男女比约为 1.5∶1)。

【病因及发病机制】IBD 的病因和发病机制尚不清楚,目前普遍认为 IBD 主要是由于黏膜免疫系统异常和遗传与环境因素相互作用引起的疾病。免疫机制异常可能为回肠末端及结肠的细菌产物慢性刺激黏膜免疫系统,使黏膜细胞破损,局部炎性细胞浸润,细胞因子释放,从而形成炎症和溃疡。IBD 一级亲属发病率显著高于普通人群,同卵双胞胎发病率显著高于异卵双胞胎;饮食高糖、人造奶油,长期口服泻药等可能为致病诱因;吸烟者 UC 发病风险降低,而 CD 发病风险增加。

【临床表现及诊断】UC 临床表现为持续或反复发作的腹泻、黏液脓血便伴腹痛、里急后重和不同程度的全身症状,病程多在 4~6 周及以上,可有皮肤、黏膜、关节、眼、肝胆等肠外表现,黏液脓血便是 UC 最常见的症状。CD 临床表现呈多样化,包括消化道表现、全身性表现、肠外表现和并发症,腹泻、腹痛、体质量减轻是 CD 的常见症状。IBD 缺乏诊断的金标准,主要结合临床表现、实验室检查、影像学检查、内镜检查和组织病理学检查进行综合分析并密切随访。

【治疗原则】IBD 治疗目标:诱导并维持临床缓解及黏膜愈合,防治并发症,改善患者生命质量,加强对患者的长期管理。

1. **一般治疗**　急性发作期或病情严重时,均应卧床休息,所有 CD 患者必须戒烟。食用富含营养、少渣、易消化食物,避免牛奶和乳制品,注意补充多种维生素、叶酸和矿物质,同时要纠正低蛋白血症,必要时禁食,给予静脉营养。

2. **营养支持治疗**　我国 IBD 住院患者的营养不良发生率为 55%,营养不良是 IBD 的常见临床表现,并对病情变化产生不良影响。营养支持治疗(包括肠内营养)对 IBD 具有诱导缓解、维持缓解、改善营养状态、利于疾病恢复的作用。

3. **药物治疗**

(1)氨基水杨酸制剂:为治疗轻、中度 IBD 的主要药物,包括传统的柳氮磺吡啶(sulfasalazine,SASP)和其他不含磺胺吡啶的 5-氨基水杨酸(5-aminosalicylic acid,5-ASA),如巴柳氮、奥沙拉秦、美沙拉秦。SASP 是氨基水杨酸和磺胺吡啶以偶氮键方式连接的化合物,口服后大部分到达结肠,在结肠细菌作用下分解为 5-ASA 和磺胺吡啶,前者是主要有效成分,后者有弱的抗菌作用。SASP 的不良反应主要由磺胺吡啶引起,血清磺胺吡啶及其代谢产物的浓度超过 $50\mu g/ml$ 时具有毒性。5-ASA 的作用机制和疗效与 SASP 相似,优点是不良反应明显减少,主要不良反应有腹泻,极少数患者可出现变态反应。

(2)肾上腺皮质激素:作用机制为非特异性抗炎和抑制免疫反应,适用于对氨基水杨酸制剂疗效不佳的轻、中度患者,尤其重症和爆发性 UC 和 CD 病情活动性强时应作为首选药物,不能用于缓解期的维持治疗。常用药物有氢化可的松、泼尼松、甲泼尼龙、地塞米松和布地奈德等。常见不良反应包括类肾上腺皮质功能亢进症,表现为向心性肥胖、满月脸、痤疮、低血钾、高血压、高血糖等,一般停药后自行消失;诱发和加重感染;诱发和加重消化性溃疡;精神和行为异常;骨质疏松等。

（3）免疫抑制剂：用于对激素治疗无效的活动性 IBD、激素依赖性 IBD 或维持 IBD 缓解。常用药物有硫唑嘌呤（azathioprine，AZA）、6-巯基嘌呤（6-mercaptopurine，6-MP）、甲氨蝶呤和环孢素、他克莫司等。AZA 在体内通过非酶作用迅速转变为 6-MP，后者被嘌呤甲基转移酶代谢为 6-巯基嘌呤核苷酸，通过抑制嘌呤核苷酸合成和细胞增殖，抑制自然杀伤细胞活性和 T 细胞功能而调节免疫反应，发挥抗炎作用。甲氨蝶呤为二氢叶酸还原酶抑制剂，抑制四氢叶酸合成，阻止 DNA 合成从而抑制免疫细胞增殖和细胞因子产生，适用于对一般治疗无效或不耐受 6-MP/AZA 的 IBD 患者，有利于诱导缓解或撤停激素。这类药物起效慢，毒性大，最主要的不良反应是骨髓抑制，临床应用受到一定限制，在治疗过程中应密切监测血常规、肝功能变化。

（4）生物制剂：抗肿瘤坏死因子 α（tumor necrosis factor-α，TNF-α）单克隆抗体适用于对传统药物治疗无效的中、重度 UC 和 CD 及有活动性瘘管形成的 CD，包括人鼠嵌合体 IgG1 单克隆抗体英夫利西（infliximab，IFX）、全人源化单克隆抗体阿达木和聚乙二醇人源化单克隆抗体的抗原结合片段赛妥珠，其中 IFX 是在我国最早推广应用的 TNF-α 单克隆抗体，可与多种免疫反应细胞中 TNF-α 结合，抑制 TNF-α 与受体结合，抑制炎症反应，并促进炎症细胞凋亡，发挥抗炎作用。IFX 常见不良反应有输液反应、诱发和加重感染、诱发自身免疫、增加恶性肿瘤风险、脱髓鞘疾病和神经系统疾病、心力衰竭等。

（5）抗菌药物：主要用于重症或有中毒性巨结肠的 UC 或 CD 有肛周和结肠病变患者的治疗。常用药物为环丙沙星、甲硝唑，其他可选用的抗菌药物有氨基糖苷类、第三代头孢菌素类等。

（6）微生态制剂：考虑肠道菌群失调和肠腔内抗原刺激是 IBD 触发和复发的重要原因，应用微生态制剂改善肠道微环境，恢复机体正常菌群，下调免疫反应，可以达到控制肠道炎症及维持缓解的目的。如双歧杆菌活菌制剂、地衣芽孢杆菌活菌制剂等。

4. 外科手术治疗　IBD 外科手术治疗指征：①肠梗阻、腹腔脓肿、瘘管形成、急性穿孔、大出血、癌变及高度疑为癌变；②内科治疗无效的重度 IBD 者、合并中毒性巨结肠内科治疗无效者、内科治疗疗效不佳和/或药物不良反应已严重影响生命质量者。

【药物治疗方案的制订】

1. 轻中度活动期 UC　对于轻中度 UC，氨基水杨酸制剂是主要治疗药物；足量氨基水杨酸制剂治疗后（一般 2~4 周）症状控制不佳者，特别是病变较广泛者，应及时改用激素；对于激素无效或依赖者，可使用硫嘌呤类药物；当激素和免疫抑制剂治疗无效或不能耐受或激素依赖时，可考虑 IFX 治疗。

氨基水杨酸制剂包括柳氮磺吡啶、巴柳氮、奥沙拉秦、美沙拉秦，使用方法见表 6-21。激素常用剂量为泼尼松 $0.75~1\text{mg}/(\text{kg}\cdot\text{d})$（其他类型全身作用激素的剂量按相当于上述泼尼松剂量折算），再增加剂量不会提高疗效，反而会增加不良反应。欧美推荐硫唑嘌呤目标剂量为 $1.5~2.5\text{mg}/(\text{kg}\cdot\text{d})$，有研究认为我国患者剂量在 $1.0~1.5\text{mg}/(\text{kg}\cdot\text{d})$ 亦有效，治疗过程中应根据疗效、外周血白细胞计数和 6-巯基嘌呤核苷酸浓度进行剂量调整。欧美推荐 6-巯基嘌呤目标剂量为 $0.75~1.50\text{mg}/(\text{kg}\cdot\text{d})$。IFX 在第 0、2、6 周以 5mg/kg 剂量静脉滴注诱导缓解，随后每隔 8 周给予相同剂量维持治疗；阿达木单抗建议初始（第 1 天）剂量为 160mg，第 2 次用药为初次用药 2 周后（第 15 天）给予 80mg，第 2 次用药 2 周后（第 29 天）开始隔周 40mg 维持治疗。

表 6-21　氨基水杨酸制剂使用方法

药名	结构特点	释放特点	用法
柳氮磺吡啶	5-ASA 与磺胺吡啶的偶氮化合物	结肠释放	3~4g/d，分次口服
巴柳氮	5-ASA 与对氨基苯甲酰-β-丙氨酸偶氮化合物	结肠释放	4~6g/d，分次口服
奥沙拉秦	两分子 5-ASA 的偶氮化合物	结肠释放	2~4g/d，分次口服
美沙拉秦	甲基丙烯酸酯控释 pH 依赖 乙基纤维素半透膜控释时间依赖	pH 依赖药物，释放部位为回肠末端和结肠 纤维素膜控释时间依赖药物，释放部位为远段空肠、回肠、结肠	2~4g/d，分次口服 或顿服

2. 重度活动期 UC

（1）一般治疗：①补液、补充电解质，防治水电解质、酸碱平衡紊乱，特别是注意补钾，便血多、血红蛋白过低者适当输红细胞，病情严重者暂禁食，予胃肠外营养。②粪便和外周血检查是否合并艰难梭菌或巨细胞病毒感染，粪便培养排除肠道细菌感染。③注意忌用止泻剂、抗胆碱药、阿片类制剂、非甾体抗炎药等，以避免诱发结肠扩张。④中毒症状明显者可考虑静脉使用广谱抗菌药物。

（2）静脉用激素：甲泼尼龙 40~60mg/d 或氢化泼尼松 300~400mg/d，剂量加大不会增加疗效，但剂量不足会降低疗效。

（3）治疗方案转换：在静脉使用足量激素治疗 3 日仍然无效时，应转换治疗方案，一是转换药物治疗，如转换药物治疗 4~7 日无效者，应及时转手术治疗，二是立即手术治疗。药物可选择环孢素、他克莫司和 IFX 等。环孢素短期有效率可达 60%~80%，他克莫司短期疗效基本与环孢素相同，IFX 是重度 UC 较为有效的挽救治疗措施。

3. 轻、中度活动期 CD　治疗原则是控制或减轻症状，尽量减少治疗药物对患者造成的损伤。轻度活动期 CD 主要治疗药物包括氨基水杨酸制剂和布地奈德；中度活动期 CD 主要治疗药物包括激素、硫唑嘌呤、6-巯基嘌呤和生物制剂。

氨基水杨酸制剂适用于结肠型、回肠型和回结肠型；病变局限于回盲部者，可考虑应用布地奈德；激素无效或激素依赖时加用硫嘌呤类药物或甲氨蝶呤；硫嘌呤类药物治疗无效或不能耐受者，可考虑换用甲氨蝶呤；抗 TNF-α 单克隆抗体用于激素和免疫抑制剂治疗无效或不能耐受激素或激素依赖者；环丙沙星和甲硝唑仅用于有合并感染者，氨基水杨酸制剂对中度活动期 CD 疗效不明确。

4. 重度活动期 CD　重度活动期 CD 患者病情严重，并发症多，手术率和病死率高，应及早采取积极有效的措施处理，确定是否存在并发症，包括局部并发症如脓肿或肠梗阻，或全身并发症如机会性感染，强调通过细致检查尽早发现并进行相应处理。

（1）药物治疗：重度活动期 CD 主要治疗药物包括激素和生物制剂。全身作用激素口服或静脉给药，剂量相当于 0.75~1mg/（kg·d）泼尼松；对于抗 TNF-α 单克隆抗体，视情况可在激素无效时应用，亦可一开始就应用；激素或传统治疗无效者可考虑手术治疗。

（2）手术治疗：手术指征和手术时机的掌握应从治疗开始就与外科医师密切配合，共同商讨。

（3）综合治疗：包括合并感染者予广谱抗菌药物或环丙沙星和/或甲硝唑；视病情予输液、输血和输白蛋白；视营养状况和进食情况予以肠外或肠内营养支持。

5. IBD 缓解期　除轻度初发病例、很少复发且复发时为轻度易于控制者外，均应接受维持治疗，激素依赖的 IBD 是维持治疗的绝对指征。维持治疗的药物可选择氨基水杨酸制剂、硫嘌呤类药物或甲氨蝶呤、IFX 等。激素不能作为维持治疗药物；氨基水杨酸制剂诱导缓解后仍以氨基水杨酸制剂维持治疗，剂量为原诱导缓解剂量的全量或半量；UC 激素诱导缓解后以氨基水杨酸制剂维持治疗，CD 激素诱导缓解后以硫唑嘌呤维持治疗；硫嘌呤类药物维持治疗剂量与诱导缓解时相同；抗 TNF-α 单克隆抗体诱导缓解后以抗 TNF-α 单克隆抗体维持治疗。

【临床药学监护要素及实施要点】

1. 注意激素减量　长期使用激素时，减量过快或突然停用可使原发病复发或加重。IBD 患者使用激素治疗达到症状缓解后应逐渐缓慢减量，每周减 5mg，减至 20mg/d 时每周减 2.5mg 至停用，注意快速减量会导致早期复发。

2. 监测激素的不良反应　激素的不良反应与用药品种、剂量、疗程、剂型及用法等明显相关，在使用中应密切监测不良反应，如感染、代谢紊乱（水、电解质、血糖、血脂）、体重增加、出血倾向、血压异常、骨质疏松、股骨头坏死等，小儿应监测生长和发育情况。发生不良反应后及时进行相应处理，宜同时补充钙剂和维生素 D。

3. 硫唑嘌呤的监护随访　不良反应以服药 3 个月内常见，又尤以服药 1 个月内最常见，但骨髓抑制可迟发，甚至有发生在服药 1 年及以上者。最初 1 个月内每周复查 1 次全血细胞，第 2~3 个月每 2 周复查 1 次全血细胞，之后每月复查全血细胞，半年后全血细胞检查间隔时间可视情况适当延长，但不能停止;最初 3 个月每月复查肝功能,之后视情况复查。

4. 监测抗 TNF-α 单抗的不良反应   每次给药前记录患者的症状和体征、血常规、肝功能、C 反应蛋白、红细胞沉降率。监测抗 TNF-α 单抗的不良反应,如药物输注反应、迟发型变态反应、自身抗体及药物性红斑狼疮、感染、恶性肿瘤、皮肤反应、神经系统受损、肝功能异常及血液系统异常。

五、门静脉高压症

【疾病定义和流行病学】

1. 门静脉高压症(portal hypertension,PH)的定义   门静脉与下腔静脉压力差大于 5mmHg,是各种原因所致门静脉血循环障碍导致门静脉系统压力相对于体循环血压升高超过 5mmHg 的临床综合表现,所有能造成门静脉血流障碍和/或血流量增加,均能引起 PH。

特发性门静脉高压(idiopathic portal hypertension,IPH):又称特发性非硬化性门静脉高压症、非肝硬化性门静脉纤维化等,是一种极罕见的肝脏血流动力学异常相关疾病,是门静脉高压的特殊类型。患者多较年轻或年幼,可有门静脉高压的一系列表现,但常无肝功能的损害,其肝内周围门静脉分支阻塞或狭窄,而无肝静脉及门静脉主干梗阻。

2. 流行病学   日本及印度对 IPH 的报道较多,西方国家及我国报道较少,可能与发病率低有关,亦可能是对该病认识不足。有门静脉高压的患者中,IPH 的比例,在印度及日本可达 10%~30%,西方国家则占 3%~5%,我国为 5.8%~17.4%。日本 2005 年的全国流行病学调查提示,2004 年确诊为 IPH 并接受治疗的患者人数为 640~1 070 例,总的男女比例约为 1:2.7,确诊疾病的高峰年龄在 40~50 岁,平均年龄约为 49 岁。与日本不同的是,该病在印度的男女发病率之比为(2~4):1,而平均发病年龄则更为年轻,为 30~35 岁。一些研究认为该病的发生发展可能与居住环境差及经济条件较差相关,而平均寿命、种族背景亦被推测可能与该病的发病相关。我国一项研究亦证实 IPH 患者中经济水平较差者占 62%。

【病因及发病机制】

1. 病因   门静脉高压症病因以肝病最为常见,由于各种原因的肝脏损伤导致肝纤维化、硬化结节形成、血管阻塞,引起门脉压力升高,占门静脉高压的 90%(20 世纪乙型肝炎成为我国肝硬化门静脉高压的主要人群,由于药物和疫苗接种,使乙型肝炎肝硬化也明显下降,而药物性、酒精性、自身免疫性、胆汁淤积性、非酒精性脂肪性肝炎等引起的肝硬化患者开始增多)。其次是血吸虫病(发展中国家)、门静脉和脾静脉血栓形成、布-加综合征,以及不太常见的窦前或窦后的阻塞性疾病。

特发性门静脉高压症病因尚未明确,可能与感染、免疫、血栓、遗传等因素相关。

2. 发病机制   多数专家认为门静脉高压症的发病机制主要有 3 种学说:①前向血流学说,认为内脏高动力血液循环是门静脉高压发生和维持的一个重要因素;②后向血流学说,认为肝小叶病变使门静脉血流进入小叶中央静脉受阻;③液递物质学说,认为肝功能下降导致肝脏对内脏及外周血管活性物质的灭活能力下降,使液递物质浓度异常增加,导致体循环和内脏循环的一系列改变,如内脏血流量增加、肝内血管阻力增加。

【临床表现及诊断】

1. 临床表现   食管胃底静脉曲张出血、门静脉高压性胃病、腹水、自发性细菌性腹膜炎、肝肾综合征(hepatorenal syndrome,HRS)、肝性脑病(hepatic encephalopathy,HE)、肝肺综合征、门脉肺高压、菌血症及脾功能亢进等。肝静脉压力梯度(hepatic venous pressure gradient,HVPG)>12mmHg 时出现食管胃底静脉曲张破裂出血。当 HVPG>20mmHg 时,其出血和死亡风险增加 5 倍。

2. 诊断   临床上门静脉压力直接测量创伤大、风险高,因此临床以 HVPG 反映门静脉压力,是判断食管胃底静脉曲张破裂出血即出血风险的预测和严重程度的"金标准"。HVPG 的正常值范围为 3~5mmHg(1mmHg=0.133kPa),当 5mmHg<HVPG<10mmHg 为轻度门静脉高压,HVPG≥10mmHg 为临床显著门静脉高压症,HVPG≥12mmHg 认为处于肝硬化失代偿期,HVPG≥20mmHg 是预后不良的有效预测因子。HVPG 较基线值下降超 10% 被认为治疗有效,再次出血风险亦会显著下降。HVPG≤12mmHg 或较基线水平下降≥10%,患者不仅静脉曲张出血发生的机会减少,发生腹水、肝性脑病和死亡的风险亦均会降

低。目前临床上很少测定 HVPG,而是依据临床表现、体征,以及实验室检测、影像学或胃镜等进行评估诊断。20 世纪 90 年代 Bayraktar 等提出的门静脉高压症的诊断标准仍有参考价值:①巨脾(超声下脾脏长轴超过 13cm);②血小板计数少于 $100×10^9/L$ 和/或白细胞计数<$4.0×10^9/L$(连续 3 次以上);③超声下门脉宽度超过 14mm 或脾静脉宽度超过 10mm;④胃镜下食管静脉曲张;⑤存在腹水或胃镜下胃底静脉曲张。符合以上两者或两者以上的可诊断为门静脉高压症。

【治疗原则】针对原发病进行病因治疗,积极防治并发症;必要时抗炎抗肝纤维化,目前尚无抗纤维化西药经过临床有效验证,中医中药发挥了重要作用,目前常用的抗肝纤维化中成药包括安络化纤丸、扶正化瘀胶囊、复方鳖甲软肝片等;若药物治疗欠佳,可考虑胃镜、血液净化(人工肝)、介入治疗,符合指征者进行肝移植前准备。

【药物治疗方案的制订】

1. 药物治疗

(1)非选择性 β 受体拮抗药(non-selective beta blockers,NSBB):是预防出血的基石。NSBB 能有效地防止首次食管胃底静脉曲张破裂出血(GEV)和防止 GEV 出血的复发。标准 NSBB(普萘洛尔、纳多洛尔和噻吗洛尔)通过降低心指数和内脏血管收缩降低门脉侧支血流量,从而降低门静脉压力。推荐普萘洛尔 10~20mg,每日 2 次,根据效果每 2~3 日调整剂量,每日最大剂量不超过 160mg。纳多洛尔 20mg,每日 1 次,每 2~3 日酌情调整剂量,每日最大剂量不超过 320mg。NSBB 的治疗目标为 HVPG 下降至 12mmHg 以下,或较基线水平下降 20%,或静息心率下降至基础心率的 75%,或者心率达 50~60 次/min。卡维地洛同时阻滞 $α_1$ 和非选择性 β 受体,故它还可通过降低侧支循环的压力而降低门静脉压力,效果优于普萘洛尔,其推荐剂量为 3.125~6.250mg/d,逐渐加量,每日最大剂量不超过 12.5mg。

(2)特利加压素:长效合成的血管升压素类似物特利加压素是一个强大的内脏血管收缩剂,增加动脉压和全身血管阻力,减少心排血量,还可降低肾素的浓度,提高肾血流量、肾小球滤过率,改善肾脏功能,从而影响全身循环。单次静脉注射可使 HVPG 显著下降超过 25%。由于特利加压素生物活性能够维持数小时,所以可每隔 4 小时重复静脉注射。首剂 2mg 静脉推注,初始 48 小时的剂量为 2mg/4h,其后 72 小时以 1mg/4h 的用量持续给药,有助于预防早期再出血。

(3)生长抑素和长效生长抑素类似物:通过抑制胰高血糖素和其他血管活性肽及促进肾上腺素能血管收缩降低门静脉压力。因为它的半衰期很短(1~3 分钟),所以应该持续静脉滴注给药。长效类似物(奥曲肽、兰瑞肽、伐普肽)已克服了生长抑素半衰期短的缺点。对于急性出血者,生长抑素初始 250μg 静脉注射,继以 250~500μg/h 维持,直至出血停止 24 小时。奥曲肽半衰期是生长抑素的 30 倍。用于急性出血时,初始 50μg 静脉推注,继以 50μg/h 维持。

(4)硝酸盐类:硝酸盐类扩血管药硝酸甘油、单硝酸异山梨酯(ISMN)等通过释放 NO,舒张肝内和侧支循环血管,达到降低门脉压力的目的,但同时也可舒张全身血管,所以不推荐单独使用硝酸盐类药物预防首次出血。

2. 非药物治疗

(1)内镜下治疗:内镜下曲张静脉套扎(endoscopic variceal ligation,EVL)可用于门静脉高压导致的静脉曲张出血的一级预防及二级预防,各国指南针对食管静脉曲张主要的推荐治疗措施应 2~4 周重复进行,直到静脉曲张完全根除。建议在根除后 1 个月、6 个月和 12 个月进行内镜检查,然后每 12 个月检测有无复发性高风险静脉曲张。

(2)经颈静脉肝内门体分流术(transjugular intrahepatic portosystemic shunt,TIPS)是一种微创透视引导手术,在肝静脉和肝内门静脉之间通过支架进行分流。TIPS 能有效地降低门静脉压力,分流孔径较小,不会引起严重的肝衰竭。TIPS 的主要指征是急性静脉曲张破裂出血、高危患者的预防性治疗或内科药物治疗和内镜治疗失败后的抢救治疗,还包括顽固性腹水。

【临床药学监护要素及实施要点】

1. 非选择性 β 受体拮抗药 需注意 NSBB 禁忌证包括窦性心动过缓、支气管哮喘、慢性阻塞性肺气肿、心力衰竭、低血压、Ⅱ度以上房室传导阻滞和胰岛素依赖性糖尿病。

2. **特利加压素**   由于潜在的心肌缺血和心律失常等并发症,特利加压素不能用于有冠状动脉、脑血管、周围或内脏动脉血管疾病史的患者。急性出血期禁用β受体拮抗药,此外,老年人和/或高血压患者应慎用。特利加压素可致血压升高及低钠血症,应注意监测血压及血清电解质水平。

3. **生长抑素和长效生长抑素类似物**   奥曲肽所致的不良反应累及系统主要为循环系统,临床主要表现为心律失常,典型症状为胸闷、气短、窦性心律降低;奥曲肽还可致内分泌系统紊乱,主要表现为血糖降低或升高,其中以血糖降低为主,临床症状为心慌、乏力、大汗淋漓、手足麻木等;奥曲肽累及血液系统的不良反应,大部分为血小板降低,其发生的时间较晚,一般约为 8 日。

4. **硝酸盐类**   有导致循环血量不足、严重低血压甚至肾功能不全等不良反应,不推荐单独使用。

六、腹泻、便秘与肠易激综合征

【**疾病定义和流行病学**】肠易激综合征(irritable bowel syndrome,IBS)是一组持续或间歇发作,以腹痛、腹胀、排便习惯和/或大便性状改变为临床表现,而缺乏胃肠道结构和生化异常的肠道功能紊乱性疾病。IBS 分为腹泻型、便秘型、混合型和不定型 4 种临床类型,我国以腹泻型多见。

我国患者以中青年人为主,发病年龄多见于 20~50 岁,IBS 总体患病率为 6.5%,女性 IBS 患病率略高于男性,有家族聚集倾向,常与其他胃肠道功能紊乱性疾病如功能性消化不良并存伴发。

【**病因及发病机制**】

1. **病因**   精神压力大、运动少、饮食与生活不规律较易发病;便秘型 IBS 女性约占所有患者的 85%,发病率显著高于男性,其原因可能与女性雌激素、妊娠与分娩以及其他生理因素有关;腹泻型 IBS,男性和女性发病率相当。

2. **发病机制**   遗传因素、精神心理异常、肠道感染、黏膜免疫和炎性反应、脑-肠轴功能紊乱、胃肠道动力异常、内脏高敏感、食物不耐受和肠道菌群紊乱等多种因素参与 IBS 发病。IBS 的各种病理生理机制并非各自独立,而是相互作用、相互联系,其中,胃肠道动力异常和内脏高敏感是 IBS 主要的病理生理基础。

【**临床表现及诊断**】

1. **临床表现**

(1)腹痛或腹部不适:是 IBS 的主要症状,伴有大便次数或形状的异常,腹痛多于排便后缓解,部分患者易在进食后出现,腹痛可发生于腹部任何部位,局限性或弥漫性,疼痛性质多样。腹痛不会进行性加重,夜间睡眠后极少有痛醒者。

(2)腹泻:①持续性或间歇性腹泻,粪量少,呈糊状,含大量黏液;②禁食 72 小时后症状消失;③夜间不出现,有别于器质性疾患;④部分患者可因进食诱发;⑤患者可有腹泻与便秘交替现象。

(3)便秘:排便困难,大便干结,量少,可带较多黏液,便秘可间断或与腹泻相交替,常伴排便不尽感。

(4)腹胀:白天较重,尤其在午后,夜间睡眠后减轻。

(5)上胃肠道症状:近半数患者有胃烧灼感、恶心、呕吐等上胃肠道症状。

(6)肠外症状:背痛、头痛、心悸、尿频、尿急、性功能障碍等胃肠外表现较器质性肠病显著多见,部分患者尚有不同程度的心理精神异常表现,如焦虑、抑郁、紧张等。

2. **诊断**   IBS 诊断标准以症状学为依据,诊断建立在排除器质性疾病的基础上,推荐采用目前国际公认的 IBS 罗马Ⅲ诊断标准。

(1)IBS 的一般标准:在最近的 3 个月内,每个月至少有 3 日出现反复发作的腹痛或不适症状,并具有下列中的 2 项或 2 项以上:①排便后症状改善;②伴随排便频率的改变;③伴随粪便性状的改变。

诊断标准建立于患者至少在诊断前的 6 个月内出现症状,并在最近的 3 个月持续存在,在观察期间疼痛(不适)症状的频率至少每周 2 日。

(2)IBS 的一般下列症状可支持诊断:①异常的排便频率,每周≤3 次排便或每日>3 次排便;②异常的粪便性状,块状便/硬便或松散便/稀水便;③排便费力;④排便急迫感或排便不尽感;⑤排出黏液;⑥腹胀。

（3）IBS 亚型：依据粪便的性状分为以下亚型。①IBS 便秘型（IBS-C）：硬便或块状便排便比例≥25%，稀便（糊状便）或水样便排便比例<25%。②IBS 腹泻型（IBS-D）：稀便（糊状便）或水样便排便比例≥25%，硬便或块状便排便比例<25%。③混合型 IBS（IBS-M）：硬便或块状便排便比例>25%，稀便（糊状便）或水样便排便比例≥25%。④不确定型 IBS（IBS-U）：粪便的性状不符合上述 IBS-C、IBS-D、IBS-M 之中的任一标准。

【治疗原则】治疗原则是建立在良好医患关系的基础上，根据主要症状类型进行症状治疗和根据症状严重程度进行分级治疗。注意治疗措施的个体化和综合运用。

1. **调整饮食** IBS 患者宜避免：①过度饮食；②大量饮酒；③咖啡因；④高脂饮食；⑤具有"产气"作用的蔬菜类；⑥精加工食粮和人工食品（便秘者），山梨醇及果糖（腹泻者）；⑦不耐受的食物（因不同个体而异）。增加膳食纤维主要用于便秘为主的 IBS 患者，增加纤维摄入量的方法应个体化。

2. **治疗** 包括心理治疗、认知疗法、催眠疗法、生物反馈等。对于有失眠、焦虑等症状者，可适当予以镇静药。

【药物治疗方案的制订】

1. **解痉剂（IBS 治疗的一线药物，不良反应较多）**
（1）选择性肠道平滑肌钙通道阻滞药：①匹维溴铵，常用推荐剂量 150~200mg/d，少数情况下，如有必要可增至 300mg/d，切勿咀嚼或掰碎药片，宜在进餐时用水吞服。不要在卧位时或临睡前服用。②奥替溴铵，每日 2~3 次，每次 40~80mg。③西托溴铵，每日 2~3 次，每次 50mg。④美贝维林，每日 3 次，每次 135mg，饭前 20 分钟服用为宜。服用时，应用水吞咽，勿咀嚼。⑤阿尔维林，成人（包括老年人）：每日 1~3 次，每次 60~120mg。12 岁以下小孩不建议使用。麻痹性肠梗阻或对本品中各成分过敏者禁用。
（2）离子通道调节剂：曲美布汀，每次 0.1~0.2g，每日 3 次或遵医嘱。
（3）抗胆碱能药：阿托品、溴丙胺太林、莨菪碱等能改善腹痛等症状，但应注意不良反应。
（4）薄荷油：可以显著地改善 IBS 的症状，为 IBS 治疗的一线用药，且不良反应和安慰剂组差别不大。

2. **止泻药（二线用药）**
（1）吸附剂：蒙脱石散，轻症者可以选用，成人每次 3g，每日 3 次。
（2）阿片受体激动药：①洛哌丁胺，每日早上服用 2mg 或每日 2 次。国际指南和共识意见推荐适用于有进餐后腹泻和/或排便失禁症状患者，或腹泻症状发作前 1~2 小时预防性短期服用。②复方地芬诺酯，成人每次 1~2 片，每日 2~3 次，首剂加倍，饭后服。至腹泻控制时，应即减少剂量。
（3）5-HT$_3$ 受体拮抗药：①阿洛司琼，可显著改善腹泻型肠易激综合征（IBS-D）患者腹痛、腹泻症状。开始剂量每次 1mg，每日 1 次。用药 4 周后，如能良好耐受并且 IBS 症状未得到控制，剂量增加到每次 1mg，每日 2 次。按该剂量治疗 4 周后病情未得到控制者应停止用药。②昂丹司琼可以改善 IBS-D 患者的急诊情况、胃肠胀气、腹泻情况，但对疼痛无任何效果。③雷莫司琼应作为 IBS-D 患者的二线用药。

3. **广谱肠道抗生素** 利福昔明（二线用药），每日 4 次，每次 550mg，疗程 14 日，利福昔明可以改善 IBS-D 患者总体症状和腹痛、腹胀、腹泻等症状，疗效显著优于安慰剂和新霉素等其他肠道不吸收的抗生素，安全性与安慰剂无差异。对有腹胀和/或肠道产气增多等菌群失调症状的患者疗效更佳，美国 FDA 已批准利福昔明用于临床治疗 IBS-D。

4. **泻药**
（1）渗透性泻药（二线用药）：①聚乙二醇，可以显著增加便秘型肠易激综合征（IBS-C）患者自主排便频率，降低粪便硬度，有效缓解患者便秘症状，安全性高，但渗透性泻剂不能改善腹痛、腹胀和总体症状。②乳果糖，可改善便秘的症状，但会增加腹胀症状。
（2）容积性泻药（包括欧车前制剂、车前子制剂、麦麸等）：可能加重腹胀和腹痛症状。（二线用药）
（3）刺激性泻药（包括酚酞片、比沙可啶、蒽醌类等）：可能导致腹部绞痛。
（4）肠道促分泌药

1）肠道氯离子通道（CIC）激活剂：鲁比前列酮，属于前列腺素衍生的双环脂肪酸，每次 8μg，每日 2 次，餐中服用，严重肝功能受损需调整剂量。美国 FDA 已批准其用于 18 岁以上 IBS-C 女性患者，但是在我国尚未用于临床。

2）鸟苷酸环化酶 C 激动剂：利那洛肽，可显著增加 IBS-C 患者自主排便频率，缓解腹痛症状，FDA 已批准用于 18 岁以上 IBS-C 女性患者。餐前至少 30 分钟空腹服用，每日 1 次，每次 290μg。腹泻是其最主要的不良反应。

5. 益生菌 益生菌可以改善 IBS 患者腹胀、腹痛、腹泻、便秘和总体症状，且安全性与安慰剂相似，但目前益生菌的治疗机制尚不明确，具体起效的细菌种属和菌株也不清楚，具体的剂量、组合、疗程等也未达成一致的结论。

6. 抗抑郁、抗焦虑药（二线用药） 小剂量三环类抗抑郁药物（tricyclic antidepressants，TCA）和 5-羟色胺再摄取抑制剂（selective serotonin reuptake inhibitors，SSRI）可以缓解 IBS 总体症状和腹痛症状，即使对于没有明显伴随精神和心理障碍表现的患者也有效。

（1）三环类抗抑郁药物：①阿米替林，起始剂量 10mg/d，目标剂量 25~50mg/d，睡前服用。②地昔帕明，起始剂量 50mg/d，目标剂量 100~150mg/d，睡前服用。

（2）5-羟色胺再摄取抑制剂：①帕罗西汀，10~60mg/d。②西酞普兰，5~20mg/d。

7. 镇痛药 如果需要使用镇痛药时，应首选对乙酰氨基酚，应避免使用阿片类药物，因为会成瘾和导致慢性便秘。

【临床药学监护要素及实施要点】

1. 解痉剂 目前使用较为普遍的是选择性肠道平滑肌钙通道阻滞药，或离子通道调节药。抗胆碱能药如阿托品、颠茄、莨菪碱类也能改善腹痛症状，但需注意不良反应（表 6-22）。

表 6-22 解痉药的作用特点和典型不良反应

作用特点	①阿托品：剂量增加可依次出现如下反应：腺体分泌减少、瞳孔扩大和调节麻痹、心率加快、膀胱和胃肠道平滑肌的兴奋性降低、胃液分泌抑制。 ②山莨菪碱作用与阿托品相似或稍弱，但扩瞳和抑制腺体分泌（如唾液腺）作用较弱，且极少引起中枢兴奋症状 ③东莨菪碱：散瞳及抑制腺体分泌作用比阿托品强。更易通过血-脑屏障和胎盘屏障，对呼吸中枢具有兴奋作用，但对大脑皮质有明显的抑制作用，此外还有扩张毛细血管，改善微循环以及抗晕船、车等作用
典型不良反应	抗胆碱能效应包括口鼻咽喉干燥、便秘、出汗减少、瞳孔散大、视物模糊、眼睑炎、眼压升高、排尿困难、心悸、皮肤潮红、肠动力低下、胃食管反流等

2. 通便剂 便秘可使用导泻药，可试用容积性泻剂如甲基纤维素和渗透性轻泻剂如聚乙二醇、乳果糖等。刺激性泻剂应慎用。不良反应如下。

（1）常见胃肠道不良反应是腹泻，滥用泻药所致的腹泻可产生严重的代谢紊乱。蓖麻油常引起痉挛性腹痛，液体石蜡与油性物质肛门渗漏相关。

（2）过敏反应：含有车前子的泻药常与使用者和制药者的过敏性哮喘和其他过敏性疾病相关。

（3）皮肤毒性反应：丹蒽醌可随尿液排出，使尿液和肛门周围皮肤呈粉红或红色，导致接触性皮炎。

（4）肝毒性反应：番泻叶及其果实的主要活性成分番泻叶苷，可被大肠埃希菌和其他肠道细菌分解成大黄酸蒽酮，后者结构上与丹蒽醌相似，是一种有肝毒性的药物。多库酸盐类药物（多库酸钙酚酞制剂、多库酸钙酚丁等）也有肝毒性反应，它主要是通过增加胃肠道或肝对其他肝毒性药物的摄取而增加肝毒性反应。

（5）致畸及致突变作用：有关蒽醌类泻药的致畸及致癌作用已有详细研究。因为它在小鼠中有致突变作用，美国和英国对合成的蒽醌类泻药（丹蒽醌）在处方中的应用进行了限制。在英国，药物安全委员会限制丹蒽醌用于晚期癌症患者。有人提出应用泻药与结肠赘生物有关，但到目前为止尚无确凿的证据证实。

（6）类脂性肺炎：液体石蜡是一种重要的润滑性泻药,与油吸入所引起的类脂性肺炎相关。因此,液体石蜡应避免用于有误吸或胃食管反流倾向的患者,也应避免在入睡前服用。

（7）代谢性疾病：长期应用润滑性药物可干扰脂溶性维生素 A、D、E 及 K 的吸收,导致维生素缺乏症,但此种不良反应还未证实。

3. **止泻剂**　如洛哌丁胺或复方地芬诺酯等,可改善腹泻,需注意便秘、腹胀等不良反应。

4. **促动力剂**　适用于有腹胀和便秘的患者。常用的有西沙必利或莫沙必利等。

5. **内脏止痛药**　生长抑素及其类似物如奥曲肽,具有缓解躯体和内脏疼痛的作用。5-HT$_3$ 受体拮抗药如阿洛司琼,能改善腹泻型患者的腹痛及大便次数,可引起缺血性结肠炎等不良反应,使用时需注意。5-HT$_4$ 受体的部分激动剂因其存在增加心血管缺血事件的风险,已被停止使用。

6. **抗精神病药**　不良反应包括精神方面的不良反应,如引起过度的镇静、嗜睡,还可能会出现焦虑、抑郁、紧张。会出现锥体外系反应,如引起震颤、僵直、运动迟缓、静坐不能、急性肌张力障碍。要注意长期大量服用的可能会出现迟发性运动障碍,还可能会引起中毒性肝损害或者是阻塞性黄疸,少见的可能会引起骨髓抑制。另外,会出现神经内分泌系统的不良反应,如女性常见出现泌乳、闭经、月经紊乱,男性可能会出现性欲丧失等。还要注意会出现代谢综合征不良反应,如会出现糖代谢异常、脂代谢异常、血压升高等。

7. **益生菌**　能调整宿主肠道微生物群生态平衡,适用于伴有肠道菌群失调的 IBS 患者。

（文爱东）

第五节　血液和造血系统疾病

一、贫血

贫血是指全身循环血液中红细胞总容量减少至正常值以下。凡是循环血液单位体积中血红蛋白(Hb)浓度、红细胞(RBC)计数及血细胞比容(HCT)低于正常值的低限即为贫血。贫血是一个疾病的客观体征,多继发于其他系统疾病,几乎人类各组织系统和器官疾病均可表现为贫血。目前通常将贫血分为缺铁性贫血、巨幼细胞贫血、再生障碍性贫血和溶血性贫血。

（一）缺铁性贫血

【**疾病定义和流行病学**】缺铁性贫血(iron deficient anemia,IDA)是指各种原因引起的体内贮存铁消耗殆尽,其特点是骨髓及其他组织中缺乏可染铁,血清铁蛋白及转铁蛋白饱和度均降低,不能满足红细胞生成及血红蛋白合成,而引起的小细胞低色素性贫血。铁缺乏症是常见的营养缺乏症,IDA 也是贫血中最常见的类型,多发于发展中国家及钩虫病流行地区,高危人群为妇女、婴幼儿。

【**病因及发病机制**】包括铁摄入减少、铁丢失过多、需要量增加,吸收障碍,慢性失血等。最新研究发现,幽门螺杆菌(Hp)感染也是缺铁性贫血的重要因素。

【**临床表现**】一般症状包括皮肤黏膜苍白、头晕、乏力、心悸等;特殊症状有异常食癖、反甲、吞咽困难,儿童神经系统异常或智力发育迟缓等。

【**治疗原则**】祛除病因,补充铁剂。

【**药物治疗方案的制订**】

1. **治疗药物分类**　治疗性铁剂包括无机铁和有机铁。无机铁以硫酸亚铁为代表,有机铁则包括右旋糖酐铁、葡萄糖酸亚铁、山梨醇铁、富马酸亚铁和多糖铁复合物等。于进餐时或餐后服用。无机铁剂的不良反应较有机铁剂明显。

2. **药物治疗方案**　首选口服铁剂。如硫酸亚铁 0.3g,每日 3 次;或右旋糖酐铁 50mg,每日 2~3 次。餐后服用胃肠道反应小且易耐受。铁剂忌与茶同服,否则易与茶叶中的鞣酸结合成不溶解的沉淀,不易被吸收。钙盐及镁盐亦可抑制铁的吸收,应避免同时服用。口服铁剂有效首先表现为外周血网织红细胞增多,一般于服后 3~4 日上升,高峰在开始服药后 5~10 日。2 周后血红蛋白浓度上升,一般约 2 个月恢复正常。铁剂治疗应在血红蛋白恢复正常后至少持续 4~6 个月,待贮铁指标正常后停药。

若口服铁剂不能耐受或胃肠道正常解剖部位发生改变而影响铁的吸收,可用肌内注射。右旋糖酐铁是最常用的注射铁剂,首次给药须用 0.5ml 作为试验剂量,1 小时后无过敏反应,可给足量治疗,第 1 天给 50mg,第 2 次可增加到 100mg,直到总剂量用完。注射用铁的总需量=(需达到的血红蛋白浓度−患者的血红蛋白浓度)×0.33×患者体重(kg)。

【临床药学监护要素及实施要点】

1. 尽量选用铁含量高的片剂,提高患者用药依从性。一般二价铁离子比三价铁离子更易吸收。

2. 当肌内注射受限制时(如肌肉受损、严重出血倾向或需要大剂量时)可采用静脉给药,静脉推注右旋糖酐铁的速度应在每分钟 50mg 以下。FDA 建议每日最大剂量为 100mg。按总剂量给药一般会有发热、不适、面红、肌痛等相关不适。

3. 铁剂治疗后,以 Hb 上升 15g/L 以上,作为有效标准,上升 20g/L 更为可靠。血清铁、网织红细胞、血红蛋白等都可以作为疗效判定的指标。

4. 口服铁剂后,一般 2 周后血红蛋白开始上升,1~2 个月恢复,之后再口服 3~6 个月,或者口服至血清铁蛋白(SF)>50μg/L 时停药。

5. 有 5%~13% 的患者肌内注射铁剂易引起局部疼痛,药液溢出至皮肤下可使局部皮肤呈黑色,故应作深部肌内注射。部分患者有过敏反应,给药时应有急救的设备(肾上腺素、氧气及复苏设备等)。

6. 患者注射铁剂前,必须计算一个疗程应补铁的总剂量。

(二) 巨幼细胞贫血

【疾病定义和流行病学】巨幼细胞贫血(megaloblastic anemia,MA)是指由于叶酸和/或维生素 B_{12} 缺乏或利用障碍,影响核苷酸代谢,导致细胞核脱氧核糖核酸(DNA)合成障碍所致的贫血。

【病因及发病机制】主要由缺乏叶酸和/或维生素 B_{12} 引起。如叶酸和维生素 B_{12} 摄入减少、需要量增加、吸收障碍、利用障碍或叶酸排出增加等。

【临床表现】常见头晕、乏力、面色苍白、心悸气促,伴有食欲不振、腹胀、腹泻等消化道症状,严重时可有大、小便失禁。还可有对称性远端肢体麻木、感觉障碍、共济失调、味觉和嗅觉降低、肌张力升高、条件反射亢进、视力下降及易怒,妄想、抑郁等神经精神系统症状。

【治疗原则】治疗基础疾病,去除病因。纠正偏食及不良的烹调习惯,同时补充叶酸或维生素 B_{12}。

【药物治疗方案的制订】

1. **原发病的治疗**　有原发病的 MA,如长期血液透析、慢性胰腺炎,应积极治疗原发病;用药后继发的 MA,如秋水仙碱等,应酌情停药。有化学毒物、放射物接触史的脱离接触。

2. **补充缺乏的营养物质**

(1) 叶酸缺乏:口服叶酸 5~10mg,每日 2~3 次,至贫血表现完全消失。若无原发病,直至血红蛋白恢复正常,不需维持治疗。胃肠道不能吸收者可肌内注射叶酸 10~20mg,每日 1 次;若同时服用甲氨蝶呤、乙胺嘧啶或甲氧苄啶等,可肌内注射亚叶酸钙(甲酰四氢叶酸钙)6~12mg。

(2) 维生素 B_{12} 缺乏:肌内注射维生素 B_{12} 100μg,每日 1 次(或 200μg 隔日 1 次),直至血红蛋白恢复正常。恶性贫血或胃全部切除者需终身维持治疗,每月 1 次注射 100μg。维生素 B_{12} 缺乏伴有神经症状者对治疗的反应不一,有时需大剂量(每周 1 次,500~1 000μg)长时间(半年以上)的治疗。对于单纯维生素 B_{12} 缺乏引起的贫血,不能单独用叶酸,否则会加重神经系统症状。

【临床药学监护要素及实施要点】严重的巨幼细胞贫血患者在补充治疗后,要警惕低钾血症的发生。因为在贫血恢复的过程中,大量血钾进入新生细胞中,会突然出现低血钾,对老年患者和伴心血管疾病、食欲缺乏者应特别注意及时补充钾盐。

巨幼细胞贫血的预后与原发疾病有关。一般患者在进行适当治疗后可迅速产生反应。网织红细胞一般于治疗后 5 日升高,以后血细胞比容和血红蛋白逐渐增高,可在 1~2 个月恢复正常。粒细胞和血小板计数及其他实验室异常一般在 7~10 日恢复正常。如果血液学表现不能完全被纠正,应寻找是否同时存在缺铁或其他基础疾病。

（三）再生障碍性贫血

【疾病定义和流行病学】再生障碍性贫血（aplastic anemia，AA）是指由化学、物理、生物因素或不明原因引起的骨髓造血功能衰竭，是一种罕见的异质性疾病。年发病率低，在欧美为(4.7~13.7)/106，日本为(14.7~24.0)/106，我国为7.4/106，总体来说亚洲的发病率高于欧美；发病年龄呈现10~25岁及>60岁两个发病高峰，无明显性别差异。

【病因及发病机制】原发性AA的确切病因未明。某些病毒感染（如肝炎病毒、微小病毒B19等）、应用骨髓毒性药物（抗肿瘤药物/氯霉素）、接触有毒化学物质（苯）、长期或过量暴露于射线是继发性AA的高危因素。

AA的发病机制为机体免疫异常如继发性造血干/祖细胞缺陷、T淋巴细胞功能亢进、造血微环境及免疫异常。

【临床表现】急性AA主要表现为起病急，可迅速发展为严重出血及感染、进行性贫血。慢性AA起病缓慢，一般皮肤有出血点多见，少数转为慢性重型再生障碍性贫血。无淋巴结及肝脾大。

【治疗原则】主要分为支持治疗和疾病针对性目标治疗两部分。支持治疗的目的是预防和治疗血细胞减少相关的并发症；目标治疗则是补充和替代数量极度减少和受损的造血干细胞。

【药物治疗方案的制订】

1. 急性再生障碍性贫血的治疗

（1）免疫抑制治疗：适用于有抑制性T淋巴细胞的病例。①抗胸腺细胞球蛋白/抗淋巴细胞球蛋白（ATG/ALG）：ATG 15~20mg/(kg·d)或ALG 7~20mg/(kg·d)，疗程为5日，解除骨髓抑制，可恢复造血功能。同时建议给予预防性抗病毒治疗，如阿昔洛韦。②大剂量甲泼尼龙（HDMP）：为一强有力的免疫抑制剂，具有半衰期短、不良作用较轻及肾上腺皮质抑制作用较弱的特点。其免疫抑制效应可能与抑制Ts细胞分化增殖及NK细胞活性有关。每日1g，维持3日以后逐步减量。AA患者不宜长期大量使用糖皮质激素。③环孢素（CsA）联合ATG的免疫抑制治疗：CsA口服3~5mg/(kg·d)，可与ATG同时开始使用，或在停用糖皮质激素后，即ATG后4周使用。CsA一般目标血药浓度（谷浓度）为成人150~250μg/L、儿童100~150μg/L。CsA治疗再生障碍性贫血的有效血药浓度并不明确，需要个体化治疗，兼顾疗效和药物不良反应。④他克莫司（FK506）：对T细胞活化信号通路的抑制作用比CsA更强，且FK506的肾毒性小于CsA，无牙龈增生作用，因此可替换CsA用于再生障碍性贫血的治疗。

（2）应用促进造血的生长因子：①在化疗药物给药结束后24~48小时开始使用重组人粒细胞集落刺激因子（G-CSF）。皮下注射G-CSF 5μg/(kg·d)，刺激骨髓中残留的粒细胞或者粒细胞的功能，但不推荐将GM-CSF应用于再生障碍性贫血患者重症感染的治疗，因其可能导致严重出血及其他严重毒性反应；②重组人粒细胞-巨噬细胞集落刺激因子（rhGM-CSF）；③人类重组红细胞生成素（rh EPO）。单独使用G-CSF、EPO等造血生长因子对AA患者进行促造血治疗，临床无显著效果；④白介素-2（IL-2）：作用于早期造血祖细胞。

（3）骨髓移植后抗感染治疗：骨髓移植后需预防卡氏肺孢子菌感染，如给予复方新诺明（SMZco）。

2. 慢性再生障碍性贫血的治疗

（1）支持治疗

1）贫血：对血红蛋白<60g/L的患者输血。心肺功能障碍者输注浓缩红细胞或去白细胞的鲜血，每周1~2次。

2）出血：中性粒细胞<0.2×10⁹/L者应输注浓缩血小板。已发生严重出血，颅内出血或内脏（如胃肠道）出血、血尿，或伴有头痛、呕吐、颅内压增高的症状时，应即刻输注浓缩血小板。女性在经期可同时口服止血药物、雄激素等控制月经。

3）感染：口服庆大霉素、新霉素等抗生素，预防肠道感染。AA患者有感染征象，需预防性应用强效抗生素及抗真菌药物。中性粒细胞<0.2×10⁹/L者发生感染，抗生素无效时，需连续输注粒细胞（半衰期6~8小时），一般为5~7日。并且注意饮食，避免细菌及真菌污染。

（2）病因治疗

1）雄激素：刺激肾脏促红细胞生成素的产生，促进红系造血。常用雄激素如丙酸睾酮、十一酸睾酮、司坦唑醇等。口服十一酸睾酮80mg，每日2次；注射十一酸睾酮0.5g，每周2次。

2）环孢素：环孢素 3~6mg/(kg·d)使用,多数需长期维持治疗,维持剂量 2~5mg/(kg·d),须监测血药浓度并维持在 300~500ng/ml,以防止肾毒性。

【临床药学监护要素及实施要点】

1. 重型 AA 患者应单独隔离,有条件者可使用层流病房。重型 AA 患者抗生素预防性应用,通常联合两种抗生素如新霉素和多黏菌素或喹诺酮类抗生素。但应注意喹诺酮类可诱发耐药。环丙沙星可以引起白细胞减少,不利于感染的治疗。儿童患者没有预防性应用抗生素的标准方案,因喹诺酮类抗生素不能应用于儿童,可以使用头孢菌素。

2. AA 患者真菌感染的预防应包括曲霉菌在内,如应用伊曲康唑口服液,并保证药物达到足够血药浓度和抗菌活性。持续发热者则早期应用全身性抗真菌治疗。诊断为真菌感染者应使用一线抗真菌药物,怀疑真菌感染、或既往有真菌感染史亦应全身性使用一线抗真菌药物。两性霉素一般不长期应用,以避免其肾毒性,应选择脂质体两性霉素,或能够覆盖曲霉菌的三唑类、棘白霉素类抗真菌药物。

3. ATG 是强效免疫抑制剂,有抗血小板活性,再生障碍性贫血患者应用 ATG 需要密切监测,积极预防并治疗发热、感染,保证血小板计数在 $20×10^9/L$ 以上。ATG 需应用 5 日,每日静脉输注 12~18 小时。兔 ATG 应先行静脉试验,观察是否有严重全身反应或过敏反应,发生者不能输注 ATG。每日用 ATG 之前 30 分钟先静脉滴注糖皮质激素和口服抗组胺药物。每日糖皮质激素应用总量以泼尼松 1mg/kg 换算为甲泼尼龙、地塞米松或氢化可的松。急性副作用包括超敏反应、发热、僵直、皮疹、高血压或低血压及液体潴留。患者床旁应备气管切开包、肾上腺素。预防感染应注意饮食及环境卫生,重型 AA 应保护性隔离;避免出血,防止外伤及剧烈活动;杜绝接触对骨髓有损伤作用和抑制血小板功能的药物;给予必要的心理护理。

（四）溶血性贫血

【疾病定义和流行病学】溶血性贫血(hemolytic anemia)是指各种原因造成红细胞破坏加速,骨髓造血代偿能力不足引起的贫血。目前,我国自身免疫性溶血性贫血发病率为(10~20)/10 万人;β-珠蛋白生成障碍性贫血在全球许多地区具有很高的发生率,广泛流行于地中海沿岸、中东至东南亚地区,在我国东南沿海和西南地区高发。

【病因及发病机制】包括红细胞自身异常所致的溶血性贫血(如红细胞自身异常、遗传性红细胞酶缺乏和遗传性珠蛋白生成障碍等所致的溶血)、红细胞外部异常所致的溶血性贫血(如免疫性溶血性贫血)、血管性溶血性贫血等,致病因素包括红细胞破坏、血红蛋白降解、红系代偿性增生和红细胞具有缺陷或寿命缩短。

【临床表现】主要表现为腰背及四肢酸痛,严重者出现周围循环衰竭和急性肾衰竭;慢性溶血性贫血临床表现为贫血、黄疸和脾大。

【治疗原则】病因治疗,包括采用糖皮质激素和其他免疫抑制剂、脾切除术、输血。

【药物治疗方案的制订】药物引起的溶血,应立即停药;感染引起的溶血,应予积极抗感染治疗;继发于其他疾病者,要积极治疗原发病。

1. 免疫抑制治疗

(1) 糖皮质激素是治疗温抗体型自身免疫性溶血性贫血(AIHA)的主要药物,如泼尼松 1~1.5mg/(kg·d),红细胞计数恢复正常后,每周减 5~10mg,至每日 30mg 时减量放缓,1~2 周减 5mg,最终用每日 5~10mg 或 10mg 隔日长期维持。治疗 3 周无效或需要泼尼松每日 15mg 以上才能维持者,应改换其他疗法。

(2) 达那唑是弱雄酮类促蛋白合成制剂,可减少巨噬细胞的 FcR 数目,起效较慢,应与泼尼松类药物合用,起效后逐渐将激素类药物减量,最后可单用达那唑每日 50~100mg 维持。

(3) 大剂量静脉注射丙种球蛋白(IVIG),如需迅速缓解病情可应用大剂量 IVIG,0.4~1.0g/(kg·d),连用 3~5 日。

(4) 其他免疫抑制剂:环磷酰胺、硫唑嘌呤、长春新碱等可抑制自身抗体合成,剂量分别为每日 200mg、100mg 和每周 2mg。环孢素 A(CsA)用量为每日 3~6mg/kg,亦可选用吗替麦考酚酯 500mg,每日 2 次。近年来,发现大环内酯类抗生素西罗莫司具有增加 $CD4^+/CD25^+/Foxp^{3+}$ 调节性 T 细胞(Treg)而抑制自身免疫的作用,且无肾毒性和骨髓抑制作用,用量为第 1 天给负荷量 1.5mg 或 3mg 或 6mg,第 2 天开始给维持量,每日 0.5mg 或 1mg 或 2mg,连用 3 个月,根据情况逐渐减量至停药,亦可治疗免疫性血小板减少。

2. **其他治疗**　溶血性贫血并发叶酸缺乏者,可口服叶酸制剂,若长期血红蛋白尿而有缺铁表现者应补铁,但对阵发性睡眠性血红蛋白尿(PNH)患者补充铁剂时应谨慎,因铁剂可诱使 PNH 患者发生急性溶血。

使用 CD20 单抗 Rituximab(美罗华)、CD52 单抗 Cammpath-1H、补体 C5 单抗 Eculizumab 用于治疗难治/复发 AIHA 亦取得一定疗效。CD20 单抗 375mg/m^2,1 周 1 次,2~4 次,2/3 病例有效。近来发现组蛋白去乙酰化酶抑制剂亦能增加 CD4$^+$/CD25$^+$/Foxp3$^+$ 调节性 T 细胞数量和功能。此外,规范化的长期输血和去铁治疗是重型 β-珠蛋白生成障碍性贫血主要的治疗方案。

【临床药学监护要素及实施要点】

1. 去除病因和诱因极为重要。如冷型抗体自体免疫性溶血性贫血应注意防寒保暖;蚕豆病患者应避免食用蚕豆和具氧化性质的药物,对继发于感染的患者,预防相关病原体(病毒、支原体、梅毒螺旋体)感染非常重要。对于冷凝集素综合征和阵发性寒冷性血红蛋白尿患者,保温、避免受寒即使机体所在环境温度超过冷抗体反应的最高温度是主要的预防措施。

2. 自体免疫溶血性贫血、新生儿同种免疫溶血病、阵发性睡眠性血红蛋白尿等治疗,可每日给予泼尼松龙 1mg/kg,清晨顿服,或氢化可的松每日 200~300mg,如自体免疫溶血性贫血每日可用泼尼松龙 1~1.5mg/kg,直至血红蛋白达 100g/L 或血细胞比容达 30%。如果 3 周内未达标则要选择二线治疗方案。单克隆抗体、炔睾醇、环磷酰胺、静脉滴注用人免疫球蛋白(IVIG)、免疫抑制剂、血浆置换均可用于治疗。

3. 多数温抗体型 AIHA 原发初治后反应良好,1 个月余至数月血象可恢复正常,但需维持治疗。反复发作者疗效差。继发者预后随原发病而异,继发于感染者感染控制后即愈;继发于系统性结缔组织病或肿瘤者预后相对较差。冷凝集素综合征预后较温抗体型好。大多数患者能耐受轻度贫血,对劳动及体力活动影响较小,多数长期存活。阵发性寒冷性血红蛋白尿尚不至于成为慢性严重贫血或死亡的原因,虽然急性发作时症状严重,但在几日或几周后可自发缓解。

二、凝血异常

【疾病定义和流行病学】凝血异常是指血浆中的可溶性纤维蛋白原无法转变为不溶性纤维蛋白。凝血异常疾病主要有:①血友病和血管性血友病;②先天性联锁(组合)因子缺陷;③先天性单一因子缺陷;④依赖维生素 K 凝血因子缺乏症;⑤肝病的凝血障碍。其中,血友病分为血友病甲、血友病乙和血友病丙,在男性人群中,血友病甲的发病率约为 1/5 000,血友病乙的发病率 1/25 000,血友病丙较罕见。血友病在女性中发病极为罕见。血管性血友病男女均可发病,发病率为 0.82%~1.60%。

【病因及发病机制】遗传性凝血因子缺陷包括凝血因子Ⅷ、因子Ⅸ缺陷(血友病甲、乙)、血管性血友病(vW,von Willebrand 因子病)及其他因子缺陷。获得性凝血异常的发病原因一般包括肝病导致维生素 K 依赖因子缺乏;新生儿维生素 K 缺乏、吸收障碍和口服抗凝剂;弥散性血管内凝血(DIC);肾脏病变时一些因子从肾脏丢失;凝血抑制因子常与输注因子Ⅷ相关,但亦可在肿瘤或胶原血管病时自发升高;肝素治疗引起的获得性凝血异常。

【临床表现】先天性凝血因子缺乏所致的出血主要表现为创伤或手术后出血,皮肤黏膜出血,严重者肌肉关节出血,形成单个的深部血肿。获得性凝血因子缺乏,常是联合因子缺乏,出血以鼻衄、牙龈、皮肤、消化道、泌尿道出血为主,也可为肌肉血肿,关节或颅内出血少见。

【治疗原则】①消除病因或诱因;②抗凝治疗;③抗纤溶药物治疗;④补充凝血因子。

【药物治疗方案的制订】

1. 先天性凝血因子缺乏的药物治疗

(1)血友病甲:外科手术前预防性予以凝血因子Ⅷ,严重病例定期输入。以凝血因子Ⅷ早期治疗出血为主要的治疗方法。1-脱氨-8-D-精氨酸血管升压素(DDAVP)可增加内源性凝血因子Ⅷ水平。口服抗纤维蛋白溶解剂如6-氨基己酸(EACA)对微量出血也有一定作用。如果一旦出现抗凝血因子Ⅷ抗体,可应用大剂量凝血因子Ⅷ、猪凝血因子Ⅷ和血浆去除法。

(2) 血友病乙:治疗原则同血友病甲,主要以凝血因子Ⅸ替代治疗。主要药物制剂有新鲜血浆、凝血酶原复合物、高度提纯的凝血因子Ⅸ和重组凝血因子Ⅸ。

(3) von Willebrand病:出血时间为治疗效果的良好指针。需要时应用 DDAVP 和 EACA。如果需要凝血因子Ⅷ替代治疗,则新鲜血浆即可。

2. 获得性凝血障碍

(1) 严重肝病:严重肝病引起获得性凝血障碍在凝血因子明显降低伴有出血的患者可输注新鲜血浆或全血,以补充凝血因子的缺乏。肝病患者肝素样物质增加时可用鱼精蛋白作中和治疗。

(2) 获得性维生素 K 依赖性凝血因子异常:以治疗原发病为主。对于凝血功能明显障碍而有出血症状,或在外科手术作准备时,可输注新鲜血浆或凝血酶原复合因子浓缩制剂,以补充凝血因子的不足,暂时止血。若因双香豆素类抗凝剂过量引起出血倾向时,除停用抗凝血剂外,可用维生素 K_1 治疗。出血症状较轻者,可口服维生素 K_3 或维生素 K_4,每日最大剂量不超过 0.5mg/kg,以免引起溶血反应。

获得性循环抗凝物质增多症:①输入抗凝因子及凝血酶复合物,可同时应用激素及磷酸胺硫唑嘌呤,或多次输注新鲜血浆或凝血因子Ⅷ浓缩剂。凝血因子Ⅷ有效的凝血水平所需浓度约为 25%,其抗体为 IgG,在体内分布很广,在血循环内和血管外各占总量的 50%,所以输入大量凝血因子Ⅷ,也不能中和体内所有抗体,反而可促进抗体产生,使抗体滴度更高,此时可考虑血浆置换治疗。此外,应用凝血酶原复合物,临床上有较好止血效果。②肾上腺皮质激素的应用效果不佳,但对健康而伴有凝血因子Ⅷ抑制物增高患者,有一定疗效。③凝血因子Ⅸ抑制物临床很少见,仅见于血友病乙患者。治疗为输注凝血因子Ⅸ,可快速中和抑制物,减轻出血。

【临床药学监护要素及实施要点】

1. 疗效管理

(1) 输血浆为轻型血友病的首选有效疗法。新鲜血浆和新鲜冰冻血浆含有所有的凝血因子。冷沉淀物所含凝血因子Ⅷ较新鲜血浆高 5~10 倍。须冷冻干燥存于-20℃下,室温下放 1 小时活性即丧失 50%,故应于 1 小时内输完。

(2) 肾上腺皮质激素可改善毛细血管通透性,对控制血尿、加速急性关节积血的吸收及对有凝血因子Ⅷ抗体的患者有一定疗效,可与输血浆及浓缩剂合用。

(3) DDAVP 可使血管内皮细胞释放ⅧR:Ag,而Ⅷ:C 的升高与ⅧR:Ag 上升有关,但对严重血友病无效,常用于轻型血友病甲及血管性假血友病。

(4) 在妊娠早期进行基因诊断,对血友病胎儿应终止妊娠。

2. 不良反应管理　血友病患者禁服影响血小板功能的药物,如阿司匹林、保泰松、吲哚美辛、双嘧达莫等,应避免使用具有活血化瘀中草药。左旋门冬酰胺酶用于白血病的治疗,可引起肝细胞合成纤维蛋白原功能障碍,从而引起凝血障碍。使用此类药物,应注意观察血纤维蛋白原含量。此外,有血尿及脑出血者禁用 6-氨基己酸。

三、血栓形成和血栓性疾病的治疗

【疾病定义和流行病学】血栓形成是指在一定条件下,血液有形成分在血管内(多数为小血管)形成栓子,造成血管部分或完全堵塞、相应部位血供或血液回流障碍的病理过程。血栓栓塞是血栓由形成部位脱落,在随血流移动的过程中部分或全部堵塞某些血管,引起相应组织和/或器官缺血、缺氧、坏死(动脉血栓)及淤血、水肿(静脉血栓)的病理过程。以上两种病理过程所引起的疾病,临床上称为血栓性疾病。

【病因及发病机制】病因可分为遗传性因素和获得性因素,后者又包括多种生理性状态、疾病以及药物因素(如肝素、避孕药、抗纤溶药物、门冬酰胺酶等)。血栓形成发病机制十分复杂,迄今尚未完全阐明,Virchow 提出的血栓形成"三要素"即血管壁异常、血液成分改变、血流异常的理论至今仍适用。

【临床表现及诊断】

1. 易栓症是指存在易发生血栓的遗传性或获得性缺陷。

2. 不同类型血栓形成的临床特点：静脉血栓最为多见。其主要临床表现：①局部肿胀、疼痛；②远端血液回流障碍；③血栓脱落后栓塞引起脏器功能障碍。动脉血栓的主要临床表现：①发病多较突然，可有局部剧烈疼痛；②相关供血部位结构及功能异常；③血栓脱落引起栓塞；④缺血性坏死引发的临床表现。微血管血栓的主要临床表现缺乏特异性，主要为皮肤黏膜栓塞性坏死、微循环衰竭及器官功能障碍。

3. **本病的诊断要点**

（1）存在血栓形成的高危因素，如动脉粥样硬化、糖尿病等。

（2）各种血栓形成及栓塞的症状、体征。

（3）影像学检查：彩色多普勒血流成像；血管造影术；CT血管成像（CTA）及MR血管成像（MRA）；放射性核素显像。

（4）血液学检查，可进行家系调查，考虑做易栓症筛查和分子诊断。

【治疗原则】

1. 去除血栓形成诱因，治疗基础疾病，对症和一般治疗包括止痛、纠正器官功能衰竭、扩张血管、改善循环等。

2. 抗血栓治疗，临床上根据血栓形成发生的部位和时程，采取不同的治疗措施。

3. 溶栓和介入溶栓：主要用于新近的血栓形成或栓塞。常用药物有尿激酶（UK）、链激酶（SK）等。

4. 静脉血栓治疗，抗凝以普通肝素和低分子量肝素治疗为首选，总疗程一般不宜超过10日；长期抗凝以华法林治疗为主。动脉血栓治疗需持续抗血小板治疗。对陈旧性血栓经内科治疗效果不佳而侧支循环形成不良者，可考虑手术治疗。

5. 易栓症治疗原则，对于急性期后应长期（6~12个月）或终身抗凝预防复发；在暴露于其他血栓形成危险因素时应考虑预防性抗凝治疗。

【药物治疗方案的制订】

1. **溶栓治疗**

（1）溶栓剂：在FDA批准的药物中，研究最充分的急性肺栓塞溶栓药是重组tPA（也称阿替普酶）、链激酶（SK）及重组人尿激酶（UK）。一旦决定采取溶栓治疗，通常会通过外周静脉置管输注给药。进行溶栓治疗时应减少不必要的侵入性操作。溶栓期间一般要停止抗凝治疗，继续抗凝治疗发生出血的潜在风险及停止抗凝时出现复发性血栓的风险目前尚不确定。血栓溶解后通常需要给予足量抗凝剂，一般为在使用肝素后口服抗凝血药。尚未确定溶栓治疗后静脉给予肝素治疗的最佳持续时间。同样，患者稳定后长期抗凝治疗持续时间取决于多种因素，主要为推测复发风险，但至少应持续3个月。

（2）给予溶栓剂时最常采用静脉输注方案。获FDA批准的常见溶栓方案包括：①tPA。100mg，静脉给药时间2小时。②SK。初始30分钟静脉持续输注250 000U，然后100 000U/h，持续24小时。严密监测是否出现低血压、全身过敏性反应、哮喘及变态反应。减慢输注速度或许可以缓解轻度不良反应。③UK。最初10分钟内静脉输注4 400U/kg，然后以4 400U/（kg·h）的速度持续输注12小时（美国已不采用该方法）。

（3）溶栓治疗药物输注完成后，应测定活化部分凝血酶时间（aPTT）。若aPTT低于其正常上限的2倍（此时应重新使用肝素）。也可以在完成溶栓剂输注时直接再次开始输注肝素但不用负荷剂量。

2. **静脉血栓抗凝治疗** 深静脉血栓形成（DVT）与肺栓塞（PE）是静脉血栓栓塞（VTE）的两种表现形式。在初始抗凝（最初5~10日）后，VTE患者需要更长的治疗时间，至少3个月。初始抗凝是指急性VTE诊断后最初数日（一般最长达10日）给予的全身性抗凝。长期抗凝治疗是指超出初始治疗阶段给予一段有限时间的抗凝，通常总共抗凝3~6个月，偶尔可长达12个月（即有一个预定的停止日期）。延长抗凝是指无限期抗凝治疗，即没有预定的停止日期。口服因子Ⅹa和直接凝血酶抑制剂有多个名称，包括新型口服抗凝剂、非维生素K拮抗剂口服抗凝剂、直接口服抗凝血药及靶点特异性口服抗凝剂。

一般人群：一般原则是口服药通常优于胃肠外药物。对于大多数无重度肾功能不全或无活动性癌症的非妊娠患者,DOAC(利伐沙班、阿哌沙班、艾多沙班或达比加群)优于华法林,而华法林优于 LMWH。

因子 Xa 抑制剂对于大多数无重度肾功能不全或无活动性癌症的血流动力学稳定的非妊娠患者,这些口服药物是优选的抗凝血药。值得注意的是,这些药物不适用于血流动力学不稳定的 PE、广泛性髂股 DVT(如股青肿)和妊娠患者。虽然这些药物禁用于重度肾功能不全患者,但我们倾向于对所有肾功能不全患者均应避免应用,但对于轻度肾脏损害的患者,可根据肾功能调整剂量给药。同样,许多专家避免对 INR 可能升高的慢性肝病患者使用这些药物。对于监测依从性和药物逆转十分重要的患者,可能也应避免使用这些药物。

3. **华法林**　对于无法获得因子 Xa 抑制剂和直接凝血酶抑制剂的患者,以及重度肾功能不全患者,华法林是优选的抗凝血药。使用华法林的患者需要多次就诊进行 INR 监测,其出血风险高于使用 DOAC 的患者;然而华法林相关出血的解毒剂更容易获得。因此,对于希望或要求有易获取逆转性解毒药的患者(如需要频繁干预),以及需要监测治疗性抗凝的患者(如依从性差),华法林也可能是优选药物。华法林的用法用量将在下文讨论。若已知患者有蛋白 C 或 S 缺乏症,其出现华法林诱导性皮肤坏死的风险升高,这类患者不是使用华法林的绝对禁忌证,但如果不能用 DOAC,患者可接受肝素重叠华法林治疗。

4. **低分子量肝素**　对于口服药物不可行(如吸收不良)的非妊娠患者,皮下注射 LMWH 是一种可接受的替代选择。LMWH 是妊娠患者和活动性恶性肿瘤患者优选的 DVT 治疗方式。对于肝病患者,部分专家也优选这种药物,因为在这一人群中升高的 INR 可能无法反映华法林的效应。不需要实验室监测。这些药物中,没有哪一种药物最优,各药物的给药遵照药物信息。这些药物禁用于重度肾功能不全(CrCl <30ml/min)患者。

5. **磺达肝癸**　磺达肝癸是一种皮下注射的因子 Xa 抑制剂。与 LMWH 相似,不需要在常规实践中对其进行监测,严重肾功能不全患者禁用磺达肝癸。因有肝素诱导的血小板减少症(heparin-induced thrombocytopenia,HIT)病史或被诊断为该病而不能使用 LMWH 时,磺达肝癸可替代 LMWH。

从初始治疗过渡到长期(维持)治疗时应确保完全抗凝(即,维持抗凝效应在治疗范围)。在抗凝治疗的最初 3 个月内,应尽量避免治疗中断,因为这段时期血栓形成复发的风险最高。理想的过渡策略因所选的长期抗凝剂而各异。对于部分患者,长期抗凝的药物选择与初始抗凝血药物选择(如,LMWH、利伐沙班及阿哌沙班)相同,但对于其他患者,初始药物和选择的长期药物属于不同类别,因此必须从一种药物向另一种药物过渡(如,从肝素到华法林、从肝素到艾多沙班或达比加群)。具体抗凝剂的过渡策略、剂量和疗效将在下文讨论。

直接凝血酶和因子 Xa 抑制剂:对于大多数无重度肾功能不全且无活动性癌症的非妊娠急性 VTE 患者,因子 Xa 抑制剂(阿哌沙班、艾多沙班和利伐沙班)和直接凝血酶抑制剂(达比加群)是长期抗凝的首选口服抗凝血药。对于肾功能正常的患者,一般初始剂量为:①利伐沙班,口服,每次 15mg,每日 2 次,治疗 21 日;此后改为每次 20mg,每日 1 次;②阿哌沙班,每次 10mg,每日 2 次,治疗 7 日;随后改为每次 5mg,每日 2 次(超过 6 个月的延长治疗,采用每次 2.5mg,每日 2 次);③艾多沙班,每次 60mg,每日 1 次;④达比加群,一次 150mg,每日 2 次。

【临床药学监护要素及实施要点】特殊患者的药物监护:由于上述药物基本经肾脏排泄,应避免对肾功能不全的患者使用这些药物。然而,关于 VTE 患者的随机试验报道,对轻至中度肾功能不全(如,CrCl≥30ml/min)患者根据肾功能调整剂量给药后的安全性和有效性类似。许多这类试验排除了 CrCl <30ml/min 的患者,因而不应考虑将利伐沙班和达比加群用于有这种程度肾功能不全的患者。对于 CrCl<15ml/min 的患者,应避免使用艾多沙班;对于 CrCl 为 15~50ml/min 或者体重轻(≤60kg)的患者,艾多沙班剂量应减为 30mg/d。与其他 DOAC 相比,阿哌沙班不太依赖肾功能消除,而且根据生产商的说明书,轻至中度肾功能损害患者采用标准的 VTE 治疗剂量,即每次 10mg,每日 2 次,治疗 7 日,然后每次 5mg,每日 2 次。然而,研究阿哌沙班的临床试验排除了血清肌酐>221μmol/L(2.5mg/dl)或 CrCl<25ml/min 的患者。因此,对于重度肾功能损害患者和需要血液透析的患者,应避免使用阿哌沙班。

四、出血性疾病

【疾病定义和流行病学】出血性疾病是一类由于止血机制异常所致的疾病统称。出血性疾病大体上可分为遗传性和获得性两大类,临床表现主要为不同部位的出血。出血性疾病种类繁多,发病机制各异,临床上应根据不同病因及发病机制给予相应治疗措施。

【病因及发病机制】

1. 先天性或遗传性或获得性血管壁异常。

2. 血小板异常:包括血小板数量异常。

3. 血小板增多:如原发血小板增多症和其他骨髓增殖性疾病部分患者可出现出血表现。

4. 血小板质量异常。

5. 凝血因子数量及质量异常,也可分为遗传性和获得性两大类。

6. 如维生素 K 依赖性凝血因子缺乏症、肝脏疾病导致的凝血因子异常、获得性凝血因子抑制物等。

7. 抗凝与纤溶异常,如抗凝剂或溶栓药物使用过量、蛇咬伤、鼠药中毒等。

【临床表现】出血性疾病的临床表现主要为不同部位的出血。对于出血性疾病进行初步评估时,详细询问患者的出血病史、家族史、症状,并仔细检查患者的出血体征等对于患者的诊断非常重要,在采集病史时应注意患者的性别、出血时年龄、出血频度、药物、手术、外伤史、无家族史等。临床表现常因发病机制的不同而异。

皮肤黏膜下出血:各种出血性疾病特别是血管及血小板疾病,最常见、最易发现的症状和体征是皮肤、黏膜下出血。

深部组织出血:深部组织出血常见于较深皮下、肌肉、关节腔及浆膜腔等部位。

内脏出血:内脏出血临床可表现为咯血、呕血、便血、血尿、阴道出血及中枢神经系统出血,出血量较大。除相应器官、系统症状外,还可伴有失血引起的循环障碍,甚至休克等症状。主要见于重症血小板减少症及凝血因子缺乏症。

【治疗原则】出血性疾病种类繁多,发病机制各异,临床上应根据不同病因及发病机制给予相应治疗措施。

【药物治疗方案的制订】

1. **血管因素所致出血性疾病的治疗**　除病因治疗外,单纯血管因素所致出血一般用减低血管脆性和通透性的药物治疗(如路丁、卡络柳钠、酚磺乙胺、维生素 C、血凝片、肾上腺皮质激素),可根据出血情况选用缩血管药物(如垂体后叶素、麻黄碱等)治疗。

2. **血小板因素所致出血性疾病的治疗**　促进血小板生成药物。

(1) 血小板生成素(TPO):TPO 参与巨核细胞增殖、分化、成熟并分裂形成有功能的血小板的全过程。

(2) IL-11:作用于骨髓细胞中原始造血干细胞,引起巨核系祖细胞倍体的增加,促进巨核细胞成熟,增加外周血小板数量。

3. **增强血小板功能药物**　巴曲酶可能促进血小板活化,诱导血小板聚集。

4. **肾上腺皮质激素**　主要通过抑制血小板抗体的产生,阻断巨噬细胞 Fc 受体,使附有抗体或免疫复合物的血小板在单核吞噬细胞系统破坏减少,使血小板在脾内滞留减少,提高外周血小板数量。主要用于治疗免疫性血小板减少性紫癜。一般用泼尼松。

5. **免疫抑制剂**　长春新碱、环磷酰胺、硫唑嘌呤、环孢菌素等免疫抑制剂可通过抑制免疫使血小板抗体生成减少。

6. **脾切除**　药物治疗无效或脾亢所致血小板明显减少,可考虑做脾切除术以减少血小板破坏场所。

7. **输注血小板**　原则上仅应用于各种原因导致的血小板量或质异常引起的严重出血。当血小板计数$<20\times10^9/L$,常伴有广泛而严重的出血,如咯血、消化道出血、颅内出血等。预防性和治疗性输注血小板是最有效的治疗措施。当血小板计数$>20\times10^9/L$,出血一般较轻,通常无须输注血小板,以免反复输注血小板后产生同种抗血小板抗体,至日后需紧急输注血小板时疗效降低。

8. 凝血障碍所致出血性疾病的治疗   根据发病机制的不同,凝血因子缺乏性疾病可分别采用补充维生素 K(凝血酶原、FⅦ、FⅨ、FⅩ缺乏)及补充血浆及血液制品(先天性凝血因子缺乏症)等治疗措施。

【临床药学监护要素及实施要点】

1. 血液和循环系统   如抗纤溶药和酶制剂致血栓、引发脑卒中,维生素 K 导致溶血性贫血,单剂量氨甲环酸会导致出血时间延迟,在使用上述药物时,要避免大剂量使用,注意监测血常规、尿常规和凝血功能等指标。

2. 神经系统   氨甲环酸会引发视物模糊、头痛、头晕、疲乏等症状,在使用时应控制用药速度。

3. 胃肠道系统   抗纤溶药会引发腹泻、恶心呕吐等症状,应避免大剂量使用。

4. 泌尿系统   氨基己酸会引发尿道出血,此时需要停药后恢复。

5. 肝脏   大量使用维生素 K 后会出现肝脏损害,因此应避免大剂量使用,注意监测肝功能。

6. 过敏反应   血凝酶和凝血因子制剂会引发皮疹、水肿及休克等症状,在使用这类药物应询问病史,做好过敏性休克的抢救。

五、弥散性血管内凝血

【疾病定义和流行病学】弥散性血管内凝血(disseminated intravascular coagulation,DIC)也称为消耗性凝血病或去纤维蛋白综合征,它是一种能够导致血栓形成和出血的全身性疾病。DIC 可表现为急性、危及生命的急症,也可表现为慢性、亚临床病程,这取决于疾病的严重程度和进展速度以及基础病因对发病的影响。识别 DIC 及其基础病因是正确处理 DIC 的关键。

【病因及发病机制】

1. 血管内凝血和纤溶   正常止血可确保在血管损伤部位形成血凝块,随后血凝块溶解以便组织修复。该系统中存在多个反馈通路来防止在没有血管损伤的情况下激活凝血,以及将血凝块限制在损伤部位。

2. 促凝物暴露和血液暴露于一种或多种促凝物   如组织因子(tissue factor,TF),而正常情况下血液不会暴露于这些促凝物。促凝物的来源和组成取决于基础疾病。

3. 凝血   凝血级联反应的激活可导致包含纤维蛋白和血小板的血栓形成,可发生在微脉管系统和/或较大的血管中。广泛的血栓形成会引起内源性凝血因子消耗,进而导致"消耗性凝血病",也会引起血小板和抗凝血因子(如蛋白 S、蛋白 C 和抗凝血酶)的消耗。

4. 纤溶   纤溶过程在血栓形成部位被激活,产生纤维蛋白降解产物(fibrin degradation product,FDP),当 FDP 积累到一定量时会干扰纤维蛋白凝块的形成以及血小板聚集。

5. 终末器官损害   灌注减少、血栓形成和/或出血可能引起组织和器官损伤。DIC 本身和引起 DIC 的基础疾病的影响常交织在一起。器官衰竭可能导致较高的并发症发生率和死亡率。

【临床表现】

1. 急性 DIC   表现如下,但这些表现均不具有高度特异性:创伤、脓毒症、恶性肿瘤(尤其是急性早幼粒白血病)或 ABO 血型不合输血的近期病史;出血,尤其是创伤、导管或引流部位的渗血;血小板减少症;凝血酶原时间(PT)和活化部分凝血活酶时间(APTT)延长;低血浆纤维蛋白原水平;血浆 D-二聚体水平升高;其他凝血试验结果异常等。

2. 慢性 DIC   表现如下,但这些表现均不具有高度特异性:恶性肿瘤病史,特别是胰腺、胃、卵巢或脑肿瘤;静脉血栓栓塞(VTE)或动脉血栓栓塞(ATE),特别是没有其他明确诱发因素时;轻度或无血小板减少症;PT 和 APTT 正常或轻度延长;血浆纤维蛋白原正常甚至轻度升高;血浆 D-二聚体水平升高;外周血涂片显示微血管病相关表现。

【治疗原则】诊断一旦确认,积极治疗原发病至关重要。维持血流灌注,积极治疗休克、纠正低血容量,对生命体征及主要器官进行监测,DIC 绝不能单纯以实验室指标为依据。

【药物治疗方案的制订】

1. 治疗基础病因 DIC 是一个持续性凝血酶生成和纤溶激活的过程,治疗这些异常依赖于消除其诱因。因此,DIC 的主要处理原则是治疗基础病因,从而消除持续性凝血和血栓形成的诱因。

2. 支持治疗 根据患者具体情况决定是否需要额外的支持治疗,例如:血流动力学和/或通气支持、积极补液治疗 AHTR 和红细胞输注治疗严重出血。

3. 全身性治疗的作用 一般来说,不会预防性使用全身性治疗来预防出血或血栓形成,如止血药或抗凝血药。然而,需要密切监测患者是否发生出血或血栓性并发症,一旦出现并发症需立即治疗。

4. 出血的预防/治疗 由于血小板减少和凝血因子消耗,DIC 患者存在出血风险。然而,不能可靠地预测哪些患者将会出血。在没有出血或没有出血高风险的患者中,只要血小板计数≥10 000/μl,不常规预防性使用血小板和凝血因子。采取这种做法的依据是:缺乏证据表明使用这些治疗可以防止出血;如果基础疾病得以治疗,DIC 很可能只是一过性的;DIC 合并血栓形成风险增加。一个国际共识小组建议在没有出血的情况下把血小板计数阈值定为 20 000/μl。然而,对于有大出血、出血高风险(如术后),或需要有创操作的患者,应给予治疗。应注意,不应因为害怕"火上浇油"而不对出血给予适当的治疗。

5. 大出血或需要紧急/急诊手术而血小板计数<50 000/μl 的患者应输注血小板。通常,给予 1~2U/10kg 的随机供者血小板,或者每日给予 1U 的单采血小板。因为血小板持续性消耗,血小板计数的增加可能低于预期。血小板计数<10 000/μl 的患者由于自发性出血风险增加应给予血小板输注。除急性早幼粒细胞白血病或其他可致严重骨髓功能障碍的疾病外,这种程度的血小板减少在 DIC 中罕见。严重出血伴 PT 或 aPTT 显著延长,或者纤维蛋白原水平<0.5g/L 伴严重出血的患者,应补充凝血因子。可选治疗包括 FFP、相关的血浆产物如 24 小时冰冻血浆(PF24),或者冷沉淀。冷沉淀是纤维蛋白原的良好来源,其容量负荷显著小于 FFP 或 PF24。

6. 建议不使用抗凝血酶来治疗 DIC 患者的出血。这一做法基于一项临床试验,该试验将 2 134 例脓毒症患者随机分配接受抗凝血酶和安慰剂,发现两组的死亡率无差异。该研究中,还接受肝素的患者出血增加。一项随机试验在脓毒症相关 DIC 中探讨了重组血栓调节蛋白,也显示相比安慰剂没有任何获益。

【临床药学监护要素及实施要点】

1. 注意事项

(1) 应注意,一般禁用抗纤溶药物,如氨甲环酸(TXA)、氨基己酸(EACA)或抑肽酶,因为阻断纤溶系统可能增加发生血栓性并发症的风险。然而,这些药物可用于伴纤溶亢进状态的大出血患者。

(2) 目前尚无在 DIC 中应用凝血酶原复合物浓缩物(PCC)的数据。PCC 也应禁用于 DIC,因为在已存在高凝状态的情况下给予 PCC 有可能诱发更多的血栓性并发症。

(3) 预防/治疗血栓形成:DIC 患者持续暴露于组织因子、凝血酶或其他促凝物,导致凝血持续激活,所以存在血栓形成风险。某些感染原因所致 DIC 似乎更常见血栓形成(但总体上仍少见),如重症疟疾或登革病毒感染。这些病例中,血栓形成会危及生命或危及肢体。指/趾坏疽也有报道。这种情况下可以使用肝素治疗,不过目前没有大型试验探讨这种情况下抗凝血药的疗效或给药方案。尽管急性或慢性 DIC 患者存在血栓形成的风险,但几乎没有证据支持这类患者进行预防性抗凝,但术前或住院治疗急性躯体疾病期间是例外,其与无 DIC 患者的处理相同。相比之下,抗凝一般适用于 VTE 治疗,指征与非 DIC 患者相似。应注意,DIC 所致轻至中度血小板减少(例如,血小板计数为 50 000~150 000/μl)并不是抗凝治疗 VTE 或动脉血栓栓塞的禁忌证。

2. 个体化给药

(1) 如果血浆纤维蛋白原水平<0.1g/L,给予冷沉淀以使血浆纤维蛋白原水平增至>0.1g/L。

(2) 如果血浆纤维蛋白原水平>0.1g/L,而 PT 或 APTT 仍明显延长,给予 FFP 或 PF24。目的是减少出血,而不是使凝血指标正常化。

(3) 血小板计数<10 000/μl 的患者由于自发性出血风险增加应给予血小板输注。除急性早幼粒细

胞白血病或其他可致严重骨髓功能障碍的疾病外,这种程度的血小板减少在 DIC 中罕见。

（4）严重出血伴 PT 或 APTT 显著延长,或者纤维蛋白原水平<0.5g/L 伴严重出血的患者,应补充凝血因子。可选治疗包括 FFP、相关的血浆产物如 24 小时冰冻血浆(PF24),或者冷沉淀。冷沉淀是纤维蛋白原的良好来源,其容量负荷显著小于 FFP 或 PF24。

3. 输注的具体阈值和输注量应根据具体临床情况和其他患者因素个体化确定　例如,容量状态和出血严重程度。以下方案可能是合适的:如果血浆纤维蛋白原水平<1g/L,给予冷沉淀以使血浆纤维蛋白原水平增至>1g/L;如果血浆纤维蛋白原水平>1g/L,而 PT 或 APTT 仍明显延长,给予 FFP 或 PF24。目的是减少出血,而不是使凝血指标正常化。不使用抗凝血酶来治疗 DIC 患者的出血。应注意,一般禁用抗纤溶药物,如氨甲环酸(TXA)、氨基己酸(EACA)或抑肽酶,因为阻断纤溶系统可能增加发生血栓性并发症的风险。然而,这些药物可用于伴纤溶亢进状态的大出血患者。目前尚无在 DIC 中应用凝血酶原复合物浓缩物(PCC)的数据。PCC 也应禁用于 DIC,因为在已存在高凝状态的情况下给予 PCC 有可能诱发更多的血栓性并发症。

（高　申）

第六节　内分泌及代谢性疾病

一、糖尿病

【**疾病定义和流行病学**】糖尿病是由于胰岛素分泌缺陷或在靶组织的作用减低(胰岛素抵抗),或两者并存所引起的糖、脂肪、蛋白质紊乱,并以长期高血糖为特征的代谢性疾病。

近几十年来,我国糖尿病患病率显著增加。2007—2008 年糖尿病的流行病学调查结果显示,我国 20 岁以上的成年人糖尿病患病率为 9.7%。2010 年和 2013 年,在我国范围内开展的 18 岁以上人群的糖尿病患病率分别是 9.7% 和 10.4%。

【**病因及发病机制**】目前糖尿病一般可分为 1 型糖尿病(胰岛素依赖型)、2 型糖尿病(非胰岛素依赖型)、其他特殊类型糖尿病和妊娠糖尿病。其病因及发病机制详见表 6-23。

表 6-23　糖尿病的分型及发病机制

糖尿病的类型	病因与机制
1 型糖尿病(胰岛素依赖型)	遗传上的易感人群在环境因素作用下发生自身免疫反应引起胰岛 β 细胞破坏,导致绝对的胰岛素缺乏或分泌不足,血液中能检测到自身抗体
2 型糖尿病(非胰岛素依赖型)	易感基因;高热量饮食、精神紧张、缺少运动,肥胖;周围组织胰岛素抵抗;肝糖原增加;胰岛素释放延迟;胰岛素分泌不足
其他特殊类型糖尿病	基因变异引起的胰岛细胞功能缺陷、胰岛素作用缺陷、胰腺疾病(胰腺炎、胰腺创伤、囊性纤维化和血色素沉积症)、内分泌疾病(库欣综合征、肢端肥大症)、营养不良引发的继发性糖尿病
妊娠糖尿病	易感基因;妊娠导致的一定程度的胰岛素抵抗

【**临床表现**】
1. 1 型糖尿病症状特点
（1）任何年龄均可发病,一般常见于 30 岁以前。
（2）起病急,病情重,多有典型的"三多一少"症状,即多饮、多食、多尿和消瘦。
（3）血糖显著增高,常出现酮症酸中毒。
（4）胰岛素水平很低,胰岛功能基本丧失,需要终身应用胰岛素治疗。
（5）成年人晚发自身免疫性糖尿病发病年龄多在 20~48 岁,易出现大血管病变。

2. 2型糖尿病症状特点

（1）多见于中老年，一般有家族遗传性。

（2）起病缓慢，病情相对平稳，无症状的时间可达数年至数十年。

（3）多数人肥胖、食欲好、精神体力与常人无异，偶有疲乏无力，个别人可出现低血糖。

（4）多在体检时发现。

（5）随着病程延长，血糖逐渐升高，可出现糖尿病慢性并发症。

【治疗原则】糖尿病治疗的近期目标是控制血糖，防止出现急性并发症。远期目标是通过良好的代谢控制达到预防慢性并发症，提高糖尿病患者的生活质量和延长患者寿命。世界权威机构对糖化血红蛋白（HbA1c）有明确的控制目标，国际糖尿病联盟（international diabetes federation，IDF）、美国糖尿病学会（American diabetes association，ADA）及我国指南均建议控制在7%以下，美国临床内分泌专家协会（American association of clinical endocrinologists，AACE）则建议控制标准为<6.5%。此外，还应使患者的血压、血脂、血流变学指标控制在正常水平，没有急性代谢性并发症，体重稳定，能保持较正常的工作生活能力。建立完善的糖尿病教育管理体系，为患者提供生活方式干预和药物治疗的个体化指导。

【药物治疗方案的制订】

1. **治疗药物分类**　目前糖尿病的治疗药物包括口服降血糖药物（表6-24）、胰岛素制剂（表6-25）以及胰高血糖素样肽1（glucagon-like peptide 1，GLP-1）受体激动药（表6-26）等。

表6-24　口服降血糖药的种类及特点

药品名称/分类	每日剂量（mg）	分服次数	主要不良反应
磺酰脲类胰岛素促泌剂			
甲苯磺丁脲	1 000~2 000 （最大3 000）	2~3	低血糖、消化道反应、过敏、白细胞减少
格列本脲	1.25~10 （最大15）	1~2	低血糖、消化道反应、过敏
格列齐特	80~240 （最大320）	1~3	低血糖、消化道反应、过敏
格列齐特缓释片	30~120 （最大120）	1	低血糖、过敏
格列吡嗪	5~15 （最大30）	2~3	低血糖、消化道反应、过敏
格列吡嗪控释片	5~15 （最大20）	1	低血糖、过敏
格列喹酮	90~120 （最大180）	2~3	低血糖、消化道反应、过敏
格列美脲	1~4 （最大6）	1	低血糖、消化道反应、过敏、肝功能异常
非磺酰脲类胰岛素促泌剂			
瑞格列奈	1.5~12	3	胃肠道反应、过敏、肝功能异常、低血糖
那格列奈	180~360	3	肝功能异常、低血糖、皮疹瘙痒、腹痛
双胍类			
二甲双胍	1 000~1 500 （最大2 000或2 550）	2~3	消化道反应、疲乏、皮疹、体重减轻

续表

药品名称/分类	每日剂量(mg)	分服次数	主要不良反应
α 糖苷酶抑制剂			
阿卡波糖	50~300	2~3	腹胀、肠鸣音亢进、腹泻、皮肤反应
伏格列波糖	0.6	3	腹胀、肠鸣音亢进、腹痛、皮肤反应
噻唑烷二酮类胰岛素增敏剂			
罗格列酮	2~8	1~2	肝功能异常、头痛、上呼吸道感染、水肿
吡格列酮	15~45	1	头痛、肌痛、上呼吸道感染、水肿、贫血
二肽基肽酶Ⅳ(DPP-Ⅳ)抑制剂			
西格列汀	100	1	可能出现超敏反应、肝酶升高、上呼吸道感染、鼻咽炎
沙格列汀	5	1	淋巴细胞减少、皮疹、血肌酐及磷酸肌酸激酶升高、上呼吸道及泌尿道感染、头痛
维格列汀	100	2	鼻塞、头痛、上呼吸道感染

表 6-25　胰岛素制剂种类与特点

类别	名称	起效时间(小时)	作用峰时(小时)	维持时间(小时)	给药时间
超短效	门冬或赖脯胰岛素	0.12~0.2	1~2	4~6（皮下）	餐前 10 分钟
短效	正规胰岛素	0.5~1	1.5~4	3~6（皮下、肌内）	餐前 15~30 分钟
		0.2~0.3	0.25~0.5	0.5~1（静脉注射）	酮症昏迷,即刻
中效	低精蛋白锌胰岛素	1~2	6~12	12~18（皮下）	餐前 30~60 分钟
长效	精蛋白锌胰岛素	4~6	14~20	24~36（皮下）	早餐前 30~60 分钟,每日 1 次
超长效	地特胰岛素	3~6	6~8	6~24（皮下）	睡前 30~60 分钟,每日 1~2 次
	甘精胰岛素	2~5	5~24	18~24（皮下）	睡前 30~60 分钟,每日 1 次
预混	双时相低精蛋白锌胰岛素	0.5	2~8	24（皮下）	早餐前 30 分钟,每日 1~2 次
	双时相低精蛋白锌门冬胰岛素	0.5	2~8	24（皮下）	餐前或餐后即时注射
	双时相低精蛋白锌赖脯胰岛素	0.5	2~8	24（皮下）	餐前或餐后即时注射

表 6-26　目前临床使用的 GLP-1 受体激动药

化学名	每次剂量	给药频率
艾塞那肽	5~10U	b. i. d.
利拉鲁肽	0.6~1.8mg	q. d.

2. 药物治疗方案

（1）1 型糖尿病的药物治疗：1 型糖尿病患者需终身使用胰岛素治疗，根据病情和疗效可选择常规治疗（基础胰岛素或预混胰岛素）和强化治疗（餐时+基础胰岛素）。胰岛素的剂量必须个体化，大多数患者应该接受皮下注射（每日 3~4 次），根据血糖水平每 3~4 日调整 1 次，每次调整 1~4U，直至血糖达标。

（2）2 型糖尿病的药物治疗：2 型糖尿病可分为肥胖和非肥胖两种类型，肥胖的 2 型糖尿病患者在饮食、体育运动、控制体重的基础上，可选用能够增加胰岛素敏感性的药物如二甲双胍、α 糖苷酶抑制剂、吡格列酮、DPP-Ⅳ抑制剂等。

非肥胖患者可首先选用磺酰脲类药物，逐渐加入二甲双胍或 α 糖苷酶抑制剂，口服降血糖药物用至较大剂量仍无法控制血糖的患者应加用或改用胰岛素制剂。症状严重者可先使用胰岛素治疗，待血糖控制后根据胰岛功能判断是否改用口服降血糖药物。各种磺酰脲类药物不宜联合应用，也不宜与非磺酰脲类促泌剂合用，还应注意与其他药物之间的相互作用。

（3）肝肾功能不全时糖尿病的药物治疗：糖尿病伴有肝功能不全患者在选择降血糖药时应慎用口服降血糖药，以免因药物消除减慢引起药物不良反应，加重肝脏负担，使肝功能进一步受损。应选择胰岛素治疗，待肝功能恢复后，改用口服降血糖药。

肾功能不全时，应选用不经肾排泄、而主要在肝代谢经胆道排泄的药物治疗，如格列喹酮。瑞格列奈绝大部分经胆汁排泄，且不易引起低血糖反应，故轻、中度肾功能不全时仍可应用。对胰岛素治疗患者，可因胰岛素在肾的降解减少而需减少胰岛素用量，也可因肾功能不全产生胰岛素抵抗而需增加胰岛素用量，须密切监测患者血糖变化调节剂量。双胍类药物和多数磺酰脲类药物主要经肾排泄，应慎用。

（4）老年人和儿童糖尿病的药物治疗：老年人糖尿病的治疗需在控制血糖的同时防止低血糖反应。因此可设定相对宽松的治疗目标，即将空腹血糖控制在 8mmol/L 以下，餐后 2 小时血糖控制在 12mmol/L 以下。对较长时间饮食和运动疗法未能达到治疗效果的老年 2 型糖尿病患者，可口服药物治疗。在选择口服降血糖药物时应注意：①老年人伴有心、肾、肝功能不良者，忌用二甲双胍；②有心功能不全者避免使用噻唑烷二酮类药物；③避免选用作用强且持续时间长的磺酰脲类降血糖药，防止低血糖；④可选择 α 糖苷酶抑制剂，小剂量作用温和或半衰期短的胰岛素促分泌剂及 DPP-Ⅳ抑制剂，可根据血糖变化逐渐加量。

儿童 1 型糖尿病一经确诊常需终身依赖外源性胰岛素替代治疗。由于患儿胰岛残余 β 细胞功能有差异，治疗要注意个体化。儿童 2 型糖尿病的治疗原则上可先进行饮食和运动治疗，观察 2~3 个月，若血糖仍未达标者，可使用口服降血糖药或胰岛素治疗以保证儿童的正常发育。在多数情况下（特别是对于肥胖患者）二甲双胍作为首选药物。与磺酰脲类药物相比，二甲双胍不易发生低血糖，同时可降低三酰甘油和胆固醇水平。

（5）妊娠时糖尿病的药物治疗：糖尿病妇女计划怀孕前，应开始接受强化胰岛素治疗，直至妊娠结束。妊娠期间总体重增加宜在 12kg 左右。妊娠期发病的糖尿病患者也应采用胰岛素治疗。妊娠时患者应选用人胰岛素短效制剂，必要时加用中效制剂，忌用口服降血糖药。保持血糖水平接近正常又不引起低血糖对胎儿的正常发育非常重要。绝大多数患者在分娩后即可停用胰岛素，个别患者需小剂量胰岛素长期治疗。

（6）糖尿病合并症及慢性并发症的药物治疗：糖尿病合并高血压时，血压控制目标为 130/80mmHg 以下，以降低心血管病变及微血管并发症发生的危险性。药物治疗首选 ACEI 和 ARB。为达到降压目标，通常需要多种抗高血压药联合应用，使用 β 受体拮抗药和噻嗪类利尿药时，应注意药物对糖代谢的不良影响。2 型糖尿病合并以总胆固醇或低密度脂蛋白胆固醇增高为主的血脂异常者，宜选用他汀类药物，以三酰甘油升高为主的可选用贝特类药物。烟酸类调血脂药可升高血糖，应禁用。对糖尿病肾病患者，限制蛋白质摄入量、严格控制高血压、预防和治疗尿路感染是治疗的主要措施，降血糖药物的选用同前述肾功能不全时糖尿病的治疗。

【临床药学监护要素及实施要点】

1. 疗效监测 HbA1c 是长期控制血糖最重要的评估指标（正常值 4%~6%），也是指导临床治疗方案调整的重要依据之一。患有血红蛋白异常性疾病的患者，HbA1c 的检测结果不可靠，应以空腹和/或餐后静脉血浆血糖为准。

自我血糖监测的频率取决于治疗的目标和方式:①血糖控制差或病情危重者应每日监测4~7次,直到病情稳定,血糖得到控制。当病情稳定或已达血糖控制目标时可每周监测1~2日;②使用胰岛素治疗者在治疗开始阶段每日至少监测血糖5次,达到治疗目标后每日监测2~4次;使用口服药和生活方式干预的患者达标后每周监测血糖2~4次。

2. 并发症防范

(1) 糖尿病慢性并发症:微血管病变是糖尿病视网膜病变、肾病和神经病变的发病基础;大血管病变会导致冠心病、高血压,周围血管病变、糖尿病足和脑血管疾病。①糖尿病心脏病:造成心脏代谢紊乱,心功能减退,出现易倦、乏力、心慌气短、心绞痛,严重者发生急性心力衰竭、休克、心律失常甚至猝死。②糖尿病眼病:常见视网膜病变、白内障、视神经损伤、继发性青光眼,眼部并发症往往导致失明,早发现早治疗十分关键。③糖尿病足:是一种慢性致残性并发症,一旦发生很难得到有效治疗,往往需要截肢,严重时可致死。

(2) 糖尿病急性并发症:糖尿病酮症酸中毒、高渗性高血糖状态、低血糖症、乳酸酸中毒。

(3) 糖尿病并发感染:糖尿病患者易发生细菌和真菌感染,最常见的是黏膜皮肤的真菌感染以及足部的细菌感染。

3. **低血糖风险的防范**   糖尿病低血糖是指糖尿病药物治疗中发生的血糖过低现象,可导致患者不适,甚至发生生命危险。这也是血糖控制达标的主要障碍,应引起特别注意。接受药物治疗的患者只要血糖水平≤3.9mmol/L就属于低血糖范畴。

4. **糖尿病教育和管理**   糖尿病患者一旦确诊就必须接受糖尿病教育,教育和指导应该是长期的、随时随地进行的,特别是当血糖控制较差需要调整治疗方案或因出现并发症需要进行胰岛素治疗时。教育的内容应包括:疾病的自然进程;糖尿病的临床表现;糖尿病的危害,包括急慢性并发症的防治,特别是足部护理;个体化的治疗目标;个体化的生活方式干预措施和饮食计划;规律运动和运动处方;饮食、运动与口服药、胰岛素治疗或其他药物间的相互作用;自我血糖监测、尿糖监测和胰岛素注射等具体操作程序;血糖结果的意义和应采取的相应干预措施;发生紧急情况时如疾病、低血糖、应激和手术时的应对措施;糖尿病妇女受孕必须做到有计划,并全程监护。

5. **医学营养治疗**   营养治疗的目标是达到并维持理想的血糖水平,减少心血管疾病的危险因素,包括控制血脂异常和高血压,提供均衡营养的膳食,减轻胰岛β细胞负荷,维持合理体重。

6. **生活方式干预**   体力活动在2型糖尿病的管理中占有重要地位。运动增加胰岛素敏感性,有助于血糖控制,还有利于减轻体重、炎症控制、疾病预防和心理健康等。吸烟有害健康,尤其对有大血管高度危险的2型糖尿病患者,应劝诫每一位吸烟的糖尿病患者停止吸烟。

二、甲状腺功能亢进症

【疾病定义和流行病学】甲状腺毒症是指组织暴露于过量的甲状腺激素条件下发生的一组临床综合征。甲状腺功能亢进症(hyperthyroidism)简称甲亢,是指甲状腺腺体本身产生甲状激素过多而引起的甲状腺毒症,包括弥漫性毒性甲状腺肿、结节性毒性甲状腺肿、甲状腺自主性高功能腺瘤。

甲亢是一种临床综合征,而非具体的疾病。本部分主要介绍临床上常见的弥漫性毒性甲状腺肿(Graves病)。本病为一种常见的内分泌疾病,多见于成年女性,男女之比为1:(4~6),以20~40岁最多见。

【病因及发病机制】一般认为本病以遗传易感性为背景,在感染、精神创伤等因素下诱发体内的免疫系统功能紊乱,免疫耐受、识别和调节功能减退,抗原特异性或非特异性Ts细胞功能缺陷,机体不能控制针对自身组织的免疫反应,Ts细胞减弱了对Th细胞的抑制,特异B淋巴细胞在特异性Th细胞的辅助下产生异质性自身抗体,其中的甲状腺刺激抗体(TsAb)是介导甲亢的最主要的组分。

【临床表现】

1. **症状**   症状主要有易激动、烦躁失眠、心悸、乏力、怕热、多汗、消瘦、食欲亢进、大便次数增多或腹泻、女性月经稀少。可伴发周期性瘫痪(亚洲、青壮年男性多见)和近端肌肉进行性无力、萎缩,后者称为甲亢性肌病,以肩胛带和骨盆带肌群受累为主。Graves 病有 1% 伴发重症肌无力。少数老年患者高代谢的症状不典型,相反表现为乏力、心悸、畏食、抑郁、睡眠体重明显减少,称为淡漠型甲亢。

2. **体征**　Graves 病的大多数患者有程度不等的甲状腺肿大。甲状腺肿为弥漫性,质地中等(病史较久或食用含碘食物较多者可坚韧),无压痛。甲状腺上、下极可以触及震颤,闻及血管杂音。也有少数的病例甲状腺不肿大;结节性甲状腺肿伴甲亢可触及结节性肿大的甲状腺;甲状腺自主性高功能腺瘤可扪及孤立结节。心血管系统表现有心率增快、心脏扩大、心律失常、心房颤动、脉压增大等。少数病例下肢胫骨前皮肤可见黏液性水肿。

3. **甲亢的眼部表现**　分为两类。一类为单纯性突眼,病因与甲状腺毒症所致的交感神经兴奋性增高有关;另一类为浸润性突眼,也称为 Graves 眼病,亦称 Craves 眶病,与眶周围组织的自身免疫炎症反应有关。

【**治疗原则**】目前尚无有效针对病因和发病机制的根治方案。对症治疗主要是控制高代谢症状,促进器官特异性自身免疫的消退。一般治疗包括注意休息,补充足够的热量和营养,包括糖、蛋白质和 B 族维生素。对症处理包括失眠可给予苯二氮䓬类药物。心悸明显者可给予 β 受体拮抗药,如普萘洛尔每次 10~20mg,每日 3 次;或美托洛尔每次 25~50mg,每日 2 次。甲亢的治疗可选择 [131]I、抗甲状腺药物(ATD)和甲状腺切除术中的任何一种治疗方式,临床实际选择时还应充分考虑上述方法的适应证、禁忌证及相关影响因素。不论选择哪种治疗方式,都应在治疗前准备、方案实施和治疗后随访等方面做充分考虑。治疗期间一旦发生甲亢危象,应采用 β 受体拮抗药、ATD、无机碘、糖皮质激素、急速降温(对乙酰氨基酚),容量复苏和呼吸支持等多种模式联合治疗,并进行重症监护。

【**药物治疗方案的制订**】

1. **内科治疗**　ATD 是甲亢的主要治疗药物,代表物有甲巯咪唑、丙硫氧嘧啶。ATD 治疗甲亢的缓解率为 30%~70%,平均为 50%。适用于病情轻,甲状腺轻、中度肿大的甲亢患者。年龄在 20 岁以下、妊娠甲亢、年老合并体弱或合并严重肝、肾疾病不能受手术者均宜采用药物治疗。一般情况下治疗方法为甲巯咪唑 30~45mg p.o,q.d.,或者丙硫氧嘧啶 100~150mg p.o,t.i.d.。当症状消失、血中甲状腺激素水平接近正常后逐渐减量。其他治疗药物还包括 β 受体拮抗药、碘剂、锂制剂及地塞米松等。

β 受体拮抗药:①从受体部位阻断儿茶酚胺的作用,减轻甲状腺毒症的症状,在 ATD 作用完全发挥以前控制甲状腺毒症的症状。②具有抑制外周组织的 T_4 转换为 T_3 的作用。③还可以通过独立的机制阻断甲状腺素对心肌的直接作用。④对严重心动过速导致的心功能不全有效。目前使用最广泛的 β 受体拮抗药是普萘洛尔,20~80mg/d,每 6~8 小时 1 次。哮喘和慢性阻塞性肺疾病患者禁用;甲亢和妊娠期女性患者慎用;心脏传导组织和充血性心力衰竭患者禁用;但是严重心动过速导致的心力衰竭患者可以使用。

碘剂主要作用是抑制甲状腺激素从甲状腺释放。用于:①甲状腺次全切除的准备;②甲状腺危象;③严重的甲状腺毒症心脏病;④甲亢患者接受急诊外科手术。

锂制剂可以抑制甲状腺素分泌,与碘制剂不同的是它不干扰甲状腺对放射碘的摄取。主要用于对 ATD 和碘剂都过敏的患者。

地塞米松每次 2mg,每 6 小时 1 次,可以抑制甲状腺激素分泌和外周组织的 T_4 转换成 T_3。

2. **[131]I 治疗**　中度甲亢,年龄在 25 岁以上;甲状腺次全切除后又复发的甲亢患者;对抗甲状腺药物过敏者,或患者不能坚持长期服药者;同时患有其他疾病,如肝、心、肾等疾病,不宜手术治疗者。

放射性 [131]I 治疗禁忌证:①妊娠或哺乳期妇女;②年龄在 25 岁以下者(相对禁忌);③有重度肝、肾功能不全者;④血白细胞数减少;⑤重度甲亢患者及甲亢危象;⑥重度浸润性突眼症。

治疗副作用:绝大部分患者在 10~20 年可发展为永久性甲减症,须终身服用左甲状腺片。

3. **手术治疗**　甲状腺次全切除手术,即手术切除部分甲状腺组织。

三种疗法各有利弊,应根据患者的具体情况选择治疗方案。内科治疗可以保留甲状腺产生激素的功能,但是疗程长、治愈率低,复发率高;[131]I 和甲状腺次全切除都是通过破坏甲状腺组织来减少甲状腺激素的合成和分泌,疗程短,治愈率高,复发率低,但是甲减的发生率显著增高。

【临床药学监护要素及实施要点】

1. **疗效监测**　甲亢的治疗目的旨在控制甲状腺毒症而非病因学(如控制 TRAb)治疗,因此对疗效的评估主要是甲亢的甲状腺毒症的缓解与复发,难以达到治愈。评价甲亢疗效的参考标准如下:①完全缓解(临床治愈)。随访半年以上,患者的甲亢症状和体征完全消失,血清 TT_3、TT_4、FT_3、FT_4 恢复正常。②部分缓解。甲亢症状减轻,体征部分消失,血清 TT_3、TT_4、FT_3、FT_4 明显降低,但未降至正常水平。③无效。患者的症状和体征均无改善或反而加重,血清甲状激素水平无明显降低。④甲减。治疗后出现甲减的症状和体征,血清甲状腺激素水平低于正常,TSH 高于正常。通常①、②和⑤均被认为治疗有效。

2. **抗甲状腺药物不良反应监测**　抗甲状腺药物的不良反应有皮疹、皮肤瘙痒、白细胞减少症、粒细胞减少症、中毒性肝病和血管炎等。甲巯咪唑的不良反应是剂量依赖性的,丙硫氧嘧啶的不良反应则是非剂量依赖性的,两药的交叉反应发生率为 50%。发生白细胞减少($<4×10^9/L$)通常不需要停药,减少抗甲状腺药物的剂量,加用一般升白细胞药物。注意甲亢在病情还未被控制时也可以引起白细胞减少,所以应当在用药前常规检查白细胞计数作为对照。皮疹和瘙痒的发生率为 10%,用抗组胺药物多可纠正。如皮疹严重应停药,以免发生剥脱性皮炎等。出现关节疼痛者应当停药,否则会发展为"ATD 关节炎综合征",即严重的游走性多关节炎。

3. **并发症防范**

(1) 甲状腺危象:也称为甲亢危象,表现为所有甲亢症状加重和恶化,多发生于较重甲亢未予治疗或治疗不充分的患者。常见的诱因有感染、手术、创伤、精神刺激等。治疗:去除诱因。注意保证足够的热量及液体补充,高热者积极降温,必要时进行人工冬眠。有心力衰竭者使用洋地黄及利尿药。

(2) 甲状腺毒症性心脏病:甲状腺毒症对心脏有 3 个作用。①增强心脏 β 受体对儿茶酚胺的敏感性;②直接作用于心肌收缩蛋白,增强心肌的正性肌力作用;③继发于甲状腺激素的外周血管扩张,阻力下降,心排血量代偿性增加。上述作用导致心动过速、心排血量增加、心房颤动和心力衰竭。治疗:①ATD 治疗;②^{131}I 治疗;③β 受体拮抗药;④处理甲亢合并的充血性心力衰竭的措施与未合并甲亢者相同,但是纠正的难度加大,洋地黄的用量也要增加;⑤心房颤动可以被普萘洛尔和/或洋地黄控制,控制甲亢后若心房颤动仍持续存在可以施行电转律。

4. **用药教育与指导**

(1) 心理指导:焦虑为甲亢患者最常见、最突出的心理反应。做好心理护理对甲亢的预后有良好的促进作用,详细讲解甲亢的病因、表现、治疗手段及预后,安慰、劝解患者,鼓励其树立战胜疾病的信心。指导患者训练自我调控情绪的方法,以减少应激反应。

(2) 饮食管理:甲亢患者处于高代谢状态,营养物质消耗增加,指导患者进食高热量、高蛋白质、易消化的食品。宜少量多餐,不可暴饮暴食。鼓励家属携带患者爱吃的食物,禁食碘量高的食品尤其是海带,有条件患者食用生盐或代盐,禁饮兴奋性饮料。

(3) 生活指导:饮食起居要有规律,注意防寒保暖和个人卫生,充分休息和高质量的睡眠有利于甲亢症状的控制。指导患者采用一些放松手法如深呼吸、听音乐等缓解紧张情绪,必要时遵医嘱服用安眠药以助睡眠。甲亢患者不宜从事重体力和剧烈运动,以减少心脏负担和氧的消耗,重症患者或合并心脏病者应卧床休息。避免精神刺激、劳累感染、暴饮暴食等诱因加重病情或诱发甲状腺危象。

三、慢性肾上腺皮质功能减退症

【疾病定义和流行病学】 原发性慢性肾上腺皮质功能减退症是由于自身免疫、结核、真菌等感染或肿瘤等原因破坏双侧肾上腺皮质而引起的肾上腺皮质功能减退,也称艾迪生病(Addison disease)。多见于中年人,老年人和幼年者较少见,结核性者男性多于女性,自身免疫所致的"特发性"者以女性多见,遇有应激、手术、创伤、感染等情况可诱发急性肾上腺皮质功能减退症。

继发性肾上腺皮质功能减退症即腺垂体功能减退,是腺垂体激素分泌功能部分或全部丧失的结果。临床表现和发病的年龄、性别、受累激素的种类及分泌受损的程度及原发病的病理性质有关。产后大出血引起的腺垂体功能减退症病因与发病时间明确,腺垂体功能减退的表现典型,激素替代治疗有效,预后也较好。

【病因和发病机制】慢性肾上腺皮质功能减退症按病因可分为原发性和继发性(表 6-27)。

表 6-27　慢性肾上腺皮质功能减退症的病因及发病机制

疾病类型	机制		病因
原发性肾上腺皮质功能减退症	肾上腺皮质萎缩		自身免疫性多内分泌腺体综合征
	感染		肾上腺结核、真菌、病毒等感染
	其他原因		恶性肿瘤转移,白血病浸润,淀粉样变,肾上腺手术切除、放射治疗破坏,先天性缺乏,肾上腺皮质激素合成阻滞药和糖皮质激素长期应用等
继发性肾上腺皮质功能减退症	原发性	先天遗传性	如 Kallmann 综合征、Lawrence-Moon-Biedl 综合征等
		感染	如脑炎、脑膜炎、流行性出血热、梅毒等
		垂体缺血性坏死	如产后大出血(希恩综合征)
		垂体区肿瘤	原发性(鞍内和鞍旁肿瘤)及转移性癌瘤
		垂体卒中	一般发生在垂体瘤时
		医源性	蝶鞍区放射治疗后、手术创伤
		其他	免疫性疾病、各种浸润性病变、海绵窦血栓形成、原发性空蝶鞍征及创伤
	继发性	垂体柄损伤破坏	创伤性、肿瘤、动脉瘤压迫及手术创伤
		下丘脑或其他神经系统病变	肿瘤、炎症、浸润性病变、肉芽肿和营养不良等

【临床表现及诊断】

1. **原发性慢性肾上腺皮质功能减退症**　主要诊断指标为血浆皮质醇、24 小时尿 17-羟皮质类固醇或游离皮质醇、血浆 ACTH,而 ACTH 兴奋试验最具诊断价值。症状表现为皮肤黏膜色素沉着、乏力、消瘦、食欲缺乏、恶心、血压偏低、低血钠、低血糖、高血钾;其中,皮肤黏膜色素沉着为原发性肾上腺皮质功能减退症特有的体征。另外,如病因为肾上腺结核病活动期或其他脏器活动性结核者,可呈现低热、盗汗等;伴其他自身免疫性内分泌疾患时可呈现自身免疫性多腺体功能衰竭综合征;合并腺垂体功能减退时可有甲状腺和性腺功能减退,表现为怕冷、便秘、闭经、腋毛/阴毛稀少、性欲下降、阳痿等,青少年患者表现为生长发育迟缓和青春期延迟;下丘脑或垂体占位病变可有头痛、尿崩症、视力下降和视野缺陷等症状。

2. **继发性慢性肾上腺皮质功能减退症**　需要评估腺垂体及其靶腺功能,结合血生化检查,以及 CT 或 MRI 检查判断。主要表现为各靶腺(性腺、甲状腺、肾上腺)功能减退。

(1) 性腺(卵巢、睾丸)功能减退:女性有产后大出血、休克、昏迷史,产后无乳、月经不再来潮、性欲减退、不育、阴道分泌物减少、外阴子宫和阴道萎缩、阴道炎、性交痛、毛发脱落尤以阴毛、腋毛为甚。成年男子性欲减退、阳痿、睾丸松软缩小,胡须稀少,无男性气质、肌力减弱、皮脂分泌减少,骨质疏松。

(2) 甲状腺功能减退:其表现与原发性甲状腺功能减退症相似,但通常无甲状腺肿。

(3) 肾上腺功能减退:其表现与原发性慢性肾上腺皮质功能减退症相似,所不同的是本病由于缺乏黑素细胞刺激素,故有皮肤色素减退、面色苍白、乳晕色素浅淡,而原发性慢性肾功能减退症则通常表现为皮肤色素加深。

【治疗原则】

1. **原发性肾上腺皮质功能减退症**

(1) 糖皮质激素替代治疗:根据身高、体重、性别、年龄、体力劳动强度等确定合适的基础量。

(2) 一般治疗:应高盐饮食,食盐摄入量应充分;如有大量出汗、腹泻时应酌加食盐摄入量。防止感冒、劳累及各种应激反应。进食高糖类、高蛋白、富含维生素且易消化吸收的饮食。

(3) 病因治疗:肾上腺结核所致的 Addison 病需要抗结核治疗。

2. 继发性肾上腺皮质功能减退症

（1）病因治疗：本病可由多种原因所引起,治疗应针对病因治疗,尤其肿瘤患者可通过手术、放疗和化疗等措施解除压迫及破坏作用,减轻和缓解颅内高压症状;对于出血休克而引起缺血性垂体坏死者关键在于预防,加强产妇围生期的监护,及时纠正产科病理状态。

（2）激素替代治疗：根据患者腺垂体功能减退的程度,肾上腺皮质功能、甲状腺和性腺功能减退的情况,予以相应的激素替代治疗,剂量以生理性分泌量为度。

【药物治疗方案的制订】

1. 原发性肾上腺皮质功能减退症　糖皮质激素替代治疗需要根据身高、体重、性别、年龄、体力劳动强度等确定合适的基础量。宜模仿激素分泌昼夜节律在清晨睡醒时服全日量的2/3,下午4时前服余下的1/3;在有应激情况与并发症时可适当加量。

2. 继发性肾上腺皮质功能减退症　对于腺垂体功能减退症采用相应的靶腺激素替代治疗能取得满意的效果,如改善精神和体力活动、改善全身代谢及性功能、防治骨质疏松,但需要长期甚至终身维持治疗。应激情况下需要适当增加糖皮质激素的剂量。所有替代治疗均宜口服给药,下述药物剂量为生理剂量供参考：左甲状腺素50～150μg/d;甲状腺素片40～120mg/d;氢化可的松20～30mg/d;泼尼松5～7.5mg/d;炔雌醇5～20mg/d;甲羟孕酮(安宫黄体酮)5～10mg/d(月经周期的第12～25天)以形成人工周期性月经;丙酸睾酮50mg/周肌内注射,对男子性腺功能减退症有效;十一酸睾酮40mg每日3次口服,但应防治前列腺癌的发生。

治疗过程中应先补充糖皮质激素,然后再补充甲状腺激素,以防肾上腺危象的发生。

【临床药学监护要素及实施要点】

1. 疗效监测　监测血浆皮质醇和促肾上腺皮质激素、血压、血钾、血浆肾素活性、甲状腺功能、电解质、血糖等。结合患者的症状和体征综合判断治疗是否合适。

2. 用药教育　糖皮质激素是肾上腺皮质功能减退症及腺垂体功能减退症的主要替代治疗药物,因患者长期使用糖皮质激素,抵抗力低,应注意预防感冒,避免劳累,注意饮食和个人卫生,防止感染;不要空腹口服,用药须注意消化道反应,如恶心、呕吐、畏食、腹痛、黑粪等症状;定期进行骨密度检查,如发生骨质疏松症或无菌性股骨头坏死则必须停药;长期使用糖皮质激素易出现高血糖,告知患者积极治疗并密切监测血糖;糖皮质激素可导致高血压、高血脂、低血钾和动脉粥样硬化,告知患者注意有无头晕、头痛症状,监测血压、血脂、血钾变化情况;糖皮质激素还可引起神经精神异常,监测患者是否出现激动、烦躁、失眠等,如出现严重的精神症状及癫痫,应及时停药。尤其是告知患者激素不可随意减量或停药,必须遵医嘱服用,否则可能使病情复发或加重。

3. 生活方式教育　腺皮质功能减退症应进食高盐、高糖、高蛋白及富含维生素的饮食,如有大量出汗、腹泻时应酌情加大食盐的摄入量。腺垂体功能减退症患者宜进食高热量、高蛋白及富含维生素的膳食,但不宜过度饮水。

四、骨质疏松症

【疾病定义和流行病学】骨质疏松症(osteoporosis,OP)是一种以单位骨量减少和组织结构退变为特征,并导致骨脆性增加、骨强度降低,而易于骨折的渐进性的全身性代谢性骨病。OP好发于绝经后女性和中老年人群。

骨质疏松症是一种与增龄相关的骨骼疾病。我国是世界上老年人口绝对数量最多的国家,随着人口老龄化日趋严重,骨质疏松症已成为我国面临的重要公共健康问题。60岁以上人群骨质疏松的患病率明显增高,女性尤为突出。

【病因及发病机制】OP可由多种因素所诱发,其基本致病机制是骨代谢过程中骨吸收和骨形成的耦联功能异常,导致人体内的钙磷代谢失衡,使骨密度逐渐减少而引起临床症状。OP可分为原发性、继发性和特发性三大类,其中原发性OP是OP中最常见和最主要的一种,详见表6-28。

表 6-28　骨质疏松症的分类及病因

分类	病因
原发性	由年龄老化、器官生理功能退化和性激素分泌减少所引起,分为绝经后骨质疏松症(Ⅰ型)和老年性骨质疏松症(Ⅱ型)
继发性	由某种影响骨代谢的疾病和/或药物所诱发的骨质疏松,如甲状旁腺功能亢进、维生素K缺乏、长期使用免疫抑制剂等
特发性	儿童/青少年和成人期的不明原因的OP

【临床表现】许多患者早期常无明显的症状,往往在骨折发生后经X线或骨密度检查时才发现已有骨质疏松,其经典的临床表现如下。

1. **疼痛**　是原发性OP最常见的症状,多见腰背痛,占疼痛患者的70%~80%。疼痛沿脊柱向两侧扩散,仰卧或坐位时疼痛减轻,直立后伸或久立、久坐时疼痛加剧,身体负荷增加时疼痛加重或活动受限。一般骨量丢失12%以上即出现骨痛。

2. **脊柱变形**　多在疼痛后出现。严重的OP患者可出现身长缩短、驼背、脊柱畸形和伸展受限,随着年龄增长,OP加重,驼背曲度加大。老年人OP时椎体压缩,身长平均缩短3~6cm。

3. **骨折**　是退行性OP最常见和最严重的并发症,常见部位为胸、腰椎,髋部,桡、尺骨远端和肱骨近端。发生过1次脆性骨折后,再次发生骨折的风险明显增加。

4. **呼吸功能下降**　胸、腰椎压缩性骨折,脊椎后弯,胸廓畸形,可使肺活量和最大换气量显著减少,患者往往出现胸闷、气短、呼吸困难等症状。

【治疗原则】一旦发现为脆性骨折,生活质量下降,出现各种并发症,可致残或致死,因此OP的预防比治疗具有更为重要的现实意义。

1. **基础措施**　适用于预防期间及治疗阶段,具体内容包括适当地调整生活方式及摄入健康基础补充剂等。

2. **药物治疗**　根据《原发性骨质疏松症诊疗指南(2022版)》,具备以下情况之一者需考虑药物治疗。

(1) 发生椎体脆性骨折(临床或无症状)或髋部脆性骨折者。

(2) 双能X线吸收检测法(DXA)骨密度(腰椎、股骨颈、全髋部或桡骨远端1/3)T值≤-2.5,无论是否有过骨折。

(3) 骨量低下者(骨密度:-2.5<T值<-1.0),且具备以下情况之一者:①发生过下列部位脆性骨折(肱骨上段、上臂远端或骨盆);②骨折风险评估工具(FRAX)计算未来10年髋部骨折风险≥3%或任何主要骨质疏松发生风险≥20%。

3. **康复治疗**　运动主要可从提高骨密度和预防跌倒这两个方面来预防脆性骨折。大量的基础研究及临床研究证明,运动是保证骨骼健康的重要措施之一,目前针对OP制订的以运动疗法为主的康复治疗方案已被大力推广。

【药物治疗方案的制订】

1. **原发性Ⅰ型骨质疏松症**　即绝经后骨质疏松症,是由于绝经后雌激素减少,使骨吸收亢进引起骨量丢失,因此,应选用骨吸收抑制剂如雌激素、双膦酸盐类、降钙素和钙制剂等。

(1) 雌激素制剂:激素补充治疗应遵循的原则如下。①明确的适应证和禁忌证(保证利大于弊的基础);②绝经早期开始用(<60岁),收益更大风险更小;③应用最低有效剂量;④治疗方案个体化;⑤局部问题局部治疗;⑥坚持定期随访和安全性监测(尤其是乳腺和子宫);⑦是否继续用药应根据每位妇女的特点每年进行利弊评估。

(2) 双膦酸盐类:多数国家的防治指南推荐阿仑膦酸盐和利塞膦酸盐作为绝经后骨质疏松症治疗的一线药物。该类药物不能与食物、牛奶或饮料同服。如果早餐前未服药,则当日停服,不能在餐后补用。低钙血症和维生素D缺乏者不能使用或纠正后再用。阿仑膦酸钠70mg/周或10mg/d,早餐前至少30分钟温开水送服,服药后30分钟内不要平卧、应保持直立体位(站立或坐立)。必须连续用药,停止治疗后

3~6 个月抑制骨转换的作用消失。依替膦酸二钠 400mg/d 或 200mg b.i.d.,需间歇、周期服药,服药 2 周后需停药 11 周,然后重新开始第二个周期,停药期间可补充钙剂和维生素 D。

（3）降钙素类:适合有疼痛症状的骨质疏松症患者。①鲑鱼降钙素 50U,皮下或肌内注射,每日 1 次,连续 7 次后改为每周 1 次;鼻喷剂每日 200U。②鳗鱼降钙素则每次 10U,肌内注射,每周 2 次,连续 4 周后疼痛明显减轻,停药后仍维持一段无痛期,疗程不定。

2. 原发性Ⅱ型骨质疏松症 病因为增龄老化所致调节激素失衡使骨形成低下,应用骨形成促进剂,如活性维生素 D、蛋白同化激素、钙制剂、氟化剂等。

目前应用最广泛的制剂有骨化三醇,无须经肝、肾羟化,每日口服 0.25~0.5μg;阿法骨化醇在肝脏迅速代谢为有活性的骨化三醇,0.5~1.0μg/d,长期服用（3~6 个月及以上）。长期应用应定期监测血钙和尿钙水平。在治疗骨质疏松症时,可与其他抗骨质疏松药物联合应用。

其他治疗方案还包括:①苯丙酸诺龙 25mg 肌内注射,每周或每 3 周 1 次;②口服维生素 K₂ 15mg,每日 3 次。

3. 继发性骨质疏松症 去除病因是治疗继发性骨质疏松症的关键。

（1）糖皮质激素引起的骨质疏松:应积极采取手术切除或减少糖皮质激素用量等方式纠正高皮质醇血症。去除病因后,仍需补充钙剂和维生素 D,以增加肠钙吸收。

（2）糖尿病性骨质疏松:则应及时使用胰岛素或口服降血糖药控制糖尿病的发展。在糖尿病长骨治疗的基础上,补充钙剂、维生素 D 和适当的微量元素可纠正患者的负氮平衡。雌激素可用于绝经期糖尿病患者。双膦酸盐类和氟化物均可改善糖尿病性骨矿代谢紊乱,对于合并尿钙过多者,可加用噻嗪类利尿药。

（3）甲状腺激素相关的骨质疏松:应以治疗甲亢为主,每日补充钙剂 4~8g,维生素 D 2 000U。此外,如骨痛明显伴高血钙可加用降钙素。

【临床药学监护要素及实施要点】

1. 疗效监测 临床上抗骨质疏松药物的疗效判断应包括是否能提高骨量和骨质量,最终降低骨折风险。一般每 6~12 个月系统地观察中轴骨骨密度的变化。骨转换生化标志物可以在药物治疗后 1~6 个月发生明显变化,因此,骨转换生化标志物常常被用作大样本临床研究的观察终点之一。但由于骨转换生化标志物可能存在变异、不同测量方法测得的结果也有差别。因此对于评价患者个体的疗效,需要充分考虑骨密度最小有意义的变化值（ISC）,同时也要尽可能采用相同的采血时间和测量方法。如何评价和计算 ISC,可以参考国际临床骨密度测量协会的网站。

2. 联合用药指导 联合使用骨质疏松症治疗药物,应评价潜在的不良反应和治疗获益,此外,还应充分考虑药物经济学的影响。根据药物作用机制和各种药物特点,对联合用药可提出以下建议:①同时联合方案,钙剂及维生素 D 作为骨质疏松症的基础治疗药物,可以与骨吸收抑制剂或骨形成促进剂联合使用。通常情况下,对于骨吸收抑制剂及骨形成促进剂,不建议同时应用相同作用机制的药物来治疗骨质疏松症。有研究显示,同时应用双膦酸盐及甲状旁腺激素制剂,不能取得加倍的疗效;②序贯联合方案,尚无明确的证据指出各种抗骨质疏松药物序贯应用的禁忌。可根据个体情况酌情选择。有研究表明序贯应用骨形成促进剂和骨吸收抑制剂,能达到较好的治疗效果。

3. 辅助用药指导 建议摄入适当的骨健康基本补充剂（钙剂和维生素 D）。绝经后妇女和老年人推荐平均每日应补充的元素钙剂量为 500~600mg。维生素 D 成年人推荐剂量为 200U（5μg）/d,老年人因缺乏日照以及摄入和吸收障碍常有维生素 D 缺乏,故推荐剂量为 400~800U（10~20μg）/d。

五、痛风

【疾病定义和流行病学】 痛风（gout）是由于嘌呤代谢紊乱导致血尿酸增加而引起组织损伤的一种疾病,主要包括急性发作性关节炎、痛风石形成、痛风石性慢性关节炎、尿酸盐肾病和尿酸性尿路结石,重者可出现关节残疾和肾功能不全。

痛风的发病受种族、饮食、饮酒、职业、环境和受教育程度等多因素影响,随着人类生活水平逐渐提高,其发病率不断攀升。在我国,近年来痛风的发病率呈上升趋势,我国普通人群患病率约为 1.14%,其中我国台湾和青岛地区是痛风高发区。痛风的发生与性别和年龄相关,多见于中老年人,约占 90%,发病高峰年龄为 40~50 岁,患病率随年龄增长而增加,且男性高于女性。

【病因及发病机制】

1. 生化基础　高尿酸血症是痛风最重要的生化基础。按高尿酸血症形成原因可分为原发性和继发性痛风(表 6-29),其中原发性痛风约占 90%,且有一定的家族遗传倾向。

表 6-29　痛风的分类及病因

痛风分类	病因
原发性	1. 肾小管分泌尿酸功能障碍,导致尿酸排泄不足,血尿酸增高 2. 嘌呤代谢相关酶活性改变,使尿酸增多
继发性	1. 继发于嘌呤增多的遗传性疾病,存在酶及代谢缺陷,自出生就有高尿酸血症 2. 继发于骨髓或淋巴增生性疾病和肾脏病变 3. 外源性高尿酸血症,如高嘌呤饮食、大量饮啤酒和使用嘌呤拮抗剂 4. 其他:肾功能不全、使用抑制肾小管排泌功能的药物、原发性高血压和糖尿病等

2. 发病机制

(1) 尿酸的生成增多:尿酸排泄减少和生成增加是原发性高尿酸血症的主要病因,其中只有不到 10% 的患者是因尿酸生成增多所致。尿酸增多的主要原因是嘌呤代谢酶的缺陷,磷酸核糖焦磷酸合成酶活性过高,次黄嘌呤-鸟嘌呤磷酸核糖转移酶活性低,腺嘌呤磷酸核糖转移酶活性低,黄嘌呤氧化酶活性增强,致使嘌呤核苷酸的从头合成及补救合成均增加分解代谢增多,大量尿酸生成。

(2) 尿酸的排泄减少:肾功能正常,但是尿酸排泄减少,该病因占原发性高尿酸血症和痛风的 90% 以上。尿酸排泄减少可能与多基因遗传有关,具体的分子机制目前仍不清楚。肾脏对尿酸盐的排泄主要包括 4 个过程:肾小球滤过、近曲小管重吸收、主动分泌和分泌后的重吸收。近年来研究发现,有一些尿酸盐转运蛋白参与了近曲肾小管对尿酸盐的重吸收和主动分泌,其基因变异可能是高尿酸血症的重要发病机制。

【临床表现】

1. 关节病变　急性痛风性关节炎多起病急骤,首次发作常始于凌晨,通常只累及外周个别关节,约 50% 的病例中第 1 跖趾关节为首发关节。在整个病程中,约 90% 以上的患者均有第 1 跖趾关节受累。关节局部疼痛、皮色潮红,甚至发亮,有时可见静脉扩张和瘀斑,活动受限。

2. 痛风结节　又称痛风石,是尿酸钠沉积于组织中所致。由于尿酸盐不易透过血-脑屏障,故除中枢神经系统外,几乎在所有组织中均可形成痛风结节,但以关节骨及关节周围组织多见。一般在发病 10 年左右出现体表痛风结节。体表痛风结节的好发部位是外耳。尤其以耳轮和对耳轮多见;其次为尺骨鹰嘴、膝关节囊和肌腱;少数见于指、掌、足、眼睑、鼻软骨、角膜或巩膜。

3. 肾损害　20%~40% 的痛风患者伴有肾病变。常见的肾损害有以下几种:①尿酸盐肾病;②尿酸性尿路结石;③急性尿酸性肾病。

4. 心脏病变　尿酸盐可在心脏内膜、外膜、瓣膜、心肌、心肌间质和传导系统中沉淀,甚至形成结石,引起心脏损害,导致冠状动脉供血不足、心律失常和心功能不全,也称之为"痛风性心脏病"。

【治疗原则】痛风并非不治之症,关键是早预防、早发现、早治疗。早期治疗一般预后良好,到晚期尿酸广泛弥漫性地在组织中沉积,或发生肾功能不全,则预后不佳。因此,痛风的药物治疗原则一般是尽快终止急性关节炎发作,防止关节炎复发,纠正高尿酸血症,防止因尿酸盐沉积于肾脏、关节等所引起的并发症,防止尿酸结石形成和肾功能损害。坚持长期用药,将血液中尿酸浓度控制在正常水平是治疗成功的关键。此外,还需同时治疗伴发的高脂血症、糖尿病、高血压病、冠心病、脑血管病等。

此外痛风的治疗还需要合理的饮食控制,充足的水分摄入,规律的生活节奏,适当的体育活动及定期的健康检查。

【药物治疗方案的制订】

1. **治疗药物分类**　常用抑制尿酸生成、促尿酸排泄和镇痛消炎的药物,详见表6-30。

表6-30　痛风的治疗药物

治疗药物	作用机制	代表药物
尿酸合成抑制剂	抑制黄嘌呤氧化酶,阻断黄嘌呤转化为尿酸,减少尿酸生成	别嘌醇
促尿酸排泄药物	抑制近端肾小管对尿酸的重吸收,以利尿酸排泄	丙磺舒、磺吡酮、苯溴马隆
抑制白细胞游走进入关节的药物	抑制炎性细胞趋化,对制止炎症、镇痛有特效	秋水仙碱
非甾体抗炎药	抑制PG合成,起到镇痛、缓解炎症反应作用	阿司匹林、对乙酰氨基酚、塞来昔布

2. **药物治疗方案**　应按临床分期进行,并遵循个体化原则。

(1) 急性期的治疗:治疗药物应及早、足量使用,见效后逐渐减停,同时卧床休息、抬高患肢,避免负重。①非甾体抗炎药:通常开始使用足量,症状缓解后减量。最常见的副作用是胃肠道症状,也可能加重肾功能不全,影响血小板功能等。活动性消化性溃疡者禁用。②秋水仙碱:及早使用,口服给药0.5mg/h或1mg/2h。若消化道对秋水仙碱不能耐受,也可静脉给药,单一剂量不超过2mg,24小时总量4mg。秋水仙碱治疗剂量与中毒剂量十分接近,除胃肠道反应外,可有白细胞减少、再生障碍性贫血、肝细胞损害、脱发等,肝、肾功能不全者慎用。③糖皮质激素:通常用于秋水仙碱和非甾体抗炎药无效或不能耐受者。ACTH 25U静脉滴注或40~80U肌内注射,必要时可重复;或口服泼尼松每日20~30mg,3~4日后逐渐减量停服。

(2) 间歇期和慢性期的治疗:旨在控制血尿酸在正常水平,促进痛风石和肾脏尿酸盐结石的溶解排泄,预防痛风急性炎症反复发作。使用药物如下。

1) 抑制尿酸生成药:别嘌醇是治疗高尿酸血症的常用药物,其不良反应包括发热、过敏反应、肝毒性等。别嘌醇超敏综合征(allopurinol hypersensitivity syndrome,AHS)是影响别嘌醇用药的主要原因,由于*HLA-B * 580*基因阳性的患者发生严重AHS的风险明显增高,指南建议在别嘌醇开始治疗之前对高危人群进行快速PCR筛查*HLA-B * 5801*基因。

非布司他:非布司他是新型的黄嘌呤氧化酶特异性抑制剂,与别嘌醇的作用机制不同,其通过占据进入酶活性部位的通道而阻止底物进入嘌呤氧化酶的蝶呤钼部位。非布司他主要经肝代谢,经肠道和尿排泄的量几乎相同。研究表明,肾功能不全患者对非布司他的耐受性好,表明其对有不同程度肾功能不全的高尿酸血症和痛风患者安全、有效。肾损害的痛风患者服用非布司他的疗效优于别嘌醇。非布司他禁用于重度肝损害、冠心病和心力衰竭患者。

2) 促尿酸排泄药:常见的促尿酸排泄药有丙磺舒和苯溴马隆,两者均通过抑制肾近端小管内皮细胞对尿酸的重新收而达到促进尿酸排泄的作用。因促尿酸排泄剂能引起尿酸盐晶体在尿路的沉积及肾功能损害,故应从小剂量开始缓慢增量,同时多饮水、碱化尿液,以利于尿酸排出。

3) 尿酸氧化酶:为一种可以直接将尿酸氧化并分解为可溶性尿囊素的氧化酶,尿酸氧化酶能够加速痛风石的溶解,可用于治疗其他降尿酸治疗无效或有禁忌的痛风患者,其在过去10年已用于防治肿瘤溶解综合征。

另外,非诺贝特、氯沙坦等药物原本并非用于降尿酸治疗,但是在使用中发现这几种药物能促进肾脏尿酸的排泌,因此高尿酸血症患者在选择降脂药、抗高血压药时应优先选择这些药物。但是在痛风患者中不推荐单独采用这些药物来进行降尿酸治疗,而是可以与黄嘌呤氧化酶抑制剂合并使用,以提高降尿酸效果。

(3) 肾脏病变的治疗:除积极控制血尿酸水平外,碱化尿液,多饮多尿,十分重要。在使用利尿药时应避免使用影响尿酸排泄的噻嗪类利尿药、呋塞米、利尿酸等,可选择螺内酯(安体舒通)等。碳酸酐酶抑制剂乙酰唑胺兼有利尿和碱化尿液作用,亦可选用。降压可用 ACEI,避免使用减少肾脏血流量的 β 受体拮抗药和钙通道阻滞药;其他治疗同各种原因引起的慢性肾损害。对于尿酸性尿路结石,大部分可溶解、自行排出,体积大且固定者可体外碎石或手术治疗。对于急性尿酸性肾病,除使用别嘌醇积极降低血尿酸外,应按急性肾功能进行处理。对于慢性肾功能不全可行透析治疗,必要时可做肾移植。

(4) 无症状高尿酸血症的治疗:对于血尿酸水平在 536μmol/L(9.0mg/dl)以下,无痛风家族史者一般无须用药治疗,但应控制饮食,避免诱因,并密切随访。反之应使用降尿酸药物。如果伴发高血压、糖尿病、高脂血症、心脑血管病等,应在治疗伴发病的同时,适当降低血尿酸。

【临床药学监护要素及实施要点】

1. 降尿酸用药指导　凡确诊有痛风石的痛风患者、频繁发作的痛风(每年发作≥2 次)患者以及痛风合并慢性肾病(2 期或以上)或曾经有尿路结石的患者均建议采用降尿酸治疗。其最低治疗目标是将血清尿酸水平降低到 360μmol/L 以下,降到 300μmol/L 以下则更理想。目前推荐别嘌醇或非布司他为一线降尿酸用药。别嘌醇的起始剂量要超过 100mg/d,如果合并慢性肾病(4 期或以上)则不超过 50mg/d。可每 2~5 周增加 1 次剂量,直到血清尿酸达到目标治疗水平,最大剂量不超过 900mg/d。如果痛风已经发作则需要考虑联合使用降尿酸药物和抗炎药物。如果尿酸水平顽固性增高,则可以考虑联用黄嘌呤氧化酶抑制剂(别嘌醇或非布司他)和促进尿酸排泄的药物(如丙磺舒),其中丙磺舒是促进尿酸排泄的最佳选择。

2. 痛风患者饮食管理　目前建议将食物分为三类。

(1) 避免食用:富含高嘌呤的动物内脏、果糖含量高的甜食饮料和汽水。痛风发作期间避免饮酒,非发作期间也需严格限酒。

(2) 限制食用:牛肉、羊肉、猪肉、嘌呤含量高的海鲜(沙丁鱼和贝壳类)、糖分含量高的水果、食盐和酒(尤其是啤酒)。

(3) 鼓励食用:低脂乳制品和蔬菜。

(张志清)

第七节　泌尿系统疾病

一、急性感染后肾小球肾炎

【疾病定义】　急性感染后肾小球肾炎(急性肾炎)是一种常见的肾脏病,急性起病,是以血尿、蛋白尿、高血压、水肿、少尿及肾功能损害为常见的一组临床综合征,又称之为急性肾炎综合征。多见于链球菌感染后,偶可见于其他细菌和病原微生物感染之后。其诊断标准:①起病前 1~3 周有感染病史。②有血尿、蛋白尿、水肿、高血压,甚至少尿及肾功能不全等急性肾炎综合征表现。③血清 C3 下降(发病 8 周内可恢复正常)。

【病因及发病机制】急性肾炎的常见病因包括 β 溶血性链球菌的 A 组 1、2、4、12、18、25 型"致肾炎菌类"所致的上呼吸道感染(扁桃体炎)或第 49、55、57、60 型所致的皮肤感染(脓疱疮)。

链球菌致肾炎菌株的某些成分作为抗原,进入机体激发抗体产生,结果是循环中或在原位形成的抗原-抗体复合物沉积于肾小球毛细血管壁上,激活补体,引起肾损害。

【临床表现】一般上呼吸道感染 1~3 周后起病,皮肤感染潜伏期较长,平均为 18~21 日,轻者呈亚临床型(仅尿常规异常及血清 C3 异常);重者呈现急性肾衰竭。多数有自愈倾向,临床一般在数月内痊愈。

1. 尿异常　几乎全部患者均有肉眼或镜下血尿或红细胞管型尿。可伴有轻、中度蛋白尿,少数患者(<20% 患者)可呈肾病综合征范围的大量蛋白尿。

2. 高血压　约 80% 患者在病初水、钠潴留时,出现轻、中度高血压,利尿后血压逐渐恢复正常。少数患者出现严重高血压、高血压脑病、急性左心衰竭。

3. **水肿**   约 80% 患者出现水肿,典型者为晨起眼睑水肿,一般不重。水肿严重者可表现为全身凹陷性水肿。

4. **肾功能**   为一过性肾功能异常,表现为血肌酐轻度升高。极少数呈现急性肾衰竭。

5. **全身表现**   患者常有疲乏、厌食、恶心、呕吐(与氮质血症不完全成正比)、嗜睡、头晕、视物模糊(与高血压程度及脑缺血、脑水肿有关)及腰部钝痛(因肾实质肿大,撑胀肾包膜,牵扯感觉神经末梢所致)。

【治疗原则】急性肾小球肾炎属自限性疾病,主要采取对症治疗,主要环节为预防和治疗水、钠潴留,控制循环血容量,从而达到减轻症状(水肿、高血压),预防致死性合并症(心力衰竭、脑病、急性肾衰竭),以及防止各种加重肾脏病变的因素,促进肾脏在组织学及功能上的修复。

1. **休息**   必须卧床休息,一般多为 3~6 个月,直至肉眼血尿、水肿消失,血压恢复正常后可逐步增加活动。

2. **饮食**   进食富含维生素的低钠饮食(<3g/d)。肾功能正常者蛋白质摄入量应保持正常,约 1g/(kg·d)。肾功能不全者应限制蛋白质摄入,并给予优质蛋白(富含必需氨基酸的动物蛋白)。水肿重且尿少者,应控制摄入水量。明显少尿者,量出为入,即补液量为前日尿量加不显性失水 500ml。

【药物治疗】

1. **对症治疗**   主要包括利尿、降压、纠正心力衰竭等。

(1) 利尿:通常使用噻嗪类利尿药,如氢氯噻嗪每次 25mg,每日 3 次;必要时用髓袢利尿药,如呋塞米 20~60mg/d。

(2) 降压:利尿后血压控制仍不理想者,可选用钙通道阻滞药,如口服苯磺酸氨氯地平 5~10mg,每日 1 次,或 α 受体拮抗药哌唑嗪,1 次 0.5~1mg,每日 2~3 次,逐渐按疗效调整为每日 6~15mg,分 2~3 次服用。

(3) 纠正心力衰竭:在利尿、降压治疗效果欠佳时可考虑:硝酸甘油 5mg 加入 5% 葡萄糖注射液 100~150ml 缓慢静脉滴注,以减轻心脏前、后负荷,控制心力衰竭,上述药物均需依患者的血压调整滴速。必要时可用洋地黄制剂。

2. **感染灶治疗**   存在感染灶时,应使用青霉素或其他敏感抗生素治疗。对扁桃体病灶明显者考虑扁桃体切除,手术时机为肾炎病情稳定后 [尿蛋白少于(+),尿沉渣红细胞<10 个/HP],术前术后 2 周需应用青霉素。

3. **透析**   伴发急性肾衰竭者有透析指征时,应及时给予透析。

【治疗管理】急性肾小球肾炎主要监护患者感染是否得到控制,对症治疗(如高血压、水肿等)是否有效,并注意适当休息。

二、慢性肾小球肾炎

【疾病定义】慢性肾小球肾炎,简称慢性肾炎,是多种病因、多种病理类型的一组原发性肾小球疾病。临床特点是病程长,可以有一段时间的无症状期,呈缓慢进行性病程,基本表现是水肿、高血压、蛋白尿、血尿和不同程度的肾功能损害。药物治疗个体差异较大,预后较差。一般为青年男性多见,起病缓慢,病情迁延。其诊断标准为:①有尿检异常(蛋白尿、血尿)、伴或不伴水肿及高血压,无论有无肾功能损害;②病程持续达 3 个月以上;③除外继发性和遗传性肾炎。

【病因及发病机制】慢性肾炎的病因大多不明。极少部分为急性链球菌后迁延 1 年以上所致,大部分则与急性肾炎无关,而是由其他病理类型决定病情的迁延发展,起病即属慢性肾炎。

大部分是免疫复合物激活补体,引起组织损伤,也可通过"旁路系统"激活补体,从而引起一系列的炎症反应导致肾小球肾炎。非免疫介导的肾脏损害在慢性肾炎的发生发展中亦起很重要的作用,包括肾内动脉硬化、肾血流动力学代偿性改变、高血压对肾小球结构与功能的影响以及肾小球系膜的超负荷状态引起的系膜区增殖和硬化。

【临床表现】

1. **水肿**   多为眼睑水肿和/或下肢凹陷性水肿,一般无体腔积液。

2. **高血压**　多为持续中等血压增高,尤以舒张压增高明显,常伴有眼底视网膜动脉变细、迂曲和动、静脉交叉压迫现象,少数可见絮状渗出物和/或出血。

3. **蛋白尿**　尿蛋白定量在1~3g/24h。

4. **血尿**　为肾单位性血尿,尚可出现肉眼血尿。多见于增生性或局灶硬化性为主要病理改变者。

5. **肾功能损害**　慢性进行性损害,进展速度与病理类型有关,也与治疗情况和有无加速病情发展的许多因素(如感染、劳累、血压升高)有关。

【治疗原则】慢性肾炎的治疗应以防止和延缓肾功能进行性恶化,改善和缓解临床症状及防治严重合并症为主要目的,争取解除可逆性损害肾脏的因素。

限制蛋白摄入可使肾功能受损的进程延缓。无肾功能减退者,蛋白质摄入量以0.8g/(kg·d)为宜。肾功能不全者,一般蛋白质摄入量以0.6g/(kg·d)为宜,其中高生物效价的动物蛋白应占1/3或更多,如鸡蛋、牛奶、瘦肉等。低蛋白饮食时,可适当增加碳水化合物,同时适当辅以必需氨基酸,以补充体内必需氨基酸的不足,满足机体基本能量的需要,防止负氮平衡。

【药物治疗】

1. **积极控制高血压**　慢性肾炎时,剩余和有病变的肾单位处于代偿性高血流动力学状况,全身性高血压无疑会加重病变,导致肾小球进行性损害,故应积极控制高血压。抗高血压药物在慢性肾炎患者中的使用特点及注意事项介绍如下。

(1) 血管紧张素转换酶抑制药(ACEI)和血管紧张素Ⅱ受体拮抗药(ARB):在降低全身性高血压的同时,可降低肾小球内压,减少蛋白尿,抑制系膜细胞增生和细胞外基质的堆积,以减轻肾小球硬化,延缓肾衰竭。ACEI/ARB类降尿蛋白作用在一定范围内有剂量依赖效应,通常应用常规剂量2倍以上,如采用大剂量福辛普利20~40mg,每日1次,以及氯沙坦50~200mg,每日1次。应用中应从小剂量开始,逐渐加大剂量至起效,注意防止低血压、高钾血症,有肾功能不全者如Scr>264μmol/L应慎用或不用此类药物。

(2) 钙通道阻滞药(CCB):具有与ACEI十分相似的延缓肾功能的作用,但无明显减少蛋白尿的作用。此外钙通道阻滞药能减少氧消耗,抗血小板聚集,通过细胞膜效应减少钙离子在间质沉积和细胞膜过度氧化,以达到减轻肾损害及稳定肾功能作用,适用于肾动脉狭窄、老年人等高危人群,其耐受性好,对钾、尿酸、脂质及糖的代谢无不良影响。按其化学结构和药理作用分为二氢吡啶类和非二氢吡啶类,前者以硝苯地平为代表,后者有地尔硫䓬和维拉帕米。根据高血压防治指南建议,常选择长效二氢吡啶类CCB降压治疗,其能产生相对平稳和持久的降压效果,如硝苯地平控释片(30~60mg/d)、苯磺酸氨氯地平片(2.5~10mg/d),用药剂量从低剂量开始,逐渐加量,最大降压效果在用药4~6周之后。CCB降压疗效不受食盐摄入量的影响,在肾功能受损时,无须调整剂量。

(3) β受体拮抗药:对肾素依赖性高血压有较好的疗效。分为非β_1选择性、β_1选择性和兼有α受体拮抗三类。临床治疗高血压宜使用对糖、脂代谢影响小的β_1选择性拮抗剂如美托洛尔缓释片47.5~190mg,每日1次,比索洛尔2.5~10mg,每日1次,或者兼有α受体拮抗的如卡维地洛,日剂量12.5~50mg,每日2次。建议从低剂量开始,逐渐加量,缓慢调整,调整速度因人而异。长期应用者突然停药可发生反跳现象,即原有的症状加重或出现新的表现,如需停用,需逐渐减量。

(4) α受体拮抗药:对小动脉和小静脉均有扩张作用。因其主要不良反应为直立性低血压和过敏,故开始给药应在入睡前,并从小剂量开始逐步增至治疗剂量,如盐酸哌唑嗪,首剂为0.5mg,睡前服,逐渐按疗效调整剂量,每日2~3次,每日剂量超过20mg,疗效不进一步增加,注意测量坐、立位血压,直立性低血压者禁用。

(5) 利尿药:对有明显水钠潴留或使用ACEI者可加用利尿药,以加强降压效果。但应注意电解质紊乱、高凝状态的出现和加重高脂血症的可能。按其分类和作用特点可进一步分为:①噻嗪类利尿药,适用于轻度水肿患者,常用氢氯噻嗪每次25mg,每日3次,长期服用应防止低钾血症、低钠血症;②潴钾利尿药,适用于低钾血症,常用螺内酯每次20mg,每日1~2次。单独使用利尿作用不显著,可与噻嗪类利尿药合用。长期使用需防止高钾血症,肾功能不全患者应慎用;③袢利尿药,适用于中、重度水肿患者,常用呋塞米每日 20~120mg,分次口服或静脉注射。应用袢利尿药时需谨防低钠血症及低钾性碱中毒、低氯血症性碱中毒。

（6）右旋糖酐或代血浆:常用不含钠的右旋糖酐40(低分子右旋糖酐)或淀粉代血浆(706 代血浆,分子量 2.5 万~4.5 万),每次 250~500ml 静脉滴注,隔日 1 次。随后加袢利尿药可增强利尿效果。但对少尿(每日尿量<400ml)患者应慎用或避免使用。

根据患者具体情况,上述各类抗高血压药可单用,也可 2 种以上联合应用。对肾脏病患者合并的高血压(包括原发性高血压及肾实质性高血压)应积极治疗,并力争达标。尿蛋白<1g/d 时,血压应降至 130/80mmHg(平均动脉压 97mmHg);尿蛋白>1g/d 时,血压应降达 125/75mmHg(平均动脉压 92mmHg),其中收缩压治疗达标尤其重要。尿蛋白量也是影响肾病预后的一个因素。肾实质性高血压且肾功能尚可者,应首选 ACEI/ARB 治疗。

2. 抗凝和血小板解聚药物　抗凝和血小板解聚药物对某些类型的肾炎(如 IgA 肾病)有良好的稳定肾功能、减轻肾脏病理损害的作用。对有明确高凝状态和易发生高凝状态的病理类型如膜型肾病、系膜毛细血管增生性肾炎可长期应用。

3. 其他　①避免感染、劳累等加重病情的因素;②慎用或免用肾毒性和诱发肾损伤的药物,如氨基糖苷类抗生素、磺胺药及非甾体抗炎药(NSAID)等;③对伴有高脂血症、高血糖、高尿酸血症等应予以相应处理;④一般不主张应用激素和细胞毒药物。

【治疗管理】

1. 疗效监测　监测患者的血压是否达标,如有需要可根据血压水平加用利尿药等进行联合降压的治疗方案,以使血压控制在目标值;同时关注血红蛋白水平是否经治疗后逐步提升,否则需要考虑其他如感染、慢性失血、叶酸缺乏等因素。

2. 不良反应管理　采用 ACEI/ARB 治疗期间应密切监测血肌酐及血清钾水平的变化,在用药后的前两个月内,应每 1~2 周检测 1 次;若无异常,以后可适当延长监测时间;若发现血肌酐或血清钾异常增高,需及时处理,使用 ARB 后肌酐升高超过基线值30%患者应减量并观察,超过 50%应立即停用;使用 ACEI 后肌酐升高超过基线值30%~50%,提示肾缺血,应立即停用。CCB 类药物常见不良反应包括反射性交感神经激活导致心跳加快、面部潮红、脚踝部水肿、头痛、牙龈增生等。其踝部水肿、皮肤潮红、头痛绝大多数为一过性,继续用药可自行消失,难以耐受的患者需要停用;心悸发生率与用药剂量有关,症状严重的患者不宜继续服用;可引起一过性肝功能异常,通常见于治疗后 2~3 周,一般不致停药。β 受体拮抗药在用药过程中应密切观察患者症状、血压和心率的变化,根据血压和心率调整剂量,若心率<55 次/min 应减量并密切观察心率及病情变化。

3. 用药宣教　由于该类患者用药种类较复杂,数量较多,难免存在药物间的相互作用等;因此进行必要的药物知识介绍非常重要。在提高患者对疾病治疗药物认知的同时,提高药物治疗的依从性和安全性。

三、肾病综合征

【疾病定义】肾病综合征(nephrotic syndrome,NS)是肾小球疾病的常见表现,但并非单一疾病,而是由很多病因引起的一种临床症候群。其诊断标准:①大量蛋白尿(>3.5g/d);②血浆白蛋白<30g/L;③水肿;④高脂血症。前两条为肾病综合征诊断的必备条件。

【病因及发病机制】肾病综合征根据病因分为原发性和继发性。前者诊断主要依靠排除继发性肾病综合征。

继发性肾病综合征的病因常见为糖尿病肾病、肾淀粉样变、系统性红斑狼疮、新生物、药物及感染引起的肾病综合征。一般小儿应着重除外遗传性、感染性疾病及过敏性紫癜等继发性肾病综合征;中青年应着重除外结缔组织病、感染、药物引起的继发性肾病综合征;老年则应着重考虑排除代谢性、肿瘤有关的肾病综合征。

引起原发性肾病综合征的病理类型以微小病变肾病(MCD)、肾小球局灶节段性硬化(FSGN)、膜型肾病(MN)、系膜毛细血管性肾小球肾炎(MPGN)、系膜增生性肾小球肾炎(MsPGN)五种临床病理类型最为常见。其中儿童及少年以微小病变肾病较多见;中年以膜型肾病多见。其他较少见的病因有急性及急进性肾炎。

【临床表现】常因感染(扁桃体炎、咽炎或一般上呼吸道感染)、受凉、劳累起病。起病过程可急可缓,亦有隐匿性起病者。呈全身性、体位性、可凹性水肿,程度轻重不一,严重者常呈胸腔积液、腹水,甚至纵隔水肿,常伴少尿。可有程度不一的高血压或循环血容量不足的表现:直立性低血压、脉压小、脉搏细弱、口渴等。尿蛋白>3.5g/d,血浆蛋白含量显著降低,白蛋白下降尤为明显。血浆胆固醇明显增高伴三酰甘油及低密度脂蛋白浓度升高。临床过程可自然或经治疗而缓解,但易反复发作加重。

【治疗原则】NS 的临床治疗首先必须明确其原发病因(乙肝相关性肾炎、系统性红斑狼疮性肾炎、过敏性紫癜性肾炎、高血压肾病、糖尿病肾病及肿瘤等继发性因素都可能表现为 NS),并根据原发病情况采取针对性治疗措施。而对于原发性肾病综合征,治疗关键在于减少尿蛋白,改善肾小球滤过膜屏障功能,同时纠正病理生理异常,延缓肾功能恶化进程,保护肾脏功能。NS 患者水肿时应低盐饮食(<3g/d),但应注意长期低盐引起的细胞内缺钠情况。NS 伴严重水肿、体腔积液、直立性低血压及晕厥倾向者均应卧床休息。

【药物治疗】

1. 病因治疗　肾病综合征除对症治疗外,最主要的是使用糖皮质激素和免疫抑制剂对病因的治疗。该类药物在肾病综合征治疗中的使用原则及注意事项介绍如下。

(1) 糖皮质激素:激素可以通过抑制炎症反应、抑制免疫反应、抑制醛固酮和抗利尿激素分泌、影响肾小球基底膜通透性等综合作用而发挥其利尿、消除尿蛋白的疗效。使用原则和方案一般是:①起始足量,常用药物为泼尼松 1mg/(kg·d)顿服(最大剂量为 80mg/d),连用 6~8 周,部分患者可根据病理类型延长至 12 周;局灶节段性肾小球硬化患者可用至 12~16 周。②缓慢减量,足量治疗后每 2~3 周减原用量的 10%,当减至 20mg/d 左右时症状易反复,需要注意观察,并尽量避免感冒、劳累等诱因,对已多次复发患者,应更加缓慢减量或加用免疫抑制剂。③长期维持,最后以最小有效剂量(10mg/d)再维持 6 个月左右。可采取全日量顿服或在维持用药期间两日量隔日 1 次顿服,以减轻激素的副作用。水肿严重、有肝功能损害或泼尼松疗效不佳时,可更换为泼尼松龙(等剂量)或甲泼尼龙(4mg 甲泼尼龙相当于 5mg 泼尼松)口服或静脉滴注。地塞米松半衰期长,副作用大,现已少用。

根据患者对糖皮质激素的治疗反应,可将其分为"激素敏感型"(用药 8~12 周 NS 缓解)、"激素依赖型"(激素减量到一定程度即复发)和"激素抵抗型"(激素治疗无效)三类,其各自的进一步治疗也有所区别。

(2) 免疫抑制剂:可用于"激素依赖型"或"激素抵抗型"患者,协同激素治疗。若无激素禁忌,一般不作为首选或单独治疗用药。①环磷酰胺,是国内外最常用的细胞毒药物,在体内被肝细胞微粒体羟化,产生有烷化作用的代谢产物而具有较强的免疫抑制作用。应用剂量为 2~2.5mg/(kg·d),分 1~2 次口服;或 0.5~0.75g/m²,静脉滴注,每月 1 次。1 年累积量达 6~8g 后停药。主要不良反应为骨髓抑制及中毒性肝损害,并可出现性腺抑制(尤其男性)、脱发、胃肠道反应及出血性膀胱炎。使用环磷酰胺前,需检查血常规及肝功能。②环孢素,选择性抑制辅助性 T 细胞及细胞毒效应 T 细胞,常用量为 3~5mg/(kg·d),分 2 次空腹口服,服药期间需监测并维持其血浓度谷值为 100~200ng/ml。服药 3~6 个月后缓慢减量,疗程 1~2 年。环孢素治疗肾病综合征,通常与激素联用。不良反应有肝肾毒性、高血压、高尿酸血症、多毛及牙龈增生等。停药后易复发。③麦考酚酸吗乙酯(mycophenolate mofetil, MMF),在体内代谢为霉酚酸,后者为次黄嘌呤单核苷酸脱氢酶抑制剂,抑制鸟嘌呤核苷酸的经典合成途径,故选择性抑制 T、B 淋巴细胞增殖及抗体形成达到治疗目的。常用量为 1.5~2g/d,分 2 次口服,用 3~6 个月后开始缓慢减量,减量剂量为 0.5~0.75g/d,维持 1~2 年。近年一些报道表明,该药对部分难治性 NS 有效,相对副作用较少。尽管尚缺乏大宗病例的前瞻性对照试验的研究结果,但已受到重视。已有偶见严重贫血和个例(多见于肾功能损伤者)应用后导致严重感染的报道,应引起足够重视。其他的主要不良反应为胃肠道反应、骨髓抑制、肝损害等。用药期间应密切监测血常规、肝功能。通常与激素联用治疗肾病综合征。④他克莫司

（tacrolimus），又称 FK506，为具有大环内酯结构的免疫抑制药物，可与体内 FK506 结合蛋白（FKBPs）结合形成复合物，抑制钙调磷酸酶（calcineurin），从而抑制 T 细胞钙离子依赖型信息传导，抑制细胞毒性淋巴细胞的生成，常用量为 0.05~0.1mg/（kg·d），分 2 次空腹口服，服药期间需监测并维持其血浓度谷值为 5~10ng/ml。用 3~6 个月后开始缓慢减量。至今无大规模病例治疗 NS 的循证医学结果，但初步的治疗结果已显示良好的降尿蛋白疗效。尽管其不良反应相对较轻，但可引起感染、消化道症状（如腹泻、恶心、呕吐）、肝功损害、高血糖和神经毒性（如头痛、失眠、震颤）等不良反应，应予以重视。⑤雷公藤总苷，每次 10~20mg，每日 3 次口服，有降尿蛋白作用，可配合激素应用。国内研究显示该药具有抑制免疫、抑制肾小球系膜细胞增生的作用，并能改善肾小球滤过膜通透性。主要副作用为性腺抑制、肝功能损害及外周血白细胞减少等，及时停药后可恢复。本药不良反应较大，甚至可引起急性肾衰竭，用时要小心监护。

2. 其他治疗

（1）水肿处理：NS 临床常伴有水肿表现，但利尿药物的使用需要根据患者的血容量情况而定。NS 患者可表现为血容量增多、正常或减少等各种情况，如果患者本身已经存在有效血容量不足的情况，给予利尿药治疗不仅不能达到利尿消肿的目的，而且还可能由于肾动脉供血不足而造成急性肾损伤的发生。因此这类患者必须在补充血容量、提高血浆渗透压的基础上，才能应用利尿药。常用低分子右旋糖酐，每次 250~500ml 静脉滴注，随后加袢利尿药可增强利尿效果。

（2）减少尿蛋白：对有肾小球内高压存在的大量蛋白尿者应用 ACEI 或 ARB 制剂，其剂量通常需要常规剂量 2 倍以上，有可能通过降低肾小球内高压而减少尿蛋白。

（3）抗凝治疗：血液的高凝状态也是 NS 患者常伴有的一个症状。其机制主要是由于低蛋白血症引起的血浆纤维蛋白原水平的显著升高，以及高脂血症会增加血液黏度。因此对于 NS 患者需要常规使用抗凝血药物，尤其是针对血白蛋白≤20g/L 的患者。当然相对于长期大剂量使用抗凝剂预防治疗的效果，给予抗血小板药物可能更为安全和方便，而且其还能增加血小板膜的稳定性，抑制血小板释放血管活性物质及生长因子，可达到抑制肾小球局部炎症反应的目的，延缓肾功能损害的进展。

（4）高脂血症的处理：一般采用食物和药物控制，降脂药物可选择降胆固醇为主的 HMC-CoA 还原酶抑制剂，如阿托伐他汀钙等他汀类药物，或存在严重的高三酰甘油血脂（三酰甘油>5.7mmol/L），为降低胰腺炎发生的风险，应选择降三酰甘油为主的贝特类，如非诺贝特等。肾病综合征缓解后高脂血症可自然缓解，则无须再继续药物治疗。

（5）抗感染：感染灶多隐匿，临床症状亦不明显，故当有不适、乏力时，应仔细搜寻感染灶，并及时应用有效的抗生素积极治疗，必要时停用免疫抑制剂，或激素减量。

（6）伴急性肾衰竭的治疗：血液透析，加强利尿，碳酸氢钠口服碱化尿液以减少管型形成，积极治疗基础疾病。

【治疗管理】

1. 疗效监测　NS 患者利尿要避免过度和过猛，以免造成血容量不足，加重血液高黏倾向，诱发血栓、栓塞并发症。定期检测尿蛋白和血白蛋白水平，观察激素等的治疗效果，如出现病情反跳需及时调整方案。

2. 不良反应管理　长期应用激素的患者可出现感染、药物性糖尿病、骨质疏松等副作用，少数病例还可能发生股骨头无菌性缺血性坏死，需加强监测，及时处理。

3. 用药宣教　由于此病使用激素治疗的周期较长，易反复，因此加强患者用药教育，使其了解激素在该疾病治疗中的重要地位，从而提高其服药依从性显得尤为重要。由于 NS 患者口服激素的治疗周期相对较长，因此常见患者由于无法接受激素所导致的不良反应如水牛背、满月脸及糖脂代谢异常等原因而停止用药或自行调整方案。因此需要特别提醒患者按时、按量地使用激素。必要时可动员家属监督患者是否按时、正确服用药物。需重视由于依从性不足引起疾病复发的可能。

四、肾衰竭

肾衰竭是指肾脏功能部分或全部丧失的病理状态。按其发作之急缓分为急性和慢性两种。

（一）急性肾衰竭

【疾病定义】急性肾衰竭（acute renal failure，ARF）是一个由多种病因引起的临床综合征，表现为肾功能急剧下降、代谢产物潴留、水电解质及酸碱平衡紊乱。由于认识到早期诊断对改善预后的重要性，最近对这一综合征有新的认识，定义为急性肾损伤（AKI），AKI 是指 ARF 的全过程，而传统的 ARF 仅指肾功能严重损害的一个时期。2012 年 KDIGO 指南将 AKI 定义为以下任一临床情况：①48 小时内血肌酐增加 ≥26.5μmol/L（0.3mg/dl）；②7 日内血肌酐增至 ≥1.5 倍基础值；③尿量<0.5ml/（kg·h）持续 6 小时以上。AKI 病因多样，可分为肾前性、肾性和肾后性。

【病因及发病机制】急性肾衰竭的原因按其病理位置可分为肾前性、肾后性和肾实质性。肾前性原因主要是指由于各种原因导致的肾血压过低所致的急性肾衰竭，如血容量不足、心排血量不足及全身血管扩张。肾后性原因主要是指包括尿路结石、前列腺疾患、肿瘤及其他致尿路梗阻性疾病。而肾实质性疾病所致急性肾衰竭主要指包括急性间质性病变、肾小球和肾小血管疾患，以及急性肾小管坏死等原因所致的肾功能急剧下降。

【临床表现】根据临床表现和病程的共同规律，一般分为少尿期、多尿期、恢复期三期。但目前不出现少尿，即非少尿性 AKI 在临床上常见。

1. 少尿期

（1）尿量减少

1）少尿（每日尿量<400ml）或无尿（每日尿量<100ml）。

2）少尿时间根据致病原因不同、病情轻重而不同，一般为 1~2 周，但可短至数日或长至 4~6 周。

3）非少尿型患者在氮质血症期内每日尿量持续在 400ml 以上，其病情大多较轻，预后较好。

（2）进行性高氮质血症。

（3）水、电解质紊乱和酸碱平衡失调

1）水过多：表现为稀释性低钠血症、水肿、高血压急性心力衰竭、脑水肿等。

2）高钾血症：是常见的死因之一。

3）低钙血症、高磷血症。

4）低钠血症和低氯血症。

5）代谢性酸中毒。

（4）心血管系统表现：主要包括高血压、心力衰竭、心律失常、心包炎等。

2. 多尿期　尿量进行性增多是肾功能开始恢复的一个标志。

（1）每日尿量成倍增长。

（2）肾功能并不立即恢复，当肾小球滤过率明显增加时，血氮质逐渐下降。

（3）易发生低钾血症等电解质紊乱。

（4）多尿期持续时间为 1~3 周或更长。

3. 恢复期

（1）一般情况良好。

（2）血尿素氮和肌酐接近正常。

（3）除少数患者外，肾小球滤过功能多在 3~6 个月恢复正常；若肾功不恢复，可能提示肾脏遗留有永久性损害。

【治疗原则】一般包括去除可逆的病因，纠正水与电解质代谢紊乱，防治并发症，必要时及时进行血液净化治疗。

【药物治疗】

1. 少尿期治疗　控制液体入量，以"量出为入"为原则（可按前日尿量加 500ml 计算）；注意代谢性酸中毒及高钾血症的监测与处理，前者可以口服或静脉滴注碳酸氢钠，后者多采取普通胰岛素与葡萄糖溶液静脉滴注，和/或 10% 葡萄糖酸钙 10ml 静脉注射，和/或钙型或钠型降钾离子交换树脂口服或保留灌肠等。

AKI 开始透析治疗的指征:①利尿药(如呋塞米 20~400mg/d)难以控制的容量负荷过重(肺水肿、脑水肿和高血压等);②药物治疗难以控制的高钾血症,血钾在 6.5mmol/L 以上;③严重的酸中毒(pH<7.15)或者难治性的酸中毒;④肾功能严重受损,血肌酐水平迅速升高(48 小时升高至基线值的 300% 以上)。AKI 的透析治疗,包括腹膜透析、间歇性血液透析或连续性肾脏替代治疗。腹膜透析因其透析效率低且有发生腹膜炎的危险,在重症 AKI 已少采用。对于高分解代谢型的 AKI 患者,应尽早进行血液净化治疗。

蛋白质摄入量宜控制至每日 0.6~0.8g/kg,并补充足够的热量每日 30~35kcal/kg。已进行透析治疗的患者则应适当增加蛋白质的摄入量。

2. **多尿期治疗**　重点是维持水、电解质和酸碱平衡,控制氮质血症和防止各种并发症。

3. **恢复期**　无须特殊治疗,需随访肾功能。

【**治疗管理**】急性肾损伤的疗效管理主要是需要关注患者的肾功能是否在短期内得到显著好转,而患者尿量的改变是评估治疗疗效的一个重要参考指标。

（二）慢性肾衰竭

【**疾病定义**】慢性肾衰竭(chronic renal failure,CRF)是指慢性肾脏疾病(chronic kidney disease,CKD)进行性进展引起的肾单位和肾功能不可逆地丧失,导致体内代谢产物蓄积,水、电解质和酸碱平衡紊乱及全身各脏器损害的综合征。CRF 常常进展为终末期肾病(end stage renal disease,ESRD),CRF 晚期称之为尿毒症。

【**病因及发病机制**】CRF 的常见病因包括:①原发性肾脏疾病,如肾小球肾炎、慢性肾盂肾炎、小管间质性疾病、遗传性肾炎、多囊肾等。②继发于全身疾病的肾脏病变,如系统性红斑狼疮肾病、糖尿病肾病、高血压肾小动脉硬化、多发性骨髓瘤肾病、高尿酸血症肾病、各种药物及重金属所致肾病等。

慢性肾衰竭进行性恶化的机制尚未完全清楚,目前主要有下述学说:①健存肾单位学说;②矫枉失衡学说;③肾小球高压和代偿性肥大学说;④肾小管高代谢学说;⑤尿毒症毒素学说等。

【**临床表现**】

1. **一般情况**　尿毒症面容、乏力、食欲减退、体重减轻等。

2. **消化系统**　厌食、恶心、呕吐、顽固性呃逆、口有尿臭味等。

3. **血液系统**　贫血、出血倾向、血小板减少等。

4. **心血管系统**　血压升高、心力衰竭、心律失常;重者发生尿毒症性心包炎甚至心脏压塞。

5. **神经、肌肉系统**　头痛、烦躁不安、记忆力减退、四肢烧灼感、麻木等。

6. **呼吸系统**　Kussmaul 呼吸、尿毒症性肺炎、胸膜炎、胸腔积液等。

7. **皮肤**　皮肤瘙痒、皮疹、色素沉着、皮肤有尿素霜等。

8. **骨骼**　主要为肾性骨营养不良,包括纤维性骨炎、尿毒症性骨软化症、骨质疏松症和骨硬化症。

9. **内分泌系统**　血浆红细胞生成素降低,血浆 $1,25-(OH)_2D_3$ 降低,胰岛素、胰高血糖素以及甲状旁腺素等降解减少。

10. **代谢失调**　体温过低、碳水化合物代谢异常、高脂血症、高尿酸血症等。

11. **水、电解质、酸碱平衡失调**　失水或水过多、失钠或钠过多、高钾血症、高磷血症、高镁血症、低钙血症及代谢性酸中毒等。

【**治疗原则**】主要防治并发症,强调一体化治疗。

CKD 第 1、2 期原则上宜减少饮食蛋白,推荐蛋白质摄入量一般为每日 0.8g/kg;从 CKD 第 3 期起即应开始低蛋白饮食治疗,推荐蛋白质摄入量为每日 0.6g/kg,并可补充复方 α-酮酸制剂每日 0.12g/kg;肾功能严重受损(GFR≤25ml/min),且患者对更严格蛋白限制能够耐受,则蛋白入量还可减至每日 0.4g/kg 左右,并可补充复方 α-酮酸制剂每日 0.20g/kg。而对于糖尿病肾病患者其蛋白质摄入量要求更加严格,从出现显性蛋白尿起即推荐蛋白质摄入量每日 0.8g/kg,GFR 下降后推荐每日 0.6g/kg。患者必须摄入足够热量,一般为每日 30~35kcal/kg。已接受血液透析或腹膜透析治疗的患者应适当增加蛋白质的摄入量。

【药物治疗】

1. **控制高血压**　对肾脏病合并高血压的患者应积极治疗,并力争达标。蛋白尿<1g/d,血压控制在130/80mmHg以下;蛋白尿>1g/d,血压控制在125/75mmHg以下。

抗高血压药物宜选用既可有效控制高血压,又有保护靶器官(心、肾、脑等)作用的药物。主张联合用药,如ACEI(如福辛普利10mg,每日1~2次)或ARB(如厄贝沙坦150mg,每日1次)加利尿药(如氢氯噻嗪20mg,每日1次;或托拉塞米10mg,每日1次)、ACEI或ARB加长效CCB(如苯磺酸氨氯地平5mg,每日1次)等,其降压效果均明显优于单药,若血压仍未达标,可以加用β或/和兼有α受体拮抗药(如卡维地洛20mg,每日2次)及血管扩张药等,也可选用复方制剂如氯沙坦氢氯噻嗪片,或厄贝沙坦氢氯噻嗪片,每次1片,每日1次;肾小球滤过率GFR<30ml/(min·1.73m^2)的患者应避免使用噻嗪类利尿药,给予袢利尿药,对血肌酐>265μmol/L或GFR<30ml/min的患者应谨慎使用ACEI或ARB,务必密切监测肾功能和血钾。已经接受血液净化治疗的患者可以选用ACEI或ARB。

2. **纠正肾性贫血**　血红蛋白<100g/L的患者即可开始使用重组人促红素(rhEPO)治疗,一般初始剂量为每周100~150U/kg,分2~3次注射,或10 000U,每周1次,皮下注射或静脉注射。血红蛋白治疗目标值为≥115g/L,但不推荐>130g/L。在维持达标的前提下,其后每月调整用量,适当减少rhEPO用量。CKD贫血患者应常规进行铁状态评估,若有绝对或相对铁缺乏时,须及时按需补铁。对血液透析的贫血患者,转铁蛋白饱和度(TSAT)≤20%或/和铁蛋白≤200μg/L时推荐使用静脉铁剂治疗。对腹膜透析的贫血患者,转铁蛋白饱和度(TSAT)≤20%或/和铁蛋白≤100μg/L时可先口服铁剂,但其疗效不如静脉铁剂治疗。对非透析的贫血患者,转铁蛋白饱和度(TSAT)≤20%或/和铁蛋白≤100μg/L时可尝试进行为期1~3个月的口服铁剂治疗,若疗效不佳,可以改用静脉铁剂治疗。

3. **钙磷代谢紊乱和肾性骨病的治疗**　控制血磷,除限制磷食物摄入外,根据2017版KDIGO指南对于CKD3-5D(5期透析)患者为避免高钙血症的发生,建议限制使用含钙磷结合剂治疗高磷血症,同时建议将升高的血磷降至正常范围内。对明显高磷血症(血磷>2.26mmol/L)或血清钙磷乘积>4.52mmol^2/L^{2}或55mg^2/dl^{2}者,则应暂停应用钙剂,以防转移性钙化的加重;此时可使用碳酸镧等磷结合剂。对明显低钙血症患者,可口服骨化三醇,每日0.25μg,连服2~4周;如血钙和症状无改善,可将用量增加至每日0.5μg;对血钙正常的患者,则宜隔日口服0.25μg。凡口服活性维生素D$_3$的患者,治疗中均需要监测血钙、磷、甲状旁腺激素浓度,使透析前患者血全段甲状旁腺激素(iPTH)保持在35~110pg/ml(正常参考值为10~65pg/ml);使透析患者血钙磷乘积尽量接近目标值的低限(Ca×P<55mg^2/dl^{2}或4.52mmol^2/L^2),血iPTH保持在150~300pg/ml,以防止生成不良性骨病。同时2017版KDIGO指南指出对于CKD5D期需要降PTH治疗患者,也可使用盐酸西那卡塞,但需密切监测血钙浓度,若血清钙浓度<75mg/L(1.8mmol/L),立即停用盐酸西那卡塞;须确定血清钙恢复至84mg/L(2.1mmol/L)以上,才重新开始给药,并从停药前剂量或更低剂量开始给药。

4. **纠正代谢性中毒**　主要是补充碳酸氢钠,轻者每日1.5~3.0g,分3次服用;中、重度患者每日3~15g,必要时可静脉输入。可将纠正酸中毒所需的碳酸氢钠总量分3~6次给予,在48~72小时或更长时间后基本纠正酸中毒。对有明显心力衰竭的患者,要防止碳酸氢钠输入过多,输入速度宜慢,以免加重心脏负荷。

5. **水钠代谢紊乱的防治**　水肿者应限制盐和水的摄入,也可根据需要应用袢利尿药(如呋塞米、托拉塞米等),呋塞米每次20~100mg,每日2~3次,噻嗪类利尿药及潴钾利尿药对GFR<30ml/min的患者疗效甚差,不宜应用。对并发急性左心衰竭患者,常需及时给予血液透析或持续性血液滤过治疗。

6. **高钾血症的防治**　首先应积极预防高钾血症的发生。当GFR<10ml/min或血钾>5.5mmol/L时,即应严格限制钾的摄入。在限制钾摄入的同时,还应注意及时纠正酸中毒。对已有高钾血症的患者,应采取更积极的措施:①积极纠正酸中毒,除口服碳酸氢钠外,必要时(血钾>6mmol/L)可静脉给予(静脉滴注或静脉注射)碳酸氢钠10~25g,根据病情需要4~6小时后还可重复给予。②给予袢利尿药:最好静脉注射呋塞米40~80mg,必要时可将剂量增至1次100~200mg,静脉注射。③应用葡萄糖-胰岛素溶液输入(葡萄糖4~6g,加胰岛素1U)。④口服降钾树脂(如聚苯乙烯磺酸钙,每次5~20g,每日3次),增加肠道钾排出,还能释放游离钙。⑤对严重高钾血症(血钾>6.5mmol/L),且伴有少尿、利尿效果欠佳者,应及时给予血液透析治疗。

7. 促进尿毒症性毒素的肠道排泄　口服吸附剂,如药用炭、包醛氧化淀粉(每次 5g,每日 3 次)等,也可选用大黄制剂口服或保留灌肠。

尿毒症期的患者应接受透析治疗。糖尿病肾病所致 CRF 患者的血肌酐≥530.4μmol/L、GFR≤15ml/min 时即可考虑进行血液透析或腹膜透析治疗。

【治疗管理】

1. 疗效监测　对于肾衰竭患者,需要对营养、血压、血红蛋白、钙磷代谢、酸碱平衡以及水钠钾等电解质平衡进行综合评估,以努力改善肾衰竭患者的机体内环境,使其保持相对稳定为最终目标。

2. 不良反应管理　对于肾衰竭患者,由于服药种类较多,应密切观察药物可能引起的不良反应;同时,可动员家属监督患者是否按时、正确服用药物。

3. 用药宣教　由于该类患者用药种类较复杂,数量较多,难免存在药物间的相互作用等;因此进行必要的药物知识介绍非常重要,在提高患者对疾病治疗药物认知的同时,还能提高药物治疗的依从性和安全性。

（曹　力）

第八节　神经系统疾病

一、缺血性脑血管病

（一）短暂性脑缺血发作

【疾病定义和流行病学】短暂性脑缺血发作(transient ischemic attack,TIA)是指由于某种因素造成的脑动脉一过性或短暂性供血障碍,导致相应供血区局灶性神经功能缺损或视网膜功能障碍。症状持续时间为数分钟或数小时,24 小时内完全恢复,可反复发作,不遗留神经功能缺损的症状和体征。

传统观点认为 TIA 是良性、可逆性脑缺血综合征,复发风险低于脑梗死。然而,研究表明,TIA 患者早期发生脑卒中的风险很高,TIA 患者 7 日内发生脑卒中的风险为 4%～10%,90 日发生脑卒中的风险为 10%～20%。此外,TIA 患者不仅易发生脑梗死,也易发生心肌梗死和猝死。90 日内 TIA 复发、心肌梗死和死亡事件总的风险高达 25%。

【病因及发病机制】

1. 微栓塞　来源于颈部和颅内大动脉,尤其是动脉分叉处的动脉粥样硬化斑块、附壁血栓或心脏的微栓子脱落,随血液流入脑中,引起颅内供血动脉闭塞,产生临床症状,当微栓子崩解或向血管远端移动,局部血流恢复,症状便消失。

2. 脑血管痉挛、狭窄或受压　脑动脉粥样硬化导致血管腔狭窄,或脑血管受各种刺激出现血管痉挛时,可引起脑缺血发作。

3. 血流动力学改变　在脑血管壁动脉粥样硬化或管腔狭窄的基础上,当出现低血压或血压波动时,引起病变血管的血流减少,发生一过性脑缺血症状,当血压回升后,局部脑血流恢复正常,TIA 的症状消失。血液成分的改变,也可导致 TIA。

【临床表现】由于缺血的部位不同,其表现常为眼前一过性黑矇、雾视、视野中有黑点、眼前有阴影摇晃,光线减少或一侧面部或肢体出现无力、麻木,有时也会表现出眩晕、头晕、偏头痛、跌倒发作、共济失调、复视、偏盲或双侧视力丧失等症状。持续数分钟至数小时,多在 1 小时内恢复,最长不超过 24 小时,不遗留任何后遗症状。常反复发作,每次发作时的症状基本相似。

【治疗原则】

1. 非药物治疗原则　单次或多次发生 TIA 的患者,如抗血小板药物治疗效果不佳,且颈动脉狭窄程度超过 70%,可进行颈动脉内膜切除术或支架成形术。同时应建立健康的生活方式,合理运动,避免酗酒,适度降低体重等。

2. 药物治疗原则 对于 TIA 患者要积极查找病因,急性期可根据病因,采取相应的抗血小板或抗凝等药物治疗。针对可能存在的危险因素,如高血压、糖尿病、血脂异常、心脏疾病等要进行积极有效的治疗。

【药物治疗】

1. 抗血小板聚集

(1) 对于非心源性栓塞性 TIA 患者,除少数情况需要抗凝治疗,大多数情况均建议给予抗血小板药物预防 TIA 复发。

(2) 对于有主动脉瓣病变的 TIA 患者,推荐进行抗血小板治疗。

(3) 对于有 TIA 病史的二尖瓣脱垂患者,可采用抗血小板治疗。

(4) 抗血小板药物的选择以单药治疗为主,阿司匹林(50~325mg/d)可以作为首选药物;有证据表明氯吡格雷联合阿司匹林优于阿司匹林单药治疗。

(5) 不推荐常规应用双重抗血小板药物。但对于有急性冠状动脉疾病(如不稳定型心绞痛,无 Q 波心肌梗死)或近期行支架成形术的患者,推荐联合应用氯吡格雷和阿司匹林。

2. 抗凝治疗

(1) 抗凝治疗不应作为 TIA 患者的常规治疗,对于心房颤动(包括阵发性)的 TIA 患者,有风湿性二尖瓣病变的 TIA 患者(无论是否合并心房颤动),推荐使用适当剂量的华法林口服抗凝治疗,以预防再发的血栓栓塞事件。华法林的目标剂量是维持国际标准化比值(INR)在 2.0~3.0。

(2) 对于有人工机械瓣膜的 TIA 患者,采用华法林抗凝治疗,目标 INR 控制在 2.5~3.5。对于有人工生物瓣膜或风险较低的机械瓣膜的 TIA 患者,抗凝治疗的目标 INR 控制在 2.0~3.0。

(3) 不建议在抗凝的基础上加用抗血小板药物以避免增加出血性并发症的风险。

(4) 急性期可用肝素 100mg 加入 500ml 5% 葡萄糖或 0.9% 生理盐水中,以每分钟 10~20 滴的速度静脉滴注,同时监测部分凝血活酶时间(APTT),使其控制在正常范围的 1.5 倍之内。也可选用低分子肝素 4 000~5 000U,皮下注射,每日 2 次,连用 7~10 日,与普通肝素相比,低分子肝素的生物利用度较好,使用安全。

(5) 有出血倾向、溃疡病、严重高血压及肝肾疾病患者禁止抗凝治疗。

【治疗管理】

1. 疗效管理 保持良好的生活习惯,按时作息,避免过度操劳,保持情绪稳定,调整心态,增添生活情趣;控制体重。还要注意定期复查血压、血脂、血糖等。

2. 不良反应管理

(1) 抗血小板药物:①抗血小板药可致胃肠溃疡和出血。研究表明,阿司匹林可使消化道损伤危险增加 2~4 倍。氯吡格雷抑制二磷酸腺苷受体,可诱发出血和减缓溃疡的愈合。②用药期间应注意出血监护:服用期间应定期监测血常规和异常出血情况;对肾功能明显障碍者应定期检查肾功能。长期服用抗血小板药前,对有溃疡病史患者,应检测和根除幽门螺杆菌。③氯吡格雷与质子泵抑制剂存在药物相互作用,长期合用会增加心脏突发事件及死亡率。所以应用氯吡格雷时慎用质子泵抑制剂,必要时改用对氯吡格雷代谢影响较小的泮托拉唑、雷尼替丁及胃黏膜保护剂米索前列醇、硫糖铝;或应用不经细胞色素 P450 代谢的抗血小板药普拉格雷。④对阿司匹林单药预防效果良好者无须联合治疗,对阿司匹林有禁忌证或不适宜患者可用氯吡格雷替代。

(2) 抗凝血药物

1) 华法林:①起效滞后的时间段须联合应用肝素;②监测 INR,出现出血倾向时需要及时救治;③与有相互作用的药物联用时应注意调整剂量,基因检测利于选择适宜的华法林起始剂量;④稳定摄食含维生素 K 的蔬菜。

2) 肝素:①监护肝素所致的出血,监测活化部分凝血活酶时间;②注意肝素的禁忌证,并规避肝素所致的不良反应。

3. 二级预防管理

（1）高血压：对于 TIA 患者，建议进行抗高血压治疗，以降低脑卒中和其他血管事件复发的风险。在参考高龄、基础血压、平时用药、可耐受性的情况下，降压目标一般应达到 ≤140/90mmHg，理想应达到 ≤130/80mmHg。

（2）糖尿病：①糖尿病血糖控制的靶目标为 HbA1c<6.5%，但对于高危 2 型糖尿病患者，血糖过低可能带来危害。②糖尿病合并高血压患者应严格控制血压在 130/80mmHg 以下，糖尿病合并高血压时，降血压药物以血管紧张素转换酶抑制剂、血管紧张素 Ⅱ 受体拮抗药类在降低心脑血管事件方面获益明显。

（3）脂代谢异常：①胆固醇水平升高的 TIA 患者，应进行生活方式的干预及药物治疗。建议使用他汀类药物，目标是使 LDL-C 水平降至 2.59mmol/L 以下或使 LDL-C 下降幅度达到 30%~40%。②伴有多种危险因素（冠心病、糖尿病、吸烟、代谢综合征、脑动脉粥样硬化病变但无确切的易损斑块或动脉源性栓塞证据或外周动脉疾病之一者）的 TIA 患者，如果 LDL-C>2.07mmol/L，应将 LDL-C 降至 2.07mmol/L 以下或使 LDL-C 下降幅度>40%。③对于有颅内外大动脉粥样硬化性易损斑块或动脉源性栓塞证据的缺血性脑卒中和 TIA 患者，推荐尽早启动强化他汀类药物治疗，建议目标 LDL-C<2.07mmol/L 或使 LDL-C 下降幅度>40%。④长期使用他汀类药物总体是安全的。他汀类药物治疗前及治疗中，应定期监测肌痛等临床症状及肝酶（谷丙转氨酶和谷草转氨酶）、肌酶（肌酸激酶）变化，如出现监测指标持续异常并排除其他影响因素，应减量或停药观察（供参考：肝酶>3 倍正常上限，肌酶>5 倍正常上限时停药观察）；老年患者如合并重要脏器功能不全或多种药物联合使用时，应注意合理配伍并监测不良反应。⑤对有脑出血病史或脑出血高风险人群应权衡风险和获益，建议谨慎使用他汀类药物。

（二）动脉粥样硬化性血栓性脑梗死

【疾病定义和流行病学】动脉粥样硬化性血栓性脑梗死（atherothrombotic cerebral infraction）是脑梗死中最常见的类型。它是在脑动脉粥样硬化等原因引起血管壁病变的基础上，管腔狭窄、闭塞或有血栓形成，造成局部脑组织因血液供应中断而发生缺血、缺氧性坏死，引起相应的神经系统症状和体征。动脉粥样硬化性血栓性脑梗死约占脑卒中的 75%，占脑梗死的 40%~60%，病死率平均为 10%~15%，致残率高达 75%，重度残疾者约占 40% 以上，且极易复发，复发性脑梗死的死亡率大幅度增加。

【病因及发病机制】最常见的病因是动脉粥样硬化，其次为高血压、糖尿病和血脂异常等。较少见的病因有脑动脉炎、高半胱氨酸血症、颈动脉或椎动脉壁剥离、药物滥用（如可卡因及海洛因等）、烟雾样血管病及偏头痛等。

【临床表现】本病好发于 50~60 岁及以上的中老年人，男性稍多于女性。常合并有动脉硬化、高血压、高脂血症或糖尿病等危险因素或对应的全身性非特异性症状。脑梗死的前驱症状无特殊性，部分患者可能有头晕、一时性肢体麻木、无力等短暂性脑缺血发作的表现。而这些症状往往由于持续时间较短和程度轻微而被患者及其家属忽略。脑梗死发病起病急，多在休息或睡眠中发病，其临床症状在发病后数小时或 1~2 日达到高峰。

【治疗原则】要重视超早期（小于 6 小时）和急性期的处理，注意对患者进行整体化综合治疗和个体化治疗相结合。针对不同病情、不同发病时间及不同病因，采取有针对性的措施。总的来说，急性期治疗主要是通过两个途径实现的，即溶栓和脑保护治疗。

【药物治疗】

1. 一般治疗

（1）溶栓：是目前最重要的恢复血流措施，重组组织型纤溶酶原激活剂（rtPA）和尿激酶（UK）是我国现行的主要溶栓药，目前普遍接受的溶栓治疗时间窗为 4.5 小时内或 6 小时内。

静脉溶栓：适应证包括年龄 18~80 岁；发病 4.5 小时内（rtPA）或 6 小时内（尿激酶）；脑功能损害的体征持续存在超过 1 小时，且比较严重；脑 CT 已排除颅内出血，且无早期大面积脑梗死影像学改变；患者或家属签署知情同意书。禁忌证则有既往有颅内出血，包括可疑蛛网膜下腔出血；近 3 个月有头颅外伤史；近 3 周内有胃肠或泌尿系统出血；近 2 周内进行过大的外科手术；近 1 周内有在不易压迫止血部位的动脉穿刺；近 3 个月内有脑梗死或心肌梗死史，但不包括陈旧小腔隙梗死而未遗留神经功能体征；严重心、肝、肾功能不全或严重糖尿病患者;体检发现有活动性出血或外伤(如骨折)的证据;已口服抗凝血药,且 INR >1.5;48 小时内接受过肝素治疗(APTT 超出正常范围);血小板计数<100×10⁹/L,血糖<2.7mmol/L;血压:收缩压>180mmHg,或舒张压>100mmHg;妊娠;不合作。监护及处理:尽可能将患者收入重症监护病房或脑卒中单元进行监护;定期进行神经功能评估,第 1 小时内每 30 分钟 1 次,以后每小时 1 次,直至 24 小时;如出现严重头痛、高血压、恶心或呕吐,应立即停用溶栓药物并行脑 CT 检查;定期监测血压,最初 2 小时内每 15 分钟 1 次,随后 6 小时内每 30 分钟 1 次,以后每小时 1 次,直至 24 小时;如收缩压≥180mmHg 或舒张压≥100mmHg,应增加血压监测次数,并给予抗高血压药物;鼻饲管、导尿管及动脉内测压管应延迟安置;给予抗凝血药、抗血小板药物前应复查颅脑 CT。

动脉溶栓:动脉溶栓使溶栓药物直接到达血栓局部,理论上血管再通率应高于静脉溶栓,且出血风险降低。然而其益处可能被溶栓启动时间的延迟所抵消。

推荐意见包括:①对缺血性脑卒中发病 3 小时内和 3～4.5 小时的患者,应根据适应证严格筛选患者,尽快静脉给予 rtPA 溶栓治疗。使用方法:rtPA 0.9mg/kg(最大剂量为 90mg)静脉滴注,其中 10% 在最初 1 分钟内静脉推注,其余持续滴注 1 小时,用药期间及用药 24 小时内应如前述严密监护患者。②发病 6 小时内的缺血性脑卒中患者,如不能使用 rtPA 可考虑静脉给予尿激酶,应根据适应证严格选择患者。使用方法:尿激酶 100 万～150 万 U,溶于生理盐水 100～200ml,持续静脉滴注 30 分钟,用药期间应如前述严密监护患者。③可对其他溶栓药物进行研究,不推荐在研究以外使用。④发病 6 小时内由大脑中动脉闭塞导致的严重脑卒中且不适合静脉溶栓的患者,经过严格选择后可在有条件的医院进行动脉溶栓。⑤发病 24 小时内由后循环动脉闭塞导致的严重脑卒中且不适合静脉溶栓的患者,经过严格选择后可在有条件的单位进行动脉溶栓。⑥溶栓患者的抗血小板或特殊情况下溶栓后还需抗凝治疗者,应推迟到溶栓 24 小时后开始。

(2)抗血小板:对于不符合溶栓适应证且无禁忌证的缺血性脑卒中患者应在发病后尽早给予口服阿司匹林 150～300mg/d。急性期后可改为预防剂量(50～150mg/d)。溶栓治疗者,阿司匹林等抗血小板药物应在溶栓 24 小时后开始使用。对不能耐受阿司匹林者,可考虑选用氯吡格雷等抗血小板治疗。

(3)抗凝:对大多数急性缺血性脑卒中患者,不推荐无选择地早期进行抗凝治疗。对于少数特殊患者的抗凝治疗,可在谨慎评估风险、效益比后慎重选择。特殊情况下溶栓后还需抗凝治疗的患者,应在 24 小时后使用抗凝剂。

(4)降纤:主要药物有降纤酶、巴曲酶、蚓激酶等。对不适合溶栓并经过严格筛选的脑梗死患者,特别是高纤维蛋白原血症者可选用降纤治疗。

(5)扩容:对一般缺血性脑卒中患者,不推荐扩容。对于低血压或脑血流低灌注所致的急性脑梗死如分水岭梗死可考虑扩容治疗,但应注意可能加重脑水肿、心力衰竭等并发症。此类患者不推荐使用扩血管治疗。

(6)扩张血管:对一般缺血性脑卒中患者,不推荐扩张血管治疗。

(7)神经保护:不少神经保护剂在动物实验时有效,但缺乏有说服力的大样本临床观察资料。目前常用的有依达拉奉、胞二磷胆碱等。

(8)降颅内压治疗:脑水肿发生在缺血性脑卒中最初的 24～48 小时,水肿的高峰期为发病后的 3～5 日,大面积脑梗死时有明显颅内压升高,应进行脱水降颅内压治疗。常用的降颅内压药物为甘露醇、呋塞米和甘油果糖。

2. 急性期并发症的处理

(1)出血转化:脑梗死出血转化发生率为 8.5%～30%,其中有症状的为 1.5%～5%。心源性脑栓塞、大面积脑梗死、占位效应、早期低密度征、年龄>70 岁、应用抗栓药物(尤其是抗凝血药物)或溶栓药物等会增加出血转化的风险。

推荐意见:①症状性出血转化:停用抗栓治疗等致出血药物;②何时开始抗凝和抗血小板治疗:对需要抗栓治疗的患者,可于出血转化病情稳定后 7～10 日开始抗栓治疗;对于再发血栓风险相对较低或全身情况较差者,可用抗血小板药物代替华法林。

（2）癫痫：缺血性脑卒中后癫痫的早期发生率为2%～33%，晚期发生率为3%～67%。

推荐意见：①不推荐预防性应用抗癫痫药物；②孤立发作1次或急性期痫性发作控制后，不建议长期使用抗癫痫药物；③脑卒中后2～3个月再发的癫痫，建议按癫痫常规治疗，即进行长期药物治疗；④脑卒中后癫痫持续状态，建议按癫痫持续状态治疗原则处理。

（3）肺炎：约5.6%脑卒中患者合并肺炎，误吸是主要原因。意识障碍、吞咽困难是导致误吸的主要危险因素，其他包括呕吐、不活动等。肺炎是脑卒中患者死亡的主要原因之一，15%～25%脑卒中患者死于细菌性肺炎。

推荐意见：①早期评估与处理吞咽困难和误吸问题，对意识障碍患者应特别注意预防肺炎；②疑有肺炎的发热患者应给予抗生素治疗，但不推荐预防性使用抗生素。

（4）深静脉血栓形成和肺栓塞：深静脉血栓（DVT）的危险因素包括静脉血流淤滞、静脉系统内皮损伤和血液高凝状态。瘫痪重、老年人及心房颤动者发生DVT的比例更高，症状性DVT发生率为2%。DVT最重要的并发症为肺栓塞。

推荐意见：①鼓励患者尽早活动、抬高下肢；尽量避免下肢（尤其是瘫痪侧）静脉输液。②对于发生DVT及肺栓塞高风险且无禁忌者，可给予低分子肝素或普通肝素，有抗凝禁忌者给予阿司匹林治疗。③可联合加压治疗（长筒袜或交替式压迫装置）和药物预防DVT，不推荐常规单独使用加压治疗；但对有抗栓禁忌的缺血性脑卒中患者，推荐单独应用加压治疗预防DVT和肺栓塞。④对于无抗凝和溶栓禁忌的DVT或肺栓塞患者，首先建议肝素抗凝治疗，症状无缓解的近端DVT或肺栓塞患者可给予溶栓治疗。

【治疗管理】同TIA的治疗管理。

（三）脑栓塞

【疾病定义和流行病学】脑栓塞是指血液中的各种栓子（如心脏内附壁血栓、动脉粥样硬化斑块、脂肪、肿瘤细胞、纤维软骨或空气等）随血流进入脑动脉而阻塞血管，当侧支循环不能代偿时，引起该动脉供血区脑组织缺血性坏死，出现局灶性神经功能缺损。脑栓塞占脑卒中的15%～20%。

【病因及发病机制】

1. 心源性脑栓塞　是脑栓塞中最常见的，约75%的心源性栓子栓塞于脑部。引起脑栓塞的常见心脏疾病有心房颤动、心瓣膜病、感染性心内膜炎、心肌梗死、心肌病、心脏手术、先天性心脏病等。

2. 非心源性脑栓塞　动脉来源包括主动脉弓和颅外动脉（颈动脉和椎动脉）的动脉粥样硬化性病变，斑块破裂及粥样物从裂口溢入血流，形成栓子导致栓塞；同时损伤的动脉壁易形成附壁血栓，血栓脱落亦可致脑栓塞。其他少见的栓子有脂肪滴、空气、肿瘤细胞、寄生虫虫卵和异物等。

【临床表现】任何年龄均可发病，多有风湿性心脏病、心房颤动及大动脉粥样硬化等病史。一般发病无明显诱因，也很少有前驱症状。脑栓塞是起病速度最快的一类脑卒中。症状常在数秒或数分钟之内达到高峰，多为完全性脑卒中。偶尔病情在数小时内逐渐进展，症状加重，可能是脑栓塞后有逆行性的血栓形成。

起病后多数患者有意识障碍，但持续时间常较短。当颅内大动脉或椎-基底动脉栓塞时，脑水肿导致颅内压增高。短时间内患者出现昏迷。脑栓塞造成急性脑血液循环障碍，引起癫痫发作，其发生率高于脑血栓形成。

【治疗原则】包括急性期的综合治疗，尽可能恢复脑部血液循环，及时进行物理治疗和康复治疗。因为心源性脑栓塞易再发，急性期应卧床休息数周，避免活动，减少再发的风险。

【药物治疗】脑栓塞的治疗与动脉粥样硬化性血栓性脑梗死的治疗相同，当发生出血性脑梗死时，要立即停用溶栓药、抗凝血药和抗血小板聚集的药物，防止出血加重和血肿扩大；适当应用止血药物，治疗脑水肿，调节血压；若血肿量较大，内科保守治疗无效时，考虑手术治疗。对感染性栓塞应使用抗生素，并禁用溶栓和抗凝治疗，防止感染扩散。在脂肪栓塞时，可采用肝素、右旋糖酐、5%碳酸氢钠及脂溶剂等，有助于脂肪颗粒的溶解。

对于脑栓塞的预防非常重要。主要是进行抗凝和抗血小板治疗，防止被栓塞的血管发生逆行性血栓形成或预防复发。同时要治疗原发病，纠正心律失常，针对心脏瓣膜病和引起心内膜病变的相关疾病，进行有效防治,根除栓子的来源,防止复发。

【治疗管理】同 TIA 的治疗管理。

二、出血性脑血管病

（一）脑出血

【疾病定义和流行病学】脑出血(intracerebral hemorrhage,ICH)是指原发性非外伤性脑实质内出血,也称自发性脑出血,占急性脑血管病的 20%～30%。发病率为 60～80 人/(10 万人口·年),急性期病死率为 30%～40%,是急性脑血管病中最高的。在脑出血中大脑半球出血约占 80%,脑干和小脑出血约占 20%。

【病因及发病机制】最常见的病因是高血压病,此类脑出血属于高血压病最严重的并发症之一,可在短时间内出现极为严重的症状,甚至短时间内影响患者呼吸、心跳等基本生理活动,造成患者的死亡。其他病因包括脑动静脉畸形、动脉瘤、血液病、梗死后出血、脑淀粉样血管病、烟雾病、抗凝或溶栓治疗、原发性或转移性脑肿瘤破坏血管等。

长期的血压增高可以使得全身动脉壁发生透明变性,使得原本较为坚韧的动脉壁变薄、脆性增加,这种变化使得动脉对血压升高的耐受性下降,骤然升高的血压可以使内壁变薄的细小动脉发生突然破裂,出现脑出血。

【临床表现】与出血部位、出血量、出血速度、血肿大小以及患者的一般情况等有关,通常表现为不同程度的突发头痛、恶心、呕吐、言语不清、小便失禁、肢体活动障碍和意识障碍。位于非功能区的小量出血可以仅仅表现为头痛及轻度的神经功能障碍,而大量出血以及大脑深部出血、丘脑出血或者脑干出血等可以出现迅速昏迷,甚至在数小时及数日内出现死亡。

【治疗原则】

1. **药物治疗原则**　脱水降颅内压、减轻脑水肿,调整血压;防止再出血;减轻血肿造成的继发性损害,促进神经功能恢复;防止并发症。

2. **非药物治疗原则**　安静休息,一般卧床休息 2～4 周。保持呼吸道通畅,防止舌根后坠,必要时行气管切开,有意识障碍、血氧饱和度下降的患者应予以吸氧。危重患者应予以心电监测,进行体温、血压、呼吸等生命体征的监测。必要时行外科手术以清除血肿,减轻脑组织受压,尽最大努力保证神经功能,减少或防止脑出血后一系列继发性病理变化。

【药物治疗】

1. **控制血压**　脑出血患者血压会反射性升高,而过高的血压则会更加引起出血增加,而过低的血压又会影响到健康脑组织的血供,所以对于脑出血患者,应根据患者年龄、病前有无高血压、病后血压情况等确定最适血压水平。一般收缩压>200mmHg、舒张压>110mmHg 时,应降血压治疗,使血压维持在略高于发病前水平。收缩压<180mmHg 或舒张压<105mmHg 时,可观察而不用抗高血压药。降压治疗时避免使用强抗高血压药物,注意血压降低幅度不宜过大,防止因血压下降过快而造成脑的低灌注,加重脑损害。如急性期血压骤降则提示病情危重,应及时给予升压治疗。

2. **控制脑水肿,降低颅内压**　颅内压升高可引起患者较为明显的症状如恶心、呕吐等,严重的还会引起脑疝导致生命危险。所以降低颅内压控制脑水肿是治疗脑出血的重要措施,发病早期可用甘露醇脱水,使用时间不宜过长,建议使用 5～7 日。可同时应用呋塞米静脉注射,两者交替使用,同时注意监测患者肾功能和水电解质平衡。症状较轻时可使用甘油果糖,脱水作用温和,没有反跳现象,对肾功能的影响较甘露醇少。

3. **预防并发症**　可预防性使用降低胃酸分泌的药物,防止上消化道应激性溃疡发生。早期可行胃肠减压,一可观察是否存在应激性溃疡,二可减轻患者胃肠道麻痹引起的腹胀,避免胃内容物因呕吐而发生吸入性肺炎。

【治疗管理】

1. **疗效管理**　包括:①绝对卧床 2 周,及时复查头颅 CT,观察出血吸收情况;②监测患者血压和颅内压;③防治并发症。

2. **不良反应管理**   注意监护脱水药引起的肾功能损害和水电解质紊乱。

（二）蛛网膜下腔出血

【**疾病定义和流行病学**】蛛网膜下腔出血（subarachnoid hemorrhage, SAH）是指脑底部或脑表面血管破裂后, 血液流入蛛网膜下腔引起相应临床症状的一种脑卒中。蛛网膜下腔出血占所有脑卒中的 5% ~ 10%, 年发病率为（5~20）/10 万。

【**病因及发病机制**】常见病因为颅内动脉瘤, 其次为脑血管畸形, 还有高血压性动脉硬化, 也可见于动脉炎、脑底异常血管网、结缔组织病、血液病、抗凝治疗并发症等。

【**临床表现**】突然发生剧烈头痛, 呈胀痛或爆裂样疼痛, 难以忍受。持续不能缓解或进行性加重, 多伴有恶心、呕吐, 可有意识障碍或烦躁、谵妄、幻觉等精神症状, 少数出现部分性或全面性癫痫发作, 也可以头晕、眩晕等症状起病。

【**治疗原则**】

1. **非药物治疗原则**

（1）保持生命体征稳定：SAH 确诊后有条件应争取监护治疗, 密切监测生命体征和神经系统体征的变化；保持气道通畅, 维持稳定的呼吸、循环系统功能。

（2）安静休息：绝对卧床 4~6 周, 镇静、镇痛, 避免用力和情绪刺激。

（3）加强护理：意识障碍者可予鼻胃管, 小心鼻饲慎防窒息和吸入性肺炎。尿潴留者留置导尿, 注意预防尿路感染。采取勤翻身、肢体被动活动、气垫床等措施预防褥疮、肺不张和深静脉血栓形成等并发症。

（4）外科手术：治疗动脉瘤性 SAH, 多早期行手术夹闭动脉瘤或介入栓塞。

2. **药物治疗原则**   脱水降颅内压、减轻脑水肿, 调整血压；防治再出血；防治脑动脉痉挛及脑缺血；防治并发症。

【**药物治疗**】

1. **一般处理及对症治疗**

（1）降低颅内压：适当限制液体入量、防治低钠血症、过度换气等都有助于降低颅内压。临床主要用脱水剂, 常用的有甘露醇、呋塞米、甘油果糖, 也可以酌情选用白蛋白。若伴发的脑内血肿体积较大时, 应尽早手术清除血肿, 降低颅内压以抢救生命。

（2）纠正水、电解质平衡紊乱：注意液体出入量平衡。适当补液补钠、调整饮食和静脉补液中晶体胶体的比例, 可以有效预防低钠血症。低钾血症也较常见, 及时纠正可以避免引起或加重心律失常。

（3）对症治疗：烦躁予镇静药, 头痛予镇痛药, 注意慎用阿司匹林等可能影响凝血功能的非甾体类消炎镇痛药物或吗啡、哌替啶等可能影响呼吸功能的药物。癫痫发作时可以短期采用抗癫痫药物如地西泮、卡马西平或丙戊酸钠。

2. **防治再出血**

（1）调控血压：去除疼痛等诱因后, 如果平均动脉压>125mmHg 或收缩压>180mmHg, 可在血压监测下使用短效抗高血压药物使血压下降, 保持血压稳定在正常或起病前水平。可选用钙通道阻滞药、β 受体拮抗药或 ACEI 类等。

（2）抗纤溶药物：为防止动脉瘤周围的血块溶解引起再度出血, 可用抗纤维蛋白溶解剂, 以抑制纤维蛋白溶解原的形成。常用 6-氨基己酸（EACA）, 初始剂量 4~6g 溶于 100ml 生理盐水或 5% 葡萄糖中静脉滴注（15~30 分钟）后一般维持静脉滴注 1g/h, 12~24g/d, 使用 2~3 周或至手术前, 也可用氨甲苯酸或氨甲环酸。抗纤溶治疗可以降低再出血的发生率, 但同时也增加脑血管痉挛和脑梗死的发生率, 建议与钙通道阻滞药同时使用。

3. **防治脑动脉痉挛及脑缺血**

（1）维持正常血压和血容量：血压偏高给予降压治疗；在动脉瘤处理后, 血压偏低者, 首先应去除诱因如减少或停止脱水和抗高血压药物；予胶体溶液（白蛋白、血浆等）扩容升压；必要时使用升压药物如多巴胺静脉滴注。

（2）早期使用尼莫地平：常用剂量 10~20mg/d，治疗开始每小时滴注 0.5mg，若耐受良好，2 小时后剂量可增至每小时 1mg，共 10~14 日，注意其低血压的不良反应。

4. 防治脑积水 轻度的急、慢性脑积水都应先行药物治疗，给予乙酰唑胺等药物减少脑脊液的分泌，酌情选用甘露醇、呋塞米等。

【治疗管理】治疗管理同"脑出血"。

三、帕金森病

【疾病定义和流行病学】帕金森病（Parkinson's disease，PD）是一种常见的神经系统变性疾病，老年人多见，平均发病年龄约为 60 岁，40 岁以下起病的青年帕金森病较少见。我国 65 岁以上人群 PD 的患病率约 1.7%。大部分帕金森病患者为散发病例，仅有不到 10% 的患者有家族史。

【病因及发病机制】PD 的病因和发病机制十分复杂，主要认为是环境因素、遗传因素和年龄因素等多种内外因相互作用的结果。PD 发病时，由于黑质多巴胺能神经元变性，纹状体多巴胺含量显著降低，进而造成乙酰胆碱系统功能相对亢进，导致肌张力增高、运动障碍等临床表现。

【临床表现】起病隐袭，进展缓慢，多见于 50 岁以后发病，男性稍多于女性。临床主要表现为静止性震颤、运动迟缓、肌强直和姿势步态障碍。除运动症状，抑郁、便秘和睡眠障碍等非运动症状也是帕金森病患者常见的主诉，它们对患者生活质量的影响甚至超过运动症状。

【治疗原则】主要包括：①用药宜从小剂量开始逐渐加量，以较小剂量达到较满意疗效，不求全效；②延缓治疗，尽可能长时间的控制患者的症状和体征；③缓慢停药，避免发生左旋多巴撤药恶性综合征；④用药在遵循一般原则的同时也应强调个体化。

【药物治疗】

1. 早期治疗 疾病早期若病情未影响患者的生活和工作能力，应鼓励患者坚持工作，参与社会活动，暂缓给予症状性治疗药物。70 岁以上老年患者应注重症状的控制，采用多巴胺替代治疗，首选的治疗药物一般是左旋多巴制剂。左旋多巴治疗应从小剂量开始逐渐增量，一般在 3~6 个月可达到适宜剂量。将外周多巴脱羧酶抑制剂（如苄丝肼和卡比多巴）与左旋多巴一起服用，可减少左旋多巴的剂量，降低外周副作用。

对年轻患者则可先用多巴胺激动剂或单胺氧化酶抑制剂，在其后期辅以小剂量左旋多巴，更有利于预后。目前，大多推崇非麦角类多巴胺激动剂为首选药物，尤其用于年轻患者病程初期。因为这类长半衰期制剂能避免对纹状体突触后膜多巴胺受体产生"脉冲样"刺激，从而预防或减少运动并发症的发生。

以震颤为主的早期帕金森病患者，年龄在 65 岁以下可用抗胆碱药，或苯海索并用金刚烷胺。抗胆碱药物对震颤有效，但对肌强直效果较差，对运动迟缓无效，常作为左旋多巴的辅助用药。

以行动困难或僵硬为主的早期帕金森病患者应选用金刚烷胺或与抗胆碱药合用。金刚烷胺常用于症状较轻的早期患者，少用作单药治疗，将其与左旋多巴联合应用于症状波动患者，可使左旋多巴的用量及不良反应减少，但该药易产生耐受性，不宜用于长期治疗。

2. 中期治疗 早期阶段首选多巴胺激动剂、单胺氧化酶抑制剂或金刚烷胺/抗胆碱能药物治疗的患者，发展至中期阶段，其症状改善已不明显，此时应添加复方左旋多巴制剂治疗；早期阶段首选低剂量复方左旋多巴治疗的患者，中期应适当加大剂量或添加多巴胺激动剂、单胺氧化酶抑制剂、金刚烷胺或儿茶酚-O-甲基转移酶（COMT）抑制剂。

3. 晚期治疗 晚期 PD 的临床表现极其复杂，其中有疾病本身的进展也有药物不良反应或并发症因素的参与。

（1）运动并发症的治疗：包括症状波动和异动症，是 PD 晚期的常见症状。当症状波动成为患者的主要问题时，治疗的关键是维持突触间隙的多巴胺浓度的稳定。主要治疗对策为：①使用左旋多巴控释片，多次服用小剂量左旋多巴标准片以帮助克服症状波动；②加用长半衰期的多巴胺激动剂，如普拉克索；③加用单胺氧化酶抑制剂，如司来吉兰；④加用对纹状体产生持续性多巴胺能刺激的 COMT 抑制剂，其中以恩托卡朋和托卡朋为佳。

（2）运动障碍的治疗：左旋多巴是产生峰剂量运动障碍的主要原因，减少每次左旋多巴的剂量可消除峰剂量舞蹈运动。"关"期肌张力障碍通常提示药物作用消失或剂量不足，应根据患者具体情况提高左旋多巴剂量或增加每日服药次数。如调整给药方法后仍无效，可用抗胆碱药物作为辅助治疗，改善肌张力障碍。

（3）非运动症状的治疗：PD 的非运动症状包括精神、自主神经功能、睡眠障碍等，对其治疗必须遵循一定的原则。一旦出现精神症状，应减少抗 PD 药物的剂量、改变治疗方案或加用抗精神病药物，如氯氮平等。自主神经功能障碍一般不需加用其他药物，但如果是异动症引起的，需将睡前服用的抗 PD 药物减量。

4. 神经保护治疗　目的是延迟疾病的发生，减缓或阻止疾病的自然进程。联合应用多种不同作用机制的药物，其疗效会优于单药治疗，且治疗应在疾病的早期进行。如线粒体代谢增强剂能增加线粒体氧化磷酸化作用，改善黑质区的生物能量代谢，能防止继发性的神经损害。抗兴奋毒性制剂可阻断谷氨酸介导的兴奋毒性，起到神经保护作用。

【治疗管理】

1. 疗效管理　以减轻患者震颤及运动障碍为主要治疗指标。

2. 不良反应管理　主要关注左旋多巴的不良反应，包括：①胃肠道反应，恶心、呕吐、食欲减退等。②心血管反应，如直立性低血压、心动过速或心律失常。③不自主异常运动，为长期用药所引起的不随意运动，多见于面部肌群，如张口、咬牙、伸舌、皱眉、头颈部扭动等。也可累及肢体或躯体肌群，偶见喘息样呼吸或过度呼吸。另外还可出现"开-关现象"，患者突然多动不安（开），而后又出现全身性或肌强直性运动不能（关），严重妨碍患者的正常活动。疗程延长，发生率也相应增加。此时宜适当减少左旋多巴的用量。④精神障碍，如失眠、焦虑、噩梦、狂躁、幻觉、妄想、抑郁等，需减量或停药。

四、癫痫

【疾病定义和流行病学】癫痫（epilepsy）是一组以脑部神经元反复突然异常过度放电，导致短暂中枢神经元系统功能失调为特征的脑部疾患。流行病学统计数据显示，我国约有 600 万例活动性癫痫患者，同时每年有 40 万例左右的新发癫痫患者。

【病因及发病机制】癫痫主要是由遗传因素和脑损害共同决定的，前者是发病的基础或内因。据统计，癫痫发病具有家族聚集性，癫痫亲属患病率为 3% ~17.8%，高于正常人群的 0.15% ~1.5%，且原发性者高于继发性者。化学、物理或生物学外来因素导致的脑损伤是癫痫的外因。

癫痫发病的病理生理机制非常复杂，至今尚未完全阐明。目前认为神经兴奋性增高和过度同步化是痫样放电的基础，多种病理生理变化涉及脑神经元异常的过度性同步放电的产生、传播和终止等，共同导致癫痫的发病。

【临床表现】癫痫依据患者发作时的临床表现及脑电图的改变，分为全面性发作和部分性/局灶性发作。

1. 全面性发作　发作开始后，双侧大脑半球有全范围的放电现象，且往往伴有意识障碍和运动型症状。

（1）强直阵挛性发作，俗称"癫痫大发作"，临床症状为意识丧失、双侧肌肉强直，且伴有阵发性痉挛。发作多数属于暂时性，一般数分钟至数十分钟即恢复如常人。

（2）失神性发作，即"癫痫小发作"，可分为典型性失神和不典型性失神，区别在于意识障碍发生和结束的速度快慢，伴有或不伴有轻微的运动症状，主要多见于儿童和青少年癫痫综合征。

（3）其他发作，包括强直发作、阵挛发作、肌阵挛发作、失张力发作。

2. 部分性发作　发作的临床和脑电图改变提示异常电活动起源于一侧大脑皮质的某局部区域。根据发作时有无意识改变，可分为简单部分性发作（无意识障碍）和复杂部分性发作（有意识障碍），二者均可继发为全面性发作。

（1）简单部分性发作：又称为单纯部分性发作，除具有癫痫的共性外，发作时意识始终存在，发作后能复述发作的生动细节。

（2）复杂部分性发作：发作时伴有不同程度的意识障碍（但意识未丧失），对外界刺激没有反应，发作后不能或部分不能复述发作的细节。

（3）部分继发全面性发作：先出现上述部分性发作，随之出现全身性发作，最常见为继发全面性强直阵挛性发作。

3. 癫痫持续状态　指癫痫发作频繁，间歇期意识不能恢复，或1次发作持续30分钟以上者，包括全身强直-阵挛性发作持续状态、失神发作持续状态、复杂部分性发作持续状态和部分性发作持续状态等。

【治疗原则】

1. 非药物治疗原则　积极治疗原发疾病，要特别注意对可能存在的具诱发癫痫危险性的颅内外病因的治疗。非药物辅助治疗的方法主要有外科手术治疗、迷走神经电刺激术、激素疗法、小脑电刺激、行为治疗等，可作为综合治疗的辅助手段，根据具体情况选用。

2. 药物治疗原则　①早期治疗：一旦癫痫诊断成立，即进行药物治疗，以控制发作。②坚持按时服药和长期用药：治疗之初便向患者及其亲属说明长期服药和用药的注意事项，以取得充分配合。③个体化治疗：癫痫的个体化治疗由癫痫的遗传异质性和复杂性决定，应根据发作的时间特点调整每日给药的时间，有影响发作的因素，如发热、疲劳、缺睡、月经期等，可酌情加量。④尽量单药治疗，必要时联合用药。⑤规律用药：给药量均自剂量下限开始，1~2周无效后再逐渐加量，直至完全控制或产生毒副作用。达到治疗效果后剂量务必恒定，不能漏服，以免发作。换药时应缓慢增减剂量，交替应用时间一般不应少于2~4周，切忌突然停药和换药，同时也不宜频繁换药，以免产生抗药性。⑥坚持随访观察，必要时进行血药浓度监测：随访观察在癫痫的诊断和治疗中均有重要作用，有利于了解药物疗效和不良反应，有助于用药分析和调整给药剂量。同时，由于药物吸收、分布和代谢的个体差异较大，血药浓度监测是指导个体化给药的有力手段。

【药物治疗】无明确病因，或虽有明确病因但不能根除病因者，需考虑药物治疗。

1. 治疗药物选用方法　主要根据发作类型和癫痫综合征诊断，同时也要考虑药物的效果、毒性作用、患者的经济状况等因素，一般情况可参考表6-31。

表6-31　按发作类型选药

发作类型	一线药物	二线药物	可以考虑的药物	可能加重发作的药物
强直阵挛发作	丙戊酸钠	左乙拉西坦，托吡酯	苯妥英钠，苯巴比妥	
失神发作	丙戊酸钠，拉莫三嗪	托吡酯		卡马西平，奥卡西平，苯巴比妥，加巴喷丁
肌阵挛发作	丙戊酸钠，托吡酯	左乙拉西坦，氯硝西泮，拉莫三嗪		卡马西平，奥卡西平，苯妥英钠，加巴喷丁
强直发作	丙戊酸钠	左乙拉西坦，氯硝西泮，拉莫三嗪，托吡酯	苯巴比妥，苯妥英钠	卡马西平，奥卡西平
失张力发作	丙戊酸钠，拉莫三嗪	左乙拉西坦，托吡酯，氯硝西泮	苯巴比妥	卡马西平，奥卡西平
部分性发作（伴有或不伴有继发全身强直阵挛发作）	卡马西平，丙戊酸钠，奥卡西平，拉莫三嗪	左乙拉西坦，加巴喷丁，托吡酯	苯妥英钠，苯巴比妥	

2. 癫痫持续状态　应尽快终止发作，一般应在发生的30分钟内终止发作。常用药物包括：①地西泮，是成人或儿童各型癫痫持续状态的首选药，成人剂量10~20mg，单次最大剂量不超过20mg，儿童0.3~0.5mg/kg以3~5mg/min速度静脉推注，幼儿可直肠给药，剂量为0.5mg/kg；如15分钟后复发可重复给

药,或用地西泮100~200mg溶于5%葡萄糖盐水12小时内缓慢静脉滴注总量以不超过120mg/d为宜。本药起效快,迅速进入脑部使血药浓度达到峰值,一般2~3分钟生效,但本品代谢快半衰期短,20分钟后脑血药浓度迅速下降,偶可出现呼吸抑制,应停药。②丙戊酸钠:丙戊酸钠注射剂5~15mg/kg溶于注射用水中,3~5分钟静脉注射,再用10mg/kg剂量加入5%葡萄糖或0.9%氯化钠液500ml中,静脉滴注,最大剂量可达2 500mg/d。可迅速终止某些癫痫持续状态,如部分性运动发作持续状态。③苯巴比妥:主要用于癫痫控制后维持用药,用地西泮等控制发作后可续用苯巴比妥20mg/kg,30mg/min缓慢静脉滴注;或0.2g肌内注射,1次/12h。本药起效慢,肌内注射后20~30分钟起效,对脑缺氧和脑水肿有保护作用,大剂量可有肝肾损害。④其他药物还有10%水合氯醛、劳拉西泮、异戊巴比妥、利多卡因、苯妥英钠等。

【治疗管理】

1. **用药时机**　39%的癫痫患者有自发性缓解倾向,因而并非每个癫痫患者都需用药。一般来说,半年内发作2次以上者,一经诊断明确,就应用药,首次发作或半年以上发作1次者,可在告之抗癫痫药可能的不良反应和不治疗的可能后果情况下,根据患者及其家属的意愿,酌情选择用或不用抗癫痫药。

2. **药物剂量**　从小剂量开始,逐渐增加,达到既能有效控制发作,又没有明显不良反应为止。

3. **联合用药**　70%的患者单药治疗即可获得满意效果,且单药治疗不仅有利于观察疗效,还可减少药物间的相互作用,减轻药物毒副作用。但约有20%患者在两次单药治疗后仍然不能很好地控制发作,此时应考虑合理的多药联合治疗。选择不同作用机制的药物联合使用,可产生更好的临床效果,如卡马西平、拉莫三嗪或苯妥英钠与丙戊酸钠、托吡酯、加巴喷丁、左乙拉西坦的联合给药。应避免有相同不良反应、复杂相互作用和肝酶诱导作用的药物合用。加巴喷丁、左乙拉西坦很少与其他药物产生相互作用,适合与其他药物合用。

4. **有效血药浓度范围**　丙戊酸钠(50~100μg/ml)、卡马西平(4~12μg/ml)、苯妥英钠(10~20μg/ml)、苯巴比妥(10~40μg/ml)。

5. **终止治疗的时机**　一般,全身强直-阵挛性发作、强直性发作、阵挛性发作完全控制4~5年后,失神发作停止半年后可考虑停药。但停药前应有一个缓慢减量的过程,一般不少于1~1.5年。有自动症的患者可能需要长期服药。

6. **药物不良反应**　因大多数抗癫痫药都有不同程度的不良反应,在用药前除查肝肾功能、血尿常规外,用药后还需每月复查,至少持续半年。使用卡马西平注意观察是否有皮疹情况,已报告严重皮肤反应包括中毒性表皮坏死松懈症和Stevens-Johnson综合征。目前建议在首次服用卡马西平前,对遗传上属于危险种族的患者可考虑进行 *HLA-B * 1502* 等位基因的筛查。丙戊酸钠的严重不良反应为肝功能损害。苯妥英钠用药后引起的恶心、呕吐、厌食、牙龈和毛发增生、体重减少、眼震、共济失调等,减量可好转。如出现严重的皮疹或肝肾功能、血液系统损伤,则需停药,换其他药物进行治疗。

（曹　力）

第九节　感染性疾病

一、概述

感染性疾病包括所有病原微生物引起的疾病,如细菌、病毒、支原体、衣原体等,其中细菌性感染最为常见。在开始药物治疗之前,需要明确感染的存在,因为其他疾病如肿瘤和自身免疫疾病以及药物引起的临床表现可以和感染性疾病相似。如果证实为感染,还要明确感染部位。症状和体征往往和感染部位相关,可以帮助诊断感染来自何处。一些微生物样本的实验室检查如革兰氏染色、微生物培养、质谱检测和宏基因组学测序通常能够帮助确定病原微生物,抗菌药物的敏感试验可协助制订抗感染治疗方案。

（一）病原微生物分类

常见病原微生物的分类见表6-32。

表 6-32　常见病原微生物的分类

常见病原微生物分类	常见病原微生物分类
1. 细菌	消化链球菌属
1.1　需氧菌	1.2.1.2　杆菌
1.1.1　革兰氏阳性菌	梭菌属（产气荚膜梭菌、破伤风梭菌、艰难梭菌）
1.1.1.1　球菌	痤疮丙酸杆菌
链球菌属：肺炎链球菌、草绿色链球菌、A 群链球菌、无乳链球菌等	1.2.2　革兰氏阴性菌
肠球菌属：粪肠球菌、屎肠球菌等	1.2.2.1　球菌：韦荣球菌属
葡萄球菌属：金黄色葡萄球菌、表皮葡萄球菌等	1.2.2.2　杆菌
1.1.1.2　杆菌	拟杆菌属（脆弱拟杆菌）
棒状杆菌属	梭杆菌属
李斯特菌属	普雷沃菌属
1.1.2　革兰氏阴性菌	2. 真菌
1.1.2.1　球菌	曲霉菌属、念珠菌属、球孢子菌属、隐球菌属、组织孢浆菌属、毛霉菌属、毛癣菌属等
莫拉菌属	3. 病毒
奈瑟菌属（脑膜炎奈瑟菌、淋病奈瑟菌）	流感病毒，肝炎病毒 A、B、C、D、E，人类免疫缺陷病毒，风疹病毒，疱疹病毒，巨细胞病毒，呼吸道合胞病毒，EB 病毒，SARS 病毒
1.1.2.2　杆菌	4. 衣原体属
肠杆菌科（埃希菌属、克雷伯菌属、肠杆菌属、柠檬酸杆菌属、变形菌属、沙雷菌属、沙门菌属、志贺菌属、摩根菌属、普鲁威登菌属等）	沙眼衣原体、鹦鹉热衣原体、肺炎衣原体
假单胞菌属	5. 立克次体属
不动杆菌属	普氏立克次体、斑疹伤寒立克次体、恙虫病立克次体等
嗜血杆菌属	6. 支原体属和脲原体属
军团菌属	肺炎支原体、人型支原体、解脲脲原体
弯曲杆菌属	7. 螺旋体
螺杆菌属	钩端螺旋体属、梅毒螺旋体、伯氏疏螺旋体
1.2　厌氧菌	8. 分枝杆菌
1.2.1　革兰氏阳性菌	结核分枝杆菌
1.2.1.1　球菌	非结核分枝杆菌
消化球菌属	麻风分枝杆菌

（二）微生物学检测

微生物学检测指细菌培养和抗菌药物敏感试验（以下简称药敏），旨在最终确定病原微生物及药物敏感性，为临床用药提供有效的指导。通过药敏试验可以获得定性的结果即感染菌种类，或者是定量的结果，即根据抑菌圈的直径计算得到最低抑菌浓度 MIC 值。药敏试验的判读应遵循法定标准。在我国，多数实验室都是遵照美国临床和实验室标准协会（Clinical and Laboratory Standards Institute，CLSI）标准。通过这个标准可以把药敏试验最终判定为敏感（S）、中介（I）或者是耐药（R）。

1. **敏感（S）**　是指针对感染部位，使用推荐剂量的抗菌药物所达到的浓度能够使细菌被抑制或杀灭。

2. **中介（I）**　是指需要用高于正常剂量的抗菌药物才会有效，或者是一些抗菌药物在特定情形、于机体特定部位可以浓集，如当尿路感染时喹诺酮类可以在尿液中进行浓集。中介同时也代表了试验的缓冲区，主要是为了防止微小的未能控制的影响因素造成一些重大的结果解释错误。

3. **耐药（R）**　是指细菌不能被常规剂量抗菌药物达到的浓度所抑制，和/或药敏结果落在某些特定的耐药机制范围内，所测试的抗菌药物对患者的治疗很可能会失败。

（三）常见耐药菌及临床意义

随着抗菌药物的广泛使用，细菌也发生了变化。细菌在抗菌药物的选择性压力下，首先发生突变，从敏感菌群中被选择出来。在治疗过程中，这些筛选出来的耐药细菌表现出耐药，导致抗菌药物的附加损害。也就是说在抗菌药物治疗的同时,病原菌耐药,并在机体定植和感染。耐药菌株的流行给临床对感染性疾病的诊断和治疗增加了难度。临床常见的耐药菌、耐药酶和临床意义见表6-33。

表6-33　临床常见的耐药菌、耐药酶和临床意义

常见耐药菌及耐药酶	临床意义
耐甲氧西林金黄色葡萄球菌(MRSA)	对β-内酰胺类耐药,对喹诺酮类、氨基糖苷类、大环内酯类和四环素类通常耐药。可选糖肽类、利奈唑胺
耐万古霉素肠球菌(VRE)	根据VRE对万古霉素和替考拉宁的耐药水平及耐药基因簇的差异,可分为VanA、VanB、VanC等6种基因型。VanA基因型对万古霉素和替考拉宁高度耐药。VanB基因型对万古霉素不同水平耐药,对替考拉宁敏感。VanC基因型对万古霉素低水平耐药,对替考拉宁敏感
超广谱β-内酰胺酶(ESBL)	对第一、二、三代头孢类抗菌药物耐药,对氨基糖苷类、喹诺酮类、磺胺类等往往也表现为多重耐药。可选β-内酰胺类+酶抑制剂的复合制剂、碳青霉烯类
头孢菌素酶(AmpC)	对第三代头孢菌素、单胺类抗菌药物、头霉素、β-内酰胺类+酶抑制剂复合物耐药。可选用碳青霉烯类或第四代头孢菌素
KPC酶	对碳青霉烯类耐药,可选用替加环素、黏菌素

根据国内主要的细菌分布及耐药情况,有以下各类耐药细菌的定义标准。

1. **多重耐药(multi-drug resistant,MDR)细菌**　多重耐药细菌指细菌对常用抗菌药物主要分类的3类或以上耐药。

2. **广泛耐药(extensively drug resistant,XDR)细菌**　广泛耐药细菌指细菌对常用抗菌药物几乎全部耐药,革兰氏阴性杆菌仅对黏菌素和替加环素敏感,革兰氏阳性球菌仅对糖肽类和利奈唑胺敏感。

3. **泛耐药(pandrug-resistant,PDR)细菌**　泛耐药细菌指对所有分类的常用抗菌药物全部耐药,革兰氏阴性杆菌对包括黏菌素和替加环素在内的全部抗菌药物耐药,革兰氏阳性球菌对包括糖肽类和利奈唑胺在内的全部抗菌药物耐药。

（四）抗菌药物治疗性应用的基本原则

1. **诊断为细菌性感染者方有指征应用抗菌药物**　根据患者的症状、体征及血、尿常规等实验室检查结果,初步诊断为细菌性感染者以及经病原检查确诊为细菌性感染者方有指征应用抗菌药物;由真菌、结核分枝杆菌、非结核分枝杆菌、支原体、衣原体、螺旋体、立克次体及部分原虫等病原微生物所致的感染亦有指征应用抗菌药物。缺乏细菌及上述病原微生物感染的证据,诊断不能成立者,以及病毒性感染者,均无指征应用抗菌药物。

2. **尽早查明感染病原,根据病原种类及药敏试验结果选用抗菌药物**　抗菌药物品种的选用原则上应根据病原菌种类及病原菌对抗菌药物敏感或耐药,即细菌药物敏感试验的结果而定。因此住院患者在开始抗菌药物治疗前,先留取相应标本,立即送细菌培养,以尽早明确病原菌和药敏结果;门诊患者可以根据病情需要开展药敏工作。

危重患者在未获知病原菌及药敏结果前,可根据患者的发病情况、发病场所、原发病灶、基础疾病等推断最可能的病原菌,并结合当地细菌耐药状况先给予抗菌药物经验治疗,获知细菌培养及药敏结果后,对疗效不佳的患者调整给药方案。

3. **根据药物的抗菌作用及其体内过程特点选择用药**　各种抗菌药物的药效学(抗菌谱和抗菌活性)和人体药代动力学(吸收、分布、代谢和排出过程)特点不同,因此各有不同的临床适应证。临床医师应根据各种抗菌药物的上述特点,按临床适应证正确选用抗菌药物。

4. **综合患者病情、病原菌种类及抗菌药物特点制订抗菌药物治疗方案**　根据病原菌、感染部位、感染严重程度和患者的生理、病理情况制订抗菌药物治疗方案,包括抗菌药物的选用品种、剂量、给药次数、给药途径、疗程及联合用药等。

二、社区获得性肺炎与医院获得性肺炎

（一）社区获得性肺炎

【疾病定义和流行病学】社区获得性肺炎（community acquired pneumonia，CAP）是指在医院外罹患的感染性肺实质（含肺泡壁，即广义上的肺间质）炎症，包括具有明确潜伏期的病原体感染而在入院后潜伏期内发病的肺炎。CAP 是临床常见疾病之一。

欧洲及北美国家成人 CAP 的发病率为每年 5‰～11‰，美国成人住院 CAP 的发病率平均为每年 2.5‰。我国尚无成人 CAP 的发病率数据。CAP 病死率随年龄的增长而升高，ICU 中重症 CAP 患者的 30 日病死率达 23%～47%。

【致病菌及发病机制】CAP 的致病菌的组成和耐药特性在不同地区之间存在差异，且随时间推移而发生变化。近年我国成人 CAP 的主要致病原依次为肺炎支原体、肺炎链球菌、流感嗜血杆菌、肺炎衣原体、肺炎克雷伯菌及金黄色葡萄球菌。另外，呼吸道病毒在成人 CAP 病原中地位逐渐受到重视，我国 CAP 患者中病毒检出率为 15%～34.9%，常见病毒依次为流感病毒、副流感病毒、鼻病毒、腺病毒、人偏肺病毒及呼吸道合胞病毒等。

正常的呼吸道防御机制使气管隆嵴以下的呼吸道保持无菌，当局部或全身的各种原因导致呼吸道防御功能受损，病原微生物直接抵达呼吸道繁殖生长，引起肺泡毛细血管充血、水肿，肺泡内纤维蛋白渗出及细胞浸润，即发生肺炎，严重者可伴有不同程度的血液循环和气体交换障碍。是否发生 CAP 决定于两个因素：病原体数量多、毒力强和/或宿主呼吸道局部或全身免疫防御机制损害。

【临床表现】当患者符合 1、2 及 3 中任何一项，并除外肺结核、肺部肿瘤、非感染性肺间质性疾病、肺水肿、肺不张、肺栓塞、肺嗜酸性粒细胞浸润症及肺血管炎等后，可建立 CAP 的临床诊断。

1. 社区发病。

2. **肺炎相关临床表现**

（1）新近出现的咳嗽、咳痰或原有呼吸道疾病症状加重，伴或不伴脓痰、胸痛、呼吸困难及咯血。

（2）发热。

（3）肺实变体征和/或闻及湿啰音。

（4）外周血白细胞计数>$10×10^9$/L 或<$4×10^9$/L，伴或不伴细胞核左移。

3. 胸部影像学检查显示新出现的斑片状浸润影、叶或段实变影、磨玻璃影或间质性改变，伴或不伴胸腔积液。

当 CAP 患者符合下列 1 项主要标准或>3 项次要标准者可诊断为重症肺炎，需密切观察，积极救治，有条件时收住 ICU 治疗。

主要标准：①呼吸衰竭需要气管插管行机械通气治疗；②脓毒症休克经积极液体复苏后仍需要血管活性药物治疗。

次要标准：①呼吸频率≥30 次/min；②氧合指数（PaO_2/FiO_2）≤250mmHg（1mmHg＝0.133kPa）；③多肺叶浸润；④意识障碍和/或定向障碍；⑤血尿素氮≥14mmol/L；⑥收缩压<90mmHg，需要积极的液体复苏。

【治疗原则】

1. 使用适当的评分标准并结合患者年龄、基础疾病、社会经济状况、胃肠功能及治疗依从性等综合判断 CAP 严重程度，确定是否需病原学检查和治疗场所。临床上最常使用 CURB-65 评分标准，以下五项满足一项得 1 分：①意识障碍；②尿素氮>7mmol/L；③呼吸频率>30 次/min；④收缩压<90mmHg 或舒张压<60mmHg；⑤年龄≥65 岁。评分：0～1 分，原则上门诊治疗即可；2 分，建议住院或在严格随访下的院外治疗；3～5 分，应住院治疗。

2. 首剂抗感染药物争取在诊断 CAP 后尽早使用，以改善疗效，降低病死率，缩短住院时间。

3. 除群聚性发病或初始经验性治疗无效外，在门诊接受治疗的轻症 CAP 患者不必常规进行病原学检查。尽量使用生物利用度好的口服抗感染药物治疗。

4. 住院 CAP 患者(包括需要急诊留观的患者)、经验性抗感染疗效不佳的患者、有基础疾病和群聚性发病的患者,通常需要进行病原学检查,重症患者选用静脉给药,待临床表现显著改善并能口服时改用口服药。

5. 需要根据患者年龄、基础疾病、临床特点、实验室及影像学检查、疾病严重程度、肝肾功能、既往用药和药物敏感性情况分析最有可能的病原并评估耐药风险,选择恰当的抗感染药物和给药方案。需结合患者所在地区具体情况进行选择。

6. 选择抗菌药物要参考其药动学/药效学特点。

【药物治疗】

1. **治疗药物分类**　抗感染治疗是 CAP 治疗的最主要环节,根据 CAP 的可能致病菌及严重程度选择抗菌药物,其他的治疗药物包括化痰药物,常见的有氨溴索、溴己新、乙酰半胱氨酸等。中、重症患者补液、保持水电解质平衡、营养支持以及物理治疗等辅助治疗对 CAP 患者也是必要的。重症 CAP 的辅助药物还包括糖皮质激素、静脉注射丙种球蛋白(IVIG),但到目前为止无确切证据证明其有效性。

2. **抗感染药物治疗方案**

(1)抗感染药物选择:表 6-34 列出 CAP 的经验性抗感染治疗的建议,需要指出的是,我国幅员辽阔,CAP 病原体流行病学分布和抗生素耐药率并不一致,须结合具体情况进行选择。

表 6-34　不同人群 CAP 患者初始经验性抗感染治疗的建议

	不同人群	常见病原体	抗感染药物选择	备注
门诊治疗(推荐口服给药)	无基础疾病青壮年	肺炎链球菌、肺炎支原体、流感嗜血杆菌、肺炎衣原体、流感病毒、腺病毒、卡他莫拉菌	①氨基青霉素、青霉素类/酶抑制剂复合物;②第一代、二代头孢菌素;③多西环素或米诺环素;④呼吸喹诺酮类;⑤大环内酯类	①根据临床特征鉴别细菌性肺炎、支原体或衣原体肺炎和病毒性肺炎;②门诊轻症支原体、衣原体和病毒性肺炎多有自限性
	有基础疾病或老年人(年龄多65岁)	肺炎链球菌、流感嗜血杆菌、肺炎克雷伯菌等肠杆菌科菌、肺炎衣原体、流感病毒、RSV 病毒、卡他莫拉菌	①青霉素类/酶抑制剂复合物;②第二代、三代头孢菌素(口服);③呼吸喹诺酮类;④青霉素类/酶抑制剂复合物、第二代头孢菌素、第三代头孢菌素联合多西环素、米诺环素或大环内酯类	年龄>65 岁、存在基础疾病(慢性心脏、肺、肝、肾疾病及糖尿病、免疫抑制)、酗酒、3 个月内接受 β-内酰胺类药物治疗是耐药肺炎链球菌感染的危险因素,不宜单用多西环素、米诺环素或大环内酯类药物
需入院治疗、但不必收住 ICU(可选择静脉或口服给药)	无基础疾病青壮年	肺炎链球菌、流感嗜血杆菌、卡他莫拉菌、金黄色葡萄球菌、肺炎支原体、肺炎衣原体、流感病毒、腺病毒、其他呼吸道病毒	①青霉素、氨基青霉素、青霉素类/酶抑制剂复合物;②第二代、三代头孢菌素、头霉素类、氧头孢烯类;③上述药物联合多西环素、米诺环素或大环内酯类;④呼吸喹诺酮类;⑤大环内酯类	我国成人 CAP 致病菌中肺炎链球菌对静脉青霉素耐药率仅 1.9%,中介率仅 9% 左右。青霉素中介肺炎链球菌感染的住院 CAP 患者仍可以通过提高静脉青霉素剂量达到疗效;疑似非典型病原体感染首选多西环素、米诺环素或呼吸喹诺酮类,在支原体耐药率较低地区可选择大环内酯类
	有基础疾病或老年人(含65岁)	肺炎链球菌、流感嗜血杆菌、肺炎克雷伯菌等肠杆菌科菌、流感病毒、RSV 病毒、卡他莫拉菌、厌氧菌、军团菌	①青霉素类/酶抑制剂复合物;②第三代头孢菌素或其酶抑制剂复合物、头霉素类、氧头孢烯类、厄他培南等碳青霉烯类;③上述药物单用或联合大环内酯类;④呼吸喹诺酮类	①有基础病患者及老年人要考虑肠杆菌科菌感染的可能,并需要进一步评估产 ESBL 肠杆菌科菌感染的风险;②老年人需关注吸入风险因素

不同人群		常见病原体	抗感染药物选择	备注
需入住 ICU（推荐静脉给药）	无基础疾病青壮年	肺炎链球菌、金黄色葡萄球菌、流感病毒、腺病毒、军团菌	①青霉素类/酶抑制剂复合物、第三代头孢菌素、头霉素类、氧头孢烯类、厄他培南联合大环内酯类；②呼吸喹诺酮类	肺炎链球菌感染最常见，其他要考虑的病原体包括金黄色葡萄球菌、军团菌属、流感病毒等；流感流行季节注意流感病毒感染，积极联合神经氨酸酶抑制剂，并注意继发金黄色葡萄球菌感染，必要时联合治疗 MRSA 肺炎的药物
	有基础疾病或老年人（年龄多 65 岁）	肺炎链球菌、军团菌、肺炎克雷伯菌等肠杆菌科菌、金黄色葡萄球菌、厌氧菌、流感病毒、RSV 病毒	①青霉素类/酶抑制剂复合物、第三代头孢菌素或其酶抑制剂的复合物、厄他培南等碳青霉烯类联合大环内酯类；②青霉素类/酶抑制剂复合物、第三代头孢菌素或其酶抑制剂复合物、厄他培南等碳青霉烯类联合呼吸喹诺酮类	①评估产 ESBL 肠杆菌科细菌感染风险（有产 ESBL 菌定植或感染史，曾使用第三代头孢菌素、有反复或长期住院史、留置植入物、肾脏替代治疗等）；②关注吸入风险因素及相关病原菌的药物覆盖（可选择氨苄西林/舒巴坦钠、阿莫西林克拉维酸钾等有抗厌氧菌作用的药物，或联合甲硝唑、克林霉素等，也可选用莫西沙星等对厌氧菌有效的呼吸喹诺酮类）
需住院或入住 ICU（推荐静脉给药）	有铜绿假单胞菌感染危险因素的 CAP	铜绿假单胞菌，肺炎链球菌、军团菌、肺炎克雷伯菌等肠杆菌、金黄色葡萄球菌、厌氧菌、流感病毒、RSV 病毒	①具有抗假单胞菌活性的β-内酰胺类；②有抗假单胞菌活性的喹诺酮类；③具有抗假单胞菌活性的内酰胺类联合有抗假单胞菌活性的喹诺酮类或氨基糖苷类；④具有抗假单胞菌活性的内酰胺类、氨基糖苷类、喹诺酮类三药联合	危险因素包括：①气道铜绿假单胞菌定植；②因慢性气道疾病反复使用抗菌药物或糖皮质激素。重症患者或明确耐药患者推荐联合用药

注：第一代头孢菌素，如头孢唑林、头孢拉啶、头孢氨苄、头孢硫脒等；第二代头孢菌素，如头孢呋辛、头孢孟多、头孢替安、头孢克洛、头孢丙烯等；第三代头孢菌素：①静脉用药，包括头孢曲松、头孢噻肟、头孢唑肟等；②口服，包括头孢地尼、头孢克肟、头孢泊肟酯、头孢托仑匹酯等；呼吸喹诺酮类：左氧氟沙星、莫西沙星、吉米沙星；氨基青霉素：阿莫西林、氨苄西林；青霉素类/酶抑制剂复合物（不包括有抗假单胞菌活性的青霉素类如哌拉西林、替卡西林）：阿莫西林/克拉维酸、阿莫西林/舒巴坦、氨苄西林/舒巴坦等；大环内酯类：阿奇霉素、克拉霉素、红霉素；有抗假单胞菌活性的喹诺酮类：环丙沙星、左氧氟沙星；有抗假单胞菌活性的 β-内酰胺类：头孢他啶、头孢吡肟、氨曲南、哌拉西林、哌拉西林/他唑巴坦、替卡西林、替卡西林/克拉维酸、头孢哌酮、头孢哌酮/舒巴坦、亚胺培南/西司他丁、美罗培南、帕尼培南/倍他米隆、比阿培南；头霉素类：头孢西丁、头孢美唑、头孢替坦、头孢米诺；氧头孢烯类：拉氧头孢、氟氧头孢；氨基糖苷类：阿米卡星、庆大霉素、依替米星、奈替米星、妥布霉素等；神经氨酸酶抑制剂：奥司他韦、扎那米韦、帕拉米韦；治疗 MRSA 肺炎的药物：万古霉素、利奈唑胺、替考拉宁、去甲万古霉素、头孢洛林。

（2）抗感染治疗疗程：对于普通细菌性感染，如肺炎链球菌，用药至患者体温正常 2~3 日且主要呼吸道症状明显改善后即可；但疗程应视病情严重程度、缓解速度、并发症及不同病原体而异，不必以肺部阴影吸收程度作为停用抗菌药物的指征。通常轻、中度 CAP 患者疗程 5~7 日，重症以及伴有肺外并发症患者可适当延长抗感染疗程。非典型病原体治疗反应较慢者疗程延长至 10~14 日。金黄色葡萄球菌、铜绿假单胞菌、克雷伯菌属或厌氧菌等容易导致肺组织坏死，抗菌药物疗程可延长至 14~21 日。

【临床药学监护要素及实施要点】

1. **疗效监测**　大多数 CAP 患者在初始治疗后 72 小时临床症状改善，但影像学改善滞后于临床症状，应在初始治疗后 72 小时对病情进行评价，部分患者对治疗的反应相对较慢，只要临床表现无恶化，可继续观察,不必急于更换抗感染药物。

初始治疗后评价应包括以下5个方面。

（1）临床表现:包括呼吸道及全身症状、体征。

（2）生命体征:一般情况、意识、体温、呼吸频率、心率和血压等。

（3）一般实验室检查:包括血常规、血生化、血气分析、C反应蛋白、降钙素原等指标。建议住院患者72小时后重复C反应蛋白、降钙素原和血常规检查,有助于区分治疗失败与治疗反应慢的患者,重症患者应严密监测。

（4）微生物学指标:可重复进行常规微生物学检查,必要时采用分子生物学和血清学等方法,积极获取病原学证据。

（5）胸部影像学:临床症状明显改善的患者不推荐常规复查胸部影像;症状或体征持续存在或恶化时,应复查X线胸片或胸部CT确定肺部病灶变化。

初始治疗后症状明显改善者,可继续原有抗感染药物治疗,对能接受口服药物治疗的患者,改用同类或抗菌谱相近、对致病菌敏感的口服制剂进行序贯治疗;初始治疗后患者症状无改善者,需要更换抗感染药物。

2. 不良反应管理　CAP的主要治疗是抗感染治疗,抗菌药物常见的不良反应包括:皮疹等过敏反应,恶心、呕吐等胃肠道反应,肝酶升高等肝毒性反应,肾小管损伤等肾毒性及肠道菌群紊乱等。另外,需根据患者具体选择的药物种类,对其常见不良反应进行监测,如:①青霉素类。过敏反应常见,包括荨麻疹、白细胞减少、间质性肾炎、哮喘发作和血清病型反应,严重者可出现过敏性休克。②头孢菌素类。可出现凝血功能障碍和造血系统毒性,与乙醇联用产生"双硫仑"样反应。③呼吸喹诺酮类。<18岁、妊娠期、哺乳期患者避免使用,可引起抽搐、癫痫、神志改变等中枢反应,不宜用于有癫痫或其他中枢神经系统疾病的患者,可引起皮肤光敏反应。④大环内酯类。肝毒性和胃肠道反应较为明显,注射和静脉给药局部刺激明显,可出现静脉炎。⑤氨基糖苷类。应关注耳蜗神经损害和前庭功能失调等耳毒性反应,可产生神经肌肉阻滞,与肌松药和地西泮等合用可加重反应,应尽量避免。

3. 用药教育　包括住院和出院的用药教育,告知患者正确的用药方法、可能的不良反应、相互作用以及饮食的注意事项等。应在医师指导下服用药物,切勿擅自改变剂量、服药时间及疗程等。根据所选药物的特点和不良反应以及患者个人情况,制订用药教育方案。

（二）医院获得性肺炎和呼吸机相关性肺炎

【疾病定义和流行病学】医院获得性肺炎(hospital acquired pneumonia,HAP),是指患者住院期间没有接受有创机械通气、未处于病原感染的潜伏期,而于入院48小时后新发生的,由细菌、真菌、支原体、病毒或原虫等病原体引起的各种类型的肺实质炎症。呼吸机相关性肺炎(ventilator-associated pneumoniae,VAP)是指气管插管或气管切开患者接受机械通气48小时后发生的肺炎,机械通气撤机、拔管后48小时内出现的肺炎也属于VAP范畴。VAP是HAP的特殊类型,但HAP和VAP在临床特征、经验性治疗和预防策略上存在较大的差异。因病情加重而接受气管插管和机械通气治疗的HAP患者仍然属于HAP,但处理方式与VAP相似。接受无创通气治疗的住院患者发生的肺炎仍归于狭义的HAP范围。

HAP和VAP是我国最常见的医院获得性感染,诊断和治疗较为困难,病死率高,我国大规模的医院感染横断面调查结果显示,住院患者中医院获得性下呼吸道感染为1.76%~1.94%,美国的住院患者中医院获得性感染的发生率为4.0%,其中肺炎占医院获得性感染的21.8%。

我国临床调查显示:HAP的发生率为1.4%,其中重症监护病房(intensive care unit,1CU)为15.3%,普通病房为0.9%。HAP平均全国病死率为22.3%。发生HAP后平均住院时间延长7~10日,住院医疗费用大幅度增加。1CU中行机械通气的患者中VAP的发病率为9.7%~48.4%,病死率为21.2%~43.2%。VAP的病死率与高龄、合并糖尿病或慢性阻塞性肺疾病(慢阻肺)、感染性休克(septic shock,脓毒症休克)及高耐药病原菌感染等相关。VAP导致机械通气时间、ICU滞留时间及住院时间延长,平均住院费用明显增加。

【致病菌及发病机制】HAP病原学与CAP的病原谱差异很大,细菌是HAP最常见的病原体,约占

90%,1/3 为混合感染。我国 HAP 病原谱中鲍曼不动杆菌最多,其次为铜绿假单胞菌、金黄色葡萄球菌、肺炎克雷伯菌等,≥65 岁的患者中铜绿假单胞菌比例高,鲍曼不动杆菌比例稍低。

耐药菌感染是治疗 HAP/VAP 所面临的巨大困难。对鲍曼不动杆菌而言,敏感率较高的抗菌药物为多黏菌素 B 和替加环素。铜绿假单胞菌对多黏菌素、阿米卡星、哌拉西林/他唑巴坦、头孢吡肟、环丙沙星、头孢他啶、美罗培南及亚胺培南的敏感率仍在 70% 以上。大肠埃希菌和肺炎(克雷伯菌对碳青霉烯类、酶抑制剂复合制剂及阿米卡星的敏感率较高。嗜麦芽窄食单胞菌对米诺环素、左氧氟沙星及磺胺甲噁唑/甲氧苄啶的敏感率较高。万古霉素、替考拉宁及利奈唑胺等对 MRSA 仍保持极高的抗菌活性。

HAP 和 VAP 的共同发病机制是病原体到达支气管远端和肺泡,突破宿主的防御机制,从而在肺部繁殖并引起侵袭性损害。致病微生物进入下呼吸道的途径包括口腔定植菌的误吸、致病微生物的吸入、血行播散至肺部、邻近组织直接播散或污染器械操作直接感染等。另外 VAP 的发生与气管插管导致呼吸道开放、气管插管表面生物膜的形成和脱落等有关。

HAP/VAP 可自局部感染逐步发展到脓毒症(sepsis),甚至感染性休克。其主要机制是致病微生物进入血液引起机体失控的炎症反应,导致多个器官功能障碍,除呼吸系统外,尚可累及循环、泌尿、神经和凝血系统,导致代谢异常等。

【临床表现】HAP/VAP 的临床表现及病情严重程度不同,从单一的典型肺炎到快速进展的重症肺炎伴脓毒症、感染性休克均可发生,目前尚无临床诊断的“金标准”。胸部 X 线或 CT 显示新出现或进展性的浸润影、实变影或磨玻璃影,加上下列 3 种临床症候中的 2 种或 2 种以上,可建立临床诊断:①发热,体温>38℃;②脓性气道分泌物;③外周血白细胞计数>$20×10^9$/L 或<$4×20^9$/L,同时需除外肺脓肿、肺梗死等其他感染和非感染性肺部疾病。尽可能采集下呼吸道标本或肺组织进行细菌培养或通过其他血清学检查手段明确病原菌,建立病原学诊断。

【治疗原则】

1. 应重视病原检查,给予抗菌治疗前先采取痰标本进行涂片革兰氏染色检查及培养,同时送血培养。有阳性结果时做药敏试验。

2. 尽早开始经验治疗。首先采用针对常见病原菌的抗菌药物,同时需正确评估 MDR 菌感染的危险因素。

3. 明确病原后,根据检测出的病原菌及其药敏试验结果,在初始经验性治疗疗效评估的基础上酌情调整治疗方案。

4. 宜采用注射剂,病情显著好转或稳定后并能口服时改用口服药。

【药物治疗】

1. **治疗药物分类**　HAP/VAP 的药物治疗包括抗感染治疗和非抗菌药物治疗等综合治疗措施,其中抗感染是最主要的治疗方式,包括经验性抗感染治疗和病原(目标)治疗。HAP 治疗时应使痰液变得稀薄以容易咳出,根据 HAP 的严重程度,可给予口服或静脉氨溴索、溴己新、乙酰半胱氨酸等进行化痰治疗。合并血流动力学不稳定的重症 HAP/VAP 患者可考虑加用糖皮质激素。重症患者需注意营养支持。免疫球蛋白和免疫调节剂胸腺肽 α_2 等免疫治疗,可能有助于控制炎症反应,但缺乏临床循证医学证据,尚有争议。

2. **药物治疗方案**

(1) 抗感染治疗:应根据患者的病情严重程度、所在医疗机构常见的病原菌、耐药情况及患者耐药危险因素等选择恰当的药物,同时也应兼顾患者的临床特征、基础疾病、器官功能状态、药物的 PK/PD 特性、既往用药情况和药物过敏史等相关因素选择抗菌药物。对 MDR 病原菌,初始必须接受联合治疗,以保证广谱覆盖和减少不适当初始经验性抗生素治疗可能性。

HAP 常见病原体感染的抗菌药物推荐治疗方案如下。①铜绿假单胞菌:推荐联合治疗,主要是使用 β-内酰胺类联合氨基糖苷类或联合氟喹诺酮类(主要为环丙沙星或左氧氟沙星);②不动杆菌属:可选用碳青霉烯类、舒巴坦、多黏菌素 E 和多黏菌素 B 及替加环素;③产 ESBL 肠杆菌科细菌:避免使用第三代头孢菌素单药治疗,碳青霉烯类有效;④MRSA 可选用万古霉素或去甲万古霉素,有肾功能不全的患者或正在接受其他肾毒性药物,可以优先考虑利奈唑胺。

（2）抗感染治疗疗程：HAP/VAP 抗感染疗程一般为 7 日或以上。如果初始治疗恰当,单一致病菌感染,对治疗的临床反应好,无基础肺病和肺脓肿,免疫功能正常患者的疗程 7～8 日。对于对初始治疗无效,病情重,XDR 或 PDR 患者,肺脓肿或为坏死性肺炎的患者,可延长抗菌药物疗程（2 周甚至更长时间）。根据患者的临床症状和体征、影像学和实验室检查（特别是 PCT）等结果决定停药时机。

【临床药学监护要素及实施要点】

1. **疗效监测**　经验性治疗 48～72 小时应进行疗效评估。需结合患者的临床症状和体征、影像学改变、感染标志物等实验室检查综合判断。如获得明确的病原学结果后,应尽早转为目标治疗或降阶梯治疗初始抗生素方案。

2. **不良反应管理**　根据患者具体选择的药物种类,对其常见不良反应进行监测,HAP 治疗过程中常用的抗菌药物不良反应监测应包括：①酶复合制剂,如哌拉西林/他唑巴坦,用前应进行青霉素皮试,可引起皮疹等过敏反应。②碳青霉烯类,如亚胺培南,可引起癫痫等不良反应,原有癫痫患者避免使用,菌群失调引起抗菌药物相关性腹泻等不良反应。③万古霉素,谷浓度应维持在 10～15mg/L。重症患者应给予 25～30mg/kg 的负荷剂量（但多因肾功能损害的风险首剂 1 000mg）,谷浓度维持在 10～20mg/L。

3. **用药教育**　包括住院和出院的用药教育,告知患者正确的用药方法、可能的不良反应、相互作用以及饮食的注意事项等。

三、感染性心内膜炎

【疾病定义和流行病学】感染性心内膜炎（infective endocarditis,IE）是心脏瓣膜或其他心内组织的细菌感染,通常发生在心脏结构缺欠的基础上。依据感染的部位及是否存在心内异物,IE 被分为以下 4 种类型：左心天然瓣膜 IE、左心人工瓣膜 IE、右心 IE 和植入装置相关 IE（包括发源于起搏器或除颤器电线,可伴或不伴随瓣膜累及）。也可根据感染来源分为社区获得性 IE、医疗相关性 IE（院内感染和非院内感染）,颈静脉药物滥用者 IE。

IE 的年发病率为（3～10）/10 万人次。以往多见于年轻心脏瓣膜病（风湿性心脏病为主）患者,目前多见于无明确瓣膜疾病、与医疗活动有关的老年患者及人工心脏瓣膜置换者。随着年龄增长,其发病率逐渐增加,并在 70～80 岁时达到最高,约为 14.5/10 万人次。男女比例为 2∶1。女性患者预后差、接受瓣膜置换术的概率相对小。

【致病菌及发病机制】自身瓣膜心内膜炎的病原菌入侵,与患者经受拔牙、皮肤损伤、泌尿生殖系手术或操作时发生的暂时性菌血症有关；人工瓣膜心内膜炎早期发病（距心血管手术时间≤2 个月）者,与手术时或术后病原菌自患者伤口、留置导管等装置及周围环境入血导致菌血症有关,迟发病者（>12 个月）则与自身瓣膜心内膜炎的发病情况相仿,因此病原菌分布亦相似。3～12 个月发病者病原菌分布介于早期发病及迟发病者之间。见表 6-35。

表 6-35　感染性心内膜炎的主要病原菌*

自身瓣膜心内膜炎	人工瓣膜心内膜炎（发病距心血管手术时间）		
	≤2 个月	3～12 个月	>12 个月
草绿色链球菌	表皮葡萄球菌等凝固酶阴性葡萄球菌	表皮葡萄球菌等凝固酶阴性葡萄球菌	与自身瓣膜心内膜炎病原菌相仿
金黄色葡萄球菌	金葡菌		
其他链球菌	肠杆菌科、铜绿假单胞菌	金黄色葡萄球菌	
肠球菌属	肠球菌	肠球菌属	
肠杆菌科、铜绿假单胞菌	念珠菌属等真菌	链球菌属	

续表

自身瓣膜心内膜炎	人工瓣膜心内膜炎（发病距心血管手术时间）		
	≤2 个月	3~12 个月	>12 个月
念珠菌属等真菌	棒状杆菌 链球菌	念珠菌属等真菌	
表皮葡萄球菌等凝固酶阴性葡萄球菌		肠杆菌科细菌 铜绿假单胞菌	

注:各列中病原菌由多至少排列。

在正常情况下,自不同途径进入血循环中的致病微生物可被机体的防御机制所清除。当有心血管器质性病变存在时,血流由正常的层流变为涡流和喷射,血小板、红细胞、白细胞和纤维蛋白积聚,从而为病原微生物的侵入创造了条件。反复发生的菌血症可使机体循环中产生抗体如凝集素,有利于病原体在损伤部位黏附而与上述的各种成分一起形成赘生物。赘生物成为细菌的庇护处,其内的细菌受到保护,不受宿主防御机制的作用。感染的赘生物通过血小板-纤维素聚集而逐渐增大,使瓣膜破坏加重;当赘生物破裂时,碎片脱落导致栓塞,细菌被释放入血流中产生菌血症和转移性播种病灶。

【临床表现】

1. **发热**　约 90% 的患者表现为发热,并经常伴随寒战、食欲差和体重减轻等全身症状。老年人、严重衰弱、充血性心力衰竭、慢性肾衰竭以及少数凝固酶阳性葡萄球菌所致患者可无发热或仅轻微发热。

2. **心脏杂音**　85% 患者发现有心脏杂音,心脏听诊除原有基础心脏病的各种杂音外,最具特征性的表现是新出现的病理性杂音或原有杂音的明显改变,如变得粗糙、响亮或呈音乐样。

3. **周围体征**　多为非特异性,近已不多见,包括瘀点、指和趾甲下线状出血、Roth 斑、Osler 结节和 Janeway 损害。

4. **动脉栓塞**　30% 患者可发生大脑、肺或脾栓塞。

【IE 诊断标准】推荐使用改良的 Duke 诊断标准。

1. **主要标准**

（1）血培养阳性:①2 次独立血培养检测出 IE 典型致病微生物,草绿色链球菌、牛链球菌、HACEK 族、金黄色葡萄球菌、无原发灶的社区获得性肠球菌;②持续血培养阳性时检测出 IE 致病微生物:间隔 12 小时以上取样时,至少 2 次血培养阳性;首末次取样时间间隔至少 1 小时,至少 4 次独立培养中大多数为阳性或全部 3 次培养均为阳性;③单次血培养伯纳特立克次体阳性或逆相 IgG 抗体滴度>1:800。

（2）心内膜感染证据:①心脏超声表现,赘生物、脓肿或新出现的人工瓣膜开裂;②新出现的瓣膜反流。

2. **次要标准**

（1）易发因素:易于患病的心脏状况、静脉药瘾者。

（2）发热:体温>38℃。

（3）血管表现:重要动脉栓塞、脓毒性肺梗死、真菌性动脉瘤、颅内出血、结膜出血或 Janeway 损害。

（4）免疫学表现:肾小球肾炎、Osier 结节、Roth 斑或类风湿因子阳性。

（5）微生物学证据:血培养阳性但不符合主要标准或缺乏 IE 病原体感染的血清学证据。

明确诊断需满足下列 3 条之一:①符合 2 条主要标准;②符合 1 条主要标准和 3 条次要标准;③符合 5 条次要标准。疑似诊断需有下列 2 条之一:①符合 1 条主要标准和 1 条次要标准;②符合 3 条次要标准。

【治疗原则】治疗本病的关键在于杀灭心内膜或心瓣膜赘生物中的病原菌,主要治疗原则如下。

1. 尽早进行病原学检查,在给予抗菌药物前即应送血培养,获病原菌后进行药敏试验,按药敏试验结果调整抗菌治疗。

2. 根据病原选用杀菌剂,应选择具协同作用的两种抗菌药物联合应用。

3. 应采用最大治疗剂量。

4. 静脉给药。

5. 疗程宜充足,一般 4~6 周;人工瓣膜心内膜炎、真菌性心内膜炎疗程需 6~8 周或更长,以降低复发率。

6. 部分患者尚需配合外科手术治疗。

【药物治疗】

1. **治疗药物分类**　感染性心内膜炎的治疗主要侧重抗菌药物治疗,根据致病菌,常见抗菌药物治疗包括青霉素类如青霉素,糖肽类如万古霉素以及主要用于念珠菌性心内膜炎的抗真菌药物,如卡泊芬净、两性霉素 B 等。

2. **药物治疗方案**　在血培养获得阳性结果之前采用,适用于疑似 IE、病情较重且不稳定的患者。经验治疗方案应根据感染严重程度,受累心瓣膜的类型、有无少见或耐药菌感染危险因素等制订。治疗应覆盖 IE 最常见的病原体。经验治疗推荐的治疗方案见表 6-36。

感染性心内膜炎应注重足量、足疗程的静脉用抗菌药物治疗,根据具体病原菌进行经验性或目标治疗,常见的病原治疗宜选的抗菌药物见表 6-37。

表 6-36　感染性心内膜炎的经验性治疗(等待血培养结果)

病种及抗生素	剂量及给药途径	备注
NVE,轻症患者		
阿莫西林	2g,1 次/4h 静脉滴注	如患者病情稳定,等待血培养结果
或氨苄西林	3g,1 次/6h 静脉滴注	对肠球菌属和许多 HACEK 微生物的抗菌活性优于青霉素
或青霉素	1 200 万~1 800 万 U/d,分 4~6 次静脉滴注	如青霉素过敏,可选用头孢曲松 2.0g/d,静脉滴注,亦可采用方案 2
联合庆大霉素	1mg/kg(实际体质量)静脉滴注	在获知培养结果前,庆大霉素的作用存在争论
NVE,严重脓毒症(无肠杆菌科细菌、铜绿假单胞菌属感染危险因素)		
万古霉素	15~20mg/kg,1 次/(8~12h)静脉滴注	需覆盖葡萄球菌属(包括甲氧西林耐药菌株)。如万古霉素过敏,改用达托霉素 6mg/kg,1 次/12h,静脉滴注
联合庆大霉素	1mg/kg(理想体质量),1 次/12h 静脉滴注	如担心肾毒性或急性肾损伤,改为环丙沙星
NVE,严重脓毒症,并有多重耐药肠杆菌科细菌、铜绿假单胞菌感染危险因素		
万古霉素	15~20mg/kg,1 次/(8~12h)静脉滴注	需覆盖葡萄球菌属(包括甲氧西林耐药菌株)、链球菌属、肠球菌属、HACEK、肠杆菌科细菌和铜绿假单胞菌
联合美罗培南	1mg,1 次/8h 静脉滴注	
PVE,等待血培养结果或血培养阴性		
万古霉素	万古霉素 1g,1 次/12h	在严重肾损伤患者中使用小剂量利福平
联合庆大霉素和利福平	静脉滴注,庆大霉素 1mg/kg,1 次/12h 静脉滴注,利福平 300~600mg、1 次/12h 口服或静脉滴注	

表 6-37　感染性心内膜炎的病原治疗

病原	宜选药物	可选药物	备注
草绿色链球菌	青霉素+庆大霉素等氨基糖苷类	头孢噻吩或头孢唑林+庆大霉素等氨基糖苷类	有青霉素类过敏性休克史者不可选头孢菌素类
金黄色葡萄球菌或表皮葡萄球菌			
甲氧西林或苯唑西林敏感	苯唑西林+庆大霉素等氨基糖苷类	头孢噻吩或头孢唑林+庆大霉素等氨基糖苷类或磷霉素钠+氨基糖苷类	有青霉素类过敏性休克史者不可选头孢菌素类
甲氧西林或苯唑西林耐药	万古霉素或去甲万古霉素+磷霉素钠	万古霉素或去甲万古霉素+利福平	
肠球菌属	青霉素或氨苄西林+庆大霉素等氨基糖苷类	万古霉素或去甲万古霉素　万古霉素或去甲万古霉素+庆大霉素等氨基糖苷类	仅在必要时应用万古霉素或去甲万古霉素+氨基糖苷类,此时应监测两药的血药浓度,联合用药不宜>2周,用药期间应严密随访肾、耳毒性
肠杆菌科或铜绿假单胞菌	哌拉西林+庆大霉素等氨基糖苷类	第三代头孢菌素或 β-内酰胺类/β-内酰胺酶抑制剂+氨基糖苷类	
念珠菌属等真菌	卡泊芬净,或米卡芬净,或两性霉素 B,或两性霉素 B 脂质体,或两性霉素 B 脂质体+氟胞嘧啶		

【临床药学监护要素及实施要点】

1. **疗效监测**　对 IE 进行初始抗生素治疗后,应密切观察患者对治疗的反应,一旦获得血或瓣膜赘生物培养结果,或患者对治疗无反应,应及时对经验性抗生素治疗进行调整。

2. **不良反应管理**　根据早期患者选择的药物常见不良反应进行监测,如早期选用了万古霉素,则应关注患者肾功能、血小板计数以及是否存在静脉炎与“红人综合征”等万古霉素常见的不良反应。

3. **用药宣教**　患者出院后应告知患者 IE 应进行充足的抗菌药物静脉治疗疗程(一般 4~6 周),应该对 IE 还能复发保持警觉,新发的发热、寒战或其他感染征象要求立即就医告知医生。建议在完成治疗后第一年的第 1、3、6 及 12 个月时进行临床评估,包括血样抽取(白细胞数、C 反应蛋白)及心脏超声检查。

四、中枢神经系统感染

中枢神经系统感染系指由某种病原体(包括病毒、细菌、真菌、寄生虫等)通过各种渠道进入颅内引起脑实质和脑膜病变的感染性疾病。以化脓性脑膜炎、病毒性脑炎、隐球菌脑膜炎和结核分枝杆菌脑膜炎最为常见。因为感染部位防御系统缺乏且抗菌药物穿透性差,临床治疗较为棘手。

(一)化脓性脑膜炎

【疾病定义和流行病学】系由各种细菌(不包括结核分枝杆菌和布氏杆菌)感染引起的软脑膜、软脊膜、蛛网膜和脑脊液的急性炎症。常见于小儿尤其是婴幼儿。近几年,因为流感嗜血杆菌疫苗和流脑疫苗的接种,化脓性脑膜炎总发生率有所下降,尤其在儿童中,但其病死率、致残率仍较高。

【病原学及发病机制】化脓性脑膜炎通常是从血行播散发展而来,血行播散通常来自脑脊膜的周围感染(如中耳炎、鼻窦炎等)。另外一种常见的病因是通过创伤或手术,致病菌直接定植在感染部位。

化脓性脑膜炎的致病菌因患者年龄、人群与身体状况的不同而有所区别。在我国,社区获得的化脓性脑膜炎,以肺炎链球菌感染居多,其他还有脑膜炎双球菌和流感嗜血杆菌;伴有中枢神经系统术后和开放式脑损伤的脑膜炎患者,主要的病原菌是革兰氏阴性杆菌(多数为大肠埃希菌和肺炎克雷伯菌)、金黄色葡萄球菌、铜绿假单胞菌及凝固酶阴性葡萄球菌。学龄前儿童和闭合性脑损伤患者流感嗜血杆菌感染发生率较高,新生儿主要有 B 族溶血性链球菌感染和大肠埃希菌感染。>50 岁以及免疫功能缺陷患者,单核细胞增多性李斯特菌的比例明显增加。

早期软脑膜及大脑浅表血管充血、扩张，炎症沿蛛网膜下腔扩展，大量脓性渗出物覆盖于脑表面，常沉积于脑沟及脑基底部脑池等处。晚期因脑膜粘连引起脑脊液吸收及循环障碍，导致交通性或非交通性脑积水。镜检可见脑膜有炎症细胞浸润，早期以中性粒细胞为主，后期以淋巴细胞和浆细胞为主。脑实质中偶有小脓肿存在。

【临床表现及诊断】一般有发热等全身中毒症状，头痛呕吐等颅内压增高症状，可伴激动、谵妄等精神变化，严重者可发展至意识障碍，查体多有颈抵抗等脑膜刺激征，血常规表现为白细胞计数增高，中性粒细胞百分比升高，脑脊液可见化脓性改变。脑脊液涂片及培养、血培养可发现致病菌。脑脊液宏基因组测序技术（mNGS）对病原体的判断有一定帮助。CT 早期多正常，有神经系统并发症时可见脑室扩大、脑沟增宽、脑肿胀、脑室移位等。

【治疗原则】化脓性脑膜炎的抗菌治疗宜遵循及时、强效、足量、足疗程的原则，选用易透过血-脑屏障的抗菌药物，宜选用杀菌剂，必要时联合用药，根据抗菌药物的药动学/药效学（PK/PD）特点制订给药方案。经验治疗应根据患者的年龄、地区及全身状况加以推测致病菌。细菌学检查对本病的诊治具有重大的临床价值。疗程因病原菌不同而异。病原菌不明的化脓性脑膜炎抗菌治疗至少 2 周。此外，同时予降颅内压、抗休克及退热等对症治疗。一般认为短期应用地塞米松可减轻神经系统的并发症，尤其是可以降低听力损伤的发生率。

【药物治疗】

1. 抗菌药物的选择　表 6-38 所列的是化脓性脑膜炎常见致病菌的经验性抗感染建议，需要指出的是我国各地区病原菌对抗菌药物的耐药率并不一致，而且各地区化脓性脑膜炎的致病菌流行病学分布也有所不同，表 6-38 中的治疗建议仅是原则性的，须结合具体情况进行选择。

表 6-38　化脓性脑膜炎常见致病菌的抗感染治疗建议

病原体	敏感性	推荐治疗方案	备选方案	疗程
肺炎链球菌	青霉素 MIC<0.1μg/ml	青霉素 G/氨苄西林	头孢曲松	10~14 日
	青霉素 MIC 0.1~1.0μg/ml	头孢曲松	头孢吡肟；美罗培南；莫西沙星	
	青霉素 MIC≥2.0μg/ml	万古霉素+头孢曲松	莫西沙星	
	头孢曲松 MIC≥1.0μg/ml	万古霉素+头孢曲松	莫西沙星	
脑膜炎奈瑟菌	青霉素 MIC<0.1μg/ml	青霉素 G/氨苄西林	头孢曲松	7 日
	青霉素 MIC≥0.1μg/ml	头孢曲松	头孢吡肟；美罗培南；莫西沙星	
单核细胞增多性李斯特菌		氨苄西林/青霉素 G	TMP-SMX；美罗培南；利奈唑胺	≥21 日
流感嗜血杆菌	β-内酰胺酶阴性	氨苄西林	头孢曲松	7~10 日
	β-内酰胺酶阳性	头孢曲松	头孢吡肟；莫西沙星	
	β-内酰胺酶阳性，青霉素 MIC≥0.1μg/ml	头孢曲松+美罗培南	莫西沙星	
金黄色葡萄球菌	甲氧西林敏感	苯唑西林/萘夫西林	万古霉素；利奈唑胺；达托霉素	≥14 日
	甲氧西林耐药	万古霉素	TMP-SMX；利奈唑胺；达托霉素	
	万古霉素 MIC≥2.0μg/ml	利奈唑胺	达托霉素	
大肠埃希菌等肠杆菌科细菌或铜绿假单胞菌	需药敏试验	头孢吡肟+庆大霉素	美罗培南	≥21 日

2. **抗菌药物治疗的注意事项** 应用万古霉素时,血浆谷浓度应维持在 15~20ng/ml。应用万古霉素时需注意滴注时间应不少于 60 分钟。

碳青霉烯类抗菌药物如亚胺培南可诱发癫痫,因此不宜用于治疗化脓性脑膜炎。美罗培南体外抗菌谱广,并且较少引起癫痫,可应用于耐青霉素的肺炎链球菌引起的脑膜炎,产超广谱 β-内酰胺酶的革兰氏阴性杆菌和高产 β-内酰胺酶的其他细菌(如肠杆菌属、枸橼酸杆菌属或沙雷菌属)引起的脑膜炎。

3. **糖皮质激素的应用** 推荐用于 6 周以上的婴幼儿/儿童的流感嗜血杆菌和肺炎链球菌脑膜炎,以及成人的肺炎链球菌脑膜炎,建议在首剂抗生素治疗后 4 小时内使用,剂量 0.15mg/kg,每 6 小时 1 次,静脉给药,持续 2~4 日。地塞米松可能的不良反应有消化道出血、神志改变、血糖异常、血压升高等,应予以关注。过长时间应用获益不大。

【临床药学监护要素及实施要点】

1. **疗效管理** 预后与治疗密切相关,故应严格掌握停药指征,即在完成标准疗程时症状体征消失、退热 1 周以上,脑脊液细胞数少于 $20×10^6/L$,均为单核细胞,脑脊液压力、蛋白及糖含量恢复正常,脑脊液培养阴性,没有神经系统并发症。

2. **不良反应管理** 万古霉素对肾功能有一定的损害,故应监测肾功能。因有耳毒性,不能与其他具有耳毒性的药物一起使用。其他不良反应有可逆性的中性粒细胞减少、静脉炎及过敏反应等。

应用美罗培南时易引起菌群失调,应注意口腔白斑及腹泻等。本类药物可使丙戊酸钠的血药浓度下降,应避免合用。

3. **用药教育管理** 包括住院和出院的用药教育,告知患者可能的不良反应和药物相互作用。如出现任何上述的不良反应,须及时告知医师或药师。

（二）结核性脑膜炎

【疾病定义和流行病学】结核性脑膜炎是结核分枝杆菌引起的脑膜炎症,为常见的颅内感染之一,是较为严重的肺外结核病,如果诊断、治疗不及时,极易引发严重不良后果。多发于冬春季,易感人群包括罹患获得性免疫缺陷综合征(AIDS)、恶性肿瘤、长期激素治疗、糖尿病、嗜酒、营养不良等患者。

【病原学及发病机制】结核性脑膜炎多由结核分枝杆菌感染所致。当人体感染了结核杆菌而体内的巨噬细胞不足以杀灭结核杆菌时,结核杆菌就通过淋巴管、血液循环播散,可在肺、肾和中枢神经系统等多部位形成感染。结核杆菌到达蛛网膜下腔,引起变态反应性炎症,可波及软脑膜、蛛网膜及部分脑实质,形成结核结节,脑基底渗出物可压迫和损害视神经、动眼神经和面神经等引起脑神经损害症状,若阻塞脑脊液循环可引起脑积水。

【临床表现及诊断】起病较缓,常有低热、盗汗、乏力、食欲缺乏等一般结核毒血症状。有脑膜刺激征及颅内压增高的表现,部分有脑神经障碍表现,严重者会出现意识障碍、瘫痪或癫痫发作。脑脊液压力增高,白细胞数增多,以淋巴细胞为主,蛋白质中度增高,糖和氯化物降低。脑脊液沉渣或薄膜涂片可找到结核杆菌。分子检测手段,如 Gene Xpert MTB/RIF 灵敏度更高,且可检测利福平耐药相关突变。其他,如免疫学检测方法 IGRAs(γ-干扰素释放试验)检测脑脊液及脑脊液宏基因组测序技术(mNGS)对诊断有很大价值。颅脑 CT 或 MRI 可见脑实质粟粒性结节、结核瘤、脑积水等表现。

【治疗原则】宜早期给药、合理选药、联合用药和系统治疗。异烟肼(isonicotinyl hydrazide,INH)、利福平(rifampicin,RFP)、吡嗪酰胺(pyrazinamide,PZA)、乙胺丁醇(ethambutol,EMB)是最常用的药物,儿童因乙胺丁醇的视神经毒性作用、妊娠期妇女因链霉素对听神经的影响而尽量避免使用。WHO 推荐的标准治疗方案,具体为 2 个月强化治疗阶段 H+R+Z+E(异烟肼+利福平+吡嗪酰胺+乙胺丁醇),继之以 10 个月的巩固治疗阶段 H+R(异烟肼+利福平)。但该方案没有考虑到进入血-脑屏障的药物浓度,故标准治疗方案有待改进。除及时合理地给予抗结核药外,还要降颅内压,给予一定量的激素和保证充足的营养、水及电解质平衡。防止呼吸道和皮肤感染。对于脑疝和脑积水患者可予手术治疗。

【药物治疗】

1. **抗结核药物**

（1）异烟肼:是细胞内外杀菌药,较容易通过血-脑脊液屏障。传统成人用量每日 600mg 效果欠佳,可增加至 900mg,危重者静脉滴注,14～30 日病情控制后改口服;2～3 个月病情好转后,600mg 每日 1 次口服维持。

（2）利福平:是细胞内外杀菌药。不易透过血-脑屏障,脑脊液中浓度是血药浓度的 10%～20%。450～600mg 每日 1 次口服;重症者 500～1 000mg 每日 1 次静脉滴注,14～30 日后改口服。

（3）吡嗪酰胺:容易透过血-脑屏障,常用量 0.5g 口服每日 3 次,或 1.0g 口服每日 2 次,总疗程 4 个月。在酸性环境中杀菌作用较强,能杀灭酸性环境中缓慢生长的吞噬细胞内的结核杆菌,对中性和碱性环境中的结核杆菌几乎无作用。

（4）乙胺丁醇:不易透过血-脑屏障,常用量 750mg 口服,每日 1 次。对生长繁殖状态的结核杆菌有作用,对静止状态的细菌几乎无影响。

（5）氟喹诺酮类:WHO 推荐的二线抗结核药物左氧氟沙星或莫西沙星,可作为耐药性结核性脑膜炎的首选药物。

（6）利奈唑胺:用于治疗耐多药结核病。血-脑屏障穿透性较强。用量 10mg/（kg·8h）（12 岁以下）,或 600mg 12 小时 1 次（12 岁及以上）。

（7）贝达喹啉:是一种分枝杆菌 ATP 合成酶选择抑制剂。WHO 建议在耐多药结核病患者中使用。但血-脑屏障穿透性较差。

（8）德拉马尼:是一种硝基咪唑噁唑衍生物,WHO 推荐用于耐多药结核病的治疗。在动物实验中有良好的血-脑屏障穿透性,但在人类中仍需进一步研究。

2. 糖皮质激素　在强有力抗结核治疗中加用糖皮质激素,可减轻患者发热等毒血症状,减少渗出、减轻蛛网膜下隙的粘连、降低颅内压等,一般使用泼尼松龙 40～60mg/d 或地塞米松 5～10mg 静脉滴注,每日 1 次,至结核中毒症状消失后改成口服泼尼松,口服量每隔 1 周减量 2.5～5mg,总疗程 6～8 周,不宜超过 3 个月。

3. 免疫调节剂　当结核性脑膜炎并发结核瘤或结核性脑脓肿时,可选用免疫调节剂,如 TNF-α 的拮抗剂沙利度胺。其他如英夫利昔单抗和 IFN-γ 等也有一定的作用,在使用时需严格掌握适应证。

4. 降颅内压药物　20% 甘露醇 1～2g/kg 静脉滴注,根据情况每 6 小时 1 次至每日 1 次使用,必要时交替使用甘油果糖或呋塞米。

【临床药学监护要素及实施要点】

1. 疗效管理　临床症状缓解后,还需继续服药,直至疗程结束。其治愈的标准是:①临床症状、体征完全消失,无后遗症;②脑脊液检查正常;③疗程停止后随访观察两年无复发。

2. 不良反应管理　异烟肼主要不良反应有引起精神症状、周围神经损害及肝损害,如有明显黄疸则应减量或暂停用药或改用其他抗结核药。由于我国人为异烟肼快速代谢型,成年患者每日剂量可加至 900～1 200mg,但应注意保肝治疗,防止肝损害并同时服用维生素 B$_6$ 以预防该药导致的周围神经病。利福平单独应用易产生耐药性。主要不良反应有肝毒性、过敏反应、急性肾衰竭、红色尿等。应用时应注意药物的相互作用,向患者解释唾液和尿液变红的原因,以消除患者的恐慌。吡嗪酰胺主要不良反应有肝损害、关节酸痛、肿胀、强直、活动受限、血尿酸增加等。乙胺丁醇主要不良反应有视神经损害、末梢神经炎、过敏反应等。因有视神经的毒性,儿童一般不宜选用。莫西沙星等喹诺酮类药物应避免在 18 岁以下未成年患者、妊娠期及哺乳期患者中使用,偶可引起抽搐、癫痫、意识改变、肌腱炎、肌腱断裂、Q-T 间期延长或心律失常。

3. 用药教育管理　告知患者正确的用法用量、可能的不良反应和药物相互作用,要求患者必须定期检查肝功能。对于服用利福平的患者,须告知其服用利福平后可导致尿液或唾液变红,以消除患者的恐慌。提醒患者注意利福平与其他药物的相互作用。鼓励患者多饮水,给予高热量、高蛋白、高维生素及高钙饮食。

（三）病毒性脑炎

【疾病定义和流行病学】病毒性脑炎是指由各种病毒引起的急性中枢神经系统感染,100 多种病毒可引起脑炎。各个年龄段均可发病,流行季节主要在春、夏季。多数经治疗预后良好,单纯疱疹病毒性脑炎

（HSE）较为严重,幸存者常有精神神经系统后遗症。此处主要介绍单纯疱疹病毒性脑炎。

【病原学及发病机制】 Ⅰ型单纯疱疹病毒（HSV-1）是大多数疱疹病毒性脑炎的病原体,Ⅱ型单纯疱疹病毒（HSV-2）是新生儿疱疹病毒脑炎的常见病原。Ⅰ型单纯疱疹病毒主要引起非生殖器部位的皮肤、黏膜和器官感染,大多数感染后病毒潜伏于三叉神经半月节内,于机体免疫功能降低时,潜伏的病毒再激活,沿轴突入脑,发生脑炎。Ⅱ型单纯疱疹病毒主要感染性器官,子宫内感染致胎儿畸形,或新生儿于产道内受感染,经血行传播而致脑炎。

【临床表现和诊断】 任何年龄都可发病,急性起病,前驱期可有呼吸道感染、发热、乏力、头痛、呕吐、轻度行为、精神或性格改变,持续数日。伴有神经系统症状及脑膜刺激征,重者有抽搐发作及意识障碍。发热、头痛、嗜睡和定向力障碍是疱疹性脑炎的常见特征。脑脊液压力增高,细胞数轻度升高,以淋巴细胞为主,部分病例可有红细胞、蛋白质轻度升高,糖正常或降低。血清和脑脊液疱疹病毒抗体滴度升高。脑电图有重要意义,典型改变为 α 节律丧失,弥漫性慢波,在颞、额叶出现高波幅周期性棘波和慢波。CT 可见额、颞叶大片低密度影,部分为出血性改变,脑室受压、移位。

【治疗原则】 采用综合治疗,抗病毒及对症支持治疗为主。抗病毒治疗越早越好。对于重症患者,可短疗程应用激素及丙种球蛋白。同时可根据病情采取降温、抗痉挛、降颅内压等对症处理,预防并发症。

【药物治疗】

1. 抗病毒药物　阿昔洛韦,每次 5~10mg/kg 静脉滴注,每 8 小时 1 次,疗程 10~14 日。也可以应用更昔洛韦或膦甲酸。

2. 糖皮质激素　主要用于重症或伴有顽固性颅内高压患者,早期短期使用可减少并发症。

3. 丙种球蛋白　在重症患者中使用,剂量 400mg/（kg·d）,疗程 3~5 日。

【临床药学监护要素及实施要点】

1. 疗效管理　本病缺乏特异性治疗。但由于病程自限性,急性期正确地支持与对症治疗,是保证病情顺利恢复、降低病死率和致残率的关键。

2. 不良反应管理　肾毒性是阿昔洛韦静脉滴注时较为严重的不良反应,5%~10% 患者可见血尿素氮和血清肌酐值的升高。其他常见的不良反应包括胃肠道反应及神经紊乱症状,如嗜睡、震颤、意识紊乱、幻觉和抽搐等。在肾功能受损的患者中,神经系统毒性的发生更为常见。肾功能损害一般可逆。静脉滴注阿昔洛韦还可引起静脉炎和注射部位的疼痛。皮肤瘙痒和荨麻疹也时有发生。因此,使用阿昔洛韦时需要严密监测肾功能,包括尿素氮、血清肌酐值和尿量;应充分补液,尤其是在静脉滴注后 2 小时;每次静脉滴注的时间不能少于 1 小时,注意输液浓度不高于 7mg/ml;成人每日剂量不宜超过 30mg/kg;伴有急性或慢性肾功能不全者不宜静脉滴注阿昔洛韦。

3. 患者用药教育　告知患者正确的用法用量,可能的不良反应和药物相互作用。提醒患者定期监测肾功能,同时加强营养,注意休息。嘱咐患者在用药期间宜多饮水,有任何不适联系医师。

五、腹腔感染

腹腔感染（intra-abdominal infection,IAI）包括腹腔各个脏器的一组疾病,如急性胆囊炎、急性胆管炎、胆源性脓毒症,急性胰腺炎,腹腔脓肿,原发性腹膜炎,继发性腹膜炎,可继发于消化道的穿孔、坏死与坏疽,是腹部外科手术的常见并发症。也可分为社区获得性腹腔感染与医院获得性腹腔感染。此部分以常见的胆道感染和急性胰腺炎为代表,阐述腹腔感染的药物治疗。

（一）胆道感染

【疾病定义和流行病学】 胆道感染以胆囊炎症为主者称胆囊炎,以胆管炎症为主者称胆管炎,因此胆道感染主要是急性胆囊炎和不同部位的胆管炎。在腹部外科中急性胆囊炎发病率仅次于阑尾炎,多见于 35~55 岁的中年人,女性发病较男性为多,尤多见于肥胖且多次妊娠的妇女。

【病因及发病机制】 胆囊炎和胆管炎在胆汁淤积的基础上继发细菌感染。细菌可经淋巴管或血液到达胆道,也可从肠道经十二指肠乳头逆行进入胆道。细菌的种类绝大多数为肠源性细菌,以需氧革兰氏阴性肠杆菌阳性率最高,其中大肠埃希菌最多见,其次克雷伯杆菌属,特别是高毒力的肺炎克雷伯菌引起机体损伤很大,非发酵菌如铜绿假单胞菌、不动杆菌近年来也有增长的趋势。革兰氏阳性球菌则以肠球菌、链球菌及葡萄球菌较多见。随着培养、分离技术的改进,胆汁中厌氧菌检出率明显增高,菌种也与肠道一致,主要为类杆菌属,其中以脆弱拟杆菌、梭状杆菌常见。需氧和厌氧多菌种混合感染是胆道感染的细菌学特点。

急性梗阻性化脓性胆管炎系胆道梗阻使胆汁淤滞、胆管内压力迅速增高所致的胆道急性化脓性感染,病情进展迅速,细菌产生大量强毒性毒素时引发全身严重感染症候、容易并发感染中毒性休克,又称急性重症胆管炎,或胆源性脓毒症。

【临床表现及诊断】急性胆囊炎、胆管炎是临床常见的急腹症之一。急性胆囊炎是由于胆囊管阻塞和细菌侵袭而引起的胆囊炎症,80%伴有胆囊结石。胆源性脓毒症在我国比较多见,胆管结石是最常见的梗阻因素,其他还有肿瘤、炎性狭窄和蛔虫等。

急性胆囊炎的临床表现差别较大,有的只有轻度不适感,主要表现为右上腹持续性疼痛、阵发性加剧,可向右肩背放射;常伴发热、恶心呕吐,但寒战少见,黄疸轻。腹部检查发现右上腹饱满,胆囊区腹肌紧张,Murphy 征阳性,有明显压痛、反跳痛。急性胆囊炎有些可发展为难以遏制的脓毒血症,出现严重的临床症状,如腹痛、寒战高热、黄疸(查科三联征),伴有感染性休克和神经精神症状等脓毒症表现。临床上起病越急,病情越严重,病程越长,损害就越严重,休克发生率和病死率也就越高。可通过病史、典型临床症状体征和影像学检查诊断。

【治疗原则】

1. 非药物治疗原则　①完善病原学监测,胆汁培养、血培养、术中标本进行细菌学检查,并获得相应的药敏信息;②保障病灶部位引流通畅,有手术指征者应进行外科处理;③及时进行脏器功能的评估,对应给予支持治疗,如急性呼吸衰竭,给予机械通气;④发病时限制饮食,病情好转可早期肠内营养、调节肠道菌群。

2. 药物治疗原则　①尽早开始抗菌药物的经验治疗;②降阶梯治疗;③初始治疗时需静脉给药,病情好转后序贯口服。

【药物治疗方案的制订】

1. 抗菌药物选择　胆道感染的细菌大多来自肠道,最常见的是混合细菌感染。初始经验治疗应首先选用对细菌敏感的广谱抗菌药物,兼顾需氧菌和厌氧菌,同时强调要足量和联合用药,这既可扩大抗菌谱、增强抗菌效果,又可降低和延缓耐药性的产生(表 6-39)。

表 6-39　胆道感染的病原菌治疗

病原菌	宜选药物	可选药物	备注
大肠埃希菌、变形杆菌属	哌拉西林,氨苄西林/舒巴坦,阿莫西林/克拉维酸	第二代或三代头孢菌素,氟喹诺酮类,氨基糖苷类	菌株之间对抗菌药物敏感性差异大,需根据药敏试验结果选药;大肠埃希菌对氟喹诺酮类耐药者多见
克雷伯菌属	第三代头孢菌素	氟喹诺酮类,氨基糖苷类,β-内酰胺类/β-内酰胺酶抑制剂复合剂	
肠杆菌属	头孢吡肟或氟喹诺酮类	氨基糖苷类,碳青霉烯类,β-内酰胺类/β-内酰胺酶抑制剂复合剂	同上
肠球菌属	氨苄西林或青霉素+氨基糖苷类	万古霉素或去甲万古霉素	
拟杆菌属等厌氧菌	甲硝唑	氯霉素,克林霉素,头霉素类,β-内酰胺类/β-内酰胺酶抑制剂复合剂,碳青霉烯类	

　　根据病原检测结果及其对药物敏感性、结合患者机体状态,选择在胆汁中能达到有效浓度的抗菌药物。对于脓毒症患者,抗菌药物主要需要控制胆道感染引起的脓毒症,还应关注药物在血中的浓度。一般可选择第三代头孢菌素与甲硝唑配伍应用。

　　2. 疗程　在用抗菌药物治疗时,一旦感染控制,不宜过早停药,力求治疗彻底,以免复发。但长期应用时,还应考虑继发真菌二重感染问题。

　　3. 常用药物　头孢哌酮舒巴坦、头孢他啶、头孢曲松、哌拉西林他唑巴坦,可联合甲硝唑。胆源性脓毒症/严重感染危及生命可选亚胺培南西司他丁钠、美罗培南。重症患者也可考虑联合氨基糖苷类,阿米卡星和奈替米星较为常用。老年患者多为混合性感染,需要兼顾肾功能,氨基糖苷类慎用,青霉素及酶抑制剂类肾毒性相对小,相对安全。

　　【临床药学监护要素及实施要点】

　　1. 疗效管理　初始抗菌药物治疗后,应密切观察患者反应,一旦获得血或胆汁等标本培养结果,或患者对治疗无反应,应及时进行调整,选择敏感的和在胆汁中浓度较高的抗菌药物。此外,肝功能障碍及胆道梗阻也会影响胆道感染抗菌药物治疗效果。

　　2. 不良反应监测　根据早期选择的药物常见不良反应进行监测,如选用头孢哌酮/舒巴坦,应关注患者的凝血功能。

　　3. 用药教育管理　告知患者正确的用药方法、可能的不良反应、药物相互作用。告知患者饮食要节制,禁止暴饮暴食,少吃高脂肪和富含胆固醇的食物,注意饮食卫生等。

　　（二）急性胰腺炎

　　【疾病定义和流行病学】急性胰腺炎是一种常见的急腹症,是致病因素导致胰酶在胰腺内被激活后引起胰腺组织自身消化、水肿、出血甚至坏死的炎症反应。临床上以急性上腹痛、呕吐、腹胀、发热和血、尿淀粉酶升高等为主要特点。临床上发病率逐年升高,多数患者的病程呈自限性,20%~30%的患者临床经过凶险,总体病死率为5%~10%。

　　【病因与发病机制】急性胰腺炎的发生与胆道结石、胆道蛔虫病、胆道感染等使胆汁及十二指肠内容物反流入胰管,激活胰酶和卵磷脂而引起的炎症密切相关,酗酒、暴饮暴食也可诱发本病。另还有壶腹乳头括约肌功能不良、药物和毒物、外伤性、高钙血症、血管炎、先天性、肿瘤性(壶腹周围癌、胰腺癌)、病毒感染性、自身免疫性、手术源性等其他病因。

　　根据病理变化,胰腺炎可分为急性水肿型和出血坏死型两类。前者以胰腺水肿为主,病情常呈自限性,预后良好,后者胰腺出血坏死,常继发感染,主要是由肠道菌群移位所致,最多见的是大肠埃希菌,其次为克雷伯杆菌、变形杆菌和肠杆菌等。后期多为二重或多重混合感染,包括铜绿假单胞菌、葡萄球菌、产气杆菌和肠球菌等。还可继发腹膜炎和休克等多种并发症,病死率高。

　　【临床表现及诊断】腹痛是急性胰腺炎的主要症状,位于上腹部,常向背部放射,多为急性发作,呈持续性,少数无腹痛,可伴有恶心、呕吐。发热常源于全身性炎症反应、坏死胰腺组织继发细菌或真菌感染。发热、黄疸者多见于胆源性胰腺炎。

　　临床体征方面,轻症者仅表现为轻压痛,重症者可出现腹膜刺激征、腹水、Grey-Turner征、Cullen征。化验有血尿淀粉酶、脂肪酶的升高,血淀粉酶3倍以上升高有临床意义。可通过病史、典型症状体征、化验和影像学检查以诊断。

　　【治疗原则】

　　1. 非药物治疗　①遵循非手术治疗、微创引流和开腹手术的顺序。在急性胰腺炎早期阶段,一般不建议外科手术治疗,胆源性急性胰腺炎可行ERCP治疗,伴感染或具有穿刺引流的指征时可予微创引流治疗。后期合并胰腺脓肿和/或感染,应考虑手术治疗。②通过引流、穿刺获取脓性体液行细菌学检查对诊断和治疗具有指导意义。③禁食或限制饮食,必要时行胃肠减压、支持治疗。

　　2. 药物治疗原则　①抗感染治疗:遵循"降阶梯"策略,根据药敏试验调整抗菌药物;②对于全身脏器的对症支持治疗。

【药物治疗方案的制订】

1. **抗菌药物选择**　对于胆源性急性胰腺炎或伴有感染的中度、重度急性胰腺炎应常规使用广谱抗菌药物,既要注意能控制需氧菌,又要注意控制厌氧菌,同时兼顾革兰氏阴性菌和革兰氏阳性菌。强调要足量和联合用药,这既可扩大抗菌谱、增强抗菌效果,又可降低和延缓耐药性的产生。抗菌药物选择详见表6-39。

2. **经验治疗推荐方案**　碳青霉烯类;青霉素+内酰胺酶抑制剂;第三代头孢菌素+抗厌氧菌;喹诺酮+抗厌氧菌,疗程为 7～14 日,特殊情况下可延长应用时间。胰腺相关感染病情复杂,病程迁延,不宜过早停药,以免反复,但长期应用广谱抗菌药物应警惕继发真菌二重感染问题。

3. **对症治疗及支持治疗**

（1）生长抑素及其类似物:如奥曲肽,可以通过直接抑制胰腺外分泌而发挥作用,对于预防 ERCP 术后胰腺炎也有积极作用。

（2）蛋白酶抑制剂:如乌司他丁、加贝酯,能够广泛抑制与急性胰腺炎发展有关胰蛋白酶、弹性蛋白酶、磷脂酶 A 等的释放和活性,还可稳定溶酶体膜,改善胰腺微循环,减少急性胰腺炎并发症,主张早期足量应用。

（3）H_2 受体拮抗药或质子泵抑制剂:可通过抑制胃酸分泌而间接抑制胰腺分泌,还可以预防应激性溃疡的发生。

（4）疼痛剧烈时考虑镇痛治疗。在严密观察病情下可注射盐酸哌替啶。不推荐应用吗啡或胆碱受体拮抗药,如阿托品、消旋山莨菪碱（654-2）等,因前者会收缩 Oddi 括约肌,后者则会诱发或加重肠麻痹。

（5）中药制剂:通过降低血管通透性、抑制巨噬细胞和中性粒细胞活化、清除内毒素达到治疗功效。单味中药（如生大黄、芒硝）、复方制剂（如清胰汤、柴芍承气汤等）被临床实践证明有效。

【临床药学监护要素及实施要点】

1. **疗效管理**　对于胆源性急性胰腺炎或伴有感染的中度、重度急性胰腺炎进行初始抗菌药物治疗后,应密切观察患者对治疗的反应,一旦获得血或胰液等标本培养结果,或患者对治疗无反应,应及时对经验性抗菌药物治疗进行调整。

2. **不良反应监测**　根据早期患者选择的药物常见不良反应进行监测,如早期选用了碳青霉烯类,应关注二重感染,注意监测口腔白斑和腹泻情况;注意中枢神经系统反应、肝肾功能异常、过敏反应与胃肠道反应等常见的不良反应。

3. **用药教育管理**　包括住院和出院的用药教育,告知患者正确的用药方法、可能的不良反应、相互作用以及饮食的注意事项等。

六、泌尿系统感染

【疾病定义和流行病学】尿路感染（urinary tract infection, UTI）是肾脏、输尿管、膀胱和尿道等泌尿系统各个部位感染的总称。按感染发生时的尿路状态分类的方法可分为单纯性尿路感染（单纯下尿路感染和单纯上尿路感染）、复杂性尿路感染（包括导管相关的感染等）、尿脓毒血症和男性生殖系统感染（前列腺炎、附睾炎、睾丸炎、精囊炎等）。

尿路感染是仅次于呼吸道及消化道的感染性疾病。女性感染者多见,女性每年尿路感染的发病率近10%。在我国尿路感染占院内感染的 20.8%～31.7%。尿路感染是人类健康所面临的严重的威胁之一。

【致病菌和发病机制】尿路感染病原菌绝大多数为大肠埃希菌（70%～95%）,另外还可见腐生葡萄球菌、奇异变形杆菌、肺炎克雷伯菌属、枸橼酸菌属及肠球菌属等所致。由于抗菌药物应用不规范,细菌的耐药性逐渐增强。国内资料显示大肠埃希菌临床分离株对氟喹诺酮类、庆大霉素和哌拉西林的耐药率达 50% 或以上,对阿莫西林/克拉维酸和复方磺胺甲噁唑的耐药率分别为 31% 和 71%。对氟喹诺酮类药物耐药的革兰氏阴性杆菌在长期应用抗菌药物的患者中较为普遍存在,革兰氏阳性球菌对万古霉素和呋喃妥因有很高的敏感性。复杂的尿路感染致病菌更容易产生耐药现象。

细菌进入膀胱引起膀胱炎后,可影响膀胱输尿管连接处的功能,导致膀胱输尿管反流,促使感染尿液逆流而上。细菌释放的内毒素可作用于输尿管平滑肌,使其蠕动减退,致输尿管尿液淤滞,管腔内压力升高,形成生理性梗阻。最后细菌可逆行而上进入肾盂。细菌在膀胱壁上形成生物膜,导致对抗菌药物敏感性差、常规细菌培养困难及病程延长和容易复发。细菌致病性与宿主的防御机制有关,尿路梗阻、留置导尿管等情况下会削弱宿主的防御机制,更容易导致感染的发生或疾病迁延。

【临床表现】对尿路感染有诊断意义的症状和体征为尿频、尿急、尿痛、血尿、背部疼痛和肋脊角压痛,体检急性膀胱炎患者可有耻骨上区压痛,但缺乏特异性。发热、心动过速、肋脊角压痛对肾盂肾炎的诊断特异性高。

尿常规检查是最常用的筛查尿路感染的实验室检查,有症状的女性患者尿沉渣显微镜检诊断细菌感染的敏感性为60%～100%,特异性49%～100%。但应注意,尿检没有白细胞不能除外上尿路感染,同时尿白细胞也可见于非感染性肾疾病。亚硝酸盐(nitrite,NIT):阳性见于大肠埃希菌等革兰氏阴性杆菌引起的尿路感染,阳性反应程度与尿液中细菌数成正比。白细胞酯酶(leukocyte esterase,LE):阳性亦提示泌尿系统感染。

治疗前的中段尿标本培养是诊断尿路感染最可靠的指标。

【治疗原则】

1. 一般治疗:对症治疗、多饮水及生活方式的调整等。

2. 给予抗菌药物前留取清洁中段尿,做细菌培养及药敏试验。初治时按常见病原菌给药;获知药敏试验结果后,必要时调整用药。

3. 急性单纯性下尿路感染初发患者,治疗宜用毒性小、口服方便,价格较低的抗菌药物,疗程通常为3～5日。

4. 急性肾盂肾炎伴发热等全身症状明显的患者宜注射给药,疗程至少14日,一般2～4周;热退后可改为口服给药。反复发作性肾盂肾炎患者疗程需更长,常需4～6周。

5. 对抗菌药物治疗无效的患者应进行全面尿路系统检查,若发现尿路解剖畸形或功能异常者,应予以矫正或相应处理。在适当时机针对感染病灶或引起感染的病因实施相应的手术治疗。

【药物治疗】

1. **无症状菌尿**　无任何尿路感染的症状但尿培养阳性。老年女性和妊娠女性多见。

治疗建议:①一般不建议使用抗菌药物。只有准备行泌尿系手术患者或妊娠期妇女出现无症状菌尿时需要抗菌药物治疗。②根据尿细菌培养和药敏结果选择抗菌药物。常选择喹诺酮类(左氧氟沙星、环丙沙星)、呋喃妥因、青霉素类(阿莫西林克拉维酸)、头孢类(头孢羟氨苄、头孢呋辛)药物。③疗程:3～7日。如治疗后培养仍为阳性,应考虑调整药物或延长疗程。

2. **急性单纯性膀胱炎**　表现为尿频、尿急、尿痛、肉眼血尿、耻骨上膀胱区或会阴部不适、尿道烧灼感,尿液中有白细胞,体温正常或仅有低热。女性患者多见。

治疗建议:①可选用磷霉素氨丁三醇、匹美西林、呋喃妥因、喹诺酮类、第二代或第三代头孢菌素抗菌药物。②绝大多数患者经单剂疗法或3日疗法治疗后,尿菌可转阴。③绝经后女性可加用雌激素替代疗法。④可加用黄酮哌酯盐或抗胆碱能类药物改善症状。

3. **非妊娠妇女急性单纯性肾盂肾炎**　表现为尿频、尿急、尿痛、血尿、排尿困难,患侧或双侧腰部胀痛,肋脊角有明显的压痛或叩击痛等泌尿系症状体征,同时伴有寒战、高热、头痛、恶心、呕吐等全身症状,尿常规可见红、白细胞,常伴血白细胞、红细胞沉降率、C反应蛋白等炎症指标明显升高。

治疗建议:①可选用第三代喹诺酮类如左氧氟沙星、氨基糖苷类抗菌药物等;不除外铜绿假单胞菌感染时可选用半合成广谱青霉素如哌拉西林、第三代头孢菌素类如头孢他啶、头孢哌酮等;对社区高氟喹诺酮耐药和ESBL阳性的大肠埃希菌的地区,初次用药建议使用β-内酰胺酶复合制剂、氨基糖苷类或碳青霉烯类药物治疗。②仅有轻度发热和/或肋脊角叩痛的肾盂肾炎,或3日疗法治疗失败的下尿路感染患者,应口服有效抗菌药物14日。对发热>38.5℃、肋脊角压痛、血白细胞升高等或出现严重的全身中毒症状、怀疑有菌血症者,首先应予以胃肠外给药(静脉滴注或肌内注射),在退热72小时后,再改用口服抗菌药物完成2周疗程。③如果用药后48～72小时仍未见效,则应根据药敏试验选用有效药物治疗。④治疗后应追踪复查,如用药 14 日后仍有菌尿,则应根据药敏试验改药,再治疗 6 周。

4. 复杂性尿路感染　是指尿路感染伴有增加获得感染或者治疗失败风险的疾病,例如泌尿生殖道的结构或功能异常,或其他潜在疾病。复杂性尿路感染可伴或不伴有临床症状(如尿急、尿频、尿痛、排尿困难、腰背部疼痛、肋脊角压痛、耻骨上疼痛和发热等)。常伴随其他疾病,如糖尿病和肾衰竭。本病后遗症较多,最严重和致命的情况为尿脓毒症和肾衰竭。

治疗建议:①经验治疗推荐应用主要经肾排泄的氟喹诺酮类,也可选择 β-内酰胺酶抑制剂复合制剂、第二代或第三代头孢菌素,或氨基糖苷类、磷霉素氨丁三醇等。②如果初始治疗失败,须改用覆盖假单胞菌的抗菌药物,如氟喹诺酮(如果未被用于初始治疗)、酰氨基青霉素(哌拉西林)加 β-内酰胺酶抑制剂复合制剂、第三代头孢菌素或碳青霉烯类抗菌药物,必要时联用氨基糖苷类。③对于有症状的复杂尿路感染的经验性治疗需要了解可能的病原菌谱和当地抗菌药物的耐药情况,还要对基础泌尿系统疾病的严重程度进行评估(包括对肾功能的评估)。④伴有下尿路症状的患者治疗时间通常为 7 日,有上尿路症状或脓毒症患者通常为 14 日。根据临床情况,疗程有时需延长至 21 日。对于长期留置导尿管或尿路支架管的患者,应尽量缩短治疗时间,以避免细菌耐药。

5. 尿脓毒血症　当尿路感染出现临床感染症状并且伴有全身炎症反应征象(systemic inflammatory response syndrome,SIRS)即可诊断为尿脓毒血症。临床表现包括尿路感染、伴随的其他潜在疾病和感染性休克 3 个方面。

治疗建议:①尿脓毒血症主要致病菌是革兰氏阴性菌,真菌引起的脓毒血症比率逐渐上升。②治疗包括:复苏和支持治疗、抗菌药物治疗、控制合并因素等。③一旦怀疑尿脓毒血症,在留取标本后,应立即进行静脉途径经验性的抗菌药物治疗。④如患者是社区感染,大肠埃希菌和其他肠杆菌科可能是主要的病原体,可以有针对性地选择抗菌药物。对于院内尿路感染引起的继发性尿脓毒血症患者(尤其是泌尿外科介入操作以后或长期留置导尿管者),如果治疗没有或者只有部分反应,应使用抗假单胞菌的第三代头孢菌素或哌拉西林/他唑巴坦或碳青霉烯类,可能覆盖包括多重耐药细菌在内的大部分细菌。

【临床药学监护要素及实施要点】

1. 治疗效果评估

(1)单纯性尿路感染需监测是否复发。若反复感染,可考虑用低剂量长疗程抑菌疗法作预防性治疗。在每晚睡前或性交排尿后,口服以下药物之一:如 SMZ-TMP 半片或 1 片、TMP 50mg、呋喃妥因 50mg 或左氧氟沙星 100mg 等,或每 7~10 日口服 1 次磷霉素氨丁三醇。对已绝经女性,可加用雌激素以减少复发。疗程半年。

对于复发的患者,应根据药敏试验结果选择敏感抗菌药物,用最大允许剂量治疗 6 周,如不奏效,可考虑延长疗程或改用注射用药。

(2)复杂性尿路感染因含有耐药细菌的可能性较大,如果泌尿系解剖功能异常或潜在性疾病不能得到纠正,则尿路感染必然复发,必须在治疗结束的前、后行细菌培养和药敏试验。

2. 药物不良反应管理　见表 6-40。

表 6-40　常见药物不良反应管理

治疗药物	药物不良反应	监护措施
磺胺类药物	溶血性贫血、皮疹和发热、结晶尿	监测血常规;观察或询问患者是否有皮肤瘙痒、皮疹、发热等症状;多饮水,维持足量尿液
TMP	TMP 叶酸缺乏	监测血常规、血生化
硝基呋喃	胃肠道不良反应、局限性肺炎、神经毒性	观察或询问患者是否有恶心、呕吐等消化道不适症状;观察或询问患者是否有呼吸困难、咳嗽、喘息等症状,并常规肺部听诊;询问患者是否有手脚麻木无力症状,定期进行神经反射检查,对严重肾功能损害患者不能应用硝基呋喃类

3. 患者教育

（1）包括住院和出院的用药教育，告知患者正确的用药方法，注意观察上述不良反应的症状，如有应告诉主诊医师或药师。

（2）增加液体摄入，维持足量尿液。包括饮用酸性水果汁酸化尿液。

（3）养成良好的排尿习惯。一旦有初始尿意，就不要再等待，立即排尿。在性交前后排尿。避免便秘。

（4）女性排便后，从前向后擦肛门。

七、皮肤及软组织感染

皮肤及软组织感染是一组疾病，如毛囊炎、疖痈、淋巴管炎、丹毒、急性蜂窝织炎、坏死性筋膜炎、手术切口感染、糖尿病足等。主要病原体包括细菌、真菌、病毒等。此部分以常见的丹毒、糖尿病足为代表，阐述皮肤及软组织感染的药物治疗。

（一）丹毒

【疾病定义和流行病学】丹毒（erysipelas），是细菌性皮肤感染，病变累及真皮层，随后延伸到皮肤表面的淋巴管。常表现为边界清楚的局限性红、肿、热、痛，好发于颜面及下肢，可有头痛、发热等全身症状。丹毒在各年龄均有发生，婴幼儿和老年人更易感染。

【病因及发病机制】病原菌主要是 A 族 B 型链球菌，也有认为是金黄色葡萄球菌引起。乳腺癌根治术后、淋巴水肿、静脉功能不全是重要危险因素。感染可迅速通过淋巴管扩散，导致皮肤出现条纹，局部淋巴结肿胀压痛。

【临床表现及诊断】有近期创伤或咽炎病史，皮肤瘙痒、烧灼感、压痛、肿胀，伴全身不适、寒战高热、头痛、肌肉关节痛、恶心等。皮肤表现开始是小红斑，随后发展为红的、硬的、密集的、有光泽的斑块，边界清，明显隆起，呈"台阶"征。严重者可出现水疱、大疱、瘀点坏死。丹毒最常见的并发症包括脓肿、坏疽和血栓性静脉炎。感染不能控制时，会进一步发展为菌血症甚至败血症，有的还会表现为脓毒血症。

一般通过临床症状、皮肤表现可进行诊断，细菌学和组织学检查可以进一步确诊。

【治疗原则】

1. 非药物治疗 限制活动，抬高患肢，减少肿胀。加强营养支持，糖尿病患者控制好血糖。

2. 药物治疗 首选针对 G⁺ 球菌的药物，完善病原学检查，可根据药敏试验结果调整用药。

【药物治疗方案的制订】

1. 药物选择 青霉素是一线治疗药物，也可选择第一代头孢菌素。轻症可口服头孢氨苄。重症患者需静脉应用抗菌药物：青霉素或头孢唑林钠。

2. 对于青霉素过敏的患者，可以考虑使用万古霉素。克林霉素和红霉素，因其对链球菌的耐药率较高，并不常用于丹毒治疗。

3. 疗程 一般疗程 7~10 日。

4. 临床药学监护要素及实施要点

（1）加强护理，警惕病情恶化。

（2）警惕药物不良反应，如青霉素过敏、万古霉素过敏，万古霉素引起肾损害等。

（3）对于治疗效果不佳，需要皮肤科、感染科、外科共同会诊。

（二）糖尿病足

【疾病定义和流行病学】依据 WHO 定义，糖尿病足为与局部神经异常和下肢远端外周血管病变相关的足部感染、溃疡和/或深层组织破坏。

【病因与发病机制】糖尿病足感染是长期血糖失控的糖尿病患者，足部皮肤溃烂，或因某种形式创伤出现足部伤口；使一种或多种病原微生物定植并增殖，导致组织损伤，伴有宿主炎症反应；感染可就近传播，到达深层肌腱、骨组织，可出现快速进展的化脓性腱鞘炎、关节炎、骨髓炎，并迅速造成全足或下肢的感染破坏。周围神经病变、下肢动脉病变、足畸形是糖尿病足的危险因素。

【临床表现及诊断】典型临床表现包括炎症体征(发红、热感、肿胀、触痛或疼痛等)或脓性分泌物,但也可能包括其他次要体征,如非脓性分泌物、臭味、易碎肉芽组织、伤口边缘破坏、突然出现的伤口疼痛或触痛,或尽管治疗恰当,但创面仍无明显好转等。还可能出现发热等全身炎症反应。

病原学检查结果,轻度糖尿病足患者以革兰氏阳性球菌感染为主:金黄色葡萄球菌多见,少数为链球菌、耐甲氧西林金黄色葡萄球菌(MRSA)。中、重度糖尿病足患者常为革兰氏阴性菌为主的混合感染,病原体可见肠杆菌科细菌、铜绿假单胞菌、金黄色葡萄球菌、MRSA、链球菌、厌氧菌。

【治疗原则】

1. **非药物治疗**　糖尿病足的治疗包括全身治疗和局部治疗,彻底清创是成功治疗的基础。

2. **药物治疗**　①全身抗感染之前,应进行细菌培养和药敏试验;②降阶梯治疗原则;③存在感染临床表现的糖尿病足,必须使用抗菌药物。

【药物治疗方案的制订】

1. 抗菌药物使用要根据感染严重程度(IDSA 感染严重程度分级)、患者全身情况(心、肾、肝功能等)、感染累及深度、病变进展速度、既往糖尿病足感染病史及高危因素等多因素综合判断。

2. **经验性使用抗菌药物**

(1) IDSA 感染严重程度分级为轻度的患者以第一代头孢菌素为主,也可以选择第二代头孢菌素、喹诺酮类抗菌药物、复方磺胺甲噁唑片及米诺环素。

(2) IDSA 感染严重程度分级为中度的患者首选第三代头孢菌素,也可以选择喹诺酮类抗菌药物及广谱青霉素/酶抑制剂。如果感染仅局限在皮肤和皮下组织,推荐口服抗菌药物。如果是累及皮下更深层的组织,尤其是伴有脓肿、骨髓炎、化脓性关节炎、筋膜炎时,推荐使用静脉抗菌药物。

(3) IDSA 感染严重程度分级为重度伴有全身症状的播散感染,随时可能危及生命或重要器官者首先考虑静脉联合使用有效抗菌药物,多 1~3 种抗菌药物联合使用。可联合使用的抗菌药物包括抗杆菌类如头孢哌酮/舒巴坦、头孢他啶、厄他培南、其他碳青霉烯类(亚胺培南、美罗培南),抗 MRSA 等球菌类如万古霉素、去甲万古霉素、利奈唑胺、替考拉宁,以及抗厌氧菌类如甲硝唑、替硝唑。

(4) 重度感染初始治疗有效时,可以择期降级治疗,可选择口服抗菌药物降级,首选头孢呋辛酯、莫西沙星;次选米诺环素、复方磺胺甲噁唑片、利奈唑胺、阿莫西林克拉维酸钾。

3. **疗程**　轻、中度患者抗菌药物治疗有效,则 1~2 周可以停药;重度糖尿病足感染,抗菌药物剂量及疗程需根据全身情况调整。如果合并骨髓炎、化脓性关节炎、坏死性筋膜炎,抗菌药物的疗程需要根据感染灶是否能够去除调整。如不能去除,至少使用 6 周;如去除后感染控制,抗菌药物疗程可以在 1 周内结束。

【临床药学监护要素及实施要点】①局部治疗,彻底清创;②密切监测感染情况、病原学检测结果,警惕病情恶化;③警惕药物不良反应,如对血小板、白细胞、肝肾功能、神经系统的损害;④评估患者预后,如是否需要截肢手术等;⑤营养支持,血糖控制,全身脏器功能的支持治疗,多学科密切合作。

八、骨和关节感染

骨和关节感染是指病原菌侵入骨组织或关节造成的感染。按感染部位分为骨髓炎、关节炎、植入物感染;按细菌感染的种类分为特异性或非特异性感染,特异性感染主要指结核性或非结核性杆菌感染;按感染入侵的途径分为血行播散、临近接触性或直接种植;根据病程可分为急性、亚急性和慢性感染。其他还包括糖尿病足感染、术后/创伤后感染、脊椎骨髓炎等特殊类型。此部分重点讲述化脓性关节炎、骨髓炎和人工关节感染。

(一) 化脓性关节炎

【疾病定义和流行病学】化脓性关节炎为关节内化脓性感染。常由细菌引起,也可由真菌或分枝杆菌引起。细菌感染引起的化脓性关节炎常表现为破坏性急性关节炎。多见于儿童,好发于髋、膝关节。在表现为 1 个或多个关节急性疼痛的成人中,诊断为化脓性关节炎的比例为 8%~27%。

【致病菌及发病机制】化脓性关节炎最常见的致病菌是金黄色葡萄球菌,可占 85%;其次为化脓性链球菌、淋病双球菌、肺炎球菌、流感嗜血杆菌、肠道杆菌等。化脓性关节炎通常是单一微生物感染。多重微生物感染少见,通常见于关节腔穿伤、肠源性细菌直接侵犯或者多重细菌菌血症的血行播散。

化脓性关节炎一般都有外伤诱发病史。细菌进入关节腔引发滑膜的急性炎症性细胞反应,由于滑膜组织没有基底膜作为屏障,所以细菌可以很快进入滑液,引起急性化脓性关节炎。发生感染后7日内,滑膜细胞明显增生。此外,炎症细胞释放的细胞因子和蛋白酶还可导致软骨降解,抑制软骨合成。大量滑液渗出可以导致压迫性坏死,引起软骨和骨的进一步丢失。因为关节囊厚而结实,脓液难以穿透,一旦穿透至软组织内,则蜂窝织炎表现严重,深部脓肿穿破皮肤后会成为瘘管,此时全身与局部的炎症表现都会迅速缓解,患者转入慢性阶段。因关节结构的破坏,可以发生病理性脱位或半脱位。

【临床表现】化脓性关节炎常表现为急性单关节肿痛,多数患者诉关节疼痛、肿胀、皮温升高和活动受限。浅表的关节,如膝、肘和踝关节,局部红、肿、热、痛明显,关节常处于半屈曲位;深部的关节,如髋关节,局部红、肿、热都不明显,关节往往处于屈曲、外旋、外展位。患者因剧痛往往拒做任何检查。关节腔内积液在膝部最明显,可见隆起,浮髌试验可为阳性,张力高时髌上囊甚为坚实,因疼痛与张力过高有时难以做浮髌试验。

大多数化脓性关节炎患者均发热;寒战和峰形热少见。老年化脓性关节炎患者较少发热。膝关节受累的患者比例超过50%;腕关节、踝关节和髋关节也常受累。约20%的化脓性关节感染为少关节或多关节型,通常累及2~3个关节。多关节化脓性关节炎最常见于类风湿关节炎或其他全身性结缔组织病患者,以及极重度脓毒症患者。

【治疗原则】急性化脓性关节炎的治疗主要靠抗菌药物和关节引流。确诊后应早期足量全身性使用抗菌药物。经验性治疗方案的选择取决于临床表现、宿主危险因素以及耐药病原体在当地的流行情况。由于致病菌大多为金黄色葡萄球菌,经验性治疗要联合应用针对革兰氏阳性球菌的抗菌药物,待检出病原菌后再做调整;关节穿刺和关节液涂片找病原菌,抽出物做细菌培养和药敏试验、微生物核酸检测等有助于明确病原菌;血培养也有助于明确病原菌。

【药物治疗】

1. **抗微生物治疗原则** 可疑患者在行关节液和血培养后给予经验性抗感染治疗,随后根据培养结果选择合适的抗感染药物。疗程4~6周,至少静脉用药2周,之后若病情好转可改口服抗菌药物。

2. **经验性治疗的药物选择** 在无高危因素时可给予头孢唑林钠(成人2g,静脉注射,每8~12小时1次)、氨苄西林/舒巴坦(成人1.5~3g,每4~6小时1次)或萘夫西林(成人每日2~6g,每4~6小时1次);有MRSA感染高危因素则给予万古霉素(15~20mg/kg,静脉注射,每8~12小时1次,严格按照肾功能肌酐清除率调整剂量,建议监测血药浓度);革兰氏阴性菌或淋球菌感染高危患者予头孢曲松(成人2g,静脉注射,每日1次)。

早期关节穿刺,经24~48小时重复穿刺及抗感染治疗无效时,考虑外科治疗。

【临床药学监护要素及实施要点】

1. **疗效监测** 对于化脓性关节炎的患者进行抗菌药物经验性治疗后,应密切观察患者对治疗的反应,一旦获得关节穿刺液标本培养结果,或患者对治疗无反应,应及时对经验性抗菌药物治疗方案进行调整,选择敏感的抗菌药物。监测红细胞沉降率、C反应蛋白等作为急性感染治疗有效的标志并决定是否停药。

2. **不良反应管理** 根据早期患者选择的药物常见不良反应进行监测,如选用万古霉素,则应密切监测患者肾功能变化,其肾毒性风险可随着剂量增加而增大,建议监测万古霉素血药浓度以保障药物治疗有效、安全;万古霉素输注速度过快或输注浓度过高易引起"红人综合征",建议万古霉素0.5g用至少100ml的生理盐水或5%的葡萄糖注射液稀释,滴注时间不少于60分钟。

3. **用药教育** 包括住院和出院的用药教育,告知患者正确的用药方法、可能的不良反应、相互作用、用药疗程等。

(二) 骨髓炎

【疾病定义和流行病学】随着社会、经济及医疗技术的进步,血源性骨髓炎的发病率在减少,仅占骨髓炎的20%,多见于儿童。但由于交通事故及置换手术的增加,接触性骨髓炎发病率在增加,占骨髓炎的80%,多见于成人。Waldvogel根据发病机制及起病时间将骨髓炎分为血源性、临近接触性、慢性骨髓炎。

【致病菌及发病机制】金黄色葡萄球菌是骨关节感染最常见的致病菌,约占39.8%,其中37.8%为耐甲氧西林金黄色葡萄球菌(MRSA);其他常见的病原菌体有肠杆菌科细菌、凝固酶阴性葡萄球菌和链球菌(咬伤、压疮、糖尿病足感染)。而铜绿假单胞菌是院内感染的主要致病菌。真菌感染少见。血源性骨髓炎多由单一病原体所致,而邻近接触性骨髓炎可由一种或多种病原体所致。局部血供不足的患者常合并金黄色葡萄球菌、凝固酶阴性葡萄球菌、肠杆菌科细菌,链球菌、肠球菌和厌氧病原体的混合感染。

【临床表现】急性骨髓炎通常的表现是症状在数日内逐渐出现。患者通常表现为受累部位钝痛,在活动时或非活动时都可出现。也可能出现局部表现(压痛、温热、皮肤发红和肿胀)和全身症状(发热和寒战)。然而当骨髓炎累及如髋部、脊椎或骨盆等部位时,患者往往除疼痛以外,几乎无其他体征或症状表现。急性骨髓炎也可表现为化脓性关节炎。亚急性骨髓炎通常表现为轻度疼痛持续数周,伴极轻微的发热且几乎无全身症状。慢性骨髓炎可能表现为疼痛、皮肤发红或肿胀,有时伴有流脓窦道。窦道的形成是慢性骨髓炎的特征。当存在假体材料、广泛性皮肤或软组织溃疡或血管功能不全导致的缺血性改变时,慢性骨髓炎的诊断可能尤为困难。如果经过数周规范的溃疡治疗后仍存在无法愈合的深部或广泛性溃疡,应怀疑慢性骨髓炎,尤其是在此类病变位于骨性隆起上方时。糖尿病患者合并慢性骨髓炎时,其体格检查结果可能不典型。此类患者发生皮肤溃疡时,常在检查可见骨外露之前就已发生骨髓炎。若糖尿病足溃疡大于 2cm×2cm 或出现骨外露,则很有可能存在骨髓炎。

【治疗原则】骨髓炎诊断的参考标准是在通过无菌技术获得的骨活检标本中分离出细菌,并且组织学检查发现有炎症和骨坏死。在血液培养结果阳性的情况下,如患者有与骨髓炎一致的放射影像学检查结果,则可能无须进行骨活检。从窦道流出物获得的培养并不可靠。

骨髓炎的治疗常同时需要联合应用手术清除坏死部分和抗菌药物治疗以根除感染。急性骨髓炎应立即给予合适的抗菌药物限制细菌、骨坏死和骨破坏;当急性骨髓炎有脓肿形成或影像学提示骨坏死、患者对抗感染治疗无效则需要考虑外科手术。慢性骨髓炎需要多学科团队合作,外科干预包括彻底清除坏死组织、固定骨骼、清理死腔、重建软组织;根据分离微生物选择合适的抗菌药物,并足量、足疗程治疗是必需的。同时改善患者营养状态、戒烟、控制血糖、恢复血流。根据 Cierny-Mader 分类选择外科治疗手段和抗感染治疗时间。

【药物治疗】经验性抗微生物治疗必须在获取血或脓肿液培养及骨组织标本之后进行。社区获得性骨髓炎建议选用萘夫西林或头孢唑林;在不确定革兰氏染色的情况下建议头孢曲松可联合萘夫西林或头孢唑林。在医疗相关或医院获得性骨髓炎及在抗葡萄球菌治疗无效的情况下,可考虑万古霉素或替考拉宁以覆盖 MRSA。待革兰氏染色、药敏试验及骨渗透程度选择明确的抗感染治疗。MSSA 所致骨髓炎应选择萘夫西林或头孢唑林;万古霉素或替考拉宁是 MRSA 所致骨髓炎的一线治疗药物;万古霉素的谷浓度需达到 15~20μg/ml。建议在最近一次清创治疗后抗感染治疗 4~6 周。铜绿假单胞菌感染建议抗感染治疗 2~4 周,脊椎骨髓炎的抗感染治疗需 6~12 周。根据疾病进展及患者情况选择合适的治疗。

【临床药学监护要素及实施要点】

1. **疗效监测** 对于骨髓炎进行抗菌药物经验性治疗后,应密切观察患者对治疗的反应,一旦获得骨培养结果,或患者对治疗无反应,应及时对经验性抗菌药物治疗进行调整,选择敏感的抗菌药物。监测红细胞沉降率、C 反应蛋白等作为急性感染治疗有效的标志并决定是否停药。

2. **不良反应管理** 根据早期患者选择的药物常见不良反应进行监测,如选用万古霉素,则应密切监测患者肾功能变化,其肾毒性风险可随着剂量增加而增大,建议监测万古霉素血药浓度以保证药物治疗有效、安全;万古霉素输注速度过快或输注浓度过高易引起"红人综合征",建议万古霉素 0.5g 用至少 100ml 的生理盐水或 5% 的葡萄糖注射液稀释,滴注时间不少于 60 分钟。

3. **用药教育** 包括住院和出院的用药教育,告知患者正确的用药方法、可能的不良反应、相互作用、用药疗程等。

(三)人工关节感染

【疾病定义和流行病学】随着骨关节植入物和关节假体手术的开展,与此相关的感染也在增加,而一旦发生感染,危害大,死亡率高,由此产生巨大的经济负担。关节置换相关的原发性感染发病率,髋关节置换中为 0.5%~1.0%,膝关节置换中为 0.5%~2%,在肩关节置换中<1%。感染的主要危险因素包括浅表手术部位感染、假体部位术前既有感染、类风湿关节炎、其他免疫功能低下的情况、糖尿病、营养不良等。

【致病菌及发病机制】感染时机是鉴别感染病原体的重要线索。早发和晚发感染通常都是由毒力较强的病原体引起,如金黄色葡萄球菌或革兰氏阴性杆菌。迟发感染常由毒力较弱的病原体引起,例如丙酸杆菌和凝固酶阴性葡萄球菌。人工关节感染最常见的是凝固酶阴性葡萄球菌感染(30%~43%)和金黄色葡萄球菌感染(12%~23%),其他依次为混合菌群、链球菌、肠球菌和厌氧菌感染;明确感染但病原菌检查阴性的占11%。金黄色葡萄球菌是假体相关性感染的主要致病菌。

人体存在异物时会因生物膜形成而更容易感染,附着在装置上的细菌大量繁殖,并生成胞外多糖("多糖蛋白包被")。包裹在多糖蛋白包被中的小菌落最终联合形成生物膜。虽然靠近生物膜表面的细菌通常代谢活跃,并能利用从生物膜上表面渗入的营养素,但生物膜深部的微生物代谢缓慢或处于不同的休眠阶段,而且不受宿主防御的威胁。这些微生物对抗菌药物高度耐药。生物膜内的微环境可能也会阻碍抗菌药物发挥作用,抗菌药物对生物膜的渗透往往缓慢或受限。

【临床表现】人工关节感染的临床表现取决于症状是早发、迟发还是晚发。早发和迟发感染一般是在植入期间获得,而晚发感染主要由血行播散引起。

早发感染(<术后3个月)通常是在植入期间获得,多由毒力较强的病原体引起,例如金黄色葡萄球菌、革兰氏阴性杆菌、厌氧菌或多种微生物感染。多数早发感染都会引起一种或多种急性症状,包括伤口渗液、植入部位发红、硬化或水肿、关节痛、关节积液或发热。此类感染常伴有血肿形成或切口浅表坏死。

迟发感染(术后3~12个月)通常也是在植入期间获得,多由毒力较弱的病原体引起,例如丙酸杆菌、凝固酶阴性葡萄球菌或肠球菌。迟发感染大多呈长期惰性病程,主要特征为持续性关节痛,伴或不伴早期植入物松动。少数患者具有早发感染的症状和体征。发热患者不足50%,白细胞增多患者仅为10%。诊断延误或未治疗时可见间歇排液的窦道。迟发感染可能难以和人工关节无菌性失效相鉴别。持续性关节痛提示感染,而机械性松动一般是在关节活动和负重时引起疼痛。

晚发感染(>术后12个月)通常是在其他部位感染时通过血行散播发生,如血管导管、泌尿道或软组织感染。此类患者一般表现为先前功能良好的关节突发感染症状。症状为急性发作时也不一定能够确定人工关节感染是否来自血源性散播。

【治疗原则】人工关节感染的治疗一般采用外科治疗和抗菌药物治疗。抗菌药物治疗的选择和持续时间必须与外科治疗相适应。主要治疗手段包括在不移除假体的基础上清创、一阶段/两阶段置换假体以延长时间、抗菌药物靶向治疗、永久去除植入物、截肢、关节固定术及长期抗生素治疗。

【药物治疗】不推荐经验性抗菌药物治疗,应根据培养及药敏结果指导抗感染治疗方案。人工关节感染患者若表现为脓毒症,或若其他方面太不稳定而无法等待培养结果来指导治疗,可给予经验性抗菌药物治疗。此时,经验性抗菌药物治疗应该包括覆盖葡萄球菌(例如万古霉素)和需氧革兰氏阴性杆菌活性的抗菌药物(例如头孢吡肟)。之后,应该根据培养结果和体外药敏试验结果,针对性调整抗菌药物治疗方案。

人工关节感染针对性抗菌药物治疗详见表6-41。

表6-41　人工关节感染针对性抗菌药物治疗

常见病原体	建议方案
甲氧西林敏感金黄色葡萄球菌(MSSA)	萘夫西林或苯唑西林(2g i.v,q.4~6h.),头孢唑林(1~2g i.v,q.8h.),头孢曲松(2g i.v,q.d.) 青霉素过敏者可选用克林霉素或万古霉素 在通过清创及保留假体治疗葡萄球菌性人工关节感染和/或进行一期关节成形术的情况下,可以联合口服利福平(300mg b.i.d.)治疗
甲氧西林耐药金黄色葡萄球菌(MRSA)	万古霉素(15~20mg/kg i.v,q.8~12h.),利奈唑胺(600mg q.12h.)可作为备选方案 在通过清创及保留假体治疗葡萄球菌性人工关节感染和/或进行一期关节成形术的情况下,可以联合口服利福平(300mg b.i.d.)治疗
链球菌	青霉素(12~18MU/d,分4次给药),氨苄西林(2g,q.6h.),头孢曲松(1~2g i.v,q.d.)
铜绿假单胞菌	头孢吡肟(2g i.v,q.12h.)或美罗培南(1g i.v,q.8h.)

治疗疗程:若植入物持续存在建议 2~6 周静脉用药之后改口服,口服可考虑氟喹诺酮类和利福平联合治疗 3~6 个月;若假体去除(永久去除或二阶段置换),建议抗感染治疗 4~6 周。

【临床药学监护要素及实施要点】

1. **疗效监测**   对于人工关节感染的患者进行抗菌药物治疗后,应密切观察患者对治疗的反应,如患者对治疗无反应,应及时调整,选择敏感的抗菌药物。可通过监测患者症状、体征,血常规、降钙素原、红细胞沉降率、C 反应蛋白等检验检查指标来进行疗效监测。

2. **不良反应管理**   根据患者选择的药物常见不良反应进行监测,如选用万古霉素,则应密切监测患者肾功能变化,其肾毒性风险可随着剂量增加而增大,建议监测万古霉素血药浓度以保障药物治疗有效、安全;万古霉素输注速度过快或输注浓度过高易引起"红人综合征",建议万古霉素 0.5g 用至少 100ml 的生理盐水或 5% 的葡萄糖注射液稀释,滴注时间不少于 60 分钟。再例如选用利福平,应监测患者可能存在的合并用药的相互作用,应监测肝毒性及消化道反应,警惕变态反应。

3. **用药教育**   包括住院和出院的用药教育,告知患者正确的用药方法、可能的不良反应、相互作用、用药疗程等。如选用利福平,应告知患者其大小便、泪液、痰液等可能变成橙红色。

九、隐球菌性脑膜炎

【疾病定义和流行病学】隐球菌是真菌中直接侵犯中枢神经系统最常见的一种真菌,一般存在于泥土、鸽粪、水果、牛奶等处,隐球菌脑膜炎既可发生于艾滋病和其他免疫低下人群,也可发生于免疫正常者。鸽子饲养者患隐球菌感染的概率比一般人群高数倍。

【病原学及发病机制】隐球菌属至少有 30 多种,其中具有致病性的绝大多数为新型隐球菌和格特隐球菌,其他种类如罗伦隐球菌、浅白隐球菌等偶可引起人类感染。呼吸道常为其入侵门户。

【临床表现和诊断】患者大部分呈慢性发病,常有发热、渐进性头痛、精神和神经症状。颅内压增高往往比较明显,头痛、恶心、呕吐较剧烈,随着病情进展可能出现脑神经麻痹(表现为听觉异常或失聪、复视或视物模糊、眼球外展受限等)和视盘水肿,脑实质受累可出现运动、感觉障碍,小脑功能障碍,癫痫发作和痴呆等临床表现。查体可有脑膜刺激征,可同时伴发肺部或其他播散性感染。脑脊液压力增高,白细胞数轻至中度升高,淋巴细胞为主,蛋白质含量增高,糖和氯化物降低。脑脊液涂片墨汁染色可发现有荚膜的隐球菌,血清或脑脊液可检出荚膜抗原。脑脊液培养可获阳性结果。

【治疗原则】抗真菌治疗一般采取分期治疗的方式进行,分为初始诱导治疗阶段和巩固治疗阶段。如为 HIV 感染者,还有维持期。除此之外,降低颅内压、对症治疗、营养支持和防治各类并发症也很重要。

【药物治疗】

1. **抗真菌治疗**   在初期的诱导治疗中,联合应用两性霉素 B(AmB)和氟胞嘧啶,氟康唑作为后续治疗,不能耐受两性霉素 B 者可选用伊曲康唑注射液或伏立康唑。具体治疗方案见表 6-42、表 6-43。

表 6-42 非 HIV 感染者隐球菌脑膜炎治疗方案

方案	疗程
诱导期	≥4 周
首选:AmB[0.5~0.7mg/(kg·d)]+氟胞嘧啶[100mg/(kg·d)]	
次选:AmB[0.5~0.7mg/(kg·d)]+氟康唑(400mg/d)	
AmB[0.5~0.7mg/(kg·d)]	
氟康唑(600~800mg/d)±氟胞嘧啶[100mg/(kg·d)]	
伊曲康唑注射液(第 1~2 天负荷量 200mg,每 12 小时 1 次,第 3 天开始 200mg,每日 1 次)±氟胞嘧啶[100mg/(kg·d)]	
伏立康唑注射液(第 1 天负荷剂量 6mg/kg,每 12 小时 1 次,第 2 天开始 4mg/kg,每 12 小时 1 次)±氟胞嘧啶[100mg/(kg·d)]	

续表

方案	疗程
巩固期	≥6 周
首选：氟康唑(600~800mg/d)±氟胞嘧啶[100mg/(kg·d)] 　　　AmB[0.5~0.7mg/(kg·d)]±氟胞嘧啶[100mg/(kg·d)] 次选：伊曲康唑口服液(200mg,每 12 小时 1 次)±氟胞嘧啶[100mg/(kg·d)] 　　　伏立康唑片(200mg,每 12 小时 1 次)±氟胞嘧啶[100mg/(kg·d)]	

表 6-43　HIV 感染者隐球菌脑膜炎治疗方案

方案		疗程
诱导期	方案同非 HIV 患者	≥4 周
巩固期	方案同非 HIV 患者	≥6 周
维持期	首选：氟康唑 200mg/d	≥1 年
	次选：伊曲康唑 400mg/d	

注：HIV 患者需要有维持期,维持期如果进行抗反转录病毒治疗,患者 CD4$^+$T 淋巴细胞计数>100 个/μl,且连续 3 个月 HIV RNA 低于检测下限或非常低,可以停止维持治疗(抗真菌疗程至少 12 个月);如果 CD4$^+$T 淋巴细胞<100 个/μl,需重新开始维持治疗。

2. **降颅内压药物**　及时有效控制颅内高压是决定隐球菌脑膜炎结局最为关键的因素之一。可使用 20% 甘露醇 1~2g/kg 静脉滴注,根据情况每 6 小时 1 次至每日 1 次使用,必要时交替或联合使用甘油果糖或呋塞米、高渗氯化钠溶液等,可酌情给予地塞米松抗炎,有一定的降颅内压作用。

【临床药学监护要素及实施要点】

1. **疗效管理**　隐球菌脑膜炎的治疗目标是消除或减轻临床症状,如发热、头痛、精神症状、脑膜刺激征、颅内高压及脑神经异常,清除脑脊液中隐球菌,预防后遗症,如脑神经瘫痪,听力丧失和失明。脑脊液隐球菌菌体计数的逐渐降低是治疗有效的一个重要的指标。疗程通常 10 周以上,长者可达 1~2 年及以上。

2. **不良反应管理**　两性霉素 B 副作用大,静脉滴注过程中或静脉滴注后发生寒战、高热、严重头痛、食欲缺乏、恶心、呕吐,有时可出现血压下降、眩晕等;几乎所有患者在疗程中均可出现不同程度的肾功能损害,由于尿中排出大量钾离子,导致低钾血症;静脉滴注时易发生血栓性静脉炎;除此之外还有血液系统毒性、肝毒性、过敏反应等;静脉滴注过快时可引起心血管系统反应,鞘内注射还有神经系统毒性。

用药时应注意给药前给予解热镇痛药和抗组胺药,同时滴注激素。一般推荐两性霉素 B 剂量为 0.5~0.7mg/(kg·d),初始 3 日剂量分别为 1mg、3mg、5mg,加入 5% 葡萄糖液 500ml 内 6~8 小时缓慢静脉滴注(不能选用氯化钠作为溶媒),若无严重不良反应,第 4 天起剂量每日增加 5mg,直至每日最高剂量 1mg/kg。严密监测血尿常规、肝肾功能、电解质及心电图,并且需及时补钾。本品宜缓慢避光滴注,每剂滴注时间至少 6 小时。脂质体上述不良反应较少,但也应注意滴注一般不少于 2 小时。因本品可致局部刺激,药液静脉滴注时应避免外漏。此外,该药易氧化,故应新鲜配制。

伊曲康唑注射液不推荐在内生肌酐清除率<30ml/min 的肾功能不全患者中使用;伏立康唑注射液不推荐在内生肌酐清除率<50ml/min 的肾功能不全患者中使用。

3. **患者用药教育**　告知患者正确的用法用量,可能的不良反应和药物相互作用。使用两性霉素 B 的患者应提醒其定期检查肝、肾功能和电解质。对于使用氟康唑的患者还需提醒氟康唑与其他药物的相互作用。

十、脓毒症

【疾病定义和流行病学】脓毒症(sepsis)是感染引起宿主反应失调,导致危及生命的器官功能障碍的症候群。感染是指临床上证实有细菌存在或有高度可疑感染灶。器官功能障碍是指序贯(脓毒症相关)

器官衰竭评估[Sequential(Sepsis-related)Organ Failure Assessment,SOFA]评分增加 2 分或以上。脓毒症的严重程度不一,可由脓毒症进展至脓毒性休克(septic shock)。脓毒性休克是指脓毒症合并循环、细胞和代谢异常,是一种血管扩张性/分布性休克,死亡风险高于单纯脓毒症。临床表现为符合脓毒症标准、进行充分的液体复苏后仍需要血管加压药来维持平均动脉压≥65mmHg,并伴有乳酸>2mmol/L。

脓毒症发生率高,1979—2015 年间全球 27 个发达国家的成人脓毒症发病率为 288/(10 万人·年);近十年间脓毒症每年的发生率约为 437/(10 万人·年)。在美国,每年因脓毒症住院的患者已经超过了心肌梗死,并呈逐年上升趋势。脓毒症病情凶险,病死率高。死亡率随脓毒症的严重程度呈线性升高,死亡率为 10% ~ 52%。此外,脓毒症患者出院后死亡风险增加,未来发生脓毒症和再入院风险均有升高。

【致病菌及发病机制】脓毒症可以由任何部位的感染引起,临床上常见于肺炎、腹膜炎、胆管炎、泌尿系统感染、蜂窝织炎、脑膜炎、脓肿等。其病原微生物包括细菌、真菌、病毒及寄生虫等(表 6-44),但并非所有的脓毒症患者都有引起感染的病原微生物的阳性血培养结果。仅约 45% 的脓毒性休克患者可获得阳性血培养结果。

表 6-44　脓毒症的主要病原菌及其伴随情况

病原菌	感染源及可能的入侵途径、诱因	备注
表皮葡萄球菌等凝固酶阴性葡萄球菌	静脉留置导管,体内人工装置	多为甲氧西林耐药株
金黄色葡萄球菌	外科伤口,蜂窝织炎,疖,烧伤创面感染	医院内获得者多为甲氧西林耐药株
肠球菌属	尿路感染,留置导尿管,腹膜透析伴腹膜炎,泌尿生殖系统手术或操作后	
肺炎链球菌	社区获得性肺炎	
大肠埃希菌	尿路感染,腹腔、胆道感染,生殖系统感染	
肺炎克雷伯菌等克雷伯菌属	下呼吸道感染,腹腔、胆道感染	医院感染者耐药程度高
肠杆菌属、枸橼酸菌属、沙雷菌属等肠杆菌科细菌	下呼吸道感染,人工呼吸装置,泌尿生殖系统,腹腔、胆道感染	医院感染者耐药程度高
不动杆菌属、铜绿假单胞菌	医院获得性肺炎,人工呼吸装置,复杂性尿路感染,留置导尿管,烧伤创面感染	
脆弱拟杆菌	腹腔、盆腔感染	
念珠菌属	免疫缺陷(如中性粒细胞减少症),广谱抗菌药物,免疫抑制剂应用,静脉留置导管,严重烧伤创面感染	

脓毒症的根本发病机制尚未明了,涉及复杂的全身炎症网络效应、基因多态性、免疫功能障碍、凝血功能异常、组织损伤以及宿主对不同感染病原微生物及其毒素的异常反应等多个方面,与机体多系统、多器官病理生理改变密切相关,脓毒症的发病机制仍需进一步阐明。

【临床表现】疑似或证实脓毒症的患者通常表现为低血压、心动过速、发热和白细胞增多。随着病情恶化,出现休克体征(如发绀)和器官功能障碍体征(如急性肾损伤)。

脓毒症的症状和体征是非特异性的,可能包括:①感染源特有的症状和体征,如咳嗽和呼吸困难可能提示肺炎;②动脉血压下降,如收缩压(SBP)<90mmHg,中心动脉压(MAP)<70mmHg,SBP 降低>40mmHg等;③体温>38.3℃或<36℃;④心率>90 次/min;⑤呼吸频率>20 次/min;⑥终末器官灌注体征:如精神状态改变、少尿或无尿、肠蠕动消失或肠鸣音消失等。

【治疗原则】为了更好地落实脓毒症治疗指南,规范严重脓毒症和脓毒性休克的治疗,目前推荐将脓毒症治疗指南的重要措施进行组合,形成一套措施,即早期目标指导性治疗和集束化治疗。

1. 早期目标指导性治疗（EGDT）是指一旦临床诊断严重脓毒症合并组织灌注不足，应尽快进行积极的液体复苏和经验性抗感染治疗，并在出现血流动力学不稳定状态的最初 6 小时内达到以下目标：中心静脉压（CVP）8～12mmHg；中心静脉氧饱和度（$ScvO_2$）≥70%；平均动脉压（MAP）≥65mmHg；尿量≥0.5ml/（kg·h）。

2. 1 小时集束化治疗（sepsis bundle）策略包括测定乳酸水平，当初始乳酸含量>2mmol/L 时再次测量；给予抗生素前进行血培养；给予广谱抗生素；低血压或乳酸盐≥4mmol/L 时，快速给予 30ml/kg 晶体液；如果患者在液体复苏期间或之后持续低血压，则应用血管升压药以维持平均动脉压（MAP）≥65mmHg。

【药物治疗】

1. **药物治疗分类**　根据脓毒症的集束化治疗策略，其治疗药物种类包括：①抗菌药物，如碳青霉烯类等抗菌药物。对于大多数无休克的脓毒症患者，推荐采用 1 种或 1 种以上抗生素进行经验性广谱治疗；疑似为革兰氏阴性菌性脓毒症者，应接受至少两种不同类的抗生素联合治疗，具体取决于很可能的病原微生物和当地微生物对抗生素的敏感性。②液体复苏药物，包括晶体溶液（如生理盐水、乳酸林格液等）和胶体溶液（如白蛋白等）。③血管活性药物和正性肌力药物包括去甲肾上腺素、加压素、肾上腺素、多巴胺及多巴酚丁胺等。④糖皮质激素，不推荐脓毒症患者常规使用糖皮质激素，但对于充分液体复苏和给予血管加压药后仍难以治疗的脓毒性休克患者，可应用氢化可的松等。⑤其他支持治疗等。

2. **药物治疗方案**

（1）抗感染治疗：迅速识别并处理感染部位是主要的治疗措施。

1）识别感染疑似来源：通过初步采集病史、实验室检查及影像学检查，识别出感染的疑似来源，并作为经验性抗生素治疗的目标。如为封闭间隙感染，需要及时引流或清创以有效控制感染源。

2）在推断为脓毒症或脓毒性休克后，并完成血培养标本采集后，应立即给予静脉抗生素治疗。

3）抗生素的选择应考虑患者的病史（如糖尿病）、是否存在免疫缺陷（如 HIV）、感染发生的临床背景（如社区获得性或医院获得性）、怀疑的感染部位、是否留置侵入性装置、当地微生物流行情况和耐药情况等。对于大多数无休克的脓毒症患者，推荐采用≥1 种抗生素进行经验性广谱治疗，以覆盖所有可能的病原体。覆盖范围应同时包括革兰氏阳性菌和革兰氏阴性菌，必要时还应包括白念珠菌等。广谱定义为治疗药物对广泛的革兰氏阴性和革兰氏阳性微生物有足够的活性，如碳青霉烯类、哌拉西林他唑巴坦等。疑似为革兰氏阴性菌性脓毒症者，甚至需要联合应用≥2 种不同机制的抗生素（表 6-45）。推荐方案如下。

病灶不明或耐多药革兰氏阴性杆菌可能性小：哌拉西林他唑巴坦联合万古霉素。

病灶不明或耐多药革兰氏阴性杆菌高度可疑：多黏菌素联合碳青霉烯类。

4）对于脓毒症和脓毒性休克患者，应可能出现补液所致的分布容积增加，故应采用完全"上限"的负荷剂量，并采用其可接受的药物最大剂量维持。

5）经验性使用抗生素的时间不宜过长，一旦获得药敏试验结果，应该尽快降级治疗，改用最有效的单药治疗。抗生素治疗的疗程一般为 7～10 日。对于临床反应较慢、感染灶无法引流或免疫缺陷（包括中性粒细胞减少症）的患者可能需要延长疗程。

6）如果证实目前的临床症状是由非感染因素引起，应该立即停止使用抗生素，以尽可能减少感染耐药病原体或发生药品不良反应的可能性。

（2）其他药物治疗：①液体复苏，对可疑低血容量的患者可以先快速补充液体 250～500ml，优先选择晶体液补充；如果循环没有改善，停止输注；②严重低血压，如 MAP<50mmHg 或早期输注液体后 MAP 仍低于 65mmHg 的患者，早期应用去甲肾上腺素。③减少心血管抑制药物的应用，如丙泊酚、瑞芬太尼等，避免代偿机制抑制导致的休克恶化。

表 6-45　多重耐药菌全身感染的治疗建议

病原菌	耐药	首选	备选
肠球菌属	万古霉素、氨苄西林、青霉素 G、庆大霉素	屎肠球菌:达托霉素 8～12mg/kg i.v,q.d.+(AMP 2g i.v,q.4h. 或头孢洛林 600mg i.v,q.8h.)、利奈唑胺 600mg p.o/i.v,q.12h.	粪肠球菌:(亚胺培南 500mg i.v,q.6h. 或头孢曲松 2g i.v,q.12h.)+氨苄西林 2g i.v,q.4h.
金黄色葡萄球菌	万古霉素和所有 β-内酰胺类	达托霉素 6～12mg/kg i.v,q.d.,或达托霉素 6～12mg/kg i.v,q.d.+头孢洛林 600mg i.v,q.8h.	利奈唑胺 600mg i.v/p.o,q.12h.
肺炎链球菌	青霉素 G	非脑膜炎:头孢曲松 2g i.v,q.d.,或头孢洛林 600mg i.v,q.12h.,或利奈唑胺 600mg p.o/i.v,q.12h.	脑膜炎:万古霉素 15mg/kg i.v,q.8h.,或美罗培南 2g i.v,q.8h.
鲍曼不动杆菌	所有青霉素类、头孢菌素、氨曲南、碳青霉烯类、氨基糖苷类及氟喹诺酮类	多黏菌素+(亚胺培南或美罗培南)	米诺环素
产超广谱 β-内酰胺酶(ESBL)大肠埃希菌或肺炎克雷伯菌	所有头孢菌素、TMP-SMZ、氟喹诺酮类及氨基糖苷类	亚胺培南 500mg i.v,q.6h.,或美罗培南 1g i.v,q.8h.,或多尼培南 500mg i.v,q.8h.	大剂量头孢吡肟 2g i.v,q.12h.,或多黏菌素联合碳青霉烯类
产碳青霉烯酶的需氧革兰氏阴性杆菌或铜绿假单胞菌	所有青霉素类、头孢菌素、氨曲南、碳青霉烯类、氨基糖苷类及氟喹诺酮类	多黏菌素+(美罗培南或亚胺培南)	肺炎:吸入多黏菌素+多黏菌素 i.v+(美罗培南或亚胺培南)
嗜麦芽窄食单胞菌	所有 β-内酰胺类,氨基糖苷类和氟喹诺酮类	TMP-SMZ 15mg/(kg·d)i.v,分 2～4 次	如体外敏感,则用氟喹诺酮类

【临床药学监护要素及实施要点】

1. 疗效监测

(1)抗菌药物疗效监测:每日监护反映感染的各项指标,如体温、血常规、PCT、微生物培养结果等,以及感染部位的影像及引流处理情况,根据上述指标判断是否需要调整用药。

(2)液体复苏药物与血管活性药物:对循环参数反复评估,包括血压、心率、乳酸、温度梯度、四肢末端花斑等。

2. 不良反应管理

(1)抗菌药物:如万古霉素注射液,关注患者肾功能肌酐水平、血小板计数以及是否存在静脉炎与"红人综合征"等万古霉素常见的不良反应。

(2)液体复苏药物:使用胶体液时,如羟乙基淀粉,应监护羟乙基淀粉是否引起过敏,以及对肾功能、凝血功能的影响。

(3)血管活性药物:如去甲肾上腺素,监护患者的心率和心律,尤其是大剂量使用时,可引起心律失常。

十一、病毒感染

病毒是一类结构简单的严格细胞内寄生的非细胞型微生物。其体积微小,大小以纳米(nm)表示,直径一般介于 20～250nm。病毒的基本结构由核酸和蛋白衣壳构成,核酸(DNA 或 RNA)所携带的遗传信息是决定病毒遗传学特征和增生性的物质。增殖的方式是自我复制,过程主要包括吸附、穿入、脱壳、生物合成、组装和成熟释放等步骤。与人类疾病有关的病毒分类见表 6-46 及表 6-47。

表 6-46 与人类疾病有关的 DNA 病毒科分类及重要病毒

病毒科名	重要病毒
痘病毒科（Poxviridae）	天花病毒、痘苗病毒、猴痘病毒、传染性软疣病毒
疱疹病毒科（Herpesviridae）	单纯疱疹病毒型和水痘-带状疱疹病毒、EB 病毒、巨细胞病毒及人疱疹病毒 6、7、8 型
腺病毒科（Adenoviridae）	腺病毒
嗜肝病毒科（Hepadnaviridae）	乙型肝炎病毒
乳多空病毒科（Papovaviridae）	乳头瘤病毒
小 DNA 病毒科（Parvoviridae）	细小病毒 B19 病毒

表 6-47 与人类疾病有关的 RNA 病毒科分类及重要病毒

病毒科名	重要病毒
副黏病毒科（Paramyxoviridae）	副流感病毒、仙台病毒、麻疹病毒、腮腺炎病毒、呼吸道合胞病毒、偏肺病毒
正黏病毒科（Orthomyxoviridae）	流感病毒 A、B、C 型
反转录病毒科（Retroviridae）	HIV、人类嗜 T 细胞病毒
小 RNA 病毒科（Picomaviridae）	甲型肝炎病毒、脊髓灰质炎病毒、柯萨奇病毒、埃可病毒、鼻病毒、口蹄疫病毒
黄病毒科（Flaviviridae）	黄热病病毒、登革热病毒、流行性乙型脑炎病毒、丙型肝炎病毒
披膜病毒科（Togaviridae）	风疹病毒
冠状病毒科（Coronaviridae）	冠状病毒
沙粒病毒科（Arenaviridae）	拉沙热病毒、淋巴细胞性脉络丛脑膜炎病毒
呼肠孤病毒科（Reoviridae）	科罗拉多蜱传热、呼肠孤病毒、轮状病毒
弹状病毒科（Rhabdoviridae）	狂犬病病毒、水疱口炎病毒
布尼亚病毒科（Bunyaviridae）	汉坦病毒
纤丝病毒科（Filoviridae）	埃博拉病毒、马尔堡病毒

（一）病毒性肝炎

【疾病定义和流行病学】病毒性肝炎是由多种肝炎病毒引起的以肝脏炎症及坏死病变为主的感染性疾病，可表现为急性或慢性病程。根据病原学的不同，病毒性肝炎分为甲型、乙型、丙型、丁型、戊型，共五型。甲型与戊型经消化道传播，有季节性，可引起暴发流行，绝大多数为急性过程，仅少数免疫缺陷患者罹患戊型肝炎表现为慢性化过程；乙型、丙型、丁型主要经血传播，无季节性，多为散发，可转变为慢性，甚至发展至肝硬化、肝衰竭或肝细胞癌。

【病因及发病机制】五种不同病毒引起肝脏病毒感染，分别为甲型、乙型、丙型、丁型及戊型病毒，以主要侵犯肝脏并以肝病为主要表现。各型肝炎病毒导致人体发病的发病机制较复杂，病毒的血清学检测是诊断感染的主要标志。

【临床表现及诊断】

1. **急性肝炎** ①急性黄疸性肝炎：乏力、消化道症状、黄疸，少数有上呼吸道感染症状。②急性无黄疸性肝炎：无黄疸、症状轻。

2. **慢性肝炎** 消化道症状有食欲缺乏、恶心、呕吐、腹胀、腹泻等；神经症状有乏力、头晕、失眠等；可有肝区痛表现。部分患者有低热或出血现象，甚至有肝外器官损害。查体可有肝掌、蜘蛛痣、毛细血管扩张、肝病面容，肝脾大等。

3. 重型肝炎　出现极度乏力,黄疸急剧加重,消化道症状明显,迅速出现Ⅱ度以上肝性脑病,凝血酶原活动度低于40%,明显的出血倾向以及水肿、腹水、肝肾综合征等。

4. 淤胆型肝炎　起病类似急性黄疸性肝炎,但自觉症状较轻。表现为轻度消化道症状及肝内胆汁淤积性黄疸,如皮肤瘙痒、灰白便、肝大。

5. 肝炎肝硬化　病理上表现为纤维组织增生,肝小叶结构破坏和假小叶形成,早期由于肝代偿功能较强可无明显症状,后期则以肝功能损害和门静脉高压为主要表现,晚期常出现上消化道出血、继发感染、脾功能亢进、腹水、癌变等并发症。

【治疗原则】病毒性肝炎的治疗主要有护肝治疗和抗病毒治疗。抗病毒治疗是慢性乙肝和丙肝治疗的根本措施。减轻肝脏炎症,促使肝细胞修复和功能恢复,是治疗病毒性肝炎的重要措施。

1. 急性肝炎　以一般措施及护肝支持疗法为主。早期卧床休息,给予清淡、富含营养且易消化吸收的饮食,注意蛋白质及维生素的摄入。进食量过少者可由静脉补充葡萄糖及维生素。可选用1~2种护肝药物。

2. 慢性肝炎　主要采取抗病毒治疗、护肝治疗及其他支持治疗。

3. 重型肝炎　综合治疗为主,抗病毒治疗,促进肝细胞再生,积极防治各种并发症,维持内环境稳定。

4. 淤胆型肝炎　使用退黄药物,如熊去氧胆酸、腺苷蛋氨酸、糖皮质激素等。

5. 肝炎肝硬化　抗病毒治疗,抗纤维化治疗,防治并发症。

【药物治疗方案的制订】

1. 慢性乙型肝炎抗病毒治疗

(1) 抗病毒治疗适应证:血清HBV-DNA阳性的慢性HBV感染者,若其ALT持续异常(>ULN)且排除其他原因导致的ALT升高,建议抗病毒治疗。

存在肝硬化的客观依据,不论ALT和HBeAg状态,只要可检测到HBV-DNA,均应进行积极的抗病毒治疗。对于失代偿期肝硬化者,若HBV-DNA检测不到但HBsAg阳性,建议抗病毒治疗。

血清HBV-DNA阳性、ALT正常患者,如有以下情形之一,则疾病进展风险较大,建议抗病毒治疗:①肝组织学存在明显的肝脏炎症(≥G2)或纤维化(≥S2);②ALT持续正常(每3个月检查1次,持续12个月),但有肝硬化/肝癌家族史且年龄>30岁;③ALT持续正常(每3个月检查1次,持续12个月),无肝硬化/肝癌家族史但年龄>30岁,建议肝纤维化无创诊断技术检查或肝组织学检查,存在明显肝脏炎症或纤维化;④有HBV相关的肝外表现(肾小球肾炎、血管炎、结节性多动脉炎、周围神经病变等)。

(2) 抗病毒药物方案

1) 核苷类似物(NAs):初治患者应首选强效低耐药药物[恩替卡韦(ETV)、富马酸替诺福韦酯(TDF)、富马酸丙酚替诺福韦(TAF)],不建议阿德福韦酯(ADV)和拉米夫定(LAM)用于HBV感染者的抗病毒治疗。

正在应用非首选药物治疗的患者,建议换用强效低耐药药物,以进一步降低耐药风险。

2) 干扰素-α:我国已批准的有普通干扰素-α(IFN-α)和聚乙二醇干扰素α(2a和2b)[PegIFN-α(2a和2b)]。

3) Peg-IFN-α与NAs联合治疗:对NAs经治慢性乙型病毒性肝炎(CHB)患者中符合条件的优势人群联合Peg-IFN-α可使部分患者获得临床治愈。但联合治疗的基线条件、最佳疗程和持久应答率等,尚需进一步研究。

(3) 抗病毒疗程:HBeAg阳性CHB患者采用ETV、TDF或TAF治疗。治疗1年若HBV-DNA低于检测下限、ALT复常和HBeAg血清学转换后,再巩固治疗至少3年(每隔3个月复查1次)仍保持不变,可考虑停药,延长疗程可减少复发。采用Peg-IFN-α抗病毒治疗。治疗24周时,若HBV-DNA下降<2lgU/ml且HBsAg定量>2×10⁴U/ml,建议停用Peg-IFN-α治疗,改为NAs治疗。Peg-IFN-α有效患者的疗程为48周,可以根据病情需要延长疗程,但不宜超过96周。

HBeAg阴性CHB患者采用ETV、TDF或TAF治疗,建议HBsAg消失且HBV-DNA检测不到后停药随访。HBeAg阴性CHB患者采用Peg-IFN-α抗病毒治疗。治疗12周时,若HBV-DNA下降<2lgU/ml,或

HBsAg 定量下降<1lg U/ml,建议停用 Peg-IFN-α 治疗,改为 NAs 治疗。有效患者治疗疗程为 48 周,可以根据病情需要延长疗程,但不宜超过 96 周。

代偿期乙型肝炎肝硬化患者,推荐采用 ETV、TDF 或 TAF 进行长期抗病毒治疗,或采用 Peg-IFN-α 治疗,但需密切监测相关不良反应。

失代偿期乙型肝炎硬化患者,推荐采用 ETV、TDF 长期治疗,禁用干扰素治疗,若必要可以应用 TAF 治疗。

2. 慢性丙型肝炎抗病毒治疗

(1)抗病毒治疗适应证:所有 HCV-RNA 阳性的患者,均应接受抗病毒治疗。

(2)抗病毒药物:目前国际上获批的直接抗病毒药物——DAAs 药物,大部分已在我国获批,由于其抗病毒作用疗效肯定、不良反应少、疗程短,原来的以干扰素为基础的抗病毒方案基本被 DAAs 所取代。

泛基因型药物索磷布韦/维帕他韦 400mg/100mg,每日 1 次,治疗基因 1~6 型初治或者 PRS(聚乙二醇干扰素 α 联合利巴韦林或索磷布韦)经治患者,无肝硬化或代偿期肝硬化疗程 12 周,针对基因 3 型代偿期肝硬化或者 3b 型患者可以考虑增加利巴韦林(RBV),失代偿期肝硬化患者联合 RBV 疗程 12 周。

泛基因型药物格卡瑞韦/哌仑他韦 300mg/120mg,每日 1 次,初治基因 1~6 型无肝硬化患者及非基因 3 型代偿期肝硬化患者疗程 8 周;基因 3 型代偿期肝硬化患者疗程 12 周。PRS 经治患者,非基因 3 型无肝硬化患者疗程 8 周,代偿期肝硬化患者疗程 12 周。基因 3 型 PRS 经治患者疗程 16 周。

基因特异性药物方案如下。

基因 1b 型患者可以选择:艾尔巴韦/格拉瑞韦 50mg/100mg,每日 1 次,治疗基因 1 型初治以及 PR 经治患者,疗程 12 周。来迪派韦/索磷布韦 90mg/400mg,每日 1 次,可用于成人以及大于 12 岁的青少年患者。无肝硬化患者疗程 12 周,初治的无肝硬化患者也可以疗程 8 周。肝硬化患者联合 RBV 疗程 12 周;或者不使用 RBV 但疗程延长至 24 周。奥比帕利 2 片,每日 1 次,以及达塞布韦 250mg,每日 2 次,基因 1b 型无肝硬化或代偿期肝硬化患者疗程 12 周;轻度至中度肝纤维化的初治基因 1b 型患者可以考虑治疗 8 周。

基因 4 型患者可以选择:艾尔巴韦/格拉瑞韦 50mg/100mg,每日 1 次,初治以及 PR 经治患者,疗程 12 周。但是在抗病毒治疗过程中失败的患者,需要联合 RBV,并且疗程延长至 16 周。来迪派韦/索磷布韦 1 片,每日 1 次,可用于成人以及大于 12 岁的青少年初治患者,无肝硬化或者代偿期肝硬化,疗程 12 周。

基因 5/6 型患者可以选择:来迪派韦/索磷布韦 90mg/400mg,每日 1 次,可用于成人及大于 12 岁的青少年初治患者,无肝硬化或者代偿期肝硬化,疗程 12 周。

基因 1、4、5、6 型失代偿期肝硬化:来迪派韦 90mg/索磷布韦 400mg+利巴韦林,疗程 12 周,不加利巴韦林,疗程 24 周;索磷布韦 400mg/维帕他韦 100mg+利巴韦林,疗程 12 周,不加利巴韦林,疗程 24 周。

基因 2、3 型失代偿期肝硬化:索磷布韦 400mg/维帕他韦 100mg+利巴韦林,疗程 12 周,不加利巴韦林,疗程 24 周。

3. 护肝退黄治疗

(1)缓解炎症药物:如甘草酸二铵,每日 30ml,静脉滴注。

(2)护肝药物:如水飞蓟素、还原性谷胱甘肽、多烯磷脂酰胆碱等。

(3)降酶药物:如联苯双酯、双环醇等,降 ALT 作用快,需较长期服用,停药需逐渐减量。

(4)退黄药物:门冬氨酸钾镁、腺苷蛋氨酸、糖皮质激素等。

4. 免疫调节治疗　主要为胸腺肽,进口胸腺素 α 1.6mg/支,肌内注射或皮下注射,2 次/周,疗程 6 个月,本药耐受性好,少见毒副作用,不能耐受干扰素治疗者,仍可使用。

【临床药学监护要素及实施要点】

1. 疗效管理　应用 Peg-IFN-α 的患者,每 3 个月检测 1 次 HBV-DNA、HBsAg、HBeAg 和抗-HBe 定量,对于 HBeAg 阳性 CHB,治疗 24 周时若 HBV-DNA 下降<2lgU/ml 且 HBsAg 定量>2×10^4U/ml,判定为疗效不佳,建议停用 Peg-IFN-α 治疗,改为 NAs 治疗。对于 HBeAg 阴性 CHB,治疗 12 周时若 HBV-DNA 下降<2lg U/ml,或 HBsAg 定量下降<1lg U/ml,建议停用 Peg-IFN-α 治疗,改为 NAs 治疗。

使用 NAs 抗病毒治疗过程中,每 3 个月检测 1 次 HBV-DNA,对于 CHB 患者,如治疗 48 周时 HBV-DNA>$2×10^3$U/ml,对于乙型肝炎肝硬化患者,如治疗 24 周时 HBV-DNA>$2×10^3$U/ml,判定为疗效不佳,应调整治疗方案。

使用 DAAs 药物,疗效监测主要是检测 HCV-RNA,建议采用灵敏度高的实时定量 PCR 试剂(检测下限<15U/ml),建议在治疗的基线、治疗第 4 周、治疗结束时、治疗结束后 12 周或 24 周检测 HCV-RNA。

2. 不良反应管理

(1) 干扰素

1) 流感样症候群:表现为发热、寒战、头痛、肌肉酸痛和乏力等,可在睡前注射,或在注射 IFN 的同时服用解热镇痛药。

2) 外周血细胞减少,或伴血小板减少:当中性粒细胞绝对值≤$0.75×10^9$/L 和/或血小板计数<$50×10^9$/L,应减少 IFN-α 剂量;1~2 周后复查,如恢复,则逐渐增加至原量。如中性粒细胞绝对值≤$0.5×10^9$/L 和/或血小板计数<$30×10^9$/L,则应停药。对症治疗可选 G-CSF(粒细胞集落刺激因子)或 GM-CSF(粒细胞-巨噬细胞集落刺激因子)治疗。

3) 精神异常:可表现为抑郁、妄想、重度焦虑等精神疾病症状。对症状严重者,应及时停用 IFN-α,必要时会同神经精神科医师进一步诊治。

4) 自身免疫性疾病:一些患者可出现自身抗体,仅少部分患者出现甲状腺疾病(甲状腺功能减退或亢进)、糖尿病、血小板减少、银屑病、白斑、类风湿关节炎和系统性红斑狼疮样综合征等,应请相关科室如内分泌科或风湿病科医师会诊共同诊治,严重者应停药。

(2) 核苷类药物:总体安全性和耐受性良好,但在临床应用中确有少见、罕见严重不良反应的发生,如肾功能不全、低磷性骨病、肌炎、横纹肌溶解、乳酸性酸中毒等,应引起关注。对治疗中出现血肌酐、肌酸激酶或乳酸脱氢酶明显升高,并伴相应临床表现如全身情况变差、明显肌痛、肌无力等症状的患者,应密切观察,一旦确诊为尿毒症、肌炎、横纹肌溶解或乳酸性酸中毒等,应及时停药或改用其他药物,并给予积极的相应治疗干预。

(3) DAAs 药物:总体安全性良好,但定期复查也很必要。需在基线,治疗后 4、12、24 周或有临床症状时监测 ALT 水平。蛋白酶抑制剂在严重肝损伤患者中的不良反应发生率很高,因此,含有蛋白酶抑制剂治疗方案(格卡瑞韦/哌仑他韦、艾尔巴韦/格拉瑞韦、利托那韦/帕立瑞韦/奥比他韦联合达塞布韦、索磷布韦/维帕他韦/伏西瑞韦,阿舒瑞韦联合达拉他韦等)禁用于失代偿期肝硬化或具有失代偿病史患者。对于接受利托那韦/帕立瑞韦/奥比他韦、达塞布韦方案治疗的肝硬化患者,基线、接受治疗的最初 4 周以及之后出现临床指征时,应进行肝功能检测,包括直接胆红素。eGFR 下降的患者索磷布韦治疗中需每月监测肾功能。此外,一定要考虑药物之间的相互作用,可查阅药物相互作用的在线资源。

3. 用药教育管理　包括住院和出院的用药教育,告知患者正确的用药方法、可能的不良反应、药物之间相互作用及注意事项等,提醒患者定期监测,出现任何异常及时告知医师或药师。同时建议保证足够休息、劳逸结合、合理饮食,预防并发症。对于肝性脑病防治,建议控制饮食蛋白的摄入,保持大便通畅。间断服用诺氟沙星等抑制肠道菌群药物,减少内毒素及氨的生成、吸收。服用双歧杆菌活菌胶囊、地衣芽孢杆菌胶囊等微生态制剂,防止肠道菌群失调。

(二) 艾滋病

【疾病定义和流行病学】艾滋病即获得性免疫缺陷综合征(acquired immunodeficiency syndrome,AIDS),其病原体为人类免疫缺陷病毒(human immunodeficiency virus,HIV)亦称艾滋病病毒。主要侵犯 $CD4^+$T 淋巴细胞,导致机体细胞免疫缺陷,继发各种机会性感染或肿瘤。截至 2017 年底,我国报告的现存活 HIV/AIDS 患者 758 610 例,当年新发现 134 512 例,当年报告死亡 30 718 例。

【病因及发病机制】HIV 属于病毒科慢病毒属中的人类慢病毒组,为直径 100~200nm 的球形颗粒,由核心和包膜两部分组成。我国以 HIV-1 为主要流行株。HIV 主要侵犯人体的免疫系统,包括 $CD4^+$辅助性 T 淋巴细胞(Th)、单核巨噬细胞和树突状细胞等,主要表现为细胞功能受损,数量不断降低,导致细胞免疫缺陷,因而促使并发各种严重的机会性感染及肿瘤。

【临床表现及诊断】HIV 感染的全过程可分为急性期、无症状期和艾滋病期,在临床上可表现为典型进展、快速进展和长期缓慢进展等不同的转归。急性期发生在初次感染后 2~4 周,大多数症状轻微,以发热为常见,可伴有咽痛、盗汗、恶心、呕吐、腹泻、皮疹、关节疼痛、淋巴结肿大及神经系统症状,持续 1~3 周后缓解。此后是 6~8 年的无症状期。艾滋病期为 HIV 后的最终阶段,此期主要表现为 HIV 相关症状、体征及各种机会性感染和肿瘤。诊断结合流行病学史、临床表现及实验室诊断综合分析,实验室诊断包括 HIV 抗体筛查试验、HIV 补充试验(抗体补充试验或核酸定性检测或核酸定量大于 5 000 拷贝/ml)、HIV 分离试验阳性。不同时期有相应的诊断标准。

【治疗原则】一旦确诊 HIV 感染,无论 CD4$^+$T 淋巴细胞水平高低,均建议立即开始高效抗反转录病毒治疗(highly active antiretroviral therapy,HAART),即鸡尾酒疗法。如存在严重的机会性感染和既往慢性疾病急性发作期,则进行相应的治疗,病情稳定后尽早开始 HAART,HAART 需终身治疗。

【药物治疗方案的制订】包括抗反转录病毒治疗及预防或治疗各种机会性感染的治疗。此处主要介绍抗反转录病毒治疗。

1. **我国的抗反转录病毒药物种类** 包括五大类,核苷类反转录酶抑制剂(nucleoside reverse transcriptase inhibitor,NRTI)、非核苷类反转录酶抑制剂(non-NRTI,NNRTI)、蛋白酶抑制剂(protease inhibitor,PI)、整合酶链转移抑制剂(integrase strand transfer inhibitor,INSTI)、膜融合抑制剂(fusion inhibitor,FI)。

2. 成人及青少年初始 HAART 方案

(1) 推荐方案:为 2 种 NRTIs 类骨干药物联合第三类药物治疗。TDF(ABC)+3TC(FTC)或者 TAF+FTC,联合第三类药物(基于 NNRTI:EFV、RPV 或基于 PI:LPV/r、DRV/c 或基于 INSTI:DTG、RAL);有条件的可选用复方单片制剂,如 TAF/FTC/EVG 或者 ABC/3TC/DTG。

(2) 替代方案:AZT+3TC,联合第三类药物(EFV 或 NVP 或 RPV 或 LPV/r)。

3. 儿童 HAART 方案

(1) <3 岁,推荐方案:ABC 或 AZT+3TC+LPV/r;备选方案:ABC+3TC+NVP;AZT+3TC+NVP。

(2) 3~10 岁,推荐方案:ABC+3TC+EFV;备选方案:AZT/TDF+3TC+NVP/EFV/(LPV/r)。(美国已批准 TDF 适用于 3 岁以上的儿童,但我国指南暂未推荐)

(3) >10 岁,推荐方案:TDF+3TC+EFV;备选方案:ABC/AZT/+3TC+NVP/EFV/(LPV/r)。

注:TDF 为替诺福韦;ABC 为阿巴卡韦;3TC 为拉米夫定;FTC 为恩曲他滨;AZT 为齐多夫定;EFV 为依非韦伦;LPV/r 为洛匹那韦/利托那韦;ATV 为阿扎那韦;RAL 为拉替拉韦;DTG 为多替拉韦;NVP 为奈韦拉平;RPV 为利匹韦林;DRV/c 为达芦那韦/考比司他;EVG 为艾维雷韦。

【临床药学监护要素及实施要点】

1. **疗效监测** HARRT 的有效性主要通过病毒学指标、免疫学指标和临床症状三个方面进行评估,其中病毒学指标最重要。抗病毒治疗有效是指 4 周内血浆病毒载量下降 1 个 log 以上,在治疗后的 3~6 个月,病毒载量检测不出。免疫指标指抗病毒 1 年,CD4$^+$T 淋巴细胞计数较治疗前相比增加 30% 或增长 100 个/μl,临床症状好转主要是体重增加,儿童的生长发育改善,机会性感染的发病率降低。

2. **耐药性检测** 对抗病毒疗效不佳或失败者进行耐药检测。

3. **药物不良反应管理** AZT 的毒副反应包括贫血、中性粒细胞减少,乳酸性酸中毒或肝脂肪变性引起的肝大,脂肪萎缩,肌病等,尤其在 CD4$^+$T 淋巴细胞计数低于 200 个/μl 以及 BMI>25kg/m^2 的人群。如出现,用 TDF 或 ABC 替代,或降低剂量。ABC 的不良反应主要是超敏反应,发生于 HLA-B 5701 阳性的患者,因此避免用于 HLA-B 5701 阳性的患者,用 AZT 或 TDF 替代。EFV 的不良反应主要是中枢神经系统毒性或精神症状,可通过调整为晚上服药,或减少剂量,如减少剂量仍无效,可用 LPV/r 替代,或者选择 INSTI。NVP 的不良反应主要是肝毒性,尤其是合并 HCV 感染者或合并使用其他肝毒性药物者中,如出现轻度肝损伤可选用 EFV 替代,如重度肝损伤或超敏反应,选用其他种类药物。LPV/r 的不良反应主要是心电图异常、尖端扭转型室性心动过速,因此在既往存在心脏传导系统疾病者、同时使用其他引起长PR 或 QRS 间期的药物、低钾血症等高危因素时,应谨慎使用。其他不良反应有血脂异常、胰腺炎、腹泻等。RAL 的不良反应包括横纹肌溶解、肌病或肌痛、肝炎肝衰竭、皮疹及超敏反应。

4. 药物浓度检测　对于特殊人群(如儿童、妊娠期妇女及肾功能不全患者等)用药,条件允许下可进行治疗药物浓度监测。

5. 用药教育管理　告知患者坚持服药,HARRT 的应用把艾滋病变成一种慢性病,告知患者可能的不良反应和药物相互作用。如出现任何上述的不良反应,须及时告知医师或药师。

十二、围手术期抗菌药物的预防性应用

围手术期抗菌药物预防性应用的目的,主要是预防手术部位感染,包括浅表切口感染、深部切口感染和手术所涉及的器官/腔隙感染,但不包括与手术无直接关系的、术后可能发生的其他部位感染。在外科领域,合理应用抗菌药物预防手术切口感染占有重要地位。要掌握好预防用抗菌药物指征,有针对性地选择抗菌药物和适当的用药时机,并坚持短程用药的原则,避免滥用。

1. 手术部位感染的定义和诊断标准　手术部位感染(surgical site infection, SSI)是指围手术期(个别情况在围手术期以后)发生在切口或手术深部器官或腔隙的感染,如切口感染、脑脓肿、腹膜炎。它包含了手术曾经涉及的器官和腔隙的感染;不包括那些发生在手术后不同时期,但与手术操作没有直接关系的感染,如肺炎、尿路感染等。《医院感染诊断标准(试行)》中的手术部位感染诊断标准如下。

(1)表浅切口感染:仅限于切口涉及的皮肤和皮下组织,感染发生于术后 30 日内,并具有下述两条之一者。

1)表浅切口有红、肿、热、痛,或有脓性分泌物。

2)临床医生诊断的表浅切口感染;病原学诊断在临床诊断基础上细菌培养阳性。

(2)深部切口感染:无植入物手术后 30 日内、有植入物(如人工关节等)术后 1 年内发生的与手术有关并涉及切口深部软组织(深筋膜和肌肉)的感染,并具有下述四条之一者。

1)从深部切口引流出或穿刺抽到脓液,感染性手术后引流液除外。

2)自然裂开或由外科医生打开的切口,有脓性分泌物或有发热≥38℃,局部有疼痛或压痛。

3)再次手术探查、经组织病理学或影像学检查发现涉及深部切口脓肿或其他感染证据。

4)临床医生诊断的深部切口感染。病原学诊断在临床诊断基础上,分泌物细菌培养阳性。

(3)器官(腔隙)感染:无植入物手术后 30 日、有植入物手术后 1 年内发生的与手术有关(除皮肤、皮下、深筋膜和肌肉以外)的器官或腔隙感染,并具有下述三条之一者。

1)引流或穿刺有脓液。

2)再次手术探查、经组织病理学或影像学检查发现涉及器官(或腔隙)感染的证据。

3)由临床医生诊断的器官(或腔隙)感染。病原学诊断在临床诊断基础上,细菌培养阳性。

2. 手术切口的分类　SSI 的发生与在手术过程中手术野所受污染的程度有关。《外科手术部位感染预防和控制技术指南(试行)》根据外科手术切口微生物污染情况,将外科手术切口分为以下几类。

(1)清洁切口(Ⅰ类切口):手术未进入感染炎症区,未进入呼吸道、消化道、泌尿生殖道及口咽部位。

(2)清洁-污染切口(Ⅱ类切口):手术进入呼吸道、消化道、泌尿生殖道及口咽部位,但不伴有明显污染。

(3)污染切口(Ⅲ类切口):手术进入急性炎症但未化脓区域;开放性创伤手术;胃肠道、尿路、胆道内容物及体液有大量溢出污染;术中有明显污染(如开胸心脏按压)。

(4)感染切口(Ⅳ类切口):有失活组织的陈旧创伤手术;已有临床感染或脏器穿孔的手术。

按上述方法分类,不同切口的感染率有显著不同:据 Cruse 等统计,清洁切口感染发生率为 1.3% ~ 2.9% ,清洁-污染切口感染发生率为 2.4% ~7.7% ,污染切口感染发生率为 6.4% ~ 15.2% ,感染切口感染

发生率为 7.1% ~ 40.0%。因此,切口分类是决定是否需进行抗菌药物预防的重要依据。

3. 手术切口感染常见病原菌　最常见的病原菌是葡萄球菌(金黄色葡萄球菌和凝固酶阴性葡萄球菌),其次是肠道杆菌科细菌(大肠埃希菌、肠杆菌属、克雷伯菌属等)。皮肤携带的致病菌多数是革兰氏阳性球菌,但在会阴及腹股沟区,皮肤常被粪便污染而带有革兰氏阴性杆菌及厌氧菌。手术切开胃肠道、胆道、泌尿道、女性生殖道时,典型的 SSI 致病菌是革兰氏阴性肠道杆菌,在结直肠和阴道还有厌氧菌(主要是脆弱类杆菌)。在任何部位,手术切口感染大多由葡萄球菌引起。

4. 手术部位感染(围手术期)抗菌药物预防用药原则

(1)预防性应用抗菌药物的适应证

1)清洁手术:手术部位无污染,通常不需预防用抗菌药物。但在下列情况时可考虑预防用药:①手术范围大、手术时间长、污染机会增加;②手术涉及重要脏器,一旦发生感染将造成严重后果者,如头颅手术、心脏手术等;③异物植入手术,如人工心瓣膜植入、永久性心脏起搏器放置、人工关节置换等;④有感染高危因素如高龄、糖尿病、免疫功能低下(尤其是接受器官移植者)、营养不良等患者。

2)清洁-污染手术(Ⅱ类切口):手术部位存在大量人体寄殖菌群,手术时可能污染手术部位引致感染,故此类手术通常需预防用抗菌药物。

3)污染手术(Ⅲ类切口):已造成手术部位严重污染的手术。此类手术需预防用抗菌药物。

(2)预防性应用抗菌药物的方法

1)给药方法:给药途径大部分为静脉输注,仅有少数为口服给药。静脉输注应在皮肤、黏膜切开前 0.5 ~ 1 小时内或麻醉开始时给药,在输注完毕后开始手术,保证手术部位暴露时局部组织中抗菌药物已达到足以杀灭手术过程中沾染细菌的药物浓度。万古霉素或氟喹诺酮类由于需输注较长时间,应在手术前 2 小时开始给药。

2)预防用药维持时间:抗菌药物的有效覆盖时间应包括整个手术过程。手术时间较短(<2 小时)的清洁手术术前给药 1 次即可。如手术时间超过 3 小时或超过所用药物半衰期的 2 倍及以上,或成人出血量超过 1 500ml,术中应追加 1 次。清洁手术的预防用药时间不超过 24 小时,心脏手术可视情况延长至 48 小时。清洁-污染手术和污染手术的预防用药时间亦为 24 小时,污染手术必要时延长至 48 小时。延长用药时间并不能进一步提高预防效果,且预防用药时间超过 48 小时,不仅耐药菌感染机会增加,抗菌药物相关不良反应风险也会增加。

5. 常见外科手术围手术期抗菌药物预防用药推荐

(1)根据手术切口类别、可能的污染菌种类及其对抗菌药物敏感性、药物能否在手术部位达到有效浓度等综合考虑。

(2)选用对可能的污染菌针对性强、有充分的预防有效的循证医学证据、安全、使用方便及价格适当的品种。

(3)应尽量选择单一抗菌药物预防用药,避免不必要的联合使用。预防用药应针对手术路径中可能存在的污染菌。如心血管、头颈、胸腹壁、四肢软组织手术和骨科手术等经皮肤的手术,通常选择针对金黄色葡萄球菌的抗菌药物。结肠、直肠和盆腔手术,应选用针对肠道革兰氏阴性菌和脆弱拟杆菌等厌氧菌的抗菌药物。

(4)对某些手术部位感染会引起严重后果者,如心脏人工瓣膜置换术、人工关节置换术等,若术前发现有 MRSA 定植的可能或者该机构 MRSA 发生率高,可选用万古霉素预防感染,但应严格控制用药持续时间。

(5)不应随意选用广谱抗菌药物作为围手术期预防用药。鉴于国内大肠埃希菌对氟喹诺酮类药物耐药率高,应严格控制氟喹诺酮类药物作为外科围手术期预防用药。

(6)《抗菌药物临床应用指导原则(2015 版)》推荐了抗菌药物在围手术期预防应用的品种选择,参见表 6-48。

表 6-48　抗菌药物在围手术期预防应用的品种选择[1][2]

手术名称	切口类别	可能的污染菌	抗菌药物选择
脑外科手术(清洁,无植入物)	I	金黄色葡萄球菌,凝固酶阴性葡萄球菌	第一、二代头孢菌素[3],耐甲氧西林金黄色葡萄球菌(MRSA)感染高发医疗机构的高危患者可用万古霉素
脑外科手术(经鼻窦、鼻腔、口咽部手术)	II、III	金黄色葡萄球菌,链球菌属,口咽部厌氧菌(如消化链球菌)	第一、二代头孢菌素[3]单用或加甲硝唑,或克林霉素+庆大霉素
脑脊液分流术	I	金黄色葡萄球菌,凝固酶阴性葡萄球菌	第一、二代头孢菌素[3],MRSA 感染高发医疗机构的高危患者可用万古霉素
脊髓手术	I	金黄色葡萄球菌,凝固酶阴性葡萄球菌	第一、二代头孢菌素[3]
眼科手术(如白内障、青光眼或角膜移植、泪囊手术、眼穿通伤)	I、II	金黄色葡萄球菌,凝固酶阴性葡萄球菌	局部应用妥布霉素或左氧氟沙星等
头颈部手术(恶性肿瘤,不经口咽部黏膜)	I	金黄色葡萄球菌,凝固酶阴性葡萄球菌	第一、二代头孢菌素[3]
头颈部手术(经口咽部黏膜)	II、III	金黄色葡萄球菌,链球菌属,口咽部厌氧菌(如消化链球菌)	第一、二代头孢菌素[3]单用或加甲硝唑,或克林霉素+庆大霉素
颌面外科(下颌骨折切开复位或内固定,面部整形术有移植物手术,正颌手术)	I	金黄色葡萄球菌,凝固酶阴性葡萄球菌	第一、二代头孢菌素[3]
耳鼻喉科(复杂性鼻中隔鼻成形术,包括移植)	II	金黄色葡萄球菌,凝固酶阴性葡萄球菌	第一、二代头孢菌素[3]
乳腺手术(乳腺癌、乳房成形术,有植入物如乳房重建术)	I	金黄色葡萄球菌,凝固酶阴性葡萄球菌,链球菌属	第一、二代头孢菌素[3]
胸外科手术(食管、肺)	II	金黄色葡萄球菌,凝固酶阴性葡萄球菌,肺炎链球菌,革兰氏阴性杆菌	第一、二代头孢菌素[3]
心血管手术(腹主动脉重建、下肢手术切口涉及腹股沟、任何血管手术植入人工假体或异物,因缺血行下肢截肢术,心脏手术、安装永久性心脏起搏器)	I	金黄色葡萄球菌,凝固酶阴性葡萄球菌	第二代头孢菌素[3],MRSA 感染高发医疗机构的高危患者可用万古霉素
肝、胆系统及胰腺手术	II、III	革兰氏阴性杆菌,厌氧菌(如脆弱类杆菌)	第一、二代头孢菌素[3],或头霉素类
胃、十二指肠、小肠手术	II、III	革兰氏阴性杆菌,链球菌属,口咽部厌氧菌(如消化链球菌)	第一、二代头孢菌素[3],或头霉素类
结肠、直肠、阑尾手术	II、III	革兰氏阴性杆菌,厌氧菌(如脆弱类杆菌)	第一、二代头孢菌素[3]+甲硝唑
经直肠前列腺活检	II	革兰氏阴性杆菌	氟喹诺酮类[4]

续表

手术名称	切口类别	可能的污染菌	抗菌药物选择
泌尿外科手术[5]:进入泌尿道或经阴道的手术(经尿道膀胱肿瘤或前列腺切除术、异体植入及取出,切开造口、支架的植入及取出)及经皮肾镜手术	Ⅱ	革兰氏阴性杆菌	第一、二代头孢菌素[3],或氟喹诺酮类[4]
泌尿外科手术:涉及肠道的手术	Ⅱ	革兰氏阴性杆菌,厌氧菌	第一、二代头孢菌素[3],或氨基糖苷类+甲硝唑
有假体植入的泌尿系统手术	Ⅱ	葡萄球菌属,革兰氏阴性杆菌	第一、二代头孢菌素[3]+氨基糖苷类,或万古霉素
经阴道或经腹腔子宫切除术	Ⅱ	革兰氏阴性杆菌,肠球菌属,B组链球菌,厌氧菌	第一、二代头孢菌素(经阴道加用甲硝唑)[3],或头霉素类
羊膜早破或剖宫产术	Ⅱ	革兰氏阴性杆菌,肠球菌属,B组链球菌,厌氧菌	第一、二代头孢菌素[3]加用甲硝唑
人工流产-刮宫术、引产术	Ⅱ	革兰氏阴性杆菌,肠球菌属,链球菌,厌氧菌(如脆弱类杆菌)	第一、二代头孢菌素[3]加用甲硝唑
会阴撕裂修补术	Ⅱ、Ⅲ	革兰氏阴性杆菌,肠球菌属,链球菌属,厌氧菌(如脆弱类杆菌)	第一、二代头孢菌素[3]加用甲硝唑
皮瓣转移术(游离或带蒂)或植皮术	Ⅱ	金黄色葡萄球菌,凝固酶阴性葡萄球菌,链球菌属,革兰氏阴性菌	第一、二代头孢菌素[3]
关节置换成形术、截骨、骨内固定术、腔隙植骨术、脊柱术(应用或不用植入物、内固定物)	Ⅰ	金黄色葡萄球菌,凝固酶阴性葡萄球菌,链球菌属	第一、二代头孢菌素[3],MRSA感染高发医疗机构的高危患者可用万古霉素
外固定架植入术	Ⅱ	金黄色葡萄球菌,凝固酶阴性葡萄球菌,链球菌属	第一、二代头孢菌素[3]
截肢术	Ⅰ、Ⅱ	金黄色葡萄球菌,凝固酶阴性葡萄球菌,链球菌属,革兰氏阴性菌,厌氧菌	第一、二代头孢菌素[3],或加用甲硝唑
开放骨折内固定术	Ⅱ	金黄色葡萄球菌,凝固酶阴性葡萄球菌,链球菌属,革兰氏阴性菌,厌氧菌	第一、二代头孢菌素[3],或加用甲硝唑

注:[1] 所有清洁手术通常不需要预防用药,仅在有前述特定指征时使用。

[2] 胃十二指肠手术、肝胆系统手术、结肠和直肠手术、阑尾手术、Ⅱ或Ⅲ类切口的妇产科手术,如果患者对β-内酰胺类抗生素过敏,可用克林霉素+氨基糖苷类,或氨基糖苷类+甲硝唑。

[3] 有循证医学证据的第一代头孢菌素主要为头孢唑林,第二代头孢菌素主要为头孢呋辛。选其1种。

[4] 在国内大肠埃希菌对氟喹诺酮类耐药率高,预防应用需严加限制。

[5] 原有菌尿症者需先按细菌药敏予抗菌治疗。

6. 侵入性诊疗操作患者的抗菌药物的预防应用 随着放射介入和内镜诊疗等微创技术的快速发展和普及,我国亟待规范诊疗操作患者的抗菌药物预防应用。根据现有的循证医学证据、国际有关指南推荐和国内专家的意见,对于部分常见的特殊诊疗操作预防用药的建议可参考表6-49。

表 6-49　特殊诊疗操作中抗菌药物预防应用的建议

诊疗操作名称	预防用药建议	推荐药物
血管(包括冠状动脉)造影术、成形术、支架植入术及导管内溶栓术	不推荐常规预防用药。对于 7 日内再次行血管介入手术者、需要留置导管或导管鞘超过 24 小时者,则应预防用药	第一代头孢菌素
主动脉内支架植入术	建议使用 1 次	第一代头孢菌素
下腔静脉滤器植入术	不推荐预防用药	
先天性心脏病封堵术	建议使用 1 次	第一代头孢菌素
心脏射频消融术	建议使用 1 次	第一代头孢菌素
血管畸形、动脉瘤、血管栓塞术	通常不推荐,除非存在皮肤坏死	第一代头孢菌素
脾动脉、肾动脉栓塞术	建议使用,用药时间不超过 24 小时	第一代头孢菌素
肝动脉化疗栓塞(TACE)	建议使用,用药时间不超过 24 小时	第一、二代头孢菌素+甲硝唑
肾、肺或其他(除肝外)肿瘤化疗栓塞	不推荐预防用药	
子宫肌瘤-子宫动脉栓塞术	不推荐预防用药	
食管静脉曲张硬化治疗	建议使用,用药时间不超过 24 小时	第一、二代头孢菌素,过敏患者可考虑氟喹诺酮类
经颈静脉肝内门腔静脉分流术(TIPS)	建议使用,用药时间不超过 24 小时	氨苄西林/舒巴坦
肿瘤的物理消融术(包括射频、微波和冷冻等)	不推荐预防用药	
经皮椎间盘摘除术及臭氧、激光消融术	建议使用	第一、二代头孢菌素
经内镜逆行胰胆管造影(ERCP)	建议使用 1 次	第二代头孢菌素或头孢曲松
经皮肝穿刺胆道引流或支架植入术	建议使用	第一、二代头孢菌素,或头霉素类
内镜黏膜下剥离术(ESD)	一般不推荐预防用药;如为高危切除(大面积切除、术中穿孔等)	第一、二代头孢菌素
经皮内镜胃造瘘置管	建议使用,用药时间不超过 24 小时	第一、二代头孢菌素
输尿管镜和膀胱镜检查,尿动力学检查;震波碎石术	术前尿液检查无菌者,通常不需预防用药。但对于高龄、免疫缺陷状态、存在解剖异常等高危因素者,可予预防用药	氟喹诺酮类,TMP/SMX,第一、二代头孢菌素,氨基糖苷类
腹腔镜子宫肌瘤剔除术	如使用举宫器建议使用	第二代头孢菌素+甲硝唑,头霉素
腹膜透析管植入术	建议使用 1 次	第一代头孢菌素
隧道式血管导管或药盒置入术	不推荐预防用药	
淋巴管造影术	建议使用 1 次	第一代头孢菌素

注:1. 操作前半小时静脉给药;2. 手术部位感染预防用药有循证医学证据的第一代头孢菌素主要为头孢唑林,第二代头孢菌素主要为头孢呋辛;3. 在国内大肠埃希菌对氟喹诺酮类耐药率高,预防应用应严加限制。

7. 预防手术部位感染的其他措施　控制 SSI 的发生率,须采取综合预防措施。

(1)营养支持:建议接受大手术的低体质量患者口服或鼻饲富含多种营养素配方的营养液以预防 SSI。

(2)免疫抑制剂:建议不以预防 SSI 为目的在术前停用免疫抑制剂。

(3)术前沐浴:在手术日前一晚(或更早时候),患者应该使用抗菌/非抗菌肥皂或其他抗菌剂进行淋浴或全身沐浴。

(4)去除毛发:不推荐对准备接受手术的患者去除毛发;如果确有必要,只能使用剪刀去除毛发。无论是在手术前或在手术室中,任何情况下均强烈反对使用剃刀去除毛发。

（5）外科手消毒：推荐戴无菌手套之前用抗菌肥皂和流动水刷手，或使用含酒精的速干消毒剂进行外科手消毒。

（6）维持体温：建议维持围手术期正常体温。

（7）围手术期血糖控制：无论是否患有糖尿病，都应控制患者围手术期血糖，血糖控制的目标可设定为 6.1~8.3mmol/L，特殊人群的控制目标应综合判定。

（8）建议根据临床实际情况拔除切口引流。尚无证据支持拔除切口引流的最佳时机。

8. 手术切口感染的监护要素

（1）手术切口感染的监控：外科医师、护士要定时观察患者手术部位切口情况，出现分泌物时应当进行微生物培养，结合微生物报告及患者手术情况，对外科手术部位感染及时诊断、治疗和监测。

（2）手术切口感染及围手术期预防用抗菌药物监测指标

1）手术部位感染率。

2）各类手术切口感染率：观察期间各类手术患者中手术切口感染发生的频率。

3）Ⅰ类切口手术患者预防使用抗菌药物比例。

4）Ⅰ类切口手术患者预防使用抗菌药物时间≤24 小时的比例。

5）住院患者外科手术预防使用抗菌药物术前 0.5~2 小时内给药百分率。

（**易湛苗**）

第十节　恶性肿瘤

一、概述

恶性肿瘤是严重威胁人类健康的常见病、多发病，每年全世界的新发病例约为 1 090 万，死亡病例约为 670 万，已经成为人类死亡的第一或第二位原因。

恶性肿瘤的发病机制是涉及多个因素多个步骤的病理生理过程，是多种因素相互作用导致正常细胞恶变的结果。肿瘤的致病因素分为内源性和外源性两大类。外源性因素来自外界环境，包括化学因素、物理因素、致瘤性病毒、真菌因素等；内源性因素则包括机体免疫状态、遗传因素、激素水平等。

目前恶性肿瘤尚无满意的防治措施，其治疗仍是以手术切除、放射治疗、化学治疗和免疫治疗等方法结合的综合治疗。手术切除和放射治疗都属于局部治疗措施，目的在于清除肿瘤病灶。但恶性肿瘤还经常发生远处转移，因此还需进行全身治疗（或称系统性治疗）。肿瘤药物治疗是主要的系统治疗方法。

1. 肿瘤药物治疗发展概况　抗肿瘤药物治疗经过 50 年的发展，已不仅仅是一种姑息疗法或辅助疗法，已经成为一种根治性的方法手段。目前约有 50 多种药物对不同种类的恶性肿瘤有效，至少有 10 种肿瘤单用药物治疗有治愈的可能，20 种肿瘤可得到缓解。药物治疗已成为当前临床上抗肿瘤不可缺少的重要手段。目前抗肿瘤药物治疗应用主要有以下几方面。

（1）新辅助化疗：指对临床表现为局限性肿瘤，可用局部治疗，在手术或放疗前使用药物治疗。

（2）辅助化疗：指采取有效的局部治疗后，主要针对可能存在的微转移灶，为防止复发转移而进行的药物治疗。

（3）姑息化疗：指对已失去手术和放疗机会的晚期肿瘤，为缓解症状和延长生存所进行的药物治疗。

（4）根治性化疗：指单纯或主要通过细胞毒药物治愈肿瘤的治疗，用于化疗敏感性肿瘤或血液肿瘤。

肿瘤细胞耐药是肿瘤药物治疗的主要障碍。耐药性机制非常复杂，概括有以下几点：①药物转运或摄取障碍；②药物的活化障碍；③靶酶质量的改变；④分解酶的增加；⑤修复机制的增加；⑥特殊膜蛋白的增加，使细胞排出药物增多；⑦DNA 链间或链内交联减少；⑧激素受体减少或功能丧失等。

2. 常用抗肿瘤药物的治疗机制

（1）干扰核酸合成：这类药物分别在不同环节阻止 DNA 的合成，抑制细胞分裂增殖，也叫抗代谢药。根据主要干扰的生化步骤或抑制的靶酶不同，可进一步分类如下。

1）二氢叶酸还原酶抑制剂：又叫抗叶酸制剂，如甲氨蝶呤（MTX）等。

2）胸苷酸合成酶抑制剂：又叫抗嘧啶制剂，如氟尿嘧啶（5-FU）等。

3）嘌呤核苷酸互变抑制剂：又叫抗嘌呤制剂，如巯嘌呤（6-MP）等。

4）核苷酸还原酶抑制剂：如羟基脲（HU）等。

5）DNA 多聚酶抑制剂：如阿糖胞苷（Ara-C）等。

（2）干扰蛋白质合成

1）影响微管蛋白装配的，干扰有丝分裂中纺锤体的形成，使细胞停止于分裂中期，如紫杉类、长春新碱（VCR）、长春花碱（VLB）、依托泊苷（VP-16）等。

2）干扰核蛋白体功能阻止蛋白质合成，如三尖杉酯碱。

3）影响氨基酸供应阻止蛋白质合成，如 L-门冬酰胺酶。

（3）直接与 DNA 结合，影响其结构和功能

1）与细胞中的亲核基团发生烷化反应，引起碱基配对错码，造成 DNA 结构及功能损害：如氮芥、环磷酰胺、塞替派等。

2）破坏 DNA 的金属化合物：如顺铂、卡铂、奥沙利铂等。

3）嵌入 DNA 碱基对，干扰转录过程，阻止 mRNA 形成：多为抗生素，如多柔比星（ADM）、表柔比星（E-ADM）、柔红霉素、米托蒽醌等蒽环类化合物。

4）通过抑制拓扑异构酶使 DNA 不能修复，如喜树碱类化合物。

（4）改变机体激素平衡：人们早已意识到乳腺癌、前列腺癌、甲状腺癌、宫颈癌、卵巢癌及睾丸癌等均与相应激素失调有关。因此应用某些激素或拮抗药，改变失调状态，可以抑制这些肿瘤的生长，如雌激素、雄激素、他莫昔芬、依西美坦、来曲唑、阿那曲唑、泼尼松龙等。

（5）抑制肿瘤特异性受体或分子靶点：单克隆抗体是利用基因技术所产生的，通过对肿瘤特异性受体的高选择亲和性，通过抗体依赖性的细胞毒作用进行治疗的药物，常用的单克隆抗体有曲妥珠单抗、利妥昔单抗、西妥昔单抗、贝伐珠单抗等。

小分子靶向药物是利用肿瘤细胞与正常细胞之间分子生物学上的差异，针对肿瘤细胞所具有的特异性蛋白质分子、核苷酸片段或基因产物作为靶点进行治疗的药物，常用的分子靶向抗肿瘤药物有吉非替尼、索拉非尼、厄洛替尼等。

（6）抑制免疫检查点：免疫检查点分子是免疫系统中起抑制作用的调节因子，其对于维持自身耐受、防止自身免疫反应，以及通过控制免疫应答的时间和强度使组织损伤最小化等至关重要。免疫检查点分子表达在免疫细胞上，可抑制免疫细胞功能，使机体无法产生有效的抗肿瘤免疫应答，从而形成肿瘤的免疫逃逸。

目前免疫检查点抑制剂分为 CTLA-4 单抗和 PD-1/PD-L1 单抗。目前国内已上市的免疫检查点抑制剂有伊匹单抗、帕博利珠单抗、纳武利尤单抗、特瑞普利单抗、信迪利单抗等。

3. 抗肿瘤药物对细胞增殖的影响　肿瘤组织主要由增殖细胞群和非增殖细胞群组成，绝大多数细胞毒素型的抗肿瘤药对增殖周期中的各期细胞有不同的影响。增长迅速的肿瘤（如急性白血病等），对药物最敏感，药物疗效较好；增长慢的肿瘤（如多数实体瘤），对药物敏感性低，疗效较差。即使同一种肿瘤，在进展期细胞增殖较快，药物疗效也较好。根据各期肿瘤细胞对药物敏感性的不同，将抗肿瘤药物分为两大类。

（1）细胞周期特异性药物：仅对增殖周期中的某一期具有较强的作用，也可能同时对几个时相同时发挥作用。常用的细胞周期特异性药物如下。

1）G1 期特异性药物：门冬酰胺酶等。

2）S 期特异性药物：阿糖胞苷、吉西他滨、氟尿嘧啶、甲氨蝶呤、替加氟、巯嘌呤、羟基脲等。

3）G2 期特异性药物：博来霉素、平阳霉素等。

4）M 期特异性药物：长春新碱、长春瑞滨、紫杉类等。

周期特异性药物的杀伤作用慢而弱，需要一定的时间发挥作用，在影响疗效的 C（浓度）与 T（时间）的关系中，T 是主要因素。为使药物发挥最大的功效，周期特异性药物宜缓慢静脉滴注、肌内注射或口服。

（2）细胞周期非特异性药物：主要杀灭增殖细胞群中各期细胞，对非增殖细胞也有较强的杀灭作用。常用的细胞周期非特异性药物如下。

1）抗肿瘤抗生素：多柔比星、表柔比星、柔红霉素、放线菌素 D、丝裂霉素等。

2）烷化剂：环磷酰胺、白消安、氮芥、异环磷酰胺等。

3）亚硝脲类：司莫司汀、卡莫司汀、洛莫司汀等。

4）其他：顺铂、卡铂、奥沙利铂、达卡巴嗪等。

周期非特异性对癌细胞的杀灭作用强而快，能迅速杀死癌细胞，剂量增加 1 倍，杀灭效果可能增加数倍至数十倍，在 C 和 T 的关系中，C 是主要因素。为使药物发挥最大功效，周期非特异性药物宜静脉一次性注射。

4. 抗肿瘤药物治疗原则

（1）联合用药：联合化疗可以增强疗效，由于联合用药中单药剂量较低，可以提高机体耐受性，并能减少肿瘤耐药发生。联合用药基本原则为：①药物毒性不重叠；②应包括两类以上作用机制不同的药物；③周期非特异性药物与周期特异性药物配合；④药物合用应协同，不拮抗；⑤各个药物使用按照合理的顺序。

（2）剂量强度：剂量强度是指单位时间内所给的药物剂量，一般单位为 $mg \times (m^2)^{-1} \times 周^{-1}$。相对剂量强度指实际剂量强度与预期标准剂量强度之比，反映预期剂量强度的实施情况。剂量强度的基础是剂量-反应曲线为线性关系，剂量愈大疗效愈高。一般认为在患者可耐受的情况下，为保证疗效，应尽量选用最大剂量强度。

（3）治疗周期：一个治疗周期一般主张至少应包括几个细胞增殖周期。研究证明在一个增殖周期内反复应用抗肿瘤药物 2~3 次，其疗效明显增强，以此来安排疗程。因此，增殖周期时间短的肿瘤可以大量杀伤肿瘤细胞而对正常细胞毒性不大，但对于增殖周期与正常细胞相近的肿瘤，疗程安排相对比较困难，难以避免毒性。

（4）给药途径：抗肿瘤药物一般采用静脉、肌内或口服给药。在某些情况下可以改变给药途径增效减毒，具体包括腔内给药、鞘内给药、动脉插管化疗、局部注射。

对于每一个药的给药方式，以往大多基于经验，或遵从第一位从事 I 期临床研究的学者所指定的方法。目前则大多通过在临床上再探索，从而改进给药方法。以环磷酰胺为例，作为一种细胞周期非特异性药物，瞬时高浓度十分重要，因此最初每日给药 1 次的方法已被摒弃，取而代之的是间断大量给药，只有在以免疫抑制为主要目的时才连续小剂量给药。

（5）个体化用药：由于患者机体状况不同，肿瘤的异质性，个体化治疗是肿瘤药物治疗的基本原则之一。传统化疗药物的选择及剂量确定主要参考患者的肿瘤负荷、骨髓和肝肾功能以及医师本身的经验。最近随着肿瘤药物基因组学及药物代谢动力学的发展，根据关键基因的状态（突变或表达水平）选择敏感药物，根据药物代谢曲线下面积具体计算患者合适剂量，已成为临床个体化用药重要手段，从而达到最大疗效和最低的毒性。

5. 抗肿瘤药物治疗评价

（1）疗效评价

1）肿瘤病灶的种类：①可测量病灶。包括临床或影像学可测双径的病灶，如皮肤结节、浅表淋巴结、肺内病灶（X 线胸片至少≥10mm×10mm，CT 检查至少≥20mm×20mm）、肝内病灶（CT 或 B 超测量占位病灶，至少≥20mm×10mm）。②单径可测病灶，如肺内病灶、腹块或软组织肿块，仅可测 1 个径者。③可评价，不可测量病灶。细小病灶无法测径者，如肺内。④不可评价病灶，如成骨性病灶；胸腔、腹腔和心包积液；曾经放射过的病灶且无进展者，为不可评价病灶。但原放射野内如出现新病灶，则可认为是可测量或可评价病灶，然而不得作为唯一可测的病灶。⑤皮肤或肺内的癌性淋巴结炎。

2）近期疗效指标：①完全缓解（complete remission，CR）。所有可测病灶完全消失，而且病灶完全消失至少维持 4 周后复测证实者，评定为 CR。②部分缓解（partial remission，PR）：双径可测病灶，各病灶最大两垂直径之乘积总和减少 50% 以上，并在至少 4 周后复测证实。单径可测病灶，各病灶最大径之和减少 50% 以上,并在至少 4 周后复测证实者。在多病灶时,PR 的标准以上述"总和"的消退为标准,并不要求所有病灶均缩小 50%。然而任何病灶不得增大,也不得出现新病灶,否则不能评为 PR。③无变化或稳定(stable disease,SD):双径可测病灶,各病灶最大两垂直直径之总和增大<25%,或减少<50%,并在至少 4 周后复测证实。单径可测病灶,各病灶直径的总和增大 25%,或减少<50%,并在至少 4 周后复测证实。然而必须无新病灶出现,并至少经 2 周期治疗,才能评定为 SD。④进展(progression,PD):至少有 1 个病灶,双径乘积或在单径可测病灶时单径增大 25% 以上,或出现新病灶。新出现胸水、腹水,且癌细胞阳性,也评定为 PD。必须经 6 周以上治疗才能评为 PD,如在 6 周内出现病情进展,则称为早期进展。脑转移的出现,如新出现脑转移,即使其他部位病灶有所变小时,也应认为肿瘤进展。

　　3）远期疗效指标:①缓解期。自出现达 PR 疗效之日起至肿瘤复发不足 PR 标准之日为止为缓解期,一般以月计算,也有以周或日计算。②生存期。从药物治疗开始之日起至死亡或末次随诊之日为止的时间为生存期或生存时间,一般以月或年计算。③生存率。如五年生存率=生存 5 年以上的病例数/随诊 5 年以上的总病例数×100%。

　　(2)不良反应评价:抗肿瘤药物引起的不良反应有 500 多种,包括骨髓抑制、消化系统反应、心脏毒性、口腔炎以及药物外渗引起的静脉炎或严重组织坏死等。抗肿瘤药物的不良反应评价与疗效评价同等重要,其严重程度可从无临床表现的轻微型至危及生命的严重型,在化疗过程中应密切监测药物毒性,给予及时评价。抗肿瘤药物不良反应程度分级一般有 Karnofsky 分级、WHO 分级或 ECOG 分级。其中 WHO 分级较为常用,见表 6-50。

表 6-50　WHO 抗肿瘤药物不良反应分级

项目	0 度	1 度	2 度	3 度	4 度
血液学					
血红蛋白(g/L)	≥110	95~109	80~94	65~79	<65
白细胞(×10⁹/L)	≥4.0	3.0~3.9	2.0~2.9	1.0~1.9	<1.0
粒细胞(×10⁹/L)	≥2.0	1.5~1.9	1.0~1.4	0.5~0.9	<0.5
血小板(×10⁹/L)	≥100	75~99	50~74	25~49	<25
出血	无	瘀点	轻度失血	明显失血	严重失血
消化系统					
胆红素	≤1.25×N	(1.26~2.5)×N	(2.5~5)×N	(5.1~10)×N	>10×N
SGOP/SGPT	≤1.25×N	(1.26~2.5)×N	(2.5~5)×N	(5.1~10)×N	>10×N
AKP	≤1.25×N	(1.26~2.5)×N	(2.5~5)×N	(5.1~10)×N	>10×N
口腔	正常	疼痛,红斑	红斑,溃疡	溃疡,只进流食	不能进食
恶心呕吐	无	恶心	短暂呕吐	呕吐需治疗	难控制的呕吐
腹泻	无	短暂(<2 日)	能耐受(>2 日)	不能耐受,需治疗	血性腹泻
肾					
尿素氮	≤1.25×N	(1.26~2.5)×N	(2.6~5)×N	(5.1~10)×N	>10×N
肌酐	≤1.25×N	(1.26~2.5)×N	(2.6~5)×N	(5.1~10)×N	>10×N
蛋白尿	无	+	++~+++	++++	肾病综合征
血尿	无	镜下血尿	严重血尿	严重血尿+血块	泌尿道梗阻
药物热	无	<38℃	38~40℃	>40℃	发热伴低血尿

续表

项目	0度	1度	2度	3度	4度
变态反应	无	水肿	支气管痉挛,无须注射治疗	支气管痉挛,需注射治疗	过敏反应
皮肤	正常	红斑	下肢脱皮、瘙痒	慢性皮炎、溃疡	剥脱性皮炎、坏死
头发	正常	少量脱发	中等斑片脱发	完全脱发,但可恢复	不能恢复的脱发
感染	无	轻度感染	中度感染	重度感染	重度感染伴低血压

注:N为正常值上限。

【临床药学监护要素及实施要点】化疗不良反应监护如下。

1. 骨髓抑制不良反应的管理　骨髓抑制是抗肿瘤药物最常见的毒性反应,可以引起白细胞、血小板的减少甚至全血细胞的减少,严重威胁患者健康。因此应及时做好患者的用药宣教工作,及时检测血象。一般认为Ⅰ～Ⅱ度毒性反应是可以接受的,必要时处理;Ⅲ～Ⅳ度骨髓抑制则应给予重视,进行积极处理。

做好预防感染非常重要。当发生Ⅳ度骨髓抑制时,就有发生感染的风险。当粒细胞$< 0.1 \times 10^9 / L$时,患者在1周内100%会发生严重感染。因此当发生Ⅳ度骨髓抑制时,应采取保护性隔离,住单间,保持空气新鲜,每日紫外线照射病房2次,限制探视,坚持吃熟食。

血小板减少时要注意,当血小板$< 50 \times 10^9 / L$时,应密切注意有无出血倾向。嘱咐患者避免剧烈活动及碰伤,保护皮肤完整性。用软毛牙刷刷牙,电动剃须刀剃胡须,避免挤压鼻子,观察大小便颜色,若患者出现视物模糊、头晕、头痛、呼吸急促、昏迷等,应警惕有颅内出血的可能性。

2. 神经毒性的管理　作用于微管的药物主要引起外周神经毒性,是剂量依赖性的,通常在停药后就能恢复。顺铂可以引起耳鸣和听力衰减,严重可致耳聋。异环磷酰胺和氟尿嘧啶可出现小脑共济失调,其机制可能与产生大量脱氯乙基化代谢物有关。

奥沙利铂引起的外周感觉神经异常包括急性和累积性。急性症状十分常见,发生率可达85%～95%,通常是非剂量限制性,可因寒冷或接触冷物体而激发或加剧。而累积性症状则为剂量相关、可逆转的外周神经毒性,主要表现为肢体感觉迟钝、感觉异常,同样遇冷可诱发或加重。在累积剂量达到$850mg/m^2$以上时尤为明显,停止治疗后数月后可以恢复,平均在终止用药后12～13周逐渐恢复,可能与奥沙利铂所致电压门控性钠离子通道的改变有关。在使用奥沙利铂的过程中,应叮嘱患者勿进冷食、冷饮及勿接触冰冷物品,可在给予奥沙利铂前后输注钙镁合剂。其他可预防改善神经毒性症状的药物有维生素B_6、维生素B_1、烟酰胺、苯妥英钠等。

3. 恶心呕吐的管理　一系列因素会影响化疗药物所致的恶心呕吐,包括化疗呕吐史、饮酒史、年龄、性别、焦虑、体力状况、饮食等。化疗所致呕吐一般分为3种:急性呕吐为化疗后24小时内发生的呕吐;延迟性呕吐为化疗后24小时以后至5～7日发生的呕吐;先期性呕吐为化疗前24小时内发生的呕吐,主要和患者心理因素有关。恶心呕吐以止吐药来治疗,须注意以下几点:①用最低有效剂量的止吐药;②提倡联合用药,如5-HT₃拮抗药联合地塞米松;③所有5-HT₃拮抗药的效果基本相同;④治疗先期宜采用松弛疏导的方法配合,或视不同情况予以抗焦虑和抗抑郁药;⑤治疗延迟性呕吐应在化疗结束后2～3日继续用地塞米松等,可显著降低延迟性呕吐的发生率。

二、非小细胞肺癌

【疾病定义和流行病学】肺癌又称原发性支气管癌,指的是源于支气管上皮的恶性肿瘤。根据生物学特征,肺癌可分为非小细胞肺癌(NSCLC)和小细胞肺癌。非小细胞肺癌占所有肺癌病例总数的80%～85%,小细胞肺癌占15%～20%。此部分主要介绍非小细胞肺癌的药物治疗。

【病因及发病机制】 非小细胞肺癌的病因至今尚不完全明确,大量资料表明肺癌的危险因子包含吸烟(包括二手烟)、石棉、电离辐射、多环芳香化合物等,详述如下。

1. **吸烟** 肺癌的主要危险因素,长期吸烟可引致支气管黏膜上皮细胞增生。在所有的肺癌死亡中,85%可归因于吸烟。除了主动吸烟的危害外,被动吸烟患肺癌的相关危害也在增加。

2. **大气污染** 包括室外空气污染和室内空气污染。工业废气和汽车尾气含有致癌物质,尤以苯并芘的致癌作用最明显。室内装饰材料如甲醛和氡气也是肺癌发生的危险因素。

3. **职业因素** 长期接触双(氯甲基)乙醚、多环芳香烃、铬、镍、有机砷化合物等其他致癌物均可诱发肺癌。石棉是一种已知的能致癌的无机化合物,暴露于空气中的石棉纤维会增加人们尤其是吸烟人群患肺癌的风险。

4. **肺部慢性疾病** 肺支气管慢性炎症及肺纤维瘢痕病变在愈合过程中可能引起鳞状上皮化生或增生,在此基础上部分病例可发展为癌肿。

5. **基因突变** 癌基因、抑癌基因突变被认为同肺癌的发生有关。

6. **其他因素** 家族遗传史、免疫功能低下、体内代谢活动异常及分泌功能失调等。

【临床表现和分期】 非小细胞肺癌的临床表现与其部位、大小、类型和发展阶段、有无并发症或转移有密切关系(表6-51),有5%～15%的患者发现肺癌时无症状。主要症状包括以下几方面。

表6-51　非小细胞肺癌的临床分期

	N0	N1	N2	N3		N0	N1	N2	N3
T1a	ⅠA1	ⅡB	ⅢA	ⅢB	T3	ⅡB	ⅢA	ⅢB	ⅢC
T1b	ⅠA2	ⅡB	ⅢA	ⅢB	T4	ⅢA	ⅢA	ⅢB	ⅢC
T1c	ⅠA3	ⅡB	ⅢA	ⅢB	M1a	ⅣA	ⅣA	ⅣA	ⅣA
T2a	ⅠB	ⅡB	ⅢA	ⅢB	M1b	ⅣA	ⅣA	ⅣA	ⅣA
T2b	ⅡA	ⅡB	ⅢA	ⅢB	M1c	ⅣA	ⅣB	ⅣB	ⅣB

1. **原发肿瘤引起的症状** 包括咳嗽、咯血、喘鸣、胸闷、气急等。

2. **肿瘤局部压迫引起的症状** 包括胸痛、呼吸困难、胸闷、声嘶、上腔静脉阻塞、Horner综合征、膈肌麻痹等。

3. **肿瘤远处转移引起的症状** 包括锁骨上、颈部淋巴结肿大,偏瘫,癫痫,背痛,下肢无力,膀胱或胃肠功能失调等。

4. **肿瘤作用于其他系统引起的症状** 包括肥大性肺性骨关节病、促性腺激素分泌异常、神经肌肉综合征、高钙血症等。

【治疗原则】 尽管多年来人们试图通过综合治疗提高非小细胞肺癌的治愈率,但成功的经验不多。目前多认为Ⅰ～Ⅲa期采用以手术为主的综合治疗,Ⅲb期采用以放疗为主的综合治疗,Ⅳ期则以化疗为主。

【药物治疗】

1. **晚期(Ⅲb/Ⅳ期)非小细胞肺癌的一线治疗** 晚期非小细胞肺癌患者建议进行驱动基因的检测,如存在EGFR敏感突变,可考虑一线给予EGFR-TKI,如吉非替尼、厄洛替尼、埃克替尼、奥希替尼等。如一线治疗后出现寡进展或CNS进展,可继续原EGFR-TKI+局部治疗,但是一旦出现广泛进展,应进行再次活检,如T790M阳性则考虑奥希替尼治疗,而对于T790M阴性或三代EGFR-TKI治疗失败可考虑含铂双药化疗±贝伐珠单抗(非鳞癌)。对于靶向治疗或含铂双药治疗都失败后,可考虑单药化疗。

对于ALK融合阳性的非小细胞肺癌患者,可考虑一线给予ALK抑制剂,如阿来替尼、克唑替尼等。如一线治疗后出现寡进展或CNS进展,可考虑原TKI治疗+局部治疗;如一线治疗药物为克唑替尼,也可考虑改用阿来替尼或塞瑞替尼。如一线治疗后出现广泛进展,原使用第一代TKI的,可考虑阿来替尼或塞瑞替尼;如第一代、二代 TKI 均治疗失败,可考虑含铂双药化疗或含铂双药化疗±贝伐珠单抗(非鳞癌)。对于靶向治疗或含铂双药治疗都失败后,可考虑单药化疗。

对于 ROS-1 融合阳性的非小细胞肺癌患者,可考虑一线给予克唑替尼治疗。如一线治疗后出现寡进展或 CNS 进展,可考虑继续克唑替尼治疗或克唑替尼+局部治疗。如一线治疗后出现广泛进展,可考虑含铂双药化疗或含铂双药化疗+贝伐珠单抗(非鳞癌)。对于靶向治疗或含铂双药治疗都失败后,可考虑单药化疗。

对于 PS 评分 0~1 分、无驱动基因、非鳞癌非小细胞肺癌患者的一线治疗可以考虑:①培美曲塞联合铂类+培美曲塞单药维持;②贝伐珠单抗联合含铂双药化疗;③含顺铂或卡铂双药方案:顺铂/卡铂联合吉西他滨或多西他赛或紫杉醇/紫杉醇脂质体或长春瑞滨或培美曲塞;④不适合铂类的选择非铂双药方案:吉西他滨+多西他赛或吉西他滨+长春瑞滨;⑤帕博利珠单抗单药(限 PD-L1 TPS≥50%);⑥帕博利珠单抗联合培美曲塞和铂类。对于 PS 评分为 2 分、无驱动基因、非鳞癌帕非小细胞肺癌患者的一线治疗可以考虑单药化疗,如吉西他滨、紫杉醇、长春瑞滨、多西他赛、培美曲塞等。

对于 PS 评分 0~1 分、无驱动基因的鳞癌患者的一线治疗可以考虑:①含顺铂或卡铂双药方案:顺铂/卡铂联合吉西他滨或多西他赛或紫杉醇/紫杉醇脂质体;②含奈达铂双药方案:奈达铂+多西他赛;③不适合铂类的选择非铂双药方案:吉西他滨+多西他赛或吉西他滨+长春瑞滨;④帕博利珠单抗单药(限 PD-L1 TPS≥50%);⑤帕博利珠单抗联合紫杉醇/白蛋白紫杉醇和铂类。对于 PS 评分为 2 分、无驱动基因的鳞癌患者的一线治疗可以考虑单药化疗,如吉西他滨、紫杉醇、长春瑞滨、多西他赛等。

部分化疗方案列举,见表 6-52~表 6-56。

表 6-52　方案 I:NC 方案

药物	剂量及途径	时间及程序
长春瑞滨(vinorelbine)	25mg/m², i.v	d1、8,q21d×(4~6)
顺铂(cisplatin)	75mg/m², i.v	d1,q21d×(4~6)

表 6-53　方案 II:GP 方案

药物	剂量及途径	时间及程序
吉西他滨(gemcitabine)	1250mg/m², i.v	d1、8,q21d×(4~6)
顺铂(cisplatin)	75mg/m², i.v	d1,q21d×(4~6)

表 6-54　方案 III:PC 方案

药物	剂量及途径	时间及程序
紫杉醇(paclitaxel)	135~175mg/m², i.v.gtt	d1,q21d×(4~6)
顺铂(cisplatin)	75mg/m², i.v	d1,q21d×(4~6)

表 6-55　方案 IV:DC 方案

药物	剂量及途径	时间及疗程
多西他赛(docetaxel)	75mg/m², i.v	d1,q21d×(4~6)
顺铂(cisplatin)	75mg/m², i.v	d1,q21d×(4~6)

表 6-56　方案 V:吉非替尼单药方案

药物	剂量及途径	时间及疗程
吉非替尼(gefitinib)	250mg/d,p.o	q.d.连续服用

2. 晚期（Ⅲb/Ⅳ期）非小细胞肺癌的二线治疗 具体方案见表6-57~表6-59。

表6-57 方案Ⅰ:多西他赛单药方案

药物	剂量及途径	时间及疗程
多西他赛(docetaxel)	75mg/m²,i.v,地塞米松预处理	d1,q21d×6

表6-58 方案Ⅱ:培美曲塞单药方案

药物	剂量及途径	时间及疗程
培美曲塞(pemetrexed)	500mg/m²,i.v,10min（配合地塞米松口服,d−1,d1,d2）	d1,q21d×3
叶酸	350~1 000μg,p.o	q.d.,开始于用PC前的1~3周,并贯穿全疗程
维生素B₁₂	1 000μg,im	开始于用培美曲塞前的1~3周,并每9周1次培美曲塞贯穿全疗程

表6-59 方案Ⅲ:吉非替尼单药方案

药物	剂量及途径	时间及疗程
吉非替尼(gefitinib)	250mg/d,p.o	q.d.,直到肿瘤进展或不可耐受

3. Ⅰ~Ⅲa期非小细胞肺癌术后的辅助化疗 只有Ⅱ期和Ⅲ期的非小细胞肺癌术后辅助化疗的获益是明确的,而含铂的治疗方案仍是辅助化疗的主要选择,具体方案详见表6-60~表6-64。

表6-60 方案Ⅰ:NP方案

药物	剂量及途径	时间及疗程
顺铂	75mg/m²,i.v	d1,共化疗4个周期,每21日重复
长春瑞滨	25mg/m²,i.v	d1,8

表6-61 方案Ⅱ:EP方案

药物	剂量及途径	时间及疗程
顺铂	100mg/m²,i.v	d1,共化疗4周期,每28日重复
依托泊苷	100mg/m²,i.v	d1,8

表6-62 方案Ⅲ:GP方案

药物	剂量及途径	时间及疗程
顺铂	75mg/m²,i.v	d1,共化疗4~6周期,每21日重复
吉西他滨	1 250mg/m²,i.v	d1,8

表6-63 方案Ⅳ:DP方案

药物	剂量及途径	时间及疗程
顺铂	75mg/m²,i.v	d1,每21日重复
多西他赛	75mg/m²,i.v	d1

表 6-64 方案Ⅴ:PP 方案

药物	剂量及途径	时间及疗程
顺铂	75mg/m², i.v	d1,共化疗 4 周期,每 21 日重复
培美曲塞	500mg/m², i.v	d1(用于腺癌、大细胞癌和组织学类型不明确的 NSCLC)

【临床药学监护要素及实施要点】

1. **疗效监测** 在正式开始治疗前应做全面的全身评估,建立基线。治疗期间嘱咐患者定期来院做影像学、肿瘤标志物、血象等疗效评价,监测肿瘤发展情况,若发现进展或疗效不佳应考虑停药,更换治疗方案。治疗全部结束后,应嘱咐患者定期(一般为每个月 1 次,或每 3 个月 1 次,视临床具体决定)来院做复查,若发现有复发或进展,应积极考虑重新开始下一线的治疗。

2. **不良反应管理** 详见本节概述中的"神经毒性的管理"。

3. **用药宣教** 嘱咐患者在化疗期间切勿擅自服用其他药物(包括中药),因可能会对细胞毒性药物产生干扰,影响疗效,增大毒性。任何需要加服其他药物都需告知医师或药师。饮食保证适量,营养分配合理,无特别禁忌。

三、乳腺癌

【疾病定义和流行病学】乳腺癌是女性排名第一的主要恶性肿瘤。美国 2020 年预计将有逾 28 万例女性罹患乳腺癌,占女性新发恶性肿瘤的 30%,为女性恶性肿瘤发病率第一名。在我国北京、上海等大城市的统计显示乳腺癌同样是我国女性最常见的恶性肿瘤之一,且发病率呈逐年上升趋势。目前乳腺癌的治疗手段主要是手术治疗、放射治疗、化学治疗、内分泌治疗等。

【病因及发病机制】乳腺癌的发病机制是多因素的。主要包括以下几点。

1. **雌激素** 初潮早、绝经晚及绝经后雌激素替代治疗,均导致雌激素暴露时间延长。据报道,绝经后雌激素替代治疗患者发生乳腺癌的概率为非替代治疗患者的 1.3 倍。

2. **妊娠** 催乳素和人绒毛膜促性腺激素在妊娠后期对乳腺导管、小叶和腺泡结构的促生长作用可预防乳腺癌发生。哺乳对乳腺癌也有预防作用。

3. **乳腺良性疾病** 乳腺良性疾病可增加罹患乳腺癌风险。乳腺小叶增生或纤维瘤患者发生乳腺癌概率为正常人的 2 倍。

4. **遗传因素** 有 1 个乳腺癌一级亲属,乳腺癌发病概率增加 2 倍。更多的乳腺癌一级亲属,将使乳腺癌发病风险进一步增加。既往乳腺癌患者,对侧乳腺癌发病率增加 2~4 倍。

【临床表现和分期】

1. **临床表现**

(1)乳房肿块:一般都为单发,质地较硬,增大较快,可活动。如侵及胸肌或胸壁则活动性差或固定。乳房肿块常为患者首发症状。

(2)皮肤橘皮样改变和乳头内陷:为癌侵及皮肤和乳头的表现。

(3)乳头溢液:可为血性或浆液性,此时可涂片做细胞学检查。

(4)区域淋巴结转移:常见腋窝和锁骨上淋巴结肿大。

(5)血行转移:多见于肺、肝、骨和脑转移。

(6)炎性乳腺癌:表现为乳房皮肤呈炎症性改变。

2. **病理分类**

(1)非浸润性:导管原位癌和小叶原位癌。

(2)早期浸润性:即非浸润性癌开始突破基底膜。

(3)浸润性癌:非特殊性乳腺癌,包括浸润性导管癌、硬癌、单纯癌等;特殊性乳腺癌,包括乳头状癌、腺样囊性癌和黏液性癌等。

3. **临床分期** 根据 TNM 国际分期,可将浸润性乳腺癌分为Ⅰ期、ⅡA 期、ⅡB 期、ⅢA 期、ⅢB 期和

Ⅳ期。

【治疗原则】

Ⅰ期：做根治性手术，多做改良根治术，亦可作保留乳房的保留手术和术后根治性放疗。一般不需做辅助放化疗。

Ⅱ期：做根治性手术，多做改良根治术，术后4周内先做辅助化疗，其后再做放疗。

Ⅲ期：先做术前化疗，做根治性手术或做乳腺单纯切除加腋窝淋巴结清扫术。术后行化疗、放疗及内分泌治疗。

Ⅳ期：以化疗和内分泌治疗为主。需要时作局部放疗或姑息性局部切除手术。

【药物治疗】

1. 术后辅助化疗方案

（1）不含曲妥珠单抗可选择的辅助方案：①TAC（多西他赛/多柔比星/环磷酰胺）；②密集AC（多柔比星/环磷酰胺）→密集紫杉醇；③AC（多柔比星/环磷酰胺）→紫杉醇；④TC（多西他赛/环磷酰胺）；⑤AC（多柔比星/环磷酰胺）。

（2）含曲妥珠单抗可选择的辅助方案：①AC→T+曲妥珠单抗（多柔比星/环磷酰胺→紫杉醇加曲妥珠单抗，多种方案）；②TCH（多西他赛、卡铂、曲妥珠单抗）；③新辅助方案：T+曲妥珠单抗→CEF+曲妥珠单抗（紫杉醇加曲妥珠单抗→环磷酰胺/表柔比星/氟尿嘧啶加曲妥珠单抗）。

（3）注意事项：*HER2*阳性、腋窝淋巴结阳性的乳腺癌患者应考虑含曲妥珠单抗和帕妥珠单抗的辅助化疗，如AC-THP或TCbHP；对于腋窝淋巴结阴性但伴有高危因素：①肿瘤>2cm；②有其他危险因素（如ER阴性）的患者可考虑AC-TH或TCbH方案辅助化疗；对于腋窝淋巴结阴性且肿瘤≤2cm的患者可考虑TC+H。曲妥珠单抗可以与AC→T方案中的紫杉醇同时开始使用，也可以作为化疗结束后的治疗。考虑心脏毒性，曲妥珠单抗不可与蒽环类药物共用。

对于*HER2*阴性的乳腺癌患者，如果存在以下高复发风险：①腋窝淋巴结≥4个阳性；②或淋巴结1~3个阳性并伴有其他复发风险；③三阴性乳腺癌，则可考虑AC-T或ddAC-ddT方案辅助化疗。对于复发风险较低的患者，符合以下危险因素之一的患者：①淋巴结1~3个（Luminal A型）；②Ki-67高表达（≥30%）；③≥T2；④年龄<35岁，可以考虑AC或TC方案辅助化疗。

2. 复发或转移性乳腺癌首选化疗方案

（1）首选单药包括：①蒽环类，如多柔比星、表柔比星和脂质体多柔比星；②紫杉类，如紫杉醇、多西他赛以及白蛋白结合的紫杉醇；③抗代谢类，如卡培他滨和吉西他滨；④其他微管抑制药物，如长春瑞滨；⑤其他单药，包括环磷酰胺、米托蒽醌、顺铂、依托泊苷、长春花碱及氟尿嘧啶持续静脉滴注。

（2）首选联合用药方案：①CMF（环磷酰胺/甲氨蝶呤/氟尿嘧啶）；②CAF/FAC（氟尿嘧啶/多柔比星/环磷酰胺），FEC/CEF（环磷酰胺/表柔比星/氟尿嘧啶），AC（多柔比星/环磷酰胺），EC（表柔比星/环磷酰胺）；③AT（多柔比星/多西他赛，多西他赛/紫杉醇）；④GT（吉西他滨/紫杉醇）；⑤XT（卡培他滨/多西他赛）。

对于*HER2*阳性的晚期乳腺癌患者，如未用过曲妥珠单抗或者曾经使用过曲妥珠单抗但符合再次使用的条件，则可考虑THP（紫杉类+曲妥珠单抗+帕妥珠单抗）或TXH（紫杉类+卡培他滨+曲妥珠单抗）治疗。对于曲妥珠单抗治疗失败的患者，可以考虑吡咯替尼+卡培他滨。

对于*HER2*阴性的晚期乳腺癌患者，如既往蒽环类治疗失败，可考虑：①单药紫杉类，如白蛋白紫杉醇或多西他赛或紫杉醇；②联合化疗，如TX方案、GT方案或TP方案。对于既往蒽环类或紫杉类均治疗失败的患者，可考虑：①单药方案，如卡培他滨、长春瑞滨或吉西他滨；②联合方案，如NP方案、GP方案或NX方案。

3. **初始内分泌治疗**　对于绝经前性激素受体（HR）阳性乳腺癌患者辅助内分泌治疗的初始治疗分为3种类型。

（1）对于复发风险低的患者（全部满足以下条件）：①淋巴结阴性；②G1；③T<2cm；④低Ki-67，则可考虑他莫昔芬治疗5年。

（2）如满足以下危险因素之一者：①G2 或 G3；②淋巴结阳性 1~3 个；③pT2 及以上，则可考虑卵巢功能抑制+他莫昔芬治疗 5 年。

（3）对于淋巴结 4 个及 4 个以上阳性的患者，可考虑卵巢功能抑制+芳香化酶抑制剂（AI）治疗 5 年。

4. 复发或转移性乳腺癌的内分泌治疗

（1）可选择的治疗药物：①芳香化酶抑制剂，如阿那曲唑、来曲唑、依西美坦；②氟维司群；③他莫昔芬或托瑞米芬；④孕激素，如醋酸甲地孕酮、甲羟孕酮。

（2）选择原则：对于 HR 阳性绝经后晚期乳腺癌患者：①如既往未经内分泌治疗，可考虑 AI+CDK4/6 抑制剂；②如既往他莫昔芬治疗失败，则可考虑 AI+CDK4/6 抑制剂，或 AI+组蛋白去乙酰化酶（HDAC）抑制剂，或氟维司群+CDK4/6 抑制剂；③如既往非甾体类芳香化酶抑制剂（NSAI）治疗失败，可考虑甾体类 AI（SAI）+HDAC 抑制剂，或氟维司群+CDK4/6 抑制剂；④如既往 SAI 治疗失败，则可考虑氟维司群+CDK4/6 抑制剂治疗。

【临床药学监护要素及实施要点】同"非小细胞肺癌"相应内容。

四、结直肠癌

【疾病定义和流行病学】结直肠癌包括结肠癌和直肠癌，是常见恶性肿瘤之一，发病部位依次为直肠、乙状结肠、盲肠、升结肠、降结肠、横结肠。随着年龄的增长发病率有所增高。近几十年来，由于生活条件和生活习惯的改变，人类寿命延长，老龄患者愈来愈多，结直肠癌的发病率及死亡率呈上升趋势，尤其在大、中城市。在我国结直肠癌为恶性肿瘤死因的第五位。

【病因及发病机制】结直肠癌的病因尚未完全清楚，目前认为发病因素主要与环境因素和遗传因素关系密切，其他因素亦有影响，为多因素共同作用的结果。

1. 环境因素 世界不同地区结直肠癌发病率差别较大，根据结直肠癌流行病学资料，都说明大肠癌具有明显的地理分布性。结直肠癌的发病和环境、生活习惯，尤其是饮食方式有关。一般认为高脂肪饮食与食物纤维不足，即所谓"西方化饮食"是主要发病原因，特别是左半结肠癌的发病关系较密切。此外，蔬菜能明显降低结直肠癌发病率的危险性，水果、维生素 A、维生素 C、维生素 E 及硒、钙对降低结直肠癌发生率也有一定作用。

2. 遗传因素 6%~10% 的结直肠癌与遗传有关，同一家族中有多个结直肠癌患者的文献报告屡见不鲜。从遗传学观点可将结直肠癌分为遗传性（家族性）和非遗传性（散发性）。前者的典型例子如家族遗传性非息肉病性结直肠癌和家族性结肠息肉综合征。后者主要由环境因素引起基因突变。

3. 其他高危因素 包括大肠息肉（腺瘤性息肉）、炎症性肠病、血吸虫病、放射性损害等。另外，输尿管乙状结肠吻合术后患者的结直肠癌发生率比一般人群高 100~500 倍，胆囊切除后的患者，结直肠癌特别是右半结肠癌发生率明显增加。

【临床表现和分期】

1. 症状和体征 结直肠癌起病隐匿，早期无明显症状，常仅见粪便隐血阳性，随后出现下列临床表现。

（1）大便性状改变：包括便血、黏液便和脓血便以及大便形状改变。肿瘤与粪便摩擦容易出血。低位结直肠癌中，粪便较干硬，故便血多见。几乎所有的肛肠肿瘤发生出血时粪便检查都不是单纯的血便，粪便中混有脓细胞和黏液是最常见的表现。肛肠肿瘤在生长到一定大小时常使大便形状改变，表现为大便变细变形。

（2）排便习惯的改变：常是最早出现的症状，肿瘤本身分泌黏液以及继发炎症改变刺激肠蠕动，使排便次数增多，粪便不成形或稀便。

（3）腹痛和腹部不适：是肛肠肿瘤的常见症状。原因有肿瘤局部侵犯、肿瘤所致的肠道刺激及肠梗阻穿孔等。

（4）腹部肿块：结直肠癌腹部肿块的发生率为 47%~80%。当肿瘤局限于肠壁，与其他器官或组织无粘连时，肿块可推动或随体位有所变化；当肿瘤向外侵犯并与其他组织粘连时，肿块常较固定。

（5）急、慢性肠梗阻：肿瘤生长致肠腔狭窄甚至完全堵塞，可引起完全性或不完全性肠梗阻表现，约10%的患者可表现为急性肠梗阻而就诊或虽已有慢性肠梗阻症状，但未引起患者重视。特点是常呈进行性加重，非手术方法可以缓解。

（6）慢性消耗性表现：随着疾病的进展，患者可出现消耗性表现，如贫血、消瘦乏力、低蛋白血症等。晚期患者可呈恶病质状态。

（7）肿瘤转移引起的临床表现：肿瘤局部如直肠癌盆腔有广泛浸润时，可引起腰部及骶部的酸痛、坠胀感；当肿瘤浸润或者压迫坐骨神经、闭孔神经根时可出现坐骨神经和闭孔神经痛。

（8）肿瘤血道播散引起的症状：距肛门6cm以下的直肠，其血管浸润的机会比上段直肠及结肠高7倍，血道转移最常见的部位是肝、肺、骨，临床上可出现相应的症状。

2. **病理和分型** 结直肠癌多为单发性，肿瘤发病部位在我国约半数以上位于直肠，1/5位于乙状结肠，其余依次为盲肠、升结肠、降结肠、横结肠。

（1）大体类型：大肠癌根据肿瘤累及深度可分为早期癌与进展癌。早期结直肠癌：指癌局限于结直肠黏膜或黏膜下层，一般无淋巴结转移。早期癌可分为以下4型：扁平型、息肉隆起型（Ⅰ型）、扁平隆起型（Ⅱa型）、扁平隆起溃疡型（Ⅲ型）。进展期结直肠癌分为以下4型：隆起型、溃疡型、浸润型和胶样型。

（2）组织学类型：结直肠癌最主要的组织学类型为腺癌，占全部结直肠癌的90%~95%。根据肿瘤细胞的组成及其组织结构特点，结直肠腺癌可分乳头状腺癌、管状腺癌、黏液腺癌、印戒细胞癌、未分化癌、小细胞癌、腺鳞癌（也称腺棘细胞癌）、鳞形细胞癌及类癌。

（3）临床病理分期：结直肠癌Dukes分期法。A期：癌瘤局限于肠壁，浸润深度为穿出肌层，且无淋巴结转移。B期：癌瘤已侵及肠壁外，穿出深肌层，可侵入浆膜层、浆膜外或结直肠周围组织，但无淋巴结转移。C期：癌瘤伴有淋巴结转移。根据淋巴结部位不同分为C1和C2期。C1期癌瘤有肠旁及系膜淋巴结转移；C2期癌瘤有系膜动脉根部淋巴结转移。D期：癌瘤伴有远处器官转移，或因局部广泛浸润或淋巴结广泛转移而致切除后无法治愈或无法切除者。

【治疗原则】结直肠癌的治疗原则是以手术为主，应根据肿瘤不同部位、肿瘤大小及肿瘤生物学特性等选择相应的手术方式，术后总的五年生存率均在50%左右，如病变限于黏膜下层，根治术后五年生存率可达90%，反之如有淋巴结转移，则在30%以下。对中、晚期病变，术前或术后辅以放射治疗和/或药物化疗等综合治疗。

结肠癌应尽可能手术切除，病变局限于黏膜、黏膜下层，淋巴结未发现转移，术后定期观察；病变侵及肌层以外，或淋巴结转移者，术后应进行辅助化疗。

直肠癌也应尽可能手术切除，当病变侵犯直肠旁组织可根据情况选择术前放疗；术后若发现病变侵及深肌层或有淋巴结转移，应进行术后放疗，放疗后定期化疗。对晚期不能切除的结直肠癌患者，或切除术后有复发转移的患者，则选择应用化疗、中医中药、生物反应调节剂、介入治疗、局部放疗等手段综合治疗。结直肠癌出现肝转移时，也应尽可能对转移灶进行手术切除，不能手术但病变较局限者，可选择肝动脉栓塞化疗。

【药物治疗】

1. **结肠癌的辅助化疗** 对于Ⅱ期普危患者（T3N0M0，pMMR且无高危因素），推荐单药氟尿嘧啶化疗（口服卡培他滨为首选，或5-FU/LV持续静脉输注双周方案）（表6-65）。高危因素包括：T4，组织分化差（3/4级，不包括MSI-H患者），脉管浸润，神经浸润，术前肠梗阻或肿瘤部位穿孔，切缘阳性或情况不明，切缘安全距离不足，送检淋巴结不足12枚。对于Ⅱ期高危患者（T3N0M0/pMMR伴高危因素，或T4N0M0），可考虑联合方案化疗（推荐的联合化疗方案包括XELOX和mFOLFOX6）。对于Ⅲ期患者，也推荐采用联合方案化疗。辅助化疗的具体方案要考虑年龄、身体状况、合并基础疾病等。术后身体恢复后应尽快开始辅助化疗，一般在术后3周左右开始，不应迟于术后2个月。辅助化疗总疗程一般为6个月。

表 6-65　结肠癌常见辅助化疗方案

方案	药物	剂量及方法	间隔及总周期数
5-FU/LV	LV	200mg/(m² · d),i. v. gtt,2h	q8 周×4 周期
	5-FU	500 或 425mg/(m² · d),i. v	
卡培他滨	卡培他滨	1 250mg/m²,p. o,b. i. d.,d1—14	q3 周×8 周期
FOLX	奥沙利铂	85mg/m²,i. v. gtt,第 1、3、5 周	
	LV	500mg/m²,i. v. gtt,每周 1 次×6 周	q8 周×3 周期
	5-FU	500mg/m²,i. v,每周 1 次×6 周	
FOLFOX-4	奥沙利铂	85mg/(m² · d),i. v. gtt,2h,d1	
	LV	200mg/(m² · d),i. v. gtt,2h,d1,2	q2 周×12 周期
	5-FU	400mg/(m² · d),i. v,bolus,d1	
		600mg/(m² · d),civ 22h,d2	
UFT+CF	UFT	300mg/(m² · d),p. o,tid	d1—28
	LV	90mg/d,p. o,tid	休息 7 日重复
XELOX	奥沙利铂	130mg/m²,i. v. gtt,2h,d1	q3 周×8 周期
	卡培他滨	800~1 000mg/m²,p. o,b. i. d.,d1—14	

2. 局部晚期直肠癌的新辅助化放疗　局部晚期直肠癌(locally advanced rectal cancer,LARC)是指侵及肌层或邻近组织或发生淋巴结转移但尚未发生远处转移者,难以常规切除,需进行多学科综合治疗。LARC 占原发直肠癌的 6%~10%。从理论上看,术前同步放化疗能使患者早期接受有效的全身治疗、提高局部控制率,尤其能提高 R0 切除率并争取降期后的保肛机会。LARC 新辅助/辅助治疗可以降低局部复发率,方式包括术前放疗、术前放化疗、术前放疗加术后化疗、术前放化疗加术后化疗或放化疗等。

(1) 接受术前放化疗的患者术后辅助化疗:常见方案见表 6-66。

表 6-66　接受术前放化疗的患者术后辅助化疗常见方案

药物	剂量及方法	间隔及总周期数
LV	20mg/m²,i. v. gtt,d1~5	q4 周×4 周期
5-FU	380mg/m²,i. v. gtt,d1~5	
LV	500mg/5m²,i. v. gtt,2h	q8 周×3 周期
5-FU	500mg/m²,LV 开始 1h i. v,每周 1 次×6 周	

(2) 未接受术前治疗的患者术后辅助治疗

1) 5-FU/LV 1 个周期,然后同期放化疗(方案见下述),再 5-FU/LV 2 个周期。LV 500mg/m² 静脉注射 2 小时,注射一半时静脉推注 5-FU 500mg/m²,每周 1 次,共 6 周,3 个周期(1 个周期指 6 周化疗,休息 2 周)。

2) 5-FU/LV 2 周期,然后同期放化疗(方案见下述),再 5-FU/LV 2 个周期。放疗前 5-FU 425mg/(m² · d)+LV 20mg/(m² · d),d1—5、d29—33;放疗后 5-FU 380mg/(m² · d)+LV 20mg/(m² · d),d1—5,每 28 日为 1 个周期,共 2 个周期。

3) FOLFOX4 方案或 mFOLFOX6 方案(2B 类)。

4) 卡培他滨(2B 类):2 500mg/(m² · d),d1—14,每 3 周重复,共 24 周。

(3) 同期放化疗方案

1) 放疗+5-FU 持续输注:每日 225mg/m²,放疗期间每日 24 小时,每周 7 日维持。

2) 放疗+5-FU/LV:放疗第 1 周、第 5 周予 5-FU 400mg/(m² · d)静脉推注+LV 20mg/(m² · d)静脉推注,d1—4。

3）放疗+卡培他滨(2B 类)放疗 5 周,放疗期间卡培他滨 825mg/m²,每日 2 次,每周 5~7 日。

（4）晚期或转移性结直肠癌化疗方案:见表 6-67。

表 6-67 晚期或转移性结直肠癌常见化疗方案

方案	药物	剂量及方法	间隔时间
FOLFOX-4	奥沙利铂	85mg/m², i. v. gtt,2h,d1	q2 周
	LV	200mg/m², i. v. gtt,2h,d1,2	
	5-FU	400mg/m², i. v bolus,d1	
		600mg/m², civ 22h,d2	
mFOLFOX-6	奥沙利铂	85mg/m², i. v. gtt,2h,d1	q2 周
	LV	200mg/(m²·d), i. v. gtt,2h,d1—2	
	5-FU	400mg/(m²·d), i. v bolus,d1	
		1 200mg/(m²·d), civ 46~48h	
XELOX	奥沙利铂	130mg/m², i. v. gtt,d1	q3 周
	卡培他滨	825mg/m², p. o,b. i. d.,d1—4	
	伊立替康	180mg/m², i. v. gtt,30~120min,d1	
	LV	200mg/(m²·d), i. v. gtt,d1—2	q2 周
	5-FU	400mg/(m²·d), i. v bolus,d1	
FOLFIRI		600mg/(m²·d), i. v 22h,d2	
	伊立替康	180mg/m², i. v. gtt,30~120min,d1	
	LV	400mg/(m²·d), i. v. gtt,d1	q2 周
	5-FU	400mg/(m²·d), i. v bolus,d1	
		1 200mg/(m²·d), civ 46~48h	
贝伐珠单抗+含 5-FU 方案	贝伐珠单抗	5mg/kg, i. v. gtt,30~90min	q2 周
	5-FU/LV		
	或 mFOLFOX-6	见 mFOLFOX-6 方案	
	或 FOLFOX-4	见 FOLFOX-4 方案	
	或 FOLFIRI	见 FOLFIRI 方案	
贝伐珠单抗+XELOX	贝伐珠单抗	7. 55mg/kg, i. v. gtt,30~90min	q3 周
	XELOX	见 XELOX 方案	
卡培他滨	卡培他滨	1 000~1 250mg/m², p. o,b. i. d.,d1—14	q3 周
伊立替康	伊立替康	25mg/m², i. v. gtt,30~90min,d1、8、15、22,	q6 周
		或 300~500mg/m², i. v. gtt,30~90min,d1	q3 周
西妥昔单抗+伊立替康	西妥昔单抗	400mg/m², i. v,2h(首次,化疗前)	
	伊立替康	250 或 500mg/m², i. v,1h(以后每次)	q2 周
		125mg/m², i. v. gtt,30~90min,d1、8、15、	q6 周
		22,或 300~500mg/m², i. v. gtt,30~90min,	q3 周
		d1,或 180mg/m², i. v. gtt,d1、15	q6 周
帕尼单抗	帕尼单抗	6mg/kg, i. v. gtt≥60min	q2 周

3. 晚期（转移性）结直肠癌的治疗   对于晚期可耐受联合化疗的结直肠癌患者,如 *RAS* 和 *BRAF* 均为野生型,且原发灶位于左侧结直肠,则可考虑 FOLFOX/FOLFIRI±西妥昔单抗。如原发灶位于右侧结肠,可考虑 FOLFOX/XELOX/FOLFIRI±贝伐珠单抗。对于晚期不可耐受联合化疗的结直肠癌患者,如 *RAS* 和 *BRAF* 均为野生型,推荐氟尿嘧啶类单药±贝伐珠单抗治疗(表 6-68)。

表 6-68　晚期(转移性)结直肠癌常见治疗方案

方案	药物	剂量及方法	间隔时间
FOLFIRI	伊立替康	$150\sim180mg/m^2$, i. v. gtt, 30~90min	
	LV	$200mg/(m^2 \cdot d)$, i. v. gtt, 2h	q2 周
	5-FU	$400mg/(m^2 \cdot d)$, i. v bolus	
FOLFOX-4	奥沙利铂	$85mg/(m^2 \cdot d)$, i. v. gtt, 2h	
	LV	$200mg/(m^2 \cdot d)$, i. v. gtt, 2h	q2 周
	5-FU	$400mg/(m^2 \cdot d)$, i. v bolus	
		$600mg/(m^2 \cdot d)$, civ 22h	
XELOX	奥沙利铂	$130mg/m^2$, i. v. gtt, 2h	q3 周
	卡培他滨	$800\sim1\,000mg/m^2$, p. o, b. i. d.	
FOLFOXIRI	伊立替康	$150\sim180mg/m^2$, i. v. gtt, 30~90min	q2 周
	奥沙利铂	$85mg/m^2$, i. v. gtt, 2h	
卡培他滨单药	卡培他滨	$2\,500mg/m^2$, p. o	q3 周
FOLFIRI+ 贝伐珠单抗	FOLFIRI	见 FOLFIRI 方案	q2 周
	贝伐珠单抗	5mg/kg, i. v. gtt, 30~90min	与 FOLFIRI 配合
FOLFIRI+ 西妥昔单抗	FOLFIRI	见 FOLFIRI 方案	见前
	西妥昔单抗	$400mg/m^2$, i. v, 2h(首次, 化疗前) $250mg/m^2$, i. v, 1h(以后每次)	qw, 化疗前用抗组胺药预处理

【临床药学监护要素及实施要点】同"非小细胞肺癌"相应内容。

五、胰腺癌

【疾病定义和流行病学】胰腺癌(pancreatic cancer)主要指胰外分泌腺的恶性肿瘤,发病率占恶性肿瘤的 1%~2%,近年来,在世界范围内,发病率和死亡率有明显增加趋势。在我国,该肿瘤的发病率原来很低,但近年来也在逐年增多,据上海、天津的有关资料统计,胰腺癌死亡率在 15 年前占第 10 位,而近年来升至第 5 位。胰腺癌的特点为病程短、进展快、死亡率高,中位生存期 6 个月左右。

【病因及发病机制】胰腺癌的病因尚不明确,与饮食高脂肪、高动物蛋白、吸烟、饮酒、胰腺炎、糖尿病等有关。

1. **吸烟**　吸烟是胰腺癌最明确的危险因素,长期给动物烟草特异性亚硝胺或亚硝基化合物,可以诱发动物的胰腺恶变。长期、大量吸烟与胰腺癌危险增加有量效关系,戒烟 10 年以上,患胰腺癌危险较持续吸烟者减少将近 30%。

2. **饮食因素**　一般来说,过多摄入脂肪和肉类会增加患胰腺癌的危险,而富含水果和蔬菜的饮食则减少患胰腺癌的危险。

3. **慢性胰腺炎**　慢性胰腺炎被认为是胰腺癌的危险因素,国际胰腺炎研究组的研究结果指出胰腺癌和慢性胰腺炎的长期风险可能与酒精消耗、吸烟及选择偏差相关。

4. **其他**　大部分胰腺癌患者血糖升高。职业性暴露于化学药品中,如 β-萘胺和联苯胺与胰腺癌风险增加相关。

【临床表现和分期】

1. **症状和体征**　胰腺癌最常见的症状体征包括上腹痛、上腹部肿块和黄疸。

(1) 黄疸:梗阻性黄疸是胰腺癌的常见症状,尤其胰头癌发生更早,黄疸为进行性、无痛性。

(2) 上腹胀及疼痛:是胰腺癌的重要症状,初期痛较轻,病期愈晚则疼痛愈重,可向背部放射,疼痛严重可使患者无法入睡。

(3) 食欲减退、消瘦和体重减轻。

（4）上腹固定包块,腹水,甚至远处出现转移等。

2. 病理和分型

（1）胰腺癌的部位类型：①胰头癌,较常见,占胰腺癌之 2/3 以上;②胰体、胰尾部癌,约占胰腺癌之 1/4;③全胰腺癌,约占胰腺癌的 1/20。

（2）组织学类型：①导管细胞癌,最常见,约占胰腺癌的 90%;②腺泡细胞癌;③其他,如多形性腺癌、纤毛细胞腺癌、黏液表皮样癌、鳞癌、鳞腺癌、乳头状囊腺癌及胰岛细胞癌等均较少见。

（3）临床病理分期:胰腺癌 TNM 分期法。Ⅰ期:癌瘤局限于胰腺,或已侵及十二指肠、胆管或胰腺周围组织,且无淋巴结转移。Ⅱ期:癌瘤已侵及胃、脾、结肠或附近大血管,但淋巴结转移。Ⅲ期:癌瘤伴有淋巴结转移。Ⅳ期:癌瘤伴有远处器官转移,或因局部广泛浸润或淋巴结广泛转移而致切除后无法治愈或无法切除者。

【治疗原则】 胰腺癌的首选治疗方法为手术切除,因多数不能早期发现而切除率低,但近年来由于诊断技术的进步、手术技术的提高、术前术后处理的改进、辅助治疗的开展等,使切除术后五年生存率由 3.5% 提高到 21% ,手术死亡率则由 20% 下降至 5% 或更低。

胰腺癌属放射不敏感肿瘤。但由于局限晚期病例约占 40% ,可进行局部放疗,治疗后有 30% ~ 50% 可缓解疼痛,可一定程度抑制肿瘤发展。胰腺癌对化疗药亦表现抗拒,使化疗的有效率较低。

胰腺癌的治疗原则为以手术切除为主的综合治疗。经检查可以手术者,尽量争取开腹探查,行根治术,必要时术前、术中放疗,术后辅助化疗和/或放疗。不能切除者,可行姑息手术(如胆管减压引流或胃空肠吻合术等,以缓解黄疸梗阻等症状),术后放疗、化疗等综合治疗。病变虽局限,但已不可能行探查术,则采用放疗及化疗等药物综合治疗。病变广泛,以化疗、中医中药、生物反应调节剂等药物治疗为主,必要时局部放疗。晚期,一般情况差的,则不宜化疗,宜支持治疗、对症处理及其他药物治疗,有疼痛则止痛处理。

【药物治疗】

1. 晚期胰腺癌的化疗 晚期胰腺癌基本治疗目的是减轻症状和改善生存。NCCN 专家组对于 PS 评分较好的患者且 ECOG 评分为 0~1 分,推荐采用 FOLFIRINOX 或修正的 FOLFIRINOX 方案化疗。对于 PS 评分较好的患者且 ECOG 评分为 0~2 分,推荐采用吉西他滨+白蛋白紫杉醇方案。对于 PS 评分较好且 BRCA1/2 或 PALB2 突变的患者,推荐采用 FOLFIRINOX 或修正的 FOLFIRINOX 方案或吉西他滨+顺铂化疗。

NCCN 推荐吉西他滨(Gemzar,GEM,健择)单药(吉西他滨 1 000mg/m² ,d1、8、15、28 为 1 个周期)为 PS 评分较差的转移性胰腺癌患者的一线治疗方案。其他可选方案包括固定剂量率[10mg/(m² · min)]的吉西他滨输注 30 分钟、卡培他滨或持续性静脉输注 5-FU。

吉西他滨联合靶向药物(贝伐珠单抗、西妥昔单抗、厄洛替尼)的Ⅱ期临床试验结果令人鼓舞,然而只有吉西他滨联合厄洛替尼的Ⅲ期临床试验生存率提高。FDA 批准厄洛替尼联合吉西他滨作为无法手术切除的局部晚期或转移性胰腺癌的一线治疗方案。

2. 晚期胰腺癌的二线化疗 目前 NCCN 指南推荐对于 PS 评分较好的患者,可选用吉西他滨+厄洛替尼方案作为二线治疗方案。其他可选的方案还包括吉西他滨单药方案,吉西他滨+卡培他滨方案,固定剂量率吉西他滨+多西他赛+卡培他滨方案,5-FU+亚叶酸钙+伊立替康脂质体方案,OFF 方案(表 6-69)或 XELOX 方案。

对于 PS 评分较差的患者,目前没有推荐的二线治疗方案。但是对于 MSI-H 或 dMMR 的患者,可以考虑帕博利珠单抗治疗。对于 NTRK 基因融合阳性的患者,可以考虑拉罗替尼或恩曲替尼治疗。

表 6-69　OFF 方案

药物	剂量及途径	时间及程序
奥沙利铂	85mg/(m² · d) , i. v. gtt,2h	d8、22,q6 周
LV	200mg/(m² · d) , i. v. gtt,2h	d1、8、15、22,q6 周
5-FU	2 000mg/(m² · d) ,civ 24h	d1、8、15、22,q6 周

3. **可切除性胰腺癌的辅助化疗** 可切除性胰腺癌胰十二指肠切除后辅助化疗,可延长中位生存时间。NCCN 专家组推荐对临床分期为可能切除胰腺癌患者,初始治疗为术前放化疗。ECOG 的一项前瞻性Ⅱ期临床试验,评价了可能切除胰腺癌患者,术前吉西他滨/RT 术后吉西他滨化疗,与吉西他滨/5-FU/顺铂化疗,随后 5-FU/RT 术后吉西他滨化疗比较两组切缘阴性的百分率。临床研究结果可见,对可切除性胰腺癌患者,用放疗加化疗综合治疗,能延长生存期。NCCN 指南推荐的辅助化疗方案为修正的 FOL-FIRINOX 方案(PS 评分 0~1),或吉西他滨+卡培他滨方案。其他可选的方案包括吉西他滨单药,5-FU+亚叶酸钙方案,5-FU 的持续静脉输注方案,卡培他滨单药方案等。

【临床药学监护要素及实施要点】同"非小细胞肺癌"相应内容。

六、胃癌

【疾病定义和流行病学】胃癌指发生于胃上皮组织的恶性肿瘤,在我国的发病率和死亡率居各种恶性肿瘤的首位。任何年龄均可发生,以 50~60 岁居多。其主要治疗手段为手术治疗、放射治疗及化学治疗等。

【病因及发病机制】胃癌的病因至今仍不十分明确,但普遍认为以下几点为胃癌发生的主要原因。

1. **饮食因素** 以往保存食物采用烟熏、腌制等方法,食品中含有相当高的致癌物,如苯并芘、亚硝胺等,而高盐食物也被认为是促癌物质,均可增加胃癌发病率。吸烟和饮酒也可增加罹患胃癌风险。

2. **幽门螺杆菌感染** 幽门螺杆菌感染是胃癌发生的重要因素之一。世界卫生组织已经将幽门螺杆菌定为人类胃癌发生的一级致癌物。有学者认为,幽门螺杆菌感染可能是胃癌的协同致癌因子。

3. **遗传因素** 遗传因素在胃癌病因中的作用比较肯定,有明显家族聚集倾向。一般认为胃癌患者亲属的胃癌发生率比对照组高 4 倍。

4. **慢性胃炎** 胃癌与慢性胃炎,尤其是萎缩性胃炎之间有密切关系。由于萎缩性胃炎,黏膜结构与功能性异常,胃液游离酸减少,胃液内细菌增加使亚硝基化合物的合成增加,而亚硝基化合物已被证明可致胃癌发生。

【临床表现和分期】

1. **临床表现** 胃癌早期多无明显症状,随着病情发展而出现各种症状。

(1) 上腹痛:多为钝痛。当病变扩展,穿透浆膜,侵犯胰腺、腹膜后淋巴结转移时,疼痛持续加剧,并向腰背部放散。

(2) 上腹包块:肿瘤增大时,腹部可出现包块,质地坚硬,活动或固定。

(3) 便血:肿瘤出现溃疡时可出现上消化道出血,但出血并不一定为肿瘤晚期。

(4) 食欲减退、乏力、消瘦和贫血:常为晚期表现。

(5) 腹水:腹膜转移时出现。

(6) 呕吐:为幽门梗阻的表现。

2. **病理分类**

(1) 早期胃癌:有隆起型、平坦型和溃疡型。

(2) 中晚期癌:有息肉样癌、溃疡型癌、溃疡浸润型癌和弥漫浸润型癌。

3. **组织学分类** 有腺癌、黏液腺癌、低分化腺癌、未分化癌、黏液细胞癌,其他还有腺鳞癌、鳞状细胞癌和类癌等。

4. **临床分期** 根据 TNM 国际分期,可将胃癌分为ⅠA 期、ⅠB 期、ⅡA 期、ⅡB 期、ⅢA 期、ⅢB 期、ⅢC 期和Ⅳ期。

【治疗原则】

Ⅰ期:做根治性手术。Ⅱ期、Ⅲ期:做根治性手术,术后辅助化疗,或做术前、术中化疗。Ⅳ期:主要是化疗,必要时做姑息性手术或放疗。

【药物治疗】

1. **晚期转移性胃癌的化疗方案** 对于晚期胃癌患者,一线治疗方案为两药联合化疗方案,主要原因为低毒性。对于 PS 评分较好且可经常评估药物毒性的患者可考虑三药联合化疗方案。由于毒性较低，奥沙利铂通常优先于顺铂。可选的化疗方案包括氟尿嘧啶类药物(5-FU 或卡培他滨)联合奥沙利铂，或氟尿嘧啶类药物(5-FU 或卡培他滨)联合顺铂。其他可选的化疗方案包括 5-FU 联合伊立替康，或紫杉醇联合顺铂/卡铂，或多西他赛联合顺铂等，详见表 6-70~表 6-73。

表 6-70　方案 I :ECF 方案

药物	剂量及途径	时间及程序
表柔比星	50mg/m², i. v	d1,q3 周×8
顺铂	60mg/m², i. v	d1,q3 周×8
氟尿嘧啶	200mg/(m²·d),civ 24h	d1—21,最多 24 周

表 6-71　方案 II :DCF 方案

药物	剂量及途径	时间及程序
多西他赛	75mg/m², i. v	d1,q3 周
顺铂	75mg/m², i. v	d1,q3 周
氟尿嘧啶	750mg/(m²·d),i. v,24h 静脉滴注	d1—5,q3 周

表 6-72　方案 III :EOX 方案

药物	剂量及途径	时间及程序
表柔比星	50mg/(m²·d),i. v. gtt	d1,q3 周×8
奥沙利铂	130mg/(m²·d),i. v. gtt	d1,q3 周×8
卡培他滨	1 250mg/(m²·d),p. o,b. i. d.	d1—5,q3 周×8

表 6-73　方案 IV :SOX 方案

药物	剂量及途径	时间及程序
替吉奥	40~60mg/m²,p. o,b. i. d.	d1—14,q3 周
奥沙利铂	100mg/m², i. v	d1

2. HER2 阳性晚期胃癌的治疗　对于 HER2 阳性的晚期胃癌患者，曲妥珠单抗可作为一线治疗药物。曲妥珠单抗可联合氟尿嘧啶类药物和铂类药物(推荐顺铂，也可选择其他铂类药物)。但是，不建议曲妥珠单抗联合蒽环类药物，详见表 6-74。

表 6-74　方案 I :TCF 方案

药物	剂量及途径	时间及程序
曲妥珠单抗	首次 8mg/kg,i. v. gtt,以后 6mg/kg	d1,q3 周至 PD
顺铂	80mg/m²,i. v. gtt,2h	d1,q3 周×6
氟尿嘧啶	800mg/(m²·d),civ 24h	d1—5,q3 周×6
卡培他滨	1 000mg/m²,p. o,b. i. d.	d1—14,q3 周×6

3. 区域局部性胃癌的辅助治疗　对于接受 D1 淋巴结清扫术的患者，推荐采用氟尿嘧啶类药物为基础的放化疗方案。而对于 D2 淋巴结清扫术的患者，推荐卡培他滨联合奥沙利铂方案，或 5-FU 联合奥沙利铂方案，详见表 6-75。

表 6-75　方案 I:LF+放疗方案

药物	剂量及途径	时间及程序
亚叶酸钙	$20mg/(m^2 \cdot d)$	d1—5,93—97,121—125
氟尿嘧啶	$425mg/(m^2 \cdot d)$	d1—5,93—97,121—125
放疗	180cGy/d,每周 5 日,共 5 周,4 500cGy	d29—63

注:第 29—32 天、第 61—63 天加用 LV $20mg/(m^2 \cdot d)$,5-FU $400/(m^2 \cdot d)$ i.v.。

【临床药学监护要素及实施要点】同"非小细胞肺癌"相应内容。

七、急性髓系白血病

【疾病定义和流行病学】急性髓系白血病(AML)是指起源于造血干/祖细胞的克隆性恶性血液病,白血病细胞因分化障碍、增殖过度、凋亡受抑等机制而停滞在细胞发育的不同阶段并大量积聚,浸润多种组织器官,正常造血细胞减少,临床上表现为贫血、出血、感染、浸润和高代谢相关症状五大特点。

【病因及发病机制】大多 AML 患者病因不明,已知与该病发生相关的因素有化疗药物、电离辐射、前驱血液病及部分先天性疾病等。

1. **电离辐射**　已有证据肯定电离辐射可引起人类白血病,主要包括 X 线、γ 射线等电离辐射。有报道 1945 年日本广岛和长崎两地原子弹受害幸存者中白血病发病率明显高于未受到辐射地区的人群。

2. **化学物质**　如油漆、苯、染发剂等通过对骨髓损害,也可诱发白血病。最近北京的一份调查报告发现许多白血病儿童患者在半年内均住过室内刚装饰的房屋。

3. **细胞毒药物致病**　急性白血病与口服氯霉素可能有关,其他尚有氨基比林、安乃近、磺胺类、保泰松等。

4. **病毒感染**　近 10 年来的研究提示白血病很可能是病毒引起的。病毒引起禽类、小鼠、大鼠、豚鼠、猫、犬、牛、猪、猴的白血病,此外,目前认为 C 类 RNA 肿瘤病毒与人类白血病的病因有关。

5. **遗传因素**　文献报道先天性痴呆样愚型发生白血病较正常儿童高 15~20 倍,有少数家族性和先天性白血病。

【临床表现和分期】

1. **临床表现**　本病的所有临床表现都是因骨髓造血衰竭和白血病髓外浸润所引起。而 AML 和 ALL 的主要临床表现基本大同小异,又各有特点。

(1) 起病:可急骤或较缓慢。起病较缓慢的病例,一旦症状明显,病情常急转直下,与起病急骤的病例相似。

(2) 贫血:常较早出现并逐渐加重,表现为苍白、乏力、头晕、心悸、食欲缺乏等。

(3) 出血:见于约半数病例。程度轻重不一。常见有皮肤出血点、瘀斑、鼻出血、牙龈和口腔黏膜出血、月经增多等。严重时可出现血尿、消化道出血、视网膜出血,若发生颅内出血,常危及生命。AML 中的急性早幼粒细胞白血病(APL)亚型因易合并弥散性血管内凝血(DIC)和纤维蛋白溶解,出血常比急性白血病的其他亚型更严重而多见。

(4) 发热和感染:发热是初诊尤其是化疗骨髓抑制期患者的常见症状,可为低热或高热,发热的原因主要是感染,包括细菌、病毒和真菌感染。

(5) 髓外浸润:可发生在全身各脏器、组织和出现在本病的各亚型。如肝、脾、淋巴结肿大,骨关节疼痛,牙龈增生,皮肤浸润,出现原始细胞瘤或中枢神经系统白血病等。浸润还可累及肺、心、胸膜、肾、胃肠、性腺、乳房、腮腺等,可出现或不出现临床症状。AML 中,急性单核细胞白血病(M_5)和急性粒单核细胞白血病(M_4)的髓外浸润较多见。ALL 因骨、关节白血病细胞浸润引起骨关节疼痛发生率较高,肝、脾、淋巴结肿大的发生率较高,肿大程度也更明显,T-ALL 还常有纵隔淋巴结肿大,中枢神经系统白血病和睾丸白血病的发生率更高等。

(6) 代谢异常:主要有低钾或高钾血症、低钠或低钙血症;白血病细胞高负荷尤其是伴肾功能不全的患者,开始化疗后可发生急性肿瘤溶解综合征,表现为高磷酸血症、高钾血症、高尿酸血症和低钠血症。

2. **病理分类**　详见表6-76。

表6-76　2016年WHO分型:AML及其相关肿瘤

AML伴重现性遗传学异常
AML伴t(8;21)(q22;q22.1);*RUNX1-RUNX1T1*
AML伴inv(16)(p13.1q22)或t(16;16)(p13.1;q22);*CBFB-MYH11*
AML伴*PML-RARA*
AML伴t(9;11)(p21.3;q23.3);*MLLT3-KMT2A*
AML伴t(6;9)(p23;q34.1);*DEK-NUP214*
AML伴inv(3)(q21.3;q26.2)或t(3;3)(q21.3;26.2);*GATA2*,*MECOM*
AML(原始巨核细胞性)伴t(1;22)(p13.3;q13.3);*RBM15-MKL1*
暂定分型:AML伴*BCR-ABL*
AML伴*NPM1*突变
AML伴*CEBPA*双等位基因突变
暂定分型:AML伴*RUNX1*突变
急性髓系白血病伴髓系发育异常相关改变
治疗相关髓系肿瘤
急性髓系白血病,非特指型(NOS)
AML伴微分化型
AML伴未成熟型
AML伴成熟型
急性粒单核细胞白血病
急性单核细胞白血病
纯红系白血病
急性巨核细胞白血病
急性嗜碱性细胞白血病
急性全髓白血病伴骨髓纤维化
髓系肉瘤
唐氏综合征相关髓系增生
一过性骨髓细胞生成异常
唐氏综合征相关性髓系白血病

3. **AML不良预后因素**　年龄≥60岁;此前有骨髓增生异常综合征(MDS)或骨髓增殖性疾病(MPN)病史;治疗相关性或继发性AML;高白细胞(≥100×10⁹/L);合并中枢神经系统白血病(CNSL);伴有预后差的染色体核型或分子生物学标志;标准诱导化疗2个疗程未达完全缓解。

4. 根据细胞遗传学和分子学标志进行危险度分层

年龄<60岁者:分层指标见表6-77。

年龄≥60岁者:t(15;17)属良好核型;累计≥3种染色体异常的复杂核型预后不良;染色体异常<3种,无论是否具有5、7、3q的异常,和正常核型一样,均属于中等预后。

表 6-77　年龄<60 岁的急性髓系白血病患者预后分级系统

预后等级	细胞遗传学	分子学异常
预后良好	Inv(16)、t(16;16)、t(8;21)、t(15;17)	正常细胞遗传学、*NPM1* 突变、无 *FLT-ITD* 或单纯双等位基因 *CEBPA* 突变
预后中等	正常细胞遗传学、单纯+8、t(9;11)、其他未确定的异常复杂核型(≥3 种)	
预后差	单体核型、-5、-7、5q-、7q-、11q23 除外 t(9;11)、inv(3)、t(3;3)、t(6;9)、t(9;22)	正常细胞遗传学伴 *FLT3-ITD* 突变、*TP53* 突变

【治疗原则】

1. 整体治疗流程　见图 6-4。

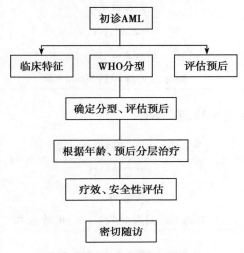

图 6-4　AML 整体治疗流程图

2. 诱导治疗方案后的评估　接受首次诱导化疗结束后 21~28 日复查骨髓(包括细胞形态学、细胞遗传学和微小残留病灶检测)。

(1) 达 CR 者进入巩固治疗。

(2) 达 PR(原始细胞下降超过 50%)者继续原诱导方案治疗,第 1 次诱导后未达 PR 或第 2 次诱导治疗未达 CR 者接受挽救性治疗,CR 后进行异基因造血干细胞移植(亲缘或无关供者)。

(3) 骨髓有核细胞增生低下,如残留白血病细胞<10%,等待骨髓恢复,复查骨髓;如残留白血病细胞≥10%,可考虑下一步治疗(参考双诱导方案或按诱导失败对待)。

【药物治疗】

1. 诱导缓解化疗方案(除 APL)　详见表 6-78~表 6-81。

表 6-78　方案Ⅰ:IA 方案

药物	剂量及途径	时间及程序
去甲氧柔红霉素	12mg/m², i. v 维持 5min	d1—3
阿糖胞苷	100~200mg/m², i. v. gtt,24h	d1—7

表 6-79　方案Ⅱ:DA 方案

药物	剂量及途径	时间及程序
柔红霉素	60~90mg/m², i. v, 维持 30min	d1—3
阿糖胞苷	100~200mg/m², i. v. gtt, 24h	d1—7

表 6-80　方案Ⅲ:HA 方案

药物	剂量及途径	时间及程序
高三尖杉酯碱	2.5mg/m², i. v. gtt	d1—3
阿糖胞苷	100~200mg/m², i. v. gtt, 24h	d1—7

表 6-81　方案Ⅳ:HAA 方案

药物	剂量及途径	时间及程序
高三尖杉酯碱	40~60mg/m², p. o, b. i. d.	d1—3
阿糖胞苷	100~200mg/m², i. v. gtt, 24h	d1—7
阿克拉霉素	20mg, i. v. gtt 维持 30min~1h	d1—7

2. APL 诱导治疗方案　详见表 6-82、表 6-83。

表 6-82　APL 诱导治疗方案Ⅰ

药物	剂量及途径	时间及程序
全反式维 A 酸	20mg/m², p. o	直至 CR
亚砷酸	0.15mg/kg(最大 10mg), i. v. gtt, 维持 4h	直至 CR

表 6-83　APL 诱导治疗方案Ⅱ

药物	剂量及途径	时间及程序
全反式维甲酸	20mg/m², p. o	直至 CR
亚砷酸	0.15mg/kg(最大 10mg), i. v. gtt, 维持 4h	直至 CR
去甲氧柔红霉素	8~12mg/m², i. v, 维持 5min	d2、4、6、8

3. 缓解后巩固化疗　详见表 6-84、表 6-85。

表 6-84　方案Ⅰ:中大剂量阿糖胞苷方案

药物	剂量及途径	时间及程序
阿糖胞苷	1~3g/m², i. v. gtt, 维持 3h q. 12h.	共 6~8 次

表 6-85　方案Ⅱ:FLAG 方案

药物	剂量及途径	时间及程序
氟达拉滨	30mg/m², i. v. gtt, 维持 30min	d1—5
阿糖胞苷	1~2mg/m², i. v. gtt, 维持 4h	d1—5
G-CSF	5μg/kg 皮下注射	d0—5 或直至中性粒细胞>1.0×10⁹/L

【临床药学监护要素及实施要点】同"非小细胞肺癌"相应内容。

八、急性淋巴细胞白血病

【疾病定义和流行病学】急性髓系白血病(ALL)是一种发生在 B 细胞或 T 细胞系的未成熟淋巴细胞的肿瘤性疾病。ALL 是 15 岁以下患者最常见的恶性肿瘤之一,占此年龄组所有白血病的 75%,发病高峰 2~5 岁,10 岁以后发病率随年龄增长逐渐下降。在成人中 15~24 岁有一发病高峰,另一高峰出现于 60 岁以上的老年人。

【病因及发病机制】ALL 病因不明,可能与电离辐射、先天易感性、化疗物质、污染、病毒感染等有关。

【临床表现和分期】

1. **临床表现**　有贫血、出血和发热,较常见的髓外浸润部位是淋巴结、肝、脾和脑膜,由白血病细胞引起的睾丸浸润或淋巴管阻塞可引起阴囊无痛性增大。可有骨骼、关节疼痛。高白细胞患者可出现缺氧、肺部模糊或弥漫阴影等白细胞淤滞的表现。急性 T 淋巴细胞白血病(T-ALL)患者可因纵隔肿块导致呼吸窘迫。

2. **病理分类**　造血和淋巴组织肿瘤的分类:关于 B 和 T 淋巴母细胞白血病/淋巴瘤的具体分型为(2016 年 WHO)如下。

B 淋巴母细胞白血病/淋巴瘤。

B 淋巴母细胞白血病/淋巴瘤,非特指型。

B 淋巴母细胞白血病/淋巴瘤伴再现性遗传学异常。

B 淋巴母细胞白血病/淋巴瘤伴 t(9;22)(q34.1;q11.2);*BCR-ABL*。

B 淋巴母细胞白血病/淋巴瘤伴 t(v;11q23.3);*KMT2A* 重排。

B 淋巴母细胞白血病/淋巴瘤伴 t(12;21)(p13.2;q22.1);*ETV6-RUNX1*。

B 淋巴母细胞白血病/淋巴瘤伴超二倍体。

B 淋巴母细胞白血病/淋巴瘤伴亚二倍体。

B 淋巴母细胞白血病/淋巴瘤伴 t(5;14)(q31.1;q32.3);*IL3-IGH*。

B 淋巴母细胞白血病/淋巴瘤伴 t(1;19)(q23;p13.3);*TCF3-PBX1*。

暂定型:B 淋巴母细胞白血病/淋巴瘤,*BCR-ABL* 样。

暂定型:B 淋巴母细胞白血病/淋巴瘤伴 *iAMP21*。

T 淋巴细胞白血病/淋巴瘤。

暂定性:早期前体 T 细胞淋巴细胞白血病。

暂定性:自然杀伤(NK)细胞淋巴细胞白血病/淋巴瘤。

伯基特(Burkitt)淋巴瘤/白血病(BL)(归入成熟 B 细胞肿瘤)。

3. **成人 ALL 的预后分组标准**　详见表 6-86。

表 6-86　成人 ALL 预后分组标准(不含成熟 B-ALL)

危险分层	标危	高危
年龄	<35 岁	≥35 岁
细胞遗传学/分子生物学	超二倍体	t(9;22)/*BCR-ABL* t(4;11)/*ALL1-AF4* t(1;19)/*E2A-PBX1*
白细胞计数	<30 ×10^9/L(B-ALL) <100 ×10^9/L(T-ALL)	≥30×10^9/L(B-ALL) ≥100×10^9/L(T-ALL)
达完全缓解(CR)的时间	<4 周	≥4 周
微小残留病灶		
诱导治疗后	<10^{-4}	≥10^{-3}
第 1 年	<10^{-4} 或阴性	≥10^{-3} 或升高

【治疗原则】

整体治疗流程见图6-5。

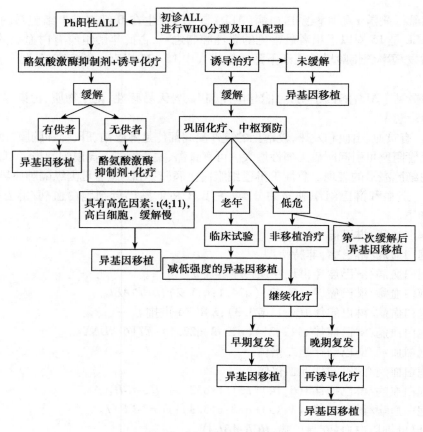

图 6-5　ALL 整体治疗流程

【药物治疗】

1. 预处理　如果白细胞计数≥50×10⁹/L,或者肝、脾、淋巴结增大明显,则使用预处理,以防止肿瘤溶解综合征的发生(表6-87)。

表 6-87　预处理

药物	剂量及途径	时间及程序
泼尼松	60mg/d,口服	d-3——1
环磷酰胺	200mg/m², i. v. gtt,	d-3——1

2. 诱导化疗　详见表6-88~表6-90。

表 6-88　方案Ⅰ:VDCLP 方案

药物	剂量及途径	时间及程序
长春地辛	4mg,i. v	d1、8、15、22
柔红霉素	40mg/m², i. v	d1—3,d15—16(根据血常规,d14 骨髓决定)
环磷酰胺	750mg/m², i. v	d1、15(美司钠解救)
左旋门冬酰胺酶	6 000U/m², i. v	d11、14、17、20、23、26
或培门冬酶	2 500U/m² 分三部位 im	d1、15(淀粉酶及凝血功能正常应用)
泼尼松	1mg/kg,p. o	d1—14;d15—28 开始可减量 1/3

表 6-89 方案Ⅱ:VICLP 方案

药物	剂量及途径	时间及程序
长春地辛	4mg,i. v	d1、8、15、22
去甲氧柔红霉素	8mg/m², i. v	d1—3
环磷酰胺	750mg/m², i. v	d1、15(美司钠解救)
左旋门冬酰胺酶	6 000U/m², i. v	d11、14、17、20、23、26
或培门冬酶	2 500U/m² 分三部位 im	d1、15(淀粉酶及凝血功能正常应用)
泼尼松	1mg/kg,p. o	d1—14;d15—28 开始可减量 1/3

血象恢复后(白细胞计数≥1×10⁹/L,血小板计数≥50×10⁹/L)进行鞘内注射(三联),见表 6-90。

血象恢复后(白细胞计数$\geq 1 \times 10^9$/L,血小板计数$\geq 50 \times 10^9$/L)进行鞘内注射(三联),见表 6-90。

表 6-90 血象恢复后给药方案

药物	剂量及途径	时间及程序
甲氨蝶呤	10mg,鞘内注射×2	间隔至少 3d
阿糖胞苷	50mg,鞘内注射×2	间隔至少 3d
地塞米松	10mg,鞘内注射×2	间隔至少 3d

3. 早期巩固强化治疗 见表 6-91、表 6-92。

表 6-91 方案Ⅰ:CAM 方案

药物	剂量及途径	时间及程序
环磷酰胺	750mg/m², i. v	d1,8(美司钠解救)
阿糖胞苷	100mg/m², i. v	d1—3,8—10
6-巯基嘌呤	60mg/m², p. o	d1—7

血象恢复后,进行三联鞘内注射(方案同上)。

表 6-92 方案Ⅱ:大剂量甲氨蝶呤+L-ASP 方案

药物	剂量及途径	时间及程序
甲氨蝶呤	3g/m², i. v. gtt,24h	d1
甲氨蝶呤	10mg 鞘内注射	d1
地塞米松	5mg 鞘内注射	
左旋门冬酰胺酶	6 000U/m², i. v	d3、4
培门冬酶	2 500U/m² 分三个部位 im	d3

【临床药学监护要素及实施要点】 同"非小细胞肺癌"相应内容。

(张幸国)

第十一节 其 他 疾 病

一、精神障碍

精神活动及精神现象由认知、情感和意志行为三个部分组成,内容包括感觉、知觉、注意、记忆、思维、情感、意志、行为、个性特征和倾向性等方面。精神病学是临床医学的一个分支学科,是研究精神疾病病因、发病机制、临床表现、疾病发展规律以及治疗和预防的一门学科。

【疾病定义和流行病学】 精神障碍指的是大脑功能活动发生紊乱,导致认知、情感、行为和意志等精神活动不同程度障碍的总称,是一类具有诊断意义的精神方面的问题。常见的有心境障碍、精神分裂症、脑器质性精神障碍、神经症等。致病因素有多方面:先天遗传、个性特征及体质因素、器质因素、社会性环境因素等。许多精神障碍患者有妄想、幻觉、错觉、情感障碍、哭笑无常、自言自语、行为怪异、意志减退,绝大多数重症患者缺乏自知力,不承认自己有病,不主动寻求医生帮助。

近年来,随着我国经济和社会迅速发展,社会竞争增强与生活节奏加快,精神障碍的种类、特点、患病率发生了明显的变化。20 世纪 80～90 年代,我国先后两次开展全国精神疾病流行病学调查,结果显示 80 年代我国 15 岁及以上人群中精神障碍患病率为 10.54‰～12.69‰,90 年代的相应数据有所上升,为 11.18‰～13.47‰。各地区在相同时期或不同时期的患病率结果差异很大,这主要在于诊断工具、诊断标准、调查方法、调查对象、调查员构成等不同。随着调查方法、诊断标准和诊断工具的改进,更多的调查对象被诊断为精神障碍,这可能是患病率上升的一部分原因。21 世纪后,由于调查方法和调查诊断的不断改进,调查中纳入的病种范围更加广泛,精神疾病的疾病谱发生很大的变化,患病率显著升高。精神疾病流行病学调查显示常见的精神疾病为酒精使用障碍、重性抑郁障碍、焦虑障碍、精神分裂症。

【病因及发病机制】 精神障碍的病因目前仍不清楚,通常认为,生物学因素、心理社会因素的综合作用是导致精神疾病发生的主要因素。生物学因素又包括内因(遗传因素)和体因(躯体因素);心理社会因素指婚姻恋爱、人际关系、生活事件等。这两种因素可以共同作用,也可以单独致病。精神障碍的传统病因是经过大量研究结果被证实的,对这些危险因素及时加以防范,对于精神障碍的防治和康复均有好处。

在精神疾病发病机制方面,中枢神经递质假说与精神状态的关系是研究最多、取得的成就最显著的领域,目前已被广泛认可。目前一致公认参与发病的递质有多巴胺(DA)、去甲肾上腺素(NE)、5-羟色胺(5-HT)、乙酰胆碱(ACh)、γ-氨基丁酸(GABA)、谷氨酸(Glu)等。相信,随着神经科学的发展,尤其是神经影像学、基因组学的发展,精神疾病的发病机制研究会取得更大的进展。

【临床表现及诊断】 根据中国精神障碍分类与诊断标准第 3 版(CCMD-3),精神障碍分为 10 类,主要包括器质性精神障碍(如阿尔茨海默病、脑血管病所致精神障碍、脑部疾病所致精神障碍)、精神分裂症和其他精神病性障碍(如精神分裂症、偏执性精神障碍、急性短暂性精神病)、心境障碍(又称情感性精神障碍,如抑郁症、双相情感障碍)等。

阿尔茨海默病(Alzheimer disease,AD),又称老年性痴呆,是一种中枢神经系统变性病,其起病隐袭,病程呈慢性进行性,是老年期痴呆最常见的一种类型。主要表现为渐进性记忆障碍、认知功能障碍、人格改变及语言障碍等神经精神症状,严重影响社交、职业与生活功能。AD 一般在老年前期和老年期起病,早期不易被发现,病情逐渐进展。核心症状表现为日常生活能力降低、精神行为异常、认知能力下降等三个部分。典型的首发征象为记忆障碍,早期以近记忆力受损为主,远记忆力受损相对较轻,表现为对刚发生的事、刚说过的话不能记忆,忘记熟悉的人名,而对年代久远的事情记忆相对清楚。有些可能出现精神症状和行为障碍,包括抑郁、焦虑不安、幻觉、妄想和失眠等心理症状;踱步、攻击行为、无目的徘徊、坐立不安、行为举止不得体、尖叫等行为症状。日常生活能力的逐渐下降,表现为完成日常生活和工作越来越困难,吃饭穿衣上厕所也需要帮助,简单的财务问题也不能处理,日常生活需要他人照顾,最后完全不能自理。

精神分裂症是一种病因未明的常见精神疾病,具有感知、思维、情感、意志和行为等多方面的障碍,以精神活动的不协调或脱离现实为特征。通常意识清楚,智能完好,可出现一些认知功能损害。患病期自知力基本丧失(自知力是指患者对自身精神状态的认识能力,即能否判断自己精神状态,能否正确分析和辨识,并指出自己既往和现在的表现与体验中,哪些属于病态,是精神科用来判断患者是否有精神障碍、精神障碍的严重程度,以及治疗效果的重要指标之一),即精神分裂症患者否认自己有精神病,并拒绝治疗。精神分裂症常见临床类型包括单纯型、青春型、偏执型、紧张型及混合型等,其中混合型又称未定型,是难以归类为其他 4 型的精神分裂症患者,此型目前最多见,约占精神分裂症的一半。

【治疗原则】一般主张精神障碍患者早期发现,早期治疗,大部分精神障碍需要较长时间的巩固维持治疗。治疗主要包括4个方面:药物治疗、心理治疗、物理治疗和社会康复治疗。精神障碍主要涉及的药物有抗阿尔茨海默病药物、抗精神病药物、抗抑郁药物、心境稳定剂等。

【药物治疗方案的制订】

1. 抗阿尔茨海默病药　目前已广泛应用的抗阿尔茨海默病药主要有乙酰胆碱酯酶抑制剂、N-甲基-D-天(门)冬氨酸(NMDA)受体拮抗药等。此处简要介绍目前常用的多奈哌齐、卡巴拉汀、石杉碱甲、美金刚等代表药物。

(1)多奈哌齐:适用于轻度或中度阿尔茨海默病痴呆症状。初始每日5mg,睡前服用;1个月后可根据具体情况增至每日10mg,3~6个月为1个疗程。

(2)卡巴拉汀:适用于治疗轻、中度阿尔茨海默型痴呆的症状。开始时每次1.5mg,每日1次或2次;一般剂量为3mg,每日2次;最大剂量每日12mg。

(3)石杉碱甲:适用于良性记忆障碍,对痴呆患者和脑器质性病变引起的记忆障碍也有改善作用。每次0.1~0.2mg,每日2次,最大剂量每日0.45mg。

(4)美金刚:适用于中到重度阿尔茨海默病。每日最大剂量20mg。为了减少副作用的发生,在治疗的前3周应按每周递增5mg剂量的方法逐渐达到维持剂量,具体如下:治疗第1周的剂量为每日5mg(1/2片,晨服),第2周每日10mg(每次1/2片,每日2次),第3周每日15mg(早上服1片,下午服1/2片),第4周开始以后服用推荐的维持剂量每日20mg(每次1片,每日2次)。美金刚片可空腹服用,也可随食物同服。

2. 抗精神病药　抗精神病药主要用于精神分裂症和其他具有精神病性症状的精神障碍,如躁狂、双相情感障碍等。这类药物通常在治疗剂量并不影响患者的智力和意识,却能有效控制患者的精神运动兴奋、幻觉、妄想、敌对情绪、思维障碍和异常行为等精神症状。目前常用的抗精神病药主要有氯丙嗪、氟哌啶醇、氯氮平、利培酮、奥氮平、喹硫平、帕利哌酮、鲁拉西酮、阿立哌唑等。

(1)氯丙嗪:用于控制精神分裂症或其他精神病的兴奋躁动、紧张不安、幻觉、妄想等症状,对抑郁症状及木僵症状的疗效较差。对Ⅱ型精神分裂症患者无效,甚至可加重病情。一般从小剂量每次25mg开始逐渐滴定加量,每日2~3次,治疗剂量一般为400~600mg/d。

(2)氯氮平:本品不仅对精神病阳性症状有效,对阴性症状也有一定效果。适用于急性与慢性精神分裂症的各个亚型,对幻觉妄想型、青春型效果好。也可以减轻与精神分裂症有关的情感症状。对一些用传统抗精神病药治疗无效或疗效不好的患者,改用本品可能有效。本品也用于治疗躁狂症或其他精神病性障碍的兴奋躁动和幻觉妄想。因可能导致粒细胞减少症,本品一般不宜作为首选药。从小剂量开始,首日剂量为每次25mg,每日2~3次,逐渐缓慢增加至常用治疗量每日200~400mg,高量可达每日600mg。维持量为每日100~200mg。

(3)利培酮:用于治疗急性和慢性精神分裂症以及其他各种精神病性状态的明显阳性和阴性症状,也可减轻与精神分裂症有关的情感症状,可用于治疗双相情感障碍的躁狂发作。治疗精神分裂症起始剂量1mg,每日1次或2次,在1周左右的时间内逐渐将剂量加大到每日2~4mg,第2周内可逐渐加量到每日4~6mg。此后,可维持此剂量不变,或根据个人情况进一步调整。一般情况下,最适剂量为每日2~6mg。每日剂量一般不超过10mg。治疗双相情感障碍的躁狂发作推荐起始剂量每日1次,每次1~2mg,剂量可根据个体需要进行调整。剂量增加的幅度为每日1~2mg,剂量增加至少隔日或间隔更多天数进行。大多数患者的理想剂量为每日2~6mg,在所有对症治疗期间,应持续对是否需要继续使用本品进行评价。

(4)奥氮平:奥氮平用于治疗精神分裂症、重度躁狂发作,还可用于预防双相情感障碍的复发。奥氮平治疗精神分裂症的建议起始剂量为10mg/次,每日1次,可以根据患者的临床状态调整为5~20mg/d,加药间隔不少于24小时。停用奥氮平时应逐渐减少剂量。治疗躁狂发作单独用药时建议起始剂量为15mg/d,合并治疗时建议起始剂量为10mg/d。在精神分裂症、躁狂发作和双相情感障碍的预防治疗过程中,可根据个体临床状况不同,在5~20mg/d的范围内调整剂量,建议仅在适当的临床再评估后方可使用超过推荐剂量的药物,且加药间隔不少于 24 小时,奥氮平给药不用考虑进食因素,食物不影响吸收,停用奥氮平时应逐渐减少剂量。

(5) 喹硫平:本品用于治疗精神分裂症和双相情感障碍的躁狂发作。用于精神分裂症,治疗初期的日总剂量为:第 1 天 50mg,第 2 天 100mg,第 3 天 200mg,第 4 天 300mg。第 4 天以后,将剂量逐渐增加到有效范围,一般为每日 300~450mg。可根据患者的临床反应和耐受性将剂量调整为每日 150~750mg。治疗双相情感障碍的躁狂发作:当用作单一治疗或情绪稳定剂的辅助治疗时,治疗初期的日总剂量为第 1 天 100mg,第 2 天 200mg,第 3 天 300mg,第 4 天 400mg。到第 6 天可进一步将剂量调至每日 800mg,每日剂量增加幅度不得超过 200mg。可根据患者的临床反应和耐受性将剂量调整为每日 200~800mg,常用有效剂量范围为每日 400~800mg。

(6) 阿立哌唑:用于治疗各类型的精神分裂症。本品对精神分裂症的阳性和阴性症状均有明显疗效,也能改善伴发的情感症状,降低精神分裂症的复发率。阿立哌唑的推荐起始剂量和治疗剂量是 10mg/d 或 15mg/d,不受进食影响。阿立哌唑的临床有效剂量范围为 10~30mg/d,提高剂量不能增加疗效。用药 2 周内(药物达稳态所需时间)不应增加剂量,2 周后,可根据个体的疗效和耐受情况适当调整,但加药速度不宜过快。

(7) 帕利哌酮:适用于精神分裂症、分裂性情感障碍的治疗。帕利哌酮是利培酮的主要代谢产物。本品推荐剂量为 6mg,每日 1 次,早晨服用。推荐最大剂量为 12mg/d。

(8) 鲁拉西酮:适用于精神分裂症。一般成人的初始剂量为 40mg,每日 1 次,初始剂量不需要进行滴定。根据症状可增加到 80mg,每日 1 次。本品应与食物(至少 350kcal)同服。

3. 抗抑郁药　抗抑郁药主要用于治疗抑郁症和各种抑郁状态。目前抗抑郁药类型主要包括单胺氧化酶抑制剂、三环类药物及选择性 5-羟色胺再摄取抑制剂。常见的有阿米替林、氟西汀、帕罗西汀、舍曲林、氟伏沙明、西酞普兰等。

(1) 阿米替林:适用于抑郁症、焦虑症、强迫症、分裂症后抑郁、躯体疾病所导致的情绪低落、焦虑不安等症状。剂量 50~250mg/d,分 2~3 次服。抑郁症、焦虑症、强迫症治疗剂量稍大,躯体疾病所致的焦虑抑郁状态剂量酌减。常见不良反应有过度镇静、直立性低血压、口干、便秘、视物模糊等抗胆碱能症状。

(2) 氟西汀:适用于各种抑郁性精神障碍,包括轻度或重度抑郁症、双相情感性精神障碍的抑郁症、心因性抑郁及抑郁性神经症。一般只需每日早上顿服 20mg,必要时可加至每日 40mg。常见不良反应为口干、食欲减退、恶心、失眠、乏力,少数病例可见焦虑、头痛。

(3) 帕罗西汀:适用于各种类型的抑郁症,包括伴有焦虑的抑郁症及反应性抑郁症。一般剂量为 20mg/d。服用 2~3 周后根据患者的反应,某些患者需要加量,每周以 10mg 量递增,根据国外经验每日最大量可达 50mg。常见的不良反应有胆固醇水平升高、食欲减退、体重增加、嗜睡、失眠和兴奋、异常的梦境、眩晕、震颤、头痛、情绪不稳定、视物模糊、高血压,心动过速、恶心、便秘、腹泻、呕吐、口干、性功能障碍。

(4) 舍曲林:适应证同前,与药物间的相互作用少,安全性高,老年患者、有心血管疾病者可谨慎选用。常用剂量 50~200mg/d,早餐后顿服,剂量大可分 2 次服用。常见不良反应为胃肠道反应、头痛、失眠、焦虑、性功能障碍。

(5) 氟伏沙明:适用于抑郁症、强迫症。推荐起始剂量为每日 50mg 或 100mg,晚上顿服。建议逐渐增量直至有效,常用有效剂量为每日 100mg,可按隔 4~7 日渐增 50mg 方式逐步达到最大治疗效果,每日剂量不得超过 300mg。建议每日总量大于 100mg 时,分两次给药。如果两次给药剂量不等,应在睡前服用较大剂量。常见不良反应是恶心,有时伴呕吐、食欲减退、激越、焦虑、眩晕、头痛、失眠、紧张、嗜睡、震颤、心悸、心动过速、腹痛、便秘、腹泻、口干、消化不良、出汗等。

(6) 西酞普兰:用于治疗抑郁症、惊恐障碍、躯体形式障碍等。与其他药物合用时相互作用少,安全性高。常用剂量 20~60mg/d,常见不良反应有恶心、腹泻、勃起障碍、失眠等。

4. 心境稳定剂

(1) 碳酸锂:本品具有稳定心境作用,其作用机制尚未阐明。可能系锂影响 5-HT 摄取、合成、代谢和释放,使脑内 5-HT 功能明显增强,而发挥其抗抑郁和抗攻击作用。开始口服每次 0.25g,每日 3 次。根据血锂浓度和服药反应,逐渐增加剂量。治疗剂量 1.2~1.5g/d,分 2~3 次服。症状控制后减为维持量 0.75~1.0g/d,分 2~3 次服用。常见胃肠道反应有恶心、呕吐、腹痛、腹泻、厌食、口渴等,神经系统反应有双手细微震颤、无力、反应迟钝、失眠、头痛、头晕、记忆减退,以及心电图异常等,长期应用可出现甲状腺肿及肾功能降低。如胃肠道症状加剧,震颤加重,出现癫痫样发作,应考虑锂中毒,严重者可出现意识障碍,呈急性脑器质性综合征。服药期间可适当增加盐分摄入,或使用淡盐水送药。

(2) 卡马西平:作用机制可能系由于本品作用于神经元钾离子通道、钠离子通道,降低高频重复放电,作用于突触和突触后传导。开始剂量为每日 100~300mg,分 2~3 次服。逐渐递增剂量,治疗剂量 1 000mg/d,分次服用。常见不良反应为神经系统眼震、眩晕、视物不清、复视、共济失调、头痛等,并可出现嗜睡、不安、激惹、活动增多,胃肠道症状如恶心、呕吐、口干、便秘、肝功能异常等。心血管系统不良反应有房室传导阻滞、窦性心动过缓、窦房结阻滞,以及低钠血症等。

【临床药学监护要素及实施要点】

1. 治疗精神障碍药物使用注意事项　精神障碍是一类病情相对复杂、病程相对较长的疾病,其药物使用注意事项也相应较多,主要包括以下内容:疾病一旦确诊,即开始药物治疗,通常以单一用药为宜,从小剂量开始,逐渐加至治疗量,及最低有效剂量,务必足量、足疗程治疗,长期维持治疗,但注意用药个体化。

特殊人群使用治疗精神障碍药物尤其需谨慎,老年人用药时需要考虑药物代谢慢、排泄慢、易产生不良反应等问题;儿童使用精神药物原则上要低于成人常规剂量;妊娠期和哺乳期妇女原则上避免使用精神药物,如必须用药物干预,应告知患者和家属药物治疗对胎儿和婴儿的危害,做到知情同意。有严重心血管疾病者应禁用及慎用第一代抗精神病药、三环类药及齐拉西酮。急性肝炎、严重肾病、肾功能不全者禁用及慎用第一代抗精神病药。血液病、造血功能不良者禁用氯氮平及第一代抗精神病药物,使用氯氮平期间要定期复查血象。对于有各种躯体疾病的患者,在治疗躯体疾病的同时,使用治疗精神障碍药物时需要注意药物之间的相互作用,药物代谢的相互影响。

2. 常见治疗精神障碍药物的不良反应及处理　常见治疗精神障碍药物的不良反应包括以下几个方面。

(1) 镇静过度:常见于初次用药者、老年人、体质瘦弱、有躯体性疾病,以及脑器质性障碍者。应对处理措施主要为治疗前评估患者,从小剂量开始滴定,发生后可适当减少剂量或暂时停 1 次药。

(2) 直立性低血压:轻症将患者放平,取平卧或头低位,即可恢复,无须应用升压药,严重或反复低血压反应者,要考虑减药或更换影响血压较小的药物。严重病例,应立即选用有效的升压药,可用去甲肾上腺素 1~2mg,加入 5% 葡萄糖溶液 200~500ml,静脉滴注。可告诫患者,服药后卧床 1 小时,起床宜缓慢,站立前至少等待 1 分钟。改变体位时,若感觉头晕,应当尽快躺下。直立性低血压者禁用肾上腺素升压。

(3) 锥体外系反应:锥体外系症状是典型抗精神病药物在治疗中最常见的不良反应,绝大多数患者在使用抗精神病药物达到一定剂量和时间后会发生,含氟结构的药物更易发生,如氟哌啶醇、三氟拉嗪、五氟利多等。氯丙嗪、舒必利、利培酮的锥外系反应较轻,氯氮平、奥氮平、喹硫平等则较少发生锥外系反应。常见的锥外系反应有急性肌张力障碍、静坐不能、帕金森综合征、迟发性运动障碍等多种表现形式。

此外,还有过敏和皮疹,主要表现为药疹、接触性皮炎、光敏反应、剥脱性皮炎,一旦发生过敏,应停用原抗精神病药物,同时使用抗过敏药物。肝功能损害主要是中毒性肝炎,常为无黄疸性肝炎,主要是谷丙转氨酶和乳酸脱氢酶的异常,多发生在用药后的第 1 个月内。应积极予以护肝药物对症治疗。一些抗胆碱能药物还可产生口干、鼻塞、出汗、恶心、呕吐、胃部不适、便秘、腹泻、尿潴留等不良反应。通常这些不良反应可以耐受,严重者可以对症处理,或换用其他抗精神病药物。

二、自身免疫性疾病

自身免疫性疾病是机体自身免疫耐受机制失调或破坏,导致自身组织器官损伤或出现功能异常的免疫病理状态。自身免疫性疾病种类很多,其发病原因和临床表现各不相同,但多呈反复发作和慢性迁延趋势,严重影响患者的工作和生活质量。值得提出的是,自身抗体的存在与自身免疫性疾病并非两个等同的概念,自身抗体可存在于无自身免疫性疾病的正常人,但自身抗体的滴度一旦超过某一水平就会产生致病作用,就会对自身产生损害,诱发自身免疫性疾病。

（一）类风湿关节炎

【疾病定义和流行病学】 类风湿关节炎是一种以慢性侵蚀性关节炎为特征的全身性自身免疫病。类风湿关节炎的病变特点为滑膜炎,以及由此造成的关节软骨和骨质破坏,最终导致关节畸形。如果不经过正规治疗,5~10年致残率约为43.5%。类风湿关节炎全球发病率为0.5%~1%,中国大陆地区发病率为0.42%,在我国的总患者人数逾500万例。类风湿关节炎可发生于任何年龄,男女患病比率约为1:4。

【病因及发病机制】 类风湿关节炎的发病原因尚不明确,一般认为与遗传、环境、感染等因素密切相关。遗传因素是罹患类风湿关节炎的重要原因。类风湿关节炎患者1级亲属中患病的风险较普通人群高1.5倍。孪生子研究结果显示,与类风湿关节炎相关的各种因素中,遗传因素占50%~60%。与类风湿关节炎发病相关的易感基因包括HLA-DR、PADI4和PTPN22等。某些病毒和细菌感染可能作为始动因子,启动携带易感基因的个体发生免疫反应,进而导致类风湿关节炎的发病。与类风湿关节炎发病相关的病原体包括EB病毒、细小病毒B19、流感病毒及结核分枝杆菌等。类风湿关节炎发病率男女之比为1:(2~4),提示性激素可能参与发病。另外,女性类风湿关节炎患者在怀孕期内病情可减轻,分娩后1~3个月易复发,提示孕激素水平下降或雌-孕激素失调可能与类风湿关节炎的发病有关。

其他因素还包括吸烟、寒冷、外伤及精神刺激等因素可能与类风湿关节炎的发生有关。

【临床表现】 类风湿关节炎的主要临床表现为对称性、持续性的关节肿胀和疼痛,常伴有晨僵。除关节症状外,还可出现皮下结节,称为类风湿结节。患者的性功能、肺和神经系统也会受累。类风湿关节炎的主要病理改变为滑膜炎,表现为滑膜增生和炎性细胞浸润。类风湿关节炎的滑膜改变可分为炎症期、血管翳形成期和纤维化期。血管翳形成是类风湿关节炎滑膜的重要病理特征,在类风湿关节炎软骨和骨破坏过程中发挥重要作用。关节外表现的主要病理基础为血管炎。类风湿结节是其特征性表现,结节中心为类纤维素样坏死组织,周围有"栅状"排列的组织细胞、成纤维细胞及巨噬细胞等。

【药物治疗】 目前类风湿关节炎的治疗药物主要为改善症状抗风湿药,包括非甾体抗炎药、糖皮质激素、慢作用抗风湿药、免疫抑制剂等。类风湿关节炎的治疗原则为早期、规范治疗。治疗目标是达到疾病缓解或低疾病活动度,最终目的是控制病情、减少致残率,改善患者生活质量。

1. 非甾体抗炎药（NSAID） 这类药物主要通过抑制环氧合酶（COX）活性,减少前列腺素合成而具有抗炎、止痛、退热及减轻关节肿胀的作用,是临床最常用的类风湿关节炎治疗药物。非甾体抗炎药对缓解患者的关节肿痛,改善全身症状有重要作用。其主要不良反应包括胃肠道症状、肝和肾功能损害以及可能增加的心血管不良事件。

根据现有的循证医学证据和专家共识,非甾体抗炎药使用中应注意以下几点。

（1）注重非甾体抗炎药的种类、剂量和剂型的个体化。

（2）尽可能用最低有效量、短疗程。

（3）一般先选用一种非甾体抗炎药,应用数日至1周无明显疗效时应加至足量。如仍然无效则再换用另一种制剂,避免同时服用2种或2种以上非甾体抗炎药;对有消化性溃疡病史者,宜用选择性环氧合酶-2抑制剂或其他非甾体抗炎药加质子泵抑制剂。

（4）老年人可选用半衰期短或较小剂量的非甾体抗炎药。

（5）心血管高危人群应谨慎选用非甾体抗炎药,如需使用,可选择非选择性环氧化酶抑制剂类非甾体抗炎药。

（6）注意定期监测血常规和肝、肾功能。

2. 改善病情抗风湿药（DMARD） 该类药物较非甾体抗炎药起效慢,需1~6个月,故又称慢作用抗风湿药（SAARD）,这些药物可延缓或控制病情的进展,减少糖皮质激素的使用。常用于治疗类风湿关节炎的改善病情抗风湿药包括甲氨蝶呤、来氟米特、柳氮磺吡啶、羟氯喹等几种药物。

临床上对于类风湿关节炎患者应强调早期应用传统DMARD。推荐首选甲氨蝶呤单用,存在甲氨蝶呤禁忌时,考虑单用来氟米特或柳氮磺吡啶。单一传统 DMARD 治疗未达标,建议联合另一种或两种 DMARD 进行治疗。或一种传统 DMARD 联合一种生物 DMARD 或靶向 DMARD 进行治疗。

3. **生物制剂**　生物制剂是目前可有效控制炎症的主要药物,可减少骨破坏、减少激素的用量和骨质疏松。治疗类风湿关节炎的生物制剂主要包括肿瘤坏死因子(TNF)-α 拮抗剂、白细胞介素(IL)-1 和 IL-6 拮抗剂、抗 CD20 单抗及 T 细胞共刺激信号抑制剂等。其中 TNF 拮抗剂主要包括英夫利西单抗、依那西普和阿达木单抗。最主要不良反应为感染,包括结核杆菌感染、真菌感染、机会感染和细菌感染;IL-6 受体拮抗药主要包括托珠单抗。常见不良反应包括血细胞减少、血胆固醇升高、感染等。

4. **糖皮质激素**　糖皮质激素能迅速改善关节肿痛和全身症状。中/高疾病活动度患者建议传统 DMARD 联合糖皮质激素(泼尼松≤10mg/d)治疗以快速控制症状,协助传统 DMARD 发挥作用。

在糖皮质激素治疗的过程中注意补钙和维生素 D。

5. **植物药制剂**

(1)雷公藤:对缓解关节肿痛有效,是否减缓关节破坏尚缺乏研究。一般给予雷公藤多苷 30~60mg/d,分 3 次饭后服用。主要不良反应是性腺抑制,一般不用于育龄期患者。其他不良反应包括皮疹、色素沉着、指甲变软、脱发、头痛、食欲减退、恶心、呕吐、腹痛、腹泻、骨髓抑制、肝酶升高和血肌酐升高等。

(2)白芍总苷:常用剂量为 600mg,每日 2~3 次。其不良反应较少,主要有腹痛、腹泻、纳差等。

6. **外科治疗**　类风湿关节炎患者经过积极内科正规治疗,病情仍不能控制,为纠正畸形,改善生活质量可考虑手术治疗。但手术并不能根治类风湿关节炎,故术后仍需药物治疗。常用的手术主要有滑膜切除术、人工关节置换术、关节融合术及软组织修复术。

对于少数经规范用药疗效欠佳,血清中有高滴度自身抗体、免疫球蛋白明显增高者可考虑免疫净化,如血浆置换或免疫吸附等治疗。但临床上应强调严格掌握适应证以及联用改善病情抗风湿药等治疗原则。

【治疗管理】类风湿关节炎的主要治疗原则包括以下几个方面:控制关节炎症,缓解症状;保持关节功能,防止畸形;促进关节修复,改善关节功能;早期诊断,早期治疗;功能锻炼等。

患者的预后与病程长短、病情程度及治疗有关。对具有多关节受累、关节外表现严重、血清中有高滴度自身抗体和 HLA-DRI/DR4 阳性,以及早期出现骨破坏的患者应给予积极的治疗。大多数类风湿关节炎患者经规范内科治疗可以缓解。

类风湿关节炎无有效的预防方法,重在早期诊断早期治疗,以免延误病情。一旦诊断为类风湿关节炎,应减少或避免加重因素。

类风湿关节炎患者应戒烟、避免受凉,要适当锻炼,最大程度地改善和保存受累关节的功能,降低残疾的发生。用药过程中要密切监测病情变化,定期复诊。

(二)系统性红斑狼疮

【疾病定义和流行病学】系统性红斑狼疮(SLE)是一种系统性自身免疫病,以全身多系统和脏器受累、反复地复发与缓解、体内存在大量自身抗体为主要临床特点,如不及时治疗,会造成受累脏器的不可逆损害,最终导致患者死亡。SLE 患病率地域差异较大,目前全球 SLE 患病率为(0~241)/10 万,中国大陆地区 SLE 患病率为(30~70)/10 万,男女患病比为 1:(10~12)。

【病因及发病机制】SLE 是一种复杂的、多因素的自身免疫性疾病,以出现各种自身抗体为特征,可以侵及全身各个系统,其发病机制至今尚未完全阐明。SLE 的病因复杂,与遗传、性激素、环境(如病毒与细菌感染)等多种因素有关。

【临床表现】鼻梁和双颧颊部呈蝶形分布的红斑是 SLE 特征性的改变;SLE 的皮肤损害包括光敏感、脱发、手足掌面和甲周红斑、盘状红斑、结节性红斑、脂膜炎、网状青斑、雷诺现象等。SLE 口或鼻黏膜溃疡常见。对称性多关节疼痛、肿胀,通常不引起骨质破坏。发热、疲乏是 SLE 常见的全身症状。SLE 的一般临床症状主要表现为全身不适、疲乏、食欲缺乏、发热等。常见的类型有两种:一种是长期的低热,大多数是作为亚急性发病的表现;另一种是弛张型高热,很少有寒战。发热很可能是 SLE 活动的表现,但应除外感染因素。疲乏是 SLE 常见但容易被忽视的症状,常是狼疮活动的先兆。

　　SLE 的临床症状还包括狼疮肾炎（LN）：50%～70% 的 SLE 患者病程中会出现临床肾脏受累，肾活检显示几乎所有 SLE 均有肾脏病理学改变。心血管系统，如心包炎是 SLE 最常见的症状，发生率可达 30%。中枢神经系统方面可表现为神经精神狼疮：轻者仅有偏头痛、性格改变、记忆力减退或轻度认知障碍；重者可表现为脑血管意外、昏迷、癫痫持续状态等。血液系统方面贫血和血小板减少最常见。SLE 的临床表现复杂多样，自然病程多表现为病情的加重与缓解交替。

　　【治疗原则】SLE 的治疗原则为早期、个体化治疗，最大程度地延缓疾病进展，降低器官损害，改善预后。SLE 治疗的短期目标为控制疾病活动、改善临床症状，达到临床缓解或可能达到的疾病最低活动度；长期目标为预防和减少复发，减少药物不良反应，预防和控制疾病所致的器官损害，实现病情长期持续缓解，降低病死率，提高患者的生活质量。

　　【药物治疗】系统性红斑狼疮的病因不明，目前尚没有特效药，而且各患者的具体表现不一，故治疗应个体化。常见的治疗药物主要有糖皮质激素、抗疟药、免疫抑制剂、生物制剂及相关中药。

　　1. **糖皮质激素**　激素在治疗 SLE 中发挥着至关重要的作用，是 SLE 诱导缓解治疗最常用且国内外指南一致推荐的控制 SLE 病情的基础药物。激素是治疗 SLE 的基础用药；应根据疾病活动及受累器官的类型和严重程度制订个体化的激素治疗方案，应采用控制疾病所需的最低剂量；对轻度活动的 SLE 患者，羟氯喹或非甾体抗炎药疗效不佳时，可考虑使用小剂量激素（≤10mg/d 泼尼松或等效剂量的其他激素）；对中度活动的 SLE 患者，可使用激素[0.5～1mg/（kg·d）泼尼松或等效剂量的其他激素]联合免疫抑制剂进行治疗；对重度活动的 SLE 患者，可使用激素[≥1mg/（kg·d）泼尼松或等效剂量的其他激素]联合免疫抑制剂进行治疗，待病情稳定后，适当调整激素用量；对狼疮危象的 SLE 患者，可使用激素冲击联合免疫抑制剂进行治疗；临床医师需密切关注 SLE 患者的疾病活动，并根据疾病活动度来调整激素用量，对病情长期稳定的患者，可考虑逐渐减停激素。

　　2. **抗疟药**　SLE 患者长期服用羟氯喹可降低疾病活动度、降低发生器官损伤和血栓的风险，改善血脂情况，提高生存率。长期服用羟氯喹者，5 年后可观察到羟氯喹导致的视网膜病变，而一些高风险人群（长期服用和/或使用高剂量的羟氯喹、伴有肝肾疾病、同时使用他莫昔芬、有视网膜或黄斑疾病史、高龄等）更易诱发视网膜病变。应对服用羟氯喹无高风险因素者进行基线和 5 年后的年度眼科检查，监测药物带来的眼部不良反应。而对于发生视网膜病变高风险的患者，服药前与服药后每年需进行 1 次眼科检查。

　　3. **免疫抑制剂**　免疫抑制剂的使用可降低激素的累积使用量及预防疾病复发。对难治性（经常规疗法治疗效果不佳）或复发性 SLE 患者，使用免疫抑制剂可减少激素的使用量，控制疾病活动，提高临床缓解率。狼疮肾炎患者初始治疗时（诱导缓解期），相对单用激素而言，联合使用免疫抑制剂可显著提高临床缓解率，因此，初始治疗时即可考虑加用免疫抑制剂。伴有脏器受累的 SLE 患者，应依据患者的临床表现、生育要求、药物安全性和成本等因素进行综合考虑，选择恰当的免疫抑制剂。目前最常用的是环磷酰胺，用法有每日口服或每月静脉冲击 1 次，它有骨髓抑制、降低免疫功能、性腺抑制等副作用，用药时注意复查肝功能和血常规。其他可选择的免疫抑制剂有硫唑嘌呤、甲氨蝶呤、来氟米特、沙利度胺、吗替麦考酚酯、他克莫司等。

　　4. **生物制剂**　对难治性（经常规治疗效果不佳）或复发性 SLE 患者，使用生物制剂能较为显著地增加患者的完全和部分缓解率，降低疾病活动度、疾病复发率及减少激素用量。虽然有多种生物制剂已经尝试用于 SLE 的治疗且取得一定的临床疗效，但目前仅有贝利尤单抗获得 FDA 和国家药品监督管理局的批准用于治疗 SLE。然而，贝利尤单抗在我国 SLE 患者中的有效性和安全性还有待进一步验证。贝利尤单抗能改善患者的血清学指标，降低严重复发风险及减少激素用量。对目前常规治疗控制不佳的患者，可考虑使用。常见不良反应为感染、头痛和恶心。此外，利妥昔单抗对顽固性狼疮肾炎和血液系统受累的患者，可控制病情，减少激素用量。常见不良反应包括感染、输液反应等。

　　5. **中医药治疗**　中西医结合治疗有利于提高疗效，传统使用较多的成药有雷公藤多苷，但有较严重的副作用，特别是性腺抑制，长期使用可引起女性停经、男性不育。其他中草药可在中医师的指导下服用，但建议服中药期间不要擅自停用激素，以免加重病情。

【治疗管理】系统性红斑狼疮的病因复杂、发病机制不清,在疾病的发展过程中,预防疾病的复发及并发症的发生尤为重要,应注意以下因素。

1. **避光及消除疲劳**　疲劳是 SLE 最常见的表现,它是多因素作用的结果,教育患者避免熬夜和劳累。光过敏也可导致患者病情复发或加重。光过敏可导致患者疲劳,常规的遮光伞和防晒乳以及防护服非常重要。

2. **预防感染**　由于 SLE 体内的免疫功能紊乱以及长期免疫抑制剂的应用,合并感染是很常见的,出现发热应积极就医。合理地应用糖皮质激素和免疫抑制剂并及时调整剂量和应用时间能够减少感染的风险。

3. **适当休息与锻炼**　SLE 患者的另一突出特征是久坐的生活方式、疾病的慢性过程、精神压抑及纤维肌痛等,可使 SLE 患者的运动明显减少。有氧运动如水疗法和散步等锻炼是 SLE 患者非药物治疗方案的一部分。重症活动期患者应卧床休息,缓解期及轻症患者可适当运动或从事非体力性工作。锻炼有助于防止长期类固醇激素治疗造成的肌肉萎缩及骨质疏松。

戒烟、减轻体重、适当的锻炼、血压控制以及血脂监测均可以降低系统性红斑狼疮的心血管疾病的风险。长期应用糖皮质激素的患者常见骨质疏松,应适当补充钙剂、维生素 D 及双膦酸盐等预防和治疗骨质疏松。

三、器官移植(移植排异)

器官移植是 20 世纪医学领域的一项重大突破,是将某一个有活力的器官用手术的方法转移到另一个体或自体的某一部位,从而继续发挥原器官生理功能,达到延长患者生命的目的。根据移植物的性质进行分类,包括实体器官移植及骨髓移植。

常见的实体器官移植包括肾移植、肝移植、心脏移植、肺移植等。器官移植已经成为治疗器官终末期病变的有效方法,各种脏器的移植受者长期生存率和生存质量都有不同程度的提高。但是,器官移植的排斥反应依然是严重影响受者预后的因素,并且目前尚无有效诱导免疫耐受的方法,因此免疫抑制剂的应用仍是器官移植成功的关键措施之一。如何合理应用免疫抑制剂也是目前广泛关注的焦点问题。

【疾病定义及发病机制】器官移植后,由于供、受者之间的组织相容性抗原不同,从而刺激相互的免疫系统,引起排斥反应。排斥反应主要分为宿主抗移植物反应和移植物抗宿主反应两种。

1. **宿主抗移植物反应(HVGR)**　宿主抗移植物反应即为我们通常认为的器官移植排斥反应,分为超急性排斥反应、急性和急性加速性排斥反应和慢性排斥反应。

(1)超急性排斥反应:是在移植物血液循环恢复后数分钟或数小时内发生的排斥反应,其产生原因是宿主体内存在抗供者同种异型抗原(如 HLA 抗原、ABO 血型抗原和血小板抗原等)的抗体。在移植术后,这些抗体与移植物细胞表面相应抗原结合,激活补体,导致移植的血管内凝血和血栓形成,造成移植器官栓塞、坏死。反复多次输血、多次妊娠、长期血液透析或有同种异基因移植史的个体体内易存在抗供者同种异基因抗原的抗体。

(2)急性和急性加速性排斥反应:出现于器官移植后 7 日左右,主要由 T 细胞介导,被排斥的移植物周围有大量单核细胞与淋巴细胞浸润。术后 1~5 日出现 T 细胞介导的加急排斥反应,其原因多是宿主在接受组织或者器官移植之前已被供者细胞致敏(如输血或者妊娠等),手术后在短时间内发生针对供者 HLA 的排斥反应,避免或者减少急性与急性加速性排斥反应的主要措施之一是 HLA 配型。供者与宿主 HLA 的匹配程度与移植物在宿主体内存活的时间明显相关:吻合度越高,移植物存活时间越长。

(3)慢性排斥反应:慢性排斥反应属于迟发型变态反应,发生于移植后数月甚至数年之后,是器官移植失败的主要原因之一,但其机制尚不清楚。慢性排斥反应表现为进行性移植器官的功能减退直至丧失;病理特点是血管壁细胞浸润、间质纤维化和瘢痕形成,有时伴有血管硬化性改变。

2. **移植物抗宿主反应(GVHR)**　移植物抗宿主反应多发生于同种骨髓移植者,也可见于肝、脾、胸腺和小肠移植中;在宿主免疫功能低下的情况下,来自供者的淋巴细胞将对宿主体内的同种异型抗原(尤其是 HLA 抗原)发生免疫应答,产生移植物抗宿主反应甚至移植物抗宿主病。GVHR 分为急性与慢性两型。急性型多见,多发生于移植后3个月以内,患者出现肝脾大、高热、皮疹和腹泻等症状;虽是可逆性变化,但死亡率较高。慢性型由急性型转来,患者呈现严重的免疫失调,表现为全身消瘦,多个器官损害,以皮肤和黏膜变化最突出,患者往往因严重感染或恶病质而死亡。

【治疗原则】实体器官移植患者需要抑制宿主对移植物的排斥反应,延长移植物和患者的存活期。免疫抑制剂的发展和应用是器官移植领域的重要突破,明显提高了移植患者的生存率。移植术后给予免疫抑制剂治疗是维持移植物功能和远期良好疗效的关键。目前,临床上已有众多免疫抑制剂可供选择,但如何合理选择及使用免疫抑制剂仍是十分关键的问题。

免疫抑制剂的联合用药原则是器官移植后免疫抑制剂应用抗排斥反应的共识,事实证明无论采用何种联合方式,均有单一用药无可替代的优势。具体用药方案应根据药物的作用机制、不良反应大小、各地区的用药习惯并结合患者的经济条件来确定。联合用药过程中,有时也可能因为抗排斥效果不佳或药物副作用大而对方案进行修改。同时,通过分析包括血药浓度在内的检查结果,并结合患者自身状态,决定患者药物治疗方案中联合用药的组合和具体剂量。

【药物治疗(免疫抑制剂)】免疫抑制剂是一类可抑制机体异常免疫反应的药物,主要包括多种化学合成药物和生物制剂,在临床上主要用于防止器官移植时的排斥反应及自身免疫性疾病的治疗。

1. 治疗药物分类

(1) 钙调蛋白抑制剂(CNI):主要包括环孢素A(CsA)和他克莫司(Tac),目前绝大多数移植中心都采用以CNI为主的联合免疫抑制方案。

CsA是含11个氨基酸的环形多肽,通过干扰T淋巴细胞活性,阻断参与体液和细胞免疫,从而防止排斥反应的发生。CsA治疗窗窄,其血药浓度与疗效及毒副作用密切相关,服药期间宜严密监测血药浓度、肝肾功能等。

他克莫司(又名FK506)是一种具有强大免疫抑制作用的大环内酯类免疫抑制剂,与CsA有相似的免疫作用机制:主要通过抑制IL-2的释放,全面抑制T淋巴细胞来发挥强大的免疫抑制作用。Tac的免疫抑制作用强度为CsA的10~100倍,肝毒性却较CsA小,已被广泛应用于各种器官移植。Tac毒副作用与血药浓度密切相关,因此必须加强患者血药浓度的监测。

(2) mTOR(哺乳动物雷帕霉素靶蛋白)抑制剂:西罗莫司(又名雷帕霉素,SRL)是一种大环内酯类免疫抑制剂,通过抑制mTOR的活化,抑制p70S6激酶活性,阻止淋巴细胞G_1期向S期转变,可同时抑制T细胞和B细胞的增殖。SRL不引起肾小球滤过率减少及肾功能损害,且无神经毒性。目前临床上常把SRL作为替代CNI的备用方案。SRL的免疫抑制强度不如CNI,但至少与吗替麦考酚酯(MMF)相当,与CsA、Tac和MMF等均有良好的协同作用。

依维莫司是一种具有抗肿瘤特性的新型免疫抑制剂,为SRL的衍生物,其体外免疫抑制活性低于SRL,但体内活性与SRL相当,生物利用度更好,可口服给药。

(3) 抗代谢药:硫唑嘌呤(AZA)是6-巯基嘌呤(6-MP)的前体药物。通过抑制DNA、RNA以及蛋白合成,抑制淋巴细胞增殖反应。AZA主要不良反应以肝功能损害、造血系统损害和感染为主。

MMF是霉酚酸(mycophenolic acid,MPA)的酯类衍生物,是一种高效、选择性、非竞争性、可逆性的次黄嘌呤核苷磷酸脱氢酶(IMPDH)抑制剂,可抑制鸟嘌呤核苷酸的经典合成途径。主要用于对AZA禁忌的患者或作为抗代谢药物的首选药。MMF一般不单独使用,常需与CNI和糖皮质激素联用,可明显降低急性排斥反应的发生率,减少CNI和糖皮质激素的用量和不良反应。此药临床上常见骨髓抑制及胃肠道不良反应。

(4) 糖皮质激素:糖皮质激素(GC)是最早应用于免疫抑制治疗的非特异性抗炎药,目前仍是基础免疫抑制方案中的一线用药。移植患者常用的糖皮质激素主要是甲泼尼龙(MP)和泼尼松(Pred)。MP一般用于免疫诱导和急性排斥反应的冲击治疗,而Pred则主要用于移植术后的联合排异方案。但由于糖皮质激素的不良反应多,且能增加肝癌和病毒性肝炎的复发率,故术后应逐渐减量,甚至尽早停用。

(5) 生物免疫抑制剂(抗体制剂):代表性药物有抗胸腺细胞免疫球蛋白(antithymocyte globulin,

ATG)、抗人 T 细胞免疫球蛋白(anti-human T lymphocyte immunoglobulin,ALG)、抗 CD3 单克隆抗体和白细胞介素 2 受体抗体(interleukin-2 receptor antagonist,IL-2RA)。抗体制剂目前主要用于围手术期的诱导治疗、预防急性排斥反应及治疗激素抵抗型排斥反应。

(6) 其他及新型免疫抑制剂:其他常用免疫抑制剂还包括环磷酰胺、来氟米特、雷公藤和雷公藤多苷、贝拉西普等。

2. 药物治疗方案　器官移植中免疫抑制方案按使用时间和治疗目的,治疗方案可分为三类:诱导治疗、抗排斥治疗及维持治疗。

(1) 诱导治疗:适用于移植术后早期,免疫抑制剂的用量相对较大,有助于预防排斥反应。目前的诱导治疗方案是在术前、术中或术后立即给予生物制剂——IL-2RA 或淋巴清除性抗体。指南推荐将 IL-2RA(如巴利昔单抗)作为诱导治疗的一线药物,对于排斥反应风险较高的肾移植受者,如 HLA 错配位点较多、受者较年轻、供体高龄、群体反应性抗体>0、血型不匹配、移植肾功能延迟恢复、冷缺血时间>24 小时的受者,建议使用淋巴细胞清除性抗体,如家兔抗胸腺细胞球蛋白(rATG)、抗胸腺细胞球蛋白-Fresenius(ATG-F)进行诱导治疗。

(2) 抗排斥治疗:采用冲击治疗,以逆转急性排斥反应。对于细胞介导的急性排异反应,糖皮质激素冲击治疗是一线方案;糖皮质激素治疗效果不佳或复发的急性细胞性排斥患者,使用抗 T 细胞抗体等;对于抗体介导的排斥反应,可考虑使用血浆置换、IVIG、抗 CD20 单克隆抗体、抗淋巴细胞抗体,可联用或不联用糖皮质激素冲击治疗。

(3) 维持治疗:维持小剂量的免疫抑制剂,达到既防止排斥反应,又保护受者正常防御功能的目的。改善全球肾脏病预后组织(kidney disease:improving global outcomes,KDIGO)指南推荐 CNI 中 Tac 为一线用药,抗增殖类药物中 MMF 是一线药;对于低免疫风险的患者和已接受诱导治疗的患者,移植后一周内可停用糖皮质激素;如需使用 SRL 可在移植肾功能完全恢复、手术伤口愈合后使用;SRL 可与 CNI、抗增殖类药物和糖皮质激素联合使用,形成三联或四联免疫抑制方案。目前国内外最常用的免疫抑制维持治疗方案是以 CNI 为基础的三联免疫抑制方案,即 CsA 或 Tac 联合一种抗增殖类药物(如 MMF)加糖皮质激素。对于糖耐量异常或轻度糖尿病的受者,可初始采用 CsA 进行免疫治疗,从而在一定程度上防止或延缓移植术后新发糖尿病的进展。

在 CNI 为基础的三联免疫维持方案应用过程中需要注意以下事项:①CNI 类免疫抑制剂早期药物浓度不达标是 T 细胞介导排斥反应(T cell mediated rejection,TCMR)发生的危险因素。因此,初始用药时可以按照平均偏大的剂量使用[如 CsA 6mg/(kg·d);Tac 0.15mg/(kg·d)],或者应用基因检测手段给予初始给药剂量,必要时还可以检测服药后药物峰浓度作为调整剂量的参考。②早期足量抗增殖药物的使用也有利于预防急性 TCMR 的发生(如 MMF 为 1~2g/d)。③激素的使用:早期激素的使用对预防急性 TCMR 是必要的,糖皮质激素的应用遵循递减的原则,一般减至 Pred 5~10mg/d 维持。

【药物治疗管理(临床药学监护要素及实施要点)】

1. 免疫抑制剂血药浓度监测　在免疫抑制治疗中,患者体内必须达到一个稳定的药物浓度才能获得治疗效果。在临床应用中,大多数免疫抑制剂血药浓度与免疫抑制强度相关,也与毒副反应相关,其治疗窗窄和血药浓度个体间差异大成为临床上合理有效用药的一个难点。因此,应定期对移植患者进行免疫抑制剂血药浓度监测,优化给药剂量,确保有效预防排斥反应。

(1) Tac 的血药浓度监测

1) 有效谷浓度参考值:见表 6-93。

表 6-93　Tac 的有效谷浓度参考值

肾移植术后	Tac 谷浓度(C_0)(ng/ml)	肾移植术后	Tac 谷浓度(C_0)(ng/ml)
0~1 个月	8~12	3~12 个月	4~10
1~3 个月	6~10	>12 个月	4~8

注:此浓度为 Tac+MPA 类药物+激素的三联方案中的 Tac 浓度,以上数值仅供参考,实际用药过程中医师会根据个人情况进行调整。

2）血药浓度过低：可能会产生排斥反应，建议定期就诊、复查。

3）血药浓度过高：Tac 全血谷浓度超过 20ng/ml 时，易发生药物毒副作用症状如血糖升高等。建议及时向医师或药师咨询。

（2）CsA 的血药浓度监测

1）有效谷浓度参考值：见表 6-94。

表 6-94　CsA 的有效谷浓度参考值

肾移植术后	谷浓度（C_0）（ng/ml）	峰浓度（C_2）（ng/ml）
0~1 个月	150~300	1 000~1 500
1~3 个月	150~250	800~1 200
3~12 个月	120~250	600~1 000
>12 个月	80~120	>400

注：此浓度为 CsA+MPA 类药物+激素的三联方案中的 CsA 浓度，以上数值仅供参考，实际用药过程中医师会根据个人情况进行调整。

2）血药浓度过低：可能会发生移植排斥反应，建议定期就诊、复查。

3）血药浓度过高：易发生肾毒性，且产生的肾毒性难以和排斥反应区别，建议及时向医师或药师咨询。

（3）SRL 的血药浓度监测

1）有效谷浓度：SRL 联合 CNI 类及 GC 作为初始治疗，血药谷浓度为 8~12ng/ml；早期转化 SRL+MPA+GC 方案，建议 SRL 血药谷浓度 4~10ng/ml；晚期转换 SRL+MPA+GC 方案，SRL 血药谷浓度控制在 4~8ng/ml。

2）血药浓度过低：低于 3ng/ml 应及时调整服药剂量，调整剂量后 7~14 日再次给药前采血测定谷浓度。SRL 的最大给予剂量不可超过 40mg/d。

3）血药浓度过高：血药浓度与药物毒性成正比，浓度高较易发生不良反应，但其不良反应是可逆的。减少药物剂量血药浓度降低后，不良反应均可好转。对于发生的不良反应对症处理即可。

（4）MPA 类的血药浓度监测

1）有效谷浓度：MPA-$AUC_{0~12h}$ 治疗窗为 30~60（mg·h）/L。

2）血药浓度过低：MPA 类药物的药动学和药效学在个体间和个体内存在极大变异，浓度过低应及时增加 MPA 类药物剂量。

3）血药浓度过高：目前对 MPA 暴露与其不良事件的相关性尚存在争议。一项前瞻性随访研究中，肾移植受者的白细胞减少或贫血发生风险随 MPA-$AUC_{0~12h}$ 增加而升高，感染或腹泻发生风险则与之无关。

2. **免疫抑制剂不良反应的监测**　移植术后患者使用免疫抑制剂可能出现各种药物不良反应，需进行监护和管理，出现不良反应时由移植医生进行评估是否调整免疫抑制方案或进行对症处理。常见的免疫抑制剂不良反应见表 6-95。

表 6-95　常见免疫抑制剂的不良反应

免疫抑制剂	常见不良反应
环孢素	肾功能异常；高血压、高血糖；震颤、头痛、癫痫；皮肤感觉异常、多毛症、痛风、牙龈增生；肝毒性；感染[a]
他克莫司	肾功能异常；头痛、失眠、震颤、肌痛、乏力等神经毒性，严重和易感个体可以发生脱髓鞘损伤；胃肠道反应以及高血压、高血钾、低血镁、高尿酸血症、高血糖等；感染[a]
西罗莫司	外周性水肿、发热、头痛；伤口愈合不良；感染[a]；高血压、静脉血栓栓塞；胃肠道反应、口腔炎；贫血、全血细胞减少；高脂血症、电解质紊乱；关节痛、鼻出血、肺炎；痤疮；尿路感染、蛋白尿

续表

免疫抑制剂	常见不良反应
霉酚酸类	胃肠道反应；皮疹、脉管炎、肌痛、关节痛；低血压；Stevens-Johnson 综合征（SJS）；良性和恶性肿瘤；骨髓抑制
皮质类固醇	短期使用时，常引起心血管疾病、移植后新发糖尿病、创口愈合不良、低血钾、水钠潴留、机会性感染增加等； 长期使用时可能出现白内障、糖尿病、高血压、肥胖、骨质疏松、消化性溃疡、儿童生长抑制、肾上腺皮质功能减退等
巴利昔单抗	便秘、尿路感染、发热；恶心、呕吐；外周性水肿；高血压、低血压、头痛；贫血、中性粒细胞减少、血小板减少；水电解质紊乱；伤口愈合不良；支气管痉挛；心律失常
兔抗人胸腺细胞免疫球蛋白	白细胞减少、血小板减少；过敏；感染[a]；淋巴组织增生障碍、恶性肿瘤

注：[a] 包括细菌、真菌及病毒，以及耶氏肺孢子、巨细胞病毒、EB 病毒感染等。

3. 免疫抑制剂的相互作用监护　移植后药物的应用需非常谨慎，有些药物会增加免疫抑制剂的血药浓度，而有些药物则会降低免疫抑制剂的血药浓度，另外一些药物本身就有肾脏或肝脏毒性，应该避免联合使用。

常见的可增加免疫抑制剂的血药浓度的药物有红霉素、克拉霉素、氟康唑、伏立康唑、酮康唑、维拉帕米、甲氧氯普胺、口服避孕药、甲睾酮等。可降低免疫抑制剂血药浓度的药物有苯巴比妥、苯妥英钠、利福平、异烟肼等。应该尽量避免使用的药物有庆大霉素、阿米卡星、多黏菌素、万古霉素等。

4. 免疫抑制剂的依从性管理　移植器官作为一个外来物，时刻处于受者免疫系统的监视之下，一旦免疫抑制作用减弱，机体免疫系统就会对移植器官发起攻击，也就是排斥反应发生。有时这种排斥反应很微弱，可能没有临床症状，但器官的损害已经发生。因此，按时、按规定服药，使机体的免疫机制处于一种稳定的免疫抑制状态，减少排斥的发生率，延长移植器官的存活期就显得非常重要。

5. 移植患者的定期规律随访　器官移植后，为了患者能获得长期的移植器官功能和提高生活质量，术后长期随访与管理必不可少，随访中教育重点包括规律服药、定期随访、生活方式教育及加强自我管理能力教育。规律随访也可促进免疫抑制剂剂量的个体化调整。

四、营养支持

【疾病定义和流行病学】营养不良（malnutrition）指的是因能量、蛋白质或其他营养素（nutrients）缺乏或过量，对机体功能乃至临床结局发生不良影响的现象。从定义上理解营养不良是广义的，包含营养不足（undernutrition）和营养过剩两个部分。营养不足可分为以下 3 种类型：①干瘦型和单纯饥饿型营养不良（marasmus）；②低蛋白血症型或急性内脏蛋白消耗型（kwashiorkor）；③混合型或蛋白质热量缺乏性营养不良（protein energy malnutrition，PEM）。

营养不良至今依然是全世界的一个公共卫生问题，不仅存在于经济水平欠发达的地区/国家，同样也存在于经济水平发达或医疗水平高的地区/国家。发病人群包括婴幼儿至老年人，一项来自老年患者急诊住院研究的数据表明，高达 71% 的老年患者存在营养风险或营养不良。在世界各地的幼儿中，营养不良是死亡和发病的一个关键影响因素，45% 的 5 岁以下儿童死亡病例与其有关。欧洲、北美、澳洲的儿童中严重营养不良的比例非常少，近年来亚洲各国的儿童营养不良的比例下降趋势明显，非洲部分地区的儿童营养不良发生的比率较大，这往往和该地区的经济水平呈正相关。临床上常见的营养不良类型为疾病所致的营养摄入不足，根据营养风险筛查第一阶段的资料显示，在大城市大医院的普通外科病房中，营养不良的发生率只有 10.1% 左右，消化内科的营养不良的发生率达 12.4%，高于外科。但也有文献显示，我国医院内营养不良的发生率在 30%~50%。营养不良的最终不良预后是导致死亡率增加，对于围手术期而言，常见不良预后可能导致：①术后感染性并发症增加；②创口愈合不佳；③压疮发生率增加；④肠道菌群紊乱；⑤营养素经肠道异常丢失等。

1. 营养不足　营养不良的营养不足部分，通常指的是蛋白质、能量或其他营养素因种种原因无法满足机体自身需要。但实际上,特别是在医院内,营养物质的摄入不足并非营养不良的唯一原因。炎症反应、创伤应激及疾病的进展等情况均可导致机体代谢紊乱和机体自身组织消耗增加,最终引起机体分解代谢大于合成代谢。往往这种非摄入不足的营养不良是最难逆转或纠正的,因为在疾病分解代谢旺盛期,机体内的能量负平衡及负氮平衡无法通过简单的营养支持得到改善,只有在有效控制原发病、降低机体炎症的情况下,机体的合成代谢才能大于分解代谢,或两者之间实现动态平衡,机体才能缓慢地恢复消耗的机体成分。

2. **营养过剩**　营养过剩就是营养素的摄入量超过需要量而在体内蓄积,导致肥胖或者其他不良后果。肥胖主要因为引起代谢综合征,则引起相关并发症显著增加,最终导致死亡率的显著上升。在我国随着生活水平的大幅改善,而大众的医疗或营养健康理念得不到正确的普及,肥胖等一系列营养过剩导致的代谢紊乱问题应引起全民的重视。

【临床表现及诊断】临床上因各种原因导致的营养不足性营养不良大致可以分为以下三种类型:①成人干瘦型或单纯饥饿型营养不良(adult marasmus);②内脏蛋白消耗型营养不良(kwashiorkor);③混合型营养不良(mixed marasmus and visceral malnutrition)。营养过剩的主要表现为超重(BMI 为 25 ~ 27.9kg/m^2)和肥胖(BMI≥28kg/m^2)或代谢紊乱,代谢紊乱常体现在高血脂、高血糖等实验室指标异常。

营养不良的患病率与所采用的营养评价方法和标准有关。因此,在进行营养不良流行病学研究前,应先确定一个诊断营养不良的统一标准。然而准确的营养状况评价往往十分困难,即使医学发展至今,临床存在多种营养风险筛查工具和营养状况评估工具,如营养风险筛查 NRS-2002、营养不良通用筛查工具(malnutrition universal screening tool,MUST)、营养风险指数(nutritional risk index,NRI)和结合病史及人体测量的主观全面评定(subjective global assessment,SGA)等,也存在昂贵的人体成分分析仪和直接测定能量代谢的仪器等辅助工具,但每一种工具或评价表都存在一定的局限性,目前尚没有一个或一组评价方法能对营养不良做出既敏感又特异的诊断。严重营养不良的定义主要参考欧洲肠内肠外营养学会(European Society for Parenteral and Enteral Nutrition,ESPEN)在 2006 年发布的相关定义,满足下列任何一条即可定义为严重营养风险(营养不良):①6 个月内体重减少>10% ~ 15%;②体重指数(BMI)<18.5kg/m^2;③SGA 评分等级 C 或 NRS2002 评分>5 分;④血清白蛋白<30g/L(无肝、肾功能不全)。

【治疗原则】营养支持的最终目的是尽可能地向正常饮食转化。整个营养支持方案并无具体疗程限制,只要患者胃肠道能耐受,并且肠内摄入>标准量的 60% 即可视为肠内营养支持的终点。肠外营养液目前的证据及多数指南认为只有持续使用 1 周以上才能体现其优势。临床上常见的是肠外营养液治疗时间过短,从感染风险增加的角度、PN 导致的并发症的角度及治疗成本效益分析考虑,凡禁食患者使用全胃肠外营养的患者,实际使用时间<5 日的患者需重点评价其使用肠外营养支持的必要性;另外,恢复饮食超过 2 日且营养状况稳定的患者无再使用肠外营养制剂的必要。临床常见的营养支持方式有:①经口营养补充(oral nutritional supplement,ONS);②肠内营养(enteral nutrition,EN);③肠外营养(parenteral nutrition,PN)。

1. **肠内营养适应证及禁忌证**
肠内营养适应证:从疾病角度考虑主要可以用于以下几种情况。
(1)意识障碍、昏迷患者和某些神经系统疾病患者。
(2)吞咽困难和失去咀嚼能力患者。
(3)上消化道梗阻或手术后患者。
(4)高代谢状态者。
(5)消化道瘘患者。
(6)营养不良者的术前准备。
(7)炎症性肠病患者。
(8)短肠综合征患者。
(9)胰腺疾病患者。
(10)慢性营养不良患者。

（11）脏器功能不全患者。

（12）某些特殊患者：各种脏器移植者。

肠内营养禁忌证：肠内营养不宜或慎用于下列情况。

（1）完全性机械性肠梗阻、胃肠道出血、严重腹腔感染患者。

（2）严重应激状态早期、休克状态、持续麻痹性肠梗阻患者。

（3）短肠综合征早期：宜先采用肠外营养持续 4~6 周，以后再逐渐过渡至肠内营养。

（4）高流量空肠瘘：由于缺乏足够的小肠吸收面积，即使是慢速滴注肠内营养液，仍然会增加漏出量。严重吸收不良者不能贸然进行管饲，以免加重病情。

（5）持续严重呕吐、顽固性腹泻患者，严重小肠、结肠炎患者。

（6）胃肠道功能障碍或某些要求肠道休息的病情。

（7）急性重症胰腺炎患者的急性期不宜过早进行肠内营养。

（8）无法建立肠内喂养通路的患者。

2. 肠外营养适应证及禁忌证

（1）肠外营养适应证：①胃肠道功能障碍或衰竭而无法实施肠内营养；②中、重度营养不良而入院后 72 小时无法进行口服或肠内摄入或摄取不能充分满足营养需要；③原先营养良好，但经过 7 日的 EN 后仍无法满足需要量 60% 的患者。

（2）肠外营养禁忌证：①无治疗目的，不可治愈、无复活希望而盲目延长治疗的患者；②心血管功能紊乱或严重代谢紊乱期间需要控制或纠正的患者；③胃肠道功能正常或可耐受 EN 并达到目标量的患者；④情况良好，短期使用少于 5 日的患者；⑤需急诊手术的患者；⑥预计 PN 的并发症大于可能收益的患者（血流动力学不稳定）。

【药物治疗方案的制订】

1. 治疗药物分类

（1）糖类：糖又称碳水化合物，是人类食物中的主要成分，也是三大营养素中最廉价的功能物质。人体所需能量的 50%~70% 来自糖，它不仅是机体的主要供能物质，还是机体重要的碳源，糖代谢的中间产物可以转变成其他含碳化合物，如氨基酸、核苷酸、脂肪酸等。另外糖还是组成人体组织结构的重要成分，如细胞膜上的糖脂，结缔组织上的糖蛋白等。按分子量的大小糖类可以分为以下几类：①单糖，如葡萄糖、果糖；②双糖，如蔗糖、乳糖；③低聚糖，如麦芽糖糊精；④多聚糖，如淀粉。按吸收程度可分为可溶性糖和不可溶性糖。可溶性糖常见的有单糖、双糖和多聚糖等。不可溶性糖主要指的是纤维素，两者都是人体正常生命活动不可或缺的糖类物质。从代谢途径来看糖类只有分解成单糖时才能被小肠上皮细胞吸收。葡萄糖在有氧条件下彻底氧化成水和二氧化碳，有氧氧化是糖氧化的主要方式，绝大多数细胞都能通过它获得能量，1mol 葡萄糖彻底氧化可以净生成 30mol 或 32mol ATP，释放 2 840kJ/mol（679kcal/mol）能量。肌肉主要进行糖的无氧氧化生成乳酸，但人体内的乳酸最后还是会被彻底氧化成二氧化碳和水。1mol 糖经无氧氧化生成 2 分子乳酸并释放 196kJ/mol（46.9kcal/mol）的能量。人体摄入的糖除了满足供能外，大部分转变成脂肪储存于脂肪细胞中，只有一小部分以糖原形式储存，其生理意义在于在机体需要时能迅速动员以供急需，而脂肪不能。

（2）氨基酸：氨基酸是构成蛋白质的基本单位，蛋白质是构成生命体的重要组成部分，各种生命形式均与蛋白质相关，生命物质中的蛋白质以酶、激素、细胞结构、信使及抗体的形式发挥作用。主要生理功能是参与构成各种细胞组织，维持细胞组织生长、更新和修复，参与多种重要的生命活动。成人每日的氨基酸需求量为 1.0~2.0g/（kg·d），可根据肝、肾功能状况和实际病情需要调整需求量。用于合成蛋白质的氨基酸有 20 种，其中人体不能合成的氨基酸有 8 种：赖氨酸、色氨酸、苯丙氨酸、甲硫氨酸、苏氨酸、异亮氨酸、亮氨酸、缬氨酸。这些氨基酸只能从食物中获得，所以又称为必需氨基酸（essential amino acid）。其余的 12 种氨基酸可以在人体内合成，称为非必需氨基酸（nonessential amino acid）。在人体内绝大多数氨基酸以蛋白质形式存在，游离氨基酸只占一小部分，其中又多数在细胞内，血浆和间质中的游离氨基酸只占总游离氨基酸的 20%。

食物中的蛋白质是人体获取氨基酸或蛋白质的主要来源。成人每日最低需要量为 $30\sim50g$ 蛋白质，我国营养学会推荐我国成人需要量为 80g。从食物中获得的蛋白质首先在胃内经胃蛋白酶进行部分消化，主要产物为多肽，进入小肠后经酶和其他肠黏膜细胞分泌的多种蛋白酶分解后形成氨基酸或寡肽被小肠几乎全部吸收。近年来的多数研究证明，小肠黏膜细胞上的二肽及三肽转运系统打破了蛋白质只有被分解成氨基酸才能吸收的认识误区。

（3）脂肪：脂肪是临床营养支持中不可或缺的营养要素。脂肪既可为机体提供高效的能量，也是脂溶性维生素吸收与转运的关键。脂肪和类脂物质一起可统称为脂质。临床营养支持中常见的脂肪通常特指三酰甘油，能量计算也主要以三酰甘油为主。胆固醇、磷脂和糖脂则称为类脂物质。类脂是细胞结构的重要组成部分，磷脂双分子层是所有细胞中膜结构的基本成分，除了结构功能外，膜磷脂是重要的代谢分子，可被多种与细胞受体相关的酶分解，生成生物活性分子如前列腺素、白三烯和磷酸肌醇等。脂肪还是机体储存能量的主要形式，1g 三酰甘油可提供约 9kcal 的能量。人每日的脂肪乳需求量一般在 $1.0\sim2.0g/(kg\cdot d)$，老年患者或特殊疾病状态下机体对脂肪乳的清除能力减弱，需实时调整剂量。

脂肪组织释放的脂肪酸不溶于水，与血浆蛋白结合进入血液循环。虽然脂肪酸能被多种组织氧化，但脂肪酸在肝中产生的酮体几乎是所有组织的适宜底物。自然界有 40 多种不同的脂肪酸，其中能为人体吸收、利用的只有偶数碳原子的脂肪酸。

1）脂肪酸按碳链长度不同分类：可分成短链（含 $2\sim4$ 个碳原子）脂肪酸、中链（含 $6\sim12$ 个碳原子）脂肪酸和长链（含 14 个以上碳原子）脂肪酸三类。人体内主要含有长链脂肪酸组成的脂类。

2）脂肪酸按碳链的饱和程度分类：可分成饱和脂肪酸（saturated fatty acids，SFA）、单不饱和脂肪酸（monounsaturated fatty acids，MUFA）和多不饱和脂肪酸（polyunsaturated fatty acids，PUFA）。

不同的脂肪酸，其生理意义均不同，在考虑脂肪摄入时，必须同时给予一定比例的饱和脂肪酸、单不饱和脂肪酸和多不饱和脂肪酸。

（4）维生素及微量元素：维生素是维持机体正常代谢所必需的营养素，由于它们不能在体内合成或合成量不足以满足人体需要，因此需要外源性补充。维生素的每日需求量较少，它们既不是主要的能源物质，也不是组成机体的主要成分，但是在调节体内物质代谢、促进生长发育和维持机体生理功能方面发挥着重要作用，维生素常分为水溶性维生素和脂溶性维生素；水溶性维生素主要包括 B 族维生素和维生素 C，大多数水溶性维生素是辅酶的组成部分，脂溶性维生素包括维生素 A、维生素 D、维生素 E 和维生素 K，它们除直接参与特异的代谢过程外，多半还与细胞内核受体结合而影响特定基因的表达。

微量元素占人体重万分之一以下，每日需要量在 100mg 以下，且绝大多数为金属元素，主要来源于食物，微量元素通过形成结合蛋白、酶、激素和维生素在体内发挥作用。其生理作用主要为：①参与构成酶活性中心或辅酶；②参与体内物质运输，如血红蛋白中的亚铁离子；③参与激素和维生素的形成，如甲状腺素中的碘和维生素 B_{12} 中的钴。长期缺乏某种微量元素也会导致相关性的疾病。

（5）药理营养素：通过补充某种或某些营养物质不但可用于满足正常生理需要，又可通过剂量的改变调整疾病时的营养失衡状态，这类物质通常称为药理营养素，其中部分营养素具有免疫调节或改善免疫状态功能，这类营养素又可称为免疫营养素。目前临床上应用广泛的，且已被大量数据证实有确切疗效的药理营养素有谷氨酰胺（glutamine，Gln）、膳食纤维（dietary fiber，FB）、ω-3 脂肪酸（ω-3 polyunsaturated fatty acid，ω-3 PUFA）、精氨酸、核苷酸和益生菌等。不同的营养素产生不同的药理作用，也产生不同的临床治疗结局。谷氨酰胺作为人体内最丰富的游离氨基酸，是机体内各器官间氮源的主要载体，同时也是所有快速增殖细胞如小肠黏膜细胞、淋巴细胞等特定的能源物质。围手术期强化 Gln 治疗可提高患者生存率，降低感染发生率、缩短住院时间，从而改善临床结局。但 2003 年后也有不少研究表明对于部分重症患者特别是肝衰竭患者盲目补充谷氨酰胺并不能带来预想的收益，相反可能会导致体内氨基酸谱的紊乱而导致死亡率的增加。ω-3 脂肪酸是近些年来研究较多的一类营养素，其通过多种途径影响各种炎性物质、细胞因子的合成，从而改善机体的免疫功能。精氨酸因其对机体免疫和炎症反应的双刃剑作用限制了其在临床中的实际应用。

2. 药物治疗方案

（1）口服营养补充（oral nutritional supplements,ONS）：口服营养补充是指除普通饮食外还因特定医疗目的补充规定食品。口服营养补充（ONS）和管饲（tube feeding,TF）一起作为肠内营养支持常见的方式,用于需要营养支持且胃肠道功能基本完整但常规饮食无法满足需要的患者。ONS从剂型上分类,包括液体、粉剂、甜点类或块状。从含营养要素的种类上分类,包括全营养素和单一营养要素组件。口服营养补充可以是天然食材,也可以是商品制剂。口服营养补充形式也较为灵活,可以单独使用也可以联合使用。

（2）肠内营养及常见商品制剂：肠内营养指的是通过口服或管饲的方法,经胃肠道途径为机体提供代谢需要的营养素的营养支持方式。肠内营养商品制剂的分类方法有多种,常见的有根据疾病生理和氮源组成来分；根据疾病生理和适应范围来分,通常分为通用型肠内营养制剂和疾病适用型肠内营养制剂；根据氮源组成方式来分,通常分为氨基酸型、短肽型和整蛋白型。目前,肠内营养商品制剂品种丰富,除常见的剂型外,还有自制半成品制剂及要素组件式制剂,如蛋白粉、中/长链三酰甘油、谷氨酰胺、膳食纤维等,临床上应根据患者实际病情需要、患者胃肠道功能耐受程度及肠内营养制剂的特点选择最适宜的制剂。表6-96为医保目录名下根据氮源组成方式分类的常见肠内营养商品制剂的成分比较。

表6-96 常见肠内商品制剂参数表

类型	型号	规格	能量密度 （kcal/ml）	蛋白质（g）	蛋白质来源	糖（g）	脂肪（g）	DF（g）
氨基酸型	AA	80.4g	1*	11.5	结晶氨基酸	61.7	0.8	无
短肽型	SP	500ml	1	20	乳清蛋白	88	8.5	无
	TP	400g	1*	63.6	酪蛋白	242.8	63	无
	TPF	500ml	1	20	酪蛋白	61.5	19.45	7.5
整蛋白型	TPF-T	200ml	1.3	11.7	酪蛋白	20.8	14.4	2.6
	TPF-DM	500ml	0.75	16	大豆蛋白	42	16	7.5
	TPF-D	500ml	0.9	17	大豆蛋白	60	16	7.5

注：* 表示按说明书配制的标准溶液的能量密度值。

（3）肠外营养及常见商品制剂：肠外营养是指经静脉途径为无法经消化道摄取或摄取营养物不能满足自身代谢需要的患者提供包括氨基酸、脂肪、碳水化合物、维生素及矿物质在内的营养素,以促进合成代谢、抑制分解代谢,维持机体组织、器官的结构和功能,又称"静脉营养"或"全营养混合液"（total nutrient admixture,TNA）。为了更好地利用外源性营养物质,且从药物经济学和人体生理学等方面考虑,一般不推荐单独输注某一营养要素作为临床肠外营养补充的主要手段,建议将各要素按一定的配比混入营养袋中缓慢输注体内。

目前市面上的肠外营养商品制剂种类繁多、成分各异,既丰富了临床一线的选择,也提示医师及药师在选择时必须对该制剂的主要成分及适用范围有一定的了解。

葡萄糖注射液是TNA中最常见也是唯一被推荐的碳水化合物来源,按含糖量的不同可分为5%、10%、50%的葡萄糖注射液。1g的葡萄糖一水合物提供3.4kcal能量。

氨基酸商品制剂通常以含氨基酸的种类及成分比来分类,常见的有通用型氨基酸和疾病适用型氨基酸。通用型氨基酸以全蛋或母乳中的氨基酸成分比来设计,包括18AA Ⅰ~Ⅴ系列。而疾病适用型氨基酸根据各疾病生理特点,适当减少或增加某一类的氨基酸,以达到临床营养支持治疗的目的,常见的有肝病适用型（15AA或20AA）、肾病适用型（9AA）和免疫调节型（含谷氨酰胺）。

脂肪乳商品制剂按脂肪乳的含量来分常见的有10%、20%和30%的脂肪乳。而按脂肪乳的来源和制作工艺来分又可分为长链脂肪乳、中/长链脂肪乳、结构脂肪乳、ω-3鱼油和多种油脂肪乳（SMOF）。值得注意的是ω-3鱼油不能作为TNA中唯一的脂肪乳来源,需要与一定量的长链或中/长链脂肪乳等其他脂肪乳剂按一定配比使用,才能达到临床最佳疗效。

【临床药学监护要素及实施要点】营养支持的一般监护包括营养摄入情况监测、体重变化、病情进展、临床表现以及人体测量、体液平衡、各项实验室相关生化检测指标和总体功能评价等。但机体的能量代谢是极其复杂的过程,涉及多个器官且容易受外界因素的影响,目前临床中并无金标准以判定当前的营养状态或代谢状况。故此临床中对患者的能量计算通常沿用 Harris-Benedict(HB)公式,根据身高、年龄、体重和性别计算基础能量消耗(basal energy expenditure,BEE),以卧床、无损伤与发热因素的患者为例。

$$男性\ BEE=66.5+13.8×体重(kg)+5×身高(cm)-6.8×年龄(周岁)$$
$$女性\ BEE=65.5+9.5×体重(kg)+1.8×身高(cm)-4.7×年龄(周岁)$$

能量代谢并不是固定的,需根据患者的实际情况调整影响因子,具体有活动系数、应激系数、体温系数和营养支持治疗开始系数。

肠内肠外营养液的日常使用中只要输注途径正确,其药物的安全系数较高,患者的临床使用耐受性往往也较好。但同时也会不可避免地出现各种不良反应及不良事件。常见不良反应或相关并发症主要有:①导管相关性感染;②肠外营养相关性胆汁淤积;③肠内营养耐受不良;④再喂养综合征;⑤高碳酸血症;⑥脂肪超载综合征。

肠内营养液常出现的不良反应有腹泻、腹胀、腹痛等一系列消化道反应,或存在机体生化指标如血糖、血脂甚至肝酶等的异常。这一类的反应往往较轻,且在停药后可逆转相关不正常指标。肠外营养液的不良反应较肠内营养液严重,常见的为输液反应,如发热、注射部位疼痛、出汗、烦躁等。氨基酸和脂肪乳因原料提纯及制剂工艺方面的问题,可能存在过敏反应,严重者可导致过敏性休克。肠外营养因绕过消化道的吸收直接入血,导致其营养代谢过程不符合人的生理,所以长时间使用肠外营养液的患者更容易出现肠外营养相关性胆汁淤积导致的肝功能损伤。临床上肠外营养的开启应严格按照相关营养支持治疗原则进行,以避免一些不良反应,减少患者的治疗痛苦,减轻医疗负担。

五、急性中毒

急性中毒(acute intoxication)是指人体在短时间内接触毒物或超过中毒量的药物后,机体产生的一系列病理生理变化及其临床表现。急性中毒病情复杂、变化急骤,严重者出现多器官功能的障碍或衰竭甚至危及患者生命。急性中毒的毒种主要有药物、乙醇、一氧化碳、食物、农药、鼠药六大类。乙醇作为单项毒种在中毒物质中占第一位;药物中毒以治疗性用药为主,最常见的是苯二氮䓬类镇静催眠药。急性中毒病死率为 1.09% ~ 7.34%。其中农药中毒占急性中毒死亡的 40.44%;急性农药中毒病死率为 7.12% ~ 9.30%,农药中毒种类主要是有机磷农药和百草枯,百草枯中毒病死率为 50% ~ 70%。食物中毒在急性中毒中仍占有一定比例。一氧化碳中毒与北方冬季家用燃煤取暖以及目前家庭使用燃气、热水器或以液化石油为燃料的火锅有密切关系。不同毒物的中毒机制不同,有些毒物通过多种机制产生毒性作用,包括干扰酶的活性,破坏细胞膜的功能,阻碍氧的交换、输送和利用,影响新陈代谢功能,改变递质释放或激素的分泌,损害免疫功能,光敏作用及对组织的直接毒性作用等。急性中毒的严重程度与毒(药)物剂量或浓度有关,多呈剂量-效应关系。

(一)常见药物中毒

苯二氮䓬类药物中毒

【中毒机制】苯二氮䓬类药物被吸收后大部分与血浆蛋白结合,主要作用部位可能在脑干网状结构和大脑边缘系统,能增强 GABA 能神经传递功能和突触抑制效应,促进 GABA 与 GABA-A 受体结合,氯通道开放的频率增加,使神经细胞超极化,产生抑制效应。苯二氮䓬类药物使大脑皮质的兴奋性降低,产生镇静、催眠作用,也与人的情绪、记忆密切相关。大剂量中毒可抑制中枢神经系统,导致呼吸缓慢,甚至呼吸衰竭;抑制心血管系统,减慢心率,或降低血压。

1. 临床表现　有嗜睡、眩晕、恶心、呕吐、运动失调、乏力、记忆力减退,偶有中枢神经兴奋,锥体外系障碍及一时性精神错乱。严重中毒者可有昏迷、腱反射消失、心动过速或过缓、血压下降、呼吸困难、抽搐,甚至发生休克,呼吸、循环衰竭,心搏骤停。

2. 治疗原则　迅速清除中毒药物。立即采取催吐、洗胃、导泻,减少药物吸收;输液、利尿以促进药物排泄;应用特异性解毒剂;对症支持治疗;中枢神经兴奋剂的应用:对于深昏迷和呼吸表浅或不规则者,可适当应用。

【药物治疗及药学监护要点】氟马西尼是苯二氮䓬(BDZ)类选择性拮抗药,作用于脑 BDZ 受体,阻滞BDZ 受体而并不产生 BDZ 药物的作用。但是使用氟马西尼作为解药时要注意癫痫发作和心脏节律障碍。对于深昏迷和呼吸表浅或不规则中毒患者,可适当应用中枢神经兴奋药,如贝美格。对于出现呼吸抑制的中毒患者,可给予洛贝林。

阿片类药物中毒

【中毒机制】阿片类药物过量使用可致中毒,主要激动体内阿片受体,对中枢神经系统先兴奋后抑制,以抑制为主。吗啡可抑制大脑皮质的高级中枢,继之影响延脑,抑制呼吸中枢和血管运动中枢,兴奋催吐化学感受区;或兴奋脊髓,提高平滑肌及其括约肌张力,减低肠蠕动。大剂量吗啡可促进组胺释放,使周围血管扩张,导致低血压和心动过缓,使脑血管扩张,颅内压升高。

【临床表现】阿片类轻度中毒的临床表现为头痛、头晕、恶心、呕吐,兴奋或抑制、幻觉、时间和空间等感知综合障碍。重度中毒时出现昏迷、瞳孔缩小(如针尖大小)和严重呼吸抑制三大体征。患者可有惊厥、牙关紧闭和角弓反张;呼吸变浅变慢,继之出现叹息样呼吸或潮式呼吸,常并发肺水肿。急性中毒 12 小时内多死于呼吸衰竭。

【治疗原则】迅速清除中毒药物;维持生命体征;使用特效解毒剂及生理拮抗剂治疗。

【药物治疗及药学监护要点】临床常用纳洛酮和烯丙吗啡治疗。但纳洛酮和烯丙吗啡会诱发成瘾者出现戒断症状。

口服中毒患者尽快洗胃及导泻。禁用阿扑吗啡催吐。应用利尿药或高渗葡萄糖注射液促使毒物排出体外。呼吸抑制可用阿托品刺激呼吸中枢,并保持呼吸道通畅,吸氧。尽早使用纳洛酮解毒,0.4~0.8mg 肌内注射或静脉注射,给药 3~4 次,必要时可以 0.8~1.2mg 静脉滴注维持。如反复注射纳洛酮至20mg 仍无效,则应考虑缺氧、缺血性脑损伤,或合并其他药品、毒品中毒。也可用烯丙吗啡每次 5~10mg静脉注射,必要时每隔 10~15 分钟重复注射,总量不超过 40mg。严重中毒时每次剂量可酌情增加。

（二）酒精中毒

【中毒机制】酒精代谢产生大量的自由基 O^{2-}、OH^-、H_2O_2、$C_2H_5O^-$,以及乙醛($C_2H_5OH^-$)等,可破坏铜锌超氧化物歧化酶活性中心金属配位场,引起酶受损,清除自由基能力下降,当自由基数量超过机体清除能力时就会造成组织损伤。当酒精量或其毒性产物乙醛超过肝脏清除能力时,大量生成的蛋白质加成物使酶失活,削弱了 DNA 修复能力,使氧利用发生障碍,谷胱甘肽生成减少,肝细胞膜脂肪过氧化,损伤线粒体。酒精也可直接作用于神经细胞膜,使其发生变性,导致髓鞘形成障碍。

【临床表现】急性酒精中毒主要表现为消化系统和神经系统症状,如恶心、呕吐、消化道出血、腹痛、神志异常,兴奋或抑制、共济失调、昏睡、昏迷等。临床表现分为三个阶段:第一阶段为兴奋期,眼部充血、语言增多,自控力降低;第二阶段为失调期,动作不协调、步态不稳,身体难以平衡;第三阶段为昏睡、昏迷期,沉睡不醒,甚至昏迷。中毒程度分级以临床表现为主,血中乙醇浓度可供参考,通常轻度中毒血中乙醇浓度为 16~33mmol/L(75~150mg/dl),重度中毒多为 43mmol/L(200mg/dl)以上。由于血中乙醇浓度不同种族、不同个体耐受性差异较大,有时与临床表现并不完全一致。

【治疗原则】及时给予基础治疗。首先,保持呼吸通畅,避免呕吐物阻塞呼吸道或吸入引起窒息;吸氧。深度昏迷者,确定 1 小时内且无呕吐,洗胃;如有呕吐则不需洗胃。其次,大量补液。补充维生素及电解质,加用利尿药促进分解代谢,维持水、电解质、酸碱平衡。之后根据症状对症治疗。

【药物治疗及药学监护要点】纳洛酮可以拮抗急性酒精中毒时增高的 β-内啡肽对中枢神经系统的抑制,可以缓解中毒症状,且有缩短神志异常时间、加快患者恢复、不良反应少等特点。

H_2 受体拮抗药或质子泵抑制剂有胃黏膜保护作用,可常规应用于重度中毒特别是消化道症状明显的患者。

利尿药和脱水药作用于肾,增加电解质和水的排出,从而加速酒精排泄,防止脑水肿。

促酒精代谢药物美他多辛是乙醛脱氢酶激活剂,可拮抗急、慢性酒精中毒引起的氧化应激反应的作用,改善饮酒导致的肝功能损害及改善因酒精中毒而引起的心理行为异常,可以试用于中、重度中毒特别伴有攻击行为、情绪异常的患者。每次 0.9g,静脉滴注给药,哺乳期妇女、支气管哮喘患者禁用。另外,适当补液及补充维生素 B_1、维生素 B_6、维生素 C 有利于酒精氧化代谢。

急性酒精中毒应慎重使用镇静药,烦躁不安或过度兴奋特别是有攻击行为可用地西泮,肌内注射比静脉注射安全,注意观察呼吸和血压;躁狂者首选第一代抗精神病药物氟哌啶醇,第二代如奥氮平等也应是可行选择,口服比静脉应用更安全。避免用氯丙嗪、吗啡、苯巴比妥类镇静药。

(三)农药中毒

有机磷农药中毒

急性有机磷农药中毒(acute organophosphorus pesticide poisoning,AOPP)为临床常见疾病,据 WHO 估计每年全球有数百万人发生 AOPP,其中约 20 万人死亡,且大多数发生在发展中国家。我国每年发生的中毒病例中 AOPP 占 20%~50%,病死率 3%~40%。AOPP 起病急、进展快,及时、规范的干预及救治可明显降低 AOPP 的死亡率。有机磷农药的毒性按大鼠急性经口进入体内的半数致死量(LD_{50})分为四类。剧毒类:$LD_{50}<10mg/kg$,如甲拌磷、内吸磷、对硫磷等;高毒类:LD_{50} 为 10~100mg/kg,如甲基对硫磷、甲胺磷、氧乐果、敌敌畏等;中毒类:LD_{50} 为 100~1 000mg/kg,如乐果、乙硫磷、敌百虫、二嗪农、毒死蜱等;低毒类:LD_{50} 为 1 000~5 000mg/kg,如马拉硫磷、辛硫磷、氯硫磷等。

【中毒机制】有机磷农药主要经胃肠道、呼吸道、皮肤、黏膜吸收,6~12 小时血中浓度达到高峰。吸收后迅速分布于全身各脏器,以肝中的浓度最高,肾、肺、脾脏次之,脑和肌肉最少。有机磷进入机体后,主要在肝氧化分解,绝大多数以最终产物对硝基酚形式从尿中排出。有机磷农药的磷酸根能与胆碱酯酶活性部分相结合,使酶失去活性,造成组织中乙酰胆碱积聚,先引起胆碱能神经过度兴奋,而后则转入抑制,从而出现一系列毒蕈碱样和烟碱样症状、体征,以及中枢神经系统症状,严重者常死于呼吸衰竭(图 6-6)。

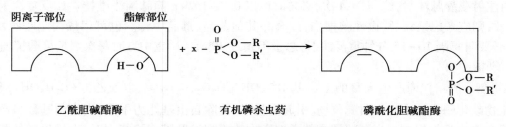

图 6-6　乙酰胆碱酯酶形成磷酰化胆碱酯酶示意图

【临床表现】AOPP 发病时间与毒物种类、剂量、侵入途径以及机体状态(如空腹或进餐)等密切相关。口服中毒在 10 分钟~2 小时发病,吸入者在数分钟至半小时内发病,皮肤吸收者 2~6 小时发病。典型的中毒症状包括呼出气大蒜味、瞳孔缩小(针尖样瞳孔)、大汗、流涎、气道分泌物增多、肌纤维颤动及意识障碍等。

【治疗原则】脱离毒源,促进毒物排出:洗胃应在中毒后尽早进行,早期、彻底的洗胃是抢救成功的关键。而催吐仅在不具备洗胃条件时进行,不主张药物催吐。现有国内专家共识推荐对明确 AOPP 中毒的患者宜用温清水、2% 碳酸氢钠(敌百虫禁用)或 1:5 000 高锰酸钾溶液(对硫磷禁用)洗胃,洗胃后可予以活性炭增强胃肠道清除效果,但肠梗阻患者禁用。

尽早给予特效解毒药,积极防治并发症。

【药物治疗及药学监护要点】肟类复能剂和抗胆碱药物是目前 AOPP 主要的特效解毒剂。解毒剂的应用遵循早期、联合、足量、重复,坚持以复能剂为主、抗胆碱药为辅的原则。

肟类复能剂包括氯磷定和碘解磷定等。氯磷定是 AOPP 的首选药物,一般宜肌内注射,也可缓慢静脉注射。首剂推荐剂量见表 6-97,随后以 0.5~1g 每 2 小时 1 次肌内注射,根据病程可酌情延长用药间隔,疗程 3~5 日。如无法获得氯磷定,也可选用碘解磷定。用药后烟碱样中毒症状如肌颤、呼吸肌麻痹消失,全血胆碱酯酶(ChE)或红细胞 ChE 活性分别恢复至正常值的 50%~60% 及以上。

表 6-97　常用复能剂首次推荐剂量

药物名称	轻度中毒（g）	中度中毒（g）	重度中毒（g）
氯磷定	0.5~1.0	1.0~2.0	1.5~3.0
碘解磷定	0.4	0.8~1.2	1.0~1.6

阿托品是目前最常用的抗胆碱药物。AOPP 患者应迅速给予足量阿托品（表 6-98），并使其达到"阿托品化"。当患者出现阿托品化的指征后，及时调整为维持剂量 0.5~1mg。当患者全血 ChE 活力恢复至正常值的 50%~60% 及以上，或红细胞 ChE 恢复至正常值的 30% 以上，可停药观察。戊乙奎醚是具有选择作用（M_1、M_3、M_4）的抗胆碱药物，由于其具有对心率影响小、治疗效果好、使用方便等特点，近年来应用较多。

表 6-98　常用抗胆碱药物治疗 AOPP 首次推荐剂量

药物名称及给药途径	轻度中毒（mg）	中度中毒（mg）	重度中毒（mg）
阿托品（肌内注射或静脉注射）	2~4	4~10	10~20
戊乙奎醚（肌内注射）	1~2	2~4	4~6

使用阿托品治疗有机磷中毒需要密切关注阿托品停药指征，使用过量可造成阿托品中毒。一旦发生阿托品中毒，立即减量或停用阿托品，并开始对症治疗；早期用地西泮或巴比妥类，必要时用毛果芸香碱，但禁用新斯的明、毒扁豆碱等胆碱酯酶抑制剂。

百草枯中毒

急性百草枯中毒（acute paraquat poisoning）是指短时间接触较大剂量或高浓度百草枯后出现的以急性肺损伤为主，伴有严重肝肾损伤的全身中毒性疾病。口服中毒患者多伴有消化道损伤，重症患者多死于呼吸衰竭或多脏器功能衰竭。由于百草枯中毒没有特效解毒剂，所以病死率很高。口服自杀是我国百草枯中毒的主要原因。

【中毒机制】 百草枯为联吡啶类化合物，在体内很少降解，常以原型随粪便、尿液排出，少量经乳汁排出。百草枯中毒的毒理机制尚不明确，目前认为主要是脂质过氧化损伤。

【临床表现】 百草枯具有局部毒性和全身毒性，对所接触的皮肤、黏膜的局部毒性呈现浓度依赖性，而全身毒性则主要呈现剂量依赖性，血浆百草枯的定量分析可评估病情的严重程度和预后。肺是百草枯中毒损伤的主要靶器官之一，它同时会造成严重的肝、肾损害。百草枯中毒晚期则出现肺泡内和肺间质纤维化，称为"百草枯肺"，是急性呼吸窘迫综合征（ARDS）的一种变异形式。

【治疗原则】 目前临床上尚无急性百草枯中毒的特效解毒药物。但尽早地、积极地采取措施清除进入体内的毒物是成功救治急性百草枯中毒的基础，包括阻断毒物吸收（催吐、洗胃与吸附、导泻、清洗等）和促进毒物排出（补液利尿和血液净化）。

【药物治疗及药学监护要点】 药物治疗主要是防止靶器官肺损伤。常用药物包括糖皮质激素（地塞米松）、免疫抑制剂（环磷酰胺）、抗氧化剂（乙酰半胱氨酸）等。目前研究发现，百草枯中毒后予抗炎和免疫抑制治疗、抗氧化治疗可能对此类患者是有益的，但需要更多随机对照试验验证。

杀鼠剂中毒

灭鼠药种类较多，加之从各种途径来的灭鼠药成分不明，给抢救带来很大困难，且灭鼠药中毒的真正有效解毒剂少之又少，因此治疗的关键是生命支持治疗。目前，临床常见发生中毒的杀鼠剂是敌鼠（双苯杀鼠酮）。

【中毒机制】 敌鼠通过肝微粒体酶羟基化，在体内通过与维生素 K 的竞争作用取代生物酶中维生素 K，影响凝血酶原和 II、VII、IX 等凝血因子合成和 X 前体中谷氨酸转变为 γ-羟基谷氨酸，从而降低血液的凝固性，使凝血时间及凝血酶原时间延长。此外，敌鼠可直接损伤毛细血管壁，使其通透性和脆性增加，造成内脏和皮下出血，严重者可致死亡。

【临床表现】敌鼠中毒潜伏期较长,一般在中毒后1~3日出现恶心、呕吐、腹痛、食欲减退、精神不振等症状,此后出现鼻出血、牙龈出血、咯血、皮肤紫癜、便血、血尿、关节痛和低热等。严重时导致贫血、血压下降,甚至休克。一次误服小量或数次连续口服,引起亚急性中毒,多在数日乃至半个月发病。发生蛛网膜下腔出血时,可出现头痛、呕吐、颈项强直,腰椎穿刺可见颅内压增高及血性脑脊液。发生眼底出血时,视物模糊甚至失明。女性可有阴道出血。上述症状如不及时治疗可持续数月。少数患者有低热及肝损害。

【治疗原则】①清除毒物:应立即催吐、洗胃、导泻;②解毒治疗;③对症及支持治疗。

【药物治疗及药学监护要点】维生素K_1对敌鼠钠盐中毒者有显著疗效。使用肾上腺皮质激素能改善毛细血管通透性及血管张力。轻者口服,重者可静脉滴注甲泼尼龙、氢化可的松或地塞米松。应用大剂量维生素C和芦丁,注意保护肝、肾功能。输注新鲜冰冻血浆或凝血酶原复合物,可迅速止血。注意维持水、电解质平衡。

（四）有害气体和化学物质中毒

一氧化碳中毒

急性一氧化碳中毒(acute carbon monoxide poisoning,ACOP)主要是通过呼吸道吸入所致,如冬季在密室内烧煤、烧木炭取暖,煤气管道或灶具或热水器漏气等。

【中毒机制】吸入的一氧化碳可与血液中的血红蛋白(Hb)和血液外的肌红蛋白形成可逆性结合。CO与Hb的亲和力比O_2与Hb的亲合力大300倍,而碳氧血红蛋白(HbCO)的解离却比氧合血红蛋白缓慢3 600倍。因此,CO与Hb一旦结合就不易离解,而与O_2争夺血红蛋白,使大部分血红蛋白变成HbCO,导致缺氧。溶解在血液中的CO在浓度较高时,可直接进入细胞线粒体内与还原型细胞色素氧化酶的二价铁结合,直接抑制细胞内呼吸,引起缺氧中毒,其中大脑皮质、苍白球、心肌等重要脏器最容易受损。

【临床表现】病情严重程度主要与吸入气中CO的浓度及吸入时间的长短有关。测定血液中HbCO含量,有利于判断中毒的程度及其预后。

1. **轻度中毒** HbCO含量在10%~20%,出现头痛、头晕、颈部搏动感、眼花、恶心、呕吐、胸闷、乏力、行动不便,甚至有短暂意识不清。

2. **中度中毒** HbCO含量在30%~40%,除上述症状外,尚有颜面及口唇呈樱红色、出汗、心率加快、步态蹒跚、表情淡漠、嗜睡、有时躁动不安或出现昏迷,血压开始升高然后下降。

3. **重度中毒** HbCO含量在50%以上,可出现昏迷。昏迷初期,四肢肌张力增加或伴有阵发性痉挛、呼吸表浅而频速、脉快、体温升高、大小便失禁;深昏迷时面色苍白,口唇发绀,周身大汗,瞳孔缩小、不对称或扩大、对光反射迟钝,肌张力降低,脉细弱,血压下降,有时呈潮式呼吸。此时往往出现严重的并发症,如脑水肿、肺水肿、心肌损害、酸中毒及肾功能不全、休克等,有的并发肺部感染而发生高热、惊厥。

4. **晚发神经中毒** 少数重度中毒患者脱离昏迷后可出现遗忘症。少数患者神志恢复后,又出现急性CO中毒的神经系统后遗症。

【治疗原则】脱离中毒现场,呼吸新鲜空气或氧气。若患者心肺停止,应立即进行现场心肺复苏,及时给予高浓度吸氧或高压氧治疗,促进脑细胞功能恢复,并进行对症和支持治疗。对于昏迷10~20小时及以上、伴高热中毒患者应给予头部降温为主的冬眠疗法。

【药物治疗及药学监护要点】药物治疗的目的主要是减轻或消除脑水肿,防治并发症。早期严重脑水肿昏迷可以使用20%甘露醇或呋塞米。在急性重症且无明显禁忌证时,根据病情需要可以考虑使用糖皮质激素,但因不良反应和局限性尚不能作为常规治疗手段。如因脑缺氧、脑水肿导致抽搐,可用地西泮等镇静药。中、重度患者可服用抗血小板聚集剂,尤其合并高血压、糖尿病、心脑血管病、高脂血症等基础疾病及高龄患者。

氰化物中毒

【中毒机制】氰离子可迅速与细胞线粒体内氧化性细胞色素氧化酶的三价铁结合,阻滞三价铁还原为二价铁,阻断细胞氧化呼吸过程的电子传递,使组织细胞不能利用氧,导致细胞窒息。中枢神经系统最先受损,尤其以血管运动中枢为主。

【临床表现】吸入高浓度氰化氢气体或吞服大量氰化钠（钾）可引起猝死。氰化物中毒分为四期。①前驱期：眼和上呼吸道刺激症状、头痛、头晕、恶心、呕吐、震颤、大便急迫感等；②呼吸困难期：胸闷、心悸、呼吸困难、瞳孔先缩小后逐渐扩大、有恐怖感、意识逐渐模糊甚至昏迷；③痉挛期：阵发性或强直性痉挛，严重者角弓反张、牙关紧闭、大汗淋漓、大小便失禁、血压下降，晚期可出现肺水肿；④麻痹期：意识完全丧失，痉挛停止，瞳孔散大，反射消失，呼吸循环中枢麻痹死亡。

【治疗原则】脱离中毒环境，催吐、洗胃，立即应用解毒剂，并进行对症治疗。

【药物治疗及药学监护要点】氰化物中毒患者可采用亚硝酸钠-硫代硫酸钠解毒。亚硝酸盐或亚甲蓝（疗效较差）可促进高铁血红蛋白的形成，高铁血红蛋白可竞争与细胞色素氧化酶三价铁结合的氰离子，形成氰化高铁血红蛋白。然后给予患者硫代硫酸钠，在硫氰酸酶的参与下，氰离子与硫结合成低毒的硫氰酸盐从尿中排出体外。

亚硝酸盐中毒

【中毒机制】亚硝酸盐使血液中血红蛋白氧化成高铁血红蛋白，失去输送氧能力。亚硝酸盐还对中枢神经系统尤其是血管舒缩中枢和呼吸中枢有麻痹作用，并直接作用于周围血管平滑肌，使血管扩张、血压下降，引起循环衰竭。

【临床表现】中毒患者主要表现为缺氧和发绀。轻度中毒时表现为头痛、头晕、乏力、恶心、呕吐、手指麻木、耳鸣、视物模糊，有时可有腹痛、腹泻、心悸、呼吸困难、明显发绀。重度中毒时表现为血压下降、惊厥、昏迷。

【治疗原则】催吐、洗胃、导泻、给氧，尽快给予特效解毒药，并进行对症治疗。

【药物治疗及药学监护要点】低浓度亚甲蓝是治疗亚硝酸盐中毒的特效药。维生素 C 也有类似作用，但起效缓慢，仅用于轻症患者。中毒较重时，应立即静脉给予亚甲蓝 $1\sim2mg/kg$，1 小时后青紫未退可重复上述剂量，并给予高渗葡萄糖和维生素 C。用药期间应严格控制亚甲蓝的剂量和注射速度，否则会使病情加重。

（五）动植物毒素中毒

蛇毒中毒

【中毒机制】蛇毒毒素由多种酶、非酶蛋白和多肽组成，按性质分为神经毒、血液循环毒和混合毒三类。神经毒主要影响突触后膜上乙酰胆碱受体或抑制突触前乙酰胆碱释放，阻断神经与神经、神经与肌肉间的传导，引起横纹肌麻痹，进而导致呼吸衰竭死亡。血液循环毒包括凝血毒、抗凝血毒、纤维蛋白溶解毒、溶血毒、出血毒、磷脂酶 A_2 和蛋白水解酶等，可引起凝血、出血、溶血、毛细血管损伤、心肌变性坏死等；混合毒包含神经毒和血液循环毒成分。

【临床表现】

1. **神经毒表现**　患者被咬伤 1~6 小时出现全身中毒症状，发展迅速。表现为视物模糊、眼睑下垂、声音嘶哑、言语和吞咽困难、流涎、共济失调和牙关紧闭等，严重者出现肢体迟缓性瘫痪、昏迷、休克、呼吸麻痹，如不及时抢救有生命危险。

2. **血液循环毒表现**　局部红肿、剧痛，迅速向肢体近心端蔓延，常伴有出血、水疱和组织坏死。重症患者可出现全身广泛出血及溶血，血压下降、心律失常、少尿或无尿，最后因循环衰竭、急性肾衰竭死亡。

3. **混合毒表现**　均出现上述两类表现，但不同的蛇毒侧重表现不同。混合毒常见于眼镜蛇、眼镜王蛇、蝮蛇的蛇毒。眼镜蛇毒以神经毒为主，蝮蛇以血液循环毒为主。

【治疗原则】防止毒液扩散吸收：伤口近心端，伤口肿胀部位上侧缚扎，切口，冲洗、吸毒，使用胰蛋白酶加普鲁卡因或注射用水稀释，做局部封环。尽早应用特效解毒剂、破伤风抗毒素，并给予抗生素防治伤口感染。对症支持治疗，防治休克、肾衰竭、呼吸衰竭等。

【药物治疗及药学监护要点】蛇毒的特效解毒剂是抗蛇毒血清，有单价和多价两种。单价抗蛇毒血清对同类毒蛇咬伤有效，多价抗毒谱广，但疗效相对较差。

受伤初步处理后，及时使用抗蛇毒血清，受伤 2 小时内疗效最佳，一般应该在受伤 24 小时内使用。注射前需做皮肤过敏试验，有过敏反应的患者要脱敏注射。

在对症治疗过程中,凡被神经毒类及混合毒类毒蛇咬伤的患者,忌用中枢神经抑制药(如吗啡、氯丙嗪、苯海拉明等)及横纹肌溶解抑制药(箭毒)。被血液循环毒类毒蛇咬伤的患者,忌用肾上腺素和抗凝血药(香豆素和枸橼酸钠)。

毒蕈中毒

【中毒机制】毒蕈碱是类似乙酰胆碱的生物碱,毒性极强,作用于胆碱能 M 受体,兴奋胆碱能节后纤维,引起一系列中毒症状。毒蕈溶血素可引起机体溶血。毒蝇碱、蟾毒素等毒素可引起幻觉及精神异常等神经精神症状。毒肽和毒伞肽可引起肝、肾、心、脑损害,其中肝损坏最严重,可导致中毒性肝炎。

【临床表现】一般均出现胃肠道症状,如腹痛、腹泻、水样便甚至便血,易发生水和电解质紊乱,严重者出现休克。毒蕈碱中毒主要表现为副交感神经兴奋症状,可发生多汗、流涎、瞳孔缩小、脉缓等症状。毒蕈溶血素可引起贫血、黄疸、血尿、肝大,严重的有生命危险。神经精神毒素可引起幻觉、谵妄、昏睡、精神错乱、四肢麻木、感觉和运动障碍等周围神经炎症状。出现多脏器损伤以肝、肾为主。肝大、转氨酶升高,可出现肝坏死,严重者死于急性重症感染;肾损害出现少尿、无尿、血尿,甚至尿毒症。

【治疗原则】立即清除毒物,采取洗胃、导泻、补液、利尿等方法促进毒素排泄;兴奋、谵妄、精神错乱患者可给予镇静药治疗,注意纠正水和电解质紊乱。及时使用解毒剂。

【药物治疗及药学监护要点】

1. **毒蕈碱样症状治疗**　中毒后立即皮下或肌内注射阿托品 0.5~1mg,每 30 分钟注射 1 次,必要时加大剂量或静脉注射。病情好转后,阿托品减量或延长给药间隔。若患者表现阿托品样症状,则不宜使用抗胆碱药进行治疗。

2. **内脏损害症状治疗**　巯基螯合剂可与造成内脏损害的毒伞肽结合,破坏其分子中的硫硫键,降低其毒性。糖皮质激素具有抗炎、稳定溶酶体及细胞膜、抗毒素等多重作用,对溶血反应、中毒性心肌炎、中毒性脑炎、严重肝损害均有治疗作用。临床上,给予二巯丁二钠静脉注射,或二巯丙磺钠溶液肌内注射,同时使用氢化可的松或地塞米松静脉滴注。

3. **溶血症状治疗**　给予大剂量甲泼尼龙治疗。

4. **对症治疗**　中毒引起的胃肠炎应积极纠正水、酸中毒及电解质紊乱。有肝损害的患者进行保肝治疗。出现精神症状或惊厥患者给予镇静或抗惊厥治疗。急性肾衰竭患者进行透析治疗。

(张幸国)

参 考 文 献

[1] 王秀兰,李强,张淑文.临床药物治疗学[M].第 8 版.北京:人民卫生出版社,2007.

[2] 姜远英.临床药物治疗学[M].第 4 版.北京:人民卫生出版社,2016:426.

[3] 廖震华,丁丽君,温程.我国 60 年精神障碍流行病学调查研究现状[J].中国全科医学,2012,15(10):1160.

[4] 何磊英,陆峥.非典型抗精神病药物用于精神分裂症长程治疗的研究进展[J].世界临床药物,2010,31(7):438.

[5] 黄楠,陆峥.精神分裂症急性期的药物治疗进展[J].世界临床药物,2010,31(4):216.

[6] 侯宗银,江永华.精神分裂症治疗指南对抗精神病药物使用的影响[J].精神医学杂志,2010,23(3):217.

[7] 安云庆,姚智,李殿俊.医学免疫学[M].第 4 版.北京:北京大学医学出版社,2018,190-195.

[8] 葛均波,徐永健,王辰.内科学[M].第 9 版.北京:人民卫生出版社,2018.

[9] 林果为,王吉耀,葛均波.实用内科学:下册[M].第 15 版.北京:人民卫生出版社,2017:2610-2620.

[10] 龙友明,胡学强.神经系统自身免疫性疾病发病机制与治疗研究进展[J].中国现代神经疾病杂志,2010(1):49.

[11] 李圣楠,黄慈波.系统性红斑狼疮的诊断治疗进展[J].临床药物治疗杂志,2010(1):6.

[12] 中华医学会器官移植学分会.器官移植免疫抑制剂临床应用技术规范(2019 版)[J].器官移植,2019,10(3):213-226.

[13] 张小东.肾移植临床用药[M].北京:人民卫生出版社,2018:1-294.

[14] 中华医学会器官移植学分会,中国医师协会器官移植医师分会.中国肾移植受者免疫抑制治疗指南(2016 版)[M].器官移植,2016,7(5):1.

[15] 阚全程.医院药学高级教程[M].北京:中华医学电子音像出版社,2016.

[16] 中国医师协会急诊医师分会,中国毒理学会中毒与救治专业委员会.急性中毒诊断与治疗中国专家共识[J].中华危

重病急救医学,2016,28(11):966.

[17] 急性酒精中毒诊治共识专家组.急性酒精中毒诊治共识[J].中华急诊医学杂志,2014,23(2):135-138.

[18] 张荣珍,刘清泉,黄昊.急性酒精中毒中医诊疗专家共识[J].中国中医急症,2018,27(10):1693-1696.

[19] 杨立山,卢中秋,田英平,等.急性有机磷农药中毒诊治临床专家共识(2016版)[J].中国急救医学,2016,36(12):1057-1065.

[20] 百草枯中毒诊断与治疗"泰山共识"专家组,菅向东.百草枯中毒诊断与治疗"泰山共识"(2014版)[J].中国工业医学杂志,2014,27(2):117-119.

[21] 高春锦,葛环,赵立明,等.一氧化碳中毒临床治疗指南(一)[J].中华航海医学与高气压医学杂志,2012,19(2):127-128.

[22] 葛环,高春锦,赵立明,等.一氧化碳中毒临床治疗指南(二)[J].中华航海医学与高气压医学杂志,2012,19(5):315-317.

[23] 高春锦,葛环,赵立明,等.一氧化碳中毒临床治疗指南(三)[J].中华航海医学与高气压医学杂志,2013(1):72-72.

[24] 葛环,高春锦,赵立明,等.一氧化碳中毒临床治疗指南(四)[J].中华航海医学与高气压医学杂志,2013(5):356-358.

[25] 李俊.临床药物治疗学总论[M].北京:人民卫生出版社,2015.

[26] 程德云,陈文彬.临床药物治疗学[M].第4版.北京:人民卫生出版社,2012.

[27] 杨云梅.老年病药物治疗学[M].北京:人民卫生出版社,2017.

[28] 中国高血压防治指南修订委员会.中国高血压防治指南(2018版)[J].心脑血管病防治,2019,19(1):1-44.

[29] 国家食品药品监督管理局执业药师资格认证中心.药学综合知识与技能[M].北京:中国医药科技出版社,2013:122.

[30] 中国医师协会高血压专业委员会.妊娠期高血压疾病血压管理专家共识(2019版)[J].中华心血管病杂志,2020,48(3):195-204.

[31] 中华医学会妇产科学分会.妊娠期高血压疾病诊治指南(2020版)[J].中华妇产科杂志,2020,55(4):277-238.

[32] 国家卫生计生委合理用药专家委员会.冠心病合理用药指南(第2版)[J].中国医学前沿杂志(电子版),2018,10(6):1-130.

[33] 中国心血管健康与疾病报告编写组.中国心血管健康与疾病报告2019概要[J].中国循环杂志,2020,35(9):833-854.

[34] 中国成人血脂异常防治指南修订联合委员会.中国成人血脂异常防治指南(2016版)[J].中国循环杂志,2016,31(10):937-953.

[35] 心血管系统疾病基层诊疗指南编写专家组.血脂异常基层诊疗指南(实践版·2019)[J].中华全科医师杂志,2020,19(8):672-675.

[36] 曹红.临床药物治疗学[M].第3版.北京:人民卫生出版社,2020.

[37] 中华医学会心电生理和起搏分会.2020室性心律失常中国专家共识(2016共识升级版)[J].中国心脏起搏与心电生理杂志,2020,34(3):189-253.

[38] 方士英,赵文.临床药物治疗学[M].北京:中国医药科技出版社,2017.

[39] 杨跃进,华伟.阜外心血管内科手册[M].第2版.北京:人民卫生出版社,2013.

[40] 王秀兰,贺正一,刘颖.临床药物治疗学[M].北京:人民卫生出版社,2007:3-41.

[41] 姜远英.临床药物治疗学[M].第3版.北京:人民卫生出版社,2011:247-271.

[42] 蔡卫民,吕迁洲.临床药学理论与实践[M].北京:人民卫生出版社,2012:563-580.

[43] 中华医学会呼吸病学分会哮喘学组.支气管哮喘防治指南(支气管哮喘的定义、诊断、治疗和管理方案)[J].中华结核和呼吸杂志,2008,31(3):177-185.

[44] 中华医学会呼吸病学分会慢性阻塞性肺疾病学组.慢性阻塞性肺疾病诊治指南(2013版)[J].中华结核和呼吸杂志,2013,36(3):255-264.

[45] 中华医学会呼吸病学分会哮喘学组.咳嗽的诊断与治疗指南[J].中华结核和呼吸杂志,2016,39(5):323-354.

[46] 袁耀宗,王贞贞.消化性溃疡诊断与治疗规范[J].中华消化杂志,2016(08):508-513.

[47] 刘畅,刘亚军.急性非静脉曲张性上消化道出血中西医结合诊治共识(2019版)[J].中国中西医结合杂志,2019,39(11):1296-1302.

[48] 林果为,王吉耀,葛均波,等.实用内科学(下册)[M].第15版.北京:人民卫生出版社,2017:1494-1497.

[49] 中国医师协会内镜医师分会消化内镜专业委员会.急性非静脉曲张性上消化道出血诊治指南[J].中华内科杂志,

2019(03):173-180.

[50] 屈坤鹏,成晓舟.我国部分地区胃食管反流病患病率的 Meta 分析[J].中华胃食管反流病电子杂志,2015,2(1):34-44.

[51] 中国医疗保健国际交流促进会胃食管反流多学科分会.中国胃食管反流病多学科诊疗共识[J].中国医学前沿杂志(电子版),2019,11(9):30-56.

[52] 中华医学会,中华医学会杂志社,中华医学会消化病学分会,等.胃食管反流病基层诊疗指南(实践版·2019)[J].中华全科医师杂志,2019,18(7):642-646.

[53] 中华医学会,中华医学会杂志社,中华医学会消化病学分会,等.胃食管反流病基层诊疗指南(2019)[J].中华全科医师杂志,2019,18(7):635-641.

[54] 谢胜,李建锋,李娟,等.难治性胃食管反流病临床指南的系统评价[J].中国全科医学,2019,22(8):901-908.

[55] 韩英.实用临床药物治疗学[M].第 11 版.北京:人民卫生出版社,2020.

[56] 中华医学会消化病学分会炎症性肠病学组.炎症性肠病诊断与治疗的共识意见(2018·北京)[J].中华炎性肠病杂志,2018,2(3):173-190.

[57] 中华医学会消化病学分会炎症性肠病学组.炎症性肠病外科治疗专家共识[J].中华炎性肠病杂志,2020,4(3):180-199.

[58] 陈玉帅,佟静,王炳元.门静脉高压症的诊治进展[J].中国临床医生杂志,2019,28(1):1390-1394.

[59] 中国门静脉高压诊断与监测研究组(CHESS).中国肝静脉压力梯度临床应用专家共识(2018 版)[J].中华消化外科杂志,2018,17(11):1059-1070.

[60] 陈世耀,黄晓铨,曾晓清.门静脉高压症的检查选择与病因诊断[J].实用肝脏病杂志,2018,21(3):1059-1070.

[61] 王艳玲,刘亭亭,张文辉.肝硬化门静脉高压症胃静脉曲张的诊治现状[J].中国医刊,2019,54(2):123-126.

[62] 齐瑞兆,史宪杰,李志伟,等.门静脉高压症上消化道出血不同指南诊治共识外科部分的比较分析[J].临床外科杂志,2019,27(1):62-65.

[63] 中华医学会外科学分会脾及门静脉高压外科学组.肝硬化门静脉高压症食管、胃底静脉曲张破裂出血诊治专家共识[J].中华外科杂志,2019,57(12):885-889.

[64] 王义国,马新力.我国肝硬化门静脉高压症药物治疗现状及进展[J/CD].中华消化病与影像杂志(电子版),2019,9(6):248-251.

[65] 中国营养学会"缺铁性贫血营养防治专家共识"工作组.缺铁性贫血营养防治专家共识[J].营养学报,2019,41(5):417-426.

[66] 中华医学会外科学分会,中华外科杂志编辑委员会.普通外科围手术期缺铁性贫血管理多学科专家共识[J].中华外科杂志,2020,58(4):252-256.

[67] 付蓉,刘春燕.再生障碍性贫血诊断与治疗中国专家共识(2017 版)解读[J].临床血液学杂志,2017,30(11):821-825.

[68] 中华医学会血液学分会血栓与止血学组.弥散性血管内凝血诊断中国专家共识(2017 版)[J].中华血液学杂志,2017,38(5):361-363.

[69] 张幸国,胡丽娜.临床药物治疗学各论(上册)[M].北京:人民卫生出版社,2016.

[70] 阚全程,马金昌.全国临床药师规范化培训系列教材:内分泌代谢专业[M].北京:人民卫生出版社,2017:3.

[71] 姜远英,文爱东.临床药物治疗学[M].第 4 版.北京:人民卫生出版社,2016:4.

[72] 母义明,郭代红,彭永德,等.临床药物治疗学:内分泌代谢疾病[M].北京:人民卫生出版社,2016:4.

[73] 葛军波,徐永健,王辰.内科学[M].北京:人民卫生出版社,2018.

[74] 中国成人血脂异常防治指南修订联合委员会.中国成人血脂异常防治指南[J].中国循环杂志,2016,31(10):937-947

[75] 史伟,杨敏.临床药物治疗学(肾脏疾病)[M].北京:人民卫生出版社,2017.

[76] 肾脏病相关专家小组.拟钙剂在慢性肾脏病患者中应用的专家共识[J].中华肾脏病杂志,2018,34(9):703-708.

[77] 中国老年学和老年医学学会心血管病分会.β 受体拮抗药治疗高血压的临床应用建议[J].中华心血管病杂志,2019,47(6):443-446.

[78] 中华医学会心血管病学分会.中国高血压防治指南[J].心脑血管病防治,2019,19(1):1-44.

[79] 中华医学会神经病学分会脑血管病学组急性缺血性脑卒中诊治指南撰写组.中国急性缺血性脑卒中诊治指南(2018 版)[J].中华神经科杂志,2019,19(11):897-901.

[80] 中华医学会外科学分会外科感染与重症医学学组,中国医师协会外科医师分会肠瘘外科医师专业委员会.中国手术

部位感染预防指南[J].中华胃肠外科杂志,2019,22(4):301-314.

[81] OLSON KENT R. Poisoning and Drug Overdose(Seventh edition)[M]. New York:McGraw-Hill,2018.

[82] Xingguang Zhang,Jing Liu,Miao Wang,et al. Twenty-year epidemiologic study on LDL-C levels in relation to the risks of atherosclerotic event,hemorrhagic stroke,and cancer death among young and middle-aged population in China [J]. J Clin Lipidol,2018,12(5):1179-1189.

[83] ESC Committee for Practice Guidelines(CPG);ESC National Cardiac Societies. 2019 ESC/EAS guidelines for the management of dyslipidaemias:Lipid modification to reduce cardiovascular risk. Atherosclerosis,2019,290:140-205.

[84] DIEPEN S,KATZ J,ALBERT N,et al. Contemporary Management of Cardiogenic Shock:A Scientific Statement From the American Heart Association[J]. Circulation,2017,136(16):e232-e268.

[85] BARAN D,GRINES C,BAILEY S,et al. SCAI clinical expert consensus statement on the classification of cardiogenic shock [J]. Catheter Cardiovasc Interv,2019,94(1):29-37.

[86] LEVY B,BASTIEN O,KARIM B,et al. Experts' recommendations for the management of adult patients with cardiogenic shock[J]. Ann Intensive Care,2015,5(1):52.

[87] SPERBER AD,DUMITRASCU D,FUKUDO S,et al. The global prevalence of IBS in adults remains elusive due to the heterogeneity of studies:A Rome Foundation working team literature review[J]. Gut,2017,66(6):1075-1082.

[88] ENRIQUE REY. Optimizing the Use of Linaclotide in Patients with Constipation-Predominant Irritable Bowel Syndrome:An Expert Consensus Report[J]. Adv Ther,2017,34(3):587-598.

[89] Kidney Disease:Improving global outcomes(KDIGO)acute kidney injury work group. KDIGO clinical practice guideline for acute kidney injury[J]. Kidney Int,2012,2(Suppl):1-138.

[90] Healthcare Infection Control Practices Advisory Committee. Centers for Disease Control and Prevention Guideline for the Prevention of Surgical Site Infection,2017[J]. JAMA Surg,2017,152(8):784-791.

[91] BRANCH-ELLIMAN W,O'BRIEN W,STRYMISH J,et al. Association of Duration and Type of Surgical Prophylaxis With Antimicrobial-Associated Adverse Events[J]. JAMA Surg,2019,154(7):590-598.

第七章　静脉药物治疗的药学监护

第一节　静脉用药的药学监护原则

实施静脉用药的药学监护主要是临床药师应用药学专业知识,对患者进行个体化评估,发现临床潜在的或实际存在的静脉用药使用问题,制订药学监护计划,并采取积极有效的干预与监护措施,解决实际发生的用药问题,预防潜在的用药问题发生,提高药物治疗的安全性、有效性,促进临床合理用药。静脉用药的药学监护可以从以下方面实施。

一、静脉用药适应证

选择静脉用药需根据临床治疗需要,充分考虑疾病的性质和特点,以及患者的病理、生理情况和疾病状态来综合评估,基于能口服不静脉用药的原则,静脉用药适用于以下情况:危重患者治疗时给药;不能口服或胃肠吸收障碍或胃肠不能耐受患者的给药;由于药物本身的性质,不易在胃肠道吸收或能被胃肠的酸碱性、酶所破坏时的给药;经口服或肌内注射给药治疗无效时等。

二、溶媒选择

输液溶媒选择的基本原则首先是依据药品说明书规定选择可配伍的溶媒,这是根据药品与溶媒的理化性质、配伍的相容性、配伍后的稳定性,通过科学验证的。如果溶媒选择不适当会影响药物的稳定性和发生化学反应,致使药物疗效降低,或发生不良反应,严重的还会危及患者生命安全。部分注射用无菌粉末因药品稳定性或溶解度等原因配有专用溶剂,临床使用时要注意先用所附的专用溶剂溶解,再扩溶至指定输液中。其次是依据患者病理情况选择溶媒。如患者有心功能不全,应减少氯化钠的摄入,以减轻心脏负担。

三、药物浓度

药物浓度与药物溶解性、药物疗效、不良反应及刺激性等相关,稀释过度或溶媒量偏少都不恰当,应依据药品说明书配制成适宜的稀释药液。有些药物稀释时溶媒量过大,输注时间相应延长,易发生水解和分子重排,导致其活性、疗效降低,分解出更多致敏物质,增加致敏概率。溶媒量过少时,药物浓度过高、刺激性强,可引起注射部位疼痛,导致静脉炎和血栓。溶解性能不好的药物,如果溶媒量过少,会造成溶解不完全,产生大量微粒,当超标的微粒进入血液时,可发生致热样反应、小动脉炎、微栓塞、血栓形成、异物肉芽肿等。

四、给药剂量

不同剂量的药物可产生不同的作用,同一种药物在治疗不同疾病时剂量可能差异较大。疾病严重程度不同,所需的给药剂量也不同。应严格遵照药品说明书规定的剂量给药,对于儿童应根据年龄、体重计算适宜的给药剂量。对作用强、治疗指数小的药物，必须按照个体化原则给药，制订初始剂量和推荐剂量，有条件的情况下，应当进行血药浓度监测。监护时应及时根据患者临床症状改善情况、实验室检查结果、影像学检查等评估疗效和不良反应，及时调整给药剂量。

五、给药频次

给药间隔时间对于维持稳定的有效血药浓度甚为重要，根据药物药动学的特点，制订合理的给药频次，可获得良好的治疗效果，减少不良反应的发生。

六、滴注速度

滴注速度是临床静脉用药中容易忽视的问题。滴注速度过快可能会导致胃肠道反应和血栓性静脉炎等不良反应。滴注速度过慢可能会使药物的血药浓度低于有效治疗浓度，达不到应有的疗效，而且滴注时间过长，影响药液的稳定性，增加药物降解及致敏机会。临床用药时，需根据药品说明书推荐的滴速执行，不要随意调节滴速，以免发生不良反应。

七、输液稳定性

输液稳定性与其本身以及加入药物的理化性质等因素密切相关，且易受环境温度、光线等影响，发生理化性质改变，直接影响疗效及使用安全。因此临床输液应尽可能临用临配，如需放置，应在符合说明书规定的贮存条件下，不超过规定的有效时长。

八、输液配伍

输液配伍应遵循以下原则：新药使用前应仔细阅读使用说明书，全面了解新药的特性，避免盲目配伍；在不了解其他药液对某药的影响时，应单独使用该药；对存在配伍禁忌的两组药液，在使用时应间隔给药，如需序贯给药，应在两组药液之间以葡萄糖注射液或生理盐水冲洗输液管过渡。

九、药物相互作用

药物相互作用主要指患者在同时或在一定时间内先后服用两种或两种以上的药物时，一种药物在体内对另一种药物药动学或药效学产生影响，从而使药物的疗效发生变化，或产生药物不良反应，是联合用药时不容忽视的问题。从临床应用角度需要确定是否具有临床意义，可结合以下因素综合判断：①药物的安全性；②药物相互作用的严重程度，一般分为强、中、弱三个层次；③对于某些治疗窗窄的药物，一般常规进行血药浓度监测，如地高辛、环孢素、他克莫司和有些抗癫痫药。对于这些药物，联合使用存在临床意义相互作用的其他药物，可以通过治疗药物监测（TDM），调整治疗方法（给药剂量和给药间隔等），谨慎合用。

十、疗程

静脉用药疗程需根据患者病理、生理情况，以及静脉用药的疗效评估，结合药物的特性以及药物的代谢等多方面因素综合考虑，如患者临床症状基本稳定、病情改善后，可停止静脉用药或继续口服药物治疗。

（张 健）

第二节 静脉用药的药学监护

一、特殊病理生理患者使用静脉输液药学监护

（一）儿童患者使用静脉输液药学监护要点

静脉输液是临床疾病治疗中的常规手段，也是快速纠正儿童水、电解质失衡的关键手段。儿童患者

药学监护要点如下。

1. 根据患儿的病情、年龄、药物特性、用药方式、既往输液史、皮肤和静脉状况进行综合评估。

2. 审核用药医嘱,核对药品、溶媒及浓度等,对有滴注时间、避光要求等的药品在输液标签上备注说明。

3. 注意事项

(1) 监测体重和出入量,正确选择液体,避免造成严重的并发症。

(2) 为提高患儿依从性,减少焦虑,应向家长以及年长患儿解释静脉用药的必要性。

(3) 分散低龄患儿的注意力,采取安抚措施。

(4) 如出现恶心、呕吐、嗜睡、意识模糊、易激惹症状,提示可能出现低钠血症,及时通知医师治疗处理。

4. 注意输液渗漏的监测,并观察患儿的生命体征和精神状态等。

(二)老年患者使用静脉输液药学监护要点

老年人因机体衰老或患有多种慢性病使药物的体内过程复杂化,监护要点如下。

1. 评估静脉输液的必要性、适宜性。掌握用药史和禁忌证,避免不适宜预防性用药。

2. 评估药物剂量和输液用量对肝、肾功能的影响;关注相关临床检验和检查指标。

3. 评估药物的理化特点、相互作用、配伍禁忌,评估饮食习惯及生活方式对药物治疗的影响。

4. 尽量减少给药次数和滴注时间,提高依从性;选择适宜的血管,避免穿刺损伤血管。

5. 评估可能发生的不良反应,对患者进行用药指导。

(三)术中患者使用静脉输液药学监护要点

术中涉及抗菌药、利尿药、止血药、血液制品、神经肌肉阻滞药、静脉全麻诱导药等。这里重点阐述抗菌药和利尿药的药学监护要点。

1. 抗菌药　主要用于预防切口相关的感染。术前、术中或术后都会根据病情开具必要的抗菌药。医师应积极采集病原学标本送检。监护要点如下。

(1) 确保预防用药的给药时间正确。

(2) 抗菌药的有效覆盖时间应包括整个手术过程。

(3) 注意药物过敏反应。

(4) 注意滴注部位有无药液外渗、静脉红肿等静脉炎的表现。

2. 利尿药　主要用于术中需要临时降低容量负荷的情况,监护要点如下。

(1) 慢性基础心脏疾病患者慎用渗透性利尿药,有增加循环血量、加重心脏负担的风险。

(2) 短期用药发生低血钾的风险较低。建议术前监测血钾,如有异常及时纠正。

(3) 术中监测心电图,及时发现潜在低血钾。

(4) 建议术前留置导尿管,尿液收集到引流袋中计算尿量,评估肾功能。

(四)肝、肾功能不全患者使用静脉输液药学监护要点

1. 避免使用具有肝、肾毒性的静脉药物　为肝或肾功能减退患者优先选择非肝或肾主要代谢清除的静脉药物,或选用肝、肾双通道代谢的静脉药物,减轻受损器官的负担。

2. 调整剂量和频次　肝功能减退对药物的分布和代谢产生影响。血浆蛋白结合率较高,或主要经肝代谢的药物,在肝功能减退患者可致血浆游离型药物增加或药物代谢减缓。肾功能减退对药物的排泄产生影响,可使药物排泄减少。应根据患者的肝、肾功能情况调整剂量和给药频次,必要时应监测血药浓度。

3. 限制补液量　终末期肾病或终末期肝病患者,均应注意该问题。

4. 保护相关静脉血管。

(五)妊娠期或哺乳期妇女使用静脉输液药学监护要点

1. 妊娠期用药原则

(1) 妊娠早期避免不必要的用药,尤其是已确定或怀疑有致畸作用的药物。对于可能对胎儿有影响的药物,权衡利弊后再决定是否用药。

（2）可不用的药物不用,可以推迟治疗的则推迟治疗,小剂量有效则避免用大剂量,单药有效则避免联合用药。

（3）重视药物的遴选,应选用对妊娠期妇女及胎儿安全有效的药物,注意用药时间、疗程和剂量的个体化。

2. 哺乳期用药原则

（1）明确母体用药指征,选择疗效确定、代谢快的药物,减少药物通过乳汁进入婴儿体内。

（2）药物剂量较大或用药时间较长时,可监测乳儿的血药浓度,调整用药和哺乳的间隔时间。

（3）密切观察乳儿的反应;如需使用对乳儿影响不明确的药物时,建议停止母乳喂养或改为人工喂养。

二、抗肿瘤药物静脉用药药学监护

（一）概述

抗肿瘤药物静脉用药是肿瘤化学治疗的主要方法,静脉注射肿瘤药物种类多、毒性强,如果使用不当,可能产生严重的毒副反应,降低患者的生存质量,浪费医疗卫生资源。为保证静脉注射肿瘤药物临床疗效、用药安全性和合理性,药师需要对抗肿瘤药物溶媒选择、用量、给药剂量、给药时间、给药顺序、滴注速度、药液稳定性及药物相互作用等方面的问题重点关注。在使用静脉抗肿瘤药物过程中,需要通过监测相关检验指标和脏器功能变化,了解有无药物不良反应,学习对不良反应的识别、判断及处理措施,药师充分运用药学知识,加强对静脉抗肿瘤药物在化疗前、化疗过程中和化疗后进行药学监护,发挥其在临床工作中的重要作用。

（二）药学监护要点

1. 化疗前的药学监护

（1）给药剂量:根据每个化疗方案确定给药剂量、用药天数、疗程间隔时间等要求,抗肿瘤药物无论单用或联用,药品说明书中均明确规定相应给药剂量,医师根据患者的体表面积和化疗方案确定剂量。剂量过高易引起药物蓄积导致中毒反应,剂量过低不能达到预期的血药浓度而影响治疗效果。若肿瘤患者肝、肾功能异常,给予经肝、肾代谢的药物时需对其调整用药剂量。

（2）溶媒种类:抗肿瘤药物对溶媒的选择性高,溶媒 pH 不同,可影响药物的稳定性和药动学。为保证静脉药物的稳定性,有些抗肿瘤药物静脉配制对溶媒的种类有限制,如奥沙利铂注射液以 5% 葡萄糖注射液（250~500ml）稀释,不得使用盐溶液复溶和稀释,如选择 0.9% 氯化钠注射液为溶媒,会发生取代反应和水解反应,生成类似顺铂的二胺二氯铂及水化后的杂质,产生沉淀,降低奥沙利铂的疗效,增加不良反应。环磷酰胺的水溶液在 pH 4.0~6.0 时,磷酰胺基由于不稳定而失去烷化作用,建议使用 0.9% 氯化钠注射液。同类药物化学结构不同对溶媒的要求也不同,盐酸表柔比星和吡柔比星虽均为蒽环类抗肿瘤药物,但由于化学结构的不同导致二者所需溶媒完全不同,盐酸吡柔比星在溶解过程中易受 pH 影响宜用 5% 葡萄糖注射液稀释,如用 0.9% 氯化钠注射液稀释会导致效价降低或产生浑浊,而表柔比星则宜用 0.9% 氯化钠注射液稀释。

（3）溶媒用量及滴注速度:溶媒用量的选择需根据患者体表面积或体质量参照说明书和指南来确定,溶媒过多或过少均会影响药效。如注射用吉西他滨推荐剂量为 1 000mg/m²,静脉滴注时间不超过 30 分钟,否则会引发不良反应;注射用长春瑞滨说明书中明确规定溶媒为 0.9% 氯化钠注射液 125ml,滴注时间 15~20 分钟;长春瑞滨必须溶于 0.9% 氯化钠注射液中,于短时间内（15~20 分钟）静脉输入,然后静脉滴注 0.9% 氯化钠注射液冲洗静脉。奥沙利铂静脉输注 2~6 小时,延长输注时间,可减少急性神经毒性反应的发生率。

（4）药物配制浓度:药物配制后的终浓度可影响药物疗效及不良反应的发生。若药物浓度过低,血药浓度无法达到药物治疗窗范围,疗效降低,而药物浓度过高,对静脉血管刺激性大,也可能因溶解不完全而降低成品输液稳定性。如多西他赛静脉滴注液应以 0.9% 氯化钠注射液或 5% 葡萄糖注射液稀释

（终浓度为 0.3~0.74mg/ml，不得超过 0.74mg/ml）。紫杉醇注射液滴注前必须加以稀释，临用前将其稀释于 0.9% 氯化钠注射液、5% 葡萄糖注射液、5% 葡萄糖加 0.9% 氯化钠注射液或 5% 葡萄糖林格液中，最终稀释成浓度为 0.3~1.2mg/ml 的溶液。

（5）水化治疗：抗肿瘤药物顺铂、环磷酰胺和 MTX 等化疗药物均易导致肾毒性，为降低肾毒性，常用的措施为水化、分次给药等。如在使用顺铂前及在 24 小时内患者应充分水化，以保证良好的尿排出量，减小肾毒性。水化给液量应保证在 3 500~4 000ml，低剂量顺铂化疗剂量可以适当减少水化给液量。在用药前水化的最后 30 分钟或水化之后可给予 250ml 甘露醇注射液利尿。

（6）用药前抗过敏处理：有些过敏反应概率高的药物，需要预先抗过敏处理，如给予培美曲塞前应预服地塞米松，可以降低皮肤反应的发生率与严重程度，给药方法为地塞米松口服 4mg，每日 2 次。

2. 化疗过程中的药学监护

（1）静脉用药顺序：相同的药物和剂量，按照不同的顺序使用，可影响临床疗效、加重药物不良反应，甚至导致治疗失败，给药时应遵循以下几点。①细胞增殖动力学原则：对于生长较慢的实体瘤，先用周期非特异性药物，再用周期特异性药物；对于生长较快的肿瘤，先用周期特异性药物，再用周期非特异性药物。②刺激性原则：化疗开始时，静脉的结构稳定性好，药液渗出机会小，因此应先用刺激性大的药物，再用刺激性小的药物。如培美曲塞与顺铂联合化疗时，应先用培美曲塞，30 分钟后给予顺铂。吉西他滨联合白蛋白结合型紫杉醇方案，先静脉滴注白蛋白结合型紫杉醇 30~40 分钟，再静脉滴注吉西他滨 30 分钟。合理的给药顺序不仅可以增强疗效，还可减少不良反应。

（2）配伍禁忌：抗肿瘤药物的注射剂一般独立应用，属于高危且昂贵的药品，且稳定性大多比较差，因此不建议和其他药品进行配伍，以免影响药效。

（3）过敏反应：紫杉醇类药物容易出现过敏反应，如出现严重的过敏反应（呼吸困难、低血压、血管神经性水肿、全身性荨麻疹等），应立即停药并对症治疗。多西他赛如出现严重的超敏反应，应立即停止滴注，并给予积极治疗，且不应再次用药；如出现轻微的超敏反应（如面部潮红、局部皮肤反应），不必停药。

（4）胃肠道反应：恶心、呕吐、腹泻与便秘是肿瘤患者使用化疗药物时易出现的不良反应。如伊立替康使用期间出现严重腹泻时，可予以洛哌丁胺口服，起始剂量为 4mg/次，每隔 2 小时给药 2mg，直至水样便出现，继续给药 12 小时。洛哌丁胺的使用时间不宜超出 48 小时，若期间腹泻控制效果不佳，可换用其他止泻药物，注意维持体液和水电解质平衡。

（5）药物相互作用：奥沙利铂与其他已知可导致 QT 间期延长的药物合用时应密切监测 QT 间期。异化磷酰胺能增强磺脲类药物的降血糖作用，两药合用时应调整降血糖药物的剂量，密切监测血糖变化。

（6）其他：患者接受环磷酰胺化疗期间，应禁止饮酒及含乙醇的饮料。由于葡萄柚内含有能与环磷酰胺发生相互作用的化合物而降低其效用，患者应避免进食葡萄柚或含有葡萄柚的饮料。

3. 化疗后的药学监护　化疗后的药学监护以不良反应的监测为主。化疗药物可以杀灭肿瘤细胞，但对正常细胞也有毒副作用，特别是对毛发、黏膜细胞和骨髓造血干细胞等生长速度相对较快的细胞，毒副作用更为明显，影响药物治疗效果，这就需要药师对患者可能出现的常见的不良反应予以严格监护。

（1）静脉注射部位：使用静脉抗肿瘤药物后，关注患者有无注射部位血管及局部皮肤刺激，有无药液漏于皮下，多次化疗患者有无静脉炎发生等。长期化疗置 PICC 管患者，需要加强局部护理。

（2）肝功能监测：抗肿瘤药物化疗多经肝代偿代谢，是化疗药物使用中较为常见的不良反应，一旦确诊为药物性肝损伤，应停止使用可疑药物。为患者进行保肝治疗后，再考虑开始化疗。

（3）肾功能检测：有些抗肿瘤药物主要经肾排泄，化疗后根据肾功能异常程度调整方案，如环磷酰胺肾小球滤过率 <10ml/min 时，应减少 50% 的剂量。顺铂的 Cr<0.14mmol/L 或 BUN<9mmol/L 前，不推荐使用多个重复疗程。轻度和中度肾功能损害患者无须调整奥沙利铂剂量，重度肾功能损害患者（Ccr<30ml/min）的起始剂量应减至 65mg/m^2。

（4）心脏毒性反应：蒽环类药物心脏毒性较强，使用前和使用过程中需要监测心率、心电图及心功能变化，如多柔比星，心脏毒性与累积剂量密切相关，当总累积量超过 550mg/m^2 时，心力衰竭发生率明显升高，故不能与注射用曲妥珠单抗（赫赛汀）联用。

（5）血常规监测：大多数抗肿瘤药物使用后会引起不同程度的骨髓抑制，所以需要定期监测白细胞计数、粒细胞计数、血小板计数。如依托泊苷，首次用药前、每个疗程用药前和用药期间应监测血常规，如出现血小板计数<50×10^9/L 或中性粒细胞绝对计数<0.5×10^9/L，须停用本药，直至恢复后方可继续使用。

三、抗菌药物静脉用药药学监护

（一）概述

静脉用抗菌药物需根据病原菌、感染部位、感染严重程度和患者的生理、病理情况综合评估使用，包括抗菌药物的选用品种、给药剂量和频次、疗程及联合用药等。重症感染、全身性感染患者初始治疗应予静脉给药，以确保药效。

（二）药学监护要点

1. 青霉素类、β-内酰胺酶抑制药和头孢菌素类　青霉素类药物常用青霉素 G、阿莫西林、哌拉西林、美洛西林等；β-内酰胺酶抑制药常用阿莫西林/克拉维酸、头孢哌酮/舒巴坦和哌拉西林/他唑巴坦等；头孢菌素类目前分为四代，临床常用为头孢唑林、头孢呋辛、头孢噻肟、头孢曲松、头孢他啶和头孢吡肟等。其用药监护要点如下。

（1）用药前须详细询问患者有无青霉素类或头孢菌素类药物过敏史、其他药物过敏史及过敏性疾病史。

（2）青霉素类药物使用前须行青霉素皮肤试验。

（3）青霉素钾盐不可快速静脉注射。

（4）有青霉素类过敏史的患者确有应用头孢哌酮/舒巴坦的指征时，必须在严密观察下慎用，但有青霉素过敏性休克史的患者，不可选用头孢哌酮/舒巴坦。

（5）第一代头孢菌素与氨基糖苷类合用可能加重后者的肾毒性，应注意监测肾功能。

（6）中度以上肾功能不全患者应适当调整剂量。

（7）头孢哌酮可导致低凝血酶原血症或出血，合用维生素 K 可预防出血。

（8）青霉素类药物妊娠期妇女可用，哺乳期妇女应用时应停止哺乳。

（9）用药期间若发生过敏反应，须立即停药；一旦发生过敏性休克，应就地抢救。

2. 碳青霉烯类　常用有亚胺培南/西司他丁和美罗培南等。用药监护要点如下。

（1）对本品过敏患者禁用。

（2）有癫痫等中枢神经系统疾病患者应慎用。

（3）肾功能不全者及老年患者应减量用药。

（4）不推荐与丙戊酸联合应用。

3. 氨基糖苷类　临床常用有庆大霉素、阿米卡星、异帕米星等。用药监护要点如下。

（1）对本品过敏者禁用。

（2）该类药物具有耳、肾毒性和神经肌肉阻滞作用，用药期间应监测肾功能和听力及前庭功能等。

（3）肾功能减退患者应减量给药，新生儿、妊娠期和哺乳期妇女应尽量避免使用。婴幼儿、老年患者应慎用。

（4）不宜与其他具有耳肾毒性的药物和神经肌肉阻滞药或强利尿药同用。

4. 大环内酯类　该类药物主要为红霉素、阿奇霉素。用药监护要点如下。

（1）红霉素禁止与特非那定合用。

（2）用药期间需监测肝功能。

（3）注射用乳糖酸红霉素使用时必须首先以注射用水完全溶解（不能使用生理盐水或其他含无机离子的溶液，以免产生沉淀），溶解后加入生理盐水或 5% 葡萄糖溶液中稀释，药物浓度不宜超过 0.1% ~ 0.5%，缓慢静脉滴注。

5. 糖肽类　主要包括万古霉素、去甲万古霉素和替考拉宁。用药监护要点如下。

（1）具有一定的肾、耳毒性，用药期间应定期查尿常规与肾功能，监测血药浓度，注意监测听力。

（2）肾功能不全者、老年人、新生儿、早产儿或原有肾、耳疾病患者应根据肾功能减退程度调整剂量，同时监测血药浓度。

（3）妊娠期患者应避免应用，哺乳期患者用药期间应暂停哺乳。

（4）应避免与肾毒性、耳毒性药物合用。

（5）与麻醉药合用时，应分瓶滴注，并减缓滴注速度，注意观察血压。

6. **噁唑烷酮类**　代表药物为利奈唑胺。用药监护要点如下。

（1）使用期间应避免食用含有大量酪氨酸的腌渍、泡制、烟熏、发酵食品。

（2）该药物有引起血压升高的潜在作用，注意监测血压。

（3）利奈唑胺与 5-羟色胺类药物有潜在相互作用。

（4）用药期间应每周进行血小板和全血细胞计数的检查，尤其用药超过 2 周者。

（5）应用利奈唑胺可能导致乳酸性酸中毒。

7. **喹诺酮类**　代表药物有左氧氟沙星、莫西沙星和环丙沙星等。用药监护要点如下。

（1）18 岁以下未成年患者避免使用。

（2）制酸剂和含钙、铝、镁等金属离子的药物可减少本类药物的吸收，应避免同用。

（3）妊娠期及哺乳期患者避免应用。

（4）本类药物偶可引起抽搐、癫痫、意识改变、视力损害等严重中枢神经系统不良反应，不宜用于有癫痫或其他中枢神经系统基础疾病的患者。肾功能减退患者需减量用药。

（5）本类药物可能引起皮肤光敏反应、关节病变、肌腱炎、肌腱断裂等，并偶可引起心电图 QT 间期延长等，用药期间应密切观察。

8. **硝基咪唑类**　代表药物主要有甲硝唑、替硝唑和奥硝唑。用药监护要点如下。

（1）妊娠早期（3 个月内）患者应避免应用。哺乳期患者用药期间应停止哺乳。

（2）本类药物可能引起粒细胞减少及周围神经炎等，神经系统基础疾患及血液病患者慎用。

（3）用药期间禁止饮酒及含酒精饮料，以免产生戒酒硫样反应。

（4）肝病患者应减量应用。

9. **抗真菌药物**　临床常用包括多烯类、三唑类和棘白菌素类。用药监护要点如下。

（1）多烯类药物用药期间应定期监测肝肾功能、电解质、血常规、心电图等。

（2）多烯类药物需避光缓慢静脉滴注，常规制剂每次静脉滴注时间为 4~6 小时或更长；含脂制剂通常为 2~4 小时。给药前可给予解热镇痛药或抗组胺药或小剂量地塞米松静脉推注。

（3）三唑类药物禁止与西沙必利、阿司咪唑、特非那定和三唑仑合用。三唑类药物可致肝毒性，需监测肝功能。

（4）伊曲康唑不可用于充血性心力衰竭以及有充血性心力衰竭病史的患者。

（5）伊曲康唑和伏立康唑注射剂中的赋形剂主要经肾排泄，肾功能不全者应慎用或禁用。

（6）伏立康唑经 CYP450 同工酶代谢，需关注药物相互作用。

（7）妊娠期妇女应避免应用伏立康唑，慎用卡泊芬净。

四、中药注射剂的药学监护

（一）概述

中药注射剂是现代制药技术与传统中医药结合的产物，是中医药现代化历史进程中的创新成果，主要应用在心脑血管、抗肿瘤、呼吸系统疾病等领域。近十几年来，中药注射剂发展非常不平衡。其中部分品种对产品的原料溯源、工艺优化、质量标准、生产监控、临床评价等进行了全面研发改进，药物品质得到了明显提高。

同时，应加快推进中药注射剂上市后再评价工作。对于临床多年实践有效且经过安全评价的中药注射剂，应予以积极推广使用。对于工艺技术落后、安全疗效无保证的中药注射剂应果断淘汰。还有一部分未完成再评价的中药注射剂，应按照要求限期完成上市后再评价工作。

中药注射剂应用时,药师应予以重点监护。存在以下几方面因素。①由于中药的化学成分复杂,一种中药材往往会含有多种生物碱类,或黄酮类,或皂苷类,或挥发油类作用很强的化学成分,以及多种无效或有害物质,制备工艺难度大,特别是静脉途径给药的注射剂或静脉滴注途径给药的输液。②现在医药市场上的中药注射剂基本都是某类化学成分的混合液或者总有效成分,且多数中药注射剂是中药材制备而成的提取物,化学成分更为复杂。③早期的中药注射剂未按照国家新药审批标准流程批准注册,多数未做Ⅰ、Ⅱ和Ⅲ期临床试验,多无药理学、毒理学及临床试验数据,缺乏有效性和安全性研究资料,缺乏临床试验或者循证依据,对有效成分、药理作用、不良反应、禁忌证等信息无法清晰描述,药品说明书中的众多项目常采用"尚不明确"来表达。

由于上述原因,中药注射剂的不良反应相对较多,有可能发生严重不良反应。据国家药品不良反应监测中心多年的不良反应监测报告显示,中药注射剂的不良反应发生率一直居于前列。2017年中药不良反应报告显示,静脉注射和静脉滴注途径给药占54.0%,其他注射给药占0.6%,口服给药占39.4%,其他途径给药占6.0%。2017年严重中药不良反应中,静脉注射和静脉滴注途径给药占84.1%,其他注射给药占1.0%,口服给药占13.2%,其他途径给药占1.7%。综合上述原因,中药静脉给药治疗应予以重点监护。

（二）使用注意要点

1. 辨证施药,因人而异。遵循中医辨证施治原则,最好有一定中医辨证能力的医师开具中药注射剂,从"病"和"证"是否相符来选择适当的中药注射剂。

2. 使用前应详细了解该药物的给药途径,是采用静脉滴注还是静脉注射或肌内注射。

3. 使用前需详细阅读中药注射剂的说明书,严格按照说明书推荐的溶媒配制。药物浓度越高,ADR发生的概率越高,因此临床医师应根据患者的身体状况、合并基础疾病等情况酌情掌握用药剂量,严格控制药物剂量和浓度。

4. 掌握配制该中药注射剂的室温要求、从配制到使用的时间、滴注速度、注射部位;若用药前后使用了其他药物,应更换输液器或冲管。

5. 对变态反应高发的中药注射剂,尤其是标明必须进行皮试的药物,应在用药前进行皮试,皮试阴性方可使用。主要的过敏试验方法有划痕试验法、皮内试验（皮试）法、斑贴试验法、点刺试验法、眼结膜试验法。临床上以皮试法应用最为广泛。根据药物不同,皮试药液的配制也有区别,产生的阳性表现也不尽相同。

6. 单独使用中药注射剂,严禁混合配伍,谨慎联合用药,在联合使用中药注射剂,尤其是功能主治、药理作用相似的品种时,应严格把握。

（三）药学监护重点

1. 对老年人、儿童、肝肾功能异常等特殊人群和初次使用中药注射剂的患者应慎重使用,可适当调整用量、减慢滴注速度以减少用药风险,密切观察并加强监测。一旦发生不良反应,应给予积极有效的处置。

2. 说明书未标明儿童剂量的中药注射剂儿童不宜使用,妊娠期妇女不适宜使用中药注射剂。

3. 注意配伍禁忌,很多中药注射剂与西药存在配伍禁忌,禁止有配伍禁忌的药物配伍使用。

4. 对已发生变态反应的患者,应告知患者及其家属其过敏的药物,避免再次使用。

5. 中药注射剂说明书对禁忌证及ADR简而概之,使用中药注射剂期间若发生ADR,应详细记录患者的ADR发生时间、表现、轻重程度、处理经过、持续时间、后遗症等,发生严重的不良反应要及时上报。

因此在使用中药注射剂时要更加注意药物剂量、配制流程、用药时间及更换输液器或冲管等细节问题。减少中药注射剂不合理用药造成的ADR/AE。

（四）常见的不良反应

1. **过敏性休克** 主要症状为寒战、高热。表现为头晕、恶心、胸闷、气喘、面色苍白、四肢发冷、呼吸困难、神志不清、血压下降,若抢救不及时可导致死亡。

2. **皮肤及其附件损害** 主要表现为过敏性药疹,皮肤潮红,神经性水肿;《国家药品不良反应信息通报》

中,清开灵注射液、双黄连粉针、葛根素注射液、穿琥宁注射液和生脉注射液等可导致变态反应。

3. 消化系统损害 表现为恶心、呕吐、口腔溃疡、腹痛、腹泻或腹胀、黑便、黄疸、肝功能异常等。肝功能异常的主要表现为类似于急性病毒性肝炎,出现恶心、厌油、畏食、胁痛等症状;严重者类似于急性、亚急性重型肝炎,有出血、腹水形成,甚至肝性脑病。有以上症状者需及时检查肝功能指标并给予保肝治疗。

4. 心血管系统损害 中药注射剂引起的心血管系统 ADR 的临床表现主要症状为胸闷、心悸、气短、发绀、面色苍白、四肢厥冷、心律不齐、传导阻滞、心率过快或过慢、心音低钝减弱、血压下降或升高、心电图异常。有报道使用丹参注射液治疗的 1 080 例患者,272 例出现低血钾,发生率为 25.2%。发现低钾血症后立即给予补钾、补镁,或在注射丹参注射液的同时补充镁和钾。

5. 神经系统损害 神经系统 ADR 主要临床表现有头晕、头痛、头胀、感觉异常(口唇、面部或指端麻木、疼痛及其他异样感觉)、嗜睡、兴奋、烦躁不安、手足麻木、记忆减退,严重者可出现痴呆、抽搐、惊厥、昏迷等症状。

6. 泌尿生殖系统损害 泌尿系统 ADR 可出现血尿、蛋白尿、腰痛、尿少、尿闭、尿失禁或尿崩症等,甚而出现急性肾衰竭、尿毒症等,此类 ADR 报道最多。如含汞类中药能引起急性中毒性肾病;最严重的是已被禁用的含马兜铃酸的中药,主要有关木通、广防己、青木香等,国家药品监督管理局取消了含有关木通、广防己、青木香的药用标准,并规定了替代品。

以上是常见的不良反应类型,临床药师在查房及药学门诊中应予以重点关注,一旦发现药品不良反应应建议患者立即停药并予以必要的处置。

(张　健)

第三节　静脉用药集中调配医嘱审核和操作规程

静脉用药集中调配涉及静脉用药医嘱(处方)的信息传递、接收、审核、标签生成、打印、摆药、贴签、核对、无菌配制及成品的核对、包装、配送等多个环节。

一、静脉用药医嘱审核的操作规程

(一) 医嘱接受与审核

1. 医嘱的信息传递流程(图 7-1) 临床医师根据患者病情,开具用药医嘱(处方),上级医师审查后,临床医师或护士将用药医嘱输入医院信息系统(简称 HIS),另一临床医师或护士核对输入的用药医嘱内容并确认无误后发出,每个输入者、确认者均需登录自己的用户信息以便跟踪、确认。

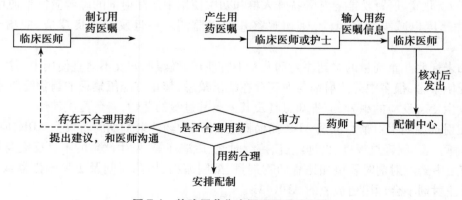

图 7-1　静脉用药集中调配医嘱流程图

HIS 将自动对处方进行分类,静脉使用的药物处方直接发送至静脉用药集中调配中心(室)(PIVAS),并自动生成标签;非静脉用的药物处方将发送至其他药房或部门。

静脉用药的配制信息若是长期医嘱,则应在用药前一日的 23∶59 前,通过医院信息管理系统(HIS)传送至 PIVAS。临时医嘱则按各医疗机构设定配制。

2. 医嘱的接受　静脉使用的药物处方信息通过 HIS 发送至 PIVAS,由担任审核岗位的主管药师以上药学人员接受静脉用药医嘱(处方)。

3. 医嘱的审核　药师应按《处分管理办法》《医疗机构药事管理规定》《静脉用药集中调配质量管理规范》《关于印发医疗机构处方审核规范的通知》要求,建立静脉用药处方审核规范与制度,审核并确认静脉用药医嘱(处方)的合法性、规范性、适宜性,主要包括以下内容。

(1) 合法性审核:如抗菌药物等,是否由具有相应处方权的医师开具。

(2) 规范性审核:静脉用药医嘱(处方)内容应当符合《处方管理办法》《病历书写基本规范》的有关规定,应书写正确、完整、清晰,无遗漏信息。应包括患者姓名、性别、病区、疾病诊断,所用药品的药名、规格、剂量、数量、给药途径、用药时间及调配批次等。

(3) 适宜性审核:①审核临床诊断与所选用药品的相符性,以免治疗错误;②规定必须做皮试的药品,是否注明过敏试验及结果的判定;③审核药品选用剂型、规格、给药途径、用法、用量的合理性,防止重复给药;④审核单一药品与溶媒和/或多种静脉药物间、直接包装材料间配伍的适宜性、相容性和静脉输液的稳定性;⑤是否有重复给药和相互作用情况;⑥是否有用药禁忌:儿童、老年人、妊娠期妇女及哺乳期妇女、脏器功能不全患者用药是否有禁忌使用的药物,患者用药是否有食物及药物过敏史禁忌证、诊断禁忌证、疾病史禁忌证与性别禁忌证;⑦溶媒的选择、用法用量是否适宜,静脉输注的药品给药速度是否适宜;⑧是否存在其他用药不适宜情况。

4. 医嘱的拒绝调配　对于存在疑点,或未确定,或错误的医嘱(处方),应与开具医嘱(处方)的医师沟通并提出用药建议,调整医嘱,并签名备查。否则,药师应拒绝调配。

因患者病情需要的超剂量、超疗程、超说明书等特殊医嘱,医师应签名确认。否则,药师应拒绝调配。

此外,药师还应拒绝调配不能保证成品输液质量的用药医嘱(处方)。

药师确认静脉用药配制信息无误后,根据静脉用药时间和配制顺序进行定批次。定批次方法和规则由各医疗机构自行确定,安排配制。

(二) 标签生成、打印、管理

1. 标签的生成与打印　一袋静脉用药品一旦配制,即应该明确标注其内含成分,以确保其合理使用。静脉用药医嘱(处方)经审核无误,医院信息管理系统自动生成静脉用药标签,按各医疗机构自行确定,安排打印。

2. 标签要求　标签设计应符合《处方管理办法》规定,各岗位人员签名位置齐全,字迹简明、清晰、规范,大小适宜、没有缩写或其他易混淆的术语、数据准确、完整、无误,并以给药时便于阅读、辨别、操作的方式粘贴在输液袋或针筒上,但也要考虑成本。

3. 标签内容　标签内容应包含患者静脉用药的必要信息,且易于追溯,包括医嘱接受、审核、摆药、成品静脉用药、病区分发的各个环节。

(1) 患者姓名:可表明该药液是该患者专用,且必须为全名。

(2) 患者的病区、床号:可确保药品准确无误地运送和使用。

(3) 所有所加的药物名称、规格、剂量(溶液以 ml 标示,固体以 g 或 mg 标示):名称必须完整、准确、易辨识,能够减少潜在错误的商品名也可同时备注使用,而且所用数量、规格必须标准且容易明白。

(4) 溶媒或混合溶液的名称和体积:可使标签信息更完整。一般情况下,葡萄糖或氯化钠溶媒的体积的差异对患者的治疗影响较小;但有些情况下,如有的药品在某溶媒中不稳定或存在配伍禁忌、有的药品需一定体积的溶媒才能完全溶解、有的药品需一定的浓度才有效等情况,则必须明确标注溶媒或混合溶液的药品名称及体积。

(5) 临时或长期:可以提醒药师及时安排摆药,临时医嘱则应尽快配制并送到病区,长期医嘱则当天备药、隔日配制使用。

(6) 混合液全部体积的估计:如有的 500ml 的软袋中最多可加到 650ml 液体,一定量的抗菌药物需与一定体积的混合液配制,才能确保抗菌药物的有效浓度。

(7) 给药时间:可提示护士有计划地根据药物的药代动力学特点给药,确保治疗的有效、安全。例如,每日 2 次(bid)抗菌药物给药时间确定为 8:00 和 20:00,避免用药无规律、遗漏或药品的失效。

(8) 给药途径:可提示并帮助护士进行正确用药。例如,有些药品只能静脉滴注而不能静脉推注。

(9) 批次:根据不同病区、不同患者的给药时间规律设定,它可以确保药品被有序地送到各病区,保证护士及时为患者给药。

(10) 操作者信息:摆药者、核对者、配制者、执行者等。

(11) 皮试情况:如青霉素等可致过敏反应的药品,患者在使用前,必须经皮肤敏感性试验且结果为阴性时,才可使用。

(12) 标注页码信息:某些肠外营养制剂中混合配制的药品较多,需多页标签。此时,每一页标签均应标注页码信息。

(13) 配制日期和时间、失效时间:确保药品在有效时间范围内使用。

(14) 给药速率(以 ml/h 表示):有些药品的输注速度需要严格控制,不能太快或太慢,则需在标签上明确给药速率。

(15) 储存条件:有些药液需储藏在 2~10℃的冰箱中或避光保存,否则可失效或变质。

(16) 警示系统:非整规格单剂量用药等标记。可提示配制或给药时需注意事项,减少差错发生。

(17) 静脉用药标签还应注明需要特别提示的事项:包括含有过敏性药品或成分或含某些特殊药物时,标签应有明显标识,如青霉素类、抗肿瘤药物标记等;涉及浓度换算、非整瓶(支)使用药品的实际量等用药标记;特别注意的事项如特殊用药监护等。

(18) 有条件的配有能完整表达相关信息的可扫描条码。

按各医疗机构自行确定流程,实施调配操作。

标签不仅是摆药的依据,也是成品静脉用药的标识,更是明确责任、溯源复核的文书。

4. **标签使用**　标签贴于输液袋(瓶)或注射器上,输液软袋正贴,输液瓶倒置贴,注射器上贴成"插旗",不能将标签上任何字覆盖,便于配制和使用时阅读。

5. **标签类型**　在计算机网络中查看标签状态,可以了解静脉药品的配制情况。

(1) 接受标签:标签上显示"接受",则表示该标签已被静脉用药调配中心药师接受,可进行摆药。

(2) 申请退标签:标签上显示"申请退",则表示该标签已被病区认作不需要。

(3) 作废标签:标签上显示"作废",则表示该标签经病区申请退,药师统一退,即没有实施配制。

(4) 确认标签:标签上显示"确认",则表示该标签已配制完成,并收取标签上药品费用,同时减去静脉用药调配中心库存。

6. **标签的管理**　标签应符合《静脉用药集中调配质量管理规范》的有关规定,可采用电子处方系统,也可采用同时打印备份静脉用药标签方式。一份静脉用药标签贴于静脉用药袋(瓶),另一份静脉用药标签随调配流程,由各岗位操作人员依据标签执行调配操作,并签名或盖签章,保存 1 年备查。

二、摆药、贴签、审方、核对操作流程

(一) 摆药前的准备

摆药前应仔细阅读、核查静脉用药标签是否准确、完整。如有信息错误或不全,应告知医嘱(处方)审核药师,并及时校对纠正。

按静脉用药标签所列批次顺序(按组)摆备药品,注意所取药品与配制单上药品相一致,将静脉用药标签整齐地贴在输液袋(瓶)上,但不得覆盖原始标签。可按静脉用药成组、不同用药时间,实施分批次放置。

摆药时,需检查药品的品名、剂量、规格等是否与标签内容一致,注意药品的完好性及有效期,签名或者盖签章备查。

（二）摆药注意事项

1. 确认同一患者所用同一种药品的批号相同。

2. 遇有药品变质、过期、失效等不合格的药品不得使用，如对药品有疑问，须核实无误后再行摆药。

3. 摆好的药品擦拭清洁后，方可传递入洁净室，但不应去掉粉针剂西林瓶盖。

4. 对用过的如摆药篮等容器进行整理、擦洗、消毒，以备下次使用。

（三）摆药室药品的补充

1. 每日完成摆药后，应及时补充摆药准备室药品，并应有两人校对。

2. 补充的药品应在专门区域拆除外包装，同时查看药品的生产企业、生产批号、药品质量等，严防错位，如有尘埃等，需擦拭清洁。

3. 补充药品时，应注意药品有效期，遵循先进先用、近期先用的原则。

4. 对氯化钾注射液等高危药品，应当有特殊标识和固定摆放位置。

（四）摆药核对的操作规程

1. 摆药药师将药品配齐后（若是输液，需将静脉用药标签贴在输液袋或瓶上）盖章，将备有药品和静脉用药标签的不同颜色容器一起交给复核药师核对。

2. 复核药师根据静脉用药标签仔细校对摆备药名、规格、数量等，确信正确无误后盖章。通过传递窗放置在相应的待配制区域。

3. 将摆有药品与贴有标签的输液袋（瓶）按批次、按病区、种类通过传递窗送入相应洁净区。

三、退药操作流程

静脉用药医嘱（处方），通过医院信息系统传递到PIVAS，当天接收，并分批次。临时静脉用药医嘱当天配制、长期静脉用药医嘱隔日配制后送至病房。由于长期静脉用药医嘱为提前1日摆备药品，如医师修改医嘱或调整用药方案，则可能发生退药。为了避免退药而引发的用药差错或药品浪费，应根据医院实际情况制定退药的具体规则和操作流程。

（一）静脉用药退药的管理

由于PIVAS配制静脉药物流程的特殊性，即按用药医嘱（处方）治疗时间、批次、病区分批配制。退药既应及时、有序，又应符合相关管理、操作流程的规定。除了已实施药品配制前标签扫描确认是否申请退药外，还应注意以下事项。

1. **预留充足的退药操作时间**　由于退药和重新摆药需要一定的操作时间，因此，必须与临床约定退药的提前时间，超过规定时间无法做退药处理。

2. **设定可退药的默认时间**　长期静脉用药医嘱常需提前1日摆备药品，退药程序应根据医疗机构实际情况，根据不同的治疗时间或批次设定可退药时间，如长期静脉用药医嘱（处方）在其混合调配前可退药。

3. **预出院的处理**　住院患者在约定出院时间的前一日需办理预出院手续，以方便财务结算。实际工作中，往往会发生患者已做预出院处理，但未及时停止长期静脉用药医嘱的情况。为避免发生医患纠纷，可将预出院之后的用药全部作退药处理。

4. 紧急情况可根据临床或患者需要做特殊处理。

（二）静脉用药退药的操作流程

1. **退药单的接受**

（1）病区按可退药规则在医院HIS系统申请退药。

（2）每次退药操作应全部病区一次性提取完成，以防止遗漏病区。

（3）接受退药单，找出并取回尚未开启内包装冲配的需退药品。

（4）在HIS系统中确认接受退药申请。

2. **退药的具体方法**　通常PIVAS工作人员要进行多次退药操作，且需尽快在已经排好的摆药筐内找到需要做退药处理的药物。为提高效率，可采取以下方法。

（1）以不同的颜色区分不同批次，按病区、批次设置顺序号，分组存放。

（2）退药单除包含患者床号、姓名、药品等信息外，还应包含组号和顺序号信息。

（3）在医院 HIS 系统设置退药查询功能，以便查询退药处理的历史记录、补打退药单。

四、成品输液的核对与配送

（一）成品输液的核对

静脉药品配制完成后，药学或护理人员对其进行再次核对，包括药名、规格、数量等信息，确认无误后盖章，传出配制室。

成品输液复核是对已经配制的成品输液在发往病区前的最后一次核对。成品输液复核药师的工作职责包括：

1. 从配制者处接收已配制完成的静脉输液药品。

2. 检查成品输液的外观（有无裂纹、沉淀、变色、异物等）。

3. 用力挤压成品输液，观察有无渗漏，尤其是加药处。

4. 仔细核对加药篮内的安瓿和/或西林瓶与标签上标识的药品名称、剂量、数量是否一致。

5. 核对非整瓶（支）用量患者的用药剂量与标记的标识用量是否相符。

6. 核对各岗位操作人员签名是否齐全，如果一切无误，在静脉用药标签上签字并放行。

7. 交于工勤人员分拣、打包、外送。

8. 将任何可多次重复使用的西林瓶，如胰岛素，放回准备区的冷藏柜中，尽可能缩短其放置于室温的时间。

9. 空安瓿等废弃物须于复核完成后，按相关规定集中处理。

（二）成品输液的配送

1. 核对无误的成品输液，用专用塑料袋包装，按病区分别整齐放置于有病区标记的密闭容器内，送药时间及数量应记录在送药登记本上。危害药品和高危药品的外包装上应有醒目标示。

2. 将密闭容器加锁或加封条后由配送工人送至各病区。如加锁送达，则钥匙由 PIVAS 和病区分别保存，由病区护士开锁后逐一清点核对。无误后，在送药登记本上签名备查，同时注明交接时间。

3. 交接记录本应整册保存备查。

（杨婉花）

第四节　静脉药物治疗常见的并发症

一、输液反应的预防和治疗

（一）引起输液反应的主要因素

输液反应是发生在输液过程中的一种以寒战、高热为特点的变态反应。是由于患者输入的药物或输液器具含有致热原引起的一种发热反应。输液反应常见的原因有以下几个方面。

1. 药物因素

（1）药物不良反应：有些药物静脉滴注给药后，可发生类似输液反应的药物热。药物热是一种不良反应，导致患者出现高热、寒战，可发生在用药结束后的一段时间内，若有连续输液时，则往往被误认为是正在输入的液体出了问题。停药后患者体温恢复正常。

（2）微粒累加超出患者个体耐受：超量微粒可引起变态反应和热源样反应，如输液中加粉针剂，微粒比单纯输液增加 18.5 倍，加水针剂则增加 4.4 倍；加中草药针剂，微粒则增加 225.88 倍，污染严重。输液加药种数、加药量及次数的增加与微粒增加成正比，其中大分子物质、异性蛋白、血液制品、脂肪乳等容易引起输液反应。

（3）其他：药品在运输、贮存过程中受污染。在冬季，输液的温度过低，输注速度过快。

2. **患者因素** 不同患者对热原、微粒异物的敏感性和耐受性有所不同,体质弱或对热原、微粒异物耐受性差的患者,在同样的输液条件下就有可能引起药品不良反应。

（1）患者年龄:老年人、幼儿等免疫功能低下或不健全患者,细菌内毒素敏感性高,输液反应发生率比例偏高。

（2）个体差异:不同患者对细菌内毒素耐受不同,由于患者的体质与机能状态不同,因此对热源反应的反应程度不同,临床中危重患者、虚弱患者、高敏体质、高热重症患者及术后患者易出现输液反应。

3. **输液环境的污染** 目前一些医院的输液环境及配药室未配备净化装置,空气中含有大量尘埃;又由于输液室人较多、病种杂、不通风、空气污浊,细菌以及操作人员的服装散发大量微粒,容易通过加药途径或者换气管进入输液而造成污染。

4. **操作不当** 护士在操作中无菌观念不强,质量控制意识差,未严格遵守操作规程,或药物配制后放置时间过长、配伍不当、输入的溶液不纯,使药物分解产生致敏原而诱发输液反应等。

5. **输液器具因素** 输液器消毒不严、保管不善等也是引起输液反应的重要原因。

6. **气候因素** 输液反应在特殊气候条件下会出现发生率增多的现象,一般在夏季气温炎热、空气湿度高、药液易被微生物污染时引发输液反应。

临床输液反应产生的原因是多方面的,要降低其发生率有赖于医、药、护各方面的密切配合,做到全面质量控制,把好药品和输液器具质量关。

（二）预防措施

输液反应的发生与药物的保存/使用不当、医护人员无菌观念差、患者病情及免疫力有关,应积极采取预防措施,减少输液反应。

1. **把好药品和输液器质量关** 一定要购买符合国家质量标准的优质产品,杜绝购进伪劣产品。

输液器具及药品的保管要做到专人专管,按有效期先后使用。使用前严格检查包装及输液器,外形应完好;严格检查输液瓶及其溶液,如有问题不可使用,应重新配制。

输液用具严格灭菌,达到无菌、无致热原。

2. **输液的合理使用**

（1）严格掌握输液适应证和禁忌证:根据药物性质选择合理给药途径,能选用其他给药途径的尽量不输液。

（2）严格掌握用法用量及疗程:按照药品说明书推荐的剂量、调配要求、给药速度和疗程使用药品。要选择合适的溶媒,配制粉剂药品要充分振摇,使药物完全溶解方可使用。配制好的药液立即给患者使用,不可放置时间过长。

（3）谨慎联合用药:由于治疗的需要,临床上常把两种或两种以上的药物加入同一瓶输液内,在输液中要注意液体的配伍禁忌,特别是中成药和粉针剂,如确需联合使用,应谨慎考虑药物间相互作用等问题,并要了解药物之间的相互作用及配伍禁忌,减少输液反应的发生。

（4）特殊人群应慎重使用:老年人、儿童、肝肾功能异常患者,由于体质、年龄、病理状态等的不同,对药物作用的感受性不一致,从而对药物产生不同反应,应加强监测。

（5）改善输液环境条件,保持配药间及输液间洁净卫生:环境中的空气、水分、尘土,以及人体表面、口腔、鼻咽部都有微生物存在,要加强治疗室环境管理,保持房间整洁,通风良好,摆放整齐、合理,要定期对配药间及输液间采用紫外灯进行消毒或采用空气净化技术,提高治疗环境空气洁净度。

（6）注意个人卫生,严格执行输液操作规程。加强无菌操作技术,杜绝污染途径。

（7）不要滥用输液疗法:要正确认识输液在治疗中的意义,根据患者体质和疾病状态合理选药,合理配伍,不必输液的就不输,能用口服或肌内注射治疗的尽量不要输液,要严格掌握适应证。

（8）静脉输液时尽量减少药物配伍品种:注意药物的配伍禁忌,要避免和减少液体内加入多种药物。

（9）注意药物使用浓度、药液配制顺序、加药方法,尤其是中药注射剂微粒数随浓度增加而增加,因此,不能随意加大中药注射剂用药量。

（10）选择适宜的稀释剂和输注速度:最好选用药品说明书上要求的稀释剂,选用输注速度则应考虑患者的年龄、病情、身体状况及药物性质,输液温度不应过低,并要密切观察患者的反应,如有不适立即停止输液,进行相应处理。

（11）加强用药监护:静脉输液反应多数发生在输液20分钟左右,在用药过程中,应密切观察用药反应,特别是开始30分钟,一旦发生,要及时采取相应的治疗措施进行处理,同时检查发生反应的原因,建立用药反馈机制,对已有发生不良反应的药物及时提醒临床医师。

护理人员加强业务学习,在实际工作中,不能机械地执行医嘱,要有丰富的药理知识,熟悉各类药物的性能、特点、应用注意事项等,减少输液反应的发生。

3. 加强静脉药物集中配制管理　静脉药物配制中心(PIVAS)作为一种将原来分散在各个病区配制的静脉药物转为在药学监护下的集中配制、混合、检查、分发的管理模式,可为临床提供安全、有效的静脉药物治疗服务。

4. 静脉输液技术的改进　静脉输液是临床常用的治疗抢救患者的一个重要手段,应该稳、准、快、好地将治疗药物输注到患者体内。近来,国内外采取的改进措施:加强静脉输液器材的研发和应用,增加输液路径等;《中国药典》规定了输液剂中不溶微粒控制;安装输液终端滤器等。

输液反应在临床上虽然难以避免,但只要我们在输液过程中严格遵守查对制度,坚决执行无菌操作规程,注意把握好输液过程中的各个环节,加强自身学习,加强巡视,加强工作的责任心,防患于未然,就可以将输液反应的发生率和危害程度降到最低。而且,要备齐有关药品和器械,熟练识别输液反应的临床表现,做到敏捷、快速、无误以提高处理的应急能力。随着医院药学服务意识和医院感染控制意识的不断增强,加强对各个环节的管理,输液反应的发生就会被有效地控制。

（三）处理

输液反应一旦发生,医护人员要镇静、不要惊慌,要及时检查判断是否属于输液反应,并严密观察病情变化,及时正确处理。同时要做到"三勤":勤看患者有无不适感,勤问患者有无输液反应的先兆,勤观察患者有无异常,发现问题迅速处理。大多数的输液反应经过处置,症状都会很快好转。

当患者发生输液反应时,应做紧急处理:立即停止输液,并检查发生的原因。寒战期给予保暖。对反应早期者,应用消旋山莨菪碱注射液10mg肌内注射或加入25%葡萄糖注射液20ml中静脉缓慢推注,5分钟左右,寒战多可消失,但对禁用者,可静脉滴注地塞米松5~10mg或使用异丙嗪25mg肌内注射,进行抗过敏治疗。反应严重者可皮下注射0.1%肾上腺素0.2~0.5mg。对有呼吸困难者,给予吸氧,出现烦躁、谵妄者给予地西泮注射剂10mg或苯巴比妥钠注射液0.1g肌内注射,必要时使用保护措施并对症处理。发热者根据病情轻重和发热程度给予适当退热处理。还要注意患者全身情况的变化,如出现抽搐或血压下降等给予应急治疗。恢复期要保持衣被干燥,鼓励患者多饮水。做好心理护理,消除恐惧心理。

二、静脉炎的预防和处理

静脉炎是由于长期输入浓度过高、刺激性较强的药液,或静脉内放置刺激性大的塑料管时间过长,引起局部静脉壁的化学炎性反应,或在输液过程中无菌操作不严,导致局部静脉感染。主要症状为沿静脉走向出现条索状红线,局部组织发红、肿胀、灼热、疼痛,有时伴有全身发热症状。静脉炎的症状及体征表现为红、肿、热、痛。静脉炎类型主要分为四类,即机械性、化学性、感染性、血栓性,各类静脉炎发生的原因不尽相同。

（一）引起静脉炎的主要因素

1. **化学因素**　主要是药物因素,如药物的酸碱度、药物的浓度、渗透压、药物不良反应等。

2. **物理因素**　包括环境温度,溶液中不溶性微粒的作用,液体输液量,温度、速度、时间、压力是否与静脉管舒缩状态相符。针头对血管的刺激,对血管壁的损害较大,因此,输液针及固定方法的选择不当,也可引起静脉炎。

3. **血管因素**　主要指输液局部血管的收缩状态、淋巴循环状况及患者的营养等全身状况。

4. **个体与操作者的因素**　与患者全身情况及护士的技术与责任心有关,若为特异性体质,输入一些化疗药物后会表现出局部过敏反应。

（二）静脉炎的预防

1. 加强无菌观念及技术能力。严格执行无菌技术并提高穿刺成功率。

2. 静脉的选择，如选择血管时选择弹性好、回流通畅、外横径较粗，便于穿刺和观察的部位，避免多次穿刺。

3. 合理输入液体和药物。

4. 合理安排输液顺序和滴速。

5. 严格掌握配药时间。严格掌握药物配制后的有效时间，规定现用现配。避免药物和机械因素对血管的损害。

6. 做好健康宣教等。

（三）静脉炎的处理

1. 湿敷是治疗静脉炎的常用方法，常规药物包括硫酸镁、酒精和利多卡因等。

2. 局部热敷可促进血管内膜的自我修复、加快渗出液吸收。

3. 合理膳食和营养。

4. 其他疗法，如输液肢体按摩手法，低能量半导体激光照射等。

5. 中西医治疗，如直接用多磺酸黏多糖乳膏涂于患处皮肤表面、用冰片生姜外敷、云南白药外敷等。

6. 加强巡视。

三、液体外渗的预防和处理

静脉输液是临床常用的治疗方法，在输液过程中，经常会出现液体外渗的情况发生，轻则引起局部肿胀疼痛，重者引起局部组织坏死，甚至造成功能障碍。液体外渗是指药物渗漏到血管外间隙，包括从血管漏出或直接渗透。

（一）静脉输液外渗的原因

1. **药物因素**　输入的药物浓度过高，输入药物引起血浆 pH 及渗透压的改变，药物本身的毒性作用，均可损伤血管壁，使通透性增高，而发生输液外渗。

2. **机械性损伤**　机械性损伤多为穿刺技术不熟练，一次给药多次穿刺，选择血管不当，针头固定不当，拔针后按压针眼不正确，给药方法不当，忽略患者的心理护理造成患者精神紧张、不合作等原因。

3. **机体自身因素**　中老年患者血管有不同程度的硬化、管腔变窄、血流淤滞、静脉回流不畅，使静脉内压增高，液体容易渗出体外。由于静脉弹性降低，对针管的包绕能力减弱，易使药液顺着针管渗漏到外周组织中，靠近关节的静脉和深静脉尤易发生外渗。

（二）静脉输液外渗的预防

预防是应对药物外渗损伤的最佳方法。

1. **合理选用药物**　包括考虑药物酸碱度、渗透压、浓度等对细胞代谢功能的影响。如适当稀释药物，熟悉注射药物的药理作用及所产生的副作用，在液体中加入对抗其不良反应的药物，采用扩张血管的药物，预防液体外渗等。

2. **避免机体因素引发**　主要指输液局部血管舒缩状态、淋巴循环状况及患者的全身状况。如正确选择穿刺静脉，细心选择能降低血管损伤、利于保护血管针头，避免使用血运差或者有病变的部位，避免同一部位多次长时间输液，长期输液者应选择深部静脉穿刺，正确拔针等。

3. **避免机械因素引发**　熟练掌握穿刺技术，根据血管部位和静脉的大小，选择适合的针头，掌握正确固定针头的方法；长期输液者，应由远端静脉开始，并定期更换穿刺部位；根据药物选择不同大小的血管；静脉输液泵应控制调节液体输注量、速度和压力等。

4. **预防感染和静脉炎**　严格执行无菌操作，加强无菌观念，防止感染；加强工作责任心，经常巡视患者，对意识障碍者更要严密观察输液情况，尽量避免不必要的刺激性较强的药物。

（三）静脉输液外渗的处理

输液外渗一旦发生，应立即更换输液部位，并积极采取相应治疗措施，消除组织水肿和药物对细胞的毒性作用。

1. **用 33% 硫酸镁溶液湿敷**　可阻断神经肌肉传导,而使周围血管平滑肌松弛、血管扩张,促进外渗局部的血液循环,从而减轻局部红肿、热痛等炎性反应。

2. **热敷**　主要适用于血管收缩剂,如去甲肾上腺素。

3. **冷敷**　主要用于抗肿瘤药物及对组织有强烈刺激作用的药物。

4. **拮抗剂处理**　主要对抗药物的损伤效应,灭活药物,加速药物吸收和排泄。

5. **联合疗法**　采用局部用药联合应用频谱照射或远红外线照射等。

6. **积极采取相应的护理措施**　已发生液体外渗者,不应在该处远端再行穿刺,并抬高患肢等。

四、药物热的鉴别和治疗

药物热是由于使用药物直接或间接引起的发热,是预防、诊断、治疗疾病时在常规用法用量情况下使用药品出现的不期望的有害反应。其特征是发热在用药期间发生,更换该药后消失,并经过仔细的体格检查和实验室检查后未发现发热的其他明显病因。很多药物可引起药物热,临床医师在使用可引起药物热的药物时,尤其需要注意有无引起药物热的可能。

（一）药物热的发病机制

药物热有多种发病机制,在许多情况下机制不清或不完全清楚。可能的发病原因有以下几种情况。

1. **变态反应**　由体液免疫介导,可伴有皮疹、血清病、嗜酸性粒细胞增多、药物性狼疮、荨麻疹等表现。临床上多见于抗生素类药物所致。

2. **药物的生产或使用过程中被污染**　药物热的发病与药物本身的药理作用无关,而是在药物生产或使用过程中由于被微生物、内毒素或其他杂质等污染,引起外源性致热原所致的发热现象。

3. **不合理使用药物**　如给药途径不正确,药物在无静脉注射临床试验证实情况下应用引起静脉炎及药物热。

4. **药物药理作用的直接延伸反应**　由药物作用于病变部位或杀灭大量病原菌时,释放的内毒素、炎症介质引起发热。如肿瘤患者化疗过程中的发热现象。

5. **药物影响体温调节机制**　有些药物如苯丙胺、可卡因等,可直接影响中枢神经系统而引起发热。有些药物可通过影响周围组织而引起发热。如使用过量的甲状腺素时,由于使基础代谢亢进而引发发热。

6. **特异质反应**　由基因缺陷引起,典型的病例出现恶性高热。如先天性免疫缺陷或代谢缺陷疾病的患者,用药后更易产生Ⅲ型变态反应,或因代谢缺陷产生溶血性贫血或恶性高热,多见于 6-磷酸葡萄糖脱氢酶缺乏的患者。

（二）药物热的鉴别

1. **既往有无相关药物使用史**　在采集病史时应注意询问患者有无使用过容易引起发热的药物,再结合其他因素来做综合判断。

2. **发热病程长短**　一般来说,若患者既往使用过某种容易引起发热的药物,当再次使用后,患者可在几个小时内即出现发热症状;如果患者是首次使用某药物,也可在致敏期(10 日左右)后才出现药物热。

3. **留意体温的变化特点**　多为持续性高热,常达 39℃ 及以上,且用退热药效果不佳,但患者的精神状态、食欲等尚好。也有部分患者用药后,先是体温出现下降,继而上升;或由初始的低热转变成高热。此外,对于因感染等其他疾病引起的发热,一般在给予停药治疗后,患者的体温会上升;但对于药物热患者,若给予停药或换药治疗后,其体温可逐步下降。临床应结合患者的实际情况进行鉴别。

4. **伴随症状**　患者除发热之外,还常有皮疹、外周血嗜酸性粒细胞增高、黄疸、淋巴结肿大、胃肠道反应等伴随症状,与过敏反应的症状相似。但也有个别患者仅表现为发热。

（三）药物热的治疗

1. **停止使用有关的药物**　对接受多种药物治疗出现发热者,最好先停用全部药物,待患者体温正常后,再根据治疗需要逐种添加。

2. 对症支持治疗　大量补液加快药物排泄及退热,对高热或超高热的患者可同时应用物理降温。在不明确引起发热的药物前,慎选退热药物及钙剂和抗组胺药,以免干扰临床观察体温变化与药物的关系。

3. 重症患者的治疗　根据患者病情可考虑使用糖皮质激素。

（杨婉花）

第五节　静脉用药的无菌调配

无菌技术是根据生产或操作要求所采取的一系列控制微生物污染的方法或措施,从而保持无菌药品、无菌区域不被污染,如空气的生物净化技术、灭菌技术等。无菌技术是一套完整、系统的操作体系,包括无菌环境设施、无菌设备器材及人员的无菌操作等。整个操作体系中的任一环节都不能受到微生物的污染。静脉用药调配的药品将通过静脉给药方式进入人体,因此必须保证药品配制过程中的每一个环节都不会受到微生物的污染,为静脉用药品的安全提供无菌保证。

一、静脉用药的无菌调配

无菌技术贯穿于整个静脉药物调配过程,包括药物调配场地的消毒灭菌、人员的无菌操作、药品的无菌调配、灭菌检测等。此外,无菌技术不仅仅只是洗手、戴手套、清洁环境卫生等操作规程,更重要的是贯穿于整个操作过程的无菌观念,要求防止一切微生物的侵入,保持灭菌物品及无菌区不再受污染。

1. 无菌操作前准备

（1）操作环境应清洁、宽敞、定期消毒;物品布局合理;无菌操作前半小时应停止清扫操作,减少走动,避免飞尘或漂浮物。①清洁过程必须从最清洁的区域向门外进行,从无菌区域到前室;②所有的清洁设备均应专用和每日消毒,使用后应彻底冲洗、消毒;③用低棉纺抹布和稀释的消毒液,清洁所有的仪器设备、层流台的外表面等,一旦有证据表明细菌已对所用消毒液产生耐药性,则应立即更换消毒液。

（2）工作人员均应经过培训、考核合格:在进入洁净室前,应佩戴帽子、口罩,修剪指甲并洗手,穿着相应洁净服、戴无菌手套。

（3）当药品和物料从非控制室运送到洁净室前进行清洁和消毒,注意防止污染。

2. 无菌操作过程　操作人员一般需要经过批准和培训方可进入调配场地,在不同的场地对操作人员有不同的要求。操作人员的更衣流程:入调配间、戴无菌手套、穿防护服及防护鞋、戴口罩、进一更换鞋、洗手、进二更、手消毒。

（1）工作人员应面向无菌区,手臂应保持在腰部或操作台台面以上,不可跨越无菌区,避免面对无菌区谈笑、咳嗽、打喷嚏。

（2）用无菌持物镊取用物品;无菌物品一经取出,即使未用,也不可放回无菌容器内;一套无菌物品仅供一次操作使用,以避免交叉感染。

（3）无菌操作整个过程中,一旦发现无菌物品疑有污染或已被污染,应予立即更换并重新灭菌。

3. 无菌物品保管

（1）无菌物品必须与非无菌物品分别放置。

（2）无菌物品不可暴露于空气中,应存放于无菌包或无菌容器,无菌包外须标明物品名称、灭菌日期,并按失效期先后按顺序排放。

（3）定期检查无菌物品的灭菌日期及保存情况。无菌包在未被污染的情况下保存期一般为 7 日,如过期或受潮应重新灭菌。

4. 要求在整个操作过程均做到无菌操作,关键点如下。

（1）洗手:是整个操作过程中无菌控制的关键一步,应严格按照七步洗手步骤进行操作。洗手时应脱去手表等饰品;最好使用抗菌肥皂清洗,并且泡沫要完全覆盖直至手臂的肘关节处等;应将指甲和指间的空隙处清洗干净。

（2）操作人员衣帽穿戴要整洁。帽子要把头发全部遮盖,口罩须遮住口鼻。在无菌操作前应修剪指甲,在无菌操作过程中禁止交谈、吃食物等,避免打喷嚏、咳嗽等。

（3）在戴无菌手套时,未戴手套的手不可接触手套外面,戴手套的手不可接触未戴手套的手及手套内侧,一旦手套破裂应立即更换。在脱手套时,须将手套口翻转脱下,不可用力强拉手套边缘或手指部分,以免损坏。

（4）在无菌操作过程中,避免无菌服接触地面。避免双手和身体其他部位直接接触无菌服和工作帽的外表面。不要用双手直接接触药品、包装材料、器械。

（5）操作者面向无菌区域,身体应与无菌区保持至少 20cm 距离。取放无菌物品时,应面向无菌区。手臂须保持在腰部或工作台面以上,不可跨越无菌区,不可用手直接接触无菌物品,以免污染。

（6）无菌的容器不能任意翻转。未经消毒的物品以及手、手臂等其他身体部位不可接触无菌物品,以免污染。

（7）不得将无菌物品或非无菌物品伸入无菌溶液瓶内蘸取溶液或直接接触瓶口倒液。倒出的溶液不可倒回瓶内。无菌物品一经取出,即使未用,也不可放回无菌容器内。

（8）无菌物品、器械等疑有污染或已被污染的,不可使用,应更换或重新灭菌。

（9）调配操作时避免横握注射器,即"一把抓"。

（10）针头不能反复多次使用,以免微粒污染及胶塞脱落。

（11）无菌物品与非无菌物品应分别放置,并标明标志。无菌物品不可暴露在空气中,必须放在无菌包或无菌容器内。无菌包应注明无菌名称、消毒灭菌日期,放在固定的地方。无菌包在未被污染的情况下,可保存 7 日过期应重新灭菌。

（12）开包后的无菌包和开封后的无菌溶液有效期均为 24 小时。

二、静脉用药无菌调配操作规程

操作人员在控制区将要进行调配的药品放入经 75% 乙醇清洗晾干的摇篮中,从控制区侧放入传递窗内,经紫外线消照射毒 30 分钟后,由在洁净区内的操作人员取出,根据无菌操作规程进行调配。调配完毕后,在加药口粘贴瓶口贴,将成品放入摇篮,从洁净区侧放入传递窗,由控制区侧的工作人员取出。

1. 调配操作前准备

（1）在调配操作前 30 分钟,按操作规程启动洁净间和层流工作台净化系统,并确认其处于正常工作状态,操作间室温控制于要求范围内、室内外压差应符合规定,操作人员记录并签名。

（2）早班工作人员先阅读交接班记录,对发现的问题应及时处理。

（3）按更衣操作规程,进入洁净区操作间,首先用 75% 乙醇的无菌纱布从上到下、从内到外擦拭层流洁净台内部的各个位置(顺序为顶部、两侧及内侧面、防护玻璃、洁净台面)。

（4）将摆好药品容器的药车推至层流洁净操作台附近相应的位置。

（5）根据药物的性质选择相应的洁净台。准备好所需物品(75% 乙醇喷壶、无菌纱布、砂轮、弯盘、注射器、无菌布、塑料袋等)。

2. 调配前的校对

（1）调配前按静脉用药标签信息核对药品名称、规格、数量是否相符,核对药品有效期,确保准确无误和药品完好。

（2）根据无菌操作要求摆放各类物品。内区放置已打开的药瓶等无菌物品;在工作区进行操作;外区放置注射器或其他带包装的物品(尽量不放或少放)。

3. 静脉用药调配操作流程

（1）选用适宜的一次性注射器,拆除外包装,旋转针头连接注射器,确保针尖斜面与注射器刻度处于同一方向,将注射器垂直放置于层流洁净台的内侧。

（2）用 75% 乙醇消毒输液袋(瓶)加药处,放置于层流洁净台的中央区域。

（3）除去西林瓶盖,用 75% 乙醇消毒安瓿瓶颈或西林瓶胶塞,并在层流洁净台侧壁打开安瓿,应避免正对高效过滤器打开,以防药液喷溅到高效过滤器上。

（4）抽取药液时,注射器针尖斜面应朝上,紧靠安瓿瓶颈口抽取药液,然后注入输液袋（瓶）中,轻轻摇匀。若只抽取部分药液,需进行标识。

（5）安瓿类药品:消毒瓶颈处（若使用砂轮,需使用后再次消毒）,折断安瓿（瓶口不要朝向高效过滤器处）,放置于内区,与注射器相距5cm。左手手心朝注射器,用示指、中指夹住安瓿瓶,使瓶口向下倾斜与水平呈20°角,余下三指拿注射器针筒尖端处,右手拿活塞柄,针尖插入液体最深点上方,右手示指尖放在注射器针管后端边缘,外推针栓,将液体全部吸入注射器内,转动针尖向上,将针栓稍向下拉一点。

（6）西林瓶药品:除去瓶盖,消毒加药处（待干）。抽取适量静脉注射用溶媒,注入粉针剂的西林瓶内,必要时可轻轻摇动（或置于振荡器上）助溶。全部溶解混匀后,将针头插入瓶塞内,往瓶内注入所需药液等量的空气,增加瓶内压力,倒转药瓶及注射器,使针头处于液面下,吸取药液至所需处,以示指固定针栓,拔出针头。

（7）结晶、粉剂、油剂类药品:抽吸适量溶媒将结晶或粉剂药品溶解再抽取。调配油剂或混悬剂时应选用稍粗的斜面针头。由于玻璃瓶中的气压会升高,操作应小心,只需相当气压即可,否则瓶中压力过高会溢出药液。

（8）消毒输液袋加药口,拿起加药口使之与桌面呈45°角,持注射器垂直进针穿透内膜。注入药液后上下转动输液袋,使之充分混匀,并粘上瓶口贴。

（9）调配结束后,再次核对输液标签与所用药品名称、规格、用量,准确无误后,调配操作人员在输液标签上签名或者盖签章,记录调配时间,并将调配好的成品输液和空西林瓶、安瓿与备份输液标签及其他相关信息一并放入筐内,以供检查者核对。

（10）通过传递窗将成品输液送至成品核对区,进入成品核对和包装程序。

（11）每完成一组静脉用药调配操作,应立即清洁配制场所、台面,用清水或含75%乙醇的无纺布擦拭台面,除去残留药液,移走与下批输液调配无关的药物、余液、注射器和其他物品。每日调配完毕后,按调配操作规程规定的清洁消毒操作程序进行清洁消毒处理。

4. 静脉用药调配注意事项

（1）不得进行交叉调配操作。

（2）静脉用药调配所用的药品,如果非整瓶（支）用量,则必须在静脉用药标签上明显标识实际用量,以便校对。不影响质量、可多次重复使用的剩余药品,如胰岛素,应按照药品说明书要求,置于准备区冷藏柜内存放,尽量缩短其室温存放时间。

（3）若两种以上粉针剂或注射液需加入同一输液时,必须严格按药品说明书要求和药品性质顺序加入;肠外营养液、高危药品和某些特殊药品的调配,应遵守相关的加药顺序操作规程。

（4）调配过程中,输液出现异常或对药品配伍、操作程序有疑问时,应停止调配,查明原因,或与处方医师协商调整医嘱;发生调配错误应及时纠正,重新调配并如实记录。

5. 危害药物调配操作要点

（1）危害药物调配时应拉下生物安全柜防护玻璃,前窗玻璃不可高于安全警戒线,以确保负压。

（2）危害药物调配完成后,必须将留有危害药物的西林瓶、安瓿等单独置于适宜的包装内,与成品及静脉用药标签副联或者审方单（明细单）一并送出,以供核查。

（3）调配危害药物用过的一次性注射器、手套、口罩及检查后的西林瓶、安瓿等废弃物,统一放置于专用塑料袋内,待本日调配工作结束后,封口,按规定统一处理。

（4）危害药物溢出处理按照相关规定执行。

（方晴霞）

参 考 文 献

[1] 吴永佩,焦雅辉.临床静脉用药调配与使用指南[M].北京:人民卫生出版社,2010.

第八章　药物经济学

第一节　概　　述

一、药物经济学的定义

药物经济学(pharmacoeconomics)是自 20 世纪 60~70 年代发展起来的一门边缘性具有学科交叉特点的应用学科,属于卫生经济学的研究范畴,如今已受到政府部门、医疗机构、药品研发及生产企业、科研单位的普遍关注。药物经济学作为一种科学方法,可以帮助我们在治疗疾病过程中选择最佳治疗方案,合理配置药物资源,以最小的费用获得最佳的治疗获益。它不仅关注药物的治疗效果,同时关注如何利用有限的医药资源实现健康产出最大化。药物经济学定义分为宏观药物经济学和微观药物经济学,宏观药物经济学是指应用经济学等相关学科的知识,研究医药领域有关药物资源利用的经济问题和经济规律,研究如何提高药物资源的配置和利用效率,从而以有限的药物资源实现健康状况最大限度改善和提高的科学。微观药物经济学是指应用经济学、流行病学、决策学、生物统计学等多学科研究方法,识别、测量和比较不同药物、治疗方案及卫生服务项目的成本和产出,有效提高药物资源的配置和利用效率,在有限资源条件下最大限度地满足药品可获得性与利用的评价方法。总的来说,药物经济学是研究有限的药物资源与人们无限的生命健康需求这种矛盾现象与问题,为药物资源的优化配置及高效利用提供科学依据的新兴学科。

二、药物经济学的研究内容

药物经济学研究包括两大要素,即成本和健康产出。成本包括直接成本、间接成本和隐性成本;衡量健康产出的三类测量指标包括效果、效用和效益。效果指标的选择应从临床实际疗效或实际效果等可获得的最佳证据指标中选取,效用指标推荐使用质量调整生命年(quality-adjusted life years,QALY),效益指标是指采用货币单位量化健康产出。在进行药物经济学研究时,既要考虑药物资源的优化配置和高效利用等经济学方面的因素,也要考虑社会、人文、情感等非经济学因素,总的来说药物经济学的研究内容主要包括以下几个方面。

1. 研究药物资源的利用程度及经济效果　在该研究内容中,药物经济学主要内容是对与药物治疗相关的干预方案的成本和收益进行识别、计量和比较,并从多个干预方案中选出经济性较好的方案,为药物选择、医疗决策以及相关政策的制定提供依据。这些干预方案包括与药物资源利用有关的经济性要求的方方面面。例如:在多种治疗方案中,哪一种是最具有经济性的? 关于某种疾病,预防还是治疗更具有经济性? 哪些药物应纳入医保? 针对上述问题,从不同的研究角度分析得到的结果亦不同。

2. 研究提高药物资源配置及利用效率的途径及方法　这一研究内容着眼于在保证药物安全性及有

效性的前提下,寻求提高药物配置及利用效率的途径及方法。药品从研发到上市是一个由多环节构成的复杂过程,要优化药物配置及提高利用效率需要利用药物经济学从药品研发、生产、经营、流通及使用等多个环节进行评估。从药物经济学角度探讨科技创新、优化管理等手段使有限的药物资源实现健康产出的最大化。

3. 研究医药与经济相互促进、协调发展的途径 医药投入与经济发展息息相关。在该研究领域中,药物经济学可为国家药品相关政策的制定提供证据支持,例如卫生保健的投入占国民收入的比例、药品支出占卫生保健费用的比例、如何根据现有经济实力选择相应的药物或治疗方案等。

从目前的研究和实践来看,药物经济学研究的主要内容多集中在研究药物资源的利用程度及经济效果方面。随着药物经济学的不断发展,其研究领域及研究内容将更加广泛。

三、药物经济学的评价方法概述

药物经济学评价主要是比较分析备选方案的成本和产出,探讨增量成本-效果比(incremental cost-effectiveness ratio,ICER)。ICER 是指增量成本与增量健康产出之间的比值,反映的是两个备选方案之间单位效果差异下的成本差异,其目的是探究增加的成本是否值得。根据健康产出的不同形成了药物经济学评价的四大常用方法,即最小成本分析法(cost-minimization analysis,CMA)、成本-效果分析法(cost-effectiveness analysis,CEA)、成本-效用分析法(cost-utility analysis,CUA)和成本-效益分析法(cost-benefit analysis,CBA)。药物经济学评价中不同评价方法的成本均以货币形态予以计量,其差异主要体现在健康产出的计量方面,如表 8-1 所示。

表 8-1 药物经济学常用评价方法

评价方法	成本测量	健康产出的测量
最小成本分析法	货币	自然单位(如生命年、血糖水平、血压等);备选方案的健康产出应相同
成本-效果分析法	货币	自然单位(如生命年、血糖水平、血压等);同时测量成本和健康产出
成本-效用分析法	货币	可同时权衡生命长度和生存质量(如质量调整生命年)
成本-效益分析法	货币	货币

四、药物经济学的评价步骤

药物经济学评价须遵循一定的步骤来完成,具体如下。

1. 明确研究问题及目标 药物经济学评价的第一步是明确所要评价和解决的问题,以及通过评价所要达到的预期目标。

2. 明确研究角度 研究角度主要包括全社会角度、卫生体系角度、医疗机构角度、医疗保障支付方角度和患者角度等。对于不同的研究目的,成本计算的范围可能会不同。

3. 明确备选方案 围绕所要解决的问题及预期目标,找出所有与药物治疗相关的干预方案形成备选方案。备选方案的确定需包括所有可供选择的措施和项目,且具有可行性,各备选方案要完备且具有可比性。

4. 选择适宜的评价方法 常用的评价方法包括最小成本分析法、成本-效果分析法、成本-效用分析法和成本-效益分析法。不同的评价方法具有不同的特点和适用条件,因此根据所要解决的问题不同来选择不同的评价方法。

5. 识别并计量成本和健康产出 成本和健康产出是进行药物经济学评价的基础和前提。根据所要解决问题和研究角度的不同,成本和健康产出的数据、指标等也不同。因此,药物经济学研究设计的科学合理性与成本和健康产出数据息息相关,是药物经济学评价重要的基础性工作。

6. 比较成本和健康产出　通过对成本和健康产出进行比较和分析,在备选方案中选出经济性较好的方案,为决策者提供参考和依据。

7. 不确定性分析　在药物经济学评价过程中,很多环节如评价方法的选择、成本和健康产出的识别等均会受多方面因素的影响,且这些因素未来的变化均具有不同程度的不确定性。这些因素可能导致分析结果与实际情况存在一定的偏差,从而使得评价结论出现偏差甚至错误,最终导致相关决策的失误。而不确定性分析可以帮助研究者和决策者了解各种影响因素可能发生的变化,以及发生变化时对评价结果的影响程度,以利于提高决策的科学性,尽可能降低决策失误的风险。

本节从药物经济学的定义、研究内容、评价方法和评价步骤四个方面对药物经济学进行了概述,使读者对药物经济学有初步的认识和了解。

（张　伟）

第二节　药物经济学成本测算和评价方法

一、药物经济学成本测算

（一）成本的定义与分类

1. 成本的定义　在经济评价中,成本是指为了达成一事或获得一物所耗费的资源或所付出的代价,通常以货币支出的形式予以计量。药物经济学中的成本概念服从于公共领域经济评价中的成本概念,在此基础上,结合医药领域的特点,可以将其具体化为:药物经济学研究中的成本是指实施预防、诊断或治疗等干预项目所耗费的资源或所付出的代价,包括所消耗人、财、物、时间等资源及因实施干预方案而产生的恐惧、不安、痛苦、行动不便等。

药物经济学中的成本概念不同于一般会计核算中的成本概念,也不同于日常生活中所常用的"费用",更不同于价格。

2. 成本的分类　药物经济学评价中的成本包括直接成本、间接成本和隐性成本。

（1）直接成本:是指在医疗服务活动中直接发生的成本,包括直接医疗成本和直接非医疗成本。直接医疗成本是指某种治疗方案所消耗的医疗资源所构成的成本,如挂号费、药费、手术费、诊疗费、治疗费、护理费、监护费、材料费、病房费、检验费、氧气费和其他医疗费用;直接非医疗成本是指患者因寻求医疗服务而直接消耗的医疗资源以外的资源所构成的成本,如交通费、食宿费、营养食品费等。一般情况下,直接非医疗成本因条件差异大,难以准确计算,如果所占比例较小,在研究中可将其忽略。

（2）间接成本:也称劳动力成本,是指由于疾病、伤残或死亡造成的患者和其家庭的生产力损失,包括休学、休工、早亡等造成的患者及家人的工资损失等。

（3）隐性成本:是指因疾病或实施预防、诊断等医疗服务所引起的疼痛、忧虑、紧张等生理上和精神上的痛苦及不适。隐性成本通常不单独测量,因为:①隐性成本难以被准确测量,更难以转化为货币单位;②在测量效用时,隐性成本往往已被包含在产出的测量中,无须重复测算。

（4）除上述推荐的成本分类外,也允许研究者采用其他不同的成本分类方法。但要保证成本确认中包含干预措施的所有相关资源,避免漏项或者重复计算。

（二）成本的识别

科学、正确地识别成本是科学、合理地计量成本的基础和前提,是进行药物经济学评价最为基础和首要的内容。

1. 成本的识别原则　成本是相对于目标而言的,是对目标的负贡献。也就是说,在实施预防、诊断或治疗等干预方案的全过程中,凡是对目标构成负贡献的,就是该项目的成本。因此,明确目标是识别成本的基础和前提。因为进行药物经济学评价的服务对象可以是患者、医疗机构、保险公司、政府管理或决策部门等,不同服务对象的目标往往不同,由此导致成本的边界和内容不同,因此即使对同一方案进行的药物经济学评价,其成本识别的结果也会因不同的服务对象从不同的角度出发而有所不同。

2. 成本识别中的注意事项　成本识别的关键是必须包括所有相关的资源消耗或代价，而不仅是那些显而易见的或是容易确定的资源耗费或代价。成本识别中需要注意的主要问题是对成本的识别既不能重复也不能有遗漏，为此需要特别注意评价角度不同对成本识别所带来的影响，把握成本与收益的辩证关系等问题。

（1）注意评价角度不同对成本识别的影响：成本是相对的，随着目标的变化而变化。在某一评价角度下的成本在另一评价角度可能就不是成本。例如，患者为诊治疾病而支付的交通成本，从患者或全社会的角度进行成本识别，则是成本；但从医疗机构角度来看其就不是成本。

全社会角度下的药物经济学研究与评价不仅要考虑前述所介绍的各项成本，还要考虑外部成本，如对某传染病有采取诊治和不诊治两种方案，如果患者选择不诊治方案，则基于患者角度的成本就是其自己及家庭所需付出的该传染病的疾病自身成本；但从全社会角度来看，因该传染病未采取干预措施而对其他健康人群造成了传染，并由此导致了相应的诊断和治疗成本，这些诊断和治疗成本就是最初的患者选择了对该传染病不治疗方案的外部成本。该外部成本虽不由最初的传染病患者承担，但毕竟会导致社会为此耗费资源、付出代价，因此在全社会观点下的药物经济学评价中应予以识别和计量。

（2）把握成本与收益的辩证关系：成本可能随着备选方案的不同而不同。在一组备选方案的某个方案中是成本，在另一个方案中可能变为收益。在经济评价中，通常把维持原状或现状视作备选方案之一，且称该方案为"0 方案"。参照此做法，在药物经济学评价中，可以把不采取任何医疗干预措施的方案称作"0 方案"，并作为备选方案之一；把实施预防、诊断或治疗等医疗干预的情况称为"非 0 方案"。若然，疾病自身成本就是"0 方案"的成本；而备选方案中的"非 0 方案"，往往可减少疾病自身成本甚至使其完全不复存在，这种减少或消失了的疾病自身成本是"非 0 方案"的收益，而不是成本。可见，疾病自身成本的全部是"0 方案"的成本，疾病自身成本的部分或全部是"非 0 方案"的收益。

（3）发现并及时剔除沉没成本：沉没成本是指以往发生的与当前决策无关的成本。沉没成本是已经付出的，无论当前做出何种选择都不能挽回或被收回的成本。具有理性的决策只能忽略它，即在药物经济学评价或决策过程中，对沉没成本不予计算和考虑。因此，在成本识别过程中，需要准确识别沉没成本并及时予以剔除。

（三）成本的计量

1. 成本的计量原则　从理论上讲，在实施预防、诊断或治疗项目的全过程中，凡是需特定的评价主体所付出的人、财、物、时间等资源的消耗及恐惧、痛苦、不便等代价都应计入该评价主体的成本项，既不能有遗漏，也不能重复，更不能把非成本项计入成本。在实践中，鉴于间接成本、直接非医疗成本及隐性成本等难以计量，包括我国在内的世界上绝大多数国家目前要求必须计入的成本都仅为直接医疗成本，在此基础上建议具备条件或需要时计入直接非医疗成本、间接成本及隐性成本的成本项。此外，在实际的评价中，主要的间接成本——误工成本通常以干预方案的收益形式予以计量。因此，对成本计量的介绍将主要围绕直接医疗成本而展开。

2. 成本计量的步骤及主要内容　药物经济学研究与评价中的成本的计量可通过以下 5 个步骤来完成：①识别所消耗的资源或代价；②计数每一种资源或代价的单位量；③赋予资源或代价以货币价值；④考虑资金时间价值，调整时间上的差别（贴现）；⑤进行敏感性（也称为敏感度）分析。步骤①的内容主要在成本的识别阶段完成，步骤⑤的内容通常在药物经济学评价的不确定性分析部分进行。因此，在成本计量阶段所要进行的主要内容是：计数每一种资源或代价的单位量、赋予资源或代价以货币价值，以及对已经通过前述内容实现了货币化计量的成本进行贴现。

3. 成本的贴现　干预项目的实施及其预期目标的实现通常不是一蹴而就的，而是需要延续一定的时间，并通常在不同的时点支付不尽相同的成本，对重大慢性病的干预项目尤为如此，往往干预项目的作用或影响时间会延续数年。当干预项目的作用或影响时间超过 1 年时，计量该干预项目的成本就需要进行贴现，而不能将不同年份发生的成本额进行简单地加和，原因在于资金具有时间价值。不同时间发生的数额相等的资金在价值上存在差别。把不同时间发生的数额相等的资金在价值上的差别称为资金的时间价值。资金的时间价值可以从以下两个方面予以理解：①随着时间的推移，资金伴随着生产与交换的进行而不断地运动,给投资者带来利润,表现为资金的增值;②资金一旦用于投资,就不能用于现期消费,资金的时间价值体现为对放弃现期消费的损失所应做的必要补偿,主要表现为利息。

资金时间价值是客观存在的,在经济评价中必须予以考虑,药物经济学评价也不例外。资金时间价值的客观存在,决定了不同时点发生的资金不能直接相加和比较,而在药物经济学研究与评价中,通常会遇到对干预周期超过一年的干预方案进行成本测算的问题,因此需要掌握有关资金等值折算的知识与方法。资金等值是指在不同时间发生的数额不相等的资金具有相等的价值。基于资金等值的概念,可以实现将某一年份发生的资金折算成另一年份的等值金额,这种折算称为资金等值折算。最常见的资金等值折算形式是贴现(也叫折现),即把将来某一时间段发生的资金换算成现在时点或相对于该将来时点的任何较早点的等值金额。通常把未来时点发生的资金金额称为将来值或未来值,把贴现后所得的资金金额称为现值。将来值与其贴现后的现值数额不等,但价值是相等的。例如,3 年后发生的 M 元医疗成本可折现为现在时点的 N 元,从数额上看 M≠N,但两者的价值相等。

(四) 医院成本的测算

1. 医院成本的测算内容　所谓医院成本,是指医疗服务提供方在预防、诊治或干预项目中提供的各项产品和服务所消耗的资源。医院成本的测算内容主要包括以下六大类。

(1) 劳务费:医院职工直接或间接为患者提供医疗服务所获取的报酬,包括工资、奖金及各种福利和补贴等。

(2) 公务费:包括办公费、差旅费、公杂费等。

(3) 药品及其他卫生材料费:包括药品、化学试剂、敷料、X 线材料等。

(4) 低值易耗品损耗费:包括注射器、玻片等。

(5) 固定资产折旧及大修理基金提成:包括房屋、仪器设备、办公及其他设施、家具、被服等各种固定资产的损耗。

(6) 卫生业务费用:包括水、电、气的费用,设备维修和更新费用等维持医院正常业务得以开展所需要的费用。

2. 医院成本的测算方法　医院成本的测算可通过以下三个主要步骤来实现。

(1) 明确成本测算的边界:即确定承担成本的对象。医院成本的最终表现形式通常是医疗项目成本,如挂号、手术、化验、放射线、输血、检查等项目的成本。医疗项目成本既与直接提供该项目的科室成本有关,也与间接为该项目提供服务的科室有关。通常把直接为患者提供医疗项目服务的科室称为项目科室;把间接为患者提供医疗服务的科室,即直接为项目科室提供服务的科室,称为非项目科室。明确成本测算的边界,就是要确定应计入医疗项目成本的项目科室和非项目科室及其所提供的相应的服务,进而明确哪些成本是项目的直接医疗成本,哪些成本是项目的间接医疗成本。直接医疗成本可直接计入项目成本,而间接医疗成本则需在所提供的所有医疗项目中进行分摊,最终计入某项目的间接医疗成本是分摊到该项目的全部间接成本中的一部分。

从宏观意义上看,明确成本测算的边界、确定承担成本的对象之意义还在于通过确认项目科室和非项目科室,可以明确哪些科室有必要存在,哪些科室可以取消或应降低成本,进而从根本上降低医院成本。

(2) 确定分摊系数:非项目科室直接为项目科室提供服务,但是不同的项目科室对非项目科室所提供的服务的消耗量通常并不相同。因此,非项目科室的服务成本不能平均分摊到相关的项目科室,而应依据项目科室消耗的服务量的多少进行分摊,即以不尽相同的比例进行分摊,这些不尽相同的分摊比例就是分摊系数。分摊系数的确定遵循"受益原则"即谁受益谁分摊,谁受益多谁多分摊。按照"受益原则"确定了各项目科室的分摊系数之后,非项目科室的总成本与该系数的乘积就是该分摊系数所对应的项目科室的间接医疗成本。

(3) 测算医疗项目成本:医疗项目成本的测算方法一般可分为三类,即项目法、综合法和病种法。综合法是以门诊部和住院部为测算成本的对象,测算门诊部和住院部的综合成本,并由此可以反映每一门诊人次和每一住院日的单位平均成本。综合法测算简便,但所提供的成本信息过于粗略。病种法是以病种为成本测算对象,计算出每一病种的成本的方法。该法能够反映医院的管理水平和经济效益的高低,但因病种繁多,且患者情况各异,存在测算量大、可比性较差、测算困难等不足之处。比较而言,项目法是较为适用、较为合理的方法,因此也是最为常用的方法。

项目法是以医疗项目为成本测算对象,归集与分摊项目科室及其相关的非项目科室的费用,进而测算出医疗项目成本的方法。其测算步骤是:首先,归集项目科室所产生的六大类医院成本以及应分摊到相关的非项目科室的成本,从而得到项目科室的总成本;然后,依据项目科室的总成本以及该科室所提供的服务项目的种类和数量测算出相应医疗服务项目的成本。采用项目法测算医疗项目成本,可以为制订医疗收费标准,调整医疗机构补偿机制、定点医院的选择以及有关政策的制定等提供可靠的依据。值得注意的是,分摊系数的合理性直接关系项目法所测算的成本的准确性。因此,分摊系数的确定应力求科学、合理、准确。

3. **住院成本的测算**　对不同疾病的诊治方案实质上是由各种医疗项目的不同组合而形成的,因此,采用上述步骤测算出各医疗项目的成本后,针对具体的诊治方案的成本而言还需对其所采用的具体医疗项目的组合进行进一步的测算。疾病的治疗方式主要有两种,即住院治疗和门诊治疗(包括住院治疗以外的所有以医药产品或服务为主的治疗方式)。因此,医院成本可依据患者是否需要住院治疗而分为门诊成本和住院成本。住院成本通常远远高于门诊成本,且测算的内容和测算方法基本可覆盖门诊成本,因而也是测算医院成本的核心内容。因此,医院成本的测算方法主要介绍住院成本的测算。常见的住院成本的测算方法主要有两种,一种是日均成本,一种是将医院成本细分为常规服务成本和特殊服务成本(以下暂称其为服务类型区分法)。

(1)日均成本法:所谓日均成本,是指治疗周期内每日的医院成本的简单加和平均值。即整个治疗周期内的全部医院成本除以治疗周期天数所得的商。用日均成本测算医院成本的优势在于简便易行,但存在两个问题:①日均成本是整个治疗周期内医院的固定成本和变动成本的平均值,对变动成本占全部医院成本比重较小的备选方案进行评价与比较时,较高的固定成本会弱化备选方案经济性的差别,从而使备选方案变动成本较为显著的差别被掩盖,最终导致评价结果出现偏差;②日均成本暗含着一个假定,即在整个治疗周期内,每日的医院资源消耗量是相等的。而实际整个住院期间的成本通常不是均衡发生的,某些情况下住院早期的成本远远大于后期的成本(如突发性或急性疾病),而有些情况下住院早期的成本与后期的成本相比差别不大或基本相同(如慢性病)。对于后一种情况,采用日均成本是适宜的;但对于前一种情况而言,采用日均成本则掩盖了住院早期与后期成本不同进而收益与风险不同的事实。住院成本的大小通常随住院日数的不同而显著变化,因而使得合理住院日数的确定成为决定住院成本大小及其合理性的关键,而合理住院日数的准确确定通常并不是一件容易的事情。

(2)服务类型区分法:另一种测算住院成本的常用方法,是将医院成本分为常规服务成本和特殊服务成本。常规服务是指那些贯穿于所有患病日的相对标准或稳定的服务,如提供病床、病号服的清洗、每日例行的医护人员查房以及其他日常管理事务等;特殊服务是针对不同患者的不同病情而进行的不同的医疗服务,如各种化验、检查、手术及急救措施等。显然,这种测算方法较日均成本更为细致、合理。常规服务适合采用日均成本的方式测算,而特殊服务则通常不宜采用日均成本方式进行测算。

二、药物经济学评价方法

1. **健康产出定义**　疾病和干预措施可能会对患者产生的影响可以分为三个方面,即经济产出、临床产出和人文产出。在药物经济学评价中,通常将经济产出归为成本的范畴,将临床产出(体现为患者主观感受的变化,主要指与健康相关的生命质量)归为健康产出的范畴。广义的产出包括成本和健康产出两个部分;狭义的产出仅指健康产出。健康产出的三类测量指标包括疗效(efficacy)/效果(effectiveness)、效用(utility)和效益(benefit)。

2. **健康产出的测量指标**

(1)疗效/效果

1)药物经济学评价中的效果指标应选择可获得的最佳证据(best avaiable evidence),即从临床疗效或实际效果指标中优选。对于新药,当随机对照试验(randomized controlled trial,RCT)的疗效数据可获得并适用时,优先选择临床疗效数据;对于已上市多年的药品,当无法获得更新的临床疗效数据或数据不适用时,建议考虑使用真实世界研究中的实际效果数据。

2)推荐优先从循证医学临床证据等级较高的 RCT 系统评价或荟萃分析中获取临床疗效证据;以上数据不可得时,可以考虑使用单个临床试验的证据。同时,也需要考虑文献中的人群特征与所研究人群的匹配性。

3)对于临床疗效数据的选择,推荐优先考虑基于中国人群开展的 RCT 数据或含有中国人群的国际多中心 RCT 数据。如选择含有中国人群的国际多中心 RCT 数据,应尽可能地对中国亚组人群的特征进行描述和分析;当无法获得含有中国人群的 RCT 数据时,可以使用基于其他国家或地区人群的 RCT 数据,但需要清晰地解释使用这些数据的合理性,强调人群之间潜在的差异,并需要对关键参数进行敏感性分析。

4)推荐优先选择干预组与对照组头对头(head-to-head)直接比较的 RCT 临床疗效数据。当缺少直接比较时,应尽量选择间接比较或网状荟萃分析数据,以进行各干预措施人群效果的间接比较(indirect comparison)。

5)推荐优先采用终点指标(final end-point)进行药物经济学评价。当缺少终点指标时,也可以采用比较关键的中间终点指标(intermediate end-point)进行分析,但通常需要基于已发表研究成果中对中间终点指标和终点指标之间的函数关系构建模型来预测终点指标。

(2)效用

1)推荐使用质量调整生命年(quality-adjusted life year,QLAY)作为效用指标,且在报告 QALY 之前,应当分别报告生存时间和健康效用值(health utility)。

2)健康效用值的测量方法包括直接测量法与间接测量法,优先推荐使用间接测量法。当没有适用的间接测量工具来获得某些疾病或症状的健康效用值时,可以使用直接测量法。间接测量法中,常用的健康效用量表包括欧洲五维健康量表(euro Qol-5D,EQ-5D)和六维健康调查简表(short-form-6D,SF-6D)等;对于儿童,建议使用针对儿童的健康效用量表(如 EQ-5D-Y)。常见的直接测量法包括标准博弈法、时间权衡法和离散选择试验法等。

3)采用间接测量法测量健康效用值时,如果有证据表明普适性(generic)效用量表对目标疾病有较好的信度和效度(validity),则优先推荐使用普适性效用量表,如 3 水平五维健康量表(EQ-5D-3L)、5 水平五维健康量表(EQ-5D-5L)、和 SF-6D 等。当有证据表明普适性效用量表不足以反映某一患病人群重要特征或疾病症状时,可以使用疾病特异性效用量表(disease-specific instrument)。

4)在采用间接测量法时,推荐直接通过患者本人来测量其与健康相关的生命质量。当无法通过患者本人测量时,应先考虑通过询问患者的正式照料者(formal caregivers)或非正式照料者(informal caregivers)进行测量,再考虑询问医护人员(healthcare provider)进行测量。

5)推荐使用基于一般人群(general population)偏好建立的健康效用积分体系(value set)进行效用值的计算。当使用的健康效用积分体系是基于患者偏好而获得时,需要在研究中说明其合理性及阐明对评价结果可能产生的影响。

6)推荐优先选择基于中国人群建立的健康效用积分体系进行效用值的计算。当没有基于中国人群的健康效用积分体系时,可以采用基于社会文化背景相近的其他国家或地区人群建立的健康效用积分体系,或国际上普遍认可并广泛应用的健康效用积分体系,但需要阐明其适用性,并进行敏感性分析。

7)健康效用值只能通过直接测量法或健康效用量表测量得到。通过非效用量表测量得到的分值不能直接作为健康效用值使用。若非效用量表存在通过映射法(mapping)建立的效用得分转换公式,则可以通过公式将非效用量表的得分结果转换为效用量表的效用值。

8)当无法通过测量获得健康效用值时,可以通过系统文献检索,从已发表的研究成果中获取健康效用值。但在使用时需要进行敏感性分析,比较不同研究发表成果或不同量表测量的同一疾病或状态的健康效用值可能给研究结果带来的影响。

9）如果疾病或者干预措施对照料者有较大影响,可以考虑其对照料者的与健康相关的生命质量的影响并测量其健康效用值。

（3）效益

1）效益是指用货币单位来量化健康产出。疾病治疗方案的效益包括直接效益（direct benefit）、间接效益（indirect benefit）和无形效益（intangible benefit）三个部分。直接效益是指实行某项干预措施后所节省的卫生资源;间接效益是指实行某项干预措施后所增加的患者的健康时间或劳动生产力恢复带来的收益;无形效益是指实行某项干预措施后减轻或者避免患者身体和精神上的痛苦,以及康复后带来的舒适和愉快等。

2）直接效益计量的是因实施干预措施而发生实际货币交换的收益。在测量直接效益时,要特别防止双重计算,即避免将所改变的卫生资源同时计入成本和健康产出变量当中。

3）间接效益和无形效益计量的是没有直接发生实际货币交换的收益,通常需要采用人力资本法或意愿支付法（willingnes to pay,WTP）等方法进行测算。推荐优先使用人力资本法计算间接效益。在采用意愿支付法时,要特别说明研究中的假设、提问方式、测量效益的范围和问题的语言表述等,并需要在报告或文章中附上货币价值的推导过程。

3. **评价方法**

（1）最小成本分析

1）基本概念:最小成本分析（cost minimization analysis,CMA）是指在各备选方案的收益（具体指效益、效果或效用）相同或相当时,仅对备选方案的成本进行比较,其中成本最小的方案即为经济性最优的方案。最小成本分析法是成本-收益分析法（包括成本-效益分析、成本-效果分析、成本-效用分析）在各备选方案的收益（具体指效益、效果或效用）相同或相当时的特例。因此,最小成本分析法的适用条件是备选方案的收益相同或相当。

2）最小成本分析适用情况:从理论上讲最小成本分析法的适用情况是非常有限的,但医药领域的特殊性决定了在药物经济学评价的实践中最小成本法的适用空间还是较为宽广的。其原因在于,在现有的医药水平下,大多数疾病通过采取一种或多种诊治方案的治疗最终能够被治愈。随着医学的进步和发展,对于可治愈的疾病,可供选择的诊治方案通常不止一种。在这些可供选择的多种方案中,由于个体差异等因素的影响,一部分人群只需采用其中的一种方案即可治愈,而另一部分人群则可能在只采用其中的一种方案的情况下不能被治愈。因此,导致这些可供选择的多种方案并不直接符合最小成本分析法的适用条件,方案之间不具有直接可比性。但是,在治疗领域的实践中,对于可治愈性疾病的治疗的实际情况是,当只采用可供选择的多种方案中的一种方案不能被治愈时,改选可供选择的多种方案中的另一种或几种其他方案继续治疗,直至被治愈。具体而言,对于某种可治愈的疾病,假设可供选择的治疗药物有3种（A、B、C）,对于患病群体而言,单独使用这3种药物中的任何一种,都会有相应的部分患者被治愈,但同时也会有部分患者需要转而使用第二种,甚至第三种药物才能被治愈。因此,可以将能够获得治愈结果的所有单一方案（在此指仅使用一种药物的方案）和组合方案（在此指使用两种及以上药物的方案）重新组成治疗该疾病的可供选择的备选方案,这些新的备选方案能够实现相同的治愈目标,符合最小成本分析的适用条件,具有可比性。

综上可见,虽然实际备选方案能够直接符合最小成本分析法适用条件的情况并不多,但是对很多不能直接符合适用条件的情况,可以依据临床治疗实践,通过适当的方案组合或转化方法组成新的符合适用条件的备选方案,并最终实现运用最小成本分析法进行评价。

通过对最小成本分析法的良好运用,不仅可以避开成本-效益分析、成本-效果分析及成本-效用分析对收益予以计量中的问题与困难,而且易于理解、便于求算。针对药物经济学研究与评价中普遍存在的备选方案的收益难以计量的突出特点而言,最小成本分析法在药物经济学研究与评价中的应用将比其在非医药领域经济评价中的应用更加广泛、更具价值,发挥更大的作用。最小成本分析法应作为药物经济学研究与评价的首选的评价方法,特别是在临床实践中应尽可能地开拓最小成本法的应用空间,在该方法不适用的情况下再考虑选择其他评价方法。

（2）成本-效果分析

1）基本概念：成本-效果分析（cost-effectiveness analysis，CEA）是在成本-效益分析的基础上，针对药物诊治或干预方案的收益不能或不便货币化计量的局限性而产生的评价方法，是药物经济学最基本的评价方法之一。成本-效果分析是在成本-效益分析基础上，对健康产出以临床指标来进行评价，从而对药物治疗等医疗机构服务干预项目的成本和效果进行综合评价，以判断干预方案的经济性的一种方法。

2）适用条件和适用范围：成本-效果分析的适用条件是备选方案的收益能以相同或同类指标予以反映和计量，如果目标不同，活动的性质和效果就不同，这样的效果指标就难以比较，而且即使比较也不能说明问题。此外，成本-效果阈值是决定成本-效果分析能否得以广泛应用的重要适用条件。在绝大多数情况下，成本-效果阈值的缺失将导致成本-效果分析无法实现对方案经济性的判定和方案的选择。由于效果指标来源于临床干预的各种测量结果，不同疾病的不同干预方案所得到的测量结果不具有可比性，因此成本-效果分析不能进行不同临床效果之间的比较，只能用于相同疾病或相同健康产出的两个或两个以上的与药物相关干预方案（也包括非药物的其他干预方案）之间的比较。

3）效果的识别与计量

效果的识别：效果的识别原则遵循收益的识别原则。具体效果的识别由实施干预方案所需达到的目标决定，所选指标必须能很好地反映所要达成的目的，要能够回答该干预方案决策者关心的问题。同时，鉴于患病种类及患者群体的多样性，因此，应根据实际情况决定具体采用何种效果指标。

理想的效果指标通常具备以下特征：①有关性（relevant），即该指标具有重要的临床价值，能有效地反映医疗卫生服务和药物治疗规划方案及干预措施的目标、内容和实现程度。效果指标是否有效要根据实际情况和经验进行判断。例如，感染的发生率可以作为剖宫产后抗菌药物预防的经济学评价指标，并且可以通过比较寻找到成本-效果最优的抗菌药物。但如在评价其他药物治疗方案时，感染的发生率就可能不是一个有效的指标了，应视具体的临床方案实施而定。②可定量（quantifiable），即可用适当的方法测量或评分。③真实（valid），即能反映实际的治疗效果。④客观（objective），该指标能够被不同测量或观察者一致测量或解释。⑤可靠（reliable），多次测量能得到同样的结果。⑥敏感（sensitive），能反映治疗效应的微小变化。⑦特异（specific），是指有明确的因果关系，只反映某种干预措施的效果及变化，非此种则不反映。有专属性，不受其他因素干扰，假阳性率低。计划免疫和药物临床治疗方面的一些指标特异性较好，而在卫生服务许多方面要选择特异性较好的效果指标有时是困难的。尽可能采用特异性较好的效果指标以及排除非实验因素的影响是识别效果指标时必须考虑的。⑧精确（precise），变异小。并非所有结果指标都必须满足上述所有特征，但研究者在方案设计时就应考虑其结果指标的选择，至少上述特征可为研究者提供选择方向。

在成本-效果分析中，表现治疗结果的效果指标往往同时有多个，这些指标对上述特征要求的符合程度不尽相同。可靠的指标对上述特征的符合程度较高，往往能较为客观地予以测量，受主观因素和测量偏倚影响较小。有些指标则对上述特征的符合程度较低，且易受主观因素影响，如某些症状或情绪指标（疼痛、焦虑等）。经济学评价时应尽可能选用具备理想的效果指标特征的指标。

值得注意的是，经济学研究的效果指标与临床试验中的功效指标是有区别的。功效是一种干预方案在严格条件控制（包括严格的纳入排除标准、严格的试验控制、结果测量等）下的干预结果。效果则指干预方案在实际情况下的干预结果。效果与功效可能存在偏差，药物经济学评价更倾向于选择"真实世界"的数据，因此选用的是效果指标而非功效指标。

效果的计量：效果的计量是一个标准化观察和测量复杂临床治疗结果的过程，效果的计量需要注意以下几方面的内容。首先，应当根据研究的目的、内容和对象，确定计量效果的数据来源。其次，不同的疾病有不同的临床症状和体征，相应地，有多种途径以及各种物理、生化检验的项目和指标反映干预效果。效果的计量应根据效果指标识别的要求以及与药物相关的干预方案的干预目的的要求，选择适宜的效果计量指标。最后，根据不同的研究目的、研究类型、效果指标，需要选择不同的效果计量工具。常用的效果指标及其计算公式如下：

发病率:即一定时期(年、季、月)某人群中发生某疾病新病例的频率。

$$发病率=(某时间某疾病的新病例数/同期年平均人口数)×100\%$$

患病率:即某一时点某人群中患有某疾病的频率,常用于慢性病的统计分析。

$$某疾病患病率=(某时点某疾病的病例数/某时点调查人数)×100\%$$

治愈率:即接受治疗的患者中治愈的频率。

$$治愈率=(治愈患者数/接受治疗的患者数)×100\%$$

某疾病好转率:即一定观察期间,在某疾病接受治疗的患者中好转的频率。

$$某疾病好转率=(观察期间某疾病好转的人数/同期该疾病治疗总人数)×100\%$$

某疾病死亡率:表示在一定的观察期内,人群中因某病死亡的频率。

$$某疾病死亡率=(观察期间因某疾病死亡人数/同期平均人口数)×100\%$$

某疾病病死率:表示在规定的观察期内,某疾病患者中因该病死亡的频率。

$$某疾病病死率=(观察期间因某疾病死亡人数/同期该病患者数)×100\%$$

死亡率:表示某年某地每千人口死亡人数。

$$死亡率=(某年死亡总人数/同年平均人口数)×100\%$$

生存率:即患者能够活到某时点(年)的生存概率,常用方法有直接法和寿命表法,直接法的计算公式为:

$$n年生存率=(活满n年的人数/观察满n年的人数)×100\%$$

人均期望寿命:即平均预期寿命,对同时出生的一批人追踪,记下他们在各年龄段的死亡人数直到最后一个人的寿命结束,然后根据这一批人活到各种不同年龄的人数计算平均寿命。用这批人的平均寿命来假设一代人的平均寿命,就是人均期望寿命。根据同一代人在不同年龄的死亡率,再计算各年龄人口的平均生存人数,推算出这一年的人口平均预期寿命。

药品不良反应发生率:接受某药物治疗的患者中发生该药物不良反应的频率。

$$药品不良反应发生率=某药物使用后发生不良反应的人数/接受某药物治疗的人数×100\%$$

(3)成本-效用分析

1)基本概念:成本-效用分析(cost-utility analysis,CUA)是将干预方案的成本以货币形态计量,收益则以效用指标来表示,并对干预方案的成本和效用进行比较,进而判定干预方案经济性的一种评价方法。CEA和CUA的相同之处在成本的测量,不同之处在健康产出的测量。虽然CEA和CUA健康产出数据来源是类似的,即文献、实验或专家判断(经由敏感度分析验证)。但是两者在健康产出的测量方面存在本质的差异。首先,CEA中的健康产出是单一的医疗干预专属的,而且无价值(人们对其的偏好和喜爱程度)概念。相反,CUA中的健康产出可以是单一的或多维度的,与医疗干预的专属性相比具有普适性,而且纳入了价值(人们更偏好某种健康产出)的概念。其次,中间产出数据适用于CEA,但在CUA中,由于不能将中间产出数据直接转换成CUA中需要的质量调整生命年(QALY),或类似的测量结果指标,因此中间产出数据(如发现的病例数、接受治疗的患者数等)是不适用的,只有最终的健康产出数据(如拯救的生命年、避免的失能天数等)才是充分的和适用的。由于CUA和CEA有许多相似之处,因此很多研究者混用二者的概念。尤其本学科发展早期的一些研究者,他们将CUA作为CEA的一种特例。虽然从技术上来讲,CUA可以简单看成是CEA的一种特殊形式,但是国际学术界还是坚持使用CUA,原因如下:①它清晰地将使用普适工具(获得效用)测量健康产出的研究(CUA)与使用疾病专属工具(获得临床指标)测量健康产出的研究(CEA)区分开来,便于在CUA研究中进行广泛对比;②最终健康产出指标的应用实现了对长期慢性病健康结果的测量和评价;③在评估健康产出时,它强调了消费者偏好(效用)的特殊作用。

2) 适用条件和适用范围:因为 CUA 健康产出指标的广泛适用性,对于卫生政策制定者来说,其比CEA 更有价值。在下列条件下,研究者使用 CUA 才能得出可靠的、适用于决策分析的结果。

①当健康相关生命质量是重要产出时。例如,在对比治疗关节炎的干预方案时,任何方案对死亡率可能都不会产生影响,因此关注点就集中在不同方案在提高患者身体功能、社会功能和心理状态上的差异。

②当健康相关生命质量是其中一个重要产出时。例如,在评估低体重新生儿特别护理时,不仅生存率是一个重要的产出,生存质量也非常关键。

③当项目方案同时影响患病率和死亡率,而研究者又希望使用一种通用的测量单位将它们的影响综合在一起时。例如,许多癌症干预方案可以延长寿命和改善长期生命质量,但是却会降低治疗过程期间的生命质量。

④当干预项目需要与大范围的不同类别的结果相对比,而研究者希望用一个通用的测量单位作为对比指标时。例如,政策决策者必须对比几个申请政府基金的完全不同的干预项目。如高血压等慢性病检测和治疗、脑卒中或者心肌梗死发作后患者的恢复治疗等。

⑤当研究者希望将此研究与已经使用 CUA 方法评价过的项目进行对比时。

⑥当研究者的目标是考虑所有可能的选择后,优化分配有限的卫生资源,以及使用约束优化(例如数学程序)来最大化健康产出时。成本-效用分析方法既适用于医疗领域内针对同种疾病的不同干预方案与具有相同健康效果产出指标的干预方案之间的经济性评价和比选,也适用于对不同疾病的不同干预方案与具有不同健康效果产出指标的干预方案之间的经济性评价和比选。

综上可见,与成本-效果分析的适用范围相比,成本-效用分析的适用范围更为宽广,但仍不及成本-效益分析。与成本-效果分析相类似的是,在没有成本效用阈值的情况下,成本-效用分析的适用情况会变得相对狭小。

3) 效用的识别与测量方案:效用的识别原则与效益和效果类似,不同的是其测量方法。效用权重的确定是计量效用的关键,效用权重的测量方法分为直接测量法和健康相关生命质量量表测量法。

①直接测量法:从广义角度讲,偏好、效用和价值是同义词,即对一个健康产出越偏好,产生的效用(或价值)就越多。当更确切地定义并测量偏好时,就产生了效用和价值的区别。

偏好是最宽泛的一个概念,效用和价值是偏好的不同形式。测量方法决定了测量的结果是效用还是价值。如果使用的测量方法能够涵盖健康产出不确定性,则获得的测量结果是效用,而如果使用的测量方法不能涵盖健康产出的不确定性,则获得的测量结果是价值。研究者一般会从两个维度区分偏好测量方法。其一是问题设计的方式,即问题中的健康产出是确定的还是不确定的;其二是应答者的回答方式,即应答者是被要求完成一个基于自我思考的刻度测量,还是仅仅做一个选择。研究者根据这两个方面,将偏好的直接测量方法分成四类,参见表 8-2。其中,最广泛使用的直接测量患者健康产出偏好的 3 种技术是刻度法(及其变形方法)、标准博弈法和时间权衡法。

表 8-2　偏好测量方法

回答方法	问题设计	
	确定(价值)	不确定(效用)
刻度法	尺度评分法	无
	类别评分法	
	视觉模糊拟评分法	
	比例评分法	
选择法	时间权衡法	无
	配对比较法	标准博弈法
	均衡法	
	人数权衡法	

②间接测量法:间接测量法即使用健康相关生命质量量表来进行健康效用的测量。近年来,根据多维决策理论建立起来的效用权重测量方法,不但在理论上得到了迅速发展,而且在实践中也得到了普遍应用。根据多维决策理论,健康状态由不同维度的功能构成,因此,可以建立一个多维分级系统来描述各种不同的健康状态或产出。由此理论而建立的测量系统被称为多维健康状态分级系统(multi-attribute health status classification,MAHSC)。在此系统下,当每一个健康状态或产出的效用确定后,就可以为全部产出(即目标人群可能出现的所有健康状态或某医疗干预可能出现的所有健康产出)建立一套评分系统。该评分系统可以用来比较不同目标人群的健康状态或者用来评价不同医疗干预项目和技术的结果。因此,在健康产出的测量中,除使用直接的偏好测量工具外,还可以使用健康相关生命质量量表来测量。

③健康相关生命质量量表测量法:简单说,健康相关生命质量量表是用来描述个人在某一时间点上的健康状态的一种方法。其由影响健康的不同方面(称为属性或维度)组成,每一个方面又由根据事先定义的具有从正常到很差之间的不同功能等级组成,如一个人的活动水平可以处于从正常到卧床之间的不同等级。个人的健康状态是根据各个维度的功能水平来确定的,不同功能水平的组合代表不同的健康状态。假设考虑一个有 N 个维度的量表,一个健康状态就是一个拥有 N 个元素的向量$(X_1,……,X_n)$,其中 X_i 代表维度 i 上的功能水平。当维度的个数和/或每一堆度上不同功能水平的个数相对较多时,量表能够描述的健康状态也就较多。我们可以通过建立在量表下的偏好评分函数,来计算系统下所有健康状态的偏好评分。建立偏好评分函数只需要直接测量少数健康状态的偏好得分。因此,使用偏好评分函数能提供一个测量偏好的简便有效的方法。

健康相关生命质量量表通常包括如下维度:感官能力(视力、说话和听力,sensory ability:vision, speech, and hearing)、身体活动能力(physical ability)、社交情感能力(socioemotional ability)、认知能力(cognition)、自我照顾能力(self-care ability),及其他与治疗有关的症状或诸如疼痛和不良反应等健康问题。当然,量表具体需要包括哪些方面主要取决于建立量表的目的。当前,研究者根据不同的目的建立了不同的普适量表(适用于所有疾病),最广泛使用的 4 个普适量表是欧洲五维健康量表(Euro Qol 5D, EQ-5D),六维健康调查短表(short form-6D,SF-6D),健康效用指数(health utilities index,HUI)和健康指数量表(quality of well-being,QWB)。

4) 质量调整生命年:传统的成本-效用分析的关键特征是使用质量调整生命年(QALY)作为健康产出的指标,且分析的最终研究结果一般表述为每多获得一个 QALY 而增加的成本。

①质量权重:为了获得 QALY 值,除了需要获得患者在每个健康状态的持续时间外,还需要获得每个健康状态下的生命质量权重。所需要的质量权重可以利用偏好测量工具或普适量表获得。质量权重的测量必须具备 3 个条件,才能满足 QALY 概念的要求。

A. 基于偏好:权重必须建立在对健康状态的偏好上,即越被期望(偏好越强)的健康状况获得的权重越大。

B. 两个端点分别是完全健康和死亡:由于计算 QALY 时,完全健康和死亡都会被用到,因此这两点必须被包含在质量权重刻度尺上。因为这两点一直在刻度尺上,而且能够很好地被识别和理解,因此他们被选择作为质量权重刻度尺的两个端点。这组端点可以被分配任意两个值,原则是赋予死亡的值小于完全健康的值,如$(-1,1)$,$(0,10)$等。这样得出的两端点间距就是质量权重的刻度尺。然而,有一组值具有非常突出的方便性,即死亡为 0,完全健康为 1,这组值就成了 QALY 权重的经典刻度。注意,此处仍然允许存在比死亡更差的健康状态,它的数值小于 0,而如果存在比完全健康还好的健康状态,它的数值要大于 1。分别分配给死亡和完全健康 0 和 1 的原因有很多。首先,就死亡而言,如果使用任何不为 0 的数字来代表死亡,就意味着在所有分析中,只要死亡持续(死亡是一个持久状态),就需要将死亡状态的分数(非 0)一直相加到永远。这样分析中就会出现趋向于无穷的一系列数字结果。其次,考虑完全健康,使用 1 来代表完全健康状态的好处是,QALY 结果可以以"完全健康年"为单位进行表达,即 1 年的完全健康状态为 1 QALY,半年的完全健康状态为 0.5 QALY,QALY 权重为 0.5 的 1 年的健康状态为 0.5 QALY 等。

C. 使用距离尺度测量是最佳选择:从测量工具角度考虑,测量的尺度分为名义尺度(如颜色:红、蓝、绿),序数尺度(如规模:特小、小、中、大、特大)和基数尺度(如长度:米,或温度:摄氏度)。基数尺度有两种,分别是距离尺度(如温度)和比率尺度(如长度),这两种尺度的差别在于,比率尺度的零点是明确的,零点表示没有现象被测量到。例如,某物体的长度为零,就意味着这个物体没有长度。然而,如果某样物体的温度是零,零仍然是一个温度。由于这个区别,比率尺度可以在乘上一个正的常数后,仍然是相同现象的刻度描述,只是计量单位不同。如,可以通过 $Y(码) = 3 \times F(尺)$ 公式将码转化成尺。而距离尺度由于没有绝对的 0 值的限制,它可以通过一个正的线性转化后用于相同现象的描述,即可以通过函数 $Y=a+b \times X$(a 可以为任意常数,而 b 为正常数)转化。通过这样转化后,计量单位会不一样。如:可以通过 $F = 9/5 \times C + 32$ 把摄氏温度转换为华氏温度。作为距离尺度,距离的比率是有意义的,但刻度绝对值的比率是没有意义的。例如,如果说 40℃到 80℃的温度差是 40℃到 60℃温度差的 2 倍,这种说法是正确的,但是如果说80℃的热度是40℃的2倍就是错误的。相反,在比率尺度中,两种类型的比率都有意义。例如,就长度来讲,40m到80m的长度差是40m到60m长度差的2倍,80m的长度是40m的2倍。

对于经济分析来说,计算QALY权重需要距离尺度,而且距离尺度足以满足测量需要。首先,距离刻度尺上相同长度的距离具有相同的含义,这是距离尺度最基础的特性。即刻度尺上从0.2到0.4与0.6到0.8代表了相同的健康改善,这一点非常重要。第二,距离尺度足以满足测量需要,没有必要需要比率尺度。原因有两个,首先,因为距离尺度是一种基数尺度,这种尺度被允许进行所有参数的统计计算,如均值、标准差、t检验、方差分析等。其次,因为所有的经济评估总是要对比项目和对照之间的不同,而所有在距离刻度上进行的对比都是有效的。即采用差异的比率是有效的,例如,项目A与对照相比所获得的增量QALY是项目B与对照相比的3倍;例如,就每QALY的增量成本来说,项目A是项目B的1/2。同时进行统计检验也是有效的,例如在5%的显著水平上,项目A每QALY的增量成本与项目B相比不具有显著差异。

②质量调整生命年的计算:从概念上来讲,QALY的计算是非常直接的。使用每个健康状态持续的时间(年或是一年中的一段时间)乘以健康状态的质量权重,获得的是没有经过折现的QALY。基于效用理论,患者个体质量调整生命年的计算可以推演到人群中,得到实施干预措施后获得的质量调整生命年的群体计算公式。

获得的质量调整生命年数=健康改进的质量调整生命效用值×健康改进维持时间×改进人群的数量

QALY的计算需要两部分数据:①健康状态路径和每一个健康状态的持续时间;②健康状态的偏好权重。

（4）成本-效益分析

1）基本概念:成本-效益分析(cost-benefit analysis,CBA)是早已被广泛应用于各行各业且已经被实践证明了的成熟、有效的经济评价方法。成本-效益分析是药物经济学最基本的评价方法,它既是促生药物经济学其他评价方法的基础,又是现有的药物经济学评价方法中唯一能够实现医药领域与非医药领域项目间经济性评价的评价方法。它是最早应用于药物经济学研究并在药物经济学的兴起和发展中起到重要作用的一种经济评价方法。

2）适用条件和适用范围:成本-效益分析方法的适用条件是,备选方案的成本和收益能够并适合于用货币予以计量。其适用范围较广:①既可对单一方案的经济性作出判断,也可对多个备选方案的经济性进行评价与比较;②既可以对同一疾病的不同备选方案的经济性进行比较,也可以对不同疾病的备选方案的经济性进行比较;③既可以对结果相近或类似的方案进行比选,也可以对结果完全不同的方案进行比选,还可以用于医疗领域项目与非医疗领域项目之间的经济性比较,从而为医药卫生项目和非医药卫生项目之间的资金分配决策提供依据。成本-效益分析是药物经济学评价常用方法中唯一适用于医药领域与非医药领域间项目经济评价的方法,在为宏观决策提供依据方面具有不可替代的重要作用。此外,效益的广泛可比性,使得当以不同观点所进行的药物经济学评价结果相矛盾时,成本-效益分析方法能够为不同利益主体间的利益调整提供参考依据。

成本-效益分析方法具有适用范围广泛、评价指标所反映的成本和收益内容较为全面、主观因素较少、评价指标通用性较强等优势,但也面临着巨大的挑战。以货币形态计量备选方案的收益,对一般领域内的绝大多数投资项目来说通常是能够且容易做到的,但是对于医药领域内的大多数干预方案而言,却往往难以实现,或虽可以实现货币化计量,但货币化的健康状况、生命价值、减少的痛苦、增加的快乐等通常令人们在情感上难以接受,或上述情况兼而有之。例如,挽救人的生命、健康状态的改善、减少的疼痛等,既难以货币化计量又令人难以在感情上接受。因此,成本效益-分析方法对涉及非经济因素较多的医疗领域的干预方案进行经济评价时,面临较多的问题。此外,有研究者认为,由成本-效益分析方法所得的评价结论通常具有一定的倾向性,倾向于高收入者,成本-效益分析方法也因此受到争议。然而,即便如此,成本-效益分析方法仍不失为一种十分重要且在药物经济学领域应用前景广阔的评价方法。与药物经济学特有(相对于公共经济评价而言)的评价方法成本-效果分析、成本-效用分析相比,成本-效益分析方法不仅具有广泛的可比性、适用性,还具有内生的判定方案经济性的"金标准"(B/C≥1),这是成本-效果分析、成本-效用分析所没有的。成本-效果分析、成本效用分析需要人为地、外在地确定判定方案经济性的标准(被称为"阈值"),而人为地、外在地确定判定标准,可能会影响标准的客观性、科学性和准确性。

3) 效益的识别与计量

效益的识别:与成本的识别相类似,效益的识别也是相对于目标而言的。不同的是,成本是对目标的负贡献,而效益则是对目标的正贡献。也就是说,在实施预防、诊断或治疗等干预方案的全过程中,凡是对目标构成正贡献的,就是该项目的效益。因此,明确目标是正确识别效益的基础和前提。因为,进行药物经济学评价的服务对象可以是患者、医疗机构、保险公司、政府管理或决策部门等,不同服务对象的目标往往不同,由此导致即使对同一方案而言,从不同的服务对象的角度出发而进行的药物经济学评价,其效益识别的结果也会不同。例如,因有效的药物治疗而缩短病程及减少的疾病自身成本,对患者来说是效益,但对医疗机构而言就可能不是效益。

效益识别的关键是必须包括所有相关的健康产出结果以及资源耗费或代价的节约,而不仅仅是那些显而易见的或是容易确定的效益;同时,又要避免效益的重复计入。值得注意的是,全社会角度下的药物经济学研究与评价还要考虑外部效益。外部效益是指因项目而导致的,但却不需要受益者支付成本或付出代价的收益。例如,对传染病的有效治疗,从直接接受治疗的患者的角度来看其效益就是恢复了健康、减少了休学或误工损失,以及减少了病痛等;但从全社会角度来看,因该传染病的有效治疗而避免或减少了对健康人群的传染,进而避免了一系列诊治成本的发生,这些避免或减少了的诊治成本就是有效治疗该传染病的外部效益,这些被避免传染的健康人群也是该传染病治疗项目的受益者,但这一受益群体无须为所受益处而付出成本。对于项目产生的外部效益,在进行基于全社会角度的经济评价时应予以识别和计量。

效益的计量:药物经济学评价中成功运用成本-效益分析的关键在于对效益进行科学、合理的货币化计量。如前所述,效益是有用结果的货币表现。在诸多领域的项目经济评价中,项目的有用结果通常能够较为容易地实现货币化计量。在药物经济学评价中,对于以卫生资源的节约形式反映的诊治或干预项目的有用结果,可以根据所节约资源的数量及其价格直接计算;因干预方案的有效治疗减轻或避免患者身体、精神上的痛苦等无形效益可以采用意愿支付法获取;因干预方案的实施而减少的患者健康时间损失、劳动生产力恢复或死亡风险下降类型的效益(间接效益)可以采用人力资本法、意愿支付法或显示偏好法实现货币化计量。联合分析法是近年来在药物经济学研究中用于测量受访者偏好的一种相对较新的分析方法。目前,人力资本法和意愿支付法是用于计量间接效益的最常用的两种方法。

（姜 玲）

第三节 药物经济学评价中的模型技术和不确定性分析

一、药物经济学评价中的模型技术

在药物经济学评价中,模型常被用来比较不同干预方案对疾病影响的经济性。药物经济学评价模型采用图形结构、公式等方式对疾病的自然转归过程和干预措施影响该疾病的转归过程进行抽象模拟,重点关注此过程中发生的干预措施和重要临床事件以及由此引起的健康变化和资源消耗情况,最终在不同干预方案之间进行经济性比较。药物经济学模型包括决策树模型、马尔科夫模型、离散选择模型、分区生存模型等。为了更好地推进这些模型技术在药物经济学中的应用,本节介绍应用较为普遍的两种模型,即决策树模型和马尔科夫模型。

（一）决策和模型的概述

1. 决策概述 决策是人们为解决当前或未来可能发生的问题,从确定行动目标,到根据客观条件提出各种备选方案,以至经过必要的分析、计算和判断,从中选出最佳方案,并付诸实施的整个过程。通过决策分析可使药物经济学评价问题结构化,使方案对比所需的权衡变得清晰且容易,为选择最具有成本-

效果的干预方案提供帮助。经济学评价的目的是对卫生保健资源的有效配置方案进行评估,并将之告知决策制定者。而在临床实践中,决策的结果与患者的生命和健康息息相关。因此正确地制订决策就显得尤为重要。

按照决策的可靠程度,将决策分为不同的类型。

(1)确定型决策:指提供给决策者选择的各种备选方案的所需条件均已知,通过对已知条件的系统分析,能够准确地知道决策的必然结果。在这类决策中没有不确定因素,对于决策者期望达到的目标,只存在一个确定的自然状态。

(2)不确定型决策:指决策者对各种自然状态发生的可能性(即概率)无法确定,即在无法获得状态可能性的情况下,决策者只能按照主观倾向进行决策。

(3)风险型决策:指针对决策者期望达到的目标,存在两个或两个以上不以决策者的主观意志为转移的自然状态,但每种自然状态发生的可能性(即概率)都可以预先估计或可利用文献资料得到。因此,进行这类决策时需要承担一定的风险。

2. 模型概述　确定型决策可通过运筹学等数学方法实现,不确定型决策可依据一些决策制定准则来实现。这里我们重点阐述风险型决策的实现途径。

风险型决策是一种统计型决策,是指在事物具有某种风险和发生概率的情况下,利用概率论、决策标准和技术经济分析方法来权衡利弊得失,比较不同方案的成本、效益和风险,选择适宜方案的系统分析方法。模型是常用的一种风险决策方法。

模型作为分析药物经济决策问题的重要工具,其作用主要包括两个方面。一方面可以将决策问题结构化;它利用一些图示、参数等对复杂的、抽象的决策问题进行简化和可视化,同时在本质上又近似地反映决策现实。例如,决策树模型的运用,运用树状图使得抽象的决策问题可以形象地展示在研究者面前。另一方面,运用决策模型可以进行定量分析;决策模型通过对研究变量间的特征关系的经验观察和认知,建立变量间逻辑关系的模型框架,进而根据各种数据对模型进行赋值与量化分析。

(二)决策树模型

决策树模型(decision tree model)是目前应用较为成熟的决策分析模型之一。它起源于 20 世纪 20 年代出现的博弈论,并于 20 世纪 60 年代被用于解决临床问题。在药物经济学评价中,该方法通过构建决策树,来获得治疗药物的成本和效果信息。

1. 原理和主要构成要素　决策树模型可使要解决的问题结构化,并有效模拟相对复杂且存在不确定性信息决策问题的数学模型。首先,根据分析问题的逻辑关系绘制出树形图,按照从树根至树梢的顺序,列出所有可能事件的发展过程及其概率,计算各方案终结点的成本和健康产出。以最终的分析结果作为决策依据,在不同备选方案之间进行权衡选择。

决策树模型由节点和分支构成,节点和节点之间由分支相连。节点主要分三种,即决策节点、方案节点和结果节点,见图 8-1。

(1)决策节点:又称"选择节点",是决策树的起点,通常用"□"表示。在决策节点上,根据可选择的方案划分为不同的分支,分支的数目代表了可选择的方案数目。

(2)方案节点:又称"机会节点",代表某个具体方案,通常用"○"表示。它表示在这个点上会发生不受决策者控制的几种可能事件中的一种,由它引出的分支被称为概率分支(或状态分支)。

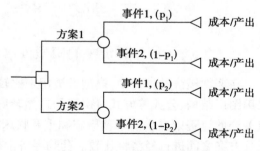

图 8-1　简单决策树模型示例

(3)结果节点:又称"决策终点",表示决策产出值的末端节点,通常用"◁"表示。在药物经济学评价中,结果节点常用于表示结果、效果和效益,每个结果节点用于测量最终结果的单位必须是一致的。

2. 构建步骤　在构建决策树模型之前,首先应明确一些问题,包括药物经济学评价的研究问题、研究角度、备选方案、适宜的评价方法和研究时限。其中研究时限需要合理地反映疾病的自然进程,时间范围应足够长,以获得干预方案对成本和产出的全部影响。对于一些发生和发展时间较短的急性疾病,研究者可在短时间内观察到疾病发生、发展、治疗和转归的过程,研究时限较短。而对于慢性病而言,最好的研究时限是整个生命周期,但这样既不方便也不可行,常用的方法是基于短期的研究如临床试验或观察性研究的成本和效果数据,采用模型法外推至长期的成本和效果。

当明确了以上问题之后,就可以进行决策树分析了。以下为决策树分析的主要步骤。

(1) 建立决策树结构:建立决策树模型时,首先是画决策树。决策树需按从左至右的顺序画,先画决策节点,以"□"表示;再根据备选方案的数目,画出由决策节点引出的方案分支,方案分支的端点为方案节点,以"○"表示;再由方案节点引出状态分支,有几个可能出现的自然状态就要画几条状态分支,每条状态分支对应的各自发展的结果为结果节点,以"◁"表示。如图 8-1。

(2) 估算每种方案的转移概率、健康产出和成本数据:决策分析模型通常涉及转移概率、健康产出和成本三个参数。转移概率一般来源于文献,有时也会来自现有数据库或专家意见。健康产出可从文献报道、对受试者的直接测量或专家判断中获得。成本数据通常来源于本国的文献报道、数据库、临床病例、诊疗规范、价格标准或专家意见等。

(3) 计算每种方案的成本和健康产出:期望值一般采用折回法来计算。计算方法是从决策树的右侧开始,按照从右至左的顺序,把每一条路径上的转移概率相乘,得到该临床路径的概率,见图 8-2。把路径概率作为权重,与该临床路径相对应的成本或健康产出(如 QALY)相乘得到该路径的成本和产出,然后对每条路径的成本或健康产出进行求和,得到决策的期望值。

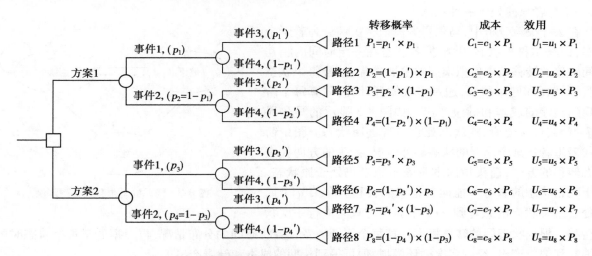

图 8-2　决策树模型转移概率、成本和健康产出计算示例

注:p_1、p_1'、p_2、p_2'、p_3、p_3'、p_4 和 p_4' 表示各事件发生的概率;$P_1 \sim P_8$ 表示各临床路径的转移概率;$c_1 \sim c_8$ 表示未进行转移概率加权前的各临床路径的成本;$u_1 \sim u_8$ 表示未进行转移概率加权前的各临床路径的效用值;$C_1 \sim C_8$ 表示进行转移概率加权后的各临床路径的成本;$U_1 \sim U_8$ 表示进行转移概率加权后的各临床路径的效用值。

如图 8-2 中,在计算出各临床路径的概率($P_1 \sim P_8$)后,各临床路径的成本为:

$$C_n = c_n \times P_n (n = 1,2,3 \cdots \cdots 8)$$

各临床路径的效用为:

$$U_n = u_n \times P_n (n = 1,2,3 \cdots \cdots 8)$$

方案 1 的成本为临床路径 1~4 的成本(C_1、C_2、C_3 和 C_4)之和,方案 1 的效用值为临床路径 1~4 的效用(U_1、U_2、U_3 和 U_4)之和,以同样方法可计算出方案 2 的成本和效用值。

(4) 比较各方案的成本和健康产出:计算各方案的成本或健康产出的差值,得到增量成本和增量健康产出(例如,图 8-2 中,增量成本等于方案 1 和方案 2 的成本的差值,如增量健康产出等于方案 1 和方案 2 的健康产出的差值),用增量成本除以增量健康产出来计算增量成本健康产出的比值。

（三）马尔科夫模型

马尔科夫模型(Markov model)最早由俄罗斯著名数学专家马尔科夫开发,它被用来描述和预测煤气分子在一个密闭容器中的状态变化。20世纪70年代马尔科夫模型开始在医学领域应用,并于20世纪90年代后逐渐应用到决策分析和药物经济学评价中。

决策树模型是一种用来模拟干预方案对疾病影响的静态模型,适用于对具有较少健康状态和短期健康结果的方案进行模拟和计算。对于一些长期慢性疾病而言,患者会存在多种健康状态,某些状态不止一次地发生,患者会在各种状态之间进行转移。若采用决策树模型,可能会产生很多状态分支,分析比较复杂。而马尔科夫模型可准确地描述这些长期复杂健康状态的转移。

1. 原理和主要构成要素 马尔科夫模型是一种特殊的循环决策树模型,是一种将临床事件和相关干预措施的时间因素系统纳入模型进行模拟的动态模型。马尔科夫模型是用来研究系统的"状态"和"状态转移"的一种工具。在现实生活中,人们常遇到具有以下特性的随机过程,即在目前已知的状态(现在)条件下,未来的演变(将来)不依赖于其以往的演变(过去)。这种在已知状态下(现在),"将来"和"过去"独立的特性被称作马尔科夫性,具有这种特性的随机过程叫作马尔科夫过程。也就是说,在马尔科夫过程中,一个状态随机转移时,第 n 次状态转移获得的状态只取决于第 $n-1$ 次转移的结果。

在构建马尔科夫模型之前,需进行两个假设:①假设模拟过程具有马尔科夫性,又叫马尔科夫假设,即患者从一个状态转移到下一个状态是根据概率随机发生的,与患者进入该状态前所处的状态无关;②每个被追踪的时间段被称作一个马尔科夫周期,在每个马尔科夫周期中,各马尔科夫状态之间是互斥的,一个患者只能处于一种状态中。

在医疗决策分析中,马尔科夫模型将疾病分为若干个状态,即马尔科夫状态,并根据各状态在一定时间内相互之间转移的转移概率模拟疾病的发展过程,结合每个状态的资源消耗和健康结果,通过多次循环计算,估算每个阶段疾病治疗的成本和健康产出。如图8-3显示的马尔科夫模型,共包含健康、疾病和死亡三种健康状态。图中箭头代表患者在某个周期的状态转移情况,箭头的方向代表状态转移的方向,箭头指向本身表示患者仍处于原状态,处于死亡状态的患者不能向其他状态转移。在第 n 个周期处于某种状态的患者到 $n+1$ 个周期时只能进行一次状态

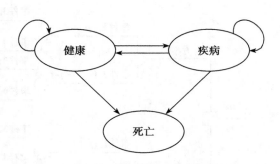

图 8-3 简单的马尔科夫模型示例

转移。根据状态间的转移概率计算每个周期患者在各状态间的分布情况,再根据处于每个状态时的资源消耗和健康产出,经过多次循环模拟,便可得到长期的成本和健康产出。

疾病或疾病治疗的马尔科夫模型主要包括以下几个要素。

（1）马尔科夫状态:马尔科夫模型假设患者总是处于有限的健康状态中的一个,这些状态即被称为马尔科夫状态。各状态之间相互排斥,患者在一个周期中只能处于一种健康状态。

（2）周期长度:患者从一个健康状态转移到下一个健康状态之间的时间。

（3）转移概率:患者从一个状态转移到另一个状态时所依据的概率。

2. 构建步骤 马尔科夫模型的结构和复杂性与临床实践和疾病的进展情况等有关,但要建立一个马尔科夫模型,还是有基本步骤可以遵循的。

（1）设立马尔科夫状态,确定可能的状态转移。首先,研究者根据临床知识将疾病的病程划分为不同的马尔科夫状态。在设立马尔科夫状态时,常常会涉及"临时状态"、"隧道状态"和"吸收状态"三个概念。

临时状态只能向其他状态转移而不能转移到自身,通过临时状态的纳入可将临时健康状态对应的临时转移概率及临时状态对成本和健康产出的影响包含到模型中。如图8-4所示,"疾病进展1""疾病进展2"和"疾病进展3"均为临时状态,经过一个周期后转向下一个状态,但不能转移到自身。

当一个循环周期中存在一系列临时状态时,就要引入隧道状态,使每个临时状态只能转移到下一个状态而不能转移到自身,就像经过隧道一样,每个健康状态只能通过固定的顺序进行转移,这种特殊排列

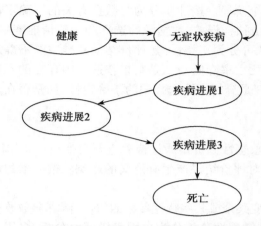

图 8-4　临床状态、隧道状态和吸收状态示例

的状态被称作隧道状态。隧道状态可将一系列临时状态的转移概率和健康产出包含在模型中。如图 8-4 所示，从状态"疾病进展 1"至状态"死亡"只能经过固定的顺序转移，形成隧道状态。

为了使马尔科夫过程能够终止，模型中必须包含一个使患者不能继续发生转移的状态，该状态被称为吸收状态。在慢性疾病的研究中一般将"死亡"作为吸收状态，也可将病情比较严重、几乎不可逆转的状态作为吸收状态。如图 8-4 所示，"死亡"状态即为该模型的吸收状态。

（2）设立合适的周期长度：周期长度的选择应确保具有临床意义。对于模拟一些短周期内不会发生很大变化的慢性疾病，可选择 1 年作为周期长度；但如果时间范围较短，事件发生的频率较大，周期长度也应较短，可选择月甚至周作为周期长度。通常，周期长度的选择与概率数据的可获得性有关，如果只能得到每年的概率值，周期长度可确定为 1 年。

（3）确定各状态间的转移概率：在马尔科夫模型中，用转移概率估算在某个周期中，处于不同健康状态的患者比例。转移概率一般通过文献报道和临床研究结合流行病学研究结果获得，除此之外，也可通过应用德尔菲法咨询相关领域的专家获得。

（4）对每个健康状态赋予单周期成本和健康产出：各健康状态下的成本通常指处于该状态时用于干预或治疗的资源消耗，通常来源于文献报道、相关调查研究、数据库、价格标准、专家意见等。

单周期的健康产出（以 QALY 为例）等于患者的生存时间乘以健康效用值。健康效用值通常在 0 和 1 之间，1 代表完全健康，0 代表死亡，健康效用值也会有小于 0 的情况，如一些比死亡还要糟糕的健康状态。健康效用值的测量可以从文献中获得，也可通过测量得到。

3. 模拟方法　在马尔科夫模型中，对各健康状态的成本和健康产出进行赋值后，需选择模拟方法对不同方案进行计算模拟。队列模拟和蒙特卡洛模拟是比较常见的模拟方法。

（1）队列模拟：在队列模拟中，首先将一组假设的患者（队列）分配到初始状态中，在每个循环结束时，队列中的一部分患者转移到其他状态中，转移患者的多少根据转移概率决定。每次循环都会形成新的队列分布，经过多次循环后，初始队列均处于吸收状态（死亡）或达到模型设计的时间范围时循环终止。

（2）蒙特卡洛模拟：蒙特卡洛模拟是一种基于"随机数"的计算方法，其考虑了患者水平数据的不确定性或变异性。首先，随机选择一个患者进入模型，患者个体水平的成本和健康产出被计算出来，随后，更多的患者被逐一地纳入模型。由于随机的变化，每个患者通过模型的路径都是不同的。模型分别计算出每一例患者的成本和健康产出，然后可以得到整个样本人群的成本和健康产出。如果有足够的样本进入模型，得到的结果将与队列模拟非常相似。

二、不确定性分析

在药物经济学研究中，数据估算误差、研究背景变化和一系列假设等均会对评价结果产生影响，使得药物经济学评价存在不确定性。为尽量降低不确定性对决策的影响，需对影响评价结果的不确定性因素进行分析。

（一）不确定性产生的原因和分类

1. 不确定性产生的原因　药物经济学评价中不确定性的产生原因主要包括方法学不确定性、参数不确定性和模型不确定性。方法不确定性是指在药物经济学评价中许多方面如研究设计、研究角度、成本和健康产出的识别与估算、贴现、统计分析和结果表述等尚未完全统一。参数也存在较大的不确定性，通常由抽样误差引起，如样本大小、样本对总体的代表性等。模型不确定性主要与模型的假设和选择有关，如模型的选择、模型时间范围的确定、模型结构、模型的分析方法、健康状态的分类等均存在不确定性。

2. **不确定性的分类**   不确定性存在于经济学评价的每个阶段。按性质分为与数据有关的不确定性和与评价过程有关的不确定性。数据中的不确定性通常是由抽样误差、数据源的选择和参数精准度（基于模型的药物经济学评价）造成的。评价过程中的不确定性可分为三类：一是评价结果外推中的不确定性，如从一个临床中间指标（血压降低）得到一个终点指标（死亡率降低）；二是结果普适性中存在的不确定性，如从随机对照临床试验中的结果外推至真实世界中；三是分析方法选择中的不确定性，如是否在分析中纳入间接成本和药物经济学模型的假设。

（二）不确定性分析的方法

敏感性分析是药物经济学处理不确定性的主要方法。敏感性分析指通过检验重要自变量（如成本、健康产出、事件的概率等）可能的范围来判断这种变化是否对评价结果产生有意义的影响。按因素的取值是否确定，分为确定型敏感性分析和概率敏感性分析。

1. **确定型敏感性分析**   确定型敏感性分析通过手动改变某个或某些特性参数的取值，测算参数改变对评价结果的影响，从而找出敏感因素的分析方法。确定型敏感性分析分为单因素敏感性分析、多因素敏感性分析、情境分析和阈值分析等。①单因素敏感性分析是指改变单一参数，保持其他参数不变，评估单一参数对评价结果的影响。进行单因素敏感性分析的前提条件是假设所有参数的变化都是相互独立的。②在药物经济学评价中，很多影响因素之间并非相互独立，一个因素的改变往往会伴随其他因素发生变化。多因素敏感性分析是针对两个及两个以上变量同时发生改变时，研究评价结果随着参数改变而改变的程度。③在药物经济学评价中，情境分析可用于处理与假设和选择有关的不确定性。情境分析是在不同情境下展开的分析，观察评价结果的改变，一个情境可能是一组多因素敏感性分析。④阈值分析一般是针对具有决策相关性的评价指标展开分析，通过改变参数，直至参数变化可以引起某个具有决策相关性的评价指标发生特定变化。

确定型敏感性分析的方法包括以下几个步骤：首先，确定要分析的指标，如增量成本-效用比、增量成本-效果比等。其次，选定进行敏感性分析的参数，并设定这些参数的变动范围；选择参数的原则是该参数的改变对评价结果的影响较大或对该参数的数据确定性把握不大，不确定参数的范围可根据文献报道、临床实践、参数的95%置信区间或专家意见等获得。最后，计算分析结果并分析不确定性因素的影响；选择相应的敏感性分析方法，分析评价结果对不确定参数的敏感程度。对于受不确定参数影响的干预方案，给出控制影响程度的措施和策略，通常优先采用受不确定因素影响较小的方案，从而提高药物经济学评价结果的稳定性和有效性。

确定型敏感性分析也存在一定的局限性。它无法考察多个参数同时变化时对评价结果的影响，也无法体现不确定性参数在不同取值时所具有的概率，以及因这种概率不同所引起的不同评价结果的概率。在确定型敏感性分析中，每个参数都有特定的取值范围，但在现实中很多参数的取值是不确定的。当药物经济学评价中有多个不确定性参数，且每个参数的分布和其他各参数之间的关系比较复杂时，确定型敏感性分析便难以满足不确定性分析的要求了。

2. **概率敏感性分析**   概率敏感性分析通过给每个参数设置特定的概率分布，并对各不确定性参数的概率分布进行随机取值，研究这些参数在一定范围内同时变化时对评价结果的影响，一般采用的方法是蒙特卡洛模拟。

3. **敏感性分析的结果表述**

（1）旋风图：单因素敏感性分析的结果可以用旋风图来表示，清晰地展示各不确定性因素对评价结果的影响。一般以增量成本-效果比（即 ICER）为横坐标，不确定性参数为纵坐标，对评价结果影响最大的参数位于最顶端，随着参数对评价结果的影响越来越小，依次往下排列，呈现出旋风的形状。如图 8-5 所示，每一个条形图都代表了一个不确定性参数，条形图的宽度代表了不确定性参数对 ICER 影响的范围大小，虚线代表各不确定性参数取基础值时 ICER 的取值。从图 8-5 中可看出，参数 1 对 ICER 的影响最大。

（2）散点图：散点图可用来描述概率敏感性分析的结果，其在成本-效果平面上以散点来展示 ICER 的分布情况。ICER 的分散程度能反映评价指标不确定性的大小。如图 8-6 为蒙特卡洛模拟 1 000 次后得到的 ICER 散点图，横坐标一般为增量健康产出（如 QALY），纵坐标为增量成本。

（3）成本-效果可接受曲线：成本-效果可接受曲线描述了各方案具有成本-效果比的可能性随单位健康

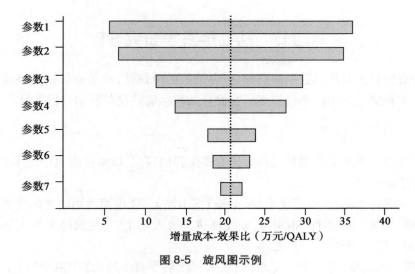

图 8-5　旋风图示例

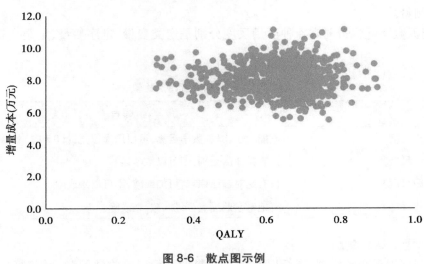

图 8-6　散点图示例

产出意愿支付值的改变而发生变化的情况,可用来描述概率敏感性分析的结果。以 ICER 为估计值的成本-效果可接受曲线可通过基于蒙特卡洛模拟的概率敏感性分析结果得到,也可通过 ICER 的 95% 置信区间获得。如图 8-7 是通过蒙特卡洛模拟获得的成本-效果可接受曲线,横坐标为意愿支付值,纵坐标为干预方案具有成本-效果的比例,当意愿支付值为 22.39 万元时,该干预方案具有成本-效果的可能性为 98.3%。

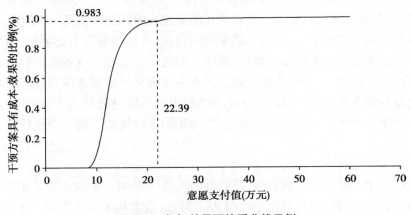

图 8-7　成本-效果可接受曲线示例

（张　伟）

第四节 药物经济学研究设计

药物经济学研究设计关系所用数据的质量、研究结果的可信性,也是提炼研究经验、积累研究能力的重要环节。因此本节将侧重介绍药物经济学研究设计如何保证数据获取和分析质量。

一、研究设计的基本思路

研究设计最根本思想就是借助测量工具测量真实世界的现象,以解决现实中的本质问题。

(一)测量的基本思想

测量取决于要回答什么问题,史蒂文斯(Stevens)指出测量是"根据法则给客体或事件指派数字"。

首先,测量对象"客体"或"事件"很重要,如在炎热天气人会流汗,在寒冷天气人会感到冰冷,要同时测量这两种感受,需要建构"温度"这个概念。

其次,测量怎样让人信服,要遵守一定的"法则"。在《科学哲学导论》中根据"量化法则"将测量分为分类、比较、定量测量。

最后,如何指派数字呢?目前有4种度量尺度分别是定类变量、定序变量、定距变量和定比变量(表8-3)。

表8-3 4种度量尺度特点比较

名称	特点
定类变量(类别尺度)	不能大小比较、数学运算,可以用虚拟变量(0和1)代替分类
定序变量(排序尺度)	只有排序的分别,不可以数学运算
定距变量(等距尺度)	没有绝对参照原点,可加或减,不可以乘或除
定比变量(等比尺度)	有绝对参照原点,可加、减、乘或除

(二)测量模型及量表编制

测量收集数据有赖于测量模型、指标以及量表编制来进行。目前常用测量模型包括古典测量模型、包含系统误差的古典测量模型、同属测量模型。指标的选择需要根据其与测量问题的关联性、客观性、灵敏性、精确性、重现性、特异性等的不同,而选择合适的指标,从而选择指标体系。

药物经济学中测量的指标主要是成本、健康结果。测量成本的理论基础是机会成本,也就是价格理论,指标是识别出来影响成本的因素,尤其不要忽略时间成本;测量健康结果的理论基础主要是临床医学、流行病学以及经济学的效用理论。指标包括效益、效果以及效用。所采用的测量技术主要是市场模拟、临床测量技术以及量表。这些技术主要是用现在的或过去的数据来模拟未来的情景。

而量表编制需要理解一定程序,首先需明确测量的目标,其次要编写备选项目,形成项目池作为量表的候选项目。选择项目的方法主要包括归纳法、演绎法和组合法。收集到备选项目后需要选择问题形式和参照点,将其转化为研究对象可以回答的问题。接着专家咨询评审备选项目,保证量表的内容效度、字面意思可准确传达给被调查者。经过前面4步编制的量表就可以进行预试了,新开发量表至少经过两个阶段的预试。第一个阶段预试旨在检验结构效度,主要用因子分析法。第二个阶段是对量表的效度和信度进行检验。

(三)因果关系与研究设计

因果关系推理的关键是反事实分析,也就是假设因变量 X 受到了干预产生了结果变量 Y。基于该逻辑,药物经济学研究设计的逻辑是:从理论中演绎因果命题,或者从个案中归纳以此形成假设;在这个过程中,还可以通过理论分析个案,加强假设的逻辑性,通过个案更新理论,加强假设的现实性;最后,假设需要搜集证据以验证假设,证明变量间的因果关系,对于药物经济学,就是发现疾病治疗方案的经济性。

二、研究设计类型

药物经济学主要采用临床试验研究、观察性研究。二次文献研究则是为临床试验研究或观察性研究提供参数或者整合同类研究形成系统综述,是提升药物经济学临床试验研究或观察性研究适用范围的证据整合方法。

(一)临床试验研究

研究方法及设计的选择分为以下几步:第一步,寻找是否存在干预因素,可以分为临床试验研究、观察性研究;第二步,根据是否随机、有无对照组、是否考虑时间序列再细分为随机对照研究、非随机对照研究、队列研究、病例对照研究、横断面研究;第三步,权衡研究设计能否回答所选择的研究问题,也要考虑数据可获得性、研究成本,明确"研究可以做什么,什么不能做"。

临床试验研究根据对暴露因素的干预随机程度,可以再分为随机对照试验(randomized controlled trial,RCT)、准试验、自然试验。RCT 强调受试者要随机分组,是研究的金标准。准试验研究,受试者不是随机分组,而是受试者自己或参与试验的人员选择分组,研究者只操控测量量表、施测时间、对照组的选择。自然试验并不是真正的试验,暴露因素是自然发生的事件或政策干预,将干预前后、试验组与对照组相结合可以运用倍差法解决影响评估中的一系列问题。

随机化试验又可以分为平行研究和实际临床试验(pragmatic clinical trial,PCT)研究。平行研究是将药物经济学、临床试验研究平行进行,一般选择在Ⅲ期临床试验开始,也有从Ⅱ期临床试验开始的。由于这种研究设计坚持随机、对照和双盲设计,评价的是药品临床功效,内部效度较高,但是外部效度较差,研究结果转化为临床实践存在一定困难。药物经济学实际临床试验则是在日常用药过程中评价药品临床效果,外部效度较高,但是由于缺少随机盲法设计,内部效度较低。

(二)观察性研究

在药物经济学观察性研究中描述性研究是最初步的,主要描述疾病或人群特征,产生关于疾病的假设,这个假设需要经过分析性研究,甚至临床试验研究来评价才能够确认因果关系。临床试验研究已经在上面进行了介绍,下面介绍分析性研究中的队列研究、病例对照研究及横断面研究。

队列研究是从暴露因素观察到结局,研究者确定一组暴露于所研究因素的人群、一组或多组不暴露人群,然后随访暴露组、不暴露组一段时间来确定结局。如果暴露组人群比不暴露组人群有较高结局发生率,则暴露因素是风险因素。队列研究可以计算精确的发病率、相对危险度和归因危险度,但是对于罕见疾病,队列研究用时较长、费用较高。

病例对照研究和队列研究相反,是从结局追溯暴露因素,强调从疾病结局入手,从时间上向后看,寻找引起该结局的暴露因素。该方法正好弥补队列研究的缺陷,适用于罕见或需长时间发生的结局,可以节省研究时间和费用,还可以解决同样的研究问题。

横断面研究是特定时间点的快照,用来检测特定时间点疾病与暴露因素之间的相关性。其焦点是患病,而不是发病,因为横断面的时间因素是固定的。这类研究因为有对照组,比描述性研究效力高,但是发现因果效应的能力要差于队列研究、病例对照研究以及实验性研究。

(三)二次文献研究

一次文献研究主要利用现在已经发表的文献资料,来获取药物经济学评价所需要的参数、模型构建的逻辑,甚至可以针对某一治疗目标整合文献中的治疗方案、形成更广义上的评价结果,充分利用已经产生的研究所蕴含的信息。

1. **获取高质量的参数和模型构建信息** 药物经济学评价中很多参数很难在短期内收集到,这时要求助于已有文献。而文献的质量将关系参数与真实世界的接近程度,也最终决定研究质量。同理,模型构建方面的信息也具有这个特点,高质量的文献将节省模型构建的成本、决定模型构建的质量。所以,二次文献研究第一步要确认临床证据分级,临床证据分级要根据研究要求选择认同度最高的分级标准。

2. **系统综述和 Meta 分析整合文献**   系统综述和 Meta 分析也是建立于文献证据分组基础上,其目的在于将同类研究整合增加证据效力,同时指导临床决策。系统综述的基本操作步骤如下:①确定综述需要解决的研究问题;②确定纳入研究的标准;③设计研究计划;④文献检索;⑤文献筛选;⑥关键信息提取;⑦质量评价标准制定;⑧研究结果的分析与整合;⑨系统综述结果的解释。

3. **间接比较拓展文献的现实价值**   系统综述及 Meta 分析在整合药物经济学文献方面贡献巨大,但是这种整合并没有充分挖掘信息的价值。在这种情况下,国际药物经济学与结果研究协会多年前推出了整合数据的新方法——间接比较。间接比较可以分为粗浅间接比较、调整间接比较。前者假定所有临床试验是同一临床试验,这种方法等同于观察性研究,证据效力要低于 RCT。后者包含混合间接比较(mixed indirect comparison,MTC),所有方案先和同一对照组比较后,进行方案调整,再进行方案间的间接比较,这种方法可以保留 RCT 的证据效力,同时扩大了治疗方案的比较范围,产生了更有价值的信息。

三、数据收集与分析

(一)样本与样本量估计

样本是从研究总体中取一定数量个体,在收集数据、经过统计处理后,以样本情况推断总体情况。在药物经济学中,样本量至少应达到随机对照试验最小样本量的要求。

对于大数据研究、真实世界研究是全样本数据,不需要估计样本量。对于临床试验中平行研究,样本量已经由临床试验决定,药物经济学研究需要根据研究要求,来决定要不要增加样本量;对于二次文献研究来说,样本量已由文献给定,也不需要另外估计样本量。样本量的估计可以借助软件计算,如 PASS 软件、Odl77 等。

(二)抽取方法

抽样方法总体可以分为随机抽样、非随机抽样。随机抽样要求严格遵循概率原则,每个抽样单元被抽中的概率相同,并且可以重现。非随机抽样不能保证每个抽样单位抽中概率相同。选择何种抽样方法,要根据研究问题及目的来确定,证明因果关系需要采取随机抽样,如果只是探索性研究,可以采用非随机抽样。

1. **随机抽样**   随机抽样可以分为单纯随机抽样、系统抽样、分层抽样及整群抽样(表 8-4)。

表 8-4   随机抽样方法特点

类型	特点
单纯随机抽样	每个抽样单元被抽中的机会相等,抽样范围大时,工作量大,抽样规模小时,代表性差
系统抽样	按一定顺序,机械地每隔一定数量单位抽取一个单元进入样本
分层抽样	从分布不均匀的人群中抽取有代表性样本的方法;层内变异越小越好,层间变异越大越好
整群抽样	将总体中各单位归并成若干个互不交叉、互不重复的集合,称之为群;然后以群为单位抽取样本。要求各群有较好的代表性,即群内各单位的差异要大,群间差异要小

随机化方法可以分为非限制性随机化方法、限制性随机化方法以及分层随机化方法。手工的非限制性随机化方法由于可重复性差、缺乏验证,建议谨慎使用。更好的方法是采用随机数字表或者随机数生成器。限制性随机化方法可以减少样本不均衡产生的概率,适用于各治疗组或对照组样本量一样的研究设计。最常用的达到平衡随机化的方法是随机排列区组法。分层随机化法可以防止治疗组间在基线特征方面的不平衡。这种方法可以保证分层因素的平衡性,提高统计学的把握度和精确性。但是,一旦每组受试者超过 50 人,分层的好处就会减少。融合以上随机化分组的思路,有一种常用的多阶段抽样方法——PPS(probability proportionate to size sampling)抽样调查法,又称为按规模大小成比例概率抽样,通过这种方法,在辅助信息帮助下,可以使每个单位均有按其规模大小成比例被抽中的机会。

2. **非随机抽样**   非随机抽样主要包括方便抽样、立意抽样、配额抽样及滚雪球抽样(表 8-5)。

表 8-5　非随机抽样方法特点及操作

类型	特点	操作
方便抽样	适用于不追求代表性的研究	以偶然或某种方便方式抽取样本
立意抽样	研究者的目的至为关键	根据研究目的抽取某些对象
配额抽样	分层抽样延伸	研究者根据研究目的和实际情况,规定各种对象抽样人数,调查个体选择由调查员负责
滚雪球抽样	适用于缺少抽样框架,无法进行随机抽样、研究总体不明或难以找到调查对象	从少量受试开始,由他们介绍更多符合条件的对象,如此重复,直至样本量符合要求为止

3. **入户调查策略**　入户调查策略关系抽样方法能否落实,还关系样本的代表性和可重复性,也是药物经济学进行效用和生命质量测量需要用到的方法。以某个城市居民调查为例,通常的做法如下:第一步,直接从全市所有街道或者从全市各个城区中分别(按简单随机抽样方式)抽取若干街道;第二步,在所抽取的街道中(按简单随机抽样或 PPS 抽样)抽取若干个居委会;第三步,在所抽中的居委会中(按系统抽样方式)抽取若干居民家庭;第四步,在所抽中的家庭中(按生日法或全样本)抽取回答者。农村居民住户调查方法与此类同,但是,要注意被调查户的确定。常用的方法有名册法、地址法以及地图法。

（三）资料收集

资料收集手段包括调查表、调查问卷、关键人物访谈、焦点小组讨论以及实验等方法,收集的数据主要有二手数据、临床试验数据以及观察性研究数据。二手数据可以作为研究的文献综述部分,也可以作为研究的参数为分析研究结果服务,临床试验及观察性研究数据则形成最终的研究结果。

1. **二手数据**　二手数据常采用调查表、调查问卷形式。中国统计年鉴及各省相关年鉴、临床指南、医疗机构信息管理系统等均为重要的数据源。

2. **临床试验数据**　临床试验要有科学的纳入标准和排除标准,有严格的试验组和对照组,并且两组人群还要进行随机化分组,采用盲法,防止出现试验偏倚。相关数据形成数据库,或者通过多种手段形成多维度的定量或定性数据。

3. **观察性研究数据**　观察性研究中的队列研究、病例对照研究需要设计专门的调查表或调查问卷,收集被调查对象的信息,也会辅之定性数据,挖掘数据的深层含义。

4. **大数据研究与真实世界数据研究**　国际药物经济学家 Garrison 曾指出药物经济学研究除了缺失理论外,另一个关键问题就是数据限制,从而开始对大数据、真实世界数据加以重视。大数据主要指数据的容量很大、数据类型丰富,并且不进行随机抽样而是采用所有数据,并且这些数据可以对人的决策产生价值。另外真实世界数据研究,更关注真实临床实践中产生的治疗安全性、效果数据。这种数据能够真正反映医生的决策行为,对这些数据的挖掘可以产生具有实用价值的信息,外部效度非常高。但是这种数据并不一定是研究者在研究设计下有意图收集的,这造成变量间作用关系复杂,需要比较复杂的统计技术才能挖掘出有价值的数据。最后,还要注意大数据和真实世界数据的区别。两者并不互相包含,但是两者有交叉部分。现在从事药物经济学的研究者更多将研究焦点集中在交叉部分,但是非交叉部分可能是将来药物经济学研究更有价值的领域。

（四）数据分析

数据分析前首先要检验数据是否符合正态分布,符合则可以采用平均值,不符合需采用中位数。而且只有符合正态分布的数据,才可以用 t 检验检测成本等这样的连续型数据。当样本量足够大(>150)时,中心极限定理和参数统计测验假设可同时被满足,检验可以认为是稳健的。除上述分析问题外,还要特别注意缺失数据的处理、基线数据的处理及亚组分析的处理。

如果研究者不能在主要分析中包括所有被随机化分组的受试,随机化就失去了意义,因此考量缺失数据的处理策略就至为关键。当某个观测的所有变量数据缺失时,可以采用个案剔除法和观测替换法以及计算替换法。而基线数据应该重点关注干预后变量的基线比较,重点在考虑所测的变量预后强度和机遇产生不平衡程度基础上,以及观察试验组和对照组的可比性,而不是根据假设检验的结果考虑组间的可比性。亚组分析有利于发现试验组与对照组间差异,尤其在总体效果不好的情况下,研究者会在数据挖掘中通过亚组分析获得阳性结果。但如果亚组分析过多,也可能出现假阳性结果。

四、研究设计的实现

(一)研究问题及研究目的的界定

根据《中国药物经济学评价指南》,在研究问题中,应明确研究背景、研究人群、研究角度、干预措施、对照选择及研究时限等内容。

研究背景是为了回答研究的理论和现实意义,需要包含的信息主要有:研究疾病的流行病学概况及其经济负担,主要干预手段与疗效,干预的药物经济学评价现状(基本结论和存在的问题),以及本研究的必要性和重要性等。

研究人群和干预措施应明确提出,并且要考虑研究问题,研究角度,目标人群年龄、性别、疾病类型、严重程度、社会经济特征等纳入和排除研究人群。

干预措施等同于备选方案,对于备选方案的选择可以根据 MECE(mutually exclusive, collectively exhaustive)原则,也就是备选方案要相互排斥、完全穷尽。"相互排斥"是指将问题细分为各不相同、互不重叠的子问题,"完全穷尽"则要求确保将所有相关问题考虑在内。

研究者应根据研究目的和研究人群明确研究角度,主要包括全社会角度、医保方角度、雇主角度、医疗提供者角度及患者角度等。

对照必须选择与干预措施有相同适应证的常规治疗和标准治疗。前者主要指临床最常用的治疗方法,后者主要指常规治疗中被证明效果最佳的治疗方法。一般不推荐采用安慰剂(空白)对照,除非某种疾病没有有效干预措施或不建议干预,但必须说明采用安慰剂对照的合理性。

而研究时限关系"什么时候做研究以及研究到什么时候",也关系成本和收益方面时间偏差的调整。目前比较常见的方式是用临床试验进行短期分析,用模型进行长期分析。此外,如果研究时限超过1年,就需要考虑成本和健康结果的时间价值,对于回顾很多年的数据或者预测很多年的数据都需要贴现到现值。

(二)评价方法及指标的选择

根据所研究的问题和目标,选择成本较低又能解决问题的药物经济学评价方法。成本-效果分析的健康结果指标可以选择临床指标,收集数据的成本相对较低。成本效益-分析的健康结果主要采用货币化指标。成本-效用分析的健康结果要测量患者的偏好,需要进行人群调查。但是研究设计中结果时点的选择非常重要,中间指标和终点指标的关系很复杂,中间指标也不能代表结果指标。中间指标和终点指标的价值主要看解决的问题。

(三)数据收集方法的选择

根据评价方法和指标来决定数据来源,数据来源主要包括一手数据和二手数据。一手数据在药物经济学中主要是临床试验数据,该数据是在严格的试验控制条件下,前瞻收集成本和健康结果数据;二手数据主要包括医疗机构处方、病案以及医院管理系统等。

(四)分析方法的选择

研究结果是否以读者易于理解的形式展示并发现假设所蕴含的结论,关键在于数据分析有没有主线。要想达到这个目标主要有以下步骤:第一步,根据研究问题、研究目标和数据类型,选择要不要建立模型整合数据;第二步,如果需要建立模型,则进一步决定是建立经济模型还是疾病模型,否则根据变量类型选择统计方法;第三步,选择直观统计图、统计表展现结果,并且要明确每一个统计图或统计表的目的,回应要回答的问题或假设。

(五)敏感性分析

很多参数(影响因素)会影响成本和健康结果,并且这些参数具有不确定性。常见的不确定参数主要包括药品价格、有效率、依从率、贴现率以及研究中特别关注的参数。另外在研究设计中也要考虑效用测量工具的不确定性。

（六）研究结果的表述

研究结果分为研究报告和学术论文两种形式。其一，药物经济学研究报告可以参照《中国药物经济学评价指南》标准报告格式撰写；其二，学术论文参照准备发表的国内外相关杂志格式撰写。

（李 丽）

第五节 药物经济学的应用

对药物经济学的研究贯穿于药品的研发、生产、流通、使用等多个环节，而将药物经济学评价结果运用于实践是药物经济学研究的主要方向。药物经济学作为一门应用性很强的学科，其研究与运用无论是在国内还是在国外均日益增多。

1986年的国外文献中首次出现"Pharmacoeconomics"，此后药物经济学研究文献呈现逐年上涨的趋势，尤其是20世纪80年代末期，药物经济学的研究文献大幅提升，这是由于欧美各个国家快速增长的医疗保健费用使国家财政负担过重及其需要药物经济学相关方面的研究来合理配置医疗保健费用。药物经济学的研究在国外的应用主要集中在以下几个方面：①指导公共卫生资源的配置；②作为制定药品价格与报销价格的依据；③指导临床诊疗指南和用药规范的制定；④制定药品报销目录；⑤指导药品的研发和制订市场推广策略。

我国首篇药物经济学的研究发表于1993年，2006年我国第一本药物经济学研究领域的杂志——《中国药物经济学》创刊。随着我国药物经济学研究的快速发展，我国药物经济学在公共卫生资源的配置、新药研究与开发、药品定价、临床医疗决策、合理用药等多个领域得到应用。

一、药物经济学在公共卫生资源配置中的应用

我国是一个人口大国，各地区经济发展不均衡，有限的公共卫生资源分布与发展也极其不均衡。公共卫生资源决策直接关系其配置和利用效果，因此政府对于公共卫生资源配置决策的科学性、合理性给予越来越多的重视。面对有限的公共卫生资源，国家需要权衡利弊，在有限的财政预算限制下进行合理的公共卫生资源配置，以获取最大的经济效益。国家关于医疗政策的制定需要综合大量的信息，应用药物经济学的研究和评价结果为医药卫生管理部门合理分配公共卫生资源、优化公共卫生资源配置、制定有关公共卫生资源政策提供决策依据。因此，药物经济学对有限性的公共卫生资源配置起到杠杆作用。药物经济学研究与评价的结果在公共卫生资源的配置中的应用，具体体现在以下三个方面。

1. **促进医疗体制的改革，构建科学的国家医药制度** 各个国家的医疗费用支出仍然是占有每个国家财政的一笔沉重负担。鉴于目前我国独特的医疗体制，医疗费用的支出尤其是药品支出在总医疗开支中占有极大比例，进行医疗体制的改革势在必行。由于我国是中西医治疗体系并存，需要对不同疾病的中西治疗方案进行优化选择。运用药物经济学研究可以比较中西药物治疗、手术治疗以及其他治疗的利与弊，协助医药卫生管理部门对卫生资源的合理利用做出有益决策，以促进我国医疗卫生体制改革，构建科学的国家医药制度，使有限的公共卫生资源得到有效的应用。

2. **规范药品报销的管理，实现医疗合理开支** 1993年，澳大利亚的第一版药物经济学评价指南正式实施。在澳大利亚，药品申请进入药品报销体系（Pharmaceutical Benefits Scheme，PBS）必须经过药物报销咨询委员会（Pharmaceutical Benefits Advisory Committee，PBAC）的评估与推荐。鉴于在药品报销的管理中参考药物经济学评价的证据越来越受到各个国家的重视，个别国家甚至要求企业进入药品福利计划的药品强制要求提供药物经济学资料。药物经济学的研究与评价结果对于确定药品报销的目录有重要的参考价值，而每个国家对于药物经济学研究的准则标准不同。目前我国对于药物经济学研究的准则为采用全社会的研究观点，以国内治疗相同疾病的最常用的药物或以适当的非药物治疗措施作为对照比较物，研究结果以治疗反应的中间健康指标变化来表示，即提倡将间接成本以及间接效益包括在研究结果中，项目成本的计算用标准成本等。通过药物之间以及药物与其他治疗措施之间的成本-效益分析来选择报销药物，可以防止药物的滥用，还可以防止包括手术在内的其他治疗措施的滥用，真正实现医疗开支的合理分配。这将对规范药品报销的管理起到积极的作用，从而实现医疗合理的开支。

3. 制订基本药品目录，控制药品费用的急剧上涨　目前,卫生医疗资源费用的增长一方面是社会经济原因引起的,如对高新技术和药品需求的不断扩大、人口老龄化以及一些社会问题的尖锐化,另外一方面也是由于医疗卫生体系制度的安排需要进行合理的改进。许多欧洲国家出台了一系列关于药品费用控制的政策,从制造业、药品流通领域、患者行为和医师处方行为等多方面对药品进行控制和制约。目前,国外的药品控制策略主要是对供给方进行价格管制、控制药品产量、对促销药品消费额征税、发展和采用药品经济学评价指南作为报销管制的障碍;而对于医疗机构药品控制策略则是实现固定总额预算、固定药品消费额预算、遵循临床诊疗指南、疾病管理、药品利用监测、处方信息反馈;对于患者的药品控制策略则是实现费用共同承担,制定共付、共同保险、起付线等。

随着我国医药卫生体制改革的不断深入,对于药物经济学解决医药卫生领域现实问题的重要作用认识程度不断提升,药物经济学研究与评价结果在国家基本药物目录、医疗保险用药目录、国家谈判药品目录等方面的实践应用也越来越多。例如,《中共中央 国务院关于深化医药卫生体制改革规划的意见》(中发〔2009〕6号)提出,将"建立科学合理的医药价格形成机制""对新药和专利药品逐步实行店家前药品经济性评价制度"。《"十三五"深化医药卫生体制改革规划》中强调将药物经济学评价作为药品谈判的重要内容,在基本药物遴选调整中纳入药物经济学评价方法。2017年,人力资源和社会保障部开启医保药品谈判准入工作,这无疑需要衡量药品的价格与价值,而药物经济学评价报告和预算影响分析报告将是谈判价格测算的科学的判断方法及决策依据。2019年,国家医疗保障局发布了《2019年国家医保药品目录调整工作方案》,方案中明确指出"对同药品按照药物经济学原则进行比较,优先选择有充分证据证明其临床必需、安全有效、价格合理的品质"。这将对控制药品费用的长期增长起到很大的作用。

二、药物经济学在新药研究与开发中的应用

随着药品行业的快速发展,很多企业都想在药品研发领域占有一席之地,但是新药的研究与开发具有高投入、高风险、长周期等特点,企业需要面临诸多挑战。在新药研究与开发领域,药物经济学主要用于新药申报、临床试验设计和研发决策三个方面。第一个方面是在新药的申报过程中,药物经济学研究可对相关政策要求提供信息支持,因为越来越多的国家鼓励或强制新药提供药物经济学评估证据。药物经济学评价与研究结果使新药在申报成功后能迎合市场的需求,使资源达到最优化,避免资源浪费。第二个方面是在临床试验设计过程中,药物经济学研究在新药的Ⅰ~Ⅳ期临床试验阶段均可进行介入。对新药进行药物经济学评价时,其成本-效果分析、成本-效用分析、成本-效益分析以及最小成本分析的操作步骤并无分别,但是由于在临床试验环境下进行药物经济学评价与真实用药环境下的药物经济学评价有较大的差别,需要我们进行全面的不确定分析。比如需要对决策模型中变量及研究进行假设,在不同临床试验阶段介入的静态决策和动态决策进行分析。第三个方面是在新药的研究与开发的决策上,药物经济学研究可为药品研发项目的选择和终止提供决策上的依据。以药物经济学作为指导,利用合适的评价方法来评估不同药品的价值,一方面可以把握市场动态,确定研发的方向,另一方面也可以提前终止可能研发失败或研发不合理的药物,避免消耗不必要的资源及其成本,从而将有限的资源和成本应用到更合理有效的研发中。对于研发上的决策可以产生不同的结果。如果新药的研究与开发的决策正确,可以给企业带来丰厚的利润,让企业获得更好的发展机会;如果新药的研究与开发的决策失误,则可能使企业面临其研发的产品不具有经济性而受到市场的冷遇,从而蒙受巨大的经济损失,影响企业的发展。因此,在新药的研究与开发的过程中运用药物经济学作为一种介入的方法是十分有必要的。

三、药物经济学在药品定价中的应用

药品是一种特殊的商品,它关系人们的生命健康,但随着医疗卫生行业的飞速发展,药品的价格也需要合理的定价。由于药物本身及其在医疗卫生领域中的特殊性,每个国家除了允许厂家对部分商品具有自主定价权之外,都或多或少地采取了一定的控制措施,并以此来限制药品费用以及医疗费用的过度增长。目前,国际上主要采取的药品的定价控制措施包括政府定价、利润控制、国际参考定价、价格协商谈判以及内部参考定价等。以下将简要介绍各种价格的管控措施。

1. 政府定价　政府设立药品价格管理部门,按照相应的法律法规制度制定并管理药品价格,如国家

发展和改革委员会等部门负责组织药理、临床、管理经济等方面的专家讨论制订药品定价或调整方案并由政府部门最终颁布,定价的基础通常是药品的生产经营成本、临床疗效及相应的利润。

2. **利润控制**　政府对厂家的利润加以控制,使其不能超过规定的范围。

3. **国际参考定价**　参考其他国家的价格水平,结合自身的经济发展水平以及政策环境等因素,制订适合本国的药品销售价格。

4. **价格协商谈判**　政府与厂家通过协商并签订合同的方式来确定药品的价格,如我国进行的国家谈判药品进入医保目录等。

5. **内部参考定价**　医疗保险的付费方国内将同一主成分或质量效果相同或分子结构相似的药品分为一组,对这一组药品设定参考价格作为患者购买任一药品时所能获得最高报销价格,厂家可自由选择将价格定为高于或低于参考价格,只是对于药品实际超过该价格部分需要患者自付。

无论是政府定价还是企业自主定价等,都需要药物经济学分析来提供适当的标准和理论依据,从而指导药品价格的合理定位,保证药品的实际价值,对控制药品费用的过度增长也起到很大的帮助。而目前,在我国使用药物经济学指导药品定价已得到了一定的政策支持。同时,各大医院、企业已陆续建立药物经济学的相关研究部门,并且设立了专职人员,其目的就是利用药物经济学原理指导药品价格合理定位。药物经济学在药品定价方面的指导核心是从经济角度出发,综合考量药品价格与药品实际价值之间的关系,并以此来制订合理的药品定价方案,做到既不使价格虚高,也不通过降低药物的实际价值等一味地追求低价,从而控制药品价格的飞速上涨,平衡药品供应链各个环节的利益。

四、药物经济学在临床医疗决策中的应用

近年来,随着医学和药学的不断发展以及医药科学技术水平的不断提高,临床上治疗疾病的药物治疗方案也越来越多,有些药物适应证相同,但是治疗效果、不良反应及安全性等存在一定的差异,费用也存在较大的差别。另外,根据患者消费层次的不同,临床医师也会面临选择不同厂家生产的同一种药品、同一种药品不同剂型等问题。而对于不同的临床医疗决策所产生的治疗费用也不尽相同。此时,我们需要选择一个既安全有效又经济合理的药物治疗方案,而药物经济学的分析方法恰好可在临床医疗决策过程中评估每种方案的成本-效果分析、成本-效用分析及成本-效益分析等,进而找到一种成本最小而效益最大的治疗方案。同时,药物经济学评价的研究结果不仅仅为临床医疗决策提供依据,同时也对临床的药物治疗方案作出监测评价,避免不顾成本的消耗和只顾成本不追求效果的现象,从而在如何平衡成本-效果比值中,寻求最佳点。

五、药物经济学在合理用药中的应用

世界卫生组织(World Health Organization,WHO)对合理用药的定义为:所用的药物适合其临床需要,所用的剂量及疗程符合患者的个体情况,所耗的成本对患者和社会均属最低。而合理用药中还包含安全、有效、经济、适当四个基本要素。尽管合理用药的目标得到人们一致的认可,但是不合理用药的现象仍然是大量存在的。例如,药物的无适应证用药,重复或不合理的合并用药,用药剂量及频次不适宜,疗程过长等。导致药物不合理使用的原因有多方面,包括政策及监管环境因素、医疗机构及医务人员因素、患者个人因素等,都将使有限的药物资源未能得到最优化配置,这正是目前药物经济学所要解决的问题之一。合理地使用药物不是少用或使用廉价的药品,而是运用药物经济学原理,对不同药物、不同用药途径、不同剂型及不同配伍方式的药物进行评价,使获得的使用单位用药产生的效果投入成本更低,而治疗效果获得最高,在保证用药安全、有效的基础上选择合理的用药方案,使药物成本-效果分析更加科学化,合理地使用有效的医疗资源,减轻患者和社会的经济负担。通过药物经济学的运用从而达到降低医疗成本,指导合理用药。

（李　丽）

参 考 文 献

[1] 孙利华. 药物经济学[M]. 第 4 版. 北京:中国医药科技出版社,2019.

[2] 刘国恩. 中国药物经济学评价指南 2020[M]. 北京:中国市场出版社,2020.

[3] 吴久鸿. 药物经济学[M]. 北京:高等教育出版社,2017.

第九章 临床药学服务

第一节 概 述

临床药学(clinical pharmacy)是指药学与临床相结合,直接面向患者,以患者为中心,研究与实践临床药物治疗,提高药物治疗水平的综合性应用学科。其目的是最大程度地实现患者用药的安全、有效、经济、合理。

我国《医疗机构药事管理规定》对临床药师(clinical pharmacist)的定义是:以系统药学专业知识为基础,并具有一定医学和相关专业基础知识与技能,直接参与临床用药,促进药物合理应用和保证患者用药安全的药学专业技术人员。美国临床药学学会则将临床药师定义为卫生医疗保健体系中的药物治疗专家,日常工作是向患者和其他医务工作者提供药物治疗评估和建议。

临床药学服务(clinical pharmacy service,CPS)是指医疗机构临床药师运用系统的临床药学专业知识与技能,参与临床药物治疗和药学监护等相关药学专业技术服务,发现、解决、预防潜在的或实际存在的用药问题,优化治疗方案,保护患者免受或减少、减轻与用药有关的伤害,维护患者的合理用药权益。临床药学服务起源于20世纪60年代的欧美国家,经过半个多世纪的不断探索与实践,临床药师已经成为患者安全和合理用药参与者和决策者。药师也已将工作重心从保障药品采购、药品供应和药品调剂的"以药品为中心"固有服务模式转变为保障患者安全和合理用药的"以患者为中心"的新型服务模式。

《中华人民共和国药品管理法》《医疗机构药事管理规定》《处方管理办法》《医院处方点评管理规范(试行)》《医疗机构处方审核规范》等有关法律、法规是开展临床药学服务、保障临床药学服务质量、规范医疗机构临床药学服务管理的重要参考依据。

一、临床药学服务的内容与对象

1. **临床药学服务的主要内容** 临床药学服务的主要内容包括但不限于药学查房、药学监护、药历书写、处方医嘱审核、药学会诊、药学门诊、药物重整、药物咨询、用药教育等方面。

2. **临床药学服务的对象** 临床药学服务的对象包括门诊患者、急诊患者、住院患者、与医疗机构签约的居家患者和其他医务人员。临床药学服务工作宜采集患者的基本信息(年龄、性别、住址、联系方式、职业、医保等)、健康信息(个人史、家族史、生育史、既往病史、现病史、生活习惯等)、用药信息(既往用药史、药物不良反应史、免疫接种史、目前治疗药物等)、需求信息(药物治疗、健康状况、药师服务)等,同时记录药师对患者所提供的服务信息。

收集信息包括标准化信息和个体化信息。标准化信息收集是指药师与患者见面前应通过查阅医院电子病历系统等各种途径获取患者信息,为后续实施规范化临床药学服务提供基础,提高临床药学服务效率。个体化信息收集是指药师与患者进行面谈时应进行药学问诊,根据患者的个体疾病差异、健康素养差异、沟通能力和沟通意愿差异等进行个体化信息补充。

各级医疗机构宜建立临床药学服务信息管理系统,制订相关的安全保密制度,保护患者个人信息。

3. 临床药学服务分析评估与干预随访

(1) 临床药学服务分析评估:临床药学服务分析评估是指将收集到的信息进行综合评估分析,发现患者存在或潜在的药物治疗相关问题。药师应从适应证、有效性、安全性、依从性四个维度展开,评估四个维度涵盖的药物治疗方案不足、药物治疗过度、无效的药物治疗、药物剂量不足、药物不良事件、药物剂量过高和用药依从性差7个方向,药师应系统、全面地分析评估患者存在的药物治疗相关问题,按其紧急和重要程度进行排序,每次选择3~5个药物治疗相关问题进行干预,以利于后续干预计划的实施。

1) 药物治疗过度包括无适应证用药、过度的联合治疗、无须药物治疗、用一种药物治疗其他药物引起的不良反应。

2) 药物治疗方案不足包括需要启动新的药物治疗疾病、需要预防用药来降低新发疾病的风险和需要增加药物以获得协同或附加治疗效应。

3) 无效的药物治疗包括患者对药物产生耐药、药物剂型或给药途径不当、药物治疗无效。

4) 药物剂量不足包括药物剂量过低、用药间隔时间过长、药物相互作用减弱有效药物剂量、药物治疗时间过短。

5) 药物不良事件包括产生了与药物剂量无关的不良反应、由于风险因素需要选择更安全的药物、药物相互作用引起的与剂量无关的不良反应、给药方案调整过快、药物相关的过敏反应、患者存在用药禁忌证、用法用量或剂型使用不当。

6) 药物剂量过高包括单次剂量过高、用药间隔时间太短、用药持续时间太长、因药物相互作用导致药物相关的毒性反应、给药速度过快。

7) 用药依从性差包括患者没有充分理解用药指导或用药说明、患者主观上不愿意服药、患者忘记服药、患者认为药费过于昂贵、患者不能自行服用或使用药物、患者无法获得药物。

(2) 临床药学服务分析评估后干预随访:药师应根据分析评估的结果,制订清晰明确、可量化、可实现、使患者能够准确理解的干预计划,并且应给出具体的完成时间。干预计划包括药物治疗建议、疾病指标监测指导、生活方式改善指导等内容。干预计划所含推荐内容应为患者力所能及,符合药师专业范围,同时和患者其他治疗不冲突。药师在全面分析患者疾病和用药的基础上,提出药物治疗方案调整建议,如果干预的方案超出其专业范围,药师应及时将患者转诊给相关专业的药师、医师或者其他医疗人员,能够得到医疗团队其他成员的认可。药师可按照干预计划,建议处方医师更改患者的治疗方案(如新增治疗药物、停止治疗药物、增加给药剂量、减少给药剂量等)。

药师应鼓励患者主动将药物治疗相关方案展示给其他医疗人员,每次就诊时随身携带,以便药师更新相关内容。药师应根据患者病情和用药情况进行跟踪随访,以实现以下目的:评估干预方案的实施情况、疾病监测指标的达标情况、必要时进行干预方案的调整、对实施药学服务后的成效进行跟踪。应根据前期计划制订、计划实施和随访的结果,确定并调整随访周期(每日、每周、每两周、每月等)。应根据前期计划制订和计划实施的结果,确定随访内容,包括疾病相关指标控制情况、用药情况、依从性、生活方式改善情况等。对每次随访的结果,均应记录于固定格式的随访记录表格中,并定期归档。

二、临床药学服务主要体现形式

1. 药学门诊 药学门诊是指医疗机构具有药学专业技术优势的药师对患者提供用药评估、用药调整、用药计划、用药教育、随访指导等一系列专业化服务。药学门诊可分为药师独立门诊(包括专科门诊和综合门诊)和药师参与门诊(包括医师-药师联合门诊和多学科合作门诊)。

药学门诊服务于任何对用药有疑问的患者,重点包括以下方面。

(1) 患有一种或多种慢性病,接受多系统、多专科同时治疗的患者。

(2) 同时服用5种及以上药物的患者。

(3) 正在服用特殊药物的患者(如高警示药品、特殊剂型药物等)。

（4）特殊人群（老年人、儿童、妊娠期与哺乳期妇女、肝肾功能不全者等）。

（5）怀疑发生药物不良反应的患者。

（6）需要药师解读治疗药物监测（如血药浓度和药物基因检测）报告的患者。

药学门诊服务内容包括收集患者信息、药物治疗评价、用药方案调整、制订药物治疗相关行动计划、患者教育和随访六个环节。

2. 处方医嘱审核　处方医嘱审核是指药学专业技术人员运用专业知识与实践技能，根据相关法律法规、规章制度与技术规范等，对医师在诊疗活动中为患者开具的处方和医嘱，进行合法性、规范性和适宜性审核，并做出是否同意调配发药决定的药学技术服务。审核对象包括本机构或合作单位医师开具的门、急诊处方和住院医嘱，处方形式包括纸质处方、电子处方和病区用药医嘱单。

医疗机构处方医嘱审核工作应充分发挥药师的合理用药监督和指导作用，审核形式可包括人工审核和信息系统辅助审核。审核依据包括药品说明书、国家药品管理相关法律法规和规范性文件、国家处方集、国家卫生主管部门发布的临床诊疗规范和指南、临床路径等。医疗机构也可以结合实际，由药事管理与药物治疗学委员会（组）在充分考虑患者用药安全性、有效性、经济性、依从性等综合因素情况下，参考专业学（协）会及临床专家认可的临床规范、指南等，制订适合本机构的临床用药规范、指南或建立超说明书用药目录，并根据药品信息变化和临床用药进展进行定期更新，为处方审核提供依据。对于无法准确判断合理性的处方或医嘱，审核药师应与处方医师沟通联系。

3. 药物重整　药物重整是指比较患者目前正在应用的所有药物方案与药物医嘱是否一致的过程。其详细定义包括在患者药物治疗的每一个不同阶段（入院、转科或出院时），药师通过与患者沟通或复核，了解在医疗交接前后的整体用药情况是否一致，与医疗团队一起对不适当的用药进行调整，并做详细全面的记录，来预防医疗过程中的药物不良事件，保证患者用药安全并节约医疗成本的过程。

不同医疗机构之间药物重整的方法不尽相同，总的来说药物重整是一个综合的收集、核实、比较和分享的过程，可归纳为收集患者既往用药史、重整药物和医嘱清单、分享完整的药物重整清单三个主要步骤。

4. 用药咨询　用药咨询是指药师利用药学专业知识和工具向患者、患者家属、医务人员以及公众提供药物信息，宣传合理用药知识，交流与用药相关问题的过程。

提供用药咨询服务时，应根据咨询问题（药品名称、用法用量、注意事项、相互作用、贮存方法等）及服务对象（患者、患者家属、医务人员和公众）的不同，及时进行有针对性地解答。原则上，应在当日完成用药咨询服务；对于复杂问题、特殊问题，可在征得咨询者同意情况下，择日回复。在提供用药咨询服务时，应及时对相关信息进行记录。

5. 用药教育　用药教育是指对患者进行合理用药指导，为患者普及合理用药知识，目的是增强患者用药知识，预防药品不良反应的发生，提高患者用药依从性，并降低用药错误的发生率。

用药教育方式应包括语言教育、书面教育、实物演示、可视听辅助设备用药教育、宣教讲座、电话或互联网教育等。用药教育内容包括药物名称和分类、剂型、给药途径、剂量、用药时间和疗程、特殊剂型和装置的给药说明、常见和严重不良反应、相互作用、贮存方法等。

6. 药学查房　药学查房是指以临床药师为主体，在病区内对患者开展以安全、合理、有效用药为目的的查房过程。包括药师独立查房和药师与医师、护士医疗团队的联合查房。

药学查房前应提前安排好工作并进行相应准备，应告知患者药学查房的主要目的在于宣教与用药相关的注意事项，促进药物的合理应用。查房后应就查房过程中发现的问题及时与医师、护士及患者沟通。

7. 药学监护　药学监护是指临床药师应用药学专业知识向住院患者提供直接的、负责任的、与药物使用相关的监护。

住院患者用药监护应贯穿于患者药物治疗的全过程。应根据患者所接受的治疗药物情况、患者特殊的病理生理状态等确定监护对象，并针对患者的用药监护分级开展不同级别的用药监护工作。建立规范的患者用药监护记录表，如实记录患者住院期间的药物治疗情况。

8. 药学会诊　药学会诊（pharmaceutical consultation）是指药师利用自身药学专业知识，与临床医师一起或与临床医师、护理、检验、影像等卫生专业技术人员一起研究、讨论和解决临床用药过程中药物的选择、个体化给药建议、给药时配伍禁忌与溶媒选择、药物不良反应处置等问题,为患者安全、有效、经济、适当用药提供决策。

药学会诊有科内会诊、院内会诊、院外会诊等几种模式,一般是以现场会诊形式完成,也有通过远程会诊形式完成。会诊记录一般在患者的病程记录中要有规范记录。

（吕迁洲）

第二节　临床药师的沟通技巧

一、沟通概述

沟通本义指开沟使两水相通,现泛指人和人思想的交流。沟通的过程主要是信息发送者把思想内的信息内容以可交换或共同认可的表示方式编码,以某个渠道来传递。信息接收者获得信息后,便进行解码,转换成内在的信息。因此有效及良好的沟通应该是双向沟通。一方面,要用对方明白的语言,尽量清晰、简洁、明了地表达自己的观点;另一方面,要善于倾听和理解别人的观点。来自不同文化背景的人对同样事物可能有不同的理解。高明的沟通者常常都非常善于让别人表达出自己的观点,也善于理解别人的观点。

在沟通过程中,根据沟通符号的种类分别有语言沟通和非语言沟通,语言沟通又包括书面沟通与口头沟通;根据是否是结构性和系统性的,沟通分为正式沟通和非正式沟通;根据在群体或组织中沟通传递的方向分为自上而下沟通、自下而上沟通和平行沟通;根据沟通中的互动性分为单向沟通与双向沟通;从发送者和接收者的角度而言,包括自我沟通、人际沟通与群体沟通。

在现代社会,一个人或者一个机构面向某个群体进行沟通的学问非常有价值,这就是通过大众传播进行公共关系活动。沟通的内容包含语言消息与非语言消息,一个良好的沟通者会同时注意两种消息。非语言消息通常都比语言消息来得真实。

我国传统药师的工作,是以药物为工作中心,缺少与患者以及医护人员关于合理用药的沟通,从而导致了药师沟通困难。2006年原卫生部公布了第一批临床药师试点培训基地。各基地学员在接受了1年的培训后,完成了一项关于临床药师在实际工作中所遇到困难的问卷调查,调查显示:位列第一位的困难是临床相关医学知识缺乏,占90%;第二位的困难是与医护、患者的沟通困难,占80%。药师沟通在国外已被学者们研究了数十年。2001年的一项统计中显示,当时美国已有75%的药学院开设了药师沟通技巧的课程。临床药师应努力学习和探索与患者沟通的技巧,提高沟通能力,从而促进双方的心理沟通,最终达到增进患者身心健康的目的。

二、临床药师的沟通模型

临床药师的工作职责中包含与不同的对象(医师、护士、患者、其他人员)进行沟通。在这些过程中,沟通能否顺利进行,就取决于临床药师自身是否具备沟通技巧。例如,在对患者进行服药指导时,患者因为生病而容易产生情绪波动,有的患者会对治疗药物有抵触情绪,尤其是儿童,对药物一般采取抗拒态度。面对这种情况,临床药师如果没有一定的交流技巧,患者不但不能积极配合治疗,甚至会产生相反的效果,耽误治疗。另外,沟通可发生在不同的情况下,有时非常紧急,例如在急诊时临床药师参与诊断和治疗,在这种情况下如何选择沟通的时机、沟通内容的多少和准确性等都是非常重要的。如果没有一定的技巧,整个医疗服务的效果都会受其影响。临床药师通常应用的沟通模型有以下几种。

（一）用药指导模型

该模型主要指临床药师就药物的用法、用量及注意事项等对患者进行指导,同时包括一些用药常识介绍、合理用药知识宣传、板报或期刊之类的普及性教育工作。该模型的特点是临床药师相对主动,患者被动接受指导。

（二）用药咨询模型

患者主动向临床药师咨询与用药有关的一些问题,该模型的特点是患者相对主动,临床药师根据患者的疑问进行解答。优点是针对性较强,沟通围绕患者的提问进行。

（三）互动沟通模型

临床药师和患者在特定的场合下,以平等的地位进行的双向信息交流和沟通。在这种模式下,临床药师本着为患者服务的思想,不仅关心患者的生理状况,同时关注其心理和精神状况,患者把临床药师视为可信赖的朋友,愿意向其倾诉自己的感受和与药物有关的问题。沟通的内容不仅涉及药物的用法用量、不良反应、禁忌、药物相互作用、患者的用药史、过敏史、疾病史、生理状况等药学内容,还可能涉及患者的家庭、隐私、心理状况、经济情况等社会内容。该模式是药师与患者沟通的理想模型。良好的互动沟通可以提高患者的用药依从性,促进患者合理用药,从而改善患者的生活质量。

（四）临床药师参与查房模型

临床药师定期到住院病房查看患者病历,了解患者用药情况,直接与患者面对面交流,关心其疾病控制状况及用药感受,对重点病例发表用药意见,解答医师提出的用药问题,参加危重症患者的救治和病案讨论,协助医师设计用药方案并对药物进行鉴别和遴选,对重点患者建立药历,深入开展药物不良反应监测和重点药物血药浓度监测工作。该模型主要的优点是整个沟通过程围绕患者的疾病状况、用药史及目前的治疗方案开展,医师与患者的沟通有了临床药师的参与使内容更加全面而详细,使得治疗方案更加完善。

三、临床药师与医师的沟通

（一）临床药师对改善临床合理用药的作用

临床药师的主要职责是协助临床医师选药和合理用药,参与临床药物治疗方案设计与实施,承担医院临床药学教育和对药师、医师、社区医师进行培训,并进行临床药学研究,提供科学的监测或实验数据,将临床药学的科学数据（如血药浓度、尿药浓度）和药学理论知识相结合,使患者不受或少受用药有关的损害,帮助医师减少用药风险,提高临床药物治疗水平。临床药师同医师的合作应明确以患者的利益为中心,药师可进入临床,参与医师查房,建立用药药历,与医师讨论的问题可涉及药物治疗、疾病诊断、实验室数据分析等方面的内容,同时可以向医师介绍和推荐更适合某种疾病的新药,使医师及时了解其治疗领域药物的最新动态,最后以建议和讨论的方式向医师提供药物治疗方案。临床药师还应配合医院相关科室,对治疗窗窄的药品进行事前、事中、事后3个阶段的监控,并对其是否合理用药进行评估。随着药学事业的不断发展,新药、新剂型、新品种日益增多,临床医师不可能完全掌握这些药物的特点,因此临床上的处方错误及不合理用药现象时有发生。一个系统性评价显示,7%的医嘱可出现处方错误,但大部分错误医嘱在使患者出现损害之前可通过临床药师的干预来纠正。当审核处方发现不妥时,临床药师可以请医师前来修改或亲自请医师修改错误处方,并耐心给患者解释,提高处方合理性。

（二）临床药师与医师沟通的原则与内容

1. 临床药师与医师沟通的原则　临床药师如何让沟通达到目的,也需要遵守以下几条原则。

（1）沟通时注意场合和时机:临床药师在临床参与药物治疗时,药师人员只是团队中的一员,医师应该是主体,药师只是起到助手作用,不是指导者而是合作者。临床药师不宜过度参与临床用药工作,更不能顶替医师的工作,切忌过度以帮助者的姿态交流。平常的临床药物试验等,药师是主要执行者,临床药师和临床医师可以就试验的结果进行讨论。

临床药师在选择与医师沟通的时机一定要适宜,临床药师协助医师或是护士时,不能打断或是耽误别人的工作,不可选择在医师抢救患者或进行疾病检查时进行沟通,不可选择在患者床边就患者的用药问题尤其是存在争议性较大的问题进行沟通。这样做不但达不到沟通的效果,而且还影响医师的工作,甚至引起不必要的医疗纠纷。在不同的场合下采用不同的沟通方式。

（2）沟通内容需专业、准确:临床药师与医师的交流中可以尽可能地采用专门的、准确的医学术语,保证沟通内容的准确性。我国的临床药师大多是药学专业技术型人才,在相关学校学习的知识绝大多数是以化学作为基础的药学教育,因此大部分的临床药师对临床治疗学、临床药理学、病理学、病理生理学等方面的临床医学知识并不精通。当临床药师经过在校的培训和学习走向工作岗位以后,临床药师的工作仍以医院药物的制备、检验以及供应等为主,导致临床药师在进行药物治疗的实际工作中缺乏临床经验,也造成临床药师与医师进行交流时,存在沟通障碍。因此,临床药师一方面要不断加强药学知识和临床知识的学习,另一方面要真正走入临床实践,例如,在参加患者药物治疗前应预先查看患者病历,了解疾病的诊断和相关检查,不懂之处应虚心请教。因为只有在实践经验的基础上才能详细了解临床的需要,只有这样,临床药师与医师的沟通才能准确、专业。

(3)以患者为中心:药物的使用关系患者的健康,因此临床药师如果发现医务人员工作中的失误会影响治疗的顺利进行并威胁患者的健康,这时要果断地与相关人员进行沟通,或是委婉地"劝解",或是直截了当地说明,不可因为任何原因对患者健康造成伤害,这也是对一名临床药师沟通技巧的最低要求。

2. 临床药师与医师沟通的内容

(1)药物的治疗方案:国家相关部门 2011 年 3 月 1 日颁布施行的《医疗机构药事管理规定》中规定临床药师应全职参与临床药物治疗工作,评价药物治疗的适应性,根据患者的病理生理情况选择合适的给药剂量,积极预测、预防发现、处置药物不良反应,对药物临床使用的安全性、有效性和经济性进行监测、分析、评估,实施处方和用药医嘱点评与干预,避免各药物之间由于药效学和药动学的相互影响而增加不良反应,防止错误用药的发生,减少药品损害事件。

在专科用药上,临床药师切忌与专科医师争辩,医师对于不同患者的用药剂量、疗程、不良反应预判等都有丰富的用药经验,临床药师若有不同的看法,可通过文献检索进行验证,在合适的时候与医师讨论。临床药师还可根据患者实验室数据和病情的变化,向医师主动介绍药物在该患者体内可能发生的吸收、分布、代谢、排泄等情况,用科学的数据帮助医师进行决策。临床药师与医师在合理用药上沟通的成功,取决于医师对临床药师专业水平的认可程度和信任程度,因此,临床药师必须熟练掌握专科药物的基本特性、及时了解专科疾病的药物治疗进展、熟练掌握专科疾病其他并发症的药物治疗方案、熟练掌握药物不良反应的处理方法。

对于医师违反处方原则、药物说明书要求以及国家法律法规等规定的,药师应坚持原则、实事求是、依法办事。但是,对不合理用药进行干预,既要达到安全用药的目的,又不能损害医师的自尊心;不能将医师视为对立面,而是要视医药护为一个团队。当发现医师用药有不妥之处应该采取请教的方式、探讨的态度与其沟通。若临床用药使用范围或剂量出现超出药品说明书的情况时,临床药师可首先查阅文献或指南,明确超说明书用法是否有足够的文献支持,是否对患者利大于弊。如果是,将该用法上报药事管理和药物治疗委员会,并让患者知情同意,若不是,临床药师应首先劝说医师修改用药方案,要指出药品说明书是通过国家有关行政管理部门批准,是具有法律效力的,只要不与《中华人民共和国药典》(2020年版)等权威规定相矛盾,就必须依照执行。一般的药物手册或教科书不具法律效力,只能作为用药参考,而药品说明书的法律效力远高于一般的药物手册和教科书。同时,临床药师应考虑临床医师的专业意见,考虑是否有超出说明书应用的必要性,寻找用药的循证医学证据,结合临床药物治疗实践,进行药物临床应用研究;开展药物利用评价和药物临床应用研究。临床药师发现药品不良反应、药品损害事件后,应当积极救治患者,立即向有关部门报告,并做好观察与记录。

(2)药物信息咨询服务:为医师提供高质量的药物信息咨询服务,可以展示出药学服务的价值,使药师对自己的能力更有信心。为与医师建立良好的沟通关系,首先应将提供药物最新信息由间接的远距离服务改变为直接的面对面服务,将药品供应由被动转变成主动解决用药难题。并且,医师需要新上市药品、新进口药品、医院以前未使用药品品种的相关信息,以及不断了解新药的治疗评价和使用安全知识,以满足临床需求。临床药师要利用专业期刊、信息系统、学术交流、临床实践等多种渠道做好药学信息的收集、整理和评价工作,向医师介绍医院用药信息和权威的用药资料,宣传用药知识和药物的合理利用,介绍新药和药物的不良反应等信息。

临床药师的药学知识面广、药物信息量大,适时向医师提出用药建议可取得良好的沟通效果。医师有时遇到用药难题会询问临床药师,有的问题若不能立即回答,应大胆承认自己知识的不足,并及时查阅有关文献资料,给医师明确的答复,最好给予医师几种可供选择的方法,这样既可赢得医师的信任,又真正成为了"医师助手"。

（三）临床药师与医师沟通的策略

1. 增加沟通频率　临床药师应考虑定期与医师会面,可以通过书信、传真、电话咨询,甚至是组织有关药物信息或共同感兴趣的研讨会增加沟通。

2. 处理矛盾　药师与医师的合作过程不可避免地总会出现矛盾,药师需要解决矛盾和注意协商的技巧,在给医师提出建议时避免产生矛盾的方法包括:用清晰简洁的语气来报道真实信息;必要时应承认自己的理解不足;避免批评同事;提倡反馈以确定他人是否理解并鼓励他们提问和评价;患者是所有医疗专业人员共同关注的目标,药师提出任何建议都是有利于患者治疗,这样可以减少医师对药师个人行为的注意力,从而减少对抗和争论。

3. 移情　临床药师通过让医师知晓已经理解医师的观点,可以减少紧张关系,从而以一个更加平等的合作关系来解决问题。

4. 保持自信　药师的自信态度有助于与医师发展为更好的合作关系,可以让医师知晓他的意见得到了同样的关注。要达到这个效果,还是需要将沟通的焦点放在患者的问题上。保持自信的态度既给予对方足够的尊重,也会获得对方的尊重,从而产生双赢的效果。

四、临床药师与护士的沟通

（一）临床药师与护士沟通的意义

护理人员是临床药学治疗的直接操作者,也是药物作用结果和不良反应的第一见证人。临床药师通过与护士的沟通交流,可统计临床用药过程中发现的不良反应、不当配伍等问题,并结合药学理论知识加以总结。同时,这种沟通交流可使护士掌握常用的药学知识,有利于护士在执行医嘱时,第一时间提醒医师更改不适当的医嘱,阻止一些不良反应事件的发生。临床药师通过与护士的沟通,让护士理解医嘱,从而会严格执行医嘱,例如抗菌药物 q. 8h. 给药,应严格执行,而不是白天分三次全部滴完,保证护士在进行用药交代或回答患者关于药物方面问题时知识的准确,促进临床安全、合理用药。

（二）临床药师与护士沟通的内容

1. 药品贮存　住院患者用药从中心药房领取后,由病房护士负责管理。一些化学药品与生物制品对贮存条件有特殊要求,贮存不当会影响药品的药效,甚至变性。但是由于护士的药品专业知识有限,病房护士在药品的管理中对一些药品的特殊要求不够重视,并与无特殊要求的药品混放贮存,没有根据有效期、批号、剂型、生产商等进行分类保存。因此临床药师有必要根据他们的需要定期开展有关合理用药方面的讲座,及时提供新理论和新知识应用信息。

2. 药物分类与作用机制　临床护士了解药物分类,但是对于各类药物的化学特点及作用机制并不是十分清楚。临床药师可以结合临床用药案例向护士介绍各类药物的化学特点、主要作用机制以及所引起的不良反应,这样不但可以帮助护士理解地记忆工作中需要的知识,同时也有助于理解各类新上市药品的主要化学特点,起到举一反三的作用。

3. 患者出院带药　患者出院时,医师会针对患者的具体情况开具某些口服药或针剂让患者带回家,护士根据处方将医嘱输入电脑,患者结账完毕至药房凭处方取药。临床药师发药过程中会遇到各种问题需与护士沟通交流,如药品不仅是品种多,同一成分的药品商品名、剂型也很多,护士在录入医嘱时有时会混淆录错,临床药师应及时、耐心地与护士沟通,确保患者正确安全用药。

4. 药物信息咨询服务　护士在注射药物配制过程中,因对药物的理化性质、酸碱性及药物的配方知识相对匮乏,有时常用的注射药物禁忌表,又查不到相关的知识,临床药师可运用药学知识给予答复。临床药师通过了解临床用药情况,结合实际查阅相关文献,再向护士详细介绍,可以有效避免机械地根据药品说明书用药,防止不良反应发生。

（三）临床药师与护士沟通的策略

1. 把握各自的位置和角色　虽然工作的对象、目的相同,但临床药师和护士工作的侧重面和使用的技术手段不尽相同。临床药师主要的职责是直接参与临床药物治疗工作,审核用药医嘱或处方,指导护士做好药品请领、保管和正确使用工作,掌握与临床用药有关的药物信息,为医务人员和患者提供及时、准确、完整的用药信息及咨询服务。护士的职责是能动地执行医嘱、做好躯体和精神护理,向患者解释医嘱的内容,取得患者的理解和合作。在临床工作中,临床药师要认真指导护士对药品的保管和使用,对护士提出的问题要重视。临床药师与护士沟通对时机及场所的选择非常重要,临床药师不可在患者、医师面前责备护士操作不当,而对某些比较严重的问题,仅通过电话进行简单交流或在护士正在进行操作时沟通等都会影响沟通效果。

2. **真诚合作、互相配合**　临床药师和护士在医院为患者服务时,只有分工不同,没有高低之分。药护双方的关系应相互尊重、相互支持、真诚合作而不是发号施令与机械执行的关系。该合作关系有赖于临床药师和护士双方面的磨合与相互理解,减少抱怨和指责,在工作中真诚合作,共同为医疗安全负责。药护双方要充分认识对方的作用,承认对方的独立性和重要性,支持对方工作,在专业上要相互学习,在工作中取长补短,形成一个相互理解、相互支持的合作氛围。临床药师尤其要尊重护士,重视护士提供的患者情况,及时修正治疗方案。

五、临床药师与患者的沟通

临床药师不仅需要与医师合作,还应同患者直接接触,开展患者用药教育。临床药师作为"帮助者"的作用已经被很多药学组织明确定义了,1991年药学实践联合会声称:"药学实践的任务是帮助人们最好地使用药物"。临床药师与患者沟通的诸多好处可以用1990年美国DHHS政府办公室报告中的一句话来概括:"临床药学服务提高了患者监护的价值,不仅提高了临床治疗效果和患者依从性,而且减少了与药物不良反应相关的健康监护的支出费用"。临床药师与患者沟通的目标有如下几条:与患者建立信任的关系;关心和关注患者;帮助患者处理其用药问题;帮助患者适应疾病;预防或减少不良反应,以及现在或将来的不坚持用药问题;提高患者处理这些问题的能力;帮助患者和其他医疗专业人员在制订治疗方案方面的合作。在成人的教育中,老师和学生会形成一种帮助性关系,这种关系以教学活动中的互动性为其特征。所以药师必须让患者参与进来共同解决关系其自身疾病和药物使用方面的问题。

(一) 临床药师在改善医患关系中的价值

医患关系是医疗实践活动中人际关系的核心,和谐的医患关系是实现以患者为中心,减轻患者身心痛苦,促进医患间理解与支持,创造最佳身心状态的需要。临床药师对改善医疗关系有重要作用。近年来,我国医患矛盾突出,医患之间缺乏信任。发生的原因包括药品处方不合理、医疗费用高、患者健康意识提高但缺乏医药知识导致误解等等。临床药师协助医师制订最佳治疗方案,进行处方监督(内容可包括药品品种、数量、价格),减少处方中过多的药品数量,并为医师提供不断更新的药品目录,尽可能从国家基本药物目录中选择药品,这种对不合理药物处方的干预还可大大减少医疗支出,稍微缓解患者"看病贵"的问题。

临床药师与患者沟通的另一个好处是缓解医患之间的压力。由于面对患病的人群,临床药师和医师的工作是充满压力的。临床药师在与患者的沟通中,了解患者的情况,并且获得他们的信任合作,最终可减轻患者和医师、药师三方面的压力。

临床药师与患者的沟通也可使患者增加医药知识,缓解医患关系紧张局面。药学查房时,药师在与患者的交谈中应注意言辞,不诋毁医师,不否定医师的用药方案,可以做一些双方均可接受的解释,即使是医师有错也应事后与医师沟通。例如,某风湿性心脏病患者拟进行心脏瓣膜置换术,临床药师在查房时患者及其家属非常气愤,认为入院都1周了,医师仍不进行手术,会耽误病情。此时临床药师根据自身经验询问患者是否长期服用阿司匹林,得到肯定回答后,告知术前应停用阿司匹林1周,否则手术容易大出血。患者听后表示对医师理解。临床药师不制造矛盾,并将新矛盾化解,为改善医患关系提供帮助。

(二) 临床药师应了解患者的需求

临床药师应判断患者最感兴趣的、想要知道的及可理解的信息量,从而为患者提供适当的信息或指导。所有的药学服务工作都需要药师和患者进行有效沟通,在患者愿意接受药师服务的情况下进行。因此,药师在进行药学服务过程中一定要关注患者的用药心理,做好与患者的沟通。临床药师与患者沟通时需留意三个方面:留意沟通对象的教育程度、情绪状态及对沟通的感受;留意沟通对象对病情的认知程度和对交流的期望值;留意自身的情绪反应,学会自我控制。同时临床药师还应注意四个避免:避免使用刺激对方情绪的语气、语调、语句;避免压抑对方情绪、刻意改变对方的观点;避免过多使用对方不易听懂的专业词汇;避免强求对方立即接受医师或者药师的意见。总之针对不同类型及不同疾病的患者,临床药师应使用不同的技巧、方法以达到沟通的目的。

提供药学服务的临床药师,必须从患者疾病的角度思考,而不是医学上界定的症状。因为每个人在不同社会条件下,其对症状的感知、评价以及所采取的行动可能有所不同,例如,每个人可能对疼痛的注意不同,对疼痛的定义不同,寻求帮助、向他人倾诉、调整自己的状态以适应疾病的程度也各不相同。例如,当某个肺炎患者需要接受抗生素治疗,他不仅是一个"肺炎"患者,还是一个不得不推掉1周工作并希望得到家庭成员同情的患者。还有某些患者可能认为对他来说高血压不是什么大不了的事情,他无论如何也不相信药物有益,因此他也不会按时服用降压药。这对药师来说,意味着每次沟通都必须以开放的心态处理,尊重患者本人对疾病和药物治疗的认识。

另外,在与患者沟通时,临床药师还需考虑患者对疾病的情绪反应。患者可能经历的情感有沮丧、恐惧、焦虑、受伤害、愤怒、依赖、内疚、抑郁及自尊丧失的感觉。大多数人日常生活都有一定规则,但往往会被不同程度的疾病破坏。例如,高血压患者会被嘱咐限盐、戒烟、不能进食喜欢的食物。这种情绪可能使患者表现出对药师不尊重或愤怒,从而不坚持用药。虽然临床药师不能消除导致沮丧情绪的原因,但他们可以鼓励患者找到替代的乐趣,帮助患者将疾病或治疗带来的不便降到最低。患者很可能会因为疾病所带来的一些真实或假想的问题而感到恐惧,如担心疾病对身体产生的影响(疼痛、致残、死亡等)、病情是否会继续恶化、治疗的副作用或疾病对其社交的影响(如朋友或家人的震惊、厌恶、恐惧等)。这时患者会出现神经质的反复提问、渴望得到关注、需要一再地保证。所以当临床药师发现患者的恐惧、担心、抑郁时,需要表达自己认识到并接受这些感觉,也可以鼓励患者讨论这些问题,向患者解释疾病可能产生的后果,适当的时候也可以做出保证,让患者将担心转换成正确对待疾病的观点,这样可以帮助患者减轻忧虑,必要时指导患者寻求专业的心理辅导。有些患者在患病期间可能变得非常依赖,或者拒绝别人。虽然依赖在一定程度上是必要的,但应鼓励患者自力更生。长期或严重的以及由此产生的对他人的依赖,可能会导致明显的丧失自尊。药师应具备确定这种情绪的警惕性,并通过一些方式帮助患者改善自尊。如药师可以让患者参与治疗的选择,教患者如何监测症状,让患者来决定想要片剂还是针剂,使患者觉得自己能控制自己的疾病或治疗。药师通过关注、关心患者,使患者重新找回自信。

不同病情的患者可能对药物治疗有不同看法,不同患者群体也可能对信息和咨询有不同的需求和愿望。患者用药有各种各样的原因:一是实用,用药可以控制症状、缓解不适;二是心理,可以减少担心;三是希望通过药物过上"正常生活"。同时,长期使用药物对患者来说是有病的一个符号,代表自己和他人是不同的,甚至不如别人。因此患者不断地对是否用药及以何种方式用药做出独立的决定。当患者从医疗专业人员那里得到信息和建议时,结合自己以往的信息、经验和偏见,对是否改变其健康行为再做出决定。药师普遍认为患者主要是想了解如何服药以及怎样储存药物等信息,但其实患者最想了解的是药物的不良反应和相互作用的信息,临床药师如何口头说明和解释副作用是很困难的,如果使用了"很常见"或"很罕见"这样的用语,人们往往会高估了不良反应发生的可能性,而使用数字化的描述(如百万分之一)会更好。但患者获得的信息越多,就越降低他们对信息的理解能力。因此,药师应采用更简单的方式来描述可能发生的风险,如可以将药物治疗的风险和日常生活中每日可能发生的风险(如道路交通事故)来进行比较,这种方式可以帮助患者理解。

临床药师在考虑患者对疾病和用药的感受时,还应考虑疾病和药物对患者生活质量(QOL)的影响。例如,对一名需要长期服用降压药的高血压患者来说,血脂、尿蛋白等实验室检查其实对患者来说意义不大,而患者可能更关注的是药物不良反应带来的不适、健康感觉的下降、医药费用的增加和活动受限等,这时患者的生活质量实际已经降低了。这样的负面影响可能会导致患者不坚持用药,使他们降低对医师和药师的信心,病情会继续恶化,出现恶性循环。因此临床药师可通过如下几条改善药物对患者生活质量的影响。

1. 与患者讨论治疗是否有可能干扰其生活的重要方面。

2. 向患者解释治疗可以得到的效果以及尚不能达到的效果,帮助患者权衡成本和利益。

3. 为患者提出建议,如何减少由于治疗而带来的对患者 QOL 的负面影响。

4. 准备解答患者有关药物副作用的问题。

5. 与医师交流患者出现的药物不良反应,并向医师提供备选方案。

6. 将患者生活方式的特点记入医疗文书之中。

（三）临床药师参与用药指导，提高患者用药依从性

临床药师深入病房、门诊的患者,开展随机问卷咨询调查,掌握不同层面对不同药物不良反应的个体性差异并建立起相关数据库。随着新药品种的增加和有些药品说明书写得不够详细,患者很难对药品有正确的认识,只有通过向临床药师进行用药咨询,才能使患者预防错误的发生并纠正可能已发生的错误,减少医患纠纷。在回答药物反应异常时(治疗反应异常或出现不良反应),可针对患者的疑虑、恐惧心理加以解释,适当提出处理办法,避免使用复杂的治疗方案,应使用通俗易懂的语言,表现自信可以增加患者对药物治疗的信心,让患者觉得药师在认真倾听,且感觉被重视,激发患者进一步沟通的需求,提高依从性。近年国外还有通过网络的方式随访患者,为患者提供用药指导。有学者对 778 例高血压患者进行为期 1 年的随访,发现与单纯进行家庭血压监测的高血压患者相比,有临床药师网络随访指导用药的高血压患者血压控制得更好,提示临床药师对患者疾病管理起着关键的作用。

依从性是指个体行为(如服药、调节饮食或改善生活方式)和医疗或健康指导一致的程度。不坚持用药是指可危害患者用药结果的漏服药物或错误服药。有研究显示,50% 的高血压患者在诊断明确 1 年后中断药物治疗,40% 在服用降压药 10 年后停药。不坚持用药可导致多种不良后果,包括疾病状态的延长或加重,导致必须住院治疗,甚至出现极端的情况如死亡。处理不坚持用药所导致的不良后果不仅需要费用,所浪费的药物、所损失的工作日对于社会以及卫生保健系统来说也是巨大的花费。临床药师本身应对治疗结果负有责任,所以理解导致患者不坚持用药的因素并采取行动来解决问题十分重要。

首先,临床药师应认真对待不坚持用药的患者。每次患者取药时,药师与患者沟通的一个重要部分就是辨别不坚持用药的问题。举例如下。

例1:王女士拿着一张氢氯噻嗪的处方再次来到药房取药。药师查看患者的病历时,注意到离上次开处方的时间是正好的,于是开始与患者谈话。

药师:您好,您的处方写好了,看起来您的病情正在好转,您觉得自己好些了吗?

患者:是的,但是感觉有点乏力。

药师:可能是低钾,以前告诉过您每日要喝橙汁或吃香蕉,您做了吗?

患者:(不好意思承认自己忘了)哦,是的,有时。

药师:好,以后尽量记得。3 个月后再来复诊开药吧。

患者:好的。

由于患者的病历并未显示出问题,这位临床药师并没有打算和患者探讨坚持用药的问题。临床药师虽然评价了药物的效果,但询问方式过于简单。当用药的问题已经显现,临床药师没有追问以进一步弄清这个问题或试着用有效的方式去解决。

例2:

药师:您好,您今天感觉怎么样?

患者:还好,就是感到乏力。

药师:哦,我知道这种感觉。您坐下,我们来讨论一下您的用药情况,确定您的药是不是发挥了最好的作用。

患者:哦,这当然好了。

药师:我看您用氢氯噻嗪有一段时间了,您觉得效果怎样?

患者:是有用的吧,血压确实能降低,但晚上总得上厕所,弄得总是睡不好觉。

药师:是的,睡不好觉确实会让人觉得很累。

患者:我真的很累。有时我会停几天,这样我才能歇一歇,但血压又升高了,所以我又开始吃。

药师:哦,我明白了。您多长时间像这样停药1次?

患者:或许几周1次。如果我的脚肿了,我又会多吃几粒补上。

药师:这样吃药方法可不太好。这么说您的问题是感到疲劳,晚上不得不起来上厕所?

患者:是的。

药师:看看怎么能解决您的问题。您每日什么时候吃药呢?

患者:早上起来服。

药师:多数人会有忘记吃药的情况,您会有这种情况吗?

患者:1周有好几次,有时候早上忘记吃,等想起来的时候可能已经是晚上了。

药师:规律服药是很重要的。如果忘了吃,体内液体就会蓄积,上厕所就比平常多了,另外晚上服药也增加了起来上厕所的可能性。所以您尽量每日服药,把它作为早上起床的第一件事。我会给您一个日历和一个服药提示包装,帮您记住规律用药。

患者:哦,好的,我确实需要规律服药。

药师:另外,您觉得乏力可能是起夜次数太多造成的,也可能是氢氯噻嗪引起的低钾造成的。以前我提到过服这种药物时为了补钾,需要每日喝一杯橙汁或吃香蕉,我也知道记住这些事情挺难的。

患者:是的,我根本就没那么做。

药师:好的,可能这就是问题所在了,我建议您看医师,我会告诉他您的感觉,也会告诉他您没有喝橙汁、吃香蕉等,医师可能会帮您查血钾,如果低,他可能会给您补钾。

患者:好,我今天会去看医师的。

药师:还有什么问题吗?

患者:没有,我回家会坚持服药,最好也多吃点含钾的食物。

药师:很好,几天后我会给您打电话,看您做得怎么样了,也了解一下医师的建议。

患者:嗯,再见。

这次,临床药师与患者进行了一次完整的沟通,药师问了适当的问题以发现不坚持用药的情况,包括细节和影响因素。但药师没有评论患者的健忘和对用药的缺乏理解,使得患者感觉自然,这才能充分了解患者不坚持用药的问题。药师和患者一起发现了解决不坚持用药问题的最好办法,然后征得患者同意可以和医师讨论。最后,药师安排了随访,以监测不坚持用药问题的解决是否成功,之后记录了他的干预。

为了鼓励和帮助患者坚持用药,临床药师应把每个患者看作是潜在不依从者。为了建立预防不坚持用药的计划,药师应思考坚持的理由和坚持的困难。药师在与患者的沟通中,应注意以下三点。

1. 和患者的沟通方式:临床药师应在沟通过程中关注患者,避免使用专业术语,直接询问患者是否在服药中感到困难,尽可能让患者参与互动以及制订治疗决策(如何按时服药、推荐的剂型);切忌坚持让患者服从,取而代之是给患者提供帮助;说服患者坚持用药会使他们获得最大的好处;不要用可能出现的不良后果吓唬患者,或威胁患者考虑不坚持用药的风险;尽量发现患者可能会考虑的成本和效益问题,在患者想到这些问题之前对药物进行说明;鼓励进一步地交流,提示患者在将来遇到任何问题或产生疑虑时可以打电话讨论;在患者再次取药时,发现患者对其疾病和治疗是否存在信念和认识的变化。

2. 通过和患者适当的沟通,临床药师能确定何种信息能更好地预防不坚持用药并如何提供这些信息。提供信息可能对态度和行为有影响,并可随之对依从性产生影响。患者需要知道关于自身状况的信息以及药物预期的起效方式。例如,对于需长期服用氨氯地平的高血压病患者,临床药师需告知药物有助于维持血压平稳,但初始服用氨氯地平可能需要5~7日才能达到药物的最大效果,药效可维持30余小时,因此需每日坚持服用,1周后降压药的最大效果趋于稳定。换句话说,这些信息可以让患者知道何时能够感受到治疗效果,这样可以防止患者对疾病状况或药物疗效产生误解,防止"按需"间断用药情况的发生。另外,临床药师还应告知药物可能发生的常见副作用及如何预防或减轻副作用。药师应强调这些反应非常少见,但一旦这些反应发生,能够识别它们是很重要的,这样才能早期得到干预。

3. 由于不坚持用药是一种行为,临床药师预防不坚持用药的策略有如下几种:和医师一起简化治疗方案,包括减少药物种类、减少用药频次、调整用药方案以使其更好地与患者的日常生活相融合;提供药物治疗备忘录和集成容器,如带有提示功能的药盒;通过电话或电子邮件提醒患者坚持用药;争取患者配偶或其他家庭成员的支持,帮助和鼓励患者服用药物。这些方法不仅有助于预防由于服药困难导致的不坚持用药,并且也有助于改变患者的态度和信念。

（四）临床药师参与药物信息服务,扩大药物信息传递范围

随着生活水平提高、健康意识增强,人们对疾病和诊疗也更加重视,然而大多患者缺乏医学专业知识,对医疗工作的高风险和局限性理解不够,对医疗的期望值过高,药物治疗的局限性与可能导致的不良反应不能客观认识,最终导致医患关系紧张的局面。药学服务是药师应用药学专业知识,向公众(包括医护和患者)提供直接的、负责的与药物应用有关的服务,它要求药师在从事药学服务时要以患者为中心,要对患者用药结果负责,要致力于改善患者预后和提高生活质量。

当临床药师考虑对患者进行教育及提供用药信息,一般会考虑口头教育的方式或者是提供书面资料,然而药师可能只是利用这些现有的资料来迎合患者的各种需要,通常不会考虑患者是否有接受这些信息的能力,也不会考虑用不同的方法传授知识或者通过不同途径帮助患者利用哪些知识来改变行为。因此针对不同的患者,临床药师可以使用各种各样的信息提供具体方法。

1. **授课**　这是信息陈述的传统方式,患者是被动地接收信息,药师不可能针对每个患者的理解能力进行干预,因此这种方式更适用于大的群体,如社区等。授课不仅能提升药房及临床药师个人在社区中的专业形象,也能帮助药师树立与患者交谈的信心。由于授课内容比较枯燥,所以加入个人经历的描述及特殊病例的讨论,会使听众更好地理解讲述的内容甚至可能影响他们的行为和态度。

2. **对话**　虽然对话这种沟通方式比授课更为耗时,但对于改善患者用药理解及态度更为有效。然而患者对于口头信息的理解及记忆能力也是有限的。疼痛、不适、压力会干扰患者的注意力和记忆力,由于这些因素,患者往往在就诊后会立即遗忘50%以上的信息。患者忘记或忽视医师口头医嘱的原因很多,可能是因为焦虑或是无法记住,也可能是难以理解过于专业的医学术语。对于冗长的药物信息,临床药师不要尝试一次性地提供太多的信息,最好是分多个时间点与患者交流。对话不一定要面对面地交流,还可以通过电话或网络进行。电话沟通尤其适用于那些不能到达药房、在药房咨询不能获得隐私保护的患者,这种方式可以减少用药依从性相关的问题,提高患者的满意度。网络教育可能比其他教育方法更为有效。比起与人面对面的交流,患者会更倾向于网络的虚拟沟通,因此,临床药师对患者的健康评估及病史采集能以更隐私的方式完成。临床药师与患者的对话还可以加入患者的家庭成员或有相似问题的其他患者作为共同学习者。患者的家属可以给患者更多的支持,患者之间的讨论也可以改变他们的用药态度和行为。

3. **书面信息**　FDA 要求 2006 年前药品制造商在药品的包装中都插入说明书,以使95%的患者能获得有用的书面信息,并建议所有处方药在发放时都附带一张信息插页。虽然临床药师经常向患者提供书面信息,但并不经常提及。单独使用书面资料不能提高患者用药的依从性,反之,若患者曲解了书面资料上本不明确的语言,反而会需要临床药师更多的解释。因此,书面信息可以作为对话的辅助,在与患者进行对话沟通时同时使用书面信息会比单纯的口头交流更有效。对于接受能力较弱的人群如老年人,可以将书面资料带回家,如果有不懂之处,可以在随后与药师的对话中进行沟通。书面资料可以通过多种途径提供给患者,如小册子或者是袖珍书籍。临床药师应该仔细检查给患者的任何资料,以确保其能够反映并强调口头信息的内容,并且这些信息应尽可能根据患者的病情来制订以免造成误解,例如,男性或老年女性患者没必要了解妊娠期用药注意事项。

4. **视听信息**　图片和视频能促进患者对药物使用的理解。例如,哮喘患者观看别人正确使用药物吸入器的视频后,不仅知道了正确用药的方法,还能增加自己正确合理使用的信心。让患者看到与他们相似的患者能够解决与他们相似的用药问题,比临床药师给他们提供专业信息更有说服力。虽然这些资料最初可能需要较大的成本来制作,但一旦重复使用,就会成为一种性价比较高的沟通方式,因为它可以节约药师或医师的时间。与评价书面信息一样,临床药师还需评价视听资料是否适合患者。

5. 技术示范　当某种药物需要特殊的给药技术时,如吸入或注射,则由药师或录像带演示的操作是一种有效方法,它比单纯的口头指导更容易让人理解。如果患者能在药师的指导下发现某些潜在的错误,就可以立即更正。

6. 其他方法　临床药师还可以提供给患者一本日记以监测他们的用药情况及疾病演变进展,通过记录每日的症状来反映药物是否起效。通过药师与患者之间口头或书面的契约也能帮助患者提高用药依从性。24 小时公众医疗服务热线进行的电话咨询也为患者教育和咨询提供很大的方便,适用于提供急救治疗和用药问题咨询。虽然大多数服务最初是由护士回答患者的问题,但现在很多药师参加到了这种服务之中,指导患者进行合理药物治疗。社区小组也是有效的健康教育团体,临床药师作为沟通的主导者,也可以帮助推动社区志愿者的服务,更适用于老年患者和低文化水平的女性患者。

或许没有哪一种单一的策略能在任何场合对所有患者均有效,但临床药师只要为患者提供了药学信息,患者就会对药师有积极正面的印象。药师与患者的沟通同样对药师的职业有利。药师在技术上和机械上的作用在将来会被轻松取代。近年来药学领域有许多改变,如摆药机、计算机的自动分发等,同时,护士已经发挥提供药学服务和患者咨询的作用,计算机可以帮助医师选择药物和确定药物相关问题。如果临床药师不能与患者进行良好的沟通,不能为患者进行药物信息服务,那么临床药师实际只扮演技工的角色,久而久之,这种职业地位将消失。所以,与患者进行沟通,不仅是法律和职业的需求,也是临床药师个人的需求。逐步减少的职业地位会影响临床药师的自我价值和对工作的满意度。总而言之,临床药师认为,为患者进行药物信息服务是获得工作满意度的最好途径。

六、临床药师与其他相关人员的沟通

(一) 临床药师与其他人员沟通的作用

在医院工作中,临床药师除了要与医师、护士、患者沟通外,还要经常与其他健康工作者沟通。其他健康工作者包括医技辅诊、后勤服务等间接为患者服务的人员。由于临床药师与这些人员的工作职责、工作性质和工作环境不同,受教育的程度、看问题的角度和处理问题的方法也不同,所以在人际交往中可能产生不同的交往心理和矛盾,影响相互的协助关系。要处理好这些关系,交往双方必须树立全面观念,相互尊重、相互理解、相互支持、相互配合。

(二) 临床药师与其他人员沟通的内容与策略

随着临床药学不断深入临床发展,临床药师不但要掌握过硬的药学知识,还要熟悉相关的疾病知识,以及实验室检验指标、影像学知识等,因此,临床药师应加强与相关医技辅诊科室的沟通。以谦虚的态度向别人请教不懂的知识,不能不懂装懂,同时,当其他医技辅诊人员向自己请教问题时,也要耐心解答。

1. 与医技辅诊人员的沟通　由于医技辅诊科室如检验科、影像学科等所包含的专业类别与药学专业的区别较大,独立性更强,临床药师一般不太了解医技辅诊人员的工作内容,医技辅诊人员也不太了解临床药师的工作特点,因此容易造成工作中不能相互支持和相互配合,一旦出现问题,还容易产生互相推诿或互相埋怨的现象。临床药师与其他医技人员虽然专业不同、职责不同,但工作目标相同,没有谁轻谁重以及高低贵贱之分,都是为患者的健康服务,都应得到他人的尊重和理解。在与其他医技人员的交往中,临床药师应注意体现自身良好的职业道德和个人修养,利用多种方式与不同知识层次、不同专业类别的人员沟通。如果在沟通中因为临床药师的原因导致沟通障碍,临床药师应主动承担责任,多进行自我批评和自我检查。如果因为对方的原因造成一时的工作被动,也不要一味地指责埋怨,而应根据情况采取对方能够接受的方式提出自己的意见和看法,并主动帮助对方做好善后工作,将失误的不良影响降低到最低的程度。同时,与其他医技人员之间保持良好的支持与配合关系,在工作中不仅要考虑自身的工作困难,也应设身处地为对方着想。如果对方工作安排困难时,临床药师应在不影响患者疾病治疗的情况下,主动调整工作方案,尽可能为对方提供方便。

2. 与后勤人员的沟通　医院后勤部门是维持医院良好运行的重要支持部门。后勤人员能够为临床药学提供环境、生活、物资、安全等各种保障,其工作内容与临床药学工作中的生活服务内容关系密切,因此临床药师离不开后勤人员的支持与理解。但有的临床药师对后勤人员的劳动并不尊重,认为他们不是专业人员,工作技术性不强,不能直接为医院创造经济效益。因此,在与后勤人员的交往中,常以命令的口气要求他们给予帮助,对后勤人员支持和鼓励少,挑剔和指责多。而后勤人员则由于缺少他人的理解与鼓励,也对自己的工作岗位不重视,不愿为临床一线工作主动提供服务,有时甚至故意拖延时间,导致临床药学工作不能正常进行,从而影响临床药师与后勤人员的关系。因此,临床药师应理解、尊重、体谅后勤人员的劳动,加强对公共设施的保护,用平等、和蔼的语气与后勤人员进行沟通。

（金鹏飞）

第三节　药学查房

在 2011 年 3 月 1 日起施行的《医疗机构药事管理规定》中明确指出,医疗机构临床药师应"参与临床药物治疗,进行个体化药物治疗方案的设计与实施,开展药学查房,为患者提供药学专业技术服务"。药学查房是指以临床药师为主体,在病区内对患者开展以安全、合理、有效用药为目的的查房过程。药学查房是为了完成对患者药物治疗过程的追踪和监护,是临床药师工作的一个重要组成部分。目前药学查房的形式包括药师独立查房和药师与医师、护士医疗团队的联合查房。药学查房能够有效提升药物治疗效果、减少用药错误、预防不良反应发生、节约医疗成本等。

一、基本要求

医疗机构从事药学查房工作的药师应满足以下条件之一:①经本医疗机构认定在临床药师岗位上工作的临床药师;②取得临床药师岗位培训证书;③具有临床药学工作经验的高级职称药师。

医疗机构应建立临床药师药学查房制度,并明确开展药学查房的参与人员、覆盖科室、频次要求、主要内容、患者自带药管理、反馈方式、查房后随访、记录书写和质量评估等环节。

药学部门应设置临床药学组(科),配备合适的工作空间和软硬件条件,硬件设施包括电脑、网络、工作台、图书资料和记录表格等,软件设施包括查看医嘱和病历的医疗信息系统及相应权限、检索药学信息软件等。

药学常规查房的开展场所应为病房床旁,专科临床药师应选择专业对口的临床科室开展常规性药学查房工作。临床药师还应对提请药学会诊的患者开展药学查房。

二、查房准备

临床药师在药学查房前应提前安排好工作并进行相应准备。

（一）知识储备

掌握相关专科常见疾病的药物治疗学知识;掌握本专业常用药物的名称、规格、剂型、适应证、禁忌证、用法用量、不良反应与注意事项、特殊人群用药、药代动力学、药效学、配伍禁忌、药物相互作用及药理机制等知识;掌握最新的医学资讯、药品信息、临床治疗指南与专家共识。

（二）熟悉患者

获取并熟悉患者的基本情况,尤其是重点监护患者如病危、病重、病情复杂及新入院患者等,内容包括但不限于患者姓名、性别、年龄、生命体征、现病史、基础疾病、既往史、既往用药史、过敏史、家族史、个人史、婚育史、入院诊断、辅助检查结果、治疗方案及疾病进展等情况。在熟悉患者资料过程中,对于存在疑问或着重了解的部分应做好相应记录。

（三）药物重整

对新入院患者院外使用药物进行药物重整,整理患者此次入院的初始治疗方案,对重点药物如抗菌药物、糖皮质激素、抗肿瘤药物及各专科相关重点药物等进行重点监护。

（四）对初治方案合理性分析

从药物的有效性、安全性、经济性和适宜性等方面对初始治疗方案进行用药合理性分析,记录和干预不合理医嘱。用药有效性分析应包括但不限于药物适应证、用法用量、给药途径和疗程等;用药安全性分析包括但不限于防治药物不良反应、药物相互作用评估等;用药经济性分析包括但不限于医疗保险和患者承受能力等;用药适宜性分析包括但不限于皮试结果、药品规格和重复用药等。

（五）医嘱分析

对在院患者的医嘱分析应考虑疾病进展、辅助检查结果和治疗方案调整等,特别是可能影响用药的诊断修订、实验室检查结果更新(如肝脏和肾脏功能变化等)、合并用药改变、重要医嘱增减等变化情况。通过合理用药分析提炼出药学问诊的内容、患者教育的要点等药学查房的思路与内容。

（六）查房记录表格设计

新入院患者查房记录表格内容应包括但不限于患者基本情况、患者诊断、实验室检查结果、院外医嘱重整、初始治疗方案、用药合理性分析、不合理用药干预、药学问诊内容、依从性评价、患者教育、问题及患者反馈等。在院患者查房记录表格内容应包括但不限于患者基本情况、患者诊断、修正诊断、实验室检查结果更新、治疗方案调整、调整后方案用药合理性分析、不合理用药干预、药学问诊内容、患者教育、问题及患者反馈等。

三、查房过程

（一）医药联合查房

参与临床医疗查房是临床药师每日最常规的查房工作之一。在联合查房中,临床药师共同参与患者的治疗方案讨论,重点关注现在进行的药物治疗经过和目前主要矛盾问题,找出临床药学服务的切入点。

临床药师通过参与临床医师的问诊可了解到与疾病诊断、治疗及疗效相关的信息;同时,临床药师通过对其所关注的用药问题对患者进行补充药学问诊,可弥补临床问诊的不足,对疾病的进一步分析和治疗起到辅助的作用。在互动查房工作中临床药师不仅与临床医师互相交流患者的疾病和用药问题,还可对患者一些用药问题进行简单的指导。

联合查房使患者对临床药师建立初步的信任,以便临床药师开展独立药学查房工作时,患者能够更加积极主动地配合和参与。

（二）药师独立查房

由于时间的限制,临床药师仅参与医疗查房,并不能完全解决患者的全部用药问题,因此独立的药学查房也是临床药师每日必不可少的工作,根据患者入院不同阶段制订药学查房计划。

1. 自我介绍   对患者进行初次查房时,应进行简单的自我介绍,告知患者临床药师身份和临床药师在住院期间能够提供的药学服务。告知患者药学查房的主要目的在于宣教与用药相关的注意事项,促进药物的合理应用。

2. 药学问诊   药学问诊的主要内容包含患者整个诊疗过程中的所有疾病和药物相关信息,评估患者药物治疗的获益和风险,获取患者治疗需求,为药学监护的制订和实施提供基础信息和客观证据。重点关注患者用药问题,核实患者是否按要求用药、用药后的反应、是否有不适情况、嗜好、生活方式等信息,以便有针对性地进行用药教育,指导患者正确使用治疗药物,为患者制订药学监护计划。

对刚入院患者,药师应与患者或家属积极进行交流,询问患者此次入院治疗目的、既往所患疾病及用药情况、药物及食物过敏史、药物不良反应及处置史等基本信息。对患者既往用药,应详细询问药品名称、规格、给药途径、剂量、疗程、疗效等。如患者存在药物过敏史,应询问过敏药物名称、过敏症状、体征、转归等。

对诊治过程中的患者,应询问患者对自身疾病、服用药物的知晓情况,是否遵医嘱用药。询问患者使用药物后的症状、体征改善情况,是否有新发症状,判断患者目前药物治疗的临床疗效。

问诊过程中注重仪表,注意医院感染的防控工作。问诊时要善于发现患者的用药问题,避免诱导式提问。

3. **用药教育**　根据患者在接受治疗期间的具体用药情况,进行合理用药指导,为患者普及合理用药知识,目的是增强患者用药知识,预防药品不良反应的发生,提高患者用药依从性,并降低用药错误的发生率。

患者用药教育的方式包括语言教育、书面教育、实物演示教育等。用药教育的具体内容应包括药品名称(商品名及通用名)、药品规格、药品性状、用药原因、用法与用量、服药时间(空腹/餐时/餐后等)和服药方法(吞服、嚼服等)、常见不良反应、注意事项(包括药物-药物、药物-食物相互作用)、漏服处理策略及贮藏方式等,还包括饮食、生活方式、疾病相关指标(血压、血脂、血糖等)的监测及复诊等。用药教育后,宜向患者发放用药教育材料,巩固用药教育成果。

查房过程中,应鼓励患者及其家属就用药相关问题进行咨询。药师应利用掌握的药学信息,针对查房过程中患者及家属提出的用药相关问题,准确、快速地提供药学信息与建议,以促进临床用药的合理性,提高患者的用药依从性。

4. **用药监护**　临床药师应用药学专业知识向住院患者提供直接的、负责任的、与药物使用相关的监护,以期提高药物治疗的安全性、有效性与经济性。住院患者用药监护应贯穿于患者药物治疗的全过程,从患者进入病区接诊开始至转出或离院为止。临床药师可利用药物基因检测、治疗药物监测等手段,结合药动学和药效学情况,制订个体化用药治疗方案对患者实行用药监护。根据患者的病理生理状态、疾病特点、用药情况及特殊治疗情况进行用药监护分级管理。

用药监护的内容包括但不限于:药物正确配伍的监护和药物相互作用监护;输液治疗的安全性监护和首次使用特殊剂型药物的用药指导;用药方案疗效的评估;药物不良反应监护;患者基本生命体征及重要化验结果等。

5. **出院教育**　对患者或其家属就出院带药进行指导与用药教育,阐明使用方法、注意事项、不良反应、疗效监测方法及药量的调整指标等。通过电话、邮件、网络及复诊等方式,进行随访,确保收到完整信息,了解患者用药治疗情况,如病情发生变化嘱其速来诊治不得延误。

四、查房总结

查房时临床药师应从患者年龄、病理生理情况以及用药依从性等方面入手进行入院药学评估和用药风险评估,并做好记录。初次查房问诊记录内容应包括入院原因(症状及出现时间)、现病史(主诉的展开,对患者症状更完整的描述)、既往病史、既往用药史(药物名称、剂量、给药途径、方法、疗程等)、家族史、伴发疾病与用药情况、个人史(教育背景、职业、饮食习惯、烟酒嗜好等)及婚育史、药物不良反应及过敏史等。再次查房问诊记录内容应关注患者主诉、医嘱落实情况,确认患者是否正确用药(用药教育)、观察并询问患者用药后的反应、认真记录患者的问题。

临床药师应根据入院药学评估结果,整理出患者用药问题,查找文献,分析问题,并反馈给临床。临床药师针对发现的问题,应给出问题解决方案及建议。对于临床治疗中的共性问题,药学部门应定期与临床科室进行沟通纠正,记录沟通过程和改正效果。

查房后应就查房过程中发现的问题及时与医师、护士及患者沟通。应与医师沟通治疗方案的合理性和相应的调整方案。应与护士沟通给药方法(如滴速)、药物保存(如避光)和给药顺序等问题。所有沟通过程应有记录,并持续跟进沟通效果与医护人员的反馈意见。同时临床药师还应对患者尤其是重点关注或重症的患者制订监护计划,包括患者指标的变化、不良反应的观察与判断、给药方案的变化、是否需要给药方案调整等。及时给医护人员提出治疗方案的建议,并记录其是否接受,以确保监护计划的执行。

五、质量控制与评价改进

医疗机构药学部门应组织人员定期对药学查房服务进行评价。药学查房服务的评价内容包括仪容仪表、查房准备、查房过程、记录与反馈、患者满意度等方面,应根据上述规范通则要求,对药学查房服务质量进行持续改进。

(黄品芳)

第四节　药学监护

药学监护也可称为药学保健或药学照顾,是医院药事管理与药物治疗的重要环节,也是21世纪医院药学工作模式改革的一个重要方面。药学监护的主要任务是为实现安全有效的药物治疗目标制订监护计划;评估患者药物治疗需要及其有效性;对治疗结果进行记录和评价。药学监护是以患者为中心,开展合理用药、安全用药监护,以全面提高医疗质量,提高药物治疗水平改善患者的生活质量。应用药学专业知识及技术为患者和医护人员提供与药物有关的建议和指导,使医院用药更加规范合理、安全有效。为患者提供更易于接受的医疗技术服务。在实施药学监护时,医师、护士与药师组成临床治疗团队,共同对患者治疗用药负责。

一、药学监护模式

药学监护在我国各医疗机构的开展水平尚不均衡,部分起步较晚,进步较慢。虽然借鉴了一些国外的先进经验,但是我国目前的药学监护仍待完善,监护效果有待实践检验。根据医改的要求及医院分级管理评定标准的规定,三级医院必须开展临床药学工作,许多医院已培养了一定数量的临床药师开展药学监护。目前,较为常用的药学监护模式如下。

(一)参与临床交班与查房

临床药师参加病区每日医护交接班,及时了解住院患者状况,需特别关注危重症患者病情变化,评估用药后的疗效、不良反应,同时关注拟出院患者的出院带药,制订出院带药指导。

在临床查房过程中,临床药师应认真聆听医师对患者的问诊及患者的主诉。同时,仔细观察查体情况,做好记录。根据临床交班、查房、患者主诉及家属交谈所获得的疾病诊疗情况,分析用药,审核医嘱。必要时与医师共同讨论重新制订或修改患者的用药方案,保证临床用药安全有效,将治疗药物监护工作落到实处。

(二)建立药历,做好记录

对于危重症患者、特殊人群(如老年人、新生儿、儿童、妊娠期妇女、哺乳期妇女、免疫功能低下者,以及心、肺、脑与肝、肾功能不全患者)、应用特殊药品或需要进行治疗药物监测的药物(如华法林、地高辛等)以及多药联合治疗的患者,均应建立药历。记录患者的一般情况、现病史、家族史、过敏史及既往用药的品种、数量、疗程、疗效及不良反应等,制订用药监护方案并及时根据药物治疗方案的变化调整监护计划,观察患者疗效,监测不良反应。药历不仅是药师的工作记录,也体现了药师正确用药分析、获得临床用药经验的能力,促使药学监护工作不断完善提高。

(三)开展药学查房

在临床查房中,医师思路主要以疾病诊断为主,根据诊断制订药物治疗方案;在药学查房中,药师的思路应是审核医嘱,对医师制订的药物治疗方案做出合理性评估。

由于患者病种、病情各异,使药物的选择也各有不同。通过药学查房,药师共同参与分析,可提出更合理的用药建议;患者应用多种药物联合治疗时,药学查房应重点关注其可能存在的药物相互作用与潜在的用药问题;问诊时应了解患者用药方法,告知其服药期间的注意事项并回答患者提出的用药问题。此外,药师通过在查房过程中的自我介绍,可让更多的人了解临床药师工作的重要性,进而获得患者的认同、配合与支持。

(四)医嘱审核

药师应认真审核患者用药医嘱的适宜性和合理性,主要包括:①规定必须做皮试的药品是否实施皮试,是否注明皮试结果;②医嘱药物是否与诊断相符;③选用剂型与给药途径是否合理;④剂量、用法、用量是否合适;⑤是否有重复用药现象;⑥是否有药物相互作用及配伍禁忌;⑦其他不适宜情况。

(五)加强与患者的沟通,做好用药教育

如果患者需要服用药物的种类较多,使用方法和禁忌证各有不同,药师应对患者进行用药教育,包括

药品使用方法、注意事项、对于可能出现不良反应的防治措施。对于已经发生的药品不良反应,及时通报医师予以观察或处理;对于严重药品不良反应/事件,应及时发现并配合医师积极救治使损害降到最低。通过告知和用药教育,可极大提高患者用药依从性和有效性。患者出院带药时,药师也应对其进行用药交代,确保用药安全、有效。

(六) 关注药品配制,及时与护士沟通

临床药师需要密切关注药品的贮存、配制、给药时间、配伍禁忌等。通过与护士沟通,了解医嘱的执行情况,将药物的合理使用信息传递给护士,使其能够理解药物使用的时间、剂量及给药途径对治疗效果的影响,从而认识到合理用药的重要性。另外,可以通过开展护理工作的相关讲座,将存在的共性问题向护士进行讲解以达成共识,借以提高临床合理用药水平,减少错误,提高治疗质量。

(七) 治疗药物监测

做好治疗药物监测(TDM)工作需要涉及多学科的综合知识,包括药动学、药效学、药物分析、临床药理学、毒理学和实验室技术等。进行 TDM 后,临床药师应根据患者的血药浓度结果,结合患者自身状况以及联合用药情况,进行结果分析,协助临床医师科学制订个体化给药方案。

(八) 药物基因组学

药物基金组学是研究个体基因的遗传学特征如何影响药物反应的科学,是药物学和遗传学的交叉学科,是人类进入功能基因组学研究后出现的一门新兴交叉学科。利用药物基因组学原理,采用先进的分子生物学技术对不同个体的药物效应相关基因(药物代谢酶、转运体和受体基因)进行检测,再根据患者的基因制订合适的给药方案,可提高药物疗效、减少药物不良反应,同时减轻患者痛苦与经济负担。药物基因组学是联系基因、药物和疾病间关系的一座桥梁,已逐渐成为临床药师开展临床合理用药实践的有力工具,临床药师要积极参与患者药物治疗过程,并利用药物基因组学检测进行临床解释、评估治疗建议、提供药物选择或剂量的意见。临床药师还可以通过基因检测结果指导患者用药,面对面地与患者沟通,让他们认识到药物基因检测的意义和作用,同时也要说明药物基因组学检测的局限性。

(九) 药品不良反应/事件监测

药师应关注药品不良反应/事件。一方面,指导患者及家属做好预防及护理,如预先提醒患者哪些不良反应是常见的、哪些不良反应需要密切注意。必要时,应及时告知医护人员。另一方面,认真观察、记录患者应用药物后出现的不良反应,并给予准确评估,使医护人员认识到临床药师的意义,体现临床药师的价值。但是,在告知患者可能出现的不良反应时,应注意沟通技巧,避免造成患者心理压力过大而拒绝服用药物,给临床治疗带来困难。

(十) 接受医护人员及患者咨询

对于临床医师、护士及患者提出的用药问题,应及时、准确地回答。不能立即回答的,应留下咨询者的联系方式,查阅相关资料后再尽快回复。回答问题时,应有理有据,可参考药品说明书、中国药典、有关药品法律法规与规章、权威性的药品手册、各种指南、指导原则及专家共识等权威性资料,并及时填写咨询记录。

(十一) 患者院外随访

临床药师应定期对患者进行电话随访,准确评价药物的治疗效果。必要时,及时与临床医师沟通,调整治疗方案,保障患者院外药物治疗安全、有效。其中,参与慢性病管理是药师的重要工作内容之一。慢性病管理指组织慢性病专业医师、药师、护师(士)和营养师等作为一个医疗团队,为慢性病患者提供全面、连续、主动的管理,以达到促进健康、延缓疾病进程、提高生活质量、降低伤残率、降低医药费用的一种科学管理模式。

药师是慢性病管理中的重要一员,在世界范围内,药师已广泛参与到慢性病管理的药学服务中,显著提高了患者及高危人员对疾病的认知和治疗依从性,改善了治疗指标,并提高了患者的生活质量。虽然我国对慢性病管理工作进行了大量的探索和实践,也积累了很多宝贵的经验,但我国慢性病管理还存在很多不足,如重治轻防、健康教育针对性差等。因此,借鉴国外发达国家的经验,结合我国国情,充分发挥药师在慢性病管理中的作用,具有重要意义。药师可依据专业优势、围绕药物治疗、结合患者特点提供个

体化慢性病药学服务,建立针对高血压、糖尿病、哮喘、重症精神疾病等慢性病管理的药学服务体系。

二、药学监护记录与常见问题处理

药学监护药师应做好工作记录,要求记录真实、资料完整、建立药历、保存完整的用药信息。医师需要将其对患者实施的诊治工作内容完整记录于病历,护士需要将其对患者实施的护理工作内容完整记录于护理工作记录。同样,临床药师作为治疗团队中的重要成员,其所提供服务的全部内容也需要有完整的记录。建立药历是治疗团队成员间交流患者治疗情况的原始材料,并可用于教学(如培训医药相关专业学生)、研究(如临床药物评价)、医疗质量评价(如考察医务人员对临床路径或指南的遵循情况)等方面。

药学监护在保证患者用药安全、有效、经济、适宜等方面均已发挥了不可替代的作用,无工作记录某种程度也等同于一切都未发生。目前,由于尚无法规要求,药师自身不重视工作记录或不知如何记录,也使得药师在参与临床药物治疗过程中的作用常被忽视,不利于药师经验的积累及水平的持续提高。药师在工作过程中发现问题,做出判断并给予建议时,应完整书写并记录。ASHP 建议,应将药师提出的重要建议写入医疗文书中。医院药学部门应制订相应的制度,以协助临床药师做好药学工作记录的书写工作。

ASHP 列举了几种常见的临床药师需要在医疗文书中记录的信息:

(1) 患者的既往用药史,包括药物过敏史且应详细记录过敏发生时的情况。

(2) 与患者药物治疗相关的治疗团队其他成员的意见。

(3) 药物的剂型、用法用量,以及给药途径的调整。

(4) 试验药物的应用。

(5) 需要密切监护的已发生的或潜在的药源性问题。

(6) 监测药物治疗过程中涉及的问题,包括:①药物用法用量的合理性;②治疗方案中有无重复给药;③患者的依从性;④已发生的或潜在的药物-药物、药物-食物、药物-实验室检查,以及药物-疾病相互作用;⑤与所用药物有关的临床症状和实验室检查指标;⑥已发生的或潜在的药物毒性和不良反应;⑦提供与所用药物相关的用药教育及咨询服务。

除了上述这些记录外,我国临床药师的药学监护记录还包括查房记录、用药干预记录、临床路径监护记录、医嘱点评记录、药历、随访记录等。

随着我国临床药师制度的实施,我国临床药学发展必将会迎来前所未有的机遇,书写工作记录文件也应成为临床药师重要的工作内容。目前,我国对药学监护及其记录尚无法规上的明确要求,药学监护与药历书写文件等涉及法规的问题仍有待解决。

(一) 药学监护记录的格式

药师工作记录文件格式目前缺少统一标准。其中,SOAP(Subjective Objective Assessment Plan)文件格式是美国芝加哥大学伊利诺分校在 Pharm D 教学中讲授并沿用至今的一种最为经典的文件格式。SOAP 文件主要包括四部分内容。①主观性资料(subjective):患者或监护人口头陈述的症状,这些资料可以帮助医师或药师全面了解患者病情严重程度、机能障碍水平、疾病进展以及疼痛程度等;②客观性资料(objective):医师或药师观察到的体征(生命征象、脉搏、体温、皮肤颜色和水肿),以及实验室检查结果(生化指标、血药浓度、影像学检查结果、病原学培养结果)等;③评估(assessment):临床诊断以及对药物治疗过程的分析与评价,将涉及患者治疗存在的问题按轻重缓急进行排序;④方案(plan):针对临床问题(包括药物治疗相关问题)进行处理的方案及执行步骤。具体内容可能包括提出的实验室或诊断学检查建议,药物治疗方案或生活方式方面的建议,针对特殊问题的说明,对进一步治疗安排的建议,患者自我监测方法指导,以及随访时间安排等。

另外,还有 TITRS[标题(title)、引言(introduction)、正文(text)、建议(recommendation)、签名(signature)],FARM[发现的问题(findings)、评估(assessment)、建议(recommendation)或提议(resolution)、处理(management)]等文件格式也比较常用。SOAP 侧重于药师干预内容的记录,TITRS 侧重于药物治疗评估

内容的记录,FARM 则强调对药物治疗的监测。

（二）药学监护记录的保存方式

1. 与患者的病历、护理记录共同保存　美国、加拿大等发达国家的多数医疗机构,临床药师的工作记录通常与临床医师书写的病历以及护士书写的护理记录共同保存。或者,药师将发现的药物治疗相关问题及所提合理用药建议,直接记录在患者病历中。医师、药师和护士甚至包括其他医疗专业人员(如检验师、营养师等)的所有相关医疗工作记录文件,完整地装订成一册,方便治疗团队所有成员间的相互信息交流,体现出临床多学科协作和信息资源多学科共享的特征。在国内,尽管在病历中记录药学监护工作内容是临床药师的职责,但临床医师在初期可能不习惯或不赞同这样的方式。因此,这种记录方式需要获得治疗团队其他成员(主要是医师)的支持,而且需要经过医疗机构有关部门领导的批准和授权。

2. 保存于药学部门　由于国内目前没有法规要求药师在医疗病历中记录药学监护工作内容,临床药师工作记录通常由临床药师自行书写,在药学部门保存。虽然这些自行保存的记录文件对评价临床药师的工作非常重要,但这些资料未实现与医护人员信息共享与交流,在全面提高医疗质量方面未能发挥应有作用。

3. 电子记录文件　随着计算机的广泛应用和信息技术的快速发展,国内外相继出现了一些用于记录临床药师工作内容的电子记录软件。这一类软件具有录入、查询、统计分析功能,适合临床药师记录工作内容、分析监测数据和总结用药经验。例如,美国的 TD-SHealthcare4000、PharmCare 和 Care-Trak 等软件。目前,国内也有医院根据本单位工作特点开发了一些药历软件,如血药浓度药历管理软件及根据 SOAP 模式建立的药历软件。以电子文件形式记录的临床药师工作内容,可通过院内局域网,促进治疗团队成员间的交流。

三、合理用药指导

临床药学是医学和药学相互结合、以指导合理用药为己任的一门新兴学科,其重要意义在于直接面向患者、以患者为中心研究与实践临床用药,提高药物治疗水平,从而最大限度地保障患者用药的安全、有效、经济、适宜。临床药学的核心是合理用药,合理用药指导是对药物的疗效、不良反应、药物治疗费用等诸多因素的优化,在已经确定了药物的安全性、治疗费用等因素的情况下,优化给药方案、充分发挥药物的疗效、减少耐药和不良反应的发生。作为一名合格的临床药师除具有充足的知识储备,还应具备良好的沟通能力,在完善的药学知识构架下不断完善自我。

在临床用药治疗中,用药剂量和所产生的药理效应受很多因素影响。

影响药物药效的因素有以下几种。①药物剂型、剂量和给药途径:不同的制剂可能影响药物起效时间、作用强度和维持时间等诸多方面;另外,不同的给药途径可能产生不同的药效作用。②机体因素:年龄、性别、营养状况和饮食结构、遗传因素以及种族差异等均可影响药效,如婴幼儿的血脑屏障功能不完善,药物易进入中枢神经系统;高蛋白饮食可使氨茶碱代谢加快等。③病理状态:疾病状态可通过改变药物代谢动力学或直接影响药物的作用,从而改变药物的效应。④长期给药引起机体对药物的反应性改变:反复、长期用药可能引起机体对药物的反应发生变化,常表现为耐受和依赖性等,停药后可能引起停药反应。⑤其他:心理因素、经济因素等。

临床用药选择除了考虑上述客观因素外,往往还需结合患者的经济承受能力等综合考虑并进行合理选择。临床药师与医师共同制订用药方案以及参与合理用药讨论时,除了需要考虑不同药物的药理作用、机制及药物代谢动力学特点外,还应考虑影响药效的其他相关因素。

临床药师最终服务的对象是患者,一定要关注特殊患者的安全用药需求,做好合理用药指导。

（一）妊娠期用药指导

妊娠期用药不仅考虑药效学,更要注意药物对胎儿的影响。某些药物能够透过胎盘屏障影响胎儿的生长发育,甚至导致胎儿畸形,故妊娠期用药应遵循以下原则。

1. 尽量使用疗效肯定,已知对胎儿影响小的老药。

2. 尽量避免使用尚未确定对胎儿是否有影响的新药。

3. 单药有效时避免联合用药。

4. 小剂量有效时不用大剂量。

5. 早孕期间不使用 FDA 妊娠安全用药分类中的 C 类、D 类药物,若病情急重不得不使用肯定对胎儿有害的药物时应权衡利弊,充分告知,必要时需要终止妊娠。

6. C 类、D 类药物若确需使用,无药替代必须向患者及其家属详尽说明利弊,签署知情同意书后方可实施。

(二) 老年人用药指导

由于老年人常患多种疾病,用药品种多、时间长,容易发生体内药物相互作用问题。此外,由于老年人记忆力减退等因素,对医师处方的依从性也较差。诸如此类的老年人用药问题,应值得关注。

1. 必须在诊断明确的前提下选择用药,严防乱用药物。

2. 选用的药品种类不宜过多,尽量减少联合用药的品种和数量。选择疗效肯定、能缓解症状、纠正病理过程或消除病因的药物,能少用就少用,能不用就不用,可用可不用的药应不用。

3. 老年人用药应从小剂量开始,逐渐增加至个体最合适且可获得满意疗效的治疗剂量。老年人一般常规剂量为成年人剂量的 3/4,对于肝、肾功能有变化者,最好根据血药浓度监测结果与肝、肾功能情况调整剂量实行个体化治疗。

4. 根据具体情况选择合适剂型,如对于吞咽困难者,不宜选用片剂、胶囊剂,可选择液体制剂;必要时,采用注射给药。

5. 对老年人需进行反复的用药教育,特别是医嘱用药依从性的教育。

(三) 儿童用药指导

出生至 28 日,称为新生儿;28 日至 1 岁,为婴儿;1~3 岁,为幼儿。儿童因机体生理情况与成人不同,其神经系统、胃肠道、肝肾功能和内分泌系统发育尚不健全,对药物代谢及药物效应变化较大。

1. **新生儿用药**　新生儿对药物的敏感性与成人不同,其体内大部分是水,约占体重的 80%,而且主要存在于细胞外液。因此,新生儿对于泻药、利尿药特别敏感,易导致脱水。此外,新生儿体内的脂肪量较少,应用脂溶性药物时,要特别注意血中的游离药物浓度增加,不良反应加大。

2. **婴幼儿用药**　婴幼儿在药物代谢方面已较新生儿成熟,但由于自身特点,对其用药也应特别注意,包括注意选择合理剂型、口服药宜选择溶液剂或糖浆剂、病情危重时宜采用静脉用药途径等。一般婴幼儿,可按千克体重 (mg/kg) 或体表面积 (mg/m^2) 计算给药量。但此方法的原理是单纯将婴幼儿看成缩小的成人,也欠科学,应根据患儿个体情况设计给药量。

针对儿童用药,应明确是否必须使用药物治疗。如需药物治疗时,选择何种药物、何种剂型及哪种给药途径最合适。另外,应注意微量元素与维生素等营养成分的补充问题,如儿童长期、过多使用鱼肝油或维生素 D 制剂时,致使体内维生素 A、维生素 D 浓度过高,则可能出现胃肠道不适、头痛、骨与关节压痛、高钙血症等慢性中毒症状。

(四) 肝功能不全患者用药指导

肝脏是许多药物代谢的主要场所,当肝功能不全时,药物的代谢必然受到影响,药物生物转化减慢,血中游离药物增多,从而影响药物的效应并增加毒性。因此,必须减少给药剂量及用药次数,特别是给予肝毒性药物时更需谨慎。

肝功能不全患者用药原则如下。

1. 明确诊断、根据肝功能情况合理用药。

2. 避免或减少使用对肝毒性大的药物,选用对肝无毒性或毒性较小的药物。

3. 注意药物相互作用,特别应避免具有肝毒性的药物合用。

4. 开始用药时宜小剂量,必要时进行治疗药物监测,做到给药方案个体化。

(五) 肾功能不全患者用药指导

肾是许多药物及其代谢物排泄的主要器官,当肾功能不全时,肾排泄药物的能力大为减弱,主要经肾排泄的药物消除减慢,影响药物的疗效并增加毒性。此时,必须酌减用药剂量及用药次数,特别是给予肾毒性药物时更需慎重。

肾功能不全患者用药原则如下。

1. 明确诊断、根据肾功能情况合理用药。

2. 避免或减少使用对肾毒性大的药物,应选用无肾毒性或肾毒性较小的药物。

3. 注意药物相互作用,特别应避免具有肾毒性的药物合用。

4. 肾功能不全而肝功能正常者可选用具有双通道排泄的药物。

5. 根据肾功能情况调整给药间隔,必要时进行血药浓度监测,设计个体化给药方案。

肾功能不全时给药方案的调整方法如下。

1. **减少给药剂量**　肾功能不全时药物排泄减少,对于主要由肾消除的药物应减少剂量,可先给予正常的首次剂量,然后根据肾衰竭程度按正常间隔时间给予较小的维持量。该法药物的有效血药浓度可维持较长的时间,药效优于延长给药间隔时间法,但该法不适合血肌酐浓度大于 $880\mu mol/L$(10mg/dl)、肾功能严重损伤的患者。此时,即使每次给予较小的剂量,也可能达到中毒水平。

2. **延长给药间隔**　对于主要经肾排泄的药物,每次用药剂量不变,只延长给药间隔时间也可以维持药效,此法给药间隔较长,药物血浓度波动较大,维持有效血浓度时间短而可能影响药效。

3. **根据群体药代动力学参数或血药浓度监测结果制订个体化给药方案**　该法不适用于肾毒性较大的药物,如氨基糖苷类抗菌药、万古霉素等。

我国合理用药的定义是安全、有效、经济、适宜。合理用药是临床药学的技术核心,指导临床用药、制订个体化用药方案、对患者进行用药教育是以合理用药为目标。临床合理用药多建立在经验用药和目标用药基础之上,所以合理用药是相对的而不是绝对的。合理用药工作是临床药学的重要任务,实现这一目标任重而道远。

（张　伟）

第五节　药历的书写

药历是临床药师在为患者提供药学服务过程中,以合理用药为目的,通过采集临床资料,并进行综合、分析、整理、归纳而书写成的完整技术档案资料,是为患者进行个体化药物治疗的重要依据,是开展药学服务工作的必备资料。药历的作用在于可使临床药师和其他医务人员了解患者的用药信息,便于临床药师开展规范化药学服务,保证患者用药的安全、有效、经济。

一、药历书写对象

1. **特殊患者**

(1) 特殊生理阶段患者:老年人、小儿、妊娠期妇女、哺乳期妇女。

(2) 特殊病理状况患者:心、肺、脑及肝、肾功能损害者。

(3) 过敏体质患者。

(4) 有药品不良反应史的患者。

(5) 病情危重的患者。

2. **可能存在用药问题的患者**

(1) 患有多种疾病,需要同时使用多种药物,药物治疗方案复杂。

(2) 药物治疗效果欠佳。

(3) 使用的药品有较严重药品不良反应。

(4) 使用治疗窗较窄的药品。

(5) 使用新上市的药品。

3. 其他需要重点药学监护的患者。

二、药历的基本内容

药历的内容主要来自患者药物治疗过程的客观记录,同时要体现药师为保证用药安全、有效所提供的专业技术服务。其中对客观内容的记录可以通过药学问诊获得,也可由病历直接采集转换,其余部分应由药师书写建立,包括药物治疗中药师的主观分析、判断、意见或建议等。

药历的基本内容应包括以下几部分。

1. 患者基本情况   姓名、性别、年龄、职业、身高、体重、籍贯、民族、血型、住址、不良嗜好、联系方式、过敏史(药品、食物、营养品、其他)、医保类别、药品不良反应及临床处理过程及家族史等。

2. 病史摘要   出入院时间、诊断、现病史、既往史、体格检查、非药物治疗、既往用药史、主要检验检查指标、治疗原则、转归情况。

3. 药品治疗经过   药品名称、用法用量、给药方法及途径、给药频次、用药起止时间、治疗药物监测结果分析及对临床方案的建议。

4. 用药管理与监护意见   ①药物治疗效果评价:患者主观症状改善、检查指标变化、预期治疗达标情况;②药物应用评价:药品不良反应、用药依从性、治疗方案特点等;③药师干预计划:对医师处方及给药方案调整建议、对患者用药相关的教育及指导;④干预效果随访:干预计划被临床采纳与否的结果、患者是否依从、治疗效果和安全性是否提高,以及药师对药物治疗方案的分析。

5. 其他认为需要记录的内容。

三、药历的书写模式

药历书写的具体内容和格式缺少统一的规范和要求。国外的一些标准药历模式已逐渐被国内药师学习和借鉴,其中 SOAP 式药历是美国医院药师协会(ASHP)推荐的药历书写格式,也是美国大多数临床药师采用的一种格式。目前,国内一些临床药学工作开展较好的大医院已尝试应用此模式记录药历。

1. 主观资料(subjective,S)   为主观性资料,包括患者的主诉和病史、过敏史、药品不良反应史、既往用药史、家族史等。

2. 客观资料(objective,O)   为患者检查的客观记录,包括生命体征、生化指标、血药浓度、影像学检查结果、血和痰培养结果、检查和治疗费用等。

3. 判断和评价(assessment,A)   为临床诊断以及对药物治疗过程的分析和评价。

4. 计划(plan,P)   为治疗方案,包括用法用量、服药时间、发药数量和用药指导,应对患者继续观察的项目。

四、教学药历与工作药历

(一)教学药历

教学药历是针对初学者或刚开展临床药学工作的药师设计的,其格式类似于医师书写的大病历,要求书写内容全面,主要包括患者基本情况、临床诊断、诊疗计划、实验室及辅助检查要点、现病用药史、药物治疗日志、药物治疗总结等。教学药历需要有药学带教老师和临床带教老师定期对药物治疗日志的点评,以及对药物治疗总结的评语等。各地区、各医院及不同临床专科的临床药师在应用教学药历中,可结合自身实际情况进行适当修订。另外,临床药师在药历中记录的信息还可以根据各类疾病的治疗指南与不同患者的疾病治疗特点有所侧重。

1. 教学药历格式

(1)教学药历首页。

(2)药物治疗日志。

(3)药物治疗总结。

(4)临床带教老师评语。

（5）药学带教老师评语。

2. 教学药历书写规范

（1）教学药历首页：包括基本情况、主诉和现病史、既往病史、既往用药史、家族史、伴发疾病与用药情况、过敏史、药物不良反应处置史、入院诊断、出院诊断、初始治疗方案分析、初始药物治疗监护计划、其他主要治疗药物。

（2）药物治疗日志：包括入院后首次病程日志，需记录入院时间和入院诊断（诊断依据）；患者住院期间病情变化与用药变更的情况记录（含治疗过程中出现的新的疾病诊断、治疗方案、会诊情况）；对变更后的药物治疗方案的评价分析意见与药物治疗监护计划；用药监护计划的执行情况与结果（包括药师参与情况与结果）；出院带药情况。

（3）药物治疗总结

1）完整治疗过程的总结性分析意见：住院时间、诊断、治疗原则及转归的简要总结，分析药物治疗的合理性（适应证、品种、用法用量、疗程、联合用药、药物选择的安全性与经济性及患者使用是否方便及依从性等）。

2）药师参与药物治疗工作的总结、用药监护的情况与结果、药学干预和意见的被采纳情况。

3）患者出院后继续治疗方案和用药指导，出院后继续治疗的药物、服药时间、疗程、药物不良反应及注意事项。

4）治疗需要的随访计划、复诊时间、检验检查指标如血压、血糖、肝肾功能、电解质等。

（4）临床带教老师评语：临床带教老师根据本例药历撰写情况给予客观评价。

（5）药学带教老师评语：带教老师根据本例药历撰写格式、药物治疗日志完整性，对药物分析的准确性给予客观评价。

（二）工作药历

目前，由于国内医疗机构临床药师的数量有限，为节省时间和精力，对于有一定临床经验的药师可采用简化的药历格式作为日常工作药历。日常工作药历中，减免了大量的文字叙述，主要以治疗药物的使用情况包括时间、疗效评价、药品不良反应及药师干预情况等，作为主要记录内容。该药历格式风格简明、一目了然，是一种既全面又简单易行的药历模板。

五、常见问题与注意事项

（一）常见问题

1. 结构欠完整，如缺少用药教育，药学监护计划。

2. 语言表达不严谨，口语化，有错别字，缩写错误等。

3. 药历特点不突出，简单模仿病历。

4. 记录缺乏时效性，未跟随患者的病情和治疗进程开展，治疗日志未能体现药师参与临床的过程。

5. 分析缺乏针对性，未针对患者进行个体化用药分析和评价，简单地堆砌说明书。

6. 分析缺乏科学性，未提供理论依据和循证指南，较多主观判断。

7. 用药监护计划不全面，监护指标与用药无关，异常结果无分析，监护结果未体现。

8. 药物治疗总结不完整，缺少治疗过程中的经验和教训，未体现药师作用。

（二）注意事项

1. 注重初始治疗方案的分析　初始治疗方案分析，包括初始治疗方案、病情分析，以及治疗原则及用药分析等几个方面。初始治疗方案分析应建立在对疾病诊断及其诊疗原则熟知的基础上，通过对患者病情的分析，辅以实验室检查等，了解医师的诊断思路，结合相关诊疗规范、指南等治疗原则、治疗方案，培养系统性临床思维。初始治疗方案分析的另一重点是用药分析，包括医嘱用药与诊断的相符性即用药有无指征、药物选择的适宜性、剂量与用法的正确性、选用剂型与给药途径的合理性是否存在重复给药现象、治疗药物之间是否有潜在临床意义的相互作用和配伍禁忌、药物的不良反应情况等问题，利用药学基础知识理论，从药效学、药动学及药物治疗学等方面多角度、全方位进行分析评价。

2. 注重治疗过程的监护，充分发挥临床药师作用　临床药师在参与临床诊疗的过程中，通过与患者的沟通交流及与医护人员的合作，针对患者的治疗过程设计监护计划，旨在发现临床的用药问题，解决实际发生的用药问题并防止潜在问题的发生，充分发挥临床药师作用，最终实现患者用药的安全、有效、经济合理。监护计划的制订应完整，包括药物的正确使用，患者服药后的疗效和不良反应，患者病情变化指标等，并且每项监护计划都应有相应的监护结果。

3. 注重药学查房，培养严谨工作品质　随着学习的深入，应尽量独立到患者床前问诊，从药学角度掌握第一手资料。如患者用药史，包括既往长期、大量使用的以及入院时仍在继续使用的药品，应具体到药物品种、剂量、用法疗效、有无不良反应史等，通过仔细询问用药史可以了解患者的用药依从性，对疾病及药物使用常识的了解程度，对药物治疗的心理预期以及潜在的合并用药情况等，这些情况的掌握对于入院后新治疗方案中具体药物的选择及后期用药指导有重要意义。

4. 注重实用性和可操作性，提升药学服务质量　药历不仅是工作的记录还可用于促进学习，提高临床服务质量。书写药历对培训学员来说是重要的学习和提高过程。而对于步入临床开展药学实践工作的药师而言，充分运用药学知识，发现临床用药中存在的问题和潜在风险，实施有针对性的用药监护，并为患者提供正确有效的用药教育和药物咨询服务，最大限度地使患者治疗受益，是药师在由医、药、护、技共同组成的治疗团队中价值的体现。

六、药历书写要求

1. 药历应如实记录患者药物治疗过程，以及临床药师对用药干预、评估及对患者用药指导等具体情况。

2. 药历书写应当客观、真实、准确、及时、完整。

3. 药历书写应当使用医学、药学术语。通用的外文缩写和无正式中文译名的症状、体征、疾病名称等，可以使用外文。药品应当使用通用名称。

4. 药历应当按照规定的内容书写，并由临床药师本人签名。实习、试用期临床药师书写的药历，应当经过认定的临床药师审阅、修改并签名。

5. 首次药历是指患者入院后的第 1 次药物治疗记录，应当在患者入院后 48 小时完成。

6. 日常药物治疗一般每 3 日记录 1 次，对危重病患者随时书写记录，病情有变化、药品品种及剂量有调整时要及时记录。

7. 对于手术患者，要对其手术前、手术中和手术后应用的药物进行记录，内容包括手术时间、术中诊断、麻醉方式、手术方式，术前、术中及术后使用药物情况[如对术前预防性使用抗菌药物要记录药品名称（通用名）、剂量、溶媒、给药时间、给药速度]、用药特别注意事项等。

（方晴霞）

第六节　药学会诊

随着我国临床药学工作的深入开展，临床药师已常规参与临床药物治疗，除为患者提供药学服务外，还与临床医师、护士、营养师等组成临床诊疗团队，互相协作，故临床药师的作用日益受到临床重视，其受邀参加临床会诊的工作逐渐增多。临床药师参与会诊既是临床药师向医师学习临床思维的途径，也是临床药师为临床提供药学专业服务的方式之一。通过参与会诊工作，可提高临床药师参与临床药物治疗的临床思维能力，提高对医嘱用药合理性分析评价能力及指导临床安全合理用药的能力。在临床会诊中，临床药师可利用药学专业知识与技能，及时发现药物治疗相关问题，通过提出正确的药物治疗方案解决问题，使患者受益，提高临床药物治疗水平。临床药师参与会诊工作，对临床药师的人才培养、促进临床药学工作的发展具有重要意义。

一、药学会诊的概念及其发展历史

医师会诊（consultation of doctors）是指由 2 个以上不同专科、有一定资历的医师共同诊断和治疗疑难病症的过程。药学会诊(pharmaceutical consultation)是指药师利用自身药学专业知识,与临床医师、护理、检验、影像等卫生专业技术人员一起研究、讨论和解决临床中用药相关的问题,使患者用药达到安全、有效、经济、适当的目的。二者都是为了解决临床患者治疗问题,但药学会诊不包含诊断,主要解决临床用药的相关问题,如药物选择、用法用量、服药时间、给药间隔、用药疗程、给药途径,药物不良反应的识别与处理,用药注意事项以及与用药相关的临床监测项目及指标等内容。

药学会诊是随着国内外临床药学的不断发展而形成的。美国的临床药学工作从 20 世纪 60 年代开始,到 20 世纪 70 年代,出现发展的分水岭,学者们开始研究药师为患者提供服务的效果,并进行经济学的比较和评价,逐渐形成"生物-心理-社会医学"治疗模式。1990 年,药学监护的概念被提出,将临床药学的工作推向新的高度,药师应用计算机建立患者药历,监测药物相互作用,改进用药记录的存取,逐步开展药物咨询、药学会诊等工作。在美国,药物咨询与会诊并无严格区分。现代化的医疗体系中,临床药师可参与药物治疗,提供药学服务,如抗菌药物的应用、抗凝药物的应用与监测、抗肿瘤药的使用及患者营养支持方案设计等,可在会诊过程中为医师提供合理用药的建议。

我国临床药学萌芽于 20 世纪 60 年代,但早期存在发展不均衡、涉及专业较局限、制度不完善等现状,主要与当时国内的政策制订、落实、监督、管理等有一定的关系。随着我国医药市场的开放和繁荣,药品管理逐步规范,药代动力学/药效动力学(pharmacokinetics/pharmacodynamics,PK/PD)、生物药剂学、药物基因组学等新兴学科的设立,药师的职责日趋明确,医院药学部门和药师最重要职责是促进临床合理用药、防范用药错误、保障患者用药安全。许多医院陆续开展了血药浓度监测、药物基因检测,为临床药师逐步开展药物咨询和会诊工作奠定了基础。我国药学会诊从 1999 年起步,但在很长的一段时间内,我国的临床药学学科发展较慢,临床药师主要从事药物信息咨询、血药浓度监测、药品不良反应监测、药物 I 期临床试验等,未直接参加临床药物治疗工作,即使临床科室邀请药师去协助解决药物临床使用的相关问题,也没有被列入会诊的范畴,只是作为药物信息咨询的内容或者药物不良反应监测的内容。随着"医药分开"改革的不断推进,取消药品加成、弱化购销环节,不仅使药品从收入变为成本,也使大多数药师从保障药品供应向加强药学专业技术服务、参与临床用药转变。2002 年 1 月,原卫生部、国家中医药管理局联合发布的《医疗机构药事管理暂行规定》明确了临床药师的主要职责是"参与查房和会诊,参加危重患者的救治和病案讨论,对药物治疗提出建议,并设计个体化给药方案等"。2005 年,原卫生部在全国设立了 50 家临床药师培训基地。2007 年,原卫生部正式启动了医院临床药师制的试点工作,全国各地区三甲医院逐步将临床药师制纳入医院的核心制度,建立了临床药师参与临床会诊的制度。2011 年,原卫生部颁布的《三级综合医院评审标准》提出了参加院内疑难重症会诊和危重患者的救治是临床药师重要的日常工作。2011 年 3 月,原卫生部颁布的《医疗机构药事管理规定》明确提出了"医疗机构药师工作职责是参加查房、会诊、病例讨论和疑难、危重患者的医疗救治,协同医师做好药物使用遴选,对临床药物治疗提出意见或调整建议,与医师共同对药物治疗负责"。2017 年 7 月,原国家卫生计生委、国家中医药管理局联合发布《关于加强药事管理转变药学服务模式的通知》(国卫办医发〔2017〕26 号),明确指出"各地要大力培训和合理配备临床药师,发展以患者为中心、以合理用药为核心的临床药师队伍。临床药师要积极参与临床药物治疗,实施药学查房和药师会诊,提供药品信息与用药咨询,开展临床药学教学和药学应用研究等,发挥在合理用药中的作用。"在这些规定及政策的鼓励推动下,临床药师除参与医疗团队的日常性医疗查房外,参与会诊逐渐成为临床药师的常态化工作。

二、药学会诊的原则和要求

(一)药学会诊的原则

临床药师参加药学会诊,应始终坚持"以患者为中心",以合理用药为核心,以促进患者用药安全、有效、经济、适当为根本任务,全心全意为患者进行药学服务,利用自己的专业知识和技能,参与病例讨论和患者救治方案的确定,为临床医师提供专业性的救治意见。

(二)药师会诊资质

药学会诊对临床药师的临床知识、药学知识、综合分析能力、临场应变能力均有很高的要求。2012 年

4月,原卫生部颁布的《抗菌药物临床应用管理办法》(卫生部令第84号)第二十七条提出:"特殊使用级抗菌药物会诊人员由具有抗菌药物临床应用经验的感染性疾病科、呼吸科、重症医学科、微生物检验科、药学部门等具有高级专业技术职务任职资格的医师、药师,或具有高级专业技术职务任职资格的抗菌药物专业临床药师担任",进一步以卫生部令的形式,明确了临床药师参与抗菌药物会诊的资格;对于其他会诊中药学人员的资质并没有做出明确要求。对于药学会诊资质的问题每个医院可以根据自己医院的情况灵活制订药学会诊人员的资质,如实行内部资格认定和准入制度,保证会诊质量;也可根据会诊类型不同而定,原则上经过培训(国家认可培训或进修)的主管及以上职称药师,并且有参与查房、药物咨询经验的药师可参加科内会诊、院内会诊或科间会诊,具有丰富临床经验的临床药师优先参加会诊;而全院多学科团队(multi-discipline team,MDT)会诊、院外会诊、远程会诊应由副主任药师及以上专业技术人员参加。

三、药学会诊分类

临床药学按会诊范围可分为科内会诊、院内会诊或科间会诊、全院MDT会诊、院外会诊等;根据患者病情急缓确定会诊时间,将会诊分为普通会诊和急会诊;按会诊形式可分为现场会诊和远程会诊。

(一)科内会诊

一般由患者的经治医师或主管临床医师提出会诊申请,科主任召集有关医务人员参加,经治医师或主管临床医师向药师或其他会诊人员详细介绍病史。少于3个人员(不包括3个)参加的会诊,按单人会诊书写会诊意见,3个及以上人员参加的会诊按疑难重症病历讨论形式书写会诊意见,最后主持人进行小结。

(二)院内会诊或科间会诊

由相关科室主管医师提出会诊申请,填写会诊单,写明会诊要求和目的,经副高职称及以上的上级医师同意,发出口头或书面邀请至药学部门的临床药师,一般需在24小时内完成会诊工作。临床药师应按时参加会诊,可单独也可组成小组参加。

(三)全院MDT会诊

在现今学科越分越细的情况下,对一些疾病的诊断治疗往往不是一个科室能够完成或解决的,需要全院多学科协作诊疗。通过高质量的全院大会诊,能提高诊断符合率、临床治愈率和抢救成功率。全院MDT会诊一般是针对病情疑难复杂且需要多学科共同协作的患者、突发公共卫生事件、重大医疗纠纷或某些特殊患者等情况进行会诊,一般由临床科室或科室主任提出申请,提前将会诊病例的病情摘要、会诊目的和拟邀请人员报医务部门,由其决定会诊日期并正式发文通知到相关的参与会诊的科室,如通知药学部门的临床药师参加。会诊时,由医务部门或申请会诊科室主任主持召开,医务部门和医疗业务主管副院长原则上应该参加并作总结归纳,应力求统一明确诊治意见。在临床各科室从诊断以及医学治疗方面提出建议时,临床药师从多学科的角度了解患者的疾病进展情况的条件下,需从药物在各个系统的作用机制和药代动力学/药效动力学方面为患者提供最佳的药物治疗方案,或者鉴别药物不良反应等。做好会诊记录,并由医师将会诊意见摘要记入病程记录。

(四)院外会诊

对于本院一时不能明确诊断或治疗上有困难的疑难重症病例,由临床科室书写病情摘要,科主任同意,通过医务部门请求院外临床药师会诊,应由医务部门在一周内安排会诊。院外大会诊,提出会诊科室的主任负责组织实施,医务部门或医疗业务主管副院长或院长主持并归纳会诊意见。在一些基础较好的综合性医院,临床药师被邀参加院外药学会诊的机会较多,临床药师受邀后经医务部门批准,可为其他医疗机构的患者开展会诊活动,未经医院同意不得擅自外出会诊。会诊完成后可将一些典型案例带回本院并在科内进行学习和讨论,可丰富药学实践经验,提高临床药师专业能力。

(五)普通会诊

普通会诊的患者病情相对较为稳定,一般由相关科室医师根据患者的病情需要、按照会诊流程和要求提出会诊申请,应邀科室指派中级及以上医师或药师前往会诊。通常情况下,普通会诊应在24小时内完成。

（六）急会诊

与普通会诊的差异在于处理急、危、重症患者。对于此类患者,经治医师或主管临床医师提出紧急会诊申请,并在会诊申请单上注明"急"字。病情特别紧急可先用电话邀请,后补填会诊申请单,或在会诊申请单上注明"特急"二字,在接到会诊通知后,相关人员原则上应在 15 分钟内到位。药学急会诊常涉及各种急、危、重病症的常用药品,特殊抢救药品,解毒药品,抗菌药物,血液净化相关药物,血液制品等特殊药品的选择使用和注意事项,危重症患者的营养支持治疗等。会诊临床药师在签署会诊意见时,应注明到场时间并具体至分钟。

（七）现场会诊

现场会诊为传统会诊形式,应邀科室的医师或药师按照约定时间亲自前往会诊地点,通常为临床科室医师办公室、会议室等地,现场查看患者情况、询问患者病史或用药史,与其经治医师或主管临床医师或科室主任充分讨论患者病情后给予相关治疗建议或监护要点,具有直观、高效等特点,多适用于院内会诊或科间会诊、全院 MDT 会诊等。

（八）远程会诊

远程会诊是一种临床药师利用电子邮件、网站、信件、电话、传真、视频等现代化通信工具,进一步确定治疗方案的会诊方式。20 世纪 50 年代初,美国医疗界开始提出医疗服务个性化和家庭病床化的服务理念,为满足这些医疗服务需求,便诞生了医疗远程会诊服务。20 世纪 90 年代初,临床药师远程会诊陆续开展。远程会诊使临床药师在无须患者到场的情况下,对患者的病情做出全面的、仔细的思考、总结和分析,从而制订科学、合适的用药方案。远程会诊诞生后,以其方便、快速、准确的服务特点,很快风靡美国医疗界并进一步扩展至整个欧洲。改革开放之后,我国逐渐开展了远程会诊医疗服务,近些年随着互联网技术迅猛发展,使"互联网+医疗"和远程医疗更具可操作性,一些大型医院建立了远程医学服务平台,可实现多学科、多专家的联合会诊。临床药师通过远程会诊为患者制订最佳治疗方案,降低医疗风险和并发症,使很多患者在当地医院就能享受千里之外药学专家精准的药物治疗和监测方案,打破了异地就医和会诊的壁垒。

四、临床药师参加药学会诊的步骤

（一）会诊前准备工作

临床药师需提前做好会诊前准备,切实提高药学会诊质量。接到医务部门或临床科室的会诊通知,由药学部门负责人员或临床药学负责人员做好会诊前的通知准备工作,拟参加会诊药师应仔细阅读会诊单,重点了解患者病情报告与会诊目的,并通过医院病历信息系统,获取患者的住院病历,掌握病史资料,包括患者的一些辅助检查结果(生化、血常规、病原微生物报告、药敏试验等实验室检查,影像学检查等)。查阅相关资料,掌握与用药有关的信息,如当前用药情况及既往用药史、药物过敏史、药物不良反应史等。

会诊药师可提前通过电话沟通方式同临床科室交流患者病情,必要时去临床查看患者。对于疑难重症患者的会诊,需与上级药师共同探讨用药方案;患者或采用科室讨论的方式集思广益,最大化效益风险比。

（二）临床药师参与会诊过程

1. 临床药师应按时参加会诊　按照会诊流程,详细阅读病历,查看患者,参加会诊讨论,先仔细听取临床医师、护士对病情和疑难情况的介绍、病情评估及诊断,分析病情,了解药物治疗情况,评价治疗效果。在综合各专业科室的会诊意见后,及时发现用药治疗中最需要解决的问题,结合会诊前的准备工作,客观、全面地提出对治疗用药的意见和建议。注意沟通的技巧与方式,回答问题需要严谨、有依据,对不确定的问题不能给出模棱两可的答案,防止因未综合考察整体情况或对问题理解不深入,对临床治疗产生误导。会诊过程中,出现会诊药师本人不能解决的专业问题或与药学部门有关的其他问题,会诊药师应立即汇报上级药师或领导协调解决。

2. 完善会诊记录与会诊协调　临床药师参加会诊所提出的意见,应如实记录于临床会诊记录单(纸质或电子会诊记录单)及本科室药学会诊记录本上。无论会诊建议是否被采纳,都需要对该患者的诊疗过程进行追踪,必要时可同时建立药历;如果发现药学会诊意见需要修改,应及时与相关医师联系,避免造成不良后果。对于需要科室上级药师或领导协调解决的问题,应及时反馈给发出会诊邀请的临床科室,以便更好地落实此次药学会诊、满足临床需求。

3. 会诊记录的书写规范　一般由邀请会诊的临床科室填写会诊申请单,提交医务部门或药学部门,由参加临床会诊药师按照要求完成会诊。工作完成后在会诊意见栏填写意见,然后签名交回邀请科室。国内外的临床药师对于会诊意见一般采用的书写方法是经过对患者主、客观资料进行全面总结分析,评估前期药物治疗效果,然后做出下一步的治疗计划。按照 SOAP 模式进行书写,可使初学者思路清晰,易于掌握。首先,需描述主观性资料(subjective,S),包括患者的主诉、病史、药物过敏史、药品不良反应史、既往用药史等;其次,选择适当的客观性资料(objective,O),包括患者生命体征,临床各种生化检验值,影像学检查结果,血、尿及粪便培养结果,血药浓度监测值等;再次,药师通过对上述主、客观资料的了解对药物治疗过程进行分析与评价(assessment,A),判断患者目前存在的主要问题,并分析前期药物治疗的效果,以便做出下一步合理用药决定;最后,制订治疗方案(plan,P),明确写出对患者的进一步治疗意见,包括具体的药物选择与应用方案(给药剂量、给药方法、用药途径、给药间隔、疗程)、检查项目、患者用药过程中应注意的事项及药学监测计划等。完成会诊记录后,临床药师须签名确认,标注日期(急会诊应精确至分钟),必要时提供联系电话,以便于因病情变化需要再次讨论并修订下一步治疗方案。

（三）会诊后跟踪和随访

会诊结束后,临床药师应对药学会诊相关内容进行补充和整理,包括临床专家对疾病的分析、判断、会诊中涉及的医药学知识、查阅的文献资料及药师对会诊患者疗效进行的跟踪情况。临床药师须与有关医师及患者保持联系,了解会诊时提供的药物治疗方案是否被采纳、执行,疗效如何,有何不良反应等。此外,在这一过程中对患者进行的持续观察或修正的会诊意见等情况,也应进行记录写入药历,为以后可能遇到的类似情况积累经验。

五、药学会诊的内容

（一）药物的选择

药物是一把双刃剑,在发挥功效、治疗疾病的同时,也可能给患者身体带来一系列不良风险。如抗感染治疗,面对种类繁多的抗菌药物,根据患者感染症状和指征,药物的抗菌谱、作用机制、药代动力学特点及不良反应等选择最佳抗菌药物并非易事,临床药师利用自己深厚的医药学背景和全面的药学知识,按照细菌培养和药敏结果以及相关指南选择抗菌药物,若无药敏结果则需综合考虑分析各种因素后给予最适宜抗感染治疗方案。另外,围手术期静脉血栓栓塞症的预防与治疗,儿童、孕产妇、老年人等特殊人群的药物治疗选择也是临床药师进行药学会诊的关注点,并针对性给予治疗建议。

（二）制订个体化的给药建议

对于疑难重症、用药复杂、存在药物相互作用、肝肾功能不全等患者,给予最为合理有效的个体化用药方案,包括药物剂量、给药方法、用药途径、给药间隔、疗程、主要不良反应与注意事项等,同时制订药学监测计划。如器官移植术后患者的药物治疗管理:首先,合理的免疫抑制方案能最大程度发挥其抗排斥反应作用,减少不良反应发生;其次,此类患者除服用免疫抑制药外,多合并使用预防细菌、真菌、病毒等感染或慢性病治疗等对肝药酶有影响的药物,易产生药物相互作用,使免疫抑制剂血药浓度超出治疗范围,临床药师综合以上因素可提出精准治疗建议,提高移植物和移植受者的长期存活率。

（三）药物不良反应或药源性疾病的鉴别

随着人口老龄化、疾病慢性化、治疗专科化等诸多问题,用药过多的现象在老年人中屡见不鲜,"处方瀑布"形成恶性循环,不但增加患者治疗负担,也加大不良反应风险,使得医师常常无所适从。因此,临床药师凭借对药物信息全面掌握的专业优势和对药品不良反应的更多关注,来鉴别药品不良反应和药源性疾病,给予合理的分析和科学的处理建议,是药学会诊必不可少的一方面,可发挥医师和护士不可替代的重要作用。

（四）其他用药相关问题

药师参与会诊对于药物超说明书用药、配伍禁忌、溶媒选择、药物与食物相互作用、药物经济性问题、用药有关的医疗纠纷等问题，药师根据相关临床指南及其他药学理论知识，融入治疗团队，根据患者的临床情况及时调整剂量和治疗方案，发挥专业所长。另外，针对特殊药物如华法林、免疫抑制药、缓控释制剂、呼吸科常用装置性药物等，临床药师要对患者进行用药教育，提高药物治疗效果，指导安全用药。

六、会诊评价

我国的临床药学工作目前还处于起步探索阶段，相关的管理法规尚不健全，临床药学服务质量尚无统一的评价标准，故如何评价临床药师的会诊质量及其他的药学专业技术服务的质量，成为目前临床药师的管理体系中迫切需要解决的问题。临床药师接受临床邀请参与药学会诊及疑难重症患者的用药方案制订，是药师得到临床充分信任的体现，也是"以患者为中心"的"医、护、药"治疗团队合作模式中体现药师价值的重要行为。药学会诊考验临床药师解决临床实际问题的能力，需积累一定知识和经验；药学会诊的结果，即患者的后续治疗结果，将直接体现临床药师的专业能力和实战能力。通过多种形式对药学会诊进行评价，定期对药学会诊的内容和结果设定指标进行回顾性分析，逐步建立科学的药学会诊评价分析体系，将有助于药师总结经验，进一步提升专业能力；然而，目前的评价工作主要是在一定范围进行问卷调查，听取医护专家和患者的意见，同时进行一些自我评价。因此，仍需设计一套科学系统的方法，评价会诊质量和评估临床药师的会诊能力。

七、小结

临床药师参与会诊工作还处于起始阶段，其思维方式，以及会诊意见的格式化、专业化、标准化、规范化、临床价值等，均有待进一步深入研究并加以制订和完善，会诊质量有待提高。随着临床药师制度的建立和逐步健全，国家政策层面的引导、保障以及医院行政方面的支持，临床药师参与会诊并与医师共同制订药物治疗方案将成为临床药学发展的主要方向。临床药师应重视临床药学知识和医学等相关专业知识的持续积累，不断提高临床药师技术能力和专业素质，勇于参与临床会诊这项具有挑战性的药学实践，在这一过程中不断总结积累经验，为患者安全、有效、经济、适当地使用药物提供可靠的药学专业技术服务。

（刘丽宏）

第七节　处方医嘱审核

早在 2007 年发布的《处方管理办法》中即明确规定药学专业技术人员应当对处方用药适宜性进行审核，包括处方用药与临床诊断的相符性、剂量、用法、剂型与给药途径、是否有重复给药现象、是否有潜在临床意义的药物相互作用和配伍禁忌等六个方面的内容。

2018 年国家卫生健康委与国家中医药管理局联合发布了《关于加快药学服务高质量发展的意见》，明确指出，应加强处方审核与处方点评，对药物临床使用安全性、有效性和经济性进行监测、分析、评估，以促进临床合理用药。同年，为规范医疗机构处方审核工作，促进临床合理用药，保障患者用药安全，国家卫生健康委、国家中医药管理局、中央军委后勤保障部三部门联合制定了《医疗机构处方审核规范》，对处方审核的基本要求、审核依据和流程、审核内容、审核质量管理、培训等做出规定。"药师是处方审核工作的第一责任人"这一概念的提出更是彰显了药师的专业技术价值。

一、定义

处方审核是指药学专业技术人员运用专业知识与实践技能，根据相关法律法规、规章制度与技术规范等，对医师在诊疗活动中为患者开具的处方，进行合法性、规范性和适宜性审核，并做出是否同意调配发药决定的药学技术服务。

处方医嘱审核不仅限于纸质处方、电子处方,同时包括医疗机构病区用药医嘱单。以往对于处方审核的认识仅停留在对于医师开具的"处方"进行审核,但是随着药学服务模式的不断转变,从"以药品为中心"转变为"以患者为中心",从"以保障药品供应为中心"转变为"在保障药品供应的基础上,以重点加强药学专业技术服务、参与临床用药为中心",药学服务更为贴近临床。病区用药医嘱审核更是促进合理用药、提高医疗质量、保证患者用药安全的重要组成部分。

二、意义

美国医学研究所曾报告,每年估计有 9.8 万人死于以用药差错为主的医疗差错,其造成患者死亡的总数超过车祸、艾滋病、乳腺癌和工伤事故所造成的死亡人数总和。哈佛医学院的实践研究也表明,医嘱中有 5% 出现用药差错,最常见的不良反应中有 19.4% 由用药差错导致。Ahmet 等针对肿瘤化疗患者的一项研究显示,纳入研究的 102 名患者中,55 例(53.9%)存在药物治疗相关问题,而临床药学服务可以优化治疗效果、防止不良反应发生,同时药师的干预得到了临床医师和患者的认可。药师对处方/医嘱适宜性进行审核、为患者提供用药重整、用药指导等药学服务是医疗机构防范用药错误和药物不良事件的有效措施。

三、人员资质

开展处方医嘱审核的药师应满足以下条件:①具有药师及以上专业技术职务任职资格,并具有 3 年以上门急诊或病区处方调剂工作经验,且接受过处方审核相应岗位的专业知识培训并考核合格;②负责麻醉药品、精神药品、抗菌药物处方审核的药师还应当接受相关培训并考核合格。

四、组织机构

在医疗机构药事管理与药物治疗学委员会领导下,由药学部门负责,建立药学、临床、医政等多部门组成的处方/医嘱审核小组,为处方/医嘱审核工作提供技术支持。药学部门内可成立处方/医嘱审核工作组,负责实际审核工作的开展。如门诊调剂中心负责处方前置审核、病房调剂中心负责病区医嘱审核、临床药师负责所在病区的全医嘱审核,也可以成立处方/医嘱中心,将审核系统、人员进行整合,提高工作效率,避免交叉及重复工作。

五、基本要求

1. 所有处方/医嘱均应当经审核通过后方可进入划价收费和调配环节,未经审核通过的处方不得收费和调配。

2. 药师是处方审核工作的第一责任人。经药师审核后,认为存在用药不适宜时,应当告知处方/医嘱医师,建议其修改或者重新开具处方/医嘱;药师发现不合理用药,处方/医嘱医师不同意修改时,药师应当做好记录并纳入处方/医嘱点评。

3. 药师发现严重不合理用药或者用药错误时,应当拒绝调配,及时告知处方/医嘱医师并记录,按照有关规定报告。

六、审核依据

1. 处方/医嘱审核常用临床用药依据为国家药品管理相关法律法规和规范性文件,临床诊疗规范、指南,临床路径,药品说明书,国家处方集等。

2. 医疗机构可以结合实际,由药事管理与药物治疗学委员会充分考虑患者用药安全性、有效性、经济性、依从性等综合因素,参考专业学(协)会及临床专家认可的临床规范、指南等,制订适合本机构的临床用药规范、指南,为处方审核提供依据。

七、审核流程

1. 药师接收待审核处方/医嘱，对其进行合法性、规范性、适宜性审核。

2. 若经审核判定为合理处方/医嘱，药师在纸质处方/医嘱单上手写签名（或加盖专用印章）、在电子处方/医嘱单上进行电子签名，处方/医嘱经药师签名后进入收费和调配环节。

3. 若经审核判定为不合理处方/医嘱，由药师负责联系处方/医嘱医师，请其确认或重新开具处方/医嘱，并再次进入处方/医嘱审核流程。

4. 如处方/医嘱医师不同意修改或重新开具处方，药师应当做好记录，对于严重不合理用药或者用药错误，应当拒绝审核通过，并上报医务部门。

八、审核模式

医嘱审核可分为人工医嘱审核模式与信息化辅助的实时医嘱审核模式（如处方前置审核、医嘱前置审核、实时医嘱审核系统辅助医嘱审核模式等。人工医嘱审核模式下，医师开具医嘱后，审核药师在发药前对医嘱的合理性进行审核，对不合理医嘱进行干预。存在审核时间不足、审核标准不统一、所需药师数量多等缺点。

而信息化医嘱审核模式是在医师开具医嘱进行保存时，信息化医嘱审核系统会进行实时审核，对于不合理的医嘱会提示医师更改；若医师不认同审核结果，可发送到药师端进行人工复核，复核后，合理医嘱可以执行，不合理医嘱将由药师与医师沟通干预。信息化医嘱审核模式能够显著节省医嘱审核的时间成本，但是该种审核模式最大的弊端在于警报疲劳，其根本原因为系统警报与临床的相关性低，而评估警报疲劳最常用的指标是系统警报中临床相关问题的阳性预测值，当假阳性比例过高时会导致临床医师与药师对过多的系统警报脱敏，并对报警信号置之不理或延后处理，最终导致延误患者治疗。

因此，现阶段可以通过相关信息系统辅助药师开展处方审核。对信息系统筛选出的不合理处方及信息系统不能审核的部分，应当由药师进行人工审核。信息系统应对医师开具处方的合理性进行实时把控，对于不合理用药，应有相应提示，必要时可对超处方权限、药物配伍禁忌、用药超量、禁忌证用药等问题进行拦截。在对信息系统审核规则进行设置时必须充分评估规则的设置级别，如同样是对于处方权限的规则设置，毒麻药品处方权可以直接设置为拦截规则，而对于抗菌药物处方权限，即限制使用级、特殊使用级抗菌药物处方权限则不可以直接设置为拦截，应设置相应的逻辑规则，因在紧急情况下可以越级使用1次。同时应有配套的安全应急预案及安全保密措施。

为了更为全面地掌握患者信息，提升药学服务质量与效率，已有在医院信息系统（HIS）基础上，结合电子病历系统、影像系统、手麻系统、检验系统建立的药师工作站。可以实现处方/医嘱审核、用药重整、药品不良反应监测与上报、会诊管理、治疗药物监测、质控与绩效等功能整合，达到全面准确掌握患者用药信息，及时便捷地进行药学监护，提升药师工作效率的目的。

九、审核内容

（一）合法性

1. 处方开具人是否根据《执业医师法》取得医师资格，并执业注册。

2. 处方开具时，处方医师是否根据《处方管理办法》在执业地点取得处方权。

3. 麻醉药品、第一类精神药品、医疗用毒性药品、放射性药品、抗菌药物等药品处方，是否由具有相应处方权的医师开具。

（二）规范性

1. 处方是否符合规定的标准和格式，处方医师签名或加盖的专用签章有无备案，电子处方是否有处方医师的电子签名。

2. 处方前记、正文和后记是否符合《处方管理办法》等有关规定，文字是否正确、清晰、完整。

3. 条目是否规范

（1）年龄应当为实足年龄,新生儿、婴幼儿应当写日、月龄,必要时要注明体重。

（2）中药饮片、中药注射剂要单独开具处方。

（3）开具西药、中成药处方,每一种药品应当另起一行,每张处方不得超过 5 种药品。

（4）药品名称应当使用经药品监督管理部门批准并公布的药品通用名称、新活性化合物的专利药品名称和复方制剂药品名称,或使用由国家卫生监管部门公布的药品习惯名称;医院制剂应当使用药品监督管理部门正式批准的名称。

（5）药品剂量、规格、用法、用量准确清楚,符合《处方管理办法》规定,不得使用"遵医嘱""自用"等含糊不清字句。

（6）普通药品处方量及处方效期符合《处方管理办法》的规定,抗菌药物、麻醉药品、精神药品、医疗用毒性药品、放射药品、易制毒化学品等的使用符合相关管理规定。

（7）中药饮片、中成药的处方书写应当符合《中药处方格式及书写规范》。

（三）适宜性

1. 西药及中成药处方,应当审核以下项目

（1）处方用药与诊断是否相符。

（2）规定必须做皮试的药品,是否注明过敏试验及结果的判定。

（3）处方剂量、用法是否正确,单次处方总量是否符合规定。

（4）选用剂型与给药途径是否适宜。

（5）是否有重复给药和相互作用情况,包括西药、中成药、中成药与西药、中成药与中药饮片之间是否存在重复给药和有临床意义的相互作用。

（6）是否存在配伍禁忌。

（7）是否有用药禁忌:儿童、老年人、妊娠期妇女及哺乳期妇女、脏器功能不全患者用药是否有禁忌使用的药物,患者用药是否有食物及药物过敏史禁忌证、诊断禁忌证、疾病史禁忌证与性别禁忌证。

（8）溶媒的选择、用法用量是否适宜,静脉输注的药品给药速度是否适宜。

（9）是否存在其他用药不适宜情况。

2. 中药饮片处方,应当审核以下项目

（1）中药饮片处方用药与中医诊断(病名和证型)是否相符。

（2）饮片的名称、炮制品选用是否正确,煎法、用法、脚注等是否完整、准确。

（3）毒麻贵细饮片是否按规定开方。

（4）特殊人群如儿童、老年人、妊娠期妇女及哺乳期妇女、脏器功能不全患者用药是否有禁忌使用的药物。

（5）是否存在其他用药不适宜情况。

十、质量管理

处方审核质量管理以自我监测评价为主,以行政部门干预评价为辅。医疗机构应当在医院药事管理与药物治疗学委员会(组)和医疗质量管理委员会领导下设立处方审核质量管理小组或指定专(兼)职人员,定期对机构内处方审核质量开展监测与评价,包括对信息系统审核的处方进行抽查,发现问题及时改进。县级以上卫生健康行政部门(含中医药主管部门)可以组织或委托第三方对其核发《医疗机构执业许可证》的医疗机构处方审核质量进行检查评价。

医疗机构应当保证处方审核的全过程可以追溯,特别是针对关键流程的处理应当保存相应的记录。建立不合理处方的反馈机制,并有相应的记录。针对处方审核,建立质量改进机制,并有相应的措施与记录。

十一、持续改进

医疗机构应制订包括以下内容的处方审核质量持续改进措施。

1. 药学部门或处方/医嘱审核药师对处方/医嘱审核工作中发现或存在的问题,及时采取改进措施。

2. 药学部门定期对不合理处方/医嘱情况进行汇总、统计,上报医务部门、药事管理与药物治疗学委员会。

3. 医务部门定期将不合理处方/医嘱情况进行公示,并将具体处方或问题反馈至临床科室和相关医师。

4. 在药事管理与药物治疗学委员会(组)指导下,医务部门针对药学部门反馈的问题,会同临床科室,提出整改措施,并督促相关科室落实、执行。

5. 药学部门、医务部门、临床科室定期对处方/医嘱审核过程中发现或暴露的问题进行再次评价,了解整改状况,针对再次评价过程中仍然存在的问题,应进一步采取改进措施,督促相关问题的解决。

十二、培训

负责处方/医嘱审核的药师应当接受继续教育,不断更新、补充、拓展知识和能力,提高处方审核水平。培训内容应当包括:相关法律、法规、政策,职业道德,工作制度和岗位职责,本岗位的特殊要求及操作规程等;药学基本理论、基本知识和基本技能;从事中药处方审核的药师,还应当培训中医药基本理论、基本知识和基本技能;其他培训,如参与临床药物治疗、查房、会诊、疑难危重病例、死亡病例讨论以及临床疾病诊疗知识培训,参加院内、外举办的相关会议、学术论坛及培训班等。

(刘丽宏)

第八节 药物重整

一、药物重整的历史与发展

(一)"药物重整"概念的提出与国外发展

2003年,Pronovost等首次提出"药物重整(medication reconciliation,Med-Rec)"的概念,来作为一种减少用药差错的实践工具。2004年,麦迪逊患者安全协作组织(the Madison Patient Safety Collaborative,MPSC)成立第一个药物重整小组;2005年,卫生保健组织认证联合会(the Joint Commission on Accreditation of Healthcare Organizations,JCAHO)将药物重整列为"全民患者安全目标"之一。2006年,JCAHO对其认证医院强制实施药物重整。2007年,药物重整成为美国医院认证的基本条件。2008年,美国卫生系统药师协会(The American Society of Health System Pharmacists,ASHP)的调查显示全美已有67.7%的医疗机构实施药物重整制度。目前,开展药物重整已成为欧美国家临床药师的重要职责之一,美国、加拿大、荷兰、新加坡等发达国家推荐甚至强制实行规范化药物重整工作。

(二)我国药物重整工作的现状

我国香港、澳门和台湾地区,也已将药物重整服务模式纳入医院信息管理系统,并设立药物重整专用程序或模块,患者是否实施药物重整以及实施质量会悉数记录在案,作为开具医嘱的依据和评估医师的指标。

我国除港澳台以外地区的药物重整工作起步较晚,受重视程度不高,医疗分级诊疗制度不完善,缺乏统一、规范的指南和专家共识来指导,尚无丰富的实施经验和成熟的服务模式可推广。药师大多通过学习和借鉴发达国家的经验,针对部分患者进行个体化的尝试,在临床实践中不断摸索并完善各自的药物重整服务模式。2019年2月对国内163所医院的调研结果显示,目前国内已有18.2%的医院开展药学重整工作,并日渐成为医院药师的日常工作之一,整体呈现东部强、西部弱和三级医院开展比例高于二级医院的特点。2019年,中国医院协会药事专业委员会组织专家制订《医疗机构药学服务规范》(以下简称《规范》),其中包含"药物重整部分",从而为加强医疗机构药物重整管理、保障药物重整工作质量提供指导。

二、药物重整的定义与作用

（一）药物重整的定义

根据 JCAHO 的定义,药物重整是指获得每个患者当前完整、准确的院外用药清单,比较目前正在应用的所有药物与入院前及转科前药物医嘱是否一致或合理的规范化过程,包括药品名称、剂量、频次及给药途径等;涵盖的药物包括处方药、非处方药、草药、疫苗、诊断和对比剂、替代治疗药物(如天然药物)、放射药物、血液制品、保健品等。

《医疗机构药学服务规范》中对药物重整进行了定义,药物重整是指比较患者目前正在应用的所有药物方案与药物医嘱是否一致的过程。其详细定义包括在患者药物治疗的每一个不同阶段(入院、转科或出院时),药师通过与患者沟通或复核,了解在医疗交接前后的整体用药情况是否一致,与医疗团队一起对不适当的用药进行调整,并做详细全面的记录,来预防医疗过程中的药物不良事件,保证患者用药安全的过程。

（二）药物重整的目的与作用

药物重整的目的旨在最大限度地实现"保证患者医疗安全"这个首要目标,实现药物治疗的准确性和连续性,减少临床用药差错和药品不良反应,节约医疗成本支出。

医院和各种医疗机构通过多组织、跨学科合作实施药物重整服务,可以保障患者药物治疗的准确性和连续性。药物重整为患者提供了一个无缝的药学服务模式,特别是从重症监护室转回普通病房,从综合性医院转回社区服务中心的过程中可以防止因机构转换出现无意的治疗方案变化,影响患者治疗效果和用药安全。

将患者入院前用药清单(用药史),与入院药物医嘱对比,发现两者存在不一致的情况称为药疗偏差(medication discrepancies)。患者用药史采集不完全,医务人员之间缺乏有效沟通,药师对患者用药信息缺乏必要的干预、审核,患者缺乏足够的自身疾病和药物相关知识,对药物治疗方案和监测计划依从性较差等都是产生药疗偏差的可能原因。药物重整的目的就是解决上述问题,通过收集患者完整准确的用药史,经多方共同合作实施全面正确的药物重整,提前识别并减少不必要的药疗偏差,减少临床用药差错和药物不良反应,以免造成患者不适或病程恶化。

通过药物重整来减少用药差错和不良事件的发生,以避免额外的处理费用支出。药物重整也可以增加患者的质量调整生命年(quality adjusted life year,QALY)来减少相关药物相关费用。药物重整还可以提高患者用药依从性,明显降低药疗偏差的发生率和严重程度。药物重整的以上作用最终可以体现出明显的经济学优势,提高成本-效益,实现为患者和医保节约医疗成本支出的目标。

三、药物重整的实施

（一）药物重整的实施者

1. 实施主体　理论上,医师、护士、医院药师、社区药师、社区医务人员和患者本人都可以进行药物重整。药物重整收集完整信息所需时间较长,但医师的医疗工作繁忙,在实际工作中很难实施,和患者沟通的过程中相对更注重疾病的诊断。因此医师在收集用药史时,通常更关心患者正在服用的药物,对药物过敏史、既往服用的药物、服用的草药以及天然药物等其他情况容易忽视。护士工作的重心在于患者的日常护理,关于药物知识储备的深度和广度则相对有限,开展药物重整工作时容易遇到障碍。目前美国药物重整的实施者,正在逐渐由医师、护士向药师转变,收集患者用药史并进行药物重整已成为药师的职责。

临床药师是药物治疗的专家,具有深厚的药学背景和全面的药学知识,对药物的药理学、药剂学、药动学和药效学特点、剂量、制剂、给药途径、药物不良反应、药物-药物相互作用、药物-食物相互作用和用药依从性等更为敏感,更擅长挖掘既往用药信息并发现其中存在的问题,向医师和患者提供更加科学、精准的药物信息及最佳的药物治疗方案建议。在实施药物重整过程中及时干预并修正存在的问题,可以最大限度地避免和减少药物不良事件的发生;在转换医疗地点时,临床药师通过实施药物重整来优化患者的药物治疗方案,以及用药教育来提高患者用药依从性,通过治疗药物监测等手段来保障药物治疗的安全性和有效性。实践证明,由药师承担药物重整工作可以实现药物治疗的准确性和连续性,减少临床用药差错和药品不良反应,节约医疗成本支出。临床药师完全有能力成为药物重整跨学科、多领域合作的领导者,并保障其顺利实施。

2. **资质要求** 要求医疗机构从事药物重整工作的药师应取得临床药师岗位培训证书且从事临床药学工作2年及以上。

药物重整人员能获取准确和完整的住院或门诊患者用药信息,并规范地记录在医疗机构药物重整记录表中。能将患者正在应用的药品与医嘱开具的药品进行比较,以便及时确定和记录之前未明确的医嘱药疗偏差,包括药物遗漏、药物重复、用法用量错误、用药禁忌、药物-药物(食物)相互作用等。能向患者或患者家属提供门诊患者用药交代或住院患者出院用药教育的书面材料。

药物重整工作的难度较大,人员资质要求较高,各级医疗机构根据实际需求配备相应的药师开展药物重整工作。

(二) 药物重整的对象

理论上,所有具有发生用药不一致风险者都应普遍实施药物重整,尤其是新入院、新转科的患者。而实际上,由于药物重整的过程非常复杂,耗时较长,在普遍实施的基础上应关注重点人群,如高龄老年人、儿童、妊娠期与哺乳期妇女、肝肾功能不全者、危重症患者等。这部分人群或是合并多种慢性病,用药情况复杂;或是对说明书理解力和用药依从性较差;或是代谢情况不同于一般人群,发生不良反应及用药差错的风险高,因此这些患者应引起药物重整实施者尤其是药师的重视,需进行重点关注和监测。

(三) 药物重整的实施时间

采集患者用药史最佳时间即为患者入院和转科后24小时内,一方面这样获得的用药史更加准确和详细,方便及时调查和补充,另一方面可以在患者入院次日即实现药物重整,及时避免或纠正药疗偏差的情况。当然,在患者从医院出院转回家庭治疗或社区治疗时,也容易发生可预防或改善的药疗偏差,因此,出院时的药物重整也是非常必要的,可在患者出院前1日实施;如果患者下午出院,也可选择在当天上午实施。

(四) 药物重整的实施

1. **国外药物重整的三个步骤** 目前,国外比较公认的药物重整实施步骤可以归纳为两种。

第一种药物重整包括收集(collect)、整理(act on the medication list)和分享(share the complete list)三个步骤(CAS)。第一步:收集准确的用药史,包括处方药物和非处方药物。既往用药史的收集来源包括:与患者或患者的家庭成员面谈,电话咨询患者的全科医生,查阅患者的住院病历,咨询患者的社区药师,以及其他社区医务人员。第二步:整理药疗医嘱清单:患者入院、治疗单元转科或出院过程中,都要进行药物重整,包括继续服用、停止服用或处方额外的药物等,形成一个药物治疗清单,并且包括医师的签名认可。在这个过程中,药师、护士或其他医务人员也可以补充或完善医师的这个权威决策。第三步:分享完整的清单:与患者的下一个健康服务人员分享这个完整的药疗清单,包括被停用的药物。患者被无缝隙地转移到下一个医疗服务机构需要细致的合作、准确的移交过程和准确的信息。

另一种药物重整则包括确认(verification)、确定(clarification)、重整(reconciliation)三个步骤(VCR)。第一步确认:收集准确的用药史,包括每个药物剂量、给药途径和给药频率。一个完整的药物治疗清单应该包括所有的处方药、草药、维生素、营养添加剂、非处方药物、疫苗、诊断和对比剂、放射药物、肠外营养、血液制品等;第二步确定:确定每个药物和剂量对患者是适合的;第三步重整:在治疗药物清单上记录每一个调整,并且包括医师的签名认可。

2. **国内药物重整的实施步骤** 不同医疗机构之间药物重整的方法不尽相同,总的来说药物重整是一个综合的收集、核实、比较和分享的过程,具体步骤如下。

(1) 收集患者既往用药史,是药物重整的基础。通过面谈问诊患者或家属、电话咨询负责患者用药的家属、监护人、患者家庭医师或家庭药师,查看患者自带药品或查阅既往病历及处方信息等方式来采集既往用药史,获得患者用药清单,可参考表 9-1 设计建立符合本医疗机构特点的药物重整记录表,并由患者或其家属再次确认药物重整记录。

表 9-1　药物重整记录表

姓名		出生日期		性别		联系方式	
ID 号		入院/就诊时间		出院/转科时间			
主要诊断					住院号		
过敏史:(食物、药物等过敏史,包括过敏表现)							
服用药物列表: 信息来源:□患者　□家属　□自带药物　□护理人员　□医师　□转诊单　□病历卡　□其他_____							
药物名称(通用名)	用法用量		用药原因	开始时间		停止时间	备注
药师签字:_____　医师核对签字:_____　日期:_____							
用药相关问题							
其他需要说明的问题							

入院用药清单上应包含:①患者姓名、性别、年龄、入院/就诊时间、出院/转科时间、主要诊断等患者基本信息;②目前正在使用药物及既往使用过的与疾病密切相关所有药物(包括处方药、非处方药、中成药/中草药及疫苗等)通用名称和保健品的名称、剂型和规格、用药原因、给药剂量、给药途径、给药频次、开始用药时间、停止用药时间、药物(食物)过敏史等药物基本信息;③重整信息提供者、实施者、确认者、重整效果(用药依从性评价、重整满意度评价)等其他信息。为使清单更加准确而完整,应制订规范的收集流程,并及时更新。

(2)重整药物和医嘱清单,是药物重整的关键。获得用药清单后,与患者正在应用的药物医嘱对比,如果发现两者间出现药物不一致,需与医师沟通来分析原因,必要时与患者沟通交流,确定其是否为非故意的药疗偏差,进而根据患者此次治疗需要,对治疗药物进行重整。

入院和转科药物重整类型主要分为继续服用、停用、加用三种。继续服用降压、降糖、降脂等慢性病药物,可根据患者情况决定是否需要调整剂量或频次;围手术期患者需要停用阿司匹林、氯吡格雷、替格瑞洛、华法林、活血化瘀中药等可能增加术中出血风险的药物;围手术期镇痛应根据患者个体状况(年龄、肝肾功能、心肺功能)和疼痛评分确定合适的镇痛治疗方案。出院重整时除继续服用、停用、加用外,还包括恢复用药、换药等药物治疗方案重整类型,如恢复住院期间暂停的治疗药物,换用适合家庭使用的治疗药物(静脉制剂序贯转换为口服制剂)。

(3)分享完整的药物重整清单是药物重整的结果。患者转科或出院转入其他医疗机构时,临床药师将药物重整相应的记录即药物重整记录表交接给相应医疗团队人员。出院回家患者,重整后的最佳出院药品清单(a best possible medication discharge list,BPMDL)应交予患者或家属。清单内容包含继续使用药物、增加药物、停用药物及在院调整药物,还包含出院后恢复药物及新增药物等,并注明药物的通用名称、剂型和规格、用药原因、给药剂量、给药途径、给药频次、给药时间等内容。患者出院前,根据患者的出院医嘱完成用药教育,重点在于住院期间调整、减少或增加的药物,若有需要患者出院后停用的药物,应告知停用时间。通过与患者本人及其后续医疗团队人员分享清单,可以帮助患者更好地理解药物的变更情况,提高患者用药依从性,并为以后的医疗活动提供准确的用药记录,重整结果还可作为辅助诊断疾病、判断药物不良反应的依据,为以后的剂量调整提供参考。

3. 药物重整实施的注意事项

（1）药物重整应实现闭环式管理：药物重整应贯穿整个医疗过程，尤其是在医疗团队发生改变时（入院、转科或出院）必须进行药物重整，以实现闭环式管理。所有用药的调整，均需与患者的主管医师充分沟通交流。

对于一个新入院的患者，药物重整包括：获取和确认患者的既往用药史，记录和书写入院期间的药物治疗方案等医嘱；在出院环节，药物重整包括：确定患者出院后的药物治疗方案，为患者家庭药物治疗提供出院指导，教育患者，并把药物治疗清单传递给随访医师；对于门诊患者，药物重整包括记录一个完整的当前用药史，根据患者本次门诊时药物增加或调整的情况，及时更新患者的药物治疗清单，患者药物重整应于就诊结束前完成，并将药物重整记录表交给患者；为居家患者提供药物重整服务，需与签约医师取得联系，药物治疗方案调整须得到签约医师认可并签字。

（2）药物重整的重点关注事项

1）核查用药适应证及是否存在重复用药问题。进行药物重整时应根据药物适应证和药物特点选择合适的治疗药物。如佐匹克隆和奥沙西泮半衰期均较短，药物作用时间也较短，对于早醒的失眠患者并不适宜，可以选择艾司唑仑或阿普唑仑。患者在入院后可能因未告知医师正在应用的自备药物或住院期间自行在外购买药物，从而导致出现重复用药的问题，影响患者治疗效果或造成药物不良反应加重。如高血压病患者，长期服用厄贝沙坦氢氯噻嗪片，并未告诉医师既往用药史，入院后医师又开具氨氯地平片，直至患者出现低血压症状时才注意到存在重复用药，停用氨氯地平片。

2）核查是否存在用药不完整或自行停药问题。用药不完整可能会使患者无法耐受药物不良反应或影响患者用药依从性。如系统性红斑狼疮患者长期使用醋酸泼尼松，却未使用质子泵抑制剂和预防骨质疏松的药物，临床药师进行药物重整时建议加用奥美拉唑、碳酸钙 D_3 和维生素 D_3，医师接受建议。患者自行停药也很可能造成疾病控制不佳或复发，如患者曾行甲状腺次全切手术，应长期服用左甲状腺素钠控制病情，但患者认为经手术治疗，甲状腺功能应已恢复正常，遂自行停药，且未定期随访。经临床药师宣教后意识到应规律服用左甲状腺素钠，重启该药治疗后随访甲状腺功能无异常。

3）核查用法用量是否正确。如他克莫司胶囊应空腹服用，患者因工作忙碌，服用时间较为随意，未能做到空腹服用，经临床药师用药教育后患者意识到食物可能干扰药物代谢，继而影响治疗效果。

4）关注特殊剂型/装置药物，给药途径是否恰当。如布地奈德福莫特罗粉吸入剂使用方法不当，导致患者实际未能吸入药物，造成哮喘控制不佳，经临床药师用药教育后患者掌握正确使用方法，哮喘控制良好。

5）关注需要根据肝肾功能调整剂量的药物，必要时进行剂量调整。如多发性骨髓瘤患者，GFR 为 $44ml/(min \cdot 1.73m^2)$，口服来那度胺 25mg/d，临床药师进行药物重整时建议调整为 10mg/d，医师接受建议。又如重度药物性肝损伤患者进行激素冲击治疗时，医师初始选择泼尼松，该药进入体内须经肝代谢，其 C_{11} 位酮基还原为羟基后才能发挥药理活性，但患者为重度药物性肝损伤患者，临床药师建议调整为同为中效糖皮质激素，无须经肝脏代谢的甲泼尼龙，医师接受建议。

6）关注存在潜在相互作用、可能发生不良反应的药物，必要时调整药物治疗方案。如医师同时开具奥美拉唑和氯吡格雷。氯吡格雷部分由 CYP2C19 酶代谢为活性代谢物，使用抑制此酶活性的药物（如奥美拉唑或埃索美拉唑）将导致氯吡格雷活性代谢物水平的降低。临床药师进行药物重整时建议将奥美拉唑调整为泮托拉唑，医师接受建议。

7）关注症状缓解药物，这些药物是药物重整的重点，明确此类药物是否需要长期使用。如上呼吸道急性感染伴咳嗽咳痰患者，在感染得到控制后无须长期服用桉柠蒎肠溶软胶囊，建议在咳痰症状好转后停用。

8）关注特殊人群用药，如高龄老年人、儿童、妊娠期与哺乳期妇女、慢性病患者等，综合考虑患者药物治疗的安全性、有效性、适宜性及依从性。如老年人通常同时伴有多种疾病，需要接受多种药物治疗，即多重用药（polypharmacy），而多重用药常导致药物相互作用、药物不良反应和依从性差等诸多不良后果。可以根据 Beers 标准判断老年人应避免使用的药物，进行药物重整，精简用药清单。又如慢性肾功能不全患者,此类患者除肾脏疾病外,常伴有高血压、糖尿病、高血脂、肾性贫血、钙磷代谢紊乱等多种并发症,需长期服用多种药物,在用药的过程中,由于药物种类较多,可能会出现用药错误、遗漏、重复等现象,进行药物重整非常必要。

9)核查拟行特殊检查或医疗操作前是否需要临时停用某些药物,检查或操作结束后,需评估是否续用药物。有脑梗死病史的患者,长期使用阿司匹林肠溶片、三七粉,入院后准备进行肾脏穿刺,临床药师进行药物重整时建议立即停用,延后穿刺时间,待穿刺结束至少 5~7 日再恢复使用。

10)关注静脉药物及有明确疗程的药物是否继续使用。如重症社区获得性肺炎患者住院期间使用的静脉抗菌药物在感染控制后,患者出院后应转换为口服抗菌药物序贯治疗。

四、药物重整的质量控制

医疗机构应建立适合本机构的药物重整工作制度、操作规程和工作记录,并提供相应的工作场所供药师进行药物重整工作,配备电脑、办公桌椅等相关办公用品,配备医药检索数据库供药师进行查阅资料。

所有药物重整的结果(继续用药、停药、加药、恢复用药、换药)均应记录,并注明时间及原因。药物重整方案调整需得到医师认可。住院患者药物重整记录宜置于病历中。应加强对药物重整档案信息的保密工作,避免其被人为地修改、破坏、删除等,应重视对患者隐私权的保护。

医疗机构相关主管部门制订药物重整工作检查制度,定期对药物重整工作进行检查,检查内容包括:①记录是否完整;②药物重整内容是否经医师核对允许;③药物重整内容是否恰当。医疗机构应定期通报药物重整相关记录检查结果,制订改进措施、督导落实并进行记录,定期总结药物重整经验,组织分享学习药物重整经典案例,保持质量持续改进。

(吕迁洲)

第九节 用 药 咨 询

用药咨询是指药师利用药学专业知识和工具向患者、患者家属、医务人员以及公众提供药物信息,宣传合理用药知识,交流与用药相关问题的过程。

用药咨询是药学服务的一部分。"药学服务"(pharmacy care)一词在 20 世纪 70 年代就已经出现,其理念源自"为药物使用负责"的思想,以区别于之前单纯的药品调配工作。目前,美国学者 Hepler 和 Strand 给出的含义被普遍接受:药学服务是围绕提高生命质量这一既定目标,直接为公众提供负责任的与药物治疗相关的服务。但用药咨询概念比药学服务提出时间更早,早在 20 世纪 40 年代就有药学专家提出药师要作为患者的咨询顾问,直到 21 世纪初用药咨询概念才被更广泛接受。

一、基本要求

(一)环境要求

用药指导的环境直接关系药学服务的质量,因为药师与患者之间的交流不仅需要语言、目光、面部表情以及肢体语言,还需要书面、实物、视频等资料的配合。各个医院的实际情况及条件不同,应尽可能改善用药指导的环境,提高药学服务的质量。下述环境要求仅作参考。

1. **药学门诊** 门诊楼设置有固定的诊室。每周设有固定的出诊时间。诊室电脑安装有门诊出诊系统、住院病历系统、药房系统,可以查询患者门诊及住院诊断、检验、检查、用药等资料。有条件的医疗机构应配备药师工作站,对患者进行建档管理。

2. **咨询窗口** 咨询窗口安装全透明式玻璃,如需要可在窗口设置对讲机方便药房工作人员与患者交流。窗口柜台应整洁明亮,无积尘,无杂物堆积。可配备必要的教学器具,指导患者使用药物。

3. **病区咨询** 病区咨询的类型一般包括住院药房咨询服务和临床药师咨询服务,住院药房咨询服务一般在住院药房开展,药房需要设置专线电话、住院病历系统、药房系统方便与病区沟通,查询药物相关信息。临床药师咨询服务可在病区开展,跟随医师查房,在明确患者疾病诊断的前提下为医师、护士、患者等提供用药咨询,药师可配备专用的移动设备,设备可链接医院患者信息系统及药房信息系统。

4. **线上咨询** 远程医疗信息系统应当满足图像、声音、文字以及诊疗所需其他医疗信息的安全、实时传输,图像清晰,数据准确,符合《远程医疗信息系统建设技术指南》,满足临床诊疗要求。

重要设备和网络应当有不间断电源。

远程医疗服务网络应当至少有两家网络供应商提供的网络,保障远程医疗服务信息传输通畅。有条件的可以建设远程医疗专网。

（二）人员要求

1. **资质要求** 药学门诊出诊药师应满足以下条件之一。

（1）取得临床药师岗位培训证书、主管药师及以上专业技术职务任职资格并从事临床药学工作2年及以上。

（2）具有高级职称、从事临床药学工作2年及以上。

病区、咨询窗口药师应满足以下条件之一。

（1）具有药师及以上专业技术职务任职资格并2年及以上医疗机构药学服务工作经验。

（2）取得临床药师岗位培训证书。

2. **医学知识** 药师应具备基本的医学知识,这是与患者有效沟通的基础。具备基本的医学知识,有助于正确地分析处方用药,是防止用药指导差错的基础。

案例1

患者:医师诊断自己为甲状腺功能亢进,但为何给予高血压药比索洛尔?

药师:甲状腺功能亢进是各种原因导致的甲状腺功能增强,使甲状腺激素分泌过多,甲状腺激素在血中含量增高会导致患者全身各系统都有不同程度的变化,其中就有心血管系统的表现,如心悸、心跳加快、心律不齐等,当出现明显的心悸症状时,可使用比索洛尔纠正甲状腺功能亢进时的心律失常、心悸、胸闷等症状。

3. **药学知识** 药师要熟练掌握常用药品临床应用的相关知识,丰富的药学知识能提高药学服务质量及患者的用药依从性。

案例2

患者:胶体酒石酸铋胶囊怎么吃?

药师:成人每次3粒,每日4次,应在三餐饭前1小时及临睡前服用,并解释餐前服更容易在溃疡表面形成保护性薄膜,减轻胃酸对溃疡的侵蚀作用,同时不要喝牛奶,否则会降低药物的疗效,服药期间患者大便会变黑但无其他不适,属正常现象,停药1～2日后会消失。该药不宜自行购买长期大剂量服用,应在医师的指导下服用。

案例3

患者:阿仑膦酸钠该如何使用?

药师:每周固定一天早晨空腹服用1次即可,服用时应喝1满杯的白开水（200～300ml）,服后至少30分钟内应避免躺卧,可避免引起药物性食管炎。同时为提高其吸收率,服用该药前后至少30分钟,不可进食、服用饮料,不可同时服用钙片等其他药品。

4. **人文知识** 药学服务是为实现改善患者生命质量的最终目标而向其提供负责任的药物治疗建议,不仅是"以患者为中心"的技术服务,还应是具有人文精神的服务。具体包括:药师在实施药学服务中的语言、行为和对患者的关心;在参与治疗方案制订时除考虑疾病的临床表现、药物的相互作用和不良反应外,还要考虑患者的社会背景、文化和经济因素以进行个体化用药;除关注药物对疾病的治疗作用外,还要关爱和尊重患者;除关爱和尊重作为个体的人以外,还要关爱和尊重人类本身,注重人与人、人与自然、人与社会之间多种关系的和谐。

5. **心理素质** 由于咨询者的文化水平差异巨大,药师可能会面对形形色色的人及各种各样的问题,进行用药指导时需要具备一定的心理素养,以更好地保证用药指导的质量。

（1）情绪积极：咨询者的知识程度不同，面对难以沟通的患者需要做到换位思考，克制不良情绪，做到耐心倾听。对于无法理解回答内容的患者，可通过提问来确定患者的疑惑点，用更容易理解的方式进行解答。

（2）调节情绪：药师面对的咨询问题可能很琐碎甚至并不是药学的问题，也可能遇到重复的问题，在沟通的过程中药师要学会自我调节，体谅患者的难处，在回答问题时保持热情与耐心。

（3）承受挫折：学会正确面对错误，在工作中不要因为一两次的用药指导错误就失去信心。当用药指导出现错误时应该及时和患者沟通承认错误并积极改正错误，以免影响患者正确用药。注意积累知识并努力从不同的途径寻求答案。学会利用各类工具书、相关软件或专业网站获取药学知识，必要时可求助于专科医师、护士，以求在能力范围内帮助患者解决各种用药困惑。

6. 良好的沟通能力　药师进行用药指导时除了需要专业知识，还要注意沟通技巧。良好的沟通技巧容易获得患者的信任并有效处理各类问题，明显提高服务的质量。沟通技巧包括用药指导时的措辞、语气、肢体语言等各种表达方式的综合应用。药师掌握服务技巧并应用到用药咨询服务中，能使患者更容易理解深奥晦涩的专业知识并执行，使用药咨询的效果锦上添花，并明显增加患者的安全感以及对药师的信任度，提高用药依从性。

（1）使用敬语：大部分的咨询者对于药师而言是从未有过交集的陌生人，适当的使用敬语可以拉近药师与咨询者之间的距离，让咨询者感觉到药师对其人格的尊重，有助于用药指导的开展。

（2）学会倾听：咨询者通过诉说来表达自己的用药疑惑，药师通过倾听理解咨询者的问题。药师应鼓励咨询者说出他（她）的问题，在倾听的过程中不要打断咨询者的叙述，但咨询者叙述不完整或逻辑凌乱时可适当引导。需要注意的是倾听的目标是明白咨询者真正的困惑及需求，尽可能多地收集有用信息，而不是死板地记录患者的言语。药师通过倾听获取的药学信息，再用专业知识分析并回答问题，这样可以更好地传达安全使用药品的信息，提高用药指导的准确性及质量。

（3）重视反馈：药师在进行用药指导时要用开放式谈话，但不应以自我为中心，过度地使用专业术语或生僻的理论回答咨询者的问题。在进行沟通时应注意咨询者是否能理解，在讲解重点时可询问咨询者是否听懂，必要时可重复强调重点，或在结束时让咨询者复述。当咨询者为老年人、阿尔茨海默病患者或听力受损者等对于语言的反馈较差的人员时，可使用文字提供药学信息或让其家属帮助记录重点。沟通中应注意条理清晰，抓住重点解决关键问题，重视反馈的信息，处理好谈话中的沉默。

（4）适当引导：在咨询者不知如何描述自己的问题时，药师可以适当引导。可以通过提问如出现何种不适或不适出现的时间点来引导咨询者描述自己的问题。部分咨询者在描述问题时常出现逻辑不清、偏离主题等问题，药师应及时引导患者，可通过重复患者的语言，将患者带回原来的主题，或对关键的时间点、事件进行提问，帮助患者在叙述时理清逻辑关系。

（5）其他：非语言沟通包括目光的接触、面部表情、身体动作等。药师应避免一直记录问题或一味追求快速完成宣教而缺少有效的沟通。

在沟通的过程中应注意目光不宜一直注视咨询者或从不与患者有眼神交流，适当的眼神交流能表示药师对咨询者的关心，也能得到一定的反馈。

在沟通过程中应注意面部表情的管理，对于患者的言语不应做出过度夸张的表情，同时也不应面无表情地面对咨询者。对于咨询者的语言做出适度的反应即可，当患者描述不适或痛苦时，应当自然地流露同情、关心和安慰的情态，不可表现出喜悦或欣慰的表情。

在咨询过程中应与咨询者保持一定的距离且过程中肢体动作幅度不宜过大，距离一般以半米为宜。在沟通过程中，肢体动作一般为帮助患者理解药学信息，例如在演示如何正确使用吸入剂时，配合教学器具，做出深呼吸及屏气动作，使患者更好理解如何使用吸入剂。

二、用药咨询实施

（一）用药咨询的作用

用药咨询的作用包括：①改善疾病症状，提高治疗效果；②缩短住院时长，降低发病率、并发症发生率、死亡率;③提高患者的依从性;④让患者正确使用药物从而避免因用药错误导致的伤害;⑤提高药师自身的业务水平;⑥引导大众形成合理用药的理念。

（二）用药咨询的内容

用药咨询的内容涉及药物与药物治疗的所有信息。既包括药物本身的一般知识,又包括药物治疗的相关知识。

1. 药物一般知识

（1）药品名称:药师应熟悉患者所咨询的药物名称,由于患者的药学知识水平参差不齐,药师应熟悉药品通用名、非专利名称、商品名及可能的别名。

（2）给药途径:药师应熟悉药物的给药途径和给药途径的特点,药物给药途径总体分为全身给药和局部给药。全身给药包括静脉输注、肌内注射、口服给药等;局部给药包括滴眼、滴耳、滴鼻、阴道给药、皮肤外用等。不同给药途径特点不同,如静脉输注起效快,一般用于重症,但长期输注可能会引起静脉炎;肌内注射起效较快,部分药物可以产生局部或定向作用,但可能出现肌肉结块或肌肉痉挛;口服给药对于患者而言较方便,但口服给药易受食物或胃肠功能状态影响。对于不能经口给药的患者还可给予鼻饲给药;舌下给药可快速起效或避免药物失效等等。对于患者所咨询的药物,需结合其疾病的特点宣教药物的给药方式,提醒患者给药方式中的注意事项。

（3）用药剂量:药物应达到一定的血药浓度才能在体内发挥作用,所以应严格遵守用药剂量与时间间隔。剂量过低达不到治疗浓度,导致治疗无效或效果不明显;剂量过高则可能发生毒副作用等。在用药咨询过程中应注意交代药物的首次剂量、维持剂量、给药频次及疗程。

（4）时辰药理学:服药时间（饭前、饭后、晨起、睡前等）亦可影响药物的疗效,应严格遵照医嘱或说明书执行。例如激素类药物在早晨10时左右服用,符合人体激素分泌规律。胆固醇合成的高峰通常在晚上,因此他汀类药物宜在晚上服用。

（5）药品贮存:交代患者药品的储存保管条件,如常温、冷藏、避光、密封等,特别是需要放冰箱冷藏层保管的生物制剂及活菌制剂等,确保药品质量,并提醒患者注意药品的有效期及外观性状,避免使用过期变质的药品。

（6）不良反应:药品不良反应是指合格药品在正常用法用量下出现与用药目的无关的或意外的有害反应,如马来酸氯苯那敏引起嗜睡、困倦、乏力等。如果事先对患者简单说明所用药品常见的不良反应及常规的处理办法,正确认识不良反应并正确处理,可减少患者的恐慌,降低不良反应对其损害的程度,提高患者用药依从性。同时让患者明白用药后出现不良反应不是药品质量问题,也不是医疗事故,应客观对待、理性处理。

（7）注意事项:药物的注意事项包括药物本身的使用注意事项及药物对患者生活方式的影响。

药物本身的注意事项包括:特殊剂型的使用,特殊疾病药物治疗的起止时间,药物本身可能引起的异常等。部分药品的使用方法较特殊,例如部分注射药品的溶解需要特定的溶媒,稀释的浓度有所限制;在肠外营养中药物的混合、振摇等;不同吸入剂的使用,可能需要使用教学器具进行演示等。

特殊疾病治疗过程中药物起效时间可能较长,抗抑郁治疗及帕金森病治疗,药物起效时间可能需几周才起效,在咨询过程中应告知患者不可因为短期疗效不明显而自行停药。

药物影响生活方式,例如服用头孢类抗菌药物的患者应注意避免饮酒,可能会引起双硫仑反应;服用喹诺酮类药物要注意避免阳光暴晒,可能出现光敏反应。

（8）药品遴选:当治疗目标确定以后,可按照一定步骤来确定治疗药物,目前尚无公认的标准细则,只有一般原则可供参考。

用药安全是药物治疗的前提。理想的药物治疗应有最佳的效益/风险比。不同的药物治疗,患者的获益不同,从而对安全性的要求也不一样。

有效是选择药物时与安全同样重要的标准。临床使用无效药物是没有意义的。由于药物必须达到最低有效血药浓度才能产生疗效,因此理想的药物应具有很好的药动学特性,采用简便的给药方案即可达到所需的治疗浓度。药物有起效快慢的差异、维持时间长短的不同,也有效能强弱的区分。为了尽快起效,可选用快速起效的药物,或采用首剂量加倍的方法。

经济也是药品遴选的重要原则,主要受治疗成本影响,根据安全性和有效性做出的最理想选择也可能是最昂贵的,在财力有限时不可能使用。所以治疗成本、患者的经济状况、医疗保险情况等是选择药物时不得不面对的实际问题。

此外,遴选药物的剂型和给药方案应该尽量方便患者,否则会降低患者对治疗的依从性。

(9)个体化指导:对特殊患者给予个体化的给药方案及特殊的用药指导技巧。如老年人、婴幼儿、妊娠期妇女、哺乳期妇女以及肝肾功能异常的患者应遵循特殊的给药方案,避免发生严重不良反应,对听力损伤者或有精神疾患的对象还需予以特殊的指导策略等。条件允许,可开展治疗药物监测,设计、制订个体化用药方案,同时让患者了解药物监测的意义,个体化用药的必要性及益处,以求积极合作,获得患者的配合,最大程度地提高用药依从性,保障用药安全。

2. 药物治疗的相关知识 介绍疾病的相关知识,让患者初步认识疾病的起因、转归、疗程,有助于患者配合治疗、减少焦虑并提高治愈率。

让患者明白药物调节与机体自身康复之间的关系,药物调节是机体各功能系统整合手段之一,但不是唯一手段,疾病的解除一定程度上取决于机体自身抗病能力的提高,因此不可片面依赖药物作用而忽视身体的自我调理和常规保健。对患者的饮食、运动、起居等生活方式加以指导,健康宣教在药物治疗过程中相当重要,可提高患者依从性,提高治疗效果,改善疾病预后。

用药物经济学的观点指导临床合理用药,教育患者了解新药的局限性以及老药新用的知识,不盲目使用新药、贵药,指导患者选择安全、有效、经济的药物。

宣传合理用药的科普知识,指导患者利用药品说明书安全用药,普及简单的药疗常识,学会整理家庭药箱等。

疾病知识举例如下。

案例1

患者:什么是心脑血管疾病?自觉心脏不舒服、胸闷或胸痛时可以自行服用阿司匹林吗?

药师:心脑血管疾病是指由于各种血管问题引起的心脏和脑部疾病的总称,包括心血管疾病和脑血管疾病。心血管疾病以冠心病为主,表现为心绞痛、心肌梗死等多种形式。脑血管疾病则是指脑血管破裂出血或血栓形成,俗称脑中风。

对于既往诊断为冠心病和心肌梗死的患者,当急性心肌梗死发生时,应立即嚼服阿司匹林300mg,可以快速抑制血小板聚集,为挽救濒死的心肌细胞和抢救生命赢得宝贵的时间,显著降低死亡率。但消化道疾病引起的胃灼热感、胃痛,主动脉夹层引起的胸痛等情况都不适合服用阿司匹林。因此,既往没有明确诊断的患者缺乏对心脏疾病鉴别的能力,当心脏不适和胸闷胸痛发生时,应立即呼叫和拨打急救电话"120",在急救专业人员或医师的指导下用药,不要自行服用阿司匹林。

案例2

患者:近期觉得气喘,还有咳嗽和胸闷,尤其是早上起床的时候尤为严重,到医院就诊,经检查后医师告知他得了支气管哮喘,请问这是什么病,严不严重?

药师:哮喘是一种以慢性气道炎症和气道高反应性为特征的异质性疾病,以反复发作的喘息、咳嗽、气促、胸闷为主要临床表现,常在夜间和/或凌晨发作或加剧。规范的治疗和良好的护理,可以控制哮喘的发生。控制哮喘发作的最好方法就是预防。

要注意识别和避免触发因素,尽量少去花草树木茂盛的地方,在野外如遇皮肤发痒、全身发热、咳嗽、气急时应迅速离开所在地,此外在生活中应注意以下几点。

(1)尽量不养宠物,定期晒被褥,预防真菌和尘螨等过敏原的吸入。

(2)注意保暖,不要骤然接触冷空气。

(3)避免情绪激动,保持良好的心态。

(4)加强体育锻炼,增强个人体质。

(三)用药咨询模式

1. 线下模式 线下咨询是经典的用药咨询方式,药师与患者面对面帮助患者解决用药问题。药师在为患者提供用药咨询时,需要根据患者的实际情况灵活把握所提供的用药咨询的信息深度和时间长度,确保在有限的时间内为患者提供全面准确的合理用药信息,满足不同患者的用药需求。

(1)窗口咨询:发药时使用低台面便于药师对患者进行指导。合适的距离让患者容易听清楚药师的交代,看清药师的操作,还有助于药师观察患者的反应以及病理生理状态。

给患者提供就坐的椅子。患者就坐的椅子与药师的位置角度最好为90°,布局上不应该设高台面,这样可以让患者放松,通过良好的谈话距离和交流空间得到更多的信息,有助于药师的准确判断分析。

有些用药问题隐私性较强,营造相对独立的空间可减少不必要的干扰。

遇到需要较长时间进行指导沟通或较复杂情况的患者应介绍到药学门诊向专职人员进行咨询,以免影响正常的取药秩序。

(2)诊室咨询:药学门诊的接诊流程见图9-1。

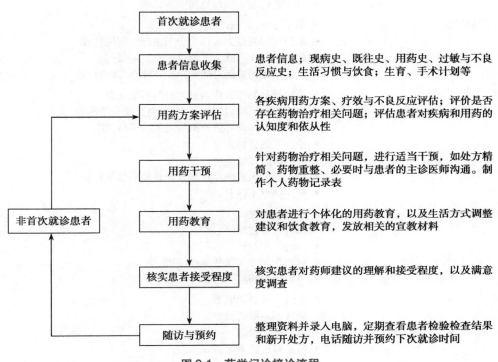

图9-1　药学门诊接诊流程

1)首次就诊的患者

患者信息收集:建立患者信息档案,基本信息包括现病史、既往史、用药史、过敏史与不良反应史、生活习惯与饮食、生育、手术计划等。

用药方案评估:评估各疾病用药方案、疗效以及是否存在不良反应;评估患者是否存在药物治疗相关问题(medication related problem,MRP)(表9-2);评估患者对疾病和用药的认知度和依从性。

用药干预:针对药物治疗相关问题,进行适当干预,如处方精简、药物重整,必要时与患者的主诊医师沟通。制作个人药物记录表,方便患者居家用药管理、就医时向其他医务人员提供用药信息。

用药教育:对患者进行个体化的用药教育,以及生活方式调整建议和饮食教育,发放相关的宣教材料。

核实患者对药师建议的理解和接受程度,以及满意度调查。

整理资料并录入电脑,定期查看患者检验检查结果和新开处方,电话随访并预约下次就诊时间。

2)非首次就诊患者:查阅患者信息档案,根据患者疾病和药物使用变化情况,重新评估药物治疗相关问题。

表 9-2　药物治疗相关问题的类别和常见原因

药物治疗相关问题	常见原因
没必要药物治疗	• 无明确的医疗指征(适应证) • 只需一种药物治疗疾病却使用了多种药物 • 疾病更适合使用非药物治疗 • 使用药物治疗干预另一个药物治疗中可避免的不良事件
需要增加药物治疗	• 病情需要采取药物治疗 • 需要采取预防性药物治疗以减少发生新的疾病风险 • 病情需要增加药物治疗以获得协同或叠加效应
药物治疗无效	• 病情对药物产生耐受或抵抗 • 药物剂型不适宜 • 所用药物对于治疗当前病症无效
药物治疗剂量过低	• 剂量过低,无法产生预期疗效 • 给药时间间隔太长以至于无法产生预期疗效 • 药物相互作用减少了药物的有效剂量 • 药物治疗的持续时间太短,不能产生预期疗效
不良事件	• 药物导致的与药物剂量无关的不良反应 • 由于各类风险因素的存在,需要更安全的药物 • 药物相互作用导致与剂量无关的不良反应 • 给药方案更换频繁 • 药物引起过敏反应 • 由于危险因素的存在导致药物使用成为禁忌 • 所用剂型不适宜
药物治疗剂量过高	• 药物剂量过高 • 给药间隔过短 • 给药时间过长 • 药物相互作用导致毒性反应 • 单剂量给药时间过快
依从性差	• 患者不理解说明书 • 患者不愿服药治疗 • 患者忘记服药 • 药品对于患者太贵 • 患者不能吞服或者不能自行服用药物 • 患者买不到药物

（3）病区咨询:病区咨询的对象包括医师、护士、患者及家属,流程见图 9-2。

1）医师用药咨询,临床药师通过和医师一起参加临床查房,了解患者的病情变化,认真分析临床用药的合理性和安全性,利用自己所掌握的药学知识参与医师治疗方案的制订。同时,应熟悉掌握医师经常咨询的药物用法用量、相互作用、不良反应、具体药物的药代动力学、结构成分、同类药物比较等知识。

2）护士用药咨询:药师需熟悉掌握病区常用药物的配制,输液时药物相互作用,药物的输注时间以及鼻饲、雾化等特殊情况下给药方法等,若不能立即回答应在查询相关药学信息后及时与护士沟通。

3）患者用药咨询:临床药师应与患者良好沟通,了解患者病情、用药史,以及是否有食物、药物过敏史。若临床药师发现有些患者在院外购买成分不明确的药物,未告知医师自行服用,临床药师需将此情况反映给医师并嘱患者停用此类药物。临床药师还应向患者解释医师制订的治疗方案、用药利弊所在,使患者对用药情况有清楚的认识和心理准备;告知患者各个药物的用法用量、最佳用药时间、注意事项,提高患者用药的依从性和药物治疗的有效性。

在病区中的对于医护或患者比较普遍的疑问,可通过药学科普讲座进行解答。

2. **线上模式**　患者或家属在病区住院或门诊取药,均可以面对面地向药师咨询用药。如果患者离开医院后还有问题且不方便来医院咨询的,可以通过线上咨询的方式向药师咨询。随着技术的进步,线上

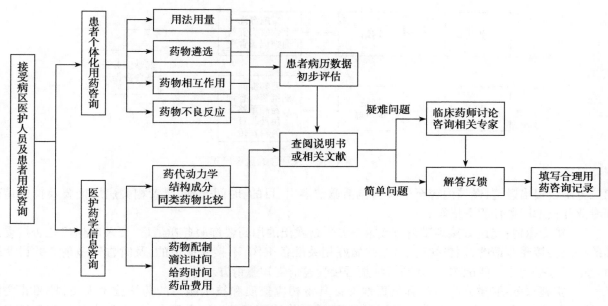

图 9-2　病区咨询流程图

咨询的模式从以往的电话咨询拓展到软件咨询、专业网站咨询等。

（1）电话：电话咨询需注意以下几点。

1）在铃声响起 3 声内接起电话。

2）使用问候语，并申明所在部门。

3）耐心地聆听患者提出的问题，尽可能了解患者的有关情况和希望解决的问题，并注意患者提供信息的准确性和全面性。

4）在解答前重复患者的情况和问题，确认无误后，有针对性地回答与用药有关的问题。

5）药师需叮嘱关键问题并请对方重复，以确认对方是否正确理解答复内容。

6）必要时可请患者或家属来院咨询，以便进一步解释或向其提供文字资料。

7）电话咨询后需要进行记录。

8）尽可能地及时把信息反馈给患者，对当时不能解答的问题，事后一定要给予答复。

（2）聊天软件 APP：在国内人口老龄化加剧、医疗资源分配不合理的背景下，随着移动互联网技术和大数据技术的不断成熟以及国家医改政策的深入，移动医疗市场发展逐步发展成熟。药物信息咨询服务与移动医疗技术相结合是未来药学服务行业发展的大趋势。通过手机 APP 药学服务系统软件的开发可以有效解决医疗资源分配不均，提高药学服务效率，提升公众合理用药。

目前用药咨询服务总体上依托于医疗软件平台，是医疗软件的附属功能之一。医疗与患者互动服务方面的 APP 有"春雨医生""丁香医生""医护到家"等。此类 APP 侧重医疗护理方面的提醒。此外药师进行合理用药指导并与患者互动的专业 APP 多是由各家医院自主研发的，导致不同 APP 之间差异较大，数据难以互通。部分医院使用聊天软件如微信或 QQ 对患者进行用药指导，但此类软件缺乏咨询分类记录、统计及定时提醒等功能，只能靠药师手动上传专业知识与统计分类，无形之中增加了药师的负担，且在聊天软件内无法上传或导入患者的用药数据及病例数据，导致患者就诊时需重复提供用药数据，故聊天软件的药学服务功能尚不完善。

（3）网站：根据《互联网医院管理办法（试行）》和《远程医疗服务管理规范（试行）》规定，有资质的互联网医院可探索开设专科化的在线用药咨询门诊，指导患者科学合理用药，提供用药知识宣传，解决患者药物使用中遇到的问题。鼓励借助人工智能等技术手段，面向基层提供远程药学服务。有条件的可以探索建立区域性处方审核中心，并加强处方调配事后监管。

"解药平台""好大夫"等药学服务平台，能提供实时资讯，帮助患者进行药物管理。

用药咨询云平台的运作流程（图 9-3）主要有以下几个步骤。

1）发出邀请：邀请方需要与受邀方通过远程医疗服务开展用药咨询服务时，须向受邀方直接或通过

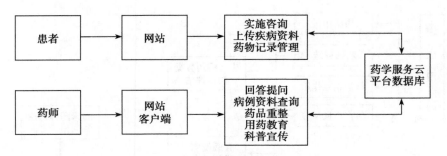

图 9-3   用药咨询云平台的运作流程

第三方平台提出邀请,邀请内容至少应当包括邀请事由、目的、时间安排、患者相关病历摘要及拟邀请药师专业和技术职务任职资格等。

2)接受邀请:受邀方接到邀请方或第三方平台发出的用药咨询服务邀请后,要及时做出是否接受邀请的决定。接受邀请的,须告知邀请方,并做好相关准备工作;不接受邀请的,及时告知邀请方并说明理由。第三方平台参与匹配的,还要同时将是否接受邀请告知邀请方。

3)实施服务:受邀方应当认真负责地安排具备相应资质和技术能力的药学技术人员,按照相关法律、法规和诊疗规范的要求,提供远程医疗服务,及时将诊疗意见告知邀请方,并出具由相关药师签名的用药咨询意见报告。邀请方根据患者提供的临床资料,参考受邀方的用药咨询意见,回答药物相关问题及调整药物治疗方案。

4)妥善保存资料:邀请方和平台要保管病历资料,原件由邀请方保存,平台方保留有电子扫描件,药师为患者提供咨询服务后,应当记录咨询信息并上传平台保存。

(四)收集与记录信息

1. 标准化信息收集是指药师与患者见面前应通过查阅医院电子病历系统等各种途径获取患者信息,为后续实施规范化药学服务提供基础,提高药学服务的效率。

2. 个体化信息收集是指药师与患者进行面谈时应进行药学问诊,根据患者的个体疾病差异、健康素养差异、沟通能力差异,以及沟通意愿差异等进行个体化信息补充。

3. 提供药学咨询服务时,应及时对相关信息进行记录,用药咨询记录表格样例见表9-3。记录方式包括电子记录和书面记录,记录内容应包括咨询者姓名、性别、出生年月日、药品名称、咨询问题、解答内容以及参考依据等。

表 9-3   用药咨询记录表

姓名			性别	男□ 女□	出生日期	年 月 日
咨询对象	患者□ 医务人员□		特殊人群		妊娠期□ 哺乳期□ 否□	
咨询日期	年 月 日		咨询方式		面对面□ 电话□ 互联网□	
咨询内容						
回答内容						
回答依据	药品说明书□					
	医药工具书□ 名称:					
	数据库□ 名称:					
	检索关键词:					
	其他□					
备注	是否需要回访:是□ 联系方式 否□					
	其他:					
咨询时长			咨询药师签名			

三、质量控制与改进

1. 药师应按照以下原则提供用药咨询服务

（1）遵守国家相关法律法规、规章制度等要求。

（2）保护患者隐私。

（3）从专业角度对咨询问题进行分析及评估。

（4）拒绝回复以患者自我伤害或危害他人为目的的用药咨询。

（5）对于暂时无法核实或确定的内容，应向咨询者解释，需要经核实或确定后再行回复。

（6）如用药建议与医师治疗方案不一致，应与医师进一步沟通，明确治疗方案后告知患者。

（7）对超出职责或能力范围的问题，应及时进行转诊或告知咨询去向。

2. 医疗机构宜根据用药咨询开展情况，逐步建立用药咨询标准问题解答数据库，规范用药咨询工作。

3. 医疗机构应建立服务质量评价指标，可包括咨询解答是否准确、及时，咨询记录是否完整、清晰，有无咨询汇总报告、分析记录和反馈整改方案。

4. 医疗机构应定期检查用药咨询工作，收集临床科室、患者等对用药咨询的建议和意见，进而制订并实施相应的持续改进方案，提升用药咨询服务质量。

（黄品芳）

第十节　患者用药教育

一、患者用药教育概述

患者用药教育（patient medication education，PME）是指对患者进行用药指导，为患者讲解安全合理用药知识，避免或减少药品不良反应，提高患者用药依从性，并降低用药错误的发生率。

疾病的成功治疗不仅取决于正确的诊断和药物治疗，而且还取决于患者理解医师的治疗方案，遵照医嘱用药并定期进行相关监测项目的检查。反之，则可能事与愿违影响治疗的效果。另外，在药物治疗过程中出现的药品不良反应或用药差错等也可导致不良后果，给患者带来痛苦。通过用药教育，一方面，可提高患者的依从性，增强患者对治疗的信心，更好地配合临床治疗；另一方面，也可显著提高患者对疾病与药物的认识，帮助患者正确、安全地使用药物。这样，就可保证最大限度发挥药物的治疗作用，最大程度降低药物对患者的伤害，取得最佳的临床疗效。

在国外，患者用药教育最早源于19世纪中后期。目前，美国等国家已建立了较完善的法律体系，保障用药教育的顺利开展。美国医院药师协会（American society of hospital pharmacists，ASHP）对用药教育内容做了详细规定，以便于医务工作者根据具体情况实施、执行。国外用药教育的方法丰富多样，可根据患者人群特点有针对性地进行选择。

20世纪90年代后，患者教育才在全国范围内逐步开展，起步较晚，尚未形成科学、有效的教育体系。缺乏完善的理论和体制保证是其薄弱环节。长期以来，我国多数患者患病后到医院求医问药，但患者个人对药品的认知程度参差不齐。随着医学科学及社会的发展，医疗服务模式也发生了转变，医院开始为患者提供用药教育。目前，缺乏对国内用药教育的相关数据统计，对用药教育的研究缺乏统一标准，缺乏对患者用药教育实施过程中的具体成效的评估及总结。因此，尚无法对患者用药教育进行科学、可靠的效果评估。

随着患者用药教育需求的不断增加和社会信息化的迅速发展，特别是在新医改的形势下，用药教育已成为现代化医疗中不可缺少的环节。如何更好地为患者提供标准化的用药教育，通过用药教育解决患者在接受药物治疗，尤其是长期的药物治疗中一些重要且关键性的问题，需要目前广大医务工作者在医疗实践中研讨并解决。借鉴国外用药教育经验，建立法律保障，统一学术标准，采取个性化用药教育方法并与日新月异的信息化技术紧密结合,为患者提供优质的、多样化的用药教育服务,是下一步用药教育发展的必然趋势。

二、患者用药教育的内容和方法

(一)患者用药教育的内容

用药教育的基本内容包括药品基本信息、治疗用途及使用方法、药品不良反应与用药注意事项、用药疗程的选择等多个方面,其内容贯穿于患者用药的各阶段。在治疗过程中,经常需对患者就治疗过程中出现的用药问题进行着重介绍。

1. **药品的基本信息** 由于药品存在一药多名、一品多规、剂量选择需要个体化调整等特点,为临床合理应用带来一定困难,故为患者提供药品基本信息教育尤为重要。需要告知患者如何分辨音似、形似等易混淆的药品。

对于一药多名、药品名称不规范,商品名称各异的情况,应着重介绍其通用名或化学名。如两者的通用名或化学名相同,则属于同一药物,严禁同时使用。例如,必理通和百服宁是不同厂家生产的两种药品,但主要化学成分均为对乙酰氨基酚,故不能同时服用。避免在短时间内服用过多对乙酰氨基酚引发安全隐患。

2. **药物的治疗用途及使用方法** 当临床医师为门诊患者开具药品后,通常会交代患者用法用量;当药师发药给患者时,也会再次和患者确认用法用量及注意事项。对于某些同时患有多种疾病的患者,往往不了解自己的治疗方案、每种药物的用途以及用药注意事项。因药品的品种、剂型较多,在了解患者存在的问题以后,药师需要对患者进行用药教育,让患者了解药品的具体用途以及正确的使用方法,如高锰酸钾外用片如何稀释、外用栓剂或喷雾剂的正确使用方法等。

此外,药师根据患者治疗方案,需提醒患者应该空腹服用或饭后服用的药品、可以或不能与食物同服的药品信息等。

(1)给药剂量:给药剂量与药物作用、疗效和不良作用有密切关系。一定剂量的药物产生相应的预防和治疗作用,低于此剂量则可能无效;相反,超过此剂量可能发生毒副反应。例如,常有患者因血压控制不佳而自行加大降压药的服用剂量,此时,应告知患者该做法存在安全隐患的。建议在医师诊治后再进行调整。

(2)给药时间:告知患者给药时间与治疗效果关系密切。在确定最佳给药时间时,综合考虑人体的生物节律和药代动力学/药效学特点,按照最优用药时机,可取得较好的疗效或提高药物生物利用度、减少药品不良反应发生。例如,每日24小时中,大多数人的血压呈"两峰一谷"的状态波动,即9~11时、16~18时出现两个高峰,从18时起开始缓慢下降,至次日凌晨2~3时最低。所以,高血压患者白天易发生出血性脑卒中,而夜间易发生缺血性脑卒中或猝死。一般降压药物的降压作用,多在服药后30分钟出现,2~3小时后作用最强。因此,高血压患者服用降压药时,如考虑药物作用达峰时间宜与血压自然波动的两个高峰期吻合,则效果较好。

(3)药物相互作用:在治疗过程中,需注意避免药物与药物、药物与食物、药物与疾病之间的相互作用,以达到治疗安全有效的目的。

1)药物-药物相互作用:由于药物与药物相互作用的联合效应,可表现为药效的增强或减弱,不良反应也会相应变化。所以,在用药时,需提醒患者注意药物之间的相互作用,减少或避免不良事件的发生。例如,治疗儿童腹泻时常服用活性菌制剂(商品名为妈咪爱)以及蒙脱石散(商品名为思密达)。由于蒙脱石散具有吸附作用,若两种药品同时服用,可使活性菌制剂失效。因此,二者应至少间隔2小时服用。

2)药物-食物相互作用:某些时候药物与食物的相互作用是双向的,利弊相依。因此,应予以区别。例如,胃黏膜保护药在餐前服用可充分附着于胃壁,形成一层保护屏障;促胃肠动力药于餐前服用,有利于促进胃蠕动和食物向下排空,帮助消化;而抗骨质疏松药阿仑膦酸钠片,必须在服药当天第1次进食、喝饮料之前至少半小时,用白水送服,避免其他饮料降低该药的吸收。所以,在服用上述药物时,须告知患者选择适宜的服药时机。此外,某些药物会因食物的影响而不利于吸收,如应空腹服左甲状腺素钠片,半小时后再进餐。

3. 药品不良反应　药品不良反应是指合格药品在正常用法用量下出现的与用药目的无关的或意外的有害反应。最早发现药品不良反应症状的,往往是患者自己。因此,不仅要向患者介绍药品的疗效,还应根据药品重点解释常见药品不良反应和用药注意事项等信息,从而增强患者对药品不良反应的防范意识。

4. 用药疗程的选择　药物治疗疾病时,需满足一定的给药疗程,过早停药可导致疾病的复发。许多慢性病如高血压、糖尿病、高脂血症或哮喘等需要长期用药,自我监测病情。

5. 药品储存及已终止使用药品的处置方法的教育

(1) 药物储存条件:药品不同于其他商品,对其储存条件有严格要求。储存条件合格与否直接影响药品质量,而药品质量的优劣直接影响患者的用药安全。药师有责任向患者介绍正确储存药品的方法。例如,冷藏温度需在 $2 \sim 8\,℃$、冷冻温度为 $0\,℃$ 以下,室温为 $30\,℃$ 以下,阴凉为 $20\,℃$ 以下等。此外,提示患者药品需放置在安全的地方,避免儿童及其他认知能力不足的人员误服。

(2) 药品过期或污染处置方法:在用药期间,应注意对药品效期的监测,禁止使用过期药品和被污染药品,并对此类药物按规定进行适当处理。如处理不当,会污染家庭及生态环境。

6. 其他

(1) 漏服、错服药时应采取的措施:药物漏服、错服可直接影响治疗效果,甚至会引发严重不良事件。因此,在临床治疗中,须对患者及其家属进行必要的用药教育。

发生药物漏服的情况时,可根据不同药物和疾病特点,采取相应的补救措施,如可补服或少服 1 次。对于有特殊要求的药物,如需每日服用的口服避孕药,若漏服 1 次,则需在发现时立即补服;若漏服 2 次,则需在 2 日内连续加倍服药,然后按医嘱规定开始新的疗程。但对于地高辛等毒性较大的药物,如漏服后,不能补服,否则可能会导致中毒。

若不慎错服,则需尽快明确错服的药物名称、用量,携带相关药物迅速去医院就诊,以便医师采取有效的解救措施。

(2) 药物与放射检查、实验室检查指标之间的关系:有些药物由于其药理学或毒理学的影响,进入人体后可引起人体生理、生化和病理方面的复杂变化(这些变化并非原发病所致),从而影响临床检验结果;另一些药物,由于其物理化学性质可与检验试剂发生反应,从而干扰检验结果,出现假阳性、假阴性或多种无法解释的结果。例如,使用含碘造影剂后,因碘的半衰期特别长,故其在体内的残留量对甲状腺功能检验产生"假阳性"结果的时间可长达数年。所以,药师与患者通过充分沟通,可以了解患者的用药史,以供临床更科学、更准确地解释和判断检验结果,对于正确选择用药,提高医疗质量具有重要意义。

(3) 患者用药效果自评:医务人员应告诉患者所服药物的预期效应和起效时间,让患者学会自己评价治疗效果,以避免患者因去病心切,在用药疗程不足或药物尚未起效前就加量或停药、换药,甚至反复到多家医院就诊,导致精力、费用的浪费和治疗的延误。

例如,降糖药的作用可受多种因素的影响。胰岛素增敏剂吡格列酮起效较慢,有时需要 $1 \sim 2$ 周时间,而短效降糖药瑞格列奈片、格列吡嗪片、格列喹酮片等,虽可降低餐后血糖,但血糖总体水平的下降需 3 日左右。

(二) 患者用药教育的方法

1. 方法　目前,用药教育方法众多。药师进行患者用药教育时,可以使用药品的一般资料和信息,针对不同的患者,选择适当的教育方法,以便为患者提供优质的用药咨询和辅导。

(1) 个例示范法:用不合理、不适当用药导致的一般不良反应的典型病例教育患者,使其接受经验或教训避免重复发生。

(2) 多媒体宣传法:运用现代化的信息传播媒介和途径开展多方位、多层次的患者用药宣传教育,使患者能够在日常生活中潜移默化地了解并掌握药物知识,也可以使患者在就诊前后播放教育录像,有针对性地了解、掌握就医、防病、用药的知识。

（3）座谈讨论法：组织患者或其家属定期进行用药专门讨论，参与者可就自己的经历、体会、经验、教训启发他人，教育自己。目前，不少医疗单位建立的哮喘之家、糖尿病之家、癌症之家等活动，为患者与患者、患者与医师间的防病治病信息交流、患者用药过程中的经验交流，提供了便利。通过座谈讨论，患者在发现治疗过程中潜在不合理因素同时，还可相互鼓励，树立战胜自我、战胜疾病的勇气和信心，更好地提高生活质量。

（4）咨询法：指患者针对自身所患疾病而进行的有关药物治疗信息的咨询。

（5）专题讲座法：组织患者或其家属参与针对性强、浅显易懂的科普专题讲座来实现对患者的用药教育。

（6）科普读物：随着人们知识水平的提高及自我保健意识的增强，组织专家编写类似"家庭医师""家庭药箱"等科普读物，可部分满足人们对医疗保健知识的需求。

（7）集中教育：指集中一段时间进行患者用药教育。时间以 7~10 日为宜，地点应选择舒适自然的场地，受教育者由病情、病种相似者组成。其目的是营造一种社交的娱乐氛围和"非治疗性"的环境。

2. 注意事项　在为有特殊需求的患者提供用药教育时，还需注意以下事项。

（1）有理解障碍的患者：需避免使用难以理解的词汇，建议让家庭成员或社区服务者参与、应用各种教育方法和辅助工具等。

（2）残疾患者：需注意到残疾患者的特征、保持尊重，给予额外的时间、灵活使用非语言的沟通方式（如视频、图版、示范动作）等。

（3）重症患者：鼓励患者参与治疗，为患者家属及看护人员予以情感支持等。

（4）老年患者：考虑患者对衰老的感觉和态度，随时关注患者的用药问题，同时教育患者的家属或陪护人员。

（5）妊娠期、哺乳期患者：教育患者进行自我监测、定期监测，提供隐私保护，为患者家属提供相关教育。

（6）儿童患者：保持亲和的态度，消减患儿对医疗环境及医务人员的内心恐惧感，主要为患儿家长及亲属提供用药教育。

三、特殊患者的用药教育

特殊患者是指生理状态不同于健康成年人的人群或处于特殊时期的健康人，一般包括老年人、儿童、妊娠期及哺乳期妇女、肝肾功能不全等人群。这部分人群由于其自身的生理、病理变化往往会影响药物的吸收、分布、代谢和排泄，同时也可能影响药物的效应和不良反应。

（一）老年患者的用药教育

我国老年人一般指年龄在 60 岁以上的人群。随着年龄的增长，老年人的解剖、生理、生化功能发生许多与成年人明显不同的变化。由于药动学差异和老年人的个体差异较大，药物的有效剂量可相差数倍甚至十几倍。老年人如使用成人剂量的药物时，可出现较高的血药浓度，使药物作用与不良反应增加。出于安全的考虑，老年患者用药量建议调整为成人的 3/4。开始加用一种药物时，一般宜从小剂量开始逐步增加至有效剂量。此外，随着老年人肝肾功能的减退，部分药物出现蓄积。因此，应严格遵守剂量个体化原则。如使用治疗指数小且毒性大（如地高辛）、具有非线性动力学（如苯妥英钠）的药物，或多药联合应用时，应对其进行血药浓度的监测。

老年人常同患多种慢性疾病，而且具有用药疗程长、药物种类多、治疗依从性差等特点。此类人群用药，需明确适应证，简化给药方案，减少药物种类，并注意药物间的相互作用，避免使用老年人禁用的药物，分析利弊后谨慎选用药物，尽量避免和减少药物伤害。

随着老年人听力、视力、记忆力等功能的减退，对药品包装音似、形似等易混淆药品的识别能力减弱。在对此类患者进行用药交代时，需着重强调并建议完好保存药品外包装。此外，老年人记忆力衰退、自理能力差、用药种类多及用药依从性差等原因，也容易引发药物错服或漏服。对于老年患者，住院期间护士要亲自照顾服药,出院后要交代患者的家属帮助患者按时服药。老年人常易有情绪烦躁、失眠、高血压等症状,有些老年人为了防止焦虑及失眠症,需要长期服用镇静药。该类药物的不良反应是可发生抑郁,老年患者如长期服药,会导致焦虑转为抑郁的可能,出现倦怠、反应迟钝、情绪低落等症状。用药时,医务人员应告知患者及其家属,注意观察老年人认知、情感等方面的变化。

此外,老年人用药存在一些误区,如他人使用某药效果好,自己也随意加用;认为药越新越好、越贵越好;容易相信各类广告、药商的宣传、盲从买药;症状控制不佳时,随意加药、换药,症状缓解即停药;漏服后,下次加倍补服等。对此,药师需要在充分了解老年人用药情况的前提下,分析药物治疗问题,针对老年患者及其家属做个体化的用药教育,避免由认知误区带来的不必要伤害。

（二）儿童患者的用药教育

儿童按年龄分为新生儿期、婴儿期、幼儿期、学龄前期、学龄期、少年期等不同的生长发育阶段。

儿童的药动学和药效学特征与成人相比差异显著,不仅存在量的差别,更具有质的差别。有些适合成人的药物,儿童可能没有适应证,应慎用或禁用。为保证用药安全、合理,应依儿童身体的特殊性及药物在体内的药动学和药效学特点合理用药。同时,在用药期间向患儿家长进行用药教育是保证用药安全的重要环节。

目前,因我国儿童专用药品数量严重不足,临床治疗中使用成人药品的现象较为普遍。因此,在选用药物时,应优先使用考虑儿童专用药品。一般要求是能口服给药的就不需要进行注射治疗,多选用水剂(糖浆剂)、颗粒剂,或临时将药片压碎用糖水溶化后再服。宜选择半衰期较长的药,以减少用药次数。注意选择适合儿童口味和颜色的药物。儿童的用药剂量计算方法有三种,包括根据体重计算、根据体表面积计算及根据成人剂量折算。与成人比较,许多药物在儿童患者的反应存在很大个体差异,如使用氯霉素可以导致儿童患者出现灰婴综合征、服用四环素可导致儿童患者牙齿色素沉着等。又如,新生儿胆红素与白蛋白的亲和力易受磺胺类、阿司匹林和人工合成维生素 K 等药物的影响,服用此类药物的新生儿,血中可出现大量游离的血红蛋白,由于新生儿血-脑屏障不健全,易导致核黄疸。儿童所处的特殊时期,认知、判断、表达等能力较弱。所以在用药期间,需要告诉儿童患者家长常见的药品不良反应,并密切监测用药后儿童机体的反应。

（三）妊娠期和哺乳期妇女的用药教育

妊娠期妇女将产生一系列的生理变化。需考虑妊娠期妇女生理变化对药物作用的影响和药物对胎儿可能造成的损害。为了实现妊娠期妇女的安全用药,需了解妇女妊娠期药动学的特点,注意选择对胚胎、胎儿、新生儿无损害性,而对妊娠期妇女所患疾病最有效的药物。医务人员在为妊娠期妇女选药时,应充分权衡药物对妊娠期妇女疾病的治疗与对胎儿可能导致的损害之间的利弊,可用可不用的药物尽量不用,必须用药时优先选择毒性小、对胎儿影响小的治疗药物;应教育患者及其家属在妊娠早期(3 个月以内)尽量避免使用任何药物,尤其是说明书中记载妊娠禁忌的药物,谨慎使用没有妊娠期安全性证据的药物。若必须用药时,应有明确用药指征,且尽可能使用妊娠期间推荐使用的药品;同时需了解孕周数,最大限度地选择无致畸性的药品,并且宜采用单药品、低剂量、短疗程治疗。

对于哺乳期妇女,应教育她们树立安全用药的意识,提醒她们寻求专业人员的帮助,以权衡用药的必要性和对乳儿可能造成的危害。应明确用药特征,选择进入乳汁少、对婴幼儿影响小的药物,尽量避免因哺乳用药而对乳儿造成危害。在用药期间,需指导哺乳期妇女注意用药时间和哺乳时间的间隔,可根据药物的半衰期长短调整用药和哺乳的最佳间隔时间。一般避免在药物浓度高峰时哺乳,可采取哺乳后用药,用药时间应距离下一次哺乳最少间隔 4 小时。当用药剂量过大或疗程过长时,为防止对乳儿产生不良影响,应监测乳儿血药浓度,特别是因为治疗需要,不得不使用治疗指数低的药物,必要时暂停哺乳。

此外,需防止某些需要进行药物治疗时,妊娠期妇女担心药物对胎儿产生影响而耽误用药,导致病情恶化,甚至危及母儿生命。某些育龄妇女在用药时,忽视自己的月经史、未发现自己已受孕,而误用一些可能对胎儿有害的药物,造成不必要的损害。

（四）肝、肾功能不全患者的用药教育

肝、肾是药物代谢与排泄的重要器官,肝、肾器质性病变会造成患者机体内环境和各系统脏器功能失调,一方面会使机体对药物的吸收、分布、代谢、排泄等发生变化,导致药动学改变;另一方面会使某些组织器官的受体数目和功能发生变化,改变机体对相应药物的反应性,导致药效学改变。对这类患者的用药教育应当引起重视。

对于肝功能不全的患者,尽量慎用经肝代谢且不良反应多的药物,可改用主要经肾消除的药物;禁用或慎用可诱发肝性脑病、经肝代谢活化后方可起效的药物,如可的松和泼尼松等。同时,应注意降低剂量或延长给药间隔,从小剂量开始,谨慎逐渐加量。当必须使用有效血药浓度范围窄、毒性大或有肝毒性的药物时,应进行血药浓度监测及严密监护并评价应用药物的效益和风险。例如,肝衰竭并发弥散性血管内凝血时,机体对抗凝血药(肝素、华法林等)的敏感性增高,剂量稍有不当,便可导致大出血。

对于肾功能不全的患者,避免选用毒性较大或长期使用有可能产生肾毒性的药物。仅在有明确用药指征时,选择使用较低浓度即可生效且毒性较低的药物、疗效或毒副作用易判断的药物、经肾脏排泄的药物。在必须使用有效血药浓度范围窄、毒性大、代谢产物在体内易蓄积的药物或对肾有毒性的药物时,如条件允许,应告知患者进行血药浓度监测,适当调整给药剂量。此外,选用经肾消除的药物时,应根据肾功能损害程度,调整给药方案。

对于此类人群,应告知患者严格遵医嘱用药,定期复查,做好随访,并将服药期间疾病发生的变化与不适及时向医师、药师反馈。

（五）慢性病患者的用药教育

慢性病患者大多数需终身用药,而不同的慢性病根据疾病特点及所服药物特点的不同,患者用药教育的重点也不尽相同。因此,临床药师开展对于慢性病患者的用药教育具有重要意义。常见慢性病主要包括糖尿病、高血压、冠心病等疾病,现以糖尿病患者用药教育为例进行介绍。

降糖药种类繁多,其中各类胰岛素产品有十几种,患者极易混淆。药师应向患者说明所用药物的类别、作用特点、用药时间、作用时间和不同胰岛素的区分方法、可能发生的不良反应及减轻不良反应的措施等,以免患者用药错误引起不良事件。曾有患者在晚上睡觉前将短效胰岛素当长效胰岛素皮下注射后而引起低血糖反应。

降糖药的疗效易受患者饮食、运动、情绪、感染等多种因素影响,有必要向患者介绍影响血糖的可能因素,说明饮酒、吸烟与糖尿病药物间的相互作用。例如,盐酸二甲双胍与乙醇同服时,酒精可增强盐酸二甲双胍对乳酸代谢的影响,易致患者出现乳酸性酸中毒,故服用盐酸二甲双胍时应尽量避免饮酒。

自我血糖监测(self monitor blood glucose,SMBG)是调整血糖达标的重要措施,也是减少低血糖风险的重要手段。建议糖尿病患者开展自我血糖监测,明确血糖监测的目的、意义并辅导患者可正确解读血糖监测的结果和应采取的相应措施等。糖化血红蛋白(HbA1c)是评价患者长期血糖控制水平的有效指标,也是指导医师调整临床治疗方案的重要依据之一。药师应向患者说明检测 HbA1c 的意义、正常值范围及检测的间隔时间等信息。

糖尿病患者需长期用药,家中一般均备一定数量的药品。药品如保存不当,可变质、失效,甚至可能损害健康。药师应针对患者所用药物,向患者介绍药品正确保存的条件,教育患者注意药品的有效期及识别胰岛素是否变质的方法等。例如,胰岛素笔芯在未开封使用前应储存在 2~8℃的冰箱中,正在使用的药品可在室温下(不超过 25℃)存放 4 周。

（六）从事特殊职业人员的用药教育

从事特殊职业的人员包括司机、高空作业者、精密仪器操作者、运动员等,此类人群的共同特点是需要高度集中注意力,运动协调,判断果断,反应灵敏,并有一定的预见性和应急处理能力。

由于某些药物潜在的安全隐患,使用后如出现嗜睡、昏迷、眩晕、幻觉、视物模糊、辨色困难、多尿、平衡力下降等症状,都会影响人的反应能力。故对从事特殊职业的患者,选择治疗药物时应慎用以下药物:

①可致困倦的药物,如部分抗感冒药、抗过敏药、镇静催眠药、抑酸剂、抗偏头痛药;②可致眩晕或幻觉的药物,如部分镇咳药、非甾体抗炎药、抗病毒药、抗心绞痛药;③可致视物模糊或辨色困难的药物,如部分非甾体抗炎药、抗胆碱药、扩张血管药、抗心绞痛药、抗精神病药;④可致定向力出现障碍的药物,如部分镇痛药、抑酸药、避孕药;⑤可致多尿或多汗的药物,如利尿药、部分抗高血压药。

如果由于病情的需要而使用以上药物,应向患者说明服用方法、服用时间、可能产生的不良反应和注意事项,严禁自行随意用药。如司机服用含有中枢抑制作用的抗感冒药,应在睡前或休息半小时前服用,2~4 小时内不能驾车,或选用对中枢神经抑制作用小的药物;患有糖尿病的司机,在使用某些降糖药物之后,血糖可一过性降低,影响判断力,应在服药后休息 1 小时以上。如服药后出现身体不适等异常情况,应立即休息,必要时就诊,以免发生危险。

(金鹏飞)

参 考 文 献

[1] 陈志东,陈燕. 台湾的患者用药教育[J]. 中国药师,2011,14(11):1665-1666.
[2] 李瑶瑶. 患者用药教育的探讨[J]. 内蒙古中医药,2012(3):42.
[3] 杨云珍. 合理用药的健康教育[J]. 临床合理用药,2010,3(19):147.
[4] 余自成. 药学监护中的药物咨询和患者用药教育[J]. 中国临床药学杂志,2007,6(S):318.
[5] 王璐. 分析患者用药教育的内容和方法[J]. 中国中医药现代远程教育,2010,8(17):113-114.
[6] 杨世民. 医院药事管理[M]. 北京:人民卫生出版社,2006.
[7] 吴杲,吴汉斌,曹尉尉,等. 科学合理用药[M]. 北京:科学技术文献出版社,2013.
[8] 丁国华,高宏,孟松伟. 合理用药评价[M]. 北京:化学工业出版社,2006.
[9] 刘治军,韩红蕾. 药物相互作用基础与临床[M]. 北京:人民卫生出版社,2009.
[10] 冯端浩. 药学服务沟通与实践[M]. 北京:人民军医出版社,2011.
[11] 李俊. 临床药理学[M]. 4 版. 北京:人民卫生出版社,2011.
[12] 张石革. 药学监护临床用药安全指南[M]. 北京:北京科学技术出版社,2012.
[13] 张为烈,王青山,尤兆雄. 患者安全与合理用药[M]. 北京:人民军医出版社,2012.
[14] 姜远英,许建华,向明,等. 临床药物治疗学[M]. 3 版. 北京:人民卫生出版社,2011.
[15] 张清志,樊德厚. 护士必知的 100 个用药问题[M]. 北京:化学工业出版社,2010.
[16] 王育琴,常明. 药学服务咨询[M]. 北京:北京科学技术出版社,2011.
[17] 张琳虹. 药品储存管理条件的探讨[J]. 中国药物与临床,2009,9(10):967-969.
[18] 栾兆琳. 如何处理过期药[J]. 大众健康,2012(7):51.
[19] 晨露. 过期药品随处扔污染不亚于废电池[J]. 健康必读,2010,6:28.
[20] 董辉苒,苗瑞睿,苗健伟. 药物对常用临床检验指标的影响[J]. 首都医药,2006(20):37-38.
[21] 候佳勇. 药物对常用临床检验指标的影响[J]. 海峡药学,2013,1(25):243-244.
[22] 孙秀芝. 药物对检验结果影响机制与应对措施[J]. 中国保健营养,2012,11(13):453.
[23] 王怡,党丽娟,刘佐. 医院门诊药房患者用药教育的实施探讨[J]. 中国药房,2007,18(22):1751.
[24] MELANIE J. RANTYCCI. 药剂师与患者沟通指南[M]. 2 版. 段京莉译. 北京:人民军医出版社,2012.
[25] 蔡为民,吕迁洲. 临床药学理论与实践[M]. 北京:人民卫生出版社,2012.
[26] 张礼菊. 老年人的生理特点与合理用药[J]. 中国执业药师,2008,4(52):34-35.
[27] 高晨. 老年人的生理特点与合理用药[J]. 继续医学教育,2006,20(28):15-17.
[28] 阚周密. 小儿合理用药[J]. 中国实用乡村医生杂志,2006,13(1):52-53.
[29] 李焕德. 临床药学[M]. 北京:人民卫生出版社,2012.
[30] 游泽山. 孕产妇用药第一讲:孕产妇用药原则[J]. 新医学,2002,33(2):110-111.
[31] 宋建国,乔海灵,明亮. 临床药理学[M]. 郑州:郑州大学出版社,2005.
[32] 阮耀. 肝功能不全患者的临床用药[J]. 中国现代药物应用,2009,3(15):136-137.
[33] 中华医学会糖尿病学分会. 中国 2 型糖尿病防治指南[M]. 2010.
[34] 张石革. 药学监护临床用药安全指南[M]. 北京:北京科学技术出版社,2012.
[35] 钟丽婵. 探讨药师在用药咨询和用药指导的作用[J]. 中华医药杂志,2004,4(7):32-35.

［36］邹旋.医疗改革过程中非营利性医院医患关系研究［D］.上海：复旦大学，2009.

［37］杨彩萍，甄海源.如何提高医院药学服务质量［J］.中外医学研究，2011，9（2）：101.

［38］王楠，倪江洪，谢学建，等.临床药师在参与临床药物治疗中如何与医师沟通［J］.药事组织，2011，20（4）：59-60.

［39］柳青，蓝天.有效沟通技巧［M］.北京：中国社会科学出版社，2003：4.

［40］兰托斯，段京莉.药剂师与患者沟通指南［M］.北京：人民军医出版社，2012：1.

［41］张书全.人际沟通［M］.2版.北京：人民卫生出版社，2008：1.

［42］都宏.谈临床药师的沟通技巧［J］.药事管理，2010，7（29）：112-113.

［43］刘颜，刘新.沟通技巧在临床药学教育中的重要性［J］.中国实用医药，2010，5（7）：254-256.

［44］宋倩华.沟通技巧［M］.北京：机械工业出版社，2012.

［45］刘飞，辛华雯.药物基因组学与临床药师［J］.医药导报，2017，36（09）：956-961.

［46］阚全程.内科常见疾病的药学监护［M］.郑州：河南科学技术出版社，2016.

［47］阚全程，马金昌.综合技能［M］.北京：人民卫生出版社，2017.

［48］孙淑娟.国内外临床药师工作概况及 SOAP 模型在药师会诊中的应用［J］.中国药物应用与监测，2010，7（05）：309-311.

［49］卜书红，刘海涛，李平，等.我院临床药师药学服务质量评价体系的建立与实践［J］.中国药房，2013，24（05）：421-424.

［50］刘莉萍，颜涛，倪渊，等.药学会诊模式初探［J］.中国药业，2010，19（14）：57-58.

［51］张标，熊建群，杨远荣，等.我国药学会诊文献分析［J］.海峡药学，2019，31（1）：244-247.

［52］张文渊，刘峰，卢荣枝，等.临床药师参与 3847 例会诊总结及典型案例分析［J］.中国药物应用与监测，2020，17（1）：120-123.

［53］张良如.互联网+"未来实现微信远程医疗会诊［J］.吉林医学信息，2015，10：35-36.

［54］李达，闫素英.药物治疗管理教学与实践手册［M］.北京：人民卫生出版社，2018.

［55］吴永佩，颜青芃.药学部门和药师是医院医疗工作四大核心技术支撑系统之一［J］.中国医院，2014，18（1）：599-561.

［56］宗宇桐，闫素英，褚燕琦.2 种医嘱审核模式的临床应用及存在问题的文献分析［J］.中国药房，2020，31（7）：879-883.

［57］任炳楠，连玉菲，尚清，等.药师工作站的设计与应用［J］.中国药房，2018，29（17）：2328-2332.

［58］洪佳妮，何定峰.医疗机构用药差错原因及防范措施［J］.中国药房，2012，23（37）：3549-3550.

［59］中国医院协会药事专业委员会《医疗机构药学服务规范》编写组.医疗机构药学服务规范［J］.医药导报，2019，38（12）：1535-1556.

［60］刘治军.国外临床药师药物重整工作简介［J］.药品评价，2012，9（32）：6-9.

［61］刘莹，崔向丽，刘丽宏.国内外药物重整研究进展［J］.中国药学杂志，2015，50（24）：2099-2102.

［62］杨烁，邵晓楠，吴岢非，等.国内外药物重整服务现状及补偿机制探讨［J］.中国医院，2020，24（5）：60-62.

［63］刘茂柏，杨木英.安全用药指导手册［M］.厦门：厦门大学出版社，2013.

［64］蔡卫民，吕迁洲.临床药学理论与实践［M］.北京：人民卫生出版社，2012.

［65］马国，蔡卫民，许杜娟.临床药学导论［M］.北京：科学出版社，2017.

［66］BOŞNAK AS，BIRAND N，DIKER Ö，et al. The role of the pharmacist in the multidisciplinary approach to the prevention and resolution of drug-related problems in cancer chemotherapy［J］. J Oncol Pharm Pract，2019，25（6）：1312-1320.

［67］HEPLER CD，STRAND LM. Opportunities and responsibilities in pharmaceutical care［J］. American journal of hospital pharmacy，1990，47（3）：533-543.

［68］LEWIS P J，DORNAN T，TAYLOR D，et al. Prevalence，incidence and nature of prescribing errors in hospital inpatients［J］. Drug safety，2009，32（5）：379-389.

［69］DORNAN T，ASHCROFT D，HEATHFIELD H，et al. An in-depth investigation into causes of prescribing errors by foundation trainees in relation to their medical education：EQUIP study［J］. London：General Medical Council，2009：1-215.

［70］GREEN B B，COOK A J，RALSTON J D，et al. Effectiveness of home blood pressure monitoring，Web communication，and pharmacist care on hypertension control：a randomized controlled trial［J］. Jama，2008，299（24）：2857-2867.

［71］BORRELLI S，DE NICOLA L，STANZIONE G，et al. Resistant hypertension in nondialysis chronic kidney disease［J］. International journal of hypertension，2013：2013-2015.

［72］American Society of Health-System Pharmacists. ASHP guidelines on documenting pharmaceutical care in patient medical records［J］. Am J Health-Syst Pharm，2003，60（7）：705-707.

［73］NAIDU SjÖSWÄRD K，AHLNER J. Metabolism of salbutamol differs between asthmatic patients and healthy volunteers［J］.

Pharmacol Toxicol,2003,92(1):27-32.

［74］ HAWKTL,HAVRDA DE. Effect of stress on international normalized ratio during warfarin therapy［J］. Ann Pharmacother, 2002,36(4):617-620.

［75］ ASHP guidelines on a standardized method for pharmaceutical care. American Society of Health-System Pharmacists［J］. Am J Health Syst Pharm,1996,53(14):1713-1716.

［76］ CAMPBELL F,KARNON J,CZOSKI-MURRAY C,et al. A systematic review of the effectiveness and cost-effectiveness of interventions aimed at preventing medication error(medicines reconciliation)at hospital admission［J］. Report for the National Institute for Health and Clinical Excellence as part of the Patient Safety Pilot,2007.

第十章　应急状态药学服务

应急即应对突然发生需要紧急处理的事件,诸如自然灾害、事故灾难、公共卫生事件和社会安全事件等。这些突发事件通常可能造成严重的社会危害,巨大的人员伤亡和财产损失,而为避免危害的进一步发生或减轻事件后果,需要采取快速、有效、合理的应急处置措施予以应对。

遇到突发事件,出现大量人员伤亡的情况下,各级医院是抢救伤病员的主要场所,而药品是救治伤病员的物质基础。除医护人员外,也需要药师参与伤员救治。应急状态下,药师应充分发扬救死扶伤的人道主义精神,发挥自己专业特长,提供及时、有效的药学服务,彰显自身的职业价值。

第一节　概　　述

一、基本概念

《中华人民共和国突发事件应对法》指出突发事件是突然发生,造成或者可能造成严重社会危害,需要采取应急处置措施予以应对的自然灾害、事故灾难、公共卫生事件和社会安全事件。其中,突发公共卫生事件是指突然发生,造成或者可能造成社会公众健康严重损害的重大传染病疫情、群体性不明原因疾病、重大食物和职业中毒及其他严重影响公众健康的事件。

应急状态(emergency circumstance)是指突发性的现实危机或者预期可能发生的危机,在较大空间范围或者较长时间内威胁到公民生命、健康、财产安全,影响国家政权机关正常行使权力,必须立即采取特殊应急措施才能恢复正常秩序的特殊状态。该状态下导致短时间内出现大量人员伤亡,使医疗压力突然增大,对急救药品需求量瞬间提高;应急状态下,药学服务应贯穿始终,要切实符合临床实际需求,高效管理,随时注意伤病员的动态,调整药品品种与数量,保证供给,同时避免浪费。药学人员应充分认识到自己在应急状态下的责任,提高应急药学服务能力。

二、我国应急状态药学服务发展现状

我国应急药学起步较晚,于20世纪末开始,经过20余年的历程,已逐步发展。1995年4月,为提高对灾害事故的应急反应能力和医疗救援水平,避免和减少人员伤亡,保障公民身体健康和生命安全,原卫生部发布了《灾害事故医疗救援工作管理办法》。

2003年SARS疫情暴发后,党中央、国务院提出了加快突发公共事件应急机制建设的重大课题,推动了中国突发公共事件应急管理工作的发展,催生了一大批应急预案。2003年5月7日,为有效预防、及时控制和消除突发公共卫生事件的危害,保障公众身体健康与生命,国务院审议通过了《突发公共卫生事件应急条例》,指出国家建立突发事件应急报告制度和预防控制体系,制订了全国突发应急预案。2005年

1月26日,国务院讨论通过了《国家突发公共事件总体应急预案》,其后陆续公布了多件公共卫生类突发公共事件专项应急预案,部分卫生学会相继成立了灾害医学方面的专业委员会或学组,推动了灾害医学事业的发展。2007年8月,为了预防和减少突发事件的发生,控制、减轻和消除突发事件引起的严重社会危害、规范突发事件应对活动,保护人民生命财产安全,维护国家安全、公共安全、环境安全和社会秩序,第十届全国人民代表大会常务委员会第二十九次会议通过了《中华人民共和国突发事件应对法》。2008年汶川大地震灾害发生以后,我国应急救援管理体系的建设受到高度重视,并呈快速发展态势。其中,药品应急管理体系建设不断完善,体制机制不断完善,协同协作不断深化,政策法规和标准体系更加健全,能力建设特别是应急演练等不断强化,专业化水平不断提高,信息化应用水平不断提升,更加重视社会舆情的收集、反馈,应对更加及时。2019年8月修订的《中华人民共和国药品管理法》,对药品,特别是紧缺药品的储备、紧急调用、研制生产、审评审批、流通供应等做出了相关规定。2019年12月以来全球范围内暴发的新型冠状病毒感染,具有传染速度快、感染范围广、防控难度大的特点。针对此次疫情,全球的医师、药师、科学家正竭力寻找有效药物和研发疫苗,相关学科的专家依据体内外药学研究数据,药物临床试验数据和临床治疗反馈数据编写诊疗方案。我国国家卫生健康委相继出台系列诊疗方案、指导意见、技术指南等应急应对措施。

目前我国药品应急管理工作虽已有较大提高,但各项工作开展的系统化、科学化、专业化、有序化水平仍不高,整体来讲应急药学体系存在较大的完善空间,如某些传染性较强的病毒或细菌感染期间,随着各种流通环节的增加,应急灾害救援体系和应急救援网络中医药储备预测等方面均存在不同偏差,储备误差也随之增大。区域应急药学体系、区域间协作水平、信息化技术手段,也需进一步完善,从整体上提高我国应急药学的联动服务能力。总体来说,应急救援药物储备、应急救援物流及整个应急救援药事服务网络的搭建都需进一步完善。

三、应急状态药学服务的内容

应急状态药学服务的内容包括但不限于以下几个方面。

1. 药品保障服务 在应急状态下,药学人员作为医疗卫生体系中的重要组成部分,充分发挥专业优势,及时、有序、安全、合理地提供药品保障,是开展医疗救治、控制疫情传播、降低死亡率的关键因素之一。

2. 药品使用管理 药师应加强对应急药品合理使用的监护,密切关注药物的治疗效果和不良反应,及时为医师和患者提供用药指导,主动承担药物不良反应的预防和上报工作。对于超说明书用药,药师应及时收集整理,告知医护工作人员及患者可能的药物不良反应,密切监测患者用药后的反应,最大限度减少超说明书用药导致的药源性损害,提高临床药物治疗水平。

3. 药学信息服务 建设药品安全数据库,对大数据背景下的数据进行分析与处理,构建药品安全突发事件应急决策知识库模型。回顾以往公共突发事件的应急救援实践,建立不同模块的药品安全知识库,利用人工智能和传统的数据库技术,使其不但可包含海量事实数据,而且还可包含规则和过程性知识。应建立和完善应急药学信息化体系,通过组织结构重组、业务流程优化、资源共享,打破部门之间、条块之间的阻碍,在药学与医疗、东部与西部、卫生管理与药品监管之间,形成跨部门、跨行业、跨组织的协同与网络化体系,为应急药学的发展提供机遇。

四、应急状态药学服务的特点

1. 紧迫性 由于突发事件具有不可预知性和突发性,医疗救治时间性强,决策者的反应时间非常有限,不仅要求医院药学部门要在极短时间内针对事件特点提供大量药品,在出现大量伤病员紧急状态下,药师还应具备急诊思维,对事件的伤病员做出快速、准确评估,认真研究伤病员病情,提供及时、快捷、准确的药学服务。

2. 多变性 突发事件发生发展的不确定性和不同发展阶段具有不同特点导致应急状态药学服务的多变性,如在按照轻重缓急分阶段对药品的品种和数量进行合理配置、适时调整、迅速补充的同时,还需要及时追踪诊疗规范或指南更新等,据此调整药学服务。如 1998 年夏天的特大洪灾,初期药品保障以抗生素、胃肠道用药为主,中、后期药品保障重点为防治流行病、传染病的药物。只有及时更新关于疫情防控的知识,才能更加准确地做好药学服务。

3. **复杂性**　不同突发事件,对药学保障需求不同,药学需求研究不能仅限于内部因素(伤病员救治需求),还应深层次地考虑外界因素复杂性的影响。如当时的环境、交通对药品储存、运输的影响,网络时代纷繁复杂的信息对大众的影响。药师任务繁重复杂,在应急处置过程中,应注意甄别信息,保障应急救治药品的及时供应、质量安全及合理使用,同时做好宣传。

4. **多学科协作**　应急状态的突发事件中多学科合作至关重要。突发事件中的群发伤多为复合伤,如地震伤员一般都是多处损伤,有的伴有原发疾病,有的继发并发症;经历突发事件的巨大打击,患者焦虑、恐惧等心理疾病需要及时进行综合治疗。此时,药师主动参与临床救治一线工作中,利用自身在药学方面的优势将药物治疗中存在的普遍性问题及其解决方案(如创伤后镇痛药的合理使用等)以药讯的方式迅速提供给临床,降低死亡率和感染率,减少细菌耐药,防止药品不良反应事件的发生。

五、应急状态药学服务的意义

1. **临床意义**　在突发事件伤病员救治中,药师在治疗团队中主要承担协助医师制订药物治疗方案、审核医嘱、调整药物治疗方案、用药后疗效及安全性评估及对特殊患者进行用药指导和教育等工作,提高用药的有效性和安全性,保证患者用药合理,消除医疗隐患,避免医疗纠纷,真正体现"以患者为中心"的药学服务理念。

2. **社会意义**　药师协调保障药品供应,保证受灾患者有药可用,提高民众战胜突发事件的信心。另外,建立以受灾患者健康为中心的全方位、全程化药学服务,引导患者合理用药,提高患者自我救灾、自我药疗的水平,降低患病率和医药费用。

3. **经济意义**　国家突发公共事件储备药品目录品种有限,不能满足不同地区、不同时期、不同事件的需求,目录外紧缺药品采购较为困难造成药品短缺,而药品浪费又是药品保障中突出问题。药师对突发事件的评估,利用信息化手段总结应急过程供给药品、应急所需药品和实际消耗药品在品种和数量之间的差异,提出改进措施,加强急救药品管理和使用,避免药品供应不足和药品过度供给情况发生,使有限的药品资源得到最大限度利用,同时为患者节约了药品费用,以免造成药品浪费。

(侯锐钢)

第二节　应急状态药品保障服务

在突发事件中药品是救治伤员和预防疾病的重要物质基础,是关乎人民群众生命健康和社会稳定的重要保障。药学人员作为医疗卫生体系中的重要组成部分,在应急状态下,通过充分发挥专业优势,及时、有序、安全、合理地提供药品保障服务,是开展医疗救治、控制疫情传播,降低死亡率的关键因素之一。

一、应急状态行政部门药品保障服务

应急状态的药品供应与保障涉及多个管理部门,需要在统一指挥下多方协作。国家卫生健康委提出医疗卫生救援应急药品的需求、储备计划建议;国家发展和改革委员会、工业和信息化部负责组织应急药品的生产、储备和调运,保证供应,维护市场秩序,保持物价稳定;海关总署负责救援急需的进口特殊药品的优先通关验放工作;国家药品监督管理局负责救援药品的监督管理,参与组织特殊药品的研发和生产,并组织对特殊药品进口的审批;国家市场监督管理总局负责药品广告的监督;应急管理部组织编制国家应急总体预案和规划,指导各地区各部门应对突发事件工作等。

（一）应急状态药品的储备保障

药品储备是保障药品应急的关键之一。早在 20 世纪 70 年代,我国就建立了国家医药储备制度,

包括中央与地方（省、自治区、直辖市）两级医药储备，实行动态储备有偿调用的体制。中央医药储备主要储备应对特别重大和重大突发公共事件、重大活动安全保障以及存在较高供应短缺风险的医药产品；地方医药储备应对较大和一般突发公共事件、重大活动区域性保障以及本辖区供应短缺的医药产品。当发生重大灾情、疫情及重大突发事故时，首先动用地方医药储备，难以满足需要时，可申请动用中央医药储备。

《中华人民共和国药品管理法》于 2001 年修订时已将药品储备制度上升到法律高度，国内发生重大灾情、疫情及其他突发事件时，国务院规定的部门可以紧急调用企业药品。2003 年国务院颁布了《突发公共卫生事件应急条例》（2011 年进行了修订），条例规定由国务院有关部门和县级以上地方人民政府及其有关部门来保证医疗救护设备、救治药品、医疗器械等物资的生产和供应。2007 年 10 月 28 日，全国人大常委会批准《修改<与贸易有关的知识产权协定>议定书》，以平衡知识产权与公共健康之间的关系。根据议定书，世贸组织的发展中成员和最不发达成员可以在国内因艾滋病、疟疾、肺结核和其他流行疾病发生公共健康危机时，在未经专利权人许可的情况下，在国内实施专利强制许可制度，生产、使用、销售或从其他实施强制许可制度的成员进口有关治疗上述疾病的专利药品。2019 年再次修订后对应急状态药品的储备和供应做出专章规定，明确要求国家实行药品储备制度、建立药品供求监测体系、实行短缺药品清单管理制度，短缺药品优先审评制度等，进一步强调多部门共同加强药品保障工作。

（二）应急状态药品的生产、供应保障

在现有储备及可调度药品不能满足需求的情况下，应迅速制定指令性生产计划，组织药品生产企业紧急安排生产。国家发展和改革委员会负责药品的调度、医药生产经营的宏观调控。国家药品监督管理部门协调组织应急药品的生产，并深入药品生产企业进行现场查验，确保应急药品的质量安全，对急需药品的生产可按规定进行快速审批，可批准医院生产的制剂，用于救援治疗，同时负责组织对急需药品进口的审批。

目前我国在突发公共卫生事件应急管理体系方面还存在一些短板。在出现重大突发公共卫生事件时，药品、医疗用品的筹措、调拨、运送、使用等环节极易出现问题，从而严重影响政府、军队和医疗卫生机构的医疗救治工作。因此，亟须国家从法制层面进一步完善我国的医药储备制度，健全统一的应急物资保障体系，以提高和强化我国重大疫情的应对能力。

二、应急状态医疗机构药品保障服务

2015 年，国家卫生健康委发布了《全国医疗机构卫生应急工作规范（试行）》，要求各医疗机构建立应急管理机构，明确指出要保证突发情况下应急药品的供应。医疗机构药品供应保障体系涉及药事管理、药品的采购、储备、使用、临床药学等部门。医疗机构的药事管理与药物治疗学委员会负责药事应急管理，药学部门应在医院应急领导小组领导下设立应急药品供应保障组、调剂组、临床药学工作组，落实药品应急保障工作。只有各个环节团结协作才能为应急药品及时、准确、安全地供应和使用提供保障。

（一）应急药品的储备、目录制订

1. **应急药品的储备** 储备的药品品种要坚持"效果明确，性质稳定，使用方便，有利于运输与储存，经济适用"的原则，根据其应急作用，按三分（携行、运行、留守移交）、四定（定量、定位、定人、定车）要求储存管理，单独存放，以便随时取用，对消耗和损坏的药品应及时加以补充。医疗机构应每年组织 1~2 次应急药品供应的演练，从实际演练中找到不足，不断完善应急药品保障供应工作。应急药品应指定专人保管，及时登记、及时补充。负责药师应定期或不定期对应急药品进行检查，对于破损、安瓿印字不清、药品外观形状发生变化或变质、效期近 3 个月的及时更换补充。

建立应急药品储备制度，制定应急药品基本目录。同时根据不同的突发事件的性质，综合考虑配备相应的品种、数量。确定应急药品储备标准，明确储备量（至少 3~6 个月），严格把关应急药品的出入库、储存、调剂等环节，并不断优化，完善应急药品管理流程。及时更新应急药品目录，优化药品库存配置，开展应急药品使用量动态监测，利用信息系统，精细化管理药品库存。实现药品目录科学分类，分清轻、重、

缓、急、重点突出原则,设置应急药品专区存放,根据药品最低储备量设置库存预警,在 HIS 系统中设置储备药品采购计划上下限,库存低于下限将实时报警,保证应急药品最低储存量。制剂室则应根据突发事件或者临床急需确定医院制剂,以及临时制剂的生产、使用和质控。

2. 应急药品目录的制订 应急药品的目录应按突发事件的性质分类制订。医疗机构可制订通用药品目录和专用药品目录。通用药品目录包括公共药品和急救药品目录。公共药品包括上呼吸道药物、胃肠道药物、心血管病药物、外用药物等。急救药品主要以抢救药品为主,以便发生突发事件时,能够在最短时间迅速救治伤员,保障患者的生命安全。专用药品目录更具有针对性,根据灾害类型,专用药品目录主要包括水灾、火灾、地震等救援应急药品。①水灾救援应急药品目录:我国幅员辽阔、河流众多,是洪涝灾害频发的国家,洪涝过后可造成多种疾病的暴发流行,如胃肠道、呼吸道和皮肤科疾病。制订水灾救援应急药品专用目录,结合通用药品目录,能更有效地进行救援工作。经调查,皮肤病占总疾病的 50% 以上。所以,在应急药品的选择上,以皮肤科外用药为主。②火灾救援应急药品目录:火灾具有紧急突发性、阶段性及不确定性三个特点。对于火灾救援应急药品目录的制订主要选择调节水、电解质药,解痉平喘药,镇静药,保护创面外用药和抗感染药等。③地震救援药品目录:地震患者的特点是外伤多、骨折多、综合挤压伤多,药品应急保障品种主要以止血药、麻醉用药、抗休克药、镇痛药等为主。此外,一些突发、灾难事件可能会造成部分人群出现心理障碍,抗精神疾病类药物(如氯氮平、阿普唑仑等)等也要适当配备。

(二) 应急药品采购、供应保障

在一些灾难救援中,一些特殊药品的需求量大,如抗感染药物、镇痛药、麻醉药、抗休克药、消化系统用药、呼吸系统用药及水、电解质平衡调节药等。因此应急药品供应保障组要在国家已制定的药品应急保障预案的基础上,建立药品保障应急预案,协助医院专家组确定应急药品的目录,科学制订预防和治疗药物的类别和品种、预估所需数量,以便接收患者后及时有效地展开救治工作,并根据实际情况不断调整和修订目录。

一般情况下,我国二级以上公立医院的药品通过省级政府集中招标采购,基层医疗卫生机构的药品也需要通过各省、市组织统一招标采购获得。而在应急状态下,国家相关行政部门和医疗机构会启动一系列应急措施,以确保应急药品及其他药品的正常采购和供应,保证医疗机构药品网上采购渠道通畅、应急重点保供救治药品应急挂网,对于未列入疫情防控重点监测的药品,省级药品采购机构优化申报流程、加快挂网速度,确保更多药品供应临床,同时设置实时监测机制,对紧急药品进行供需对接,尽量减小甚至不出现药品缺口。建立紧缺药品预警机制,及时扩大采购储备量,对缺货品种需及时上报医院应急领导小组,并尽快寻找合适的替代品种以备急需,并将药品调换、缺货等信息及时告知临床。

此外,为保证应急药品的供应,医疗机构可依据国家药品监督管理局和各地卫生行政部门关于捐赠药品相关规定,制定捐赠药品的基本目录,接受社会捐赠,加强对捐赠药品的品种、质量与数量管理,妥善保管,合理使用,确保应急药品资源得到合理利用。

(三) 应急药品的调剂和使用

各个调剂室的药师要在保证药品正常调剂发药的同时,加强急救药品医嘱的审核,及时学习最新文件、相关指南及诊疗方案,熟练掌握每个急救药品的性质、特点,以备为医护人员提供及时、准确、专业的药品信息,对不合理医嘱及时进行沟通反馈,保证药品合理使用。在特殊时期,有条件的医院可根据政策实施部分药品长处方调配、药品配送等服务以方便患者。

临床药师应重点开展各种应急药品治疗信息的收集、整理、分析和传递,特别是新的治疗方案、应急药品合理使用、不良反应、关键药品的市场动态等方面的信息,结合相关循证证据,充分评价相关药物的有效性,为临床医务人员和患者合理选择用药提供依据。此外,临床药师可通过参加临床会诊、药学监护、患者咨询、科普宣教、互联网线上诊疗或远程医疗服务等方式为患者及公众提供直接的服务。2020 年 2 月,国家卫生健康委等六部门共同发布了《关于印发加强医疗机构药事管理促进合理用药的意见的通知》,专门提出要以实体医疗机构内的药师为主体,在互联网诊疗过程中积极提供在线药学咨询、指导患者合理用药及用药知识宣教等"互联网+"药学服务。这样既有患者合理用药的刚需,又有国家相关政策的支持,药师在"互联网+"平台上能有效延伸优质的药学服务,为广大患者提供安全用药保障。

(侯锐钢)

第三节　应急状态药学信息服务

一、概述

在突发事件的应急救援中,药品是伤员救治的物质基础,对药品的需求急迫而且集中,药品保障是否及时、准确是减少人员伤亡的关键因素之一。其中,药学信息的提供是否及时、准确与药品供应保障有直接关系,对降低伤亡率和伤残率有重大意义。

随着我国经济发展,现代医药学事业得到进一步发展,当今投入使用的药品种类繁多,其药品的成分、规格、使用说明、药效等药品信息复杂,加之药品革新速度快,因此,药品所覆盖的信息量也随之加大,导致在药学实践中药学人员必须掌握足够多的药学信息才能在药学实践中合理运用。药学信息是一种客观的、经科学产生和实证、涉及药物的药理学、毒理学和治疗用途的知识和资料。药学信息服务(drug information service,DIS)是药师通过查找相关药学信息为临床提供专业、可信的用药建议的专业服务,它是临床药学服务的一部分,也是药师进行药学实践的基础。其核心是以循证药学的理念为临床提供高质量、高效率的用药相关信息,帮助解决临床实际问题。

药学信息服务作为药学服务的基本职能,具有迅速、实用、可信和综合检索特点,同时药学信息服务是一种持续性工作,需要不断积累知识、不断学习。医疗机构开展药学信息服务,不仅体现了药师的专业价值,使药师掌握的药物治疗学、生物药剂学等专业知识得到充分的发挥,同时也强化了药师在疾病治疗过程中的作用,帮助临床医师制订更加合理的治疗方案,保证了患者用药的安全、合理、有效、经济。随着科学的发展,信息网络已成为当今世界重要的交流平台,充分利用计算机技术,建立医院药学信息服务平台,以合理用药为目的,将临床医师、药师、护士和患者联系起来,形成相互协作的整体,对提供药物治疗决策依据,推动医疗机构整体合理用药水平的提高具有重要意义。

二、应急状态药学信息服务

突发事件应急时,对信息的要求是"准确性、可靠性、迅捷性和时效性"。临床药师相关人员及时收集整理突发事件中有关政策信息、疾病治疗信息、药品信息等,并以合适方式向临床医务人员、公众提供合理用药信息,提高防范意识、疾病治愈率及合理用药水平。突发公共事件应急救援中,药学信息服务内容丰富、形式多样,主要涵盖应急药学信息需求、信息储备、信息获取来源、信息服务方面等。

(一)应急状态药学信息需求

突发事件发生初期,众多伤者需及时救治,对药学信息的需求就更为迫切,主要包括药品保障供应的信息需求和药品合理使用的信息需求。

1. 药品保障供应的信息需求　突发公共事件情况特殊,一些药品供应的品种、数量与平日不同。根据国家层面出台的突发事件应急预案,医疗队到达现场后,以及在救援过程中应及时评估现场患者情况,按治疗指南和医疗救治专家意见,做出急需药品的基本备药计划报告,制订应急药品供应目录,由卫生行政部门统计汇总,形成医疗卫生救援应急药品需求计划后报本级人民政府或突发公共事件应急指挥机构,统筹指挥和调用药品。同时,救援过程中及时评估药品使用情况、剩余药品情况,分析是否存在药品短缺,并及时整理需求、短缺药品的品种及数量,以便医疗救援指挥中心了解全面的药品需求情况,采取应对措施。整个救援过程和后续治疗中,药品需求信息的及时收集、分析和报告,对准确及时调动、合理应用有限医药资源,保证伤员的顺利救治起着重要的作用。

2. 药品合理使用的信息需求　在突发公共事件中,一些平时很少接触的药品成为主角,一些治疗方案不断更新,一些原来使用范围很小的药品突然成为或有可能成为大规模群众性用药。因此,合理用药相关的药学信息需求很大,重点有以下几个方面的需求。①药品选择信息:如果药品选择上发生错误,会极大地干扰整个治疗体系的运行。②用药方案评价:用药方案包括已有的和临时拟定的,其合理性都应该在实践中进行再评估,并及时进行总结。③捐赠药品替代:药品短缺情况下,药品捐赠导致的一个特殊情况是药品替代,替代药品不一定是首选药品。如何做好药品替代,防止滥用,这需要药学信息的支持。④用药信息传播:突发公共事件的卫生工作需要群防群治,要让药品使用知识得到普及,就需要宣传和培训。

(二) 应急状态药学信息储备

应急信息储备是应对突发公共事件的重要手段,一般包括药品供应信息储备和药品治疗信息储备。即使备有充足的应急药品、完备的技术方案、有经验丰富的救治专家、快速的生产能力,如果在突发事件时不知道在哪里能找到相应药品、不能及时获得正确的药品信息、不能有效控制药品使用过程可能出现的风险,也必然会影响突发事件的救治工作。应急信息储备可以在一定程度上缓解药品储备和应急能力储备不足的问题,是优化应急体系资源配置,进行资源整合的有效途径。

1. 应急药学信息储备组织机构　医院药事管理应急体系中信息收集、报告、传递和发布,应由熟悉医院药学和临床科室运作流程的药学部门承担,由药学部负责人进行具体分工。一般情况下由临床药学室承担信息储备的任务,临床药学室日常须具备较完整的信息查询管理系统,并需配有具备查询资料能力从事药学信息的临床药师或药学信息人员。临床药学室人员应建立良好协作关系,通过协调药品供应保障、药品调剂及药品质量控制等药学部门的工作,集中资源,发挥优势,目标一致,协调行动,共同完成信息收集、分析、整理及按照应急预案程序发布相关药学信息。

2. 信息收集、分析和整理　临床药学室人员在突发事件整个过程中,须通过相关政府网站、相关专业协会网站、报纸杂志等渠道收集官方提供的各种突发事件的正规或权威信息,如政策法规、应急方案、防治药物信息等;平时通过讲座、座谈、电话咨询及查询书籍杂志的方式,收集与药物预防和治疗相关信息,组织相关人员对收集信息进行分析、整理,迅速提供信息报告,4~8 小时上报科室负责人。在科室负责人的领导下,通过报告、电话咨询、制成宣传页或网页等形式,以适当形式如"临床药学快讯",向医院医政管理部门、医学专家、医护人员及公众提供较完整的药物信息资料、合理用药建议等。

在危机潜在期(每周)主要进行信息贮备,不定期为不同服务对象提供经过筛选的有效信息;危机突发期应每日提供有效信息;危机持续和解决时期(从每日到每周)应定期提供有效信息。

3. 信息传递、发布和反馈　在突发事件过程中,药学部门负责信息传递的临床药师相关人员将收集、分析和整理的政策法规、疾病信息、用药信息、药品供应情况等一般信息,通过互联网、医院内部网络、电话或印刷参考手册等方式,传递给医院管理人员、医务人员、药师和公众等,以提高社会对突发事件防范意识、疾病治愈率和合理用药水平。

在危机发生的整个过程中,临床药学相关人员应及时将所获得的用于预防及治疗药物的名称、用法用量、疗程、ADR、特别注意事项等信息汇总归类,通过药讯、快讯、单位网页、会议、报告等方式提供给科室负责人、医学专家、医政管理人员、医护人员。对临床使用药物出现的不良反应应进行分析评价,及时发布药物警戒信息提醒医务人员注意,以减少和预防相关的药品不良反应。同时及时报告药品不良反应中心和上级卫生行政部门,对新的、严重的药品不良反应通过与药品不良反应中心的及时沟通,也有助于政府部门及时掌握突发事件使用药品的一些不良反应,通过及时发布药品不良反应信息通报,提醒广大医师在选择用药时引起注意,保障突发事件治疗用药的安全。

临床药学人员在危机发生的整个过程中,须主动了解医学专家、医政管理人员、医护人员的需求,以及在上述提供信息的收集、整理、传递中的问题,并及时解决给予答复,使我们的信息服务系统不断完善。同时,应时刻关注和跟踪药物治疗进展,开展药学评价并及时更新药物研究的循证证据,及时更新治疗药物的不良反应信息,为临床合理用药提供信息支持。

（三）应急状态药学信息来源

1. 官方信息渠道 WHO、国家卫生健康委、国家市场监督管理总局、疾病控制及预防系统等。

2. 互联网

（1）常用的综合搜索引擎：谷歌、雅虎、百度等。

（2）常用医药学专业搜索引擎：Medical Matrix、WebMed。

（3）常用医学综合网址：世界卫生组织、美国食品药品监督管理局、美国疾病控制与预防中心、中华人民共和国卫生健康委员会、国家市场监督管理总局、中国疾病预防控制中心；国家药品监督管理局药品评价中心-国家药品不良反应监测中心等。

（4）常用药学专业网址：Pharm Web、中国医药信息网、中国药物评价网、药品信息网、新药在线。

（5）主要药学数据库：Medline 数据库、中国生物医学文献数据库。

3. 其他的信息渠道 各级专家、各学术团体、各种媒体、参考书籍等

（1）主要参考书：《马丁代尔药物大典》（*Martindale The Complete Drug*）、*Physicians' Desk Reference*（PDR）、《默克索引》（*Merck Index*）、《中华人民共和国药典临床用药须知》和《新编药物学》。

（2）各种学术团体：中华医学会、中国药学会、北京药学会、中国医院协会。

（3）各种报刊

1）报纸：如《健康报》《中国医学论坛报》《医药经济报》等。

2）杂志：如《中国药学杂志》《中国医院药学杂志》《医药导报》《国外医药》《中国药学文摘》等。

（四）应急状态药学信息服务

在突发事件应急时，药学信息是药师进行药学服务工作的根基，而药学信息服务对临床药师辅助临床制订用药方案、对重症患者进行用药监护、指导患者合理用药起重要作用。应急状态医院药学信息服务本质上同样是全程化的药学服务，涵盖药品政策、储备、供应和使用等方面的信息服务。

1. 药品政策信息服务 突发事件应急时药品政策信息服务，既包括一些正常条件下已经完善、突发事件中具体涉及的政策信息，也包括一些针对性比较强的、与突发事件相关的专门制订的政策信息，如药品捐赠政策、专利强制许可、药品价格信息等。在突发事件危机过程中，及时了解相关药品政策信息，权衡利弊，在保证安全使用前提下，最大程度救治患者，提高患者治愈率。

2. 药品储备信息服务 药品储备是保障药品应急的关键之一。我国医药储备，是在中央统一政策、规划、组织下，建立中央与地方两级医药储备制度，实行统一领导、分级负责的管理体制。药品储备信息服务包含两个方面的内容，即药品分布信息储备和药品储备信息活动。

（1）药品分布信息储备：在突发事件应急状态，为确保药品有效供应，将药品在各地的库存分布情况进行汇总，集中优势进行资源整合，在一定程度上缓解基层单位药品库存不足，也能避免药品积压、过期带来的浪费。

（2）药品储备信息活动：储备的药品品种要坚持"效果明确，性质稳定，使用方便，有利于运输储存，经济适用"的原则，根据突发事件的性质和程度，需确定储备药品品种遴选、药品基数、药品生产及储备点配送能力，制订应急药品目录，并在不同阶段及时调整和更新应急药品目录。

3. 药品供应信息服务 突发事件应急时，药品的需求集中，数量巨大，在医疗机构现有储备供应不足时，对相关药品信息进行汇总，对于急需药品，尤其对于本院没有或数量不足的药品，药学部门应立即组织紧急采购；应急情况下，药品监督管理部门可批准医院制剂临时应用，从而保证药品供应的可持续性。

4. 药品使用信息服务 突发事件中，因为要兼顾的因素比平时更多，并且涉及群体性、紧急性，一旦药学信息服务跟不上，不合理用药现象产生的危害也更大。因此，必须重视合理用药信息服务，药品合理使用信息服务内容较多，主要有以下几个方面。

（1）疾病相关医学研究进展的及时通报。

（2）针对疾病变化的用药指南的出台和修订。

（3）针对一线医疗人员的用药指南的培训。

（4）针对大众的合理用药知识普及。

（5）药师向临床提出用药方案建议。

（6）用药指南运行情况的分析和反馈。

（7）对可能发生的不良反应的警示。

（8）捐赠药品的合理替代、防止滥用及妥善处理等。要做好这些工作,既涉及疾控中心、红十字会和各级卫生行政部门,也涉及各级媒体、企事业单位、社会团体,需要身处一线的医师、药师、护理人员和患者紧密配合、及时沟通,保证合理用药。

三、应急状态药学信息服务体系构建

突发公共事件中,药学信息服务的内容丰富、层次复杂、要求严格、任务繁重,有必要加强管理。因此,建立一个能够在突发事件中运转有序的药学信息服务体系十分重要,完善的药学信息服务体系,将是构建国家药品应急保障体系的重要支持。信息体系的构建,既要考虑功能特点、基本原则、机构建设等大的框架,又要考虑切入点的选择,使之有用、能用、易用、实用。

（一）体系功能

从需求角度,确保药品供应和合理用药是信息体系的核心功能。从信息角度,体系应具备信息的感测、传递、搜索、反馈和传播功能,用于感测药害事件、传递部门消息、搜索药品来源、反馈用药方案,以及传播防治知识等。

（二）体系特点

突发事件药学信息服务体系的特点应该具备简洁性、准确性、易用性和经常性。

1. 简洁性   突发事件不可预知,需要在极短时间内针对事件特点快速提供药品信息。无论是信息内容还是获取方式,应该简洁明快。

2. 准确性   突发事件类型不同、阶段不同、层面不同,对药品信息的关注和需求不同,药学信息的提供要准确、细致。

3. 实用性   信息服务体系最终是用来服务的,应该易于操作、培训简单,要与真实情况相结合。通过这个信息体系,确实能解决药品供应或药品使用的问题。

4. 经常性   平时要做好维护,通常的办法是进行应急演练,但更好的方案是建设平时和应急情况下都能通用的药学信息服务平台。

（三）基本原则

《突发公共卫生事件应急条例》指出:突发事件应急工作,应当遵循预防为主、常备不懈的方针,贯彻统一领导、分级负责、反应及时、措施果断、依靠科学、加强合作的原则。因此,突发公共事件药学信息体系的构建,应该符合一些基本原则,主要有全局观、系统观、标准观和安全观4个方面。

（四）当前重点

在突发公共事件药学信息体系的构建上,有几项工作比较急迫。

1. 组织机构的建立   有必要明确突发公共事件的药学信息服务体系的组织机构,对相关的领导机构、办事机构、工作机构、地方机构、专家组进行定位。组织机构上有了保证,才能明确职责、落实任务、限定周期、保证效率。

2. 评估机制的建立   从国家角度出发,制定客观、科学的评价指标,建立规范的评估体系,对各地区、各部门的药品保障应急能力进行定期评估,进而改进药学信息体系服务功能,确保药品供应和合理用药。

3. 服务模式的研究   要做好突发公共事件药学信息服务,必须依靠并合理使用不同的信息手段,如互联网、音频视频、户外广告、宣传活动、纸质传媒等。其中,电视的宣传功能十分强大,在紧急状态下,可以成为预警、宣传和指导的有效手段;互联网功能最为强大,药学信息服务平台可以依托互联网发挥最大功能;手机灵巧便携、拥有者众多,其中的短信功能特别值得关注;无线电收音机在边远地区及电网受损的灾害条件下,是有效的信息发布工具。

（杜　光）

第四节　突发事件时期的药学服务

一、概述

21世纪以来,全球各类重大突发事件频繁发生,对人类生命安全和社会经济发展构成了极大的威胁,成为全世界关注的焦点。近年来,我国突发事件的发展趋势主要表现在三个方面:突发公共卫生事件发生频率呈上升趋势、与社会因素有关的突发事件增多和与自然灾害相关的突发事件危害程度的加重。

在突发公共事件中,药学服务是重要的一环。药师既是医疗服务的执行者和保障者,又是药品供应的监督者,对降低突发事件中病死率和伤残率意义重大。突发事件中的药学服务具有紧急性、阶段性、突变性、多样性等特征。因此,如何根据突发事件的需求,及时迅速地提供药学服务是药学人员面临的重大课题。

（一）突发事件的分类与分级

1. 突发事件的定义　2007年,国务院发布了我国第一部应对各类突发事件的综合性基本法律——《中华人民共和国突发事件应对法》。规定突发事件是指突然发生,造成或者可能造成严重社会危害,需要采取应急处置措施予以应对的自然灾害、事故灾难、公共卫生事件和社会安全事件。

突发事件的构成要素包括突然暴发、难以预料、必然原因、严重后果、需紧急处理等。

2. 突发事件的分类　根据突发事件的发生过程、性质和机制,突发事件主要分为以下四类。

（1）自然灾害:主要包括水旱灾害、气象灾害、地震灾害、地质灾害、海洋灾害、生物灾害和森林草原火灾等。

（2）事故灾害:主要包括工矿商贸等企业的各类安全事故、交通运输事故、公共设施和设备事故、环境污染和生态环境破坏事件等。

（3）公共卫生事件:主要包括传染病疫情、群体性不明原因疾病、食品安全和职业危害、动物疫情,以及其他严重影响公共健康和生命安全的事件。

（4）社会安全事件:主要包括恐怖袭击事件、经济安全事件和涉外突发事件等。

3. 突发事件的分级　突发事件的分级标准由国务院或者国务院确定的部门制订。

为了有效地处置各类突发公共事件,依据突发事件可能造成的危害程度,波及范围、影响力大小、人员财产损失等情况,由高到低划分为四个级别:特别重大（Ⅰ级）、重大（Ⅱ级）、较大（Ⅲ级）、一般（Ⅳ级）;预警级别一般划分为特别重大（Ⅰ级）、重大（Ⅱ级）、较大（Ⅲ级）、一般（Ⅳ级）四个级别,并依次采用红色、橙色、黄色、蓝色表示。

（二）突发公共卫生事件的定义与分类

2003年发生SARS后,我国颁布中华人民共和国国务院令第376号《突发公共事件应急条例》,条例规定:突发公共卫生事件,是指突然发生,造成或者可能造成社会公众健康严重损害的重大传染病疫情、群体性不明原因疾病、重大食物和职业中毒以及其他严重影响公众健康的事件。世界卫生组织（WHO）把"通过疾病的国际传播构成对其他国家的公共卫生风险,以及可能需要采取协调一致的国际应对措施"的不同寻常事件定义为国际关注的突发公共卫生事件。突发公共卫生事件不但威胁人类的生命健康,还会严重影响社会稳定、经济发展和地区安全。

突发公共卫生事件具备三个特征:一是突发性事件,它是突如其来不可预测的;二是在公共卫生领域发生,具有公共卫生属性;三是对公众健康已经或可能造成严重损害。

根据突发公共卫生事件的性质、危害程度、涉及范围,突发公共卫生事件划分为特别重大（Ⅰ级）、重大（Ⅱ级）、较大（Ⅲ级）、一般（Ⅳ级）四级。其中,特别重大突发公共卫生事件主要包括以下几种。

1. 肺鼠疫、肺炭疽　在大、中城市发生并有扩散趋势,或肺鼠疫、肺炭疽疫情波及两个以上的省份,并有进一步扩散趋势。

2. 发生传染性非典型肺炎、人感染高致病性禽流感病例,并有扩散趋势。

3. 涉及多个省份的群体性不明原因疾病,并有扩散趋势。

4. 发生新传染病或我国尚未发现的传染病发生或传入,并有扩散趋势,或发现我国已消灭的传染病重新流行。

5. 发生烈性病菌株、毒株、致病因子等丢失事件。

6. 周边以及与我国通航的国家和地区发生特大传染病疫情,并出现输入性病例,严重危及我国公共卫生安全的事件。

7. 国务院卫生行政部门认定的其他特别重大突发公共卫生事件。

二、突发事件时医院药事应急响应程序

突发事件的显著特点是突发性强、涉及面广、大量伤员瞬间发生,而医院是救治伤病员的主要场所,药品则是救治伤病员的物质基础。各级医院必须预先制订有关计划或方案,建立切实可行的突发事件医院药事管理体系,以应对突发事件的冲击。突发事件时,医院突发事件应急指挥部为领导机构,决定启动、终止相关应急处理,药学部受应急指挥部统一管理。

(一)启动预警系统

发生突发应急事件时,根据其性质、类别及严重程度,启动应急响应。由药学部当班人员立即直接通知科室负责人,经由科室负责人上报主管院领导及医院突发事件应急指挥部后启动预案。药学部负责人负责突发事件药事应急预案启动后的应急管理和协调工作。

(二)分级响应

启动一级应急响应,由分管院长负责协调工作;启动二级应急响应,由药剂科负责人负责协调工作;启动三级应急响应,由该药房负责人协调工作。

(三)人员调配

遇到突发应急事件启动应急响应后,科药学部负责人任突发应急事件领导小组组长,负责在突发事件中的人员整合、稳定职工情绪、生活物品保障等方面的工作,其他各组应定期向科室负责人汇报人员情况。实行岗位责任制,加强应急值班制度,并做好记录。突发事件药品供应领导小组成员的通信联系明示,并保持 24 小时畅通。此外,药学部全体人员必须按照方案各就各位开展工作,并积极主动、灵活机动地参与抢救工作。

(四)药品供应保障

按照针对不同灾害特点的应急药品目录和预防用药方案准备药品,常分为中毒救治药品、普通抢救药品和现场工作人员预防用药。一般包括镇痛药、抗微生物类药品、麻醉药、中枢兴奋药、抗休克用血管活性药、促凝血药、利尿药、血浆及代用品、镇静药、外用消毒剂、生物制剂及防疫药品。此外,应急药品管理必须建立责任制,实行专人管理。

(五)药品调剂

由调剂部门的组长负责,负责日常药品的调剂工作和发热门诊药品的使用和管理;及时为临床提供药品信息、品种调换和缺货信息以及可替代品种信息;保障药品供应,防止积压,做好面向患者的用药咨询和宣传工作。

(六)临床药学服务

由临床药学室负责,及时收集、分析、整理所有与突发事件相关的药物信息,以适当的方式为临床和公众提供药物预防治疗、合理用药建议、不良反应等相关信息,推荐新的治疗药物和治疗方案;同时把一线用药动态和专家组提出的特殊用药需求意见,及时反馈给药事管理应急小组。

(七)后勤工作

由药学部门的其他成员组成,负责全员的战时动员和稳定;负责领取、分发或购置本部门防护所需的

物资、药品,按照不同工作岗位分别配发,并做好必要的生活物资保障;负责安全工作的监督检查。

（八）重视突发事件药事管理应急培训与演练

根据各种突发事件的特点和各地方的实际情况,应有计划、有目的地开展药事管理应急培训和演练计划,每年组织至少两次,培训的主要内容包括应急管理法律法规和规章制度、应急预案和处置流程、岗位职责等。本着"检验应急预案、及时发现问题、持续改进完善、提高应急能力"的原则,组织突发事件药事应急演练,使药学人员熟悉预案程序,掌握处理突发事件的方法,并对演练结果进行总结和评估,切实提高药师应急队伍的应急处置能力。

此外,突发事件时后方医院药事应急响应与前方现场药事应急响应的侧重点有所不同,最大的不同之处在于后方医院并不与突发公共事件有直接联系。其活动范围主要在外地灾害现场而不是医院,主要职责为及时组建医疗救援小组,准备物资保障,奔赴现场积极展开救援行动。

三、突发事件中药品使用管理

在突发事件的医疗救援中,药品是伤病员救助的物质基础,能否及时、有序、合理地使用救济药品,是减少伤病员死亡的关键因素之一,关乎人民群众生命健康、影响社会稳定的重大问题。突发事件中药品使用管理,是指在任何突发性公共事件情况下,药品在使用过程中,保障其质量合格及使用安全的管理,包括事件现场药品的使用管理和医院内药品使用管理。

（一）事件现场药品的使用管理

在事件突发现场快速建立一个合适的药品储放环境,是药品在突发事件现场安全存放、确保药品质量的保证。

1. 建立药品临时库房　尽可能利用现场设施,选择安全适合的地理位置,建立药品临时库房,根据实际情况对空气进行消毒,减少药品在储放过程中可能受到的环境污染。采取必要的冷藏、防冻、防潮、防虫、防鼠等措施,以保证药品的质量。条件许可的情况下,药品临时储存区域内可派人员 24 小时值班看守,禁止非工作人员进入,以保证药品安全储放。

2. 药品摆放安全　明确划定药品的储放区,并按照药品属性和类别分区摆放,保证位置固定,并设置明显的标识。药品调配时,尽可能将零散药物放回原包装盒中,并摆放固定的位置。一方面,避免药物因外形相近而混淆,造成差错,另一方面可减少忙乱中可能出现的调剂差错。

3. 药品的调配管理　所有药品的标签必须清晰,易于识别,且药品的发放应有记录和签名。对患者进行用药记录,以防在医师无法及时书写医嘱时备查,之后将所有医师口头医嘱及时整理后交由医师补签名。

4. 特殊药品管理　在抢救过程中可能用上的麻醉药品,也必须严格按特殊药品管理制度进行管理。如医师不能及时开具处方医嘱的,药师应及时做好记录,并督促医师及时补开处方医嘱,以保证特殊药品的使用安全和记录完整。

（二）医院内药品使用管理

在医院内建立一个高效、权威的药学应急指挥系统及药品的储备、合理调配、应急配制系统。药品的储放环境在医院中得到保证,而大批应急药品的供应及调配成为药品在使用过程中的工作重心。

1. 药品的保障供应

（1）在发生公共突发事件需用紧急救援药物时,药学部可通过多渠道获取市场信息,进行市场调研,保证医院人员和患者的预防、治疗药品及消毒剂的供应。

（2）组织购买紧急应急药物时,可启动应急药品快速采购通道,在积极组织救援药物采购的同时再报告医院主管领导,以保证救援药物的及时供应。

（3）对于治疗需要、市场紧缺的品种,可适当扩大采购储备量;缺货品种可暂定 2~3 种替代药品以备急需。

（4）对外购药品、医院自制制剂、消毒药品和捐赠药品的质量实施严格管控。其中,外购药品和医院自制制剂须按常规要求进行检查;捐赠药品应检查每批次相关项目,拒收质量不合格的药品。对于不适宜的捐赠药品可拒绝接收,以免造成浪费。

2. 药品的调配管理

（1）建立应急药房,保证 24 小时对急救药品的及时调配。

（2）加强对应急药品的管理,值班人员应每日清查治疗药品消耗数量和库存数量,与库房及时联系,补充与调整药品数量。

（3）专职临床药师应密切关注药物的治疗效果和不良反应。加强对应急药品的合理使用,特别是受伤后有肝肾功能损害的患者、老年患者、儿童患者等,尽可能做到用药个体化,减少药品不良事件的发生。

（三）突发事件终止后药品的整理与处置

突发事件期间,大量药品运往灾区和相关医疗机构,对救治生命和保证灾区人民群众的健康起到了非常重要的作用。但突发事件结束后,对剩余药品的处置,应秉承确保质量与充分利用的原则,既要在确保药品质量的前提下充分加以利用,以最大限度地发挥其防治疾病的价值,又要对过期失效、质量不能保证的药品按程序进行销毁,避免其流入社会引发新的用药问题。

1. 完成突发事件医疗救治结束后　应收集剩余药品,移交当地卫生行政管理部门,由其汇总并整理药品信息,并统一负责辖区内的调剂分配和使用。药品交接时应进行详细登记造册,并组织专业人员对药品进行检查分类,确定药品处置方法。

2. 质量有效、包装完好且没有污染的剩余药品　可在最适宜医疗机构使用或者在事件发生地进行调剂使用。有需求的单位应向当地卫生行政管理部门递交药品需求申请,经批准后统一调剂使用,并将使用情况上报卫生行政管理部门。

3. 受污染或者包装破损,被认定为质量不合格的药品　应向当地药品监督管理部门递交销毁申请。经批准后,在药品监督管理部门的监督下进行销毁,对销毁情况进行详细登记,同时向上一级药品监督管理部门报告备案。

4. 接收药品的卫生行政部门　应建立收发药品公示公开制度,执行定期报告制度,自觉接受社会各界和新闻媒体的监督。

5. 纪检监察部门　要加强对药品的接收、使用和管理情况的监督检查,确保药品使用安全、合理、有效。对挤占、截留、挪用、虚报冒领和贪污浪费等严重违法违规行为,一经查出,将按有关法律法规规定从严惩处。

四、加强突发事件中的医院药事管理,提高医院药学服务水平

2020 年 2 月 26 日,国家卫生健康委会同教育部、财政部、人力资源和社会保障部、国家医保局、国家药品监督管理局六部门制定了《关于加强医疗机构药事管理促进合理用药的意见》,其中就加强医疗机构药品配备管理、强化药品合理使用、拓展药学服务范围、加强药学人才队伍建设等方面提出了重要意见,以此进一步加强医疗机构药事管理和药学服务,促进合理用药,更好地保障人民健康。

（一）突发事件的药事管理工作原则

药事管理是医院内部管理的重要环节,随着医药卫生体制改革的不断深入,医院药事管理模式逐渐由传统的药品保障型,向以患者为中心的药学服务型转变。特别是突发事件中的药事管理,考验着科室的应变能力、应急处理能力和服务水平,对推进医院的整体救援行动、减少病死率和致残率都有重要意义。因此,建立医院药事管理工作原则的规范化,是临床安全、有效、经济、合理用药的有力保障。

1. 以突发事件需求为目的　不同的突发事件,对药学的保障需求不同。根据不同的突发事件的发生规律与医疗救治措施,制订一系列不同的药品目录、药品的筹措方式及临床药师参与救治的方式等,提高

应急药事管理效率。

2. 明确应对管理体制与职责划分 由于突发事件波及范围广,层面多,参与应对处置人员机构庞杂,本着"统一领导、分级管理、职责明确、规范有序、以人为本、保障有力"的原则,出现突发事件预警后,作为药事管理部门应根据应急处理预案,科学、高效、有序地进行药品筹措与组织供应,相关专业技术人员也应按照各自职责各司其职。

3. 以社会医疗卫生应急管理为基础 药事应急管理体系必须在医院应急管理的整体机制下运行,因而医院药学部门应以公共安全为出发点考虑问题,将自己定位为应对重大突发事件的重要环节之中。

4. 制订严格的针对性、实用性强的工作制度 根据公共突发事件发生的范围,建立不同等级的应急方案,制订周密细致的应急方案,正确指导应急处理工作实践。应急预案应当包括突发事件应急指挥部和相关部门的职责、突发事件信息的报告与通报、突发事件的分级以及应急处理工作方案、应急储备和启动程序等主要内容。

5. 强化法律意识,严格依法办事 医务人员要有较强的法律意识,有利于提高抵御重大突发事件的应对效率。一是依法办事,严格执行相关法律法规,如在疫情暴发时,严格落实各项消毒隔离措施;二是要注重保存证据,重视病历文书的书写、记录,尤其是对今后可能成为法律证据的相关内容要详细记载。

6. 落实训练,保持高度临战状态 应急机制的启动、战备任务的转换、紧急行动的实施,都是以常抓不懈地备战、训练有素的队伍为基础的。只有坚持严格训练、严格要求,才能时刻处于高度戒备状态,迅速完成常态向应急状态的过渡,随时执行应急机动任务。

(二)医院药师在突发事件中应发挥的作用

突发事件中多学科的合作至关重要。药师是治疗团队中的重要角色之一,而服务型药学必须突出临床药学在医院药事管理中的重要地位。近年来随着临床药师队伍的逐渐壮大,临床药师参与临床合理用药的重要作用日益凸显。突发事件时,在保障应急药品迅速到位、充分供应的基础上,医院药师(尤其是临床药师)可利用其在药学方面的优势发挥作用,履行自身职责。事实证明,临床药师在突发事件中与医师合作,可以帮助医师优化药物治疗方案,促进合理用药。突发事件时期,药师可通过以下几个方面开展药学服务工作。

1. 提供药学信息服务 通过登录相关网站、软件查询系统及查询书籍等方式,迅速收集、分析、整理与药物预防、治疗相关的信息,为临床、患者及公众提供药学信息服务。

2. 参与药物治疗 参与临床会诊和药学会诊,积极提出用药建议,根据群发特点为临床救治提供最及时、公正、实用的药物信息。

3. 参与重症患者的个体化用药方案设计 实施全面的药学监护,使每位患者都得到最适宜的药物治疗。

4. 优化药物治疗方案 针对突发事件的特点,参与用药原则的制订,及时与相关专家讨论修订治疗方案,帮助医师优化药物治疗方案,促进合理用药,提高治疗效果和安全性。

5. 药物不良反应监测 通过各种渠道收集可能使用的药物不良反应信息,反馈给临床医护人员,并做好药物不良反应监测及收集上报工作。

6. 线上药学服务 若常规药学服务无法正常进行,可通过非接触方式开展线上药学服务,例如药师可开展线上审方服务模式,通过线上审核用药医嘱,拦截不合格医嘱并及时反馈医师修改,保证用药合理、有效和安全;通过手机 APP 客户端、微信、电话等形式,积极开展患者教育和用药咨询,促进患者合理用药。

7. 其他 紧急情况下临床药师可部分兼任心理治疗师的工作,关心患者,做好心理疏导,以保证患者用药的依从性,从而提高药物治疗的效果。

在突发事件的应急处置中,药学服务贯穿始终。医院必须从实际出发,及时调整应对策略,适当改变原有工作模式,在有限的条件下,做好药学服务,积极总结经验教训,努力改进工作流程,并修订完善应急预案。而药学人员要充分认识到自己在突发事件中的责任,不断提高应对突发事件的能力,这对健全医院药事管理体制和医院的可持续发展有着重要意义。

(杜　光)

第五节　重大传染病时期的药学服务

全球各类突发事件频发,对人类生命安全和社会经济发展构成了巨大威胁。2019 年 12 月起迅速在世界各地传播的新型冠状病毒,给医学界带来巨大挑战,也给药学工作者如何在应对重大传染病时提供科学有序、规范标准的药学服务带来了思考。药师作为多学科救援团队中的重要成员,在应对重大传染病时期,承担了药品保障供应、药品调剂、制订药物治疗方案、审核医嘱、调整药物治疗方案、药物治疗疗效及安全性评估、药品质量控制、用药教育等工作。药学工作者应对重大传染病时应该协助进行疫情防控和患者救治工作,充分彰显了药学人的力量和责任担当。

一、重大传染病时期药事应急管理体系设置与职责

突发重大传染病暴发时,医院药学部应紧急成立药事应急管理队伍,设立药事应急指挥小组和专业组(图 10-1)。

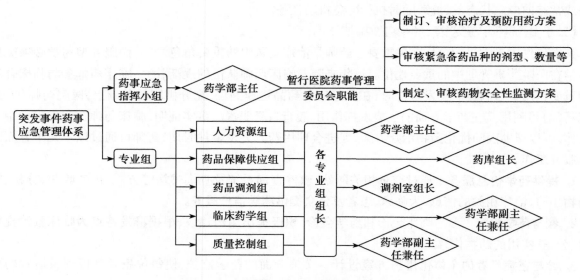

图 10-1　重大传染病时期药事应急管理体系

(一)药事应急指挥小组

药事应急指挥小组组长由药学部负责人担任,其主要任务是暂时行使医院药事管理委员会的职能。

1. 制订、审核治疗及预防用药方案,包括一线人员、二线人员和其他医务人员的预防用药方案和突发应急事件治疗用药方案;并制订相应的突发应急事件相关用药目录,以及突发应急事件抢救用药目录。

2. 审核紧急备药品种的剂型、数量等,审核抢救用药目录如呼吸衰竭用药、循环衰竭用药、肝肾功能不全用药、中毒抢救等用药。

3. 制订、审核药物安全性监测方案。

4. 统一人员岗位安排与调配;接受上级指令、调度。

5. 为防止工作脱节,提高指挥效能,应及时掌握收治工作进度,发现问题,当场解决,对来自各专业小组的紧急请示,及时做出明确答复。

（二）专业组

1. 人力资源组 由药学部负责人担任组长。负责应对重大传染病时期的人员整合,稳定职工情绪、生活保障等方面的工作,其他各组应定时向其汇报人员情况。人员整合:包括各组工作人员的重新定岗、人员调配、新建临时性岗位的人员安排、排班,全科人员停休,保持24小时通信畅通,明确岗位职责,稳定员工情绪,进行员工的激励并应建立相应的约束机制,解决工作人员的实际困难,做好必要的生活用品保障工作,保证与医院总指挥部的密切联系,定时向上级汇报工作情况,协调解决各种临时性问题。

2. 药品保障供应组 由指定药库人员任组长。其主要职责包括从多渠道获取药品市场信息并进行追踪,根据药事应急指挥小组制订的重大传染病预防和治疗用药方案与用药目录或临床专家组意见,做好采购计划,当药品短缺时,运用专业知识积极寻找代用品;负责药品及消毒剂的采购、保管、发放工作,保证药品供应;负责向各病区和药房及时运送药品并实地了解需求信息;协调院内药房、病区抢救药品的调剂工作;做好救灾捐赠药品登记管理工作。

3. 药品调剂组 由调剂部门的组长负责。其主要工作为进行医院日常药品的调剂工作,执行其他与调剂相关的临时性任务;进行切实有效的防护,防止院内交叉感染;随时掌握用药动态,为临床提供用药信息,保障药品供应,防止积压,面向患者做好用药咨询和宣传工作。

4. 临床药学组 由药学部副主任兼任或临时任命,负责重大传染病时期的临床药学服务工作。包括及时收集、整理合理用药信息,以适当的方式向临床一线传递,以临床治疗组为单位,每组下派一名临床药师,参与临床查房和会诊、参与抢救患者;了解伤员的伤情等特点,根据伤员不同时期的伤情,参与药疗方案的制订或调整,实现个体化药物治疗方案,药品不良反应监测、报表的收集和上报、反馈,随时掌握一线用药动态,向药品保障供应组提出特殊用药需求意见,及时向药学部负责人反馈临床患者救治信息。

5. 质量控制组 由药学部副负责人兼任组长。负责如下工作:采购药品、捐赠药品质量控制,包括外购、捐赠药品合法资质、效期的查验;深入药房、病区收集库存药品质量情况,发现问题药品立即处理和报告,严防伪劣药品用于临床;检查各级人员履行岗位职责的情况,考核其工作质量。

药事管理者在处理重大传染病时,应保持清醒的头脑,应有较强组织管理能力,机动灵活的现场应变能力,必须快速、有预见性地做好药品和人力上的准备,做到忙而不乱、有条不紊。药师是患者院内急救不可或缺的力量,保障应急药品的供应和药学技术的支持,对降低病死率和致残率可起到积极作用。

二、重大传染病时期药学服务

药师在重大传染病时期中多学科合作治疗团队中扮演重要角色(图10-2)。发生重大传染病时,根据其性质类别及严重程度,启动应急响应。一级应急响应,由分管院长负责协调工作;二级应急响应,由药剂科负责人负责协调工作;三级应急响应,由该药房负责人负责协调工作。各药师根据应急处理预案即刻进行药品筹措与组织供应,按照各自职责各司其职,才能保证救援工作有效进行。

（一）人员调配

科室负责人担任药剂科突发应急事件药事应急指挥组组长及人力资源组组长,负责在重大传染病时期中的人员整合、稳定职工情绪、生活保障等方面的工作,专业组组长应定期向科室负责人汇报人员情况(包括出勤、感染情况)。

1. 保证与上级领导沟通的通畅,向上级申明药剂科的工作情况、特殊性,协调各种临时性问题。

2. 人员整合,包括各组工作人员的重新定岗、人员调配、新组临时性岗位的人员安排、排班。若有人员因工作轮换、外出进修等,应及时进行调整或补充,并要求应急人员必须保持通信畅通。一旦进入一级应急响应状态,应宣布全科(组)停休,全体人员预留24小时联系电话,落实每人的职责并制成表格。

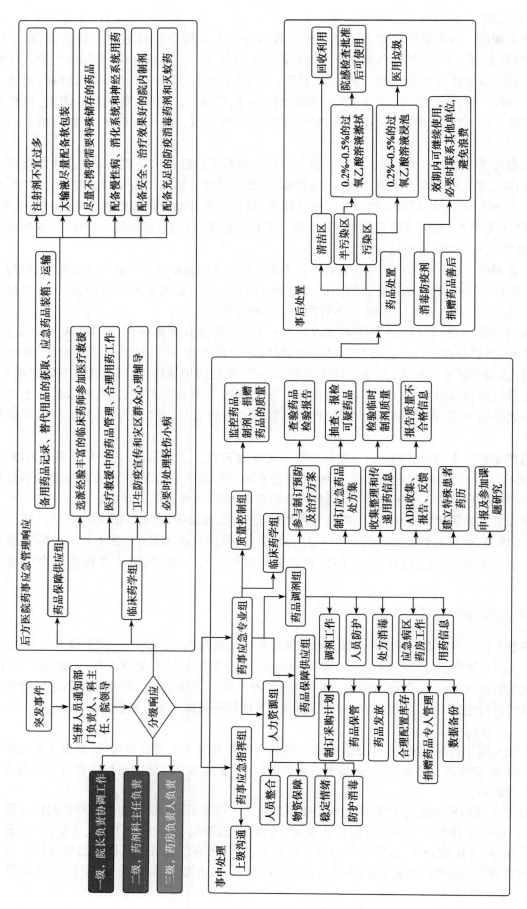

图 10-2 重大传染病时期药学服务

3. 做好必要的生活物资保障工作,如保证隔离区内工作人员食品、生活用品的提供;进行工作安全保障,如制定预防措施、消毒、实施隔离等。

4. 稳定员工情绪,进行员工激励并应建立相应的约束机制,适当地运用心理学知识安抚员工情绪。

5. 做好员工消毒防疫工作,确保员工安全。

（二）药品保障供应与调剂工作

药品保障供应与调剂工作是药师重大传染病时期最基本的职责。

1. 应对重大传染性疾病,药师应参与用药原则制订、备药目录的制订;做好药品(包括应急药品、特殊药品、捐赠药品、短缺药品)管理工作,特别是对捐赠药品的质量监控和合理使用,专人管理,提高捐赠药品的利用效率;及时进行药品需求收集与分析,确定院内及所在区域的药品储备,确定药品重点供应单位,制定采购计划;做好短缺药品监控与预案机制,运用专业知识积极寻找代用品,保障药品供应;承担药品保管(记录药品的名称、疗程、用量、金额、预计接受治疗的人数)、发放(向病区运送药品,但每次需将药品送至发热门诊或隔离病区的半污染区,与污染区的工作人员进行交接)、调剂工作;合理设置库存等工作。同时,需要做好自身的数据备份(与各医药公司的联系方式、药品出入账目等采用 USB 闪存备份或以笔记本电脑移动备份等)工作。

2. 做好重大传染性疾病期间应急药房(发热药房、方舱药房)管理工作。应急药房的设立不仅便于发热或疑似患者迅速取药,还可减少普通门诊和发热门诊之间的交叉感染,起到防控、隔离、分流、集中管理的作用。方舱药房实现无接触药品调剂模式。

（1）药师在线上进行处方审核。

（2）打印医嘱调配单并调剂处方。

（3）调剂完成后按舱内分区打包,装入无人车,并发送信息给后台技术人员。

（4）后台通过 5G 技术操作无人车从患者通道进入舱内,到达治疗室。

（5）舱内护士扫码开箱,根据医嘱分发药品。

（6）完成后发送出舱指令。后台接到指令,打开车内置紫外线消毒灯,进行无人车货箱内部封闭式消毒。

（7）无人车出舱后到达缓冲区,严格按照医院感染控制部门(院感)要求全面消毒(先以紫外线灯照射 1 小时进行空气消毒,再以 1 000mg/L 含氯消毒剂或 75% 乙醇表面擦拭消毒),备用。

3. 协助医院感染控制部门,加强院内环境管理,降低感染发生率特别是耐药菌的感染发生率。

4. 关注相关制剂的研发工作。医院制剂在市场上没有销售,对于使用安全、治疗效果好的院内制剂,应该加大生产力度,保证院内以及应急药房的药品供应。并积极开展有效新制剂的研发和紧急调配。

5. 面向患者进行用药咨询和宣传工作。

6. 社会药房需积极参与到重大传染病的防控工作中,积极做好药房管理工作。

（1）加强药店及从业人员防护管理,按照社区防控部门要求,做好药店内部消毒工作,避免交叉感染。

（2）加强药店进货及销售管理,各零售药店务必确保所购药品、医疗器械、消毒用品等从合法渠道购进。积极组织货源,稳定医药价格,不做虚假宣传,不囤积居奇,切实担负起所承担的社会责任,保障全市人民防疫所需药械的市场供应。

（3）严格退热、止咳类药物顾客信息登记。对进店购买退热、止咳类药物(具体品种随疫情防控需要可增加)的顾客,实行实名登记制度。登记购买人员姓名、住址、身份证号、联系电话、所购药品名称、数量,若购买者非药品使用者,同时登记药品使用者姓名、身份证号、联系电话,以及其是否有与疫区人员接触史、外出史等信息。

（三）临床药学服务

临床药师应充分发挥药事服务职能,为临床救治工作和社会公众的药学服务需求提供专业支持(图10-3)。

1. 临床药师应积极以处方审核与药物重整、会诊、治疗药物浓度监测和不良反应监控上报为切入点

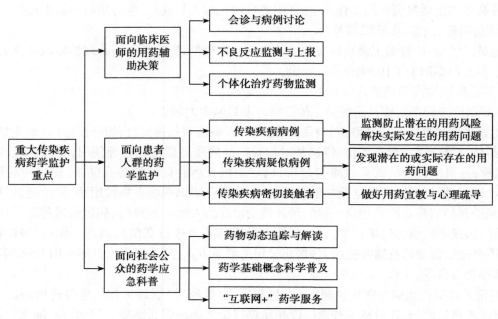

图 10-3　重大传染病时期临床药学服务

开展面向临床医师的用药辅助决策,实现个体化药物治疗。根据传染病特点为临床救治提供最及时、公正、实用的药物信息;重点关注药品的监测,包括抗生素、激素类药品的使用,避免耐药菌株的产生及蔓延。并及时收集、整理合理用药信息,以适当的方式向临床一线传递。随时掌握一线用药动态,向药品保障供应组提出特殊用药需求意见,及时向药学部负责人反馈临床患者救治信息。关注临床数据的收集,相关科研、课题的开展。

2. 对确诊/疑似传染病患者及密切接触者开展分层标准化药学监护,重点监护特殊人群与合并基础疾病患者,监测并防止潜在的用药风险,解决实际存在的用药问题,并做好用药宣教和心理疏导工作。

3. 此外,临床药师还需面向社会公众,利用网络工具开展"互联网+"药学服务,开展线上咨询与药品供应工作;追踪最新诊疗动态,积极编写和发布相关的科普文章与书籍。

临床药师在传染病期间开展药学服务与科研,对于保证患者治疗的有效性、安全性及促进临床合理用药具有重大意义。

（四）药品质量控制

1. 重大传染病期间药品质量控制组需负责监控药品、制剂质量,查验购入药品的检验报告,并抽查、报检质量可疑药品。

2. 临时制剂需要严格按照质控标准进行质量控制。

3. 重大传染病期间药师还应深入药房、病区查验库存药品质量情况,发现问题药品立即处理和报告。检查各级人员履行岗位职责的情况,严防伪劣药品用于临床。药师检查病区药品质量时应注意做好个人防护工作。

4. 特别注意严格把控捐赠药品质量。捐赠药品必须坚持安全可靠、质量第一的原则。药品须是经合法审批、质量合格的产品。需从专业角度、实际情况和本医疗卫生机构的实际出发,选择本医疗卫生机构急需、药效好、稳定性高的相关药品。捐赠药品的品种、数量应事先征询医疗单位的意见,经医疗单位同意后进行捐赠药品的接收。

（1）国内捐赠的药品必须符合国家颁布的药品质量标准。

（2）国际捐赠的药品必须符合国际捐赠的质量标准且为我国所接受。

（3）对于非质量原因退货的药品可以捐赠,但捐赠者要在捐赠时予以说明并出具药品检验报告单。

（4）免费给医务工作者的样品不得作为捐赠药品。

（5）生产和经营企业只能捐赠本质量生产或经营范围内的产品。禁止将抵债或换货的药品用于捐赠,除非可以证明其来源及质量符合要求。

（6）捐赠药品有效期自接收方收到之日起,应不少于半年。

（7）原则上不提倡捐赠药品混装。

（8）捐赠药品包装要与批准上市包装相同,国际捐赠药品包装必须以受赠国能够理解的语言标明如下内容:国际非专利名称（INN）或专利名称、批号、剂量、规格、有效期和生产厂家。

（9）对于以下质量安全无法保证的药品,一律不得使用:捐赠渠道不详,无法核实药品生产厂家、检验标准和使用说明的;因包装破损或遭雨淋、暴晒影响质量安全的;未经我国政府部门批准注册,且无产品清单、生产国相关机构批准上市证明文件、质量检验报告及中文说明书的;药品外观性状发生异常的;有特殊储存条件要求,但是储存条件曾经失控的;超过有效期的。

（五）事后处置

1. 应特别注意重大传染病疫情结束后药品的处置,对于有效期内的积压药品,应在传染病疫情结束后,在保证药品的有效期内正常使用外,应及时全面统计,积压药品信息首先向供应商反馈,以避免盲目进货。库内待处理积压药品,在盘点入账后向其他使用单位联系或与供应商协商处理。对于过期失效、不得继续使用的药品,并应建账统计,按有关规定报损销毁。

2. 积极做好药品消毒工作。为传染病患者提供药品供应的病房药房应设置在清洁区,因特殊需要进入污染区、半污染区的药品善后处理应按以下办法进行。

（1）用于治疗住院传染病患者的药品,应在清洁区摆药。每日摆药,整包装药品不应进入污染区、半污染区。特殊需要方可进入半污染区、污染区。

（2）进入半污染区药品的处理:进入半污染区的药品,在传染病得到有效控制,半污染区准备撤除时,应对半污染区剩余药品进行消毒处理（药品外包装或者原包装消毒采用0.2%～0.5%的过氧乙酸溶液擦拭）,已打开原包装的口服药品不得回收使用。进入半污染区剩余药品的消毒应在所处环境及房屋终末消毒后进行。半污染区内其余药品在外包装、原包装擦拭消毒后,经院感染办检查批准后可继续使用。半污染区的药品消毒后进行账册登记、金额统计。

（3）进入污染区的药品,在传染病得到有效控制,污染区准备撤除时,应对污染区剩余药品进行消毒处理。污染区剩余药品消毒应在污染环境及房屋的终末消毒后进行。剩余药品消毒方法采用0.2%～0.5%过氧乙酸溶液浸泡。消毒后的剩余药品视为医用垃圾,可装入双层黄色垃圾袋,到指定地区处理,不得回收使用。污染区药品消毒销毁前,应进行账册登记、金额统计。

3. 传染病后消毒药品的处理:抗传染病工作需要准备充足的消毒药品,其消毒药品主要以过氧乙酸和含有效氯产品为主。阶段性防治传染病工作结束后,应首先联系其他使用单位,以减少浪费和避免环境污染。消毒药品过期后,不得进行销售。

4. 捐赠药品的善后:因为捐赠药品来源复杂、风险较高,而且药品具有时限性和法律性,所以做好捐赠药品的善后处理尤为重要。

为妥善解决应急事件中的剩余药品,防止囤积、浪费,依据《救灾捐赠管理办法》,对不适用的境内捐赠药品,经捐赠人书面同意,报县级以上地方人民政府民政部门批准后可以变卖。对灾区不适用的境外捐赠药品,应当报省级人民政府民政部门批准后方可变卖。

灾区市（州）或接收单位自行调剂处置:

（1）处置原则:①剩余药品在确保安全有效、质量第一的前提下,合理调配,物尽其用,防止积压,避免浪费;②剩余药品实行就地处置为主、多渠道分流的原则。

（2）处置方式:①效期在规定日期前的药品,原则上由市（州）或接收单位自行调剂使用;②对安全性较高的非处方药品,可由属地医疗机构直接发放给有需要的群众使用;③对处方药品,应在有资质的医师、药师指导下使用,降低用药风险;④医疗卫生机构可按正常医疗需求使用剩余应急事件药品。

（3）销毁:对质量安全无法保证的剩余药品,应就地封存,登记造册,向市药品监督管理局递交销毁申请,批准后在其监督下集中进行销毁,避免对环境造成污染。

销毁的药品包括:捐赠渠道不详,无法核实药品生产厂家、检验标准和使用说明的;因包装破损或遭雨淋、暴晒影响质量安全的;未经我国政府部门批准注册,且无产品清单、生产国相关机构批准上市证明文件、质量检验报告及中文说明书的;无中文使用说明的;药品外观性状发现异常的;有特殊储存条件要求,但存储条件曾失控的;超过有效期的;抽验不合格的。

5. 药物性废物的处理 药物性废物应由药房专人管理,少量可按照一般医疗废物处理,放入有明显标识的医用垃圾袋中,收集到医院医疗垃圾暂存点,再由医院统一运送至本市指定医疗垃圾处置单位集中处理。多量则需交由相关部门统一回收,并上报药品管理部门,按照药品监督管理部门的意见处理。

未被污染的药品包装盒应遵照《非医疗废物管理规定》由单位集中处置,不可私自卖给个人;未被污染的外包装盒可按照生活垃圾进行处理,但应该使用适宜的方法隐去药品名称。污染的输液袋/瓶或药品包装应视为医疗废物,进行相应的后续处理。

(六)重大传染病时期后方医院药学服务

面对重大传染病时,通常需要在疫情高发区紧急建立收治传染病患者的专门医院,如小汤山医院、火神山医院、方舱医院等,来缓解医疗资源的紧张,保障患者的需求。应对外地传染病暴发时,作为后方医院,主要职责是及时组建医疗救援小组,准备物资保障,奔赴现场积极开展救援行动。

此时,应特别注意院外药品备药原则:注射剂不宜过多;大输液尽量配备软包装方便携带和使用;尽量不携带需要特殊储存(如冷藏、冷冻等)的药品;应备有高血压、心脏病、哮喘病等常见病、慢性病用药,应在保证灾区伤员用药的同时保证灾区慢性病患者的用药;灾难造成人体的应激反应增强,消化系统和神经系统疾病会激增,因此应备有消化性溃疡、镇静安神类药品;部分医院制剂在市场上没有销售,但使用安全、治疗效果好,医疗队出发时要尽量多带;防疫消毒药剂大小包装都要有,供疾控中心和卫生防疫分散作业用;根据传染病暴发季节,必要时备足灭蚊蝇药物。

在重大传染病时期,药师利用专业特长,与医护团队密切沟通,可以为疫情防控保驾护航,促进疫情期间安全合理用药。

(龚志成)

第六节　互联网和远程药学服务

随着我国医疗体制改革的不断深入以及互联网技术的发展,"互联网远程医疗""互联网诊疗""互联网医院"等"互联网+医疗"模式应运而生,极大方便了患者就医,进一步提升了医疗的可及性。为配合互联网等信息技术在医疗领域中的广泛应用,"互联网+药学服务"迅速发展,现已通过互联网陆续实现了药师在线审方、处方流转、药品外配以及药学咨询门诊、药学随访等药事服务。并鼓励上级医院借助互联网技术手段,面向基层提供远程药学服务,让药学服务发展融入分级诊疗制度建设和基本药物制度实施全过程。

一、处方流转平台

2020年4月,广东省药学会发布《互联网医院处方流转平台规范化管理专家共识》,根据国家相关法规文件,结合实际工作经验,定义处方流转平台为通过互联网医院、药店(社会药房或医院实体药房)和患者三者数据对接,在医师、药师和患者之间实现处方和药品信息互联互通,完成医师的电子处方开具、药师在线审核、药店调配核对和药品配送、药学咨询、随访等步骤,为患者提供互联网药学全链条服务的技术支持平台。

(一)处方流转平台的服务流程

1. 患者进入医疗机构互联网医院官网或 APP 在线完成挂号、问诊、医师开具处方等步骤。
2. 具备审方资质的医院药师进行电子处方审核。
3. 审核后的合格处方通过处方流转平台匹配满足药品供应的药店信息。
4. 患者选择配送药店和取药方式(自提或物流配送等),并进行缴费。

5. 药店接收处方流转平台传送的处方后进行调配、核对、现场发放或邮寄配送。

6. 互联网医院或社会药店药师开展线上药物咨询、用药指导及用药不良反应追踪等工作。处方流转平台运行流程见图10-4。

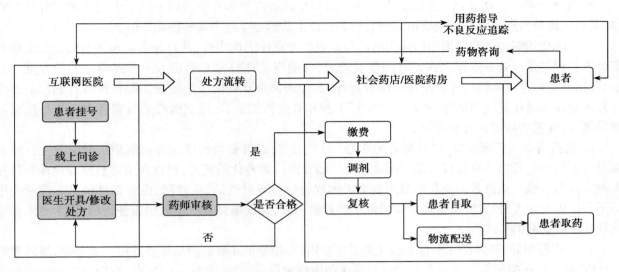

图10-4　处方流转平台运行流程图

（二）处方流转平台药学部职责

药学部负责互联网医院有关药事管理相关的工作内容，包括药品目录的制定、信息系统维护、审方药师管理、电子处方在线审核、处方点评等工作。此外，还需规定平台药店的准入条件，对药品质量、药品配送服务进行监管，开展或指导药店进行药品不良反应监测及用药交代等药学服务。

1. 药品目录的制订　医院药师参与医院药品目录制订工作。线上平台处方目录的制定，应以满足互联网医院诊疗常见疾病、慢性病诊疗需求为原则，合理配备相关药品品种。麻醉药品、一类精神药品、毒性药品、终止妊娠药品、肽类激素药物等国家特殊管制药品不得纳入平台药品目录。对于个别用药风险较高、需要进行个体化用药指导的药品，医院机构应严格控制进入目录。并在目录更改时及时在信息系统更新。

2. 审方药师管理　审方药师应取得药师及以上药学专业技术职务任职资格，具有3年及以上处方调剂工作经验，接受过处方审核专业知识培训并考核合格。审方药师经所在实体医院药学部门审批并通过互联网医院电子实名认证后方可从事处方流转平台的处方审核工作。

3. 处方审核　审方药师应严格按照《处方管理办法》《医疗机构处方审核规范》《中华人民共和国药品管理法》《医疗机构药事管理规定》《医院处方点评管理规范（试行）》等有关法律法规、规章制度和规范要求，对处方合法性、规范性和适宜性进行审核。经审核判定为合理的处方，须在平台进行电子签名，确认后进入收费和调配环节。处方审核不通过时，应该填写不通过理由，并及时与处方医师进行网络或电话沟通，建议其修改或重新开具处方。待医师修改处方或重新开具处方后，再次进入审核流程。对于严重不合理用药或者用药错误，审方药师应拒绝审核通过。

审方药师应定期总结日常处方审核工作中发现的问题和典型不合理用药案例，并建立不合理的处方信息库，及时与其他审方药师进行分享交流。药学部门应定期组织审方培训，学习最新的临床诊疗规范、指南共识、临床路径、药品说明书、国家处方集等高质量循证依据，不断提高审方技能。

平台应保存互联网审方记录，保证处方审核信息留痕迹、可追溯，作为服务质量、风险控制和追溯凭证，以保障药师、服务平台、医师及患者各方的权益。

4. 处方调剂　处方调剂人员应取得药士及以上专业技术职务资格，核对药师应取得药师及以上专业资格，并应定期参加有关药事管理法律法规、药品说明书、专科疾病诊疗规范、临床用药指导原则的培训学习。接受互联网医院处方审核药师的专业技术业务指导。

调剂药师接收平台流转处方后,需根据《处方管理办法》、药品调剂操作规程进行"四查十对"、调剂药品,调配好的药品应提供药品标签或用药指导单,注明患者姓名及药品名称、用法、用量、服用注意事项。

5. **处方点评** 二级及以上医院处方点评工作小组成员应当具有中级以上药学专业技术职务任职资格,其他医院处方点评工作小组成员应当具有药师以上药学专业技术职务任职资格。

由有临床用药经验和合理用药知识的药师组成处方点评工作小组,针对处方流转平台的处方定期开展处方点评工作。处方点评工作需有完整的记录,并通报临床科室和当事人。按照确定的处方抽样方法,各医疗机构根据本院点评标准实施综合点评,点评表格由互联网医院根据实际情况自行制订。当点评发现存在或潜在的用药问题,点评小组制订干预和改进措施建议,提交医疗质量管理部门进行反馈与督导落实,促进临床药物合理应用。

6. **用药指导** 药师需秉承"以患者为中心"的原则,为患者提供药学服务。需积极对患者进行用药指导、用药咨询、药物不良反应追踪等药学服务。随着人口老龄化的进程,慢性疾病已经成为全球性的重大健康问题。慢性病患者需要长期服用药物。远程医疗可通过电话、互联网、语音邮件消息和应用程序等干预措施对患者进行访问,提高患者的依从性和满意度,并逐渐完善线上药学服务过程,成为越来越受医师和患者欢迎的模式。

(1)用药指导:药师需在平台上指导患者正确用药,如提供完善的药品标签或用药指导单,通过患者端 APP 进行用药指导等。通过微信公众号推送药物查询信息,普及常见用药知识,有助于提升公众对药学服务的观念和对药师群体的认识。

(2)用药咨询:药师开展线上用药咨询服务,指导患者科学合理用药,提供用药知识宣教,解决患者药物使用中遇到的问题。处方流转平台应建立规范的用药咨询服务流程,在提供用药咨询时,应通过平台对相关信息进行记录,包括记录患者姓名、性别、咨询问题、解答内容以及参考依据等内容。医疗机构需定期检查用药咨询工作,收集患者对用药咨询的建议,不断提升平台的服务质量。

(3)药学随访:为保障患者用药安全,处方流转平台应建立药物不良反应监测和报告的制度,患者通过平台反馈药物不良反应信息后,药师需及时跟进,反馈、追溯药品开具处方,并及时上报。

(三)处方流转平台药店管理职责

处方流转平台药店是指取得合法经营资质,具备处方流转平台数据对接能力,经医疗机构互联网医院审核后能为患者提供药品供应与配送服务的社会零售药店,或医院实体药房。不管互联网医院选择社会药店还是医院的实体药房,对药品管理的要求一致,其主要职责如下。

1. **药品供应与质量保证**

(1)药店需保证充足的药品储备,且应满足互联网医院药品目录要求。

(2)保证药品质量,所购药品应在采购、储存、销售、运输等环节采取有效的质量控制措施。药店应对药品质量负主体责任,医疗机构及技术平台起监督责任。

2. **处方调配、核对、发放及用药指导** 药店药师收到审方药师审核合格的电子处方后,为患者提供处方调配、核对、发放服务。并通过药品标签打印、网络、口头交代等方式进行用药交代。

3. **药品配送** 患者可自行选择到店取药或者委托快递配送,药店需对委托的药品配送物流企业进行资质审核与监管。应特别关注配送过程中的运输条件是否能够达标。

4. **接受患者用药咨询。**

5. **开展药物不良反应监测** 主动收集有关药品不良反应信息,保障患者用药安全。

6. **药品信息维护和价格调整** 原则上平台药店的流转处方药品必须按照互联网医院药品目录执行,其规格、厂家应与医院保持一致,且价格不高于医院药品价格。特殊情况下,药店经互联网医院管理部门审批后方可变更。当互联网医院药品厂家、规格、价格等发生变动时,平台药店应及时进行调整。

7. **售后服务** 提供与处方信息一致的发票和小票清单、为患者提供快递进度查询、缺药反馈及跟进处理服务。

8. **药店人员考核培训** 参考医疗机构药学人员培训要求,重点突出患者用药交代、用药安全的教育。

借助互联网医院为载体建立慢性病患者药学服务平台,还可以为患者提供处方流转后的慢性病管理延伸服务。将慢性病患者的复诊及续方配药难题从线下引导到线上,构建互联网+医保结算+送药上门+慢性病管理的一体化服务平台,解决患者需要反复到医院看病续方的问题。通过建立的平台,记录慢性病患者用药档案,追踪管理患者慢性病用药,整合大数据,可以减少运营成本,为患者提供更好的就诊、健康管理模式,提升慢性病患者药学服务体验与效果。

二、远程药学服务

2017年4月,国务院办公厅印发《关于推进医疗联合体建设和发展的指导意见》中指明了新医改的工作重心即全面启动医联体建设,明确开展医联体建设,是深化医改的重要步骤和制度创新,要求三级公立医院全部参与并发挥引领作用。

医联体主要有四种模式,即城市医疗集团模式("1+X"模式)、县域医疗共同体模式、跨区域专科联盟模式以及远程医疗协作模式。各级医疗服务机构可根据自身特点及所在地域情况,建立或加入适合自身发展的医联体模式。构建"互联网+医联体"模式加快切入医疗核心,可作为合理配置医疗资源的重要载体,更好地实现协同就诊、双向转诊、远程医疗、远程教学和分级诊疗等功能。

互联网拓展了药师学习的时空,改变了传统教学模式。公立医院可以通过"线上"和"线下"的学习相结合,为基层药师提供远程药学服务。利用手机App及网络在线教学平台等多媒体介质为辅导,使用互联网+慕课、互联网+微课、互联网+App等模式,可以克服知识学习和传递在时间、空间和规模上的限制,有利于药师之间的学术交流。慕课的开展,打破了原有的教学资源的限制,大大提升了免费优质课程资源的可及性,有助于提升广大药师的专业素质。

此外,医联体远程药学服务体系的成立还有利于药师为患者提供连续化、全程化的药学服务,并通过互联网技术扩大优质药学服务的广度和深度,从职能上体现了药师在分级诊疗中的价值,进一步促进牵头医院药学服务综合能力。

三、"互联网+药学服务"模式的优势

"互联网+"模式解决了传统药学服务与医护人员沟通不足的弊端,让药学服务变得高效。

1. **部门职责明确化**　利用互联网对各个部门进行整体分析,把相关的职责分配到相应的药学部门。对一些主体不明的职责进行准确分工,避免职责出现灰色地带。其次,在各个部门之间可以建立协调交流的网络。有时药学部门需要多个岗位联合工作,需要互联网进行准确的分工与引导,并把相关步骤通过医院公众号、微博、专家咨询、导流牌等方式传播到患者及其家属手中。让互联网对各个部门进行科学的分工,对缺失的部门进行建立。

2. **药学信息科学化**　互联网的使用可以让药物信息的收集与保存更加科学与高效。在统计药物信息的过程中,可以对同种类型的药物进行对比,发现其中的差别,有利于不同需求的患者进行多样化的选择。互联网统计药物信息不需要较多的工作人员就可完成,减少了工作人员投入,精简部门结构,使部门结构更加优化,并提供了积累科研数据的平台。

3. **药学服务透明化**　近年来,医患关系紧张,原因之一是患者认为医院故意增加医治价格。其中争议较大的是药品的价格。有了互联网之后,患者可以同时获取医院药房和社会药店药品的价格,所有药品明码标价,在一定程度上缓解了医患之间的关系。利用微信、医院官网、医师问答等方式进行咨询,增加了患者对药物的认识。也让患者享受了更优质的药学服务的同时,对药师职业有更深的了解。

4. **患者就诊便利化**　互联网的工作方式可以为每个患者建立私人档案,方便医师了解患者既往病史、过敏史等信息,极大地提高了医疗效果。当药师对患者进行药学服务时,互联网系统会明确地告知药师患者目前的用药情况,避免可能的重复用药。患者可以在网络上进行预约挂号、检查预约、药物处方开单等服务。医院可以在网络上实现患者看病的步骤,患者还可以享受药物快递的服务,有专门的人员配送。并通过网络视频进行用药指导。

四、"互联网+医疗"模式局限性

1. 使用对象具有局限性　目前大部分互联网医院平台只能实现自费患者的缴费及结算,未能实现线上医保的实时结算,医保患者需自行至医院结算医保费用。政府应积极推进将符合条件的"互联网+医疗"费用纳入医保支付范围,打通医保-患者的"最后一公里"。

2. 地域局限性　农村患者移动网络应用基础及患者认知度相对较弱,需进一步加大宣传力度、推广应用,解决外地患者就医购药难题。

3. 平台局限性　医师线上问诊的外网系统和门诊药房的 HIS 系统数据对接涉及数据的内外网交互,需要通过各种途径来保证数据的安全性及时效性。

4. 就诊科室局限性　大部分互联网医院主要是针对小病和慢性病的普通疾病问诊,患者就诊有一定局限性。医院需多开放科室,并配合慢性病治疗推出相关的远程随访和慢性病管理服务。

通过规范互联网诊疗咨询服务,拓展线上医疗服务空间,引导患者有序就医,可以有效缓解疫情传播。医疗机构充分利用自己的专业优势来优化、整合和提升互联网医疗、远程医疗和医联体。通过依托移动 APP 应用和医院官网等方式,医疗机构可为公众提供及时的疫情发展情况、科学的防疫知识、安全用药等科普信息;药师们可以一方面通过网络宣传合理用药的知识,正确引导公众在医师或药师指导下合理用药,确保公众安全用药;另一方面可以为普通患者提供线上合理用药咨询以及在线药师审方、合理用药审核、中药饮片代煎及患者自主选择药物配送等便捷"云服务",充分发挥"互联网+药学服务"的作用,以减轻普通群众的恐慌情绪,降低患者在医院交叉感染的风险,缓解前线医护人员的压力,提高基层医疗服务质量和能力。

互联网医院改变了患者的传统就医流程,实现了医疗服务人性化、个性化、高效化。带来医患共赢局面的同时,也开创了医疗信息化新局面。药学人员应将药学服务与新技术、新理念充分融合,积极促进药学服务模式转型。

(龚志成)

参 考 文 献

[1] 陈维旭. 突发事件应对法律问题研究[D]. 长沙:湖南师范大学,2008.

[2] 阳靖,陈飘飘,伍丽群. 应急状态下公立医院的质量与安全管理实践分析[J]. 赣南医学院学报,2020,40(05):437-440.

[3] 童荣生,肖邦榕. 突发灾害事件后医院药学服务的体会和思考[J]. 实用医院临床杂志,2008,5(6):35-37.

[4] 马国,蔡卫民,许杜娟. 临床药学导论[M]. 北京:科学出版社,2017.

[5] 刘心霞,闫峻峰,韩丽珠,等. 防控新型冠状病毒肺炎应急远程药学服务规范[J]. 中国医药,2020,15(07):987-991.

[6] 苏玓,马黎,黄雷,等. 基于方舱医院药事管理对突发公共卫生事件药学服务体系建设的思考[J]. 中国药业,2020,29(7):16-18.

[7] 龚志成,刘韶. 新型冠状病毒肺炎防控药学保障指导[M]. 长沙:湖南科学技术出版社,2020.

[8] 田菁,邢花. 我国药品应急管理体系现状、问题及对策探讨[J]. 中国药学杂志,2018,53(6):477-482.

[9] 吴久鸿,吴晓玲. 突发事件中的药学保障与药品供应[M]. 北京:化学工业出版社,2010.

[10] 张波,梅丹,张翠莲. 突发事件的药品应急保障和药学支援[J]. 中国药房,2009,20(22):1699-1700.

[11] 都丽萍,张波. 突发重大传染病事件中的药品保障和药学支持[J]. 临床药物治疗学,2020,18(3):84-88.

[12] 王一琳,方鹏骞. 新冠肺炎疫情防控中药品供应保障的问题与策略[J]. 中国卫生事业管理,2020,37(6):414-415,453.

[13] 肖珊,邓艾平,刘珏,等. 新型冠状病毒肺炎疫情期间药品供应保障实践与相关问题探讨[J]. 中国医院药学杂志,2020,40(12):1300-1302,1353.

[14] 邵蓉. 突发公共卫生事件应急系统中的药品保证制度[J]. 南京中医药大学学报(社会科学版),2003,4(2):67-70.

[15] 梁竹,张传霞,罗琼,等. 突发灾害事件医院药品的应急保障[J]. 解放军药学学报,2004,20(3):238-240.

[16] 甘石,胡飞琴,赵越,等. 充分展现国企担当让平台成为抗疫阻击战的有效载体-广东省药品交易中心全力做好疫情防控药械物资供应保障工作[J]. 广东经济,2020(02):22-27.

[17] 张慧,黄建始,段杰. 医院突发公共卫生事件应对能力综合评价体系[J]. 中国公共卫生,2007,23(12):1505-1508.

［18］甄健存.突发事件应急药事管理［M］.北京:人民卫生出版社,2010.

［19］吴久鸿,吴晓玲.突发事件中的药学保障与药品供应［M］.北京:化学工业出版社,2010.

［20］都丽萍,梅丹,李大魁.医院药学信息服务及其在药学实践中的应用［J］.中国医院药学杂志,2013,33(20): 1711-1714.

［21］汤韧,张宜,刘宏.对突发公共事件药学信息服务体系的思考［J］.药学服务与研究,2009,9(4):241-244.

［22］龚志成,刘韶.新型冠状病毒肺炎防控药学保障指导［M］.长沙:湖南科学技术出版社,2020.

［23］陈顺达,汤杰,叶青,等.方舱医院无接触药品调剂模式的实践与探讨［J］.医药导报,2020,39(07):940-942.

［24］成舒乔,邓晟,龚志成,等.新型冠状病毒肺炎防控期间临床药师的药学服务策略［J］.中国药业,2020,29(07):30-34.

第十一章 病例分析和用药实践

第一节 抗感染病例分析和用药实践

一、社区获得性肺炎病例

【病例介绍】

基本资料	男,37岁,172cm,60kg。9月12日入院。
主诉	因"咳嗽、咳痰、咯血2周,发热伴气促2日"入院。
现病史	患者缘于2周前无明显诱因出现阵发性非刺激性咳嗽,咳少许黄白痰,并出现咯血,为整口鲜红色血或痰中带血,量7~8ml/d,无其余不适,遂就诊某院呼吸科,予头孢噻肟抗感染,垂体后叶素、普鲁卡因止血,患者咳嗽咯血好转,但2日前患者突发高热,最高体温达40.3℃,并出现红色密集皮疹,初为颜面部及耳后,后发展至胸部及四肢,发热时可出现呼吸急促,体温下降后气喘好转,咳嗽、咯血同前,予以镜下清除血栓并镜下冰盐水+凝血酶止血处理,未见活动出血,仍继续同前抗感染治疗,但体温无明显下降,为求进一步治疗,来我院就诊,门诊拟"肺部感染"。发病以来精神、睡眠、食欲尚可,二便正常,体重无明显变化。无输血史,未发现过敏史。20余年吸烟史,1包/d,15年饮酒史,啤酒4瓶/d。
既往史	否认高血压,否认冠心病,否认糖尿病,否认肝炎,否认结核病。否认有"伤寒、痢疾"等传染病病史。
检查	查体:体温39.2℃、脉搏108次/min、呼吸22次/min、血压139/98mmHg。入院皮肤黏膜色泽正常,颜面、耳后、躯干、四肢可见红色密集皮疹、无瘙痒。双肺叩诊呈清音,听诊双肺呼吸音粗,双下肺可闻及湿啰音。胸部CT:①左肺上叶及下叶炎症,左肺上叶部分肺组织实变,建议治疗后复查排除其他。②所扫肝脏实质密度不均匀减低——不均质脂肪肝? 建议进一步检查。气管镜提示:气管左侧壁可见自左肺舌段开口延伸而至的血迹,血栓嵌顿住舌段开口,周围可见新鲜血迹,予以冰盐水及凝血酶镜下止血治疗。肝功能:ALT 176.6U/L,AST 221.4U/L。血气分析:pH 7.483,PaO_2 55mmHg。
诊断	①社区获得性肺炎,重症(伴左舌叶阻塞性肺不张),Ⅰ型呼吸衰竭;②咯血(待查);③皮疹(待查);④肝功能不全。
治疗过程与转归	患者在院外发病,出现咳嗽、咳痰不适,且体温升高,肺部CT示左肺炎症可能,入院时(09-12)予以莫西沙星0.4g q.24h. 抗感染治疗,患者仍有高热伴有寒战、气喘等不适,当日更改为头孢哌酮舒巴坦3g q.8h. 和左氧氟沙星0.5g q.d. 联合抗感染治疗。用药后(09-13)复查血常规等项目示中性粒细胞百分比、CRP和PCT等细菌感染指标仍升高,予以停用头孢哌酮舒巴坦,换为美罗培南。患者体温下降,症状好转,但在09-18夜间间断出现入睡后言语混乱、手颤抖等不适,且仍有高热,故停用左氧氟沙星改为美罗培南1g q.8h. 联合阿奇霉素0.5g q.d. 抗感染。3日后体温逐渐下降恢复正常,CRP和PCT逐渐下降,咳嗽、咳痰明显好转,出院前复查肺部CT示肺部多发炎症较前明显吸收,后予以出院。

社区获得性肺炎主要治疗药物及使用情况见表 11-1。

表 11-1　社区获得性肺炎主要治疗药物及使用情况

用药目的	药品名称	用法用量	用药时间
抗感染	盐酸莫西沙星氯化钠注射液	0.4g i. v. gtt, q. d.	09-12
	0.9% 氯化钠注射液 100ml+注射用头孢哌酮钠舒巴坦钠	3g i. v. gtt, q. 8h.	09-12—09-13
	左氧氟沙星氯化钠注射液	0.5g i. v. gtt, q. d.	09-12—09-18
	0.9% 氯化钠注射液 100ml+注射用美罗培南	1g i. v. gtt, q. 8h.	09-13—09-22
	0.9% 氯化钠注射液 250ml+注射用阿奇霉素	0.5g i. v. gtt, q. d.	09-18—09-22
化痰	盐酸氨溴索片	30mg p. o, t. i. d.	09-12
保肝降酶	多烯磷脂酰胆碱注射液	2 支 i. v, q. d.	09-12
	0.9% 氯化钠注射液 250ml+注射用复方甘草酸苷	40mg i. v. gtt, q. d.	09-12—09-19
止血治疗	0.9% 氯化钠注射液 250ml+酚磺乙胺注射液	1.5g i. v. gtt, q. d.	09-12—09-14
	肾上腺色腙片	5mg p. o, t. i. d.	09-12—09-14
治疗皮疹	炉甘石洗剂	10ml 外用 p. r. n.	09-12
止泻	枯草杆菌、肠球菌二联活菌肠溶胶囊	2 粒 p. o, t. i. d.	09-15—09-22
	蒙脱石散	3g p. o, t. i. d.	09-15—09-18

【病例分析】患者为院外社区发病,2 周前无明显诱因出现阵发性非刺激性咳嗽,咳少许黄白痰,并出现咯血,院外查肺部 CT 示左肺上叶下叶炎症,2 日前出现高热,最高 40.3℃,"肺部感染"诊断较为明确。

1. 药物治疗问题分析

(1) 不必要的药物治疗:患者本次入院在肝功能情况未明确下,予以患者多烯磷脂酰胆碱注射液来进行保肝降酶治疗,其治疗机制主要是通过直接影响膜结构使受损的肝功能和酶活力恢复正常,该患者不符合相关治疗目的,应用静脉注射多烯磷脂酰胆碱注射液 2 支 q. d. 不适宜。

(2) 药物不良反应:患者换用头孢哌酮舒巴坦联合左氧氟沙星后出现手部震颤,且睡后有言语错乱。患者有多年饮酒史,近期戒酒,怀疑戒断综合征可能,但不排除左氧氟沙星不良反应所致。

(3) 患者依从性:患者诉按医嘱用药,已无继续饮酒及吸烟。

2. 药物治疗方案分析

(1) 患者肺炎的病因分类:肺炎由于病原学检查阳性率低,培养结果滞后,病因分类在临床上应用较为困难,目前多按肺炎的获得环境分成社区获得性肺炎和医院获得性肺炎两类,有利于指导经验治疗。社区获得性肺炎(community acquired pneumonia,CAP)是指在医院外罹患的感染性肺实质(含肺泡壁即广义上的肺间质)炎症,包括具有明确潜伏期的病原体感染而在入院后平均潜伏期内发病的肺炎。患者为院外社区发病,2 周前无明显诱因出现阵发性非刺激性咳嗽,咳少许黄白痰,并出现咯血,院外查肺部 CT 示左肺上叶下叶炎症,外院住院 1 周后(09-10)出现高热,最高 40.3℃,"社区获得性肺炎"诊断较为明确。

(2) CAP 的病原学及初始治疗方案的选择:入院时 PSI(肺炎严重指数分级)示低风险,且患者为青年男性,为非典型病原体感染高危人群,故初始治疗方案予以莫西沙星治疗适宜。但患者入院后当日即出现寒战、高热伴气喘等不适,查血气分析示 I 型呼吸衰竭,据《ATS/IDSA 临床实践指南:成人社区获得性肺炎的诊断和治疗(2019 版)》,针对需入院治疗的重症患者,可选用 β-内酰胺类联合喹诺酮类,故将患者调整为头孢哌酮舒巴坦联合左氧氟沙星。

(3) 抗感染治疗方案的调整:患者入院第 1 天体温有出现高热不适,将初始经验性抗感染方案莫西沙星改为头孢哌酮舒巴坦联合左氧氟沙星抗感染治疗,第 2 天再次出现高热不适,患者换用头孢哌酮舒巴坦联合左氧氟沙星。后出现手部颤抖,且睡后有言语错乱。患者有多年饮酒史,近期戒酒,怀疑戒断综合征可能,但不排除左氧氟沙星不良反应所致故予以停用左氧氟沙星。另将头孢哌酮舒巴坦改为美罗培南,药师认为抗菌药物用药后 48~72 小时如表现为体温下降、症状改善、白细胞逐渐降低等,应考虑治疗有效。患者经头孢哌酮舒巴坦治疗后体温仍较高,复查血象等有关指标仍有轻度升高。考虑治疗效果差,故换药美罗培南适宜。但据国卫办医函〔2018〕822 号附件 1《碳青霉烯类抗菌药物临床应用专家共识》,碳青霉烯类药物适应证为:多重耐药但对本类药物敏感的需氧革兰氏阴性杆菌所致的严重感染;脆弱拟杆菌等厌氧菌与需氧菌混合感染的重症患者;病原菌尚未查明的严重免疫缺陷患者感染的经验治疗。对比本患者情况,属于混合感染的重症患者,因此药师认为选用美罗培南适宜。

（4）抗感染治疗的疗程:CAP 抗感染的疗程应个体化,其长短取决于感染的病原体、严重程度、基础疾病及临床治疗反应等。指南指出抗生素治疗至少 5 日,怀疑或证实 MRSA 和铜绿假单胞菌感染的 CAP 患者治疗持续时间应为 7 日。患者在使用美罗培南 3 日后有关指标已经有所好转,药师认为此时可降阶梯治疗。如体温正常 48~72 小时,无肺炎任何一项临床不稳定征象可停用抗菌药物。

3. **药物治疗方案与转归**　患者在院外发病,出现咳嗽咳痰不适,且体温升高,肺部 CT 示左肺炎症可能,入院时予以莫西沙星 0.4g q. 24h. 抗感染治疗,患者仍有高热且伴有寒战、气喘等不适,当日更改为头孢哌酮舒巴坦 3g q. 8h. 和左氧氟沙星 0.5g q. d. 联合抗感染治疗,间断出现入睡后言语错乱、手颤抖等不适,且仍有高热。用药 1 日后复查血常规等项目示中性粒细胞百分比、CRP 和 PCT 等细菌感染指标仍升高,予以停用头孢哌酮舒巴坦及左氧氟沙星改为美罗培南 1g q. 8h. 联合阿奇霉素 0.5g q. d. 抗感染。3 日后体温逐渐下降至恢复正常,CRP 和 PCT 逐渐下降,咳嗽咳痰明显好转,出院前复查肺部 CT 示肺部多发炎症较前明显吸收,后予以出院。

【药学监护】

1. **对症状的监测**　患者存在发热、咳嗽、咳痰等肺感染的表现,关注患者体温以及咳嗽、咳痰、咯血、皮疹等临床症状改善情况。

2. **对相关指标的监测**　临床药师应监测患者的体温、血白细胞及中性粒细胞变化、CRP 等感染相关的指标,指导患者正确留取痰培养标本,于清晨清水漱口后,咳出深部痰及时送检,以提高标本培养的阳性率。

3. **对药物不良反应的监测**　患者有长期饮酒史,应警惕喹诺酮类引起的 QT 间期延长、神经系统不适（如头痛、头晕等）、肝功能异常等不良反应,密切留意患者应用前后不良反应的监护,注意抗菌药物特别是喹诺酮类药物使用时对患者心率的影响。患者在使用头孢哌酮舒巴坦治疗前应反复追问患者是否有药物过敏史,特别是 β-内酰胺类药物过敏史。

【总结】患者是青年男性,出院诊断为肺部感染（重症肺炎伴左舌叶阻塞性肺不张）Ⅰ型呼吸衰竭;咯血（待查）;皮疹;肝功能不全;肺部阴影（右肺中叶小结节）。应用抗菌药物指征明确,抗感染治疗方案基本恰当,用药剂量正确,用药时机及疗程均恰当,但在美罗培南使用的指征上,药师认为仍有不当之处。

二、医院获得性继发性腹膜炎病例

【病例介绍】

基本资料	女,37 岁,163cm,53kg。5 月 4 日入院。
主诉	因"剖宫产术+子宫肌瘤剥除术后 8 日,腹痛并腹泻 4 日"入院。
现病史	于 05-04 入院,入院查体:体温 37.1℃,脉搏 80 次/min,呼吸 20 次/min,血压 106/71mmHg。神清,心肺查体无特殊。腹部视诊外形正常,未见胃、肠型及异常蠕动波。腹壁静脉无曲张,宫底位于脐下 2 指,全腹腹肌较紧张,中下腹及左下腹压痛尤为明显伴有显著反跳痛。未扪及异常包块。肝肋下及剑突下未触及。Murphy 征阴性。脾未触及。各输尿管压痛点无压痛。叩诊肝浊音界存在,肝上界在右锁骨中线第 5 肋间,移动性浊音配合不满意,肝区无叩击痛,双肾区叩击痛阳性,肠鸣音 2 次/min,无振水音及气过水音。肛诊(-),指套退出无染血。(05-04)急诊查血常规示:WBC 30.42×10⁹/L,N 0.8(绝对值 24.4×10⁹/L),PLT 682×10⁹/L。(05-04)全腹部 MSCT 示:①结肠弥漫性病变,弥漫性腹膜炎,腹水。②子宫体积增大,占位待排。③肝脏散在低密度灶。④右侧胸腔少量积液。入院诊断:①急性腹膜炎;②腹腔感染;③子宫肌瘤剥除术+剖宫分娩(术后)。于 05-04 急诊全身麻醉下行剖腹探查+肠粘连松解+腹腔冲洗引流术。术中见:腹腔中量淡红色清亮液体约 600ml,未见消化液,未见粪性物,子宫如妊娠 3 个月大小,表面光滑,子宫后壁与肠管粘连,子宫前后壁原挖肌瘤伤口未见明显渗血,子宫下段伤口表面暗红色,双侧角渗出淡红色液体。双侧附件外观无异常。肝脾胃表面、大网膜无异常,右半结肠肠管呈水肿样,未扪及肿物,探查小肠无异常。术后诊断:①急性腹膜炎;②剖宫分娩(术后)。术后转入妇产科继续治疗。转入后患者血象进行性升高,白细胞计数及中性粒细胞偏高,予美罗培南抗感染、补液等对症治疗,持续腹腔引流等治疗后,血象呈下降趋势,05-10 早晨患者突发咳嗽、寒战,体温 39℃,脉搏 153 次/min,血氧饱和度 93%,转入 ICU 进一步治疗。

既往史	平素体健。否认高血压，否认冠心病，否认糖尿病，否认肝炎，否认结核病。否认有"伤寒、痢疾"等传染病病史，预防接种史不详。8 日前行剖宫产术+子宫肌瘤剥除术。
检查	转入查体：体温 37.4℃，脉搏 136 次/min，呼吸 32 次/min，血压 120/74mmHg。面罩吸氧，5L/min，SpO₂ 92%，神志清楚，双肺呼吸音粗，双下肺呼吸音低，腹部切口敷料见较多渗液，腹腔引流管通畅，引流液呈淡黄色，腹软，腹部切口轻压痛，余腹无压痛，无反跳痛，肠鸣音活跃，双下肢水肿，神经系统检查阴性。实验室检查：(05-10)急诊查血常规示 WBC 36.8×10⁹/L，N 0.877(绝对值 32.3×10⁹/L)，Hb 138.0g/L，PLT 268×10⁹/L。血气分析：pH 7.426，PCO₂ 31.0mmHg，PO₂ 53.8mmHg，P/F 131，ABE −3.3mmol/L，HCO₃⁻ 21.4mmol/L。心肌酶：MYO 203μg/L，CK-MB<2.0ng/ml，TNI 0.01ng/ml，NT-proBNP 511μg/L。肝肾功能：ALT 25U/L，AST 19U/L，ALB 13g/L，GLU 3.3mmol/L CRE 45μmol/L。凝血功能：PT 14.3s，INR 值 1.13，APTT 40.0s，TT 13.8s，FIB 4.39g/L，D-D 7.43μg/ml，FDP 16.27μg/ml。快 CRP 74mg/L。腹水常规：李凡他试验阳性。
诊断	①呼吸衰竭：肺栓塞？肺部感染？胸腔积液？②腹部感染：急性腹膜炎；③脓毒症；④子宫切口感染(伴脓肿形成？)；⑤子宫肌瘤剥除+剖宫分娩。
治疗过程与转归	转入 ICU 第 1 天(05-10)给予亚胺培南西司他丁钠，用药后前 2 日血象有所下降，体温接近正常，引流液约 1 000ml/d。05-12 患者出现再次发热，最高体温 38.4℃加用替考拉宁抗革兰氏阳性球菌。G 试验定性为弱阳性，考虑有可能存在真菌感染，口服氟康唑抗真菌治疗。加用替考拉宁和氟康唑后 3 日，患者体温降至正常，血象未见降低，腹腔引流液未见减少，约 2 000ml/d。05-14 出现排便次数增多，排黄色软便 4 次。患者体温正常，血常规示白细胞、中性粒细胞百分比均较前下降。(05-15)考虑碳青霉烯类已用 8 日，并且患者血小板持续升高，停用亚胺培南西司他丁。05-16 患者再次出现发热，最高体温 37.4℃，血常规示白细胞计数也有升高，加用哌拉西林他唑巴坦联合替考拉宁、氟康唑治疗，联合治疗后 4 日患者血象无明显变化，05-19 诉间断性腹部隐痛不适，05-18 有发热，最高体温 38.1℃。05-18 左腹腔引流约 300ml，予以停替考拉宁。随后 2 日患者体温升高，最高 38.7℃，血象也有所升高，考虑感染加重。停替考拉宁(05-21)，停哌拉西林他唑巴坦加用替加环素。考虑引流管引流不畅(05-21)，拟予拔除左侧腹腔引流管并在 B 超定位下行右侧腹腔穿刺引流术。经调整治疗方案并重置引流管后，患者血象、体温、腹腔引流液都呈下降趋势，血象示白细胞从 18.86×10⁹/L(05-22)降到 13.82×10⁹/L(05-24)，N 从 0.779 降到 0.659，体温从 38.2℃降至正常范围，腹腔引流液从 1 000ml/d 减少到 12ml/d。05-31 患者血象降至正常范围，连续 4 日无腹腔流液流出，感染完全控制，停用替加环素，06-01 患者出院。

医院获得性继发性腹膜炎主要治疗药物及使用情况见表 11-2。

表 11-2 医院获得性继发性腹膜炎主要治疗药物及使用情况

药理作用	药物名称	用法用量	用药时间
抗感染	盐酸莫西沙星氯化钠注射液+0.9% 氯化钠注射液 100ml	0.4g i.v.gtt，q.d.	05-04—05-06
	注射用美罗培南+0.9% 氯化钠注射液 50ml	1g i.v.gtt，b.i.d.	05-06—05-10
	注射用亚胺培南西司他丁钠	1g i.v.gtt，q.8h.	05-10—05-15
	氟康唑胶囊	150mg p.o，q.d.	05-12—5-25
	0.9% 氯化钠注射液 50ml+注射用替考拉宁	0.2g(首剂 0.4g)i.v.gtt，q.d.	05-12—05-19
	0.9% 氯化钠注射液 20ml 注射用哌拉西林他唑巴坦钠	4.5g i.v，q.8h.	05-16—05-21
	0.9% 氯化钠注射液 100ml+替加环素	50mg(首剂加倍)i.v.gtt，q.12h.	05-21—05-31
保肝	5% 葡萄糖注射液 100ml+注射用还原型谷胱甘肽	1.8g i.v.gtt，q.d.	05-10—05-11
护胃	0.9% 氯化钠注射液 50ml+注射用泮托拉唑钠	40mg i.v.gtt，q.12h.	05-10—05-12
止泻	洛哌丁胺(易蒙停)	1 粒(首剂 2 粒)p.o，t.i.d.	05-14—05-27
	地衣芽孢杆菌活菌胶囊	0.5g p.o，t.i.d.	05-17—05-27

【**病例分析**】患者为剖宫产手术+子宫肌瘤剥除术后引起的腹膜炎,感染严重,考虑患者 14 日前有"剖宫产+子宫肌瘤剥除术"手术史,初步考虑该患者为继发性腹膜炎,但抗感染效果不佳。

1. 药物治疗问题分析

(1) 不必要的药物治疗:据《中国腹腔感染诊治指南(2019 版)》指出:替加环素用于腹腔感染,在临床治愈率、微生物清除率、部分不良反应发生率及病死率方面与对照组药物相比,差异均无统计学意义。仅在产生耐药菌或其他抗生素疗效不佳的情况下,选择含替加环素的联合用药方案,故治疗后期选用替加环素药师认为不适宜。考虑降阶梯策略在减少细菌耐药方面的作用,患者在使用替加环素有效后,应及时降阶梯用药。

《中国成人念珠菌病诊断与治疗专家共识(2020 版)》中提到:念珠菌感染多发生于抗菌药物使用所致多部位、高强度念珠菌定植,并伴有生理屏障破坏,或伴有严重基础疾病等机体免疫功能低下的患者。患者为青年女性,住院期间未获得真菌感染的证据,且一般情况较好,考虑其为低风险人群。故药师认为使用氟康唑的证据不足。

(2) 患者依从性:患者诉按医嘱用药,依从性佳。

2. 药物治疗方案分析

(1) 感染源的控制:控制感染源是腹腔感染治疗中至关重要的环节,也是治疗成功的关键。感染源控制的目的不仅是通过去除感染部位以减少细菌和毒素的负荷,还要改善局部环境以防止进一步的微生物生长并优化机体的防御能力。目前,腹腔感染的感染源控制手段有确定性手术、为避免继续污染而采取的手术、以清创和引流为目的的手术治疗、穿刺引流和腹腔开放疗法。

患者为剖宫产手术+子宫肌瘤剥除术后引起的腹膜炎,感染严重,入 ICU 时,WBC 36.8×10^9/L,N 0.877,体温 37.4℃,CRP 74mg/L。腹膜炎分为原发性腹膜炎、继发性腹膜炎、第三类腹膜炎,考虑患者入住 ICU 14 日前有"剖宫产+子宫肌瘤剥除术"手术史,初步考虑该患者为继发性腹膜炎。医师急诊对患者进行剖腹探查+肠粘连松解+腹腔冲洗引流术是合理且必要的。但患者入科第 8 天又出现高热,考虑与引流不畅有关。后续转入 ICU 后,引流液从 2 000ml/d 逐步降至 12ml/d,患者的感染亦逐步得到控制,因此患者的引流管畅通与否对于抗感染治疗效果而言至关重要。

(2) 抗感染治疗

抗感染治疗时机:条件允许的情况下,对于腹腔感染患者,起始抗感染治疗越快越好,并且须考虑及时恰当的原发病灶处理。如果距离前次用药时间>2 个药物半衰期,原发病灶处理术前 1 小时内或术中须重复给药。本患者入院后即予以手术且留取腹水培养,并予以莫西沙星等抗菌药物治疗,用药时机恰当。

抗菌药物选择:患者入院前 8 日有"剖宫产术+子宫肌瘤剥除术"手术史,并手术后 4 日出现腹痛、腹泻考虑为医院获得性继发性腹膜炎的可能性较大。医疗保健相关腹腔感染的常见病原菌为耐药铜绿假单胞菌、产 ESBL 肠杆菌科细菌、不动杆菌,或其他多重耐药革兰氏阴性菌及 MRSA 等,入 ICU 后给予亚胺培南西司他丁钠抗感染治疗,能经验性覆盖革兰氏阴性需氧菌、革兰氏阳性球菌及厌氧菌。考虑患者在妇科已使用美罗培南 6 日,治疗效果不明显,该患者不能排除 MRSA 感染,建议联用抗 MRSA 药物,医师予以采纳。但选用的替考拉宁,药师认为不适宜,可考虑选用万古霉素或利奈唑胺等穿透力及血药浓度更高的药物。《中国腹腔感染诊治指南(2019 版)》亦只推荐万古霉素及利奈唑胺用于治疗 MRSA 致腹腔感染。后患者体温逐渐下降,伴血小板计数升高,遂予以停用碳青霉烯类药物。但患者体温出现反复,此后医师先后加用哌拉西林他唑巴坦、换用替加环素等药物。考虑患者前期腹腔引流量非常大,大概率会影响药物在体内的血药浓度,从而影响疗效。药师考虑感染灶清除对于腹腔感染患者的重要性,此时应加强引流及冲洗,并维持必要的血药浓度以保证疗效是十分重要的,而不是一味地升级抗感染治疗方案。据《中国腹腔感染诊治指南(2019 版)》指出:替加环素用于腹腔感染在临床治愈率、微生物清除率、部分不良反应发生率及病死率方面与对照组药物相比,差异均无统计学意义。仅在产生耐药菌或其他抗生素疗效不佳的情况下,选择含替加环素的联合用药方案,故治疗后期选用替加环素药师认为不适宜。考虑降阶梯策略在减少细菌耐药方面的作用,本患者在使用替加环素有效后,应及时降阶梯用药。《中国成人念珠菌病诊断与治疗专家共识(2020版)》中提到:念珠菌感染多发生于抗菌药物使用所致多部位、高强度念珠菌定植,并伴有生理屏障破坏,或伴有严重基础疾病等机体免疫功能低下的患者。患者为青年女性,住院期间未获得真菌感染的证据,且一般情况较好,考虑其为低风险人群。故药师认为使用氟康唑的证据不足,但医师不能除外继发念珠菌感染的可能,主张使用氟康唑治疗。

抗菌药物的使用剂量:患者为青年女性,基础状况较好,而入院时感染危重,因此初始予以美罗培南1g b. i. d. 的剂量不适宜。由于美罗培南为时间依赖型抗菌药物,参照美罗培南说明书,建议予以1g q. 8h. 剂量治疗为宜。根据《热病》继发性腹腔感染的真菌主要为白念珠菌,选用氟康唑胶囊150mg p. o, q. d. ,药物选择适宜,但剂量偏低,并首剂未加量。根据说明书氟康唑治疗念珠菌血症、播散性念珠菌病及其他侵入性念珠菌感染:常用剂量为第1天400mg,以后每日200mg。

抗菌药物应用疗程:指南对于重度及医疗机构相关的腹腔感染的抗感染建议的疗程为7~10日,并且建议通过监测PCT等感染相关指标以指导腹腔感染的抗感染疗程。本患者在使用替加环素3日后体温已降至正常水平,结合本患者情况,可及时降阶梯用药至症状体征稳定48~72小时。

3. 药物治疗方案与转归　转入第1天(05-10)给予亚胺培南西司他丁钠,用药后前2日血象有所下降,体温接近正常,引流液约1 000ml/d。05-12患者出现再次发热,最高体温38.4℃,加用替考拉宁抗革兰氏阳性菌。G试验定性为弱阳性,考虑有可能存在真菌感染,口服氟康唑口服抗真菌治疗。加用替考拉宁和氟康唑后3日,患者体温降至正常,血象未见降低,腹腔引流液未见减少,约2 000ml/d。05-14出现排便次数增多,排黄色软便4次。患者体温正常,血常规白细胞、中性粒细胞百分比均较前下降。05-15考虑碳青霉烯类已用8日,并且患者血小板持续升高,停用亚胺培南西司他丁。05-16患者再次出现发热,最高体温37.4℃,血常规白细胞计数也有升高,加用哌拉西林他唑巴坦联合替考拉宁、氟康唑治疗,联合治疗后4日患者血象无明显变化,05-19诉间断性腹部隐痛不适,05-18有发热,最高体温38.1℃,左腹腔引流约300ml,予以停替考拉宁。随后2日患者体温升高,最高38.7℃,血象也有所升高,考虑感染加重。停替考拉宁(05-21),加用替加环素。考虑引流管引流不畅(05-21),拟予拔除左侧腹腔引流管并在B超定位下行右侧腹腔穿刺引流术。经调整治疗方案并重置引流管后,患者血象、体温、腹腔引流液都呈下降趋势,血象WBC从18.86×10⁹/L(05-22)降到13.82×10⁹/L(05-24),N从0.779降到0.659,体温从38.2℃降至正常范围,腹腔引流液从1 000ml/d减少到12ml/d。05-31患者血象降至正常范围,连续4日无腹腔流液流出,感染完全控制,停用替加环素,06-01患者出院。

【药学监护】

1. 对症状的监测　密切监测生命体征,保持呼吸循环稳定。监护患者腹痛、腹泻改善情况,腹水引流情况。

2. 对相关指标的监测　监测患者体温、白细胞计数、中性粒细胞百分比、降钙素原等,判断患者感染控制情况。密切追踪患者病原学结果,以进一步调整治疗方案。监测患者血常规、电解质相关指标及凝血酶原时间等不良反应,情况比较严重的,需调整抗菌药物用量或更换抗菌药物。

3. 对药物不良反应的监测　该患者入院后一直腹泻,注意与使用广谱抗菌药物后引起伪膜性结肠炎区别。监测患者肝、肾功能,亚胺培南西司他丁钠等药物可能会引起血清转氨酶、胆红素和/或血清碱性磷酸酶升高。观察患者精神状态如出现肌阵挛、精神障碍,包括幻觉、精神错乱状态或癫痫发作等,及时停用亚胺培南西司他丁钠。

【总结】患者青年女性,该患者诊断为急性腹膜炎、腹腔感染(腹腔盆腔积脓?引流后)、血小板增多等。患者住院期间通过积极抗感染治疗,感染情况得以控制,予以出院。住院期间应用抗菌药物指征明确,选用抗感染药物基本合理,疗程基本恰当。但治疗后期选用替加环素不适宜,碳青霉烯类给药频率过低,宜每日3~4次给药。

三、化脓性关节炎病例

【病例介绍】

基本资料	女,41 岁,157cm,52kg。6 月 6 日入院。
主诉	因"右肩、左踝关节疼痛 2 个月,加重 1 周"入院。
现病史	患者缘于 2 个月前无明显诱因出现四肢关节疼痛、肿胀,伴发热,最高体温 39.5℃,外院治疗后,四肢关节肿痛症状无明显好转,逐渐加重。遂于 1.5 个月前就诊于我院风湿免疫科,拟"系统性红斑狼疮"收住院,予激素抗炎、免疫抑制等处理,关节疼痛无明显缓解,联系骨科会诊,于 05-04 行右肩关节封闭注射治疗;于 05-12 左踝关节行封闭注射治疗,关节肿痛症状无明显缓解,于 05-20 考虑"系统性红斑狼疮"病情稳定遂办理出院。05-28 再次出现发热,最高体温 38.6℃,右肩关节、右上臂明显肿胀、局部隆起,06-05 遂于当地医院行右肩、右上臂局部穿刺抽液,抽出脓性液体,量约 200ml,脓液标本送至外院进行细菌培养检查(具体不详),今为进一步诊治就诊于我院,门诊拟"化脓性关节炎"收住入院。发病以来,精神一般,食欲一般,睡眠欠佳,大便正常,小便正常,体重无明显变化。
既往史	无。
检查	查体:体温 36.9℃,脉搏 82 次/min,呼吸 20 次/min,血压 133/78mmHg。查体:神清,右肩关节、右上臂肿胀,局部可见敷料外贴外观,压痛,右肩活动度受限,周围皮肤稍红,浅表静脉无怒张,局部皮温稍高;左踝关节肿胀、压痛,左踝关节活动度受限,周围皮肤稍红,浅表静脉无怒张,局部皮温稍高。入院查血常规示 WBC 12.7×10^9/L,N 0.79;肝、肾功能未见异常。
诊断	①右(侧)肩关节化脓性关节炎;②左(侧)踝关节化脓性关节炎;③系统性红斑狼疮、狼疮性肾炎、双侧胸腔积液(少量)、右(侧)冈上肌肌腱损伤(部分肌腱断裂可能)、左(侧)足踝韧带损伤(距腓后、胫距韧带轻度损伤;左踝关节内侧三角韧带可疑断裂并囊样变)。
治疗过程与转归	06-06 入院后完善各项检查,监测体温、血压、心率、血常规等,给予头孢哌酮舒巴坦抗感染治疗,糖皮质激素抗炎、镇痛、抑酸护胃、免疫抑制等对症治疗,患者右肩、左踝肿胀未缓解,周围皮肤稍红,局部皮温稍高。06-09 脓肿抽出液细菌培养回报淋病奈瑟菌(++),医师未根据药敏结果调整用药。06-12 行右肩感染性病灶清除术,术后血象、CRP、PCT 等炎症指标有所下降。06-17 患者出现发热,最高体温 38.8℃,医师更改为头孢曲松,06-19 行右肩及左踝四肢长骨感染性病灶清除术,术后炎症指标逐渐恢复正常,患者一般情况可,于 07-01 办理出院。

化脓性关节炎主要治疗药物及使用情况见表 11-3。

表 11-3 化脓性关节炎主要治疗药物及使用情况

药理作用	药物名称	用法用量	用药时间
抗感染	0.9% 氯化钠注射液 100ml+注射用头孢哌酮钠舒巴坦钠(舒普深)	1.5g i.v.gtt,q.12h.	06-06—06-17
	0.9% 氯化钠注射液 100ml+注射用头孢曲松钠(罗氏芬)	1g i.v.gtt,q.d.	06-17—07-01
抗炎	醋酸泼尼松片	50mg p.o,q.d.	06-07—07-01
免疫抑制	来氟米特片(妥抒)	10mg p.o,q.d.	06-07—07-01
	硫酸羟氯喹片(纷乐)	0.2g p.o,b.i.d.	06-07—07-01
补钙	碳酸钙 D_3 片(Ⅱ)	1 片 p.o,q.d.	06-07—07-01
	骨化三醇软胶囊(盖三淳)	0.5μg p.o,q.d.	06-07—07-01
补白蛋白	人血白蛋白	10g i.v.gtt,q.d.	06-07—06-10

【病例分析】患者,女,41 岁。患有系统性红斑狼疮,本次因化脓性关节炎导致右肩、左踝关节疼痛,入院后选用 β-内酰胺酶抑制剂效果不佳。

1. **药物治疗问题分析**

（1）不必要的药物治疗：患者无低蛋白血症等相关情况，仅出现关节肿胀不应使用人血白蛋白进行治疗。

（2）患者依从性：患者诉按医嘱用药，依从性佳。

2. **药物治疗方案分析**

（1）化脓性关节炎：通常表现为单关节炎，可自发发生或在穿透伤基础上发生。化脓性关节炎的病原体主要为金黄色葡萄球菌，淋病奈瑟菌也是性活跃期成人化脓性关节炎的常见致病菌。血培养或关节穿刺液培养阳性，如可排除其他诊断或同时并存的疾病，则可进行目标性或针对性抗菌治疗。

（2）化脓性关节炎的初始经验性治疗：根据《国家抗微生物治疗指南》，成人急性单关节（无性传播疾病高危情况）病原体为金黄色葡萄球菌，化脓性链球菌、肺炎链球菌、流感嗜血杆菌、革兰氏阴性杆菌等，首选治疗可选苯唑西林 2g i.v,q.8h. +第三代头孢菌素；成人急性单关节（有性传播疾病高危情况）病原体为淋病奈瑟菌、金黄色葡萄球菌、链球菌；革兰氏阴性杆菌少见，首选治疗为头孢曲松或头孢噻肟。考虑患者 41 岁，为已婚已育，有性传播疾病高危情况，入院后经验性予加酶抑制剂药物头孢哌酮舒巴坦抗感染治疗，用药方案不适宜。

（3）抗感染方案的调整：06-09 细菌培养回报淋病奈瑟菌阳性，考虑为淋病性关节炎。淋球菌性关节炎可选择头孢曲松 2g i.v.gtt,q.d. 或者头孢噻肟 2g i.v.gtt,q.8h. 。临床药师建议医师根据药敏结果调整用药方案，未予采纳。

对化脓性关节炎需行脓肿引流联合关节腔冲洗和滑膜切除术，以降低细菌负荷量、促进抗生素向关节腔的渗入和保护关节面。06-12 行右肩感染性病灶清除术，术后血象、CRP、PCT 等炎症指标有所下降，继续同前抗感染方案治疗。06-17 患者出现发热，复查 WBC 较前有所下降，仍偏高，CRP 已恢复正常范围，但患者发热，说明感染症状仍然存在，医师根据药敏结果更换为头孢曲松 1g i.v.gtt,q.d. 抗感染，临床药师建议头孢曲松剂量可调整为 2g q.d. 给药，患者有狼疮肾炎，从药动学角度考虑，即使在重度肾功能不全患者中头孢曲松的药动学仅有很少的改变，其清除半衰期仅有轻度增加，且日剂量不超过 2g 即可，无须减量给药，保证疗效发挥，临床医师未予采纳。06-19 行右肩及左踝四肢长骨感染性病灶清除术，术后炎症指标逐渐恢复正常，患者未再发热，一般情况可，予办理出院。

（4）抗感染治疗的疗程：化脓性关节炎的推荐疗程为成人静脉输注疗程至少 2 周，总疗程（包括口服药阶段）4 周，本患者用药疗程合理。

（5）基础疾病治疗：患者合并患有系统性红斑狼疮，目前还没有根治的办法，系统性红斑狼疮是自身免疫介导的，以免疫性炎症为突出表现的弥漫性结缔组织病。该患者已出现肾脏受累，按照中度活动性系统红斑狼疮的治疗，一般分为 2 个阶段，即诱导缓解和维持治疗，建议激素联合免疫抑制剂治疗。诱导缓解治疗：激素用量通常为泼尼松 0.5~1mg/（kg·d），晨起顿服，如需控制持续高热等急性症状时可分次服用，一般需同时加用免疫抑制剂。维持治疗：诱导治疗 4~8 周后，激素以每 1~2 周减原剂量的 10% 的速度缓慢减量，减至泼尼松 0.5mg/（kg·d）后，减药速度依病情适当减慢。该患者目前处于诱导缓解阶段，体重 52kg，予醋酸泼尼松 50mg p.o,q.d. 并联用免疫抑制剂，硫酸羟氯喹 0.2g b.i.d. +来氟米特 10mg q.d. 治疗，治疗方案适宜。

3. **药物治疗方案与转归**　入院后完善各项检查，监测体温、血压、心率、血常规等，给予头孢哌酮舒巴坦抗感染治疗，糖皮质激素抗炎、镇痛、抑酸护胃、免疫抑制等对症治疗，患者右肩、左踝肿胀未缓解，周围皮肤稍红，局部皮温稍高。06-09 脓肿抽出液细菌培养回报淋病奈瑟菌(++)，医师未根据药敏结果调整用药。06-12 行右肩感染性病灶清除术，术后血象、CRP、PCT 等炎症指标有所下降。06-17 患者出现发热，最高体温 38.8℃，医师更改为头孢曲松，06-19 行右肩及左踝四肢长骨感染性病灶清除术，术后炎症指标逐渐恢复正常，患者一般情况可，于 07-01 办理出院。

【药学监护】

1. **对症状的监测**　监护患者体温变化，肩部以及踝关节肿胀是否缓解。

2. 对相关指标的监测　监护患者体温、血象、CRP、PCT 等炎症指标。

3. 对药物不良反应的监测　少数患者使用头孢哌酮治疗后出现维生素 K 缺乏,其机制很可能与合成维生素的肠道菌群受到抑制有关,应监测患者的凝血酶原时间,需要时应另外补充维生素 K。抗菌药物治疗可引起结肠正常菌群的改变,导致难辨梭菌的过度生长,长期使用头孢哌酮钠/舒巴坦钠可表现为轻度腹泻至致命性肠炎。

长期大剂量糖皮质激素应用可刺激胃酸或胃蛋白酶分泌,降低胃肠黏膜对胃酸的抵抗力,诱发或加重胃、十二指肠溃疡,甚至发生消化道出血或穿孔,嘱咐患者如出现胃部不适应及时就医。嘱咐患者勿擅自停用或无医师指导下减量服用糖皮质激素,避免反跳现象的发生。

【总结】该患者化脓性关节炎合并系统性红斑狼疮,而系统性红斑狼疮治疗过程中非常容易合并感染,由于患者应用糖皮质激素而掩盖发热等症状,常延误诊断及治疗。CRP 对鉴别化脓性关节炎非常有帮助,超过 50mg/L 时强烈提示存在感染。因此临床上怀疑化脓性关节炎合并系统红斑狼疮伴有 CRP 明显升高,一定要进行不同部位的细菌培养,包括血液、关节液、尿液甚至滑膜组织,尽可能做出肯定的诊断,为后续的抗感染治疗提供依据和药敏结果。一旦病原体明确,应立即予以抗感染治疗及关节腔穿刺引流。本例患者入院后立即予脓肿抽出液细菌培养,回报淋病奈瑟菌阳性,临床药师建议根据药敏结果进行调整抗感染用药方案,医师并未立即予采纳,但在术后予以调整治疗方案,改为敏感药物,治疗后患者情况明显好转并出院。

四、肺曲霉菌病病例

【病例介绍】

基本资料	男,53 岁,185cm,62kg。11 月 13 日入院。
主诉	因"反复咳嗽、咳痰、咯血 9 年,气喘 4 年,加重 2 日"入院。
现病史	缘于 9 年前无明显诱因出现咳嗽,单声不剧,咳痰,痰时黄时白,量多,较黏,不易咳出,痰中带血丝,2~3 次/年,每次发病持续 3~5 日,每次量约 60ml,痰、血各半,色鲜红,4 年前渐出现胸痛,呈阵发性闷胀感,以右侧为主,于体位变动及咳嗽、深吸气时明显,休息后可缓解,活动后感气喘,爬一楼即可出现,来我院就诊,胸部 CT 提示:①双肺继发性 TB(部分病灶钙化),并双肺内多发肺大疱,双侧胸膜增厚粘连;②左肺尖结节灶,考虑"结核空洞并霉菌球可能"。诊断:①陈旧性肺结核(伴感染);②Ⅱ型呼吸衰竭;③支气管哮喘,非危重;④慢性阻塞性肺疾病;⑤左上肺曲霉病(曲菌球?);⑥肺大疱;⑦乙肝表面抗原携带者;⑧胃-食管反流病(?);⑨L₅及双侧骶髂关节改变(退变);⑩骶椎管内肿物(囊肿)。2 日前无明显诱因出现咯血量增多,每日约 20ml,夜间咯血较频繁,伴活动后气喘加重。自觉平静状态下即喘,时感胸闷、胸痛,以左胸部为甚,夜间尤甚,伴双下肢乏力,咳嗽、咳痰性质大致同前,就诊于某县医院,查胸部 CT 示陈旧性肺结核伴曲霉菌球感染的可能,予以抗感染、止血等处理,1 日前再次出现咯血。色鲜红,量约 60ml,建议转至我院进一步诊治;现患者仍咳嗽、咳痰,痰中带血丝,量不多,伴恶心,时感胸闷、胸痛,以左胸部为甚,夜间尤甚,伴双下肢乏力。今为进一步诊治,门诊拟"肺曲霉病"收住入院,患病以来,精神尚可,食欲下降,睡眠较差,小便尚可,大便每日 1 次,量少。近 1 年体重下降 5kg。偶有反酸、嗳气、中上腹闷胀多年,未予诊治。无输血史,未发现过敏史。
既往史	发现肺结核 11 年,规律诊治后现已治愈,否认高血压,否认冠心病,否认糖尿病,否认肝炎。无"伤寒、痢疾"等传染病病史。平时规律使用布地奈德福莫特罗[信必可(4.5μg/160μg)]吸入粉雾剂(Ⅰ) b.i.d.、噻托溴铵吸入粉雾剂 18μg q.d.。
检查	查体:体温 36.9℃,脉搏 84 次/min,呼吸 21 次/min,血压 138/89mmHg。神志清楚,胸廓对称,双肺呼吸运动减弱,叩诊呈过清音,听诊双肺呼吸音低,双肺可闻及少许干啰音。
诊断	①肺曲霉菌病(?);②支气管哮喘;③慢性阻塞性肺疾病;④陈旧性肺结核;⑤肺大疱;⑥乙肝表面抗原携带者;⑦骶椎椎管内肿物(囊肿?);⑧反流性食管炎(?)。

续表

治疗过程与转归	11-13 入院后完善三大常规、生化、痰培养、痰涂片、PCT、痰找结核杆菌等相关检查,患者为肺曲霉菌病可能性,合并咯血,治疗上予以(11-14—11-27)"伏立康唑 372mg i. v. gtt, q. 12h. (第 1 个 24 小时)、伏立康唑 200mg i. v. gtt, q. 12h. +伏立康唑片 100mg q. d. "抗曲霉菌感染、(11-14—11-20)盐酸莫西沙星氯化钠注射液(拜复乐)0.4g 静脉滴注(第二组起)30 滴/min q. d. 抗感染,余辅以"盐酸氨溴索注射液(沐舒坦)30mg 静脉注射(通用)b. i. d. "止咳化痰处理及"肾上腺色腙片 5mg p. o, t. i. d. "止血处理,"吸入用布地奈德混悬剂+硫酸特布他林注射液"解痉平喘等处理,现患者一般情况有所好转,未再咯血,但肺功能差,无法耐受手术治疗。患者于 11-27 出院,嘱其院外继续服用"伏立康唑"治疗,上级医院继续诊治,定期复查胸部影像学。

肺曲霉菌病主要治疗药物及使用情况见表 11-4。

表 11-4　肺曲霉菌病主要治疗药物及使用情况

药理作用	药物名称	用法用量	用药时间
止血	酚磺乙胺注射液	0. 5g i. v. gtt, q. d.	11-13—11-27
	肾上腺色腙片	5mg p. o, t. i. d.	11-13—11-27
祛痰平喘	吸入用布地奈德混悬液	2ml 雾化, q. 8h.	11-13—11-27
	吸入用复方异丙托溴铵注射液	2. 5ml 雾化, q. 8h.	11-13—11-27
	多索茶碱氯化钠注射液	0. 3g i. v. gtt, q. d.	11-13—11-27
	0.9% 氯化钠注射液 20ml+盐酸氨溴索注射液	30mg i. v, b. i. d.	11-13—11-25
	桉柠蒎肠溶软胶囊	0. 3g p. o, t. i. d.	11-26—11-27
抗感染	0.9% 氯化钠注射液 100ml+注射用伏立康唑	372mg i. v. gtt, q. 12h.	11-13—11-14
	0.9% 氯化钠注射液 100ml+注射用伏立康唑	200mg i. v. gtt, q. 12h.	11-14—11-27
	伏立康唑片	100mg q. d.	11-14—11-27
	盐酸莫西沙星氯化钠注射液	0. 4g i. v. gtt, q. d.	11-14—11-20
护肝	多烯磷脂酰胆碱胶囊	0. 456g p. o, t. i. d.	11-23—11-27

【病例分析】患者,男,53 岁。患有多种基础疾病,现因肺曲霉菌感染可能,合并咯血等症状,需使用抗真菌药物。但考虑抗真菌药物存在肝损伤可能,需综合考虑其治疗方案。

1. 药物治疗问题分析

(1) 不必要的药物治疗:患者为乙肝表面抗原携带者,但其 HBV-DNA<1 000U/ml,肝功能正常,肝硬度正常,感染科会诊建议不需要治疗。患者 ALT、AST 均正常(11-13、11-17),ALT 在正常范围内(11-23),AST 42U/L 略微升高,可继续监护其肝功能暂缓使用保肝药。

(2) 患者依从性:患者诉遵医嘱用药,但考虑患者为老年人依从性较差,需监护其按时服药情况。

2. 药物治疗方案分析

(1) 侵袭性肺真菌病的定义及病原学检测:侵袭性肺真菌病是指真菌引起的支气管肺部真菌感染,即真菌对气管、支气管和肺部的侵犯,引起气道黏膜炎症和肺部炎症肉芽肿,严重者可引起坏死性肺炎,甚至血行播散至其他部位。曲霉菌广泛存在环境中,多达 150 种。曲霉菌感染是侵袭性真菌病最常见的死因,感染人类常见的种类有:烟曲霉菌、黄曲霉菌、黑曲霉菌和土曲霉菌。在临床实验室推广使用分子生物学检测方法以前,推荐送检足量的组织和体液标本,同时进行组织病理/细胞学检查和微生物培养。侵袭性肺真菌病的病原学检测包括直接检测和间接检测。直接检测指的是确诊所需要的肺组织病理学检查以及正常无菌腔液真菌培养阳性。间接检测主要有真菌抗原检测和 DNA 检测，目前临床广泛使用的为抗原检测，包括半乳甘露聚糖（GM 试验）、1,3-β-D-葡聚糖抗原（G 试验）和隐球菌抗原检测。其中，血清 GM 试验和 G 试验已经公认为肺真菌感染的微生物学依据，尤其是 GM 试验对肺曲霉菌病的诊断价值非常大，国内外的荟萃分析结果已经证实，其诊断的敏感度和特异度高达 90% 左右。

（2）抗感染治疗方案的分析：根据患者既往史及本次就诊前外院治疗史可拟诊为肺曲霉菌病，且患者 G 试验和 GM 试验阳性，故诊断成立。国内外多个指南均推荐伏立康唑为首选治疗药物，给药剂量为：第 1 天 6mg/kg i. v, q. 12h. ，第 2 天 4mg/kg i. v. gtt, q. 12h. 。根据患者体重计算，第 2 天起需使用 248mg 注射用伏立康唑，因注射用伏立康唑规格为 0.2g/支，且价格昂贵，且其口服吸收率为 96%，故临床使用针剂＋口服抗真菌方案：200mg i. v. gtt, q. 12h. ＋100mg p. o, q. d. 。用法用量合理。依据《美国感染病学会曲霉病诊断处理实践指南（2016 版）》：肺曲霉菌感染的疗程至少 6~12 周，但考虑治疗时间很大程度上取决于患者免疫抑制程度及持续时间、感染部位和病情改善的证据，患者出院后应继续口服治疗至足疗程方可停药。患者咳嗽、咳黄白痰，肺部可闻及干啰音，考虑合并社区获得性肺炎，经验性使用莫西沙星氯化钠注射液用法用量合理。

（3）多烯磷脂酰胆碱使用的合理性：患者为乙肝表面抗原携带者，但其 HBV-DNA<1 000U/ml，肝功能正常，肝硬度正常，感染科会诊建议不需要治疗。因患者使用抗真菌药伏立康唑具有肝损伤性，患者 11-13、11-17 ALT、AST 均正常，（11-23）ALT 在正常范围内，AST 42U/L 略微升高，患者现静脉和口服伏立康唑，可致药物性肝损伤，《药物性肝损伤诊治指南》指出：有慢性肝病基础的病人更易发生药物性肝损伤的证据有限，但一旦出现，出现肝衰竭甚至死亡的风险更高。临床给予多烯磷脂酰胆碱胶囊作为预防用药，以辅助改善中毒性肝损伤和肝炎患者的食欲缺乏、右上腹压迫感等症，药师考虑可密切监护其肝功能情况，必要时再用药。

3. 药物治疗方案与转归　入院后完善三大常规、生化、痰培养、痰涂片、PCT、痰找结核杆菌等相关检查，患者为肺曲霉菌病可能性，合并咯血，治疗上予（11-14—11-27）"伏立康唑 372mg i. v. gtt, q. 12h. （第 1 个 24 小时）、伏立康唑 200mg i. v. gtt, q. 12h. ＋伏立康唑片 100mg q. d. "抗曲霉菌感染、（11-14—11-20）盐酸莫西沙星氯化钠注射液（拜复乐）0.4g 静脉滴注（第二组起）30 滴/min q. d. 抗感染，余辅以"盐酸氨溴索注射液（沐舒坦）30mg 静脉注射（通用）b. i. d. "止咳化痰处理及"肾上腺色腙片 5mg p. o, t. i. d. "止血处理，"吸入用布地奈德混悬剂＋硫酸特布他林注射液"解痉平喘等处理，现患者一般情况有所好转，未再咯血，但肺功能差，无法耐受手术治疗。患者于 11-27 出院，嘱其院外继续服用"伏立康唑"治疗，上级医院继续诊治，定期复查胸部影像学。

【药学监护】

1. 对症状的监测　观察患者咳嗽、咳痰情况，观察痰量、颜色及性状，积极送痰标本做细菌培养。

2. 对相关指标的监测　定期复查血常规、CRP、PCT、GM 检查等真菌指标。患者为乙肝表面抗原携带者，现因"肺曲霉病"使用伏立康唑，对肝具有潜在损伤，需定期复查肝功能。

3. 对药物不良反应的监测　吸入用复方异丙托溴铵溶液中含有异丙托溴铵和沙丁胺醇，茶碱类药物与 β 受体激动药联合应用时易出现心率增快和心律失常，患者为入住呼吸科重症患者，嘱托护士关注其心率变化，并定期监测心电图。

【总结】患者以"肺曲霉病"为主要诊断入院，入院后完善相关检查，应用抗菌药物指征明确，抗感染治疗方案基本恰当，用药剂量正确，用药时机及疗程均恰当。因肺曲霉菌病疗程较长，应嘱咐患者足剂量足疗程服药；另外，患者使用抗真菌药伏立康唑具有肝损伤性，临床给予多烯磷脂酰胆碱胶囊作为预防用药，药师告知患者应定期复查肝功能和乙肝 DNA 量。

（孙洲亮）

第二节 心内科疾病病例分析和用药实践

一、急性心肌梗死合并肺部感染病例

【病例介绍】

基本资料	男,53岁,身高178cm,体重87.4kg。12月6日入院。
主诉	因"间断肩背痛伴气短1周"入院。
现病史	患者1周前饮酒后出现肩背部疼痛,伴活动后气短,持续时间不详,无发热,无咳嗽、咳痰,无胸闷、胸痛,无恶心、呕吐,无乏力、大汗,无腹痛、腹泻,就诊当地诊所给予输液治疗(具体不详),自诉肩背部疼痛逐渐缓解,气短仍进行性加重,活动耐量逐渐减退,伴咳嗽、咳痰,曾咳粉红色泡沫样痰,后患者气短不能平卧,夜间憋醒,就诊某中医医院,查心电图示窦性心动过速Ⅲ、aVF、$V_{3R} \sim V_{5R}$、$V_7 \sim V_9$导联可见Q波。心脏彩超:EF 54%,左心房大,主动脉伴少量反流,二尖瓣关闭不全(轻度)。BNP 4 096pg/ml。cTnI 1.45ng/ml。CK-MB<11.0nm/ml。MYO 112.47ng/ml。胸部CT:肺纹理增强,小叶间隔增厚,肺水肿,双侧胸腔积液,胸壁软组织水肿。CRP 32.74mg/L。胸腔彩超:双侧胸腔积液。给予"阿司匹林肠溶片100mg q.d.,阿托伐他汀钙片20mg 1次/晚,酒石酸美托洛尔25mg b.i.d.,硝酸异山梨酯片10mg t.i.d.,硝苯地平缓释片20mg q.d.,呋塞米片20mg q.d.,螺内酯片20mg q.d.,氯化钾缓释片1g b.i.d."等药物治疗,患者气短症状较前未见明显缓解。患者否认药物过敏史。
既往史	既往高血压病史20余年,最高可达160/100mmHg,目前口服"贝那普利5mg 1次/早,硝苯地平缓释片20mg q.d.",血压控制在140~150/90mmHg。糖尿病病史10余年,口服"二甲双胍片0.5g t.i.d.,阿卡波糖50mg t.i.d.",血糖控制不佳。
检查	体温35.8℃,脉搏91次/min,呼吸20次/min,呼吸144/97mmHg,神志清楚,言语流利,无颈静脉怒张,双上肺呼吸音粗,双下肺呼吸音低,双下肺可闻及少许湿啰音,未闻及干啰音。心率91次/min,可闻及奔马律。腹软,无压痛、反跳痛及肌紧张,肝脾肋下未触及,双下肢无水肿。心电图示窦性心动过速Ⅲ、aVF、$V_{3R} \sim V_{5R}$、$V_7 \sim V_9$导联可见Q波。心脏彩超:EF 54%,左心房大,主动脉伴少量反流,二尖瓣关闭不全(轻度)。BNP 4 096pg/ml。cTnI 1.45ng/ml。CK-MB<11.0nm/ml。MYO 112.47ng/ml。胸部CT:肺纹理增强,小叶间隔增厚,肺水肿?结合临床,双侧胸腔积液,胸壁软组织水肿。CRP 32.74mg/L。胸腔彩超:双侧胸腔积液。
诊断	①冠状动脉粥样硬化性心脏病;急性下壁后壁右心室心肌梗死;Killip Ⅱ级;②高血压病2级(很高危);③2型糖尿病;④肺部感染;⑤胸腔积液。
治疗过程与转归	患者入院后,停用硝苯地平缓释片、呋塞米片、硝酸异山梨酯缓释片,给予呋塞米注射液20mg q.d.,注射用托拉塞米10mg 临时利尿减轻心脏负荷;阿司匹林肠溶片100mg q.d.+替格瑞洛90mg b.i.d. 抗血小板;依诺肝素钠注射液6 000U q.12h. 抗凝;阿托伐他汀钙片40mg q.n. 降脂稳定斑块;硝酸异山梨酯注射液20mg q.d. 扩血管;酒石酸美托洛尔片12.5mg t.i.d. 控制心室率改善心肌耗氧;氯化钾缓释片0.5g t.i.d. 补钾;阿卡波糖片50mg t.i.d.,格列美脲片2mg q.d. 降糖;注射用哌拉西林他唑巴坦钠4.5g q.8h. 控制肺部感染;继续使用螺内酯片用法用量同前。 经11日的住院治疗,患者病情相对平稳,好转出院。

急性心肌梗死合并肺部感染主要治疗药物及使用情况见表11-5。

表11-5 急性心肌梗死合并多种疾病主要治疗药物及使用情况

药理作用	药物名称	用法用量	使用时间
抗血小板	阿司匹林肠溶片	100mg p.o,q.n.	12-06—12-16
抗血小板	替格瑞洛片	90mg p.o,b.i.d.	12-06—12-16
控制心率	酒石酸美托洛尔片	6.25mg p.o,t.i.d.	12-06—12-08
控制心率	酒石酸美托洛尔片	12.5mg p.o,t.i.d.	12-08—12-11

药理作用	药物名称	用法用量	使用时间
控制心率	酒石酸美托洛尔片	18.75mg p.o,t.i.d.	12-11—12-12
控制心率	酒石酸美托洛尔片	25mg p.o,t.i.d.	12-12—12-16
降压	盐酸贝那普利片	10mg p.o,q.d.	12-08—12-16
降压	苯磺酸左旋氨氯地平片	2.5mg p.o,q.d.	12-12—12-16
调脂稳定斑块	阿托伐他汀钙片	40mg p.o,q.n.	12-06—12-10
调脂稳定斑块	阿托伐他汀钙片	20mg p.o,q.n.	12-10—12-16
降脂	依折麦布片	10mg p.o,q.d.	12-13—12-16
利尿	注射用托拉塞米	10mg i.v,st.	12-06
利尿	螺内酯片	20mg p.o,q.d.	12-06—12-16
利尿	呋塞米注射液	20mg i.v,q.d.	12-06—12-08
利尿	呋塞米注射液	20mg i.v,b.i.d.	12-08—12-12
利尿	呋塞米片	20mg p.o,q.d.	12-12—12-16
降糖	格列美脲片	2mg p.o,q.d.	12-06—12-16
降糖	阿卡波糖片	100mg p.o,t.i.d.	12-13—12-16
扩血管	重组人脑利钠肽	0.5mg 泵入,st.	12-06—12-09
扩血管	硝酸异山梨酯注射液	20mg i.v,q.d.	12-09—12-11
抗凝	依诺肝素钠注射液	6 000U i.h,q.12h.	12-06—12-10
补钾	氯化钾缓释片	0.5g p.o,t.i.d.	12-06—12-08
补钾	氯化钾缓释片	1g p.o,t.i.d.	12-08—12-16
抗感染	注射用哌拉西林他唑巴坦钠	4.5g i.v,q.8h.	12-07—12-10
抗感染	盐酸莫西沙星片	0.4g p.o,q.d.	12-12—12-16
化痰	乙酰半胱氨酸泡腾片	0.6g p.o,q.d.	12-11—12-16
抑酸护胃	雷贝拉唑钠肠溶片	10mg p.o,q.d.	12-06—12-16
保肝	水飞蓟宾胶囊	70mg p.o,t.i.d.	12-13—12-16

【**病例分析**】患者,男,53岁。患有高血压、糖尿病等多种慢性疾病,本次因急性心肌梗死入院,患者气短进行性加重,活动耐量逐渐减退,伴咳嗽、咳痰,曾咳粉红色泡沫样痰,后患者气短不能平卧,夜间憋醒。查心电图示窦性心动过速Ⅲ、aVF、$V_{3R} \sim V_{5R}$、$V_7 \sim V_9$导联可见Q波。心脏彩超:EF 54%,左心房大,主动脉伴少量反流,二尖瓣关闭不全(轻度)。BNP 4 096pg/ml,cTnI 1.45ng/ml,CK-MB<11.0nm/ml,MYO 112.47ng/ml。胸部CT:肺纹理增强,小叶间隔增厚,肺水肿,双侧胸腔积液,胸壁软组织水肿。CRP 32.74mg/L。胸腔彩超:双侧胸腔积液。给予"阿司匹林肠溶片100mg q.d.,阿托伐他汀钙片20mg 1次/晚,酒石酸美托洛尔25mg b.i.d.,硝酸异山梨酯片10mg t.i.d.,硝苯地平缓释片20mg q.d.,呋塞米片20mg q.d.,螺内酯片20mg q.d.,氯化钾缓释片1g b.i.d."等药物治疗,患者气短症状较前未见明显缓解,疗效不佳。

1. 药物治疗问题分析

(1)需要增加药物治疗:急性下后壁心肌梗死,应考虑双联抗血小板,首次应予负荷剂量,之后长期给予维持剂量。

对于双肺纹理增强、双侧胸腔积液,可进行抗感染治疗,咳嗽咳痰可给予乙酰半胱氨酸泡腾片化痰。

心肌梗死急性期,应强化他汀类药物治疗,可以考虑增加阿托伐他汀的剂量。

患者活动耐量下降、喘憋、不能平卧,可以考虑加大利尿强度,加用扩血管药缓解症状。

(2)给药剂量过低:治疗心肌梗死时,皮下注射依诺肝素钠推荐剂量为每次 100A X a IU/kg,该患者体重 87.4kg,应注射 8 740U 每 12 小时,给药剂量偏低,可能与预期治疗目的产生偏差。

(3)药物不良反应:强化他汀治疗时,他汀类药物剂量偏大,阿托伐他汀钙经肝脏细胞色素 P4503A 代谢成具有活性的邻位、对位羟基衍生物,患者氨基转移酶可逆性升高可能与此代谢过程有关。减小剂量后氨基转移酶逐渐恢复正常。

(4)给药剂量过高:强化他汀类药物治疗时,阿托伐他汀 40mg q. d. ,3 日后肝酶升高,减至 20mg 时肝酶逐渐恢复,为减低低密度脂蛋白胆固醇(LDL-C)的水平,联合依折麦布。

(5)患者依从性:患者诉按医嘱用药。

2. 药物治疗方案分析

(1)抗凝抗血小板治疗:依据《急性 ST 段抬高型心肌梗死诊断和治疗指南(2019 版)》,未行再灌注治疗的急性 ST 段抬高型心肌梗死(STEMI)患者的药物治疗包括以阿司匹林为基础的双重抗血小板治疗(dual antiplatelet therapy,DAPT),抗凝和二级预防药物。

依据《急性冠状动脉综合征非血运重建患者抗血小板治疗中国专家共识(2018 版)》,阿司匹林是抗血小板治疗的基石,如无禁忌证,无论采用何种治疗策略,所有患者均应口服阿司匹林首剂负荷量 150~300mg(未服用过阿司匹林的患者)并以 75~100mg/d 的剂量长期服用。除非有极高出血风险等禁忌证,在阿司匹林基础上应联合应用 1 种 P2Y12 受体抑制剂,并维持至少 12 个月。选择包括替格瑞洛(180mg 负荷剂量,90mg,b. i. d. 维持)或氯吡格雷(负荷剂量 300~600mg,75mg/d 维持)。

发病 12 小时内未行再灌注治疗或发病>12 小时的患者,需尽快给予抗凝治疗。抗凝治疗是为了抑制凝血酶的生成和/或活化,减少血栓相关的事件发生。研究表明,抗凝联合抗血小板治疗比任何单一治疗更有效。低分子量肝素比普通肝素的剂量效应相关性更好,且肝素诱导血小板减少症的发生率更低。

该患者入院后给负荷剂量替格瑞洛,并给予依诺肝素 6 000U 抗凝,之后给予维持剂量的阿司匹林肠溶片与替格瑞洛,与指南的推荐的治疗方案相符。

(2)降脂、稳定斑块:依据《急性 ST 段抬高型心肌梗死诊断和治疗指南(2019 版)》,所有无禁忌证的 STEMI 患者入院后均应尽早开始高强度他汀类药物治疗,且无须考虑胆固醇水平。

HMG-CoA 还原酶抑制剂以降低血清、肝脏、主动脉中的胆固醇(TC)及极低密度脂蛋白胆固醇、LDL-C 水平为主,具有降血脂、保护血管内皮细胞功能、稳定粥样斑块等作用。对已接受中等剂量他汀类药物治疗但 LDL-C 仍≥1.8mmol/L 的患者,可增加他汀类药物剂量或联合依折麦布进一步降低 LDL-C。

该患者初期启用 40mg 阿托伐他汀强化治疗,但用药后氨基转移酶可逆性增长,考虑用药安全,用药方案调整为 20mg 阿托伐他汀联合 10mg 依折麦布,继续降脂稳定斑块治疗。

(3)改善症状、抑制心肌重构:根据《冠心病合理用药指南(第 2 版)》,心力衰竭合并急性冠状动脉综合征时,可选用利尿药作为一线治疗药物。通过排钠排水减轻心脏的容量负荷,对缓解淤血症状,减轻水肿效果显著,是心力衰竭治疗中最常用的药物。但对于有低灌注表现的急性心力衰竭患者,在保证足够的灌注前,应避免使用利尿药。指南推荐:最初静脉注射的剂量至少应与在家中口服剂量相等,如呋塞米 20~40mg 或托拉塞米 10~20mg 静脉注射,2 分钟内注完,10 分钟内起效,该患者入院给予托拉塞米 10mg 静脉注射,与指南推荐意见相符。

依据《急性 ST 段抬高型心肌梗死诊断和治疗指南(2019 版)》,收缩压>90mmHg 的 STEMI 合并心力衰竭患者,应给予硝酸酯类药物以缓解症状及减轻肺淤血。

ACEI 类可调节钠平衡、液体容量和血压,延缓心室重构,改善内皮功能,这些作用已被许多临床研究证实,因而,无论欧美冠心病指南还是中国冠心病治疗指南,ACEI 或 ARB 对于左心室收缩功能障碍的心力衰竭患者均获得强适应证,同时也适用于所有冠心病患者心血管事件的二级预防。该患者应用 ACEI 类药物控制血压、改善心室重构,用法用量均符合指南推荐。

依据《急性 ST 段抬高型心肌梗死诊断和治疗指南(2019 版)》,β 受体拮抗药有利于缩小心肌梗死面积,减少复发性心肌缺血、再梗死、心室颤动及其他恶性心律失常,对降低急性期病死率有肯定的疗效。

无禁忌证的 STEMI 患者应在发病后 24 小时内开始口服 β 受体拮抗药。建议口服美托洛尔,从低剂量开始,逐渐加量。该患者从入院后服用美托洛尔,剂量由 6.25mg 逐渐加量至 25mg,心室率控制较好,为增加患者服药依从性,可换用相应剂量的缓释制剂。

(4)补钾治疗:钾是人体内一种重要的微量元素,主要贮存于细胞内,它与细胞外的钠协同发挥维持细胞内外正常容量、离子、渗透压和酸碱平衡的作用,并且能维持神经和肌肉的正常功能,特别是能具有维持心肌正常运动等作用。血钾的正常参考浓度为 3.5~5.5mmol/L,血钾<3.5mmol/L 为低钾血症。当血清钾降至 2.5mmol/L 以下时,会引起严重快速室性异位心律失常,威胁生命。

该患者应用大剂量利尿药,钾排出增多,应注意监测血钾浓度,常规补钾,防止发生心律失常。

(5)降糖治疗:降糖治疗的目标不仅仅是单纯控制血糖,更重要的是减少糖尿病并发症(特别是心血管事件)、降低死亡风险,从而改善患者的远期预后。根据《2 型糖尿病合并动脉粥样硬化性心血管疾病患者降糖药物应用专家共识》,对于合并动脉粥样硬化性心血管疾病(ASCVD)的 2 型糖尿病患者,尤应注意心血管安全性问题,并且优先考虑选择具有心血管获益证据的降血糖药物。

大多数国内外指南均推荐二甲双胍作为 2 型糖尿病(T2DM)患者单药治疗的一线首选药物和联合治疗的基本用药,如无禁忌证且能够耐受,二甲双胍应一直保留在 2 型糖尿病患者的降糖治疗方案中。若一线降糖药物单药治疗 3 个月不能使血糖控制达标,需考虑两种降血糖药物联合治疗。根据患者的不同情况,选择个体化的联合用药方案。

对于 T2DM 合并 ASCVD 患者,可优先考虑联合具有明确心血管获益证据的降糖药物(如利拉鲁肽或恩格列净)治疗,以最大限度降低患者心血管事件和死亡的风险。该患者选用阿卡波糖和格列美脲控制血糖,目前没有明确的心血管获益或有害的证据,血糖控制达标的情况下可继续应用。

(6)抗感染治疗:结合该患者胸部 CT 和 C 反应蛋白诊断肺部感染,给予哌拉西林他唑巴坦经验治疗,该药对甲氧西林敏感葡萄球菌,流感嗜血杆菌,大肠埃希菌、克雷伯菌属、肠杆菌属等肠杆菌科细菌,铜绿假单胞菌及拟杆菌属等厌氧菌具有良好抗菌活性,作为经验性用药,选择合理。C 反应蛋白水平逐渐降低,用药 5 日后患者氨基转移酶升高,考虑该药存在氨基转移酶升高的不良反应,停用。入院第 7 天,复查肺部 CT 显示:右肺感染,给予莫西沙星片抗感染治疗,莫西沙星可用于肺炎链球菌和 A 组溶血性链球菌所致的急性咽炎和扁桃体炎、中耳炎和鼻窦炎等,以及肺炎链球菌、支原体、衣原体等所致社区获得性肺炎,此外亦可用于敏感革兰氏阴性杆菌所致下呼吸道感染。患者症状好转,药物选择合理。

依据《抗菌药物临床应用指导原则(2015 版)》,对临床诊断为细菌性感染的患者应在开始抗菌治疗前,及时留取相应合格标本(尤其血液等无菌部位标本)送病原学检测,以尽早明确病原菌和药敏结果,并据此调整抗菌药物治疗方案。该患者未进行病原菌培养及药敏试验,仅依据经验选择广谱抗菌药。

3. 药物治疗方案与转归　患者入院后,停用硝苯地平缓释片、呋塞米片、硝酸异山梨酯缓释片,给予呋塞米注射液 20mg q.d.,注射用托拉塞米 10mg 临时利尿以减轻心脏负荷;阿司匹林肠溶片 100mg q.d.+替格瑞洛 90mg b.i.d. 抗血小板;依诺肝素钠注射液 6 000U q.12h. 抗凝;阿托伐他汀钙片 40mg q.n. 降脂稳定斑块;硝酸异山梨酯注射液 20mg q.d. 扩血管;酒石酸美托洛尔片 12.5mg t.i.d. 控制心室率改善心肌耗氧;氯化钾缓释片 0.5g t.i.d. 补钾;阿卡波糖片 50mg t.i.d.,格列美脲片 2mg q.d. 降糖;注射用哌拉西林他唑巴坦钠 4.5g q.8h. 控制肺部感染;继续使用螺内酯片用法用量同前。

经 11 日的住院治疗,患者病情相对平稳,好转出院。

【药学监护】

1. 对症状的监测　患者用药后,每日监测患者喘憋、血压、心率及双下肢水肿症状改善情况。在心肌梗死急性期,患者同时使用酒石酸美托洛尔、培哚普利叔丁胺、呋塞米、螺内酯、硝苯地平缓释片、硝酸异山梨酯,可导致血压降低,同时用药期间,需观察这些药物对患者血压的影响。

美托洛尔片可以降低心率,服药期间需监测患者心率,防止心率过慢。同时,β 受体拮抗药(美托洛尔)可能掩盖低血糖症状,与降血糖药同服时需监测患者血糖的变化,防止出现低血糖。

2. 对相关指标的监测　每日监测尿量及电解质水平;每日监测血压、心率、血糖的水平;定期监测肝酶和肌酶的水平。

3. **对药物不良反应的监测** 服用美托洛尔是否发生心率过缓;服用阿托伐他汀是否发生氨基转移酶或肌酸肌酶异常升高;服用呋塞米、螺内酯等利尿药是否发生电解质紊乱;服用阿司匹林和替格瑞洛是否发生出血或皮肤瘀斑等;关注其他治疗用药可能发生的不良反应。

【总结】本例患者处于心肌梗死急性期,其治疗目标为抗凝、抗血小板,防止再发心肌梗死,恢复心脏功能,并阻止疾病的恶化。该患者同时合并肺部感染、心力衰竭、高血压、糖尿病等多种疾病。该患者本次治疗控制了感染及心力衰竭的症状,但拒绝 PCI 治疗,应通过长期药物治疗控制慢性基础疾病,预防心肌梗死再次发作。

二、急性心力衰竭合并肺部感染病例

【病例介绍】

基本资料	患者,女,74 岁。身高 155cm,体重 65kg。9 月 12 日入院。
主诉	因"发现高血压 5 年余,气短 3 个月,加重 5 日"入院。
现病史	患者缘于 5 年前测血压提示血压 150/90mmHg,后于当地医院诊断为高血压,尼群地平 10mg p. o,q. d.,控制血压,自诉平素血压控制在 120~130/70~80mmHg。3 个月前,患者出现气短,多于活动后出现,休息后可自行缓解,未予重视。5 日前患者出现咳嗽且气短症状较前加重,稍事活动后即可出现胸闷气短,无咳痰,无心慌心悸,遂自行口服阿奇霉素、急支糖浆,服药 3 日后自觉症状尚未见减轻遂于当地诊所输液治疗,给予输注盐酸左氧氟沙星、头孢替唑 2 日,患者胸闷喘憋症状较前加重,不能平卧,现患者为求进一步诊治,就诊于我院。
既往史	既往高血压 5 余年,最高 150/90mmHg,口服尼群地平 10mg 每日 1 次,控制血压,自诉平素血压控制在 120~130/70~80mmHg。
检查	查体:体温 36℃,脉搏 97 次/min,呼吸 30 次/min,血压 171/93mmHg,神清语利,查体欠合作。腹部可见大片不规则烧伤术后瘢痕,无颈静脉怒张。双肺呼吸音粗,可闻及湿啰音、爆裂音,未闻及胸膜摩擦音。心前区无隆起,心率 97 次/min,律整齐,心音有力,$A_2 > P_2$,各瓣膜区未闻及病理性杂音,无心包摩擦音及心包叩击音。腹膨隆,无压痛,无反跳痛及肌紧张,肝脾触诊不满意,肝区及肾区无叩击痛,移动性浊音呈阴性,听诊肠鸣音正常。双下肢水肿。 辅助检查: 血气分析:氧分压 64.90mmHg↓;二氧化碳分压 29.30mmHg↓(35~45mmHg);钾离子浓度 2.76mmol/L↓,钠离子浓度 119.00mmol/L↓;氯离子浓度 91.80mmol/L↓;钙离子浓度 0.97mmol/L↓;氧饱和度 93.90%↓(95%~98%)。 凝血四项:纤维蛋白原含量 5.28g/L↑; 氨基末端 B 型利钠肽前体 3 625pg/ml↑; 快速 D-二聚体(CCU)2.6μg/ml↑; 血液分析:WBC 13.95×10^9/L↑;N 0.917↑;Hb 103.00g/L↓;PLT 390.00×10^9/L↑。 X 线胸片:考虑双肺渗出性病变,建议治疗后复查;心影增大请结合临床;双侧胸腔少量积液可能。 入院第 2 天生化全项:空腹血糖 9.14mmol/L↑;钠 129mmol/L↓;氯 96mmol/L↓;二氧化碳结合力 19.7mmol/L↓。 肌钙蛋白未见异常。
诊断	①高血压病 2 级(很高危);急性心力衰竭;心功能Ⅳ级(NAYA 分级);②肺部感染;③烧伤术后;④(右侧)胸腔积液;⑤电解质代谢紊乱;低钠血症;低氯血症;⑥脂肪肝;⑦(右侧)下肢肌间静脉血栓形成。
治疗过程与转归	患者入院后,给予螺内酯20mg p. o q. d.+氢氯噻嗪 25mg p. o q. d.+呋塞米注射液 20mg i. v,q. d. 降压、利尿;缬沙坦胶囊 80mg q. d. 降压,抑制心室重构;富马酸比索洛尔片 1.25mg q. d. 降低心肌耗氧;氯化钾缓释片 1g t. i. d. 补钾;硫酸特布他林雾化液 5mg t. i. d. 雾化吸入平喘;吸入用布地奈德混悬剂雾化 1mg t. i. d. 抗炎;多索茶碱注射液 0.2g+0.9% 氯化钠注射液 100ml i. v. gtt,b. i. d. 平喘;注射用哌拉西林他唑巴坦钠 4.5g+0.9% 氯化钠注射液 10ml q. 8h. 抗感染;重组人脑利钠肽 0.5g+0.9% 氯化钠注射液 50ml(10ml i. v 40ml 微量泵)扩血管;硝酸甘油注射液 30mg+0.9% 氯化钠注射液 50ml q. d. 微量泵;注射用甲泼尼龙琥珀酸钠 40mg i. v 抗炎。

急性心力衰竭合并肺部感染主要治疗药物及使用情况见表11-6。

表 11-6　急性心力衰竭合并肺部感染主要治疗药物及使用情况

药理作用	药物名称	用法用量	用药时间
利尿、抑制心室重构	螺内酯片	20mg q. d.	09-12—09-24
利尿	氢氯噻嗪片	25mg q. d.	09-12—09-24
利尿	呋塞米注射液	20mg q. d.	09-12—09-22
降压,抑制心室重构	缬沙坦胶囊	80mg q. d.	09-12—09-24
补钾	氯化钾缓释片	1g t. i. d.	09-12—09-24
降低心肌耗氧	富马酸比索洛尔片(薄膜衣)	1. 25mg q. d.	09-12—09-24
平喘	硫酸特布他林雾化液+吸入用布地奈德混悬剂	5mg+1mg t. i. d.	09-12—09-19
平喘	多索茶碱注射液+0.9%氯化钠注射液 100ml	0. 2g b. i. d.	09-12—09-22
抗感染	注射用哌拉西林钠他唑巴坦钠+0.9%氯化钠注射液 100ml	4. 5g q. 8h.	09-12—09-23
扩血管	硝酸甘油注射液 30mg+0.9%氯化钠注射液 50ml(44ml)	30mg 临时医嘱	09-12—09-12
扩血管	重组人脑利钠肽 0.5mg+0.9%氯化钠注射液 50ml	0. 5mg 临时医嘱	09-12—09-15
抗炎	注射用甲泼尼龙琥珀酸钠	40mg 临时医嘱	09-12—09-12

【病例分析】患者,女,74 岁。患有急性心力衰竭合并多种疾病,本次因急性心力衰竭合并肺部感染导致胸闷喘憋加重,患者双下肢水肿。现用抗感染治疗疗效不佳。

1. 药物治疗问题分析

(1) 不必要的药物治疗:患者以急性心力衰竭入院,在心力衰竭急性期 β 受体拮抗药应该暂时不用,等心力衰竭症状稳定后小剂量加入 β 受体拮抗药,不断增加剂量,直到最大耐受剂量。

(2) 需要增加药物治疗:患者急性心力衰竭,下肢水肿,应加用多种利尿药合用,作用于不同的部位快速降低体循环量,降低心脏负担。

长期心力衰竭会引起心脏结构改变,应该加用 ACEI 和醛固酮受体拮抗剂抑制心室重构,而且醛固酮受体拮抗剂可排钠保钾,一定程度缓解低钾血症;同时考虑患者咳嗽,选择 ARB 代替 ACEI。

应用利尿药会导致体内血钾的降低,可能会引起心律失常,尤其人体内钾的代谢特点是多吃多排、少吃少排、不吃也排,所以在给予利尿药的时候,常规给予补钾预防低钾。

鉴于患者喘憋症状不断加重,给予雾化特布他林+布地奈德,局部给药能快速缓解症状。特布他林选择性激动 β_2 受体而舒张支气管平滑肌,抑制介质的释放,减轻黏膜水肿,增强黏膜纤毛廓清能力和舒张子宫平滑肌。加用多索茶碱,多索茶碱属于茶碱类支气管扩张药,通过抑制平滑肌细胞内的磷酸二酯酶,松弛平滑肌,从而达到抑制哮喘的作用。可作用于不同的位点,起协同作用。

肺部感染加用抗感染药物,选用静脉制剂可起效迅速,加用甲泼尼龙琥珀酸钠可用于短期内控制某些急性重症疾病。

心力衰竭时治疗措施主要为"强心、利尿、扩血管",然而强心药已经很少应用,它可能会加重心脏负担。所以加用重组人脑利钠肽可快速扩张血管。

(3) 药物不良反应:硝酸甘油加用重组人脑利钠肽可能会导致低血压;特布他林为 β_2 受体激动药,可能会引起心率加快;比索洛尔为 β 受体拮抗药,可能会引起心率减慢,影响糖、脂代谢等;哌拉西林他唑巴坦可能会引起腹泻、恶心、呕吐等消化道反应和过敏反应等皮肤反应;重组人脑利钠肽可能会引起高氮血症和一过性血肌酐升高。

(4) 给药剂量过高:根据多索茶碱说明书要求,应将本品 300mg(3 支)加入 5% 葡萄糖注射液或生理盐水注射液 100ml 中,缓慢静脉滴注,q. d. 。如上采用 0. 2g b. i. d. ,平均日剂量偏大。

（5）患者依从性：患者依从性良好。

2. 药物治疗方案分析

（1）急性心力衰竭：根据《心力衰竭合理用药指南（第2版）》，有液体潴留证据的急性心力衰竭患者均应使用利尿药。利尿药促进尿钠排泄，消除水钠潴留，有效缓解心力衰竭患者呼吸困难及水肿症状，改善心功能和运动耐量。袢利尿药如呋塞米、托拉塞米、布美他尼静脉应用可在短时间内迅速降低容量负荷，应首选并及早应用。联合使用不同种类的利尿药（如袢利尿药和噻嗪类利尿药），有协同作用，加强利尿作用。临床上主要应用非利尿作用的低剂量醛固酮受体拮抗剂，以改善心肌重构，如螺内酯20mg。利尿药导致的低钾血症、低镁血症是心力衰竭患者发生严重心律失常的常见原因。加用醛固酮受体拮抗药、补钾、补镁。

患者已使用袢利尿药、噻嗪类利尿药和醛固酮受体拮抗剂可快速缓解心力衰竭导致的呼吸困难及水肿症状。

指南中推荐急性心力衰竭患者应用ACEI、ARB或ARNI抑制RAAS。ACEI是被大量循证医学证据证实能降低心力衰竭患者病死率的第一类药物，被公认是治疗心力衰竭的基石和首选药物。应用ACEI易引起干咳，患者肺部感染，咳嗽会使呼吸道内感染扩散，剧烈的咳嗽可使呼吸道出血，甚至诱发自发性气胸，同时咳嗽会加速血液流动加重心脏的负担，指南推荐用于不能耐受ACEI的可用ARB。

β受体拮抗药治疗3个月后可改善患者心功能，提高LVEF；治疗6个月后还能降低心室肌重量和容量，延缓或逆转心肌重构。推荐采用琥珀酸美托洛尔、比索洛尔，或卡维地洛。病情相对稳定的HFrEF患者均应使用β受体拮抗药，除非有禁忌证或不能耐受（Ⅰ类，A级）。指南推荐急性的心力衰竭患者慎用。β受体拮抗药可以降低心肌耗氧量、降低心率，但同时对心脏有负性肌力，所以应在血流动力学稳定后从最小剂量应用，患者处于急性心力衰竭、血流动力学不稳定时，应在血流动力学稳定后小剂量应用。

心力衰竭的治疗以"强心、利尿、扩血管"为主，硝酸酯类以提供外源性NO，激活鸟苷酸环化酶，升高环磷酸鸟苷（cGMP），激活cGMP依赖性蛋白激酶，抑制钙离子内流，使血管平滑肌松弛。重组人脑利钠肽通过扩张静脉和动脉（包括冠状动脉），降低心脏前、后负荷；同时具有一定的促进钠排泄、利尿及抑制RAAS和交感神经系统的作用。两者通过不同的作用机制，起到扩张血管作用。

（2）喘憋症状治疗：根据《雾化吸入疗法合理用药专家共识（2019版）》《雾化吸入疗法急诊临床应用专家共识（2018版）》，ICS是目前最强的气道局部抗炎药物，通过对炎症反应中的一系列细胞和分子产生影响而发挥抗炎作用。雾化吸入ICS中以布地奈德起效最为迅速，目前在急诊、急救中最为常用支气管舒张药首选SABA（短效β₂受体激动药），与ICS具有协同作用，是解除支气管痉挛、治疗急性喘息的主要药物，目前临床常用的有特布他林和沙丁胺醇，心率过快或合并心血管疾病的患者应首选特布他林。

根据《支气管哮喘基层诊疗指南（2018版）》，茶碱类对于喘息患者具有舒张支气管平滑肌及强心、利尿、兴奋呼吸中枢和呼吸肌的作用，低浓度茶碱具有一定抗炎作用。

（3）抗感染治疗：根据《成人社区获得性肺炎基层诊疗指南（2018版）》：年龄≥65岁或有基础疾病（如充血性心力衰竭、心脑血管疾病、慢性呼吸系统疾病、肾衰竭、糖尿病等）的住院CAP患者，要考虑肠杆菌科细菌感染的可能。患者患有急性心力衰竭，高风险患者经验性治疗可选择哌拉西林/他唑巴坦或头孢哌酮/舒巴坦等。经验用药后病情好转，炎性指标下降，药物治疗有效，可继续应用。

3. 药物治疗方案与转归　患者入院后，给予螺内酯20mg q.d.+氢氯噻嗪25mg q.d.+呋塞米注射液20mg i.v，q.d. 降压、利尿；缬沙坦胶囊80mg q.d. 降压，抑制心室重构；富马酸比索洛尔片1.25mg q.d. 降低心肌耗氧；氯化钾缓释片1g t.i.d. 补钾；硫酸特布他林雾化液5mg t.i.d. 雾化吸入平喘；吸入用布地奈德混悬剂1mg t.i.d. 抗炎；多索茶碱注射液0.2g+0.9%氯化钠注射液100ml i.v.gtt b.i.d. 平喘；注射用哌拉西林他唑巴坦钠4.5g+0.9%氯化钠注射液10ml q.8h. 抗感染；重组人脑利钠肽0.5g+0.9%氯化钠注射液50ml（10ml i.v 40ml微量泵）扩血管；硝酸甘油注射液30mg+0.9%氯化钠注射液50ml q.d. 微量泵；注射用甲泼尼龙琥珀酸钠40mg i.v 抗炎。

经过14日的治疗，患者病情稳定。

【药学监护】

1. **对症状的监测** 患者用药后,每日监测患者咳嗽、咳痰、气喘、心率及双下肢水肿症状改善情况。在治疗期间,患者同时使用特布他林与比索洛尔,前者为 β_2 受体激动药,可导致心率加快;后者为选择性 β 受体拮抗药,可减慢心率,大剂量时可导致气管平滑肌收缩。用药期间,须观察两者对患者心率及呼吸的影响。

2. **对相关指标的监测** 应用扩血管药物,注意监测血压水平;使用多种经肝代谢的药物,定期监测肝功能,调整药物用量;重组人脑利钠肽可能对肾功能有影响。在那些肾功能可能依赖于肾素-血管紧张素-醛固酮系统的严重心力衰竭患者,采用重组人脑利钠肽的治疗可能引起高氮血症;每日监测尿量及电解质水平。

3. **对药物不良反应的监测** 雾化吸入布地奈德后注意漱口,注意使用比索洛尔后是否发生心动过缓。关注其他治疗用药可能发生的不良反应。

【总结】本例患者为急性心力衰竭伴肺部感染,心力衰竭治疗的目标主要是通过治疗原发病,消除诱发因素,以及药物的积极治疗,避免心肌损害的进一步发展。减少甚至逆转心肌重构,避免症状和体液潴留的复发,从而减少再住院率,减少病残率及死亡率。该患者同时还合并肺部感染,通过抗感染治疗,治疗肺部感染。

三、急性心肌梗死疾病病例

【病例介绍】

基本资料	男,65岁,身高175cm,体重54kg。9月12日入院。
主诉	因"间断后背疼痛4年,加重11小时余"入院。
现病史	患者4年前活动后出现后背部疼痛伴气短、汗出,症状持续10~30分钟可缓解,确诊为冠心病、心绞痛,规律应用"单硝酸异山梨酯、阿司匹林、阿托伐他汀、美托洛尔、尼可地尔"等药物治疗,后背部疼痛间断出现,伴气促,无胸前区疼痛,持续半小时左右,口服尼可地尔1片可缓解。11小时余前,患者休息时再次出现后背部疼痛,无胸前区疼痛,伴大汗、恶心、呕吐,口服尼可地尔2片,疼痛持续2小时无缓解,遂就诊于急诊,查心电图ST-T异常;肌钙蛋白44ng/L;电解质:钾3.20mmol/L;胸主动脉CTA+腹主动脉CTA:主动脉粥样硬化,右侧部分肋骨骨折并少量骨痂形成;心脏彩超示:右心室下后壁运动减低,主动脉瓣钙化伴少至中量反流,二尖瓣少至中量反流,三尖瓣少量反流,肺动脉压增高(PASP 45mmHg),左心室舒张功能不全Ⅲ级。给予阿司匹林300mg、氯吡雷300mg嚼服,肝素4 000U静脉注射,患者背痛逐渐缓解,为求进一步治疗收入心内科。自述对青霉素过敏。
既往史	患者6年前患高血压,自行口服药物吲达帕胺片2.5mg q.d.进行治疗,未规律监测血压。4年前活动后出现后背部疼痛伴气短、汗出,症状持续10~30分钟可缓解确诊为冠心病,规律应用"单硝酸异山梨酯、阿司匹林肠溶片0.1g q.d.、阿托伐他汀钙片20mg 1次/晚、美托洛尔25mg b.i.d.、尼可地尔片5mg q.d."等药物治疗,后背部疼痛间断出现,伴气促,无胸前区疼痛,持续半小时左右,口服尼可地尔1片可缓解。"抑郁症"病史7年,自诉已治愈。
检查	查体:T 36.0℃,P 50次/min,R 18次/min,BP 158/100mmHg。神志清楚,查体合作,口唇无发绀,两肺呼吸音粗,未闻及干、湿啰音。心率50次/min,律齐,各瓣膜听诊区未闻及杂音。腹软,无压痛及反跳痛,肝脾未触及,双下肢无水肿。肌钙蛋白44ng/L;电解质:钾3.20mmol/L;胸主动脉CTA+腹主动脉CTA急诊报告:未见主动脉夹层。心脏彩超示:右室下后壁运动减低,主动脉瓣钙化伴少至中量反流,瓣少量反流,肺动脉压增高(PASP 45mmHg),左室舒张功能不全Ⅱ级。心电图:窦性心律,ST-T异常。
诊断	①冠状动脉粥样硬化性心脏病;急性非ST段抬高型心肌梗死Killip Ⅰ级;②高血压3级(很高危);③抑郁症;④电解质紊乱:低钾血症。
治疗过程与转归	患者入院后给予硝酸异山梨酯、尼可地尔改善心肌供血;阿司匹林肠溶片、硫酸氢氯吡格雷片抗血小板聚集;依诺肝素钠注射液抗凝;阿托伐他汀钙片调脂稳定斑块;酒石酸美托洛尔片控制心室率;培哚普利叔丁胺片抑制心室重构,吲达帕胺片降压;注射用丹参多酚酸盐活血,雷贝拉唑肠溶片护胃等综合治疗。 经7日的住院治疗,患者病情稳定,准予出院。

急性心肌梗死疾病合并多种疾病主要治疗药物及使用情况见表 11-7。

表 11-7 急性心肌梗死疾病主要治疗药物及使用情况

药物作用	药物名称	用法用量	用药时间
抗血小板	阿司匹林肠溶片	0.1g p.o,q.d.	09-12—09-19
	硫酸氢氯吡格雷片	75mg p.o,q.d.	09-12—09-19
抗凝	依诺肝素钠注射液	6 000U i.h,q.12h.	09-12—09-19
调脂、稳定斑块	阿托伐他汀钙片	20mg p.o,q.n.	09-12—09-19
抗心肌缺血	硝酸异山梨酯片	10mg p.o,t.i.d.	09-12—09-19
	尼可地尔片	5mg p.o,t.i.d.	09-12—09-19
	酒石酸美托洛尔片	12.5mg p.o,b.i.d.	09-16—09-19
降压,抑制心肌重构	培哚普利叔丁胺片	8mg p.o,q.d.	09-12—09-19
降压	吲达帕胺片	2.5mg p.o,q.d.	09-12—09-19
活血化瘀	注射用丹参多酚酸盐	0.2g i.v.gtt,q.d.	09-12—09-19
护胃	雷贝拉唑肠溶片	10mg p.o,q.d.	09-12—09-19
补钾	氯化钾缓释片	1g p.o,b.i.d.	09-12—09-19

【病例分析】患者,男,65 岁。患有冠心病、高血压、抑郁症等,本次因"间断后背疼痛 4 年,加重 11 小时余"入院,根据心电图 ST-T 异常、肌钙蛋白偏高等诊断为急性心肌梗死,现用的高血压、冠心病、电解质紊乱治疗方案欠佳。

1. 药物治疗问题分析

（1）需要增加药物治疗：①对于患者急性非 ST 段抬高型心肌梗死,应尽快给予阿司匹林、氯吡格雷、依诺肝素钠抗凝治疗；②患者血压偏高建议增加吲达帕胺片用药剂量；③患者近半个月前偶有胃痛、恶心,应考虑筛查幽门螺杆菌并予根除,酌情胃镜检查,考虑联合应用质子泵抑制剂及胃黏膜保护剂,保护胃肠道；④患者电解质检查血钾偏低,应尽快给予补钾。

（2）给药剂量过低：降压药吲达帕胺给药剂量过低,宜增加给药剂量,以达到降压的目的。

（3）药物不良反应：阿司匹林、硫酸氢氯吡格雷抗血小板药物容易引起上腹部疼痛、恶心、呕吐等胃肠道反应。

吲达帕胺为排钾利尿药,可导致低钾血症。

酒石酸美托洛尔为 β 受体拮抗药,可使患者心率减慢。

（4）给药剂量过高：因酒石酸美托洛尔为 β 受体拮抗药,β 受体拮抗药能够抑制心脏肾上腺素能受体,从而减慢心率,减弱心肌收缩力,降低血压,减少心肌耗氧量和心绞痛发作,增加运动耐量。用药后要求静息心率降至 55~60 次/min。该患者入院心率为 50 次/min,建议酒石酸美托洛尔减量。

（5）患者依从性：患者诉按医嘱用药。

2. 药物治疗方案分析

（1）急性非 ST 段抬高型心肌梗死治疗方案的选择：根据《冠心病合理用药指南（第 2 版）》对于 UA/NSTEMI 的标准强化治疗应包括：抗缺血治疗、抗血小板治疗和抗凝治疗。有些患者经过强化的内科治疗,病情即趋于稳定。另一些患者经保守治疗无效,可能需要早期介入治疗。

1）改善缺血、减轻症状治疗：改善缺血、减轻症状的药物应与预防心肌梗死和死亡的药物联合使用,其中一些药物,如 β 受体拮抗药,同时兼具两方面的作用。目前改善缺血、减轻症状的药物主要包括 β 受体拮抗药、硝酸酯类药物、钙通道阻滞药及尼可地尔等。

β 受体拮抗药能够抑制心脏 β 肾上腺素能受体,从而减慢心率,减弱心肌收缩力,降低血压,减少心肌耗氧量和心绞痛发作,增加运动耐量。

硝酸酯类药物为内皮依赖性血管扩张药,能够减少心肌耗氧量,改善心肌灌注,缓解心绞痛症状。硝酸酯类药物会反射性增加交感神经张力,使心率加快。因此,常联合负性心率药物如β受体拮抗药或非二氢吡啶类钙通道阻滞药(CCB)治疗急性冠脉综合征(ACS)。

尼可地尔作为抗心肌缺血的首选治疗药物之一。作用机制:①通过开放ATP敏感性钾通道及鸟苷酸环化酶活化双重作用扩张冠状动脉血管,尤其是冠状动脉微小血管,缓解冠状动脉痉挛,显著增加冠状动脉血流量。②通过开放心肌细胞线粒体上的ATP敏感性钾通道,保护心肌线粒体,可以减少缺血再灌注对心肌的损伤,减少心肌水肿及梗死面积。

因此给予患者硝酸异山梨酯片、尼可地尔片,由于患者心率较慢,建议酒石酸美托洛尔片减量。

2)抗血小板治疗

阿司匹林:阿司匹林通过不可逆地抑制血小板内环氧化酶-1(COX-1)防止血栓素A_2(TXA_2)形成,从而阻断血小板聚集,为首选抗血小板药物。对不能耐受阿司匹林者,氯吡格雷可作为替代治疗。所有患者如无禁忌证,均应立即口服水溶性阿司匹林或嚼服肠溶阿司匹林300mg,继以100mg/d长期维持。

氯吡格雷:为第二代抗血小板聚集药物,主要通过选择性地与血小板表面的ADP受体结合从而不可逆地抑制血小板聚集。目前对于ACS患者主张强化抗血小板治疗,即阿司匹林+氯吡格雷双联用药。在首次或再次经皮冠状动脉介入治疗(PCI)之前或当时应尽快服用氯吡格雷初始负荷量300mg(拟直接PCI者最好服用600mg)。住院期间,所有患者继续服用氯吡格雷75mg/d。出院后,未置入支架的患者,应使用氯吡格雷75mg/d至少28日,条件允许者建议用至1年。因ACS接受支架置入[无论是接受裸金属支架(bare metal stent,BMS)还是药物洗脱支架(drug eluting stent,DES)]的患者,术后均应使用氯吡格雷75mg/d,至少12个月。对阿司匹林禁忌者,可长期服用氯吡格雷。

3)抗凝治疗。①普通肝素:为常用抗凝血药,主要通过激活抗凝血酶而发挥抗凝作用。在使用中需要监测活化部分凝血活酶时间(APTT)。②LMWH:是从普通肝素中衍生出的小分子复合物,可以皮下注射,无须监测APTT,使用方便,其疗效等于或优于普通肝素。临床常用制剂包括达肝素、依诺肝素和那屈肝素。对于急诊PCI围手术期可考虑常规静脉注射依诺肝素抗凝,同时联合抗血小板治疗。

4)调脂治疗:他汀类药物除了能降低TC、LDL-C、TG水平和升高HDL-C水平外,还能稳定斑块,减轻斑块炎症,改善内皮功能,减少血小板性血栓沉积,降低基质金属蛋白酶(matrix metallo-proteinase,MMP)活性,减少斑块血栓因子产生,防止组织因子释放。因此应该及早应用,长期维持。

(2)降压治疗:《中国高血压防治指南(2018版)》推荐,高血压合并冠心病患者目标血压<140/90mmHg。该患者血压偏高,建议增加吲达帕胺给药剂量。

(3)补钾治疗:急性心肌梗死(AMI)由冠状动脉急性、持续性缺血缺氧所引起,其临床症状多表现为剧烈而持久的胸骨后疼痛,且发病后极易并发心律失常、心力衰竭等,严重威胁患者的生命安全。在AMI早期,患者通常伴有电解质紊乱的状况,尤其是低钾血症的发生率较高。低钾血会对心肌组织产生毒性作用,引发室性心律失常,严重者甚至导致心肌重构。研究表明,低钾血症的发生与AMI发病时间、冠状动脉病变程度密切相关。发病至入院时间≤6小时的患者,交感-肾上腺髓质系调控机制反应较为强烈,导致血钾水平较低;AMI伴低钾血症发生时,可促使心肌内高极化区与低极化区的电生理不均匀状态的形成,导致心室颤动的发生。因此纠正低钾尤为重要。低血钾是由许多疾病引起最重要而常见的一种电解质紊乱,以血清钾<3.5mmol/L为判定标准。

本患者血钾3.3mmol/L,血钾偏低,给予氯化钾缓释片1g b.i.d.。注意监测电解质,以免引起高钾血症。

(4)胃肠道反应的治疗:根据《抗血小板药物消化道损伤的预防和治疗中国专家共识》,阿司匹林引起消化道出血的机制为:抑制TXA_2介导的血小板凝集;破坏PGE_2和PGI_2介导的胃黏膜保护作用;阿司匹林呈弱酸性,在胃内仍能保持一定程度的亲脂性,有助于迁移到细胞内部,在细胞内中性环境下转化为离子形式,进而蓄积导致损伤。与阿司匹林不同,氯吡格雷通过抑制血小板膜上的ADP受体发挥抗血小板作用,并不直接损伤消化道,但可抑制血小板衍生生长因子和血小板释放的血管内皮生长因子,从而阻碍新生血管生成和影响溃疡愈合。因此氯吡格雷可阻碍已受损消化道黏膜的愈合。

因患者近半月胃痛、恶心，考虑与长期服用阿司匹林、硫酸氢氯吡格雷有关。因此建议给予雷贝拉唑肠溶片护胃。

3. 药物治疗方案与转归　患者入院后给予硝酸异山梨酯 10mg p.o,t.i.d.,尼可地尔片 5mg p.o, t.i.d. 改善心肌供血;阿司匹林肠溶片 0.1g p.o,q.d.、硫酸氢氯吡格雷片 75mg p.o,q.d. 抗血小板聚集; 依诺肝素钠注射液 6 000U 皮下注射 q.12h. 抗凝;阿托伐他汀钙片 20mg p.o,q.n. 调脂稳定斑块;酒石酸 美托洛尔片 12.5mg p.o,b.i.d. 控制心室率;培哚普利叔丁胺片 8mg p.o,q.d. 抑制心室重构,吲达帕胺 片 2.5mg p.o,q.d. 降压;注射用丹参多酚酸盐 0.2g 静脉滴注 q.d. 活血,雷贝拉唑肠溶片 10mg p.o, b.i.d. 护胃,氯化钾缓释片 1g p.o,b.i.d. 等综合治疗。

经过 7 日的住院治疗,患者病情稳定,准予出院。

【药学监护】

1. 对症状的监测　患者用药后,每日监测患者血压、心率及胃肠道反应。

2. 对相关指标的监测　患者入院给予补钾,应每日监测电解质水平,以免补钾过多,引起高钾血症。 根据检测结果调整用量。

3. 对药物不良反应的监测

（1）由于患者服用阿司匹林、硫酸氢氯吡格雷抗血小板药物,皮下注射依诺肝素钠抗凝血药物,注意 观察患者有无瘀斑、皮下出血、牙龈出血、鼻出血、血尿、消化道出血等出血事件的发生。

（2）患者服用酒石酸美托洛尔片、培哚普利叔丁胺片、吲达帕胺片,注意监测患者血压及心率。

（3）患者服用他汀类药物,注意监护有无肌痛、褐色尿等症状出现,1 周后复查肝功能。

注意观察其他常见药物不良反应,如皮疹、消化道、血液系统等,若出现异常应停药并适当处置。

【总结】本例患者处于非 ST 段抬高型心肌梗死急性期,其治疗原则为:尽快再灌注缺血心肌,防止梗 死范围扩大,缩小心肌缺血范围;及时处理恶性心律失常、心力衰竭、休克及各种并发症,防止猝死;保护 和维持心功能,提高患者的生活质量。同时及时纠正该患者高血压及电解质紊乱,恢复正常心率、血压及 电解质水平。

（齐晓勇）

第三节　呼吸科疾病病例分析和用药实践

一、慢性阻塞性肺疾病急性加重合并下肢静脉血栓形成病例

【病例介绍】

基本资料	男,70 岁,身高 175cm,体重 72kg。1 月 10 日入院。
主诉	因"反复咳嗽、咳痰、气喘 20 年,加重 1 周;发热 4 日;左下肢肿胀 1 日"入院。
现病史	1 周前受凉后出现咳嗽、咳痰、喘息,痰为黄色黏痰,量大,不易咳出,无咯血,可以平卧,活动后喘息明显,无夜间呼吸困难或端坐呼吸,无心悸,无黑蒙,于院外治疗,予以"第三代头孢菌素、左氧氟沙星"静脉治疗 4 日,体温升高,最高 39℃,咳嗽咳痰增多,气喘加重,端坐呼吸,不能平卧。1 日前出现左下肢肿胀、疼痛,局部无皮温升高。患者否认药物过敏史。
既往史	20 年前无明显原因出现咳嗽、咳痰,每于秋冬季、受凉、感冒后加重,诊断为"慢性阻塞性肺疾病",经抗感染治疗后好转,未规律用药;一年前再次出现上述症状,并确诊为慢性肺源性心脏病,于外院住院治疗后好转,之后规律使用沙美特罗替卡松粉吸入剂 50μg/250μg,1 吸 b.i.d.。3 个月前及 1 个月前再次因"慢性阻塞性肺疾病、肺炎"住院治疗。良性前列腺增生病史 5 年,口服非那雄胺、坦洛辛治疗前列腺增生。否认高血压、糖尿病等慢性病史。吸烟 40 余年,1~2 包/d,1 个月前已戒烟。

检查	查体:体温38.7℃,脉搏90次/min,呼吸24次/min,血压121/85mmHg,神志清楚,精神萎靡,桶状胸,双肺呼吸音低,未闻及明显干、湿啰音,左下肢肿胀。血气分析:pH 7.36,PCO₂ 34.1mmHg,PO₂ 70.8mmHg,SaO₂ 89%。凝血五项示:PT 13.2秒,INR 1.33,D-二聚体9 890μg/ml。血常规:WBC 8.9×10⁹/L,N 0.867,EOS 0.05×10⁹/L。降钙素原1.559μg/ml。胸部CT示:右肺下叶斑片状影,考虑炎症;左下肢B超示:肌间静脉血栓形成。
诊断	①慢性阻塞性肺疾病急性加重;②Ⅰ型呼吸衰竭;③慢性肺源性心脏病;④左下肢静脉血栓形成;⑤良性前列腺增生。
治疗过程与转归	患者入院后,停用沙美特罗替卡松粉吸入剂,给予盐酸氨溴索30mg静脉注射t.i.d.祛痰;甲泼尼龙40mg静脉推注b.i.d.,硫酸沙丁胺醇2.5mg+布地奈德2mg+乙酰半胱氨酸0.3g雾化吸入b.i.d.平喘、化痰;美罗培南1g,q.8h.抗感染;低分子肝素4 000U,q.12h.抗凝,同时启用华法林3mg,监测INR;继续使用非那雄胺、坦洛辛,用法用量同前。 经14日住院治疗,患者病情好转出院。

慢性阻塞性肺疾病急性加重合并下肢静脉血栓形成主要治疗药物及使用情况见表11-8。

表11-8　慢性阻塞性肺疾病急性加重合并下肢静脉血栓形成主要治疗药物及使用情况

药理作用	药物名称及用量	用法	用药时间
化痰	氨溴索注射液30mg+0.9%氯化钠注射液100ml	i.v.gtt,t.i.d.	01-10—01-20
抗炎	甲泼尼龙琥珀酸钠注射液40mg	i.v,b.i.d.	01-10—01-14
	甲泼尼龙琥珀酸钠注射液40mg	i.v,q.d.	01-15—01-18
平喘	吸入用硫酸沙丁胺醇溶液2.5mg	雾化吸入b.i.d.	01-10—01-22
	吸入用布地奈德混悬液2mg		
	吸入用乙酰半胱氨酸溶液0.3g		
	乌美溴铵维兰特罗粉吸入剂62.5μg/25μg	吸入q.d.	01-22
抗感染	注射用美罗培南1g+0.9%氯化钠注射液100ml	i.v.gtt,q.8h.	01-10—01-16
	注射用头孢他啶2g+0.9%氯化钠注射液100ml	i.v.gtt,q.8h.	01-17—01-22
	氟康唑注射液200mg	i.v.gtt,q.d.	01-13
	氟康唑注射液100mg	i.v.gtt,q.d.	01-14—01-17
抗凝	低分子肝素钠注射液4 000IU	i.h,q.12h.	01-10—01-16
	华法林片3mg	p.o,q.d.	01-10—01-22
消肿	注射用七叶皂苷钠10mg+10%葡萄糖注射液250ml	i.v.gtt,q.d.	01-10—01-16

【病例分析】 患者,男,78岁。慢性阻塞性肺疾病(COPD)病史20余年,合并肺心病,本次因急性加重入院,发热、气喘明显,咳嗽咳痰加重,同时出现左下肢肿胀现象。

1. 药物治疗问题分析

(1)不必要的药物治疗:患者以慢性阻塞性肺疾病急性发作入院,肺功能差,应停用沙美特罗替卡松粉吸入剂,改以雾化吸入和静脉给药方式快速缓解气喘加重症状,待症状平稳后改为干粉吸入剂治疗。

(2)需要增加/调整药物治疗:COPD急性加重期,肺功能差,可考虑给予硫酸沙丁胺醇联合布地奈德雾化吸入,并静脉给予甲泼尼龙琥珀酸钠平喘。

目前感染症状明显,高热,咳嗽、咳黄痰增多,血象、降钙素原明显升高,应积极给予抗感染治疗。

另外,患者已规律使用吸入性LABA/ICS,但气喘控制不佳,近期急性加重次数明显增加。本次入院后,须评估吸入技术是否达标,排除药物使用不当导致的COPD急性发作;同时,对患者进行分组,进一步评估患者稳定期用药是否适当,并评估使用吸入性糖皮质激素的获益与风险,调整出院后吸入治疗药物,以减少急性发作次数。

患者左下肢肿胀,B超提示左侧腘静脉血栓形成,需要尽快启动抗凝治疗。

(3) 患者依从性:患者诉3个月前开始规律吸入沙美特罗氟替卡松粉吸入剂,但近期频繁出现急性发作,吸入技术是否达标,需要评估。

2. 药物治疗方案分析

(1) COPD患者急性加重期治疗方案的选择:COPD以持续性呼吸道症状和气流受限为特征,通常由于明显暴露于有害颗粒或气体导致气道和/或肺泡异常。如呼吸道症状加重,超过日常变异水平则考虑慢性阻塞性肺疾病急性加重(AECOPD)。吸烟是最常见的高危因素。该患者有40余年吸烟史,诊断COPD 20余年,未规律用药,近期出现咳嗽、咳痰、气喘加重、痰量增多,急性加重次数明显增加,COPD控制不佳。

对于AECOPD患者,治疗目标为尽可能减轻当前急性加重产生的负面影响,并预防再次发生急性加重。根据2023年慢性阻塞性肺疾病全球倡议(GOLD),对于年龄>65岁的COPD患者,COPD急性加重期治疗方案包括呼吸支持治疗和药物治疗。根据患者氧合情况给予氧疗或呼吸机支持治疗。药物治疗包括下列几个方面。①支气管舒张药:首选吸入短效β_2受体激动药(SABA)联合或不联合吸入性短效抗胆碱药物(SAMA),以快速缓解患者气喘症状;如已使用SABA/SAMA无效,可考虑静脉使用甲基黄嘌呤(茶碱)类药物。②激素:全身激素可缩短住院和恢复时间,改善肺功能和氧饱和度,降低早期复发和治疗失败的风险。口服或者静脉给予糖皮质激素均可,且口服治疗效果不逊于静脉给药。关于糖皮质激素治疗AECOPD的剂量和持续时间在很大程度上取决于医师的判断。根据文献研究,使用较低剂量与高剂量比较,低剂量容易治疗失败,因而GOLD建议使用等效的泼尼松40mg/d,然而GOLD并未对死亡率和住院天数在两个剂量之间进行比较。③抗菌药物:患者出现呼吸困难加重、痰量增加或脓痰时,需尽快使用抗菌药物以降低治疗的失败率和死亡率。初始抗菌治疗应根据当地细菌流行病学资料及耐药情况,评估患者病情严重程度以及有无铜绿假单胞菌感染危险因素。铜绿假单胞菌感染危险因素包括:近期住院史;经常(>4次/年)或近期(近3个月内)抗菌药物应用史;气流受限严重(FEV_1占预计值%<30%);应用口服糖皮质激素(近2周服用泼尼松>10mg/d)。

该患者入院后予以如下治疗。①呼吸支持:低流量吸氧(2L/min)并密切监测血气分析。②抗炎治疗:加用全身及雾化糖皮质激素,选择甲泼尼龙琥珀酸钠40mg b.i.d.静脉注射,同时雾化吸入布地奈德混悬液,以快速缓解气喘症状,同时减少全身糖皮质激素用量及疗程,降低不良反应。③平喘:使用短效、速效β_2受体激动药硫酸沙丁胺醇雾化吸入平喘。④抗感染:患者目前发热、痰多,行痰培养、血培养;有近期(近3个月内)抗菌药物应用史,考虑铜绿假单胞菌感染风险较高,且患者病情较重,综合考虑予以美罗培南1g q.8h.经验性抗感染治疗,后续根据患者的临床疗效及培养结果调整方案。

(2) 下肢静脉血栓(DVT)的抗凝治疗:患者有多个深静脉血栓形成的高危因素,如高龄、吸烟、卧床、严重感染等,外院住院期间突然出现左下肢疼痛、肿胀,查凝血功能提示D-二聚体显著升高,B超示左下肢腘静脉血栓形成,需立即启动抗凝治疗,以抑制血栓蔓延,有利于血栓自溶和管腔再通,降低肺栓塞(PE)发生率和病死率。

抗凝血药物主要有肝素类(普通肝素、低分子肝素、磺达肝癸钠)、维生素K拮抗药(华法林)和新型口服抗凝血药(包括利伐沙班、阿加曲班等)。普通肝素剂量个体差异较大,使用时必须监测凝血功能,根据激活的部分凝血酶原时间(APTT)做调整,使其延长至正常对照值的1.5~2.5倍。肝素可引起血小板减少症,应复查血小板计数,如怀疑肝素引起的血小板减少(HIT),应立即停用,改为非肝素类抗凝剂。低分子肝素出血不良反应少,HIT发生率低于普通肝素;华法林治疗窗窄,个体差异大,容易受到多种食物和药物所影响。新型口服抗凝血药具有抗凝效果稳定、用药剂量固定,服药期间无须定期监测凝血功能等特点。文献研究显示,与华法林比较,新型口服抗凝血药(NOAC)脑卒中及全身栓塞相对危险降低19%,主要降低出血性脑卒中相对危险。NOAC病死率降低10%,颅内出血相对危险减半,但胃肠道出血更常见。华法林出现危险多与 INR 控制不理想有关。从疗效考虑，可选择 NOAC。从价格考虑，也可使用华法林，但服药期间，应密切监测凝血指标，以保证用药安全性。

该患者由于经济原因选择华法林治疗。由于起效慢，华法林治疗初期需和低分子肝素联合使用，以快速达到抗凝效果。华法林起始剂量一般为 2.5~3mg/d，2~3 日后开始测定 INR，当 INR 稳定在 2.0~3.0，并持续 24 小时后可停用低分子肝素，继续华法林治疗，之后继续监测 INR，一般每 4~12 周监测 1 次。

另外，七叶皂苷钠具有抗炎、减少渗出、增加静脉血管张力、改善血液循环、保护血管壁等作用，还可减轻下肢水肿，作为 VTE 抗凝的辅助治疗。

3. 药物治疗方案与转归

（1）抗感染药物的降阶梯治疗：患者入院时行痰培养、血培养，3 日后血培养结果回报阴性，痰培养提示白念珠菌（+++）、铜绿假单胞菌（+++）。一般而言，痰培养念珠菌考虑污染或定植，但该患者入院前及入院时均接受吸入性糖皮质激素治疗，查体时可见口咽部红肿溃烂，有少量白膜，经了解患者吸入药物后未及时或不漱口，考虑局部激素残留导致口咽部念珠菌感染，且患者感染范围较大，故加用氟康唑注射液。因患者高龄，暂以低剂量氟康唑，首剂 200mg，之后 100mg q.d. 治疗。同时，嘱家属协助患者每日雾化吸入后及时洁面，嘱护士加强口腔护理，防止再次发生真菌感染。另外，患者具有铜绿假单胞菌感染的高危因素，该患者痰培养提示铜绿假单胞菌，对头孢他啶、环丙沙星、哌拉西林他唑巴坦、美罗培南等均敏感。已经验性使用敏感药物美罗培南，7 日后患者体温正常，咳嗽咳痰缓解，气喘症状较前改善，降阶梯为头孢他啶 2g q.12h. 治疗。出院时，患者病情明显好转，体温正常，无喘憋，偶有咳嗽咳痰，量不多。

（2）华法林的剂量调整：华法林的药效受诸多因素影响。某些疾病，如发热可使华法林代谢加快，而肝、肾功能下降等可使其代谢减慢，药效增强。某些维生素 K 含量高的食物，如菠菜、紫甘蓝、芒果、柚子、动物肝脏等，可增强维生素 K 的作用而降低华法林疗效。另外，华法林经肝脏 P450 酶代谢，肝药酶诱导剂或抑制剂也可改变其代谢过程，从而导致 INR 的异常波动。该患者住院初期有发热，同时使用广谱抗生素，对华法林疗效均可产生影响；后加用 CYP2C9 强抑制剂氟康唑，可抑制华法林代谢，导致其血药浓度升高，药效增强。因此，需密切监测患者 INR 值，防止出现华法林过量甚至出血现象。

该患者华法林起始剂量为 3mg，3 日后测定 INR 1.94，第 7 天测定 INR 3.08。华法林抗凝 INR 值目标范围为 2~3，该患者 INR 值为 3.08，考虑前期可能与氟康唑的相互作用有关，停用氟康唑后可能出现 INR 值回落。第 10 天复测患者 INR 值为 2.37。第 13 天 INR 值为 2.28，基本趋于稳定。患肢肿胀较前好转，疼痛减轻，可下地活动。

（3）COPD 稳定期用药的评估：该患者诊断 COPD 20 余年，未规律用药；症状逐渐加重，一年前合并慢性肺源性心脏病，之后规律使用沙美特罗替卡松粉吸入剂 50μg/500μg，1 吸 b.i.d.。3 个月前及 1 个月前再次因"慢性阻塞性肺疾病、肺炎"住院治疗。对患者进行慢性阻塞性肺疾病评估测试（CAT），患者得分 14 分，同时近一年来急性加重次数 3 次，属于 E 组患者，维持治疗的方案应为 LAMA+LABA（长效 M 受体拮抗药+长效 β₂ 受体激动药）。另外，稳定期患者应评估其使用吸入性糖皮质激素的获益。该患者规律使用大剂量沙美特罗替卡松粉吸入剂 1 年，出现多次急性发作伴感染，且血常规 EOS<100/μl，具有反对使用吸入性糖皮质激素的条件，因此，将 ICS/LABA（沙美特罗氟替卡松粉吸入剂）更换为 LABA+LAMA（乌美溴铵维兰特罗粉吸入剂）。

【药学监护】

1. 对症状的监测　患者用药后，每日监测患者咳嗽、咳痰、气喘及左下肢肿胀改善情况。

2. 对相关指标的监测　患者入院时降钙素原升高，胸部 CT 提示肺部感染，入院后行痰涂片+培养，需监测血常规、降钙素原变化，以及后续痰培养情况，根据患者症状及以上实验室检查结果，考虑是否调整抗感染治疗方案。

抗凝治疗需密切监测凝血功能（尤其 D-二聚体）的变化。启用华法林治疗后需每 3 日监测 INR 的变化来调整华法林的剂量,尤其氟康唑可能抑制华法林代谢,导致 INR 值异常升高,需密切关注。

3. 对药物不良反应的监测　患者既往口咽部念珠菌感染可能与局部糖皮质激素残留有关;因此,患者雾化吸入沙丁胺醇、布地奈德及乙酰半胱氨酸后需加强口腔护理,避免加重口咽部念珠菌感染。

使用抗菌药物需密切关注有无过敏表现及肾功能变化;加用氟康唑需监测肝功能。启用抗凝治疗后需关注有无血小板计数改变,密切监测 INR 值及有无出血表现。患者住院期间所用整体耐受性良好,未出现明显不良反应。

患者高龄,虽无高血压、糖尿病等慢性病,使用甲泼尼龙可能引发电解质紊乱,诱发高血压或糖尿病,因此需监测患者血压、血糖及电解质水平,并注意神经系统症状。

4. 出院用药宣教　患者出院后继续使用华法林,需于出院后每周监测 1 次 INR,连续 4 次在目标范围内可 2 周监测 1 次,随后至少每 4 周监测 1 次。嘱患者注意饮食均衡,不宜一次大量食用菠菜、紫甘蓝、芒果、柚子、动物肝脏等食物。用药期间出现牙龈出血、皮肤发绀、鼻出血、眼结膜出血、黑便、血尿等情况,应立即到医院复查 INR;如加用其他药物,也应加强 INR 监测。

另外,患者有前列腺增生,已使用坦洛辛和非那雄胺治疗,症状控制良好;本次加用了 COPD 稳定期用药乌美溴铵维兰特罗,含 M 受体拮抗药,可能会导致患者原有症状加重,如有异常应及时就诊。

【总结】本例患者处于 COPD 急性加重期,其治疗目标为减轻 COPD 急性加重的影响,并阻止疾病的恶化。该患者同时还合并 VTE,使用华法林治疗,其抗凝目标为:INR 值 2.0~3.0。患者经过积极的治疗后,体温恢复正常,呼吸道症状明显好转,血象、D-二聚体等指标正常。

二、肺部感染合并肺栓塞病例

【病例介绍】

基本资料	男,86 岁,身高 168cm,体重 55kg。9 月 22 日入院。
主诉	胸闷气短 2 日,加重 12 小时。
现病史	5 天前患者于受凉后出现胸闷气短,伴咳嗽咳痰,为白色黏痰。于外院住院,予以对症治疗后缓解,12 小时前上述症状再次加重,胸闷气短明显,不能平卧。10 日前鼻出血,量大,填塞止血。患者否认药物过敏史。
既往史	既往高血压病史 10 余年,服用"厄贝沙坦片",血压控制可。其余无特殊。
检查	查体:体温 36.7℃,脉搏 91 次/min,呼吸 20 次/min,血压 112/65mmHg,神志清楚,精神可,可闻及干啰音及少量湿啰音。血气分析:pH 7.43,PCO_2 34.1mmHg,PO_2 89.8mmHg,SaO_2 98%。近期凝血五项示:PT 12.9s,INR 1.17,D-二聚体 13 550μg/ml。血常规:WBC $15.17×10^9$/L,N 0.935,PLT $195×10^9$/L。PCT 0.626ng/ml。胸部 CT 及 CTPA:两肺下叶炎症;双侧胸腔积液;右下肺后基底段肺动脉栓子形成,左肺上叶舌段动脉起始部管腔狭窄。Cr 126μmol/L,eGFR 50.04ml/(min·$1.73m^2$)。
诊断	①肺栓塞;②肺部感染;③高血压Ⅲ级(很高危)。
治疗过程与转归	患者入院后,经 VTE 风险评估为高危,给予气动加压装置(IPC)及依诺肝素 4 000U i.h,q.12h. 抗凝治疗;哌拉西林他唑巴坦 4.5g q.8h. 抗感染,盐酸氨溴索 30mg 静脉注射 t.i.d. 祛痰;呋塞米利尿治疗。患者咳嗽、咳痰逐步好转,入院第 6 天,更换为头孢美唑 2g q.12h. 治疗;入院第 13 天,患者体温升高,38.4℃,曲霉 IgG 抗体 213.53,半乳甘露聚糖指数 I 0.25;痰培养提示烟曲霉(+++),加用伏立康唑 200mg p.o,q.12h.。入院第 10 天,患者出现血小板进行性降低,考虑肝素诱导的血小板减少(HIT),将依诺肝素调整为磺达肝癸钠,5mg q.d.;5 日后由于患者计划出院,更换为口服抗凝血药利伐沙班 10mg b.i.d.;1 周后患者上肢注射部位出现大面积皮下瘀斑,调整为利伐沙班 10mg q.d.;经 20 日住院治疗,患者偶咳嗽,无痰,胸闷气短较前明显好转。

　　肺部感染合并肺栓塞主要治疗药物及使用情况见表11-9。

表 11-9　肺部感染合并肺栓塞主要治疗药物及使用情况

药理作用	药物名称及用量	用法	用药时间
化痰	氨溴索注射液 30mg+0.9% 氯化钠注射液 100ml	i. v. gtt, t. i. d.	09-22—09-30
抗感染	注射用哌拉西林他唑巴坦 4.5g+0.9% 氯化钠注射液 100ml	i. v. gtt, q. 8h.	09-22—09-28
	注射用头孢美唑 2g+0.9% 氯化钠注射液 100ml	i. v. gtt, q. 12h.	09-28—10-01
	伏立康唑片 200mg	p. o, q. 12h.	10-02—10-14
抗凝	依诺肝素注射液 4 000IU	i. h, q. 12h.	09-22—10-01
	磺达肝癸钠注射液 5mg	i. h, q. d. S	10-02—10-07
	利伐沙班片 10mg	p. o, b. i. d.	10-08—10-11
	利伐沙班片 10mg	p. o, q. d.	10-12—10-14
降压	厄贝沙坦片 150mg	p. o, q. d.	09-22—10-14

　　【病例分析】患者,男,86 岁。患有多种慢性疾病,本次因"肺部感染;肺栓塞"入院,表现为咳嗽咳痰加重,胸闷气短不缓解,需积极对症治疗。

　　1. 药物治疗问题分析

　　(1) 需要增加药物治疗:患者胸闷气短明显,本院 CTPA 显示右下肺后基底段肺动脉栓子形成,外院未予抗凝血药物,需尽快启动抗栓治疗。

　　患者受凉后咳嗽咳痰增多,可给予盐酸氨溴索静脉注射祛痰,进行痰培养+药敏试验,并经验性给予抗感染治疗。

　　患者目前血压控制可,暂无须调整治疗方案。

　　(2) 患者依从性:患者当前主要服用抗高血压药,依从性可,血压控制良好。

　　2. 药物治疗方案分析

　　(1) 急性肺栓塞患者抗凝方案的选择:该患者高龄,临床表现为胸闷气短,发病前卧床,伴有急性感染,具备多种肺栓塞高危因素;凝血功能提示 D-二聚体显著升高,CTPA 提示右下肺后基底段肺动脉栓子形成,肺栓塞诊断成立。

　　肺栓塞的治疗包括一般支持治疗和抗凝治疗。一般支持治疗包括严密监测患者呼吸、心率、血压、心电图及血气的变化,积极予以呼吸和循环支持。该患者血流动力学稳定,氧合指数正常水平,暂予密切监测,必要时对症治疗。抗凝治疗为肺栓塞治疗的基础手段,可有效防止血栓再形成和复发,同时促进机体自身纤溶机制溶解已形成的血栓。目前应用的抗凝血药主要分为胃肠外抗凝血药和口服抗凝血药。胃肠外抗凝血药主要包括普通肝素、低分子肝素、磺达肝癸钠、阿加曲班和比伐芦定等,其中低分子肝素和磺达肝癸钠由于大出血及发生肝素诱导的血小板减少症(HIT)风险较低,常作为肺栓塞患者的首选治疗药物。

　　该患者肺栓塞诊断明确,具有抗凝指征。同时患者高龄,肾功能轻度损害[eGFR 50.04ml/(min·1.73m^2)],且患者有 1 个月内出血史、男性,出血风险亦为高危。因此,患者抗凝方案选择固定剂量的依诺肝素 4 000U q. 12h.,作为初始给药方案。后续可根据患者情况选择华法林或新型口服抗凝血药。

　　(2) 抗感染方案的选择:社区获得性肺炎的临床诊断需满足如下条件。①社区发病。②肺炎相关的临床表现:新近出现的咳嗽、咳痰或原有呼吸道症状加重,伴或不伴脓痰/胸痛/呼吸困难/咯血;发热;肺实变体征和/或闻及湿性啰音;外周血白细胞$>10\times10^9$/L 或$<4\times10^9$/L,伴或不伴核左移。③胸部影像学检查显示新出现的斑片状浸润影、叶/段实变影、磨玻璃影或实质性改变,伴或不伴胸腔积液。符合①、③及②中任意一项即可建立诊断。在确立 CAP 临床诊断后,需先进行标本采样以进行病原学检查,然后根据

患者年龄、基础疾病、临床特点、实验室及影像学检查、疾病严重程度、肝肾功能、既往用药情况分析最可能的病原菌并评估耐药风险,以选择适当的经验性治疗方案。

患者为社区发病,以"受凉后出现胸闷气短,伴咳嗽咳痰,为白色黏痰"入院,外周血白细胞计数及中性粒细胞比例明显升高,胸部 CT 提示两肺下叶大片炎症,符合 CAP 诊断标准。患者高龄,且伴有基础疾病(高血压),考虑肺炎链球菌仍为主要病原体,同时也要考虑肠杆菌科细菌感染的可能性。同时,患者有院外住院治疗史,为产 ESBL 肠杆菌科细菌感染高危人群,经验性治疗应覆盖产 ESBL 肠杆菌科细菌。故该患者选择含酶抑制剂复方制剂哌拉西林他唑巴坦作为入院经验性治疗药物。同时,积极行呼吸道病原体快速筛查,明确有无非典型病原体(支原体、衣原体、军团菌等)感染,必要时加用呼吸喹诺酮类。

其余治疗包括气道分泌物引流、合理氧疗、液体管理、营养支持等。该患者目前氧合可,咳嗽咳痰明显,暂以氨溴索化痰治疗。

(3)抗高血压药物的选择:患者既往有高血压病史 10 余年,服用"厄贝沙坦片"。厄贝沙坦属于血管紧张素 II 受体拮抗药(ARB),可有效降低心血管并发症的发生率及高血压患者心血管事件风险,不良反应少见。患者使用厄贝沙坦片 150mg q. d. ,血压控制可,入院时血压 112/65mmHg,继续用当前治疗方案。

3. 药物治疗方案与转归 患者入院后,使用依诺肝素抗凝;哌拉西林他唑巴坦抗感染、氨溴索化痰、厄贝沙坦降压治疗。患者胸闷气短及咳嗽咳痰症状逐步好转,但之后出现体温反弹;同时,血小板进行性降低并出现皮肤瘀斑表现。治疗方案调整过程如下。

(1)抗感染方案调整:患者呼吸道病原体筛查结果示非典型病原体阴性,继续单用哌拉西林他唑巴坦抗感染治疗 6 日,咳嗽咳痰较前减少,血象降低,WBC 8.2×10⁹/L,N 0.736,痰培养阴性,拟降阶梯治疗,更换为头孢美唑 2g q. 12h. 。入院第 13 天,患者出现体温升高,体温 38.4℃,伴咳嗽咳痰加重,痰为白色拉丝状,考虑院内获得性感染的可能,急送痰涂片+培养,查血常规、降钙素原大致正常,曲霉 IgG 抗体 213.53,半乳甘露聚糖指数 I 0.25;痰培养提示烟曲霉(+++)。停用头孢美唑,加用伏立康唑 200mg p. o,q. 12h. ,患者体温逐步趋于正常,咳嗽减少,出院时复查痰培养阴性,半乳甘露聚糖指数正常,胸部 CT 提示炎症范围较前缩小。

伏立康唑是一种广谱三唑类抗真菌药物,对烟曲霉、黄曲霉等具有强大抗菌活性,是侵袭性肺曲霉病的一线治疗药物。伏立康唑通过细胞色素 P450 同工酶代谢,并抑制细胞色素 P450 同工酶活性,因此可产生广泛的药物相互作用,需密切监测。

(2)抗凝方案调整:肝素诱导的血小板减少症(HIT)应对策略:肝素诱导的血小板减少症是指在应用肝素类药物过程中出现的,以自身抗体介导的药物不良反应,临床上以血小板计数降低及动静脉血栓形成为主要表现。普通肝素 HIT 发生率相对较高,为 1.0% ~ 5.0%,低分子肝素为 0.1% ~ 1.0%。目前尚无证据表明磺达肝癸钠可诱发 HIT。HIT 分为 I 型和 II 型,其中 I 型为非免疫相关性,由于大剂量肝素引起血小板和纤维蛋白原结合所致,常发生于初次使用普通肝素的 1~2 日,一般表现为血小板一过性减少,随着肝素的继续使用逐步恢复正常。而 II 型为免疫相关性,由于患者体内产生了针对血小板因子 4(PF4)和肝素形成的复合物的抗体,表现为明显的血小板减少,多发生于肝素治疗后的 5~10 日,持续时间长,且并发血栓概率较高。此时需停用肝素/低分子肝素,改为直接凝血酶抑制剂治疗;如伴有严重的血小板减少,或有高危或活动性出血情况时,需输注血小板治疗。

患者入院时血小板正常,PLT 195×10⁹/L。使用依诺肝素治疗后,血小板呈进行性下降趋势,入院第 10 天查血小板计数 56×10⁹/L。根据肝素诱导的血小板减少症疑诊患者的 4T 评分系统,患者符合如下条件。①PLT 减少的数量特征:PLT 计数相对降低(超过 50%)且最低值 ≥20×10⁹ 个/L,评分 2 分;②PLT 减少的时间特征:应用肝素后 5~10 日出现 PLT 减少,评分 2 分;③血栓形成特征:无再发血栓或血栓加重、非坏死性皮肤损伤、可疑血栓形成,评分 0 分;④其他致 PLT 减少的原因:可能存在(如感染等),评分 1 分。总计 5 分,为中度可能,停用依诺肝素,改为磺达肝癸钠 5mg i. h,q. d. 治疗。

患者更换为磺达肝癸钠后,血小板逐步回升。因病情控制平稳,拟改为口服抗凝血药,遂将磺达肝癸钠更换为利伐沙班维持剂量 20mg q. d. 。利伐沙班属于直接 Xa 因子抑制剂,一般在使用初期需给予负荷剂量(15mg b. i. d. ,3 周),之后改为维持剂量(20mg q. d.),对于轻度肾功能损害患者无须调整剂量。利伐沙班通过 CYP3A4、CYP2J9 和非依赖 CYP 机制进行代谢,也是 P 糖蛋白(P-gp)的底物,与多种药物可产生相互作用,需密切监护出血相关不良反应。

患者上肢注射部位出现大面积皮下瘀斑,考虑患者有出血倾向、高龄、血小板计数偏低(PLT $85×10^9$/L)等危险因素,但同时合用 CYP3A4 和 P-pg 抑制剂伏立康唑,药物相互作用的因素亦不能排除。文献研究表明,唑类抗真菌药物(氟康唑、伏立康唑、伊曲康唑和泊沙康唑)可使利伐沙班血药浓度升高至 160%。遂测定利伐沙班谷浓度,为 227ng/ml,接近正常值范围高限(发色底物法,正常值范围:6~239ng/ml)。考虑患者高龄,且已出现皮肤瘀斑,故降低利伐沙班剂量至 10mg q. d. ,3 日后复查利伐沙班血药谷浓度为 50ng/ml,同时 D-二聚体 1 790μg/L,已逐步达标。且患者胸闷气短明显好转,无出血表现,病情好转出院。

【药学监护】

1. **对症状的监测**　患者入院时体温正常,胸痛、咳嗽咳痰明显,使用抗菌药物后,需密切监测后续体温变化及咳嗽、咳痰次数及痰液形状变化,以及胸痛、气喘症状改善情况。

2. **对相关指标的监测**　患者入院时血象、降钙素原升高,胸部 CT 提示肺部感染,入院后行痰涂片+培养,需监测血常规、降钙素原变化,以及后续痰培养情况,根据患者症状及以上实验室检查结果,考虑是否调整抗感染治疗方案。

抗凝治疗需密切监测凝血功能(尤其 D-二聚体)的变化。

3. **对药物不良反应的监测**　使用抗菌药物需密切关注有无过敏表现及肾功能变化;更换为伏立康唑后,需注意视觉障碍、神经系统不良反应,以及肝功能(尤其转氨酶)异常改变。使用低分子肝素需监测血小板变化。患者住院期间出现 HIT,更换为磺达肝癸钠;后改为利伐沙班序贯治疗,需密切关注出血情况。患者出现皮肤瘀斑,查利伐沙班血药浓度提示达正常值上限,考虑患者高龄,将剂量减半,患者耐受性良好,D-二聚体持续下降,未再出现出血现象。

【总结】本例患者肺部感染合并肺栓塞,治疗目标为控制感染,防止血栓再形成和复发,恢复正常呼吸功能。患者经过抗感染及抗凝方案调整后,体温恢复正常,咳嗽咳痰及胸痛症状明显好转,血象、D-二聚体等指标正常,病情好转出院。

三、支气管扩张合并急性肾功能不全病例

【病例介绍】

基本资料	患者,女,80 岁。体重 62kg,身高 165cm。8 月 6 日入院。
主诉	咳嗽、咳痰伴喘憋 40 余日,加重伴发热 2 日。
现病史	患者于入院前 40 余日出现咳嗽、咳痰,为黄色黏痰,伴间断性喘憋,无发热,就诊于外院,给予平喘、利尿、抗感染(头孢吡肟)等对症治疗后,患者咳嗽好转,1 个多月前复查尿常规发现血尿,生化检查示血肌酐升高,并给予复方 α-酮酸片等对症治疗,血肌酐进行性升高,最高位血肌酐 539μmol/L,尿量正常,于我院肾内科诊治,考虑"急性肾损伤",给予尿毒清颗粒等治疗,肌酐稍有下降,尿量正常。3 日前患者出现咳嗽咳痰加重,痰中带血,量不多,伴喘憋,予头孢他啶抗感染、多索茶碱平喘等治疗后缓解不明显,痰涂片发现丝状真菌菌丝,痰培养黄曲霉,G 试验阳性,停用头孢他啶,予伏立康唑 200mg q. 12h. 抗真菌,利奈唑胺 600mg q. 12h. 哌拉西林钠他唑巴坦钠 4.5g q. 8h. 抗感染等治疗 1 日,患者出现发热,体温最高 38.3℃,咯血,为鲜红色,量不多,伴咳嗽、咳黏痰,为求进一步诊治,收入我科。患者精神可,睡眠及饮食差,大小便正常。
既往史	既往慢性阻塞性肺疾病史 10 年,未规律治疗;"支气管扩张"6 年,间断住院治疗后好转;发现血糖升高 4 周,口服盐酸二甲双胍缓释片 0.5g b. i. d. ,格列美脲片 1 片 b. i. d. ,血糖控制尚可。高血压病史 3 年,血压最高 160/80mmHg,自服苯磺酸氨氯地平片 5mg q. d. ,目前血压控制可。发现肌酐升高 1 个月,我院肾内科诊断急性肾损伤。否认药物过敏史。

检查	查体:体温 38.0℃,脉搏 96 次/min,血压 120/70mmHg,呼吸 24 次/min。双肺呼吸音粗,双肺可闻及散在干鸣音,心音有力,律齐,心率 96 次/min。血常规:WBC 18.05×10^9/L,Hb 84.00g/L,N 0.846,总蛋白 55.2g/L,白蛋白 29.7g/L,钾 2.60mmol/L,尿素 17.54mmol/L,肌酐 416.60μmol/L,钙 2.00mmol/L。
诊断	①支气管扩张伴感染;②慢性阻塞性肺疾病急性发作;③急性肾损伤;④高血压Ⅲ级(很高危);⑤2 型糖尿病。
治疗过程与转归	入院后予以糖尿病饮食,哌拉西林钠他唑巴坦钠 4.5g q. 12h.,利奈唑胺注射液 600mg q. 12h. 抗感染;伏立康唑注射液 200mg q. 12h. 抗真菌;乙酰半胱氨酸泡腾片 600mg b. i. d. 化痰;酚磺乙胺 1.5g、氨甲苯酸 0.3g 止血;异丙托溴铵、特布他林雾化平喘;口服氯化钾补钾;继用原降压、降糖方案。入院第 2 天停用利奈唑胺注射液,将伏立康唑注射液调整为伏立康唑片 200mg q. 12h.。入院第 8 天停用哌拉西林他唑巴坦,换用美罗培南注射液 500mg q. 12h.。患者共治疗 11 日,患者无发热,无咳痰,无咯血,病情好转出院。

支气管扩张合并急性肾功能不全的主要治疗药物及使用情况见表 11-10。

表 11-10　支气管扩张合并急性肾功能不全的主要治疗药物及使用情况

药理作用	药物名称	用法用量	用药时间
抗感染	注射用哌拉西林他唑巴坦 4.5g+0.9% 氯化钠注射液 100ml	i. v. gtt,q. 12h.	08-06—08-09
	注射用伏立康唑 300mg+0.9% 氯化钠注射液 100ml	i. v. gtt,q. 12h.	08-06—08-08
	伏立康唑片 200mg	p. o,q. 12h.	08-09—08-17
	利奈唑胺注射液 600mg	i. v. gtt,q. 12h.	08-06—08-07
	美罗培南注射液 500mg+0.9% 氯化钠注射液 100ml	i. v. gtt,q. 12h.	08-10—08-17
平喘	异丙托溴铵雾化溶液 50μg	雾化吸入,b. i. d.	08-06—08-08
	特布他林雾化溶液 2.5mg	雾化吸入,b. i. d.	08-06—08-08
	乌美溴铵维兰特罗粉吸入剂 62μg/25μg	吸入,q. d.	08-09—08-17
化痰	乙酰半胱氨酸泡腾片 600mg	p. o,b. i. d.	08-06—08-17
止血	酚磺乙胺注射液 1.5mg+氨甲苯酸注射液 0.3g+5% 葡萄糖注射液 250ml	i. v. gtt,q. d.	08-06—08-10
补钾	氯化钾缓释片 1g	p. o,b. i. d.	08-06—08-10
降压	苯磺酸氨氯地平片 5mg	p. o,q. d.	08-06—08-17
降糖	盐酸二甲双胍缓释片 0.5g	p. o,b. i. d.	08-06—08-17
	格列美脲片 2mg	p. o,b. i. d.	08-06—08-17

【病例分析】患者,女,80 岁。有多年慢性阻塞性肺疾病(COPD)、支气管扩张、高血压病史,本次因支气管扩张合并急性肾功不全入院,入院前有发热、咳痰、咯血、憋喘等症状,需积极对症治疗;同时,患者合并急性肾功能不全,需特别关注药物对肾脏的影响。

1. 药物治疗问题分析

(1) 需要增加药物治疗:患者在肾内科住院期间痰涂片发现丝状真菌,痰培养黄曲霉菌,G 试验阳性,先后使用头孢他啶、利奈唑胺、哌拉西林他唑巴坦等,患者出现体温升高,需重新评估感染方案;仍有咯血,需积极止血治疗。

患者既往有 COPD 病史 10 余年,未予规律治疗,本次需重新评估患者稳定期用药。

(2) 给药剂量过高:患者入院查血肌酐 416.60μmol/L,计算肌酐清除率 12.8ml/min,为重度肾功能不全,哌拉西林钠他唑巴坦钠偏高,应减为 4.5g q.12h.。

(3) 患者依从性:患者当前主要服用抗高血压药、降血糖药,依从性可,血压控制良好。

2. 药物治疗方案分析

(1) 支气管扩张的治疗:支气管扩张症是由各种原因引起的支气管树病理性、永久性扩张,导致反复发生化脓性感染的气道慢性炎症,临床表现为持续或反复性咳嗽、咳痰,有时伴有咯血,可导致呼吸功能障碍及慢性肺源性心脏病。咳嗽是支气管扩张症患者最常见的症状,多伴有咳痰,痰液为黏液性或脓性。合并感染时咳嗽和咳痰量明显增多,可呈黄绿色脓痰,重症患者每日痰量可达数百毫升。半数患者可出现不同程度的咯血,可为痰中带血至大量咯血,多与感染相关。如果出现一种症状加重(痰量增加或脓性痰、呼吸困难加重、咳嗽增加)或出现新症状(发热、胸膜炎、咯血)需要抗菌药物治疗,往往提示急性加重。

支气管扩张症的治疗目的包括:确定并治疗潜在的病因,以阻止疾病进展;维持或改善肺功能,减少急性加重,减少日间症状及急性加重次数,改善患者的生活质量。主要治疗方法如下。①物理治疗:通过排痰和吸气肌训练,有效清除气道分泌物,提高通气效率,维持或改善运动耐力,缓解气短和胸痛症状。②抗感染:支气管扩张症患者出现急性加重合并症状恶化,即咳嗽、痰量增加或性质改变,喘息、气急咯血或发热等全身症状时,应考虑应用抗菌药物。常由定植菌引起,最常分离的细菌为流感嗜血杆菌和铜绿假单胞菌。推荐患者在开始抗菌药物治疗前进行痰培养,在结果回报前可经验性抗菌治疗。急性加重时应评估有无铜绿假单胞菌感染的高危因素,包括:近期住院频繁(每年 4 次以上)或近期(3 个月以内)应用抗生素;重度气流阻塞(FEV_1<30%);口服糖皮质激素(最近 2 周每日口服泼尼松>2 周)。至少符合 4 条中的 2 条需选择对铜绿假单胞菌有活性的抗菌药物。③咯血的治疗:大咯血是支气管扩张症最致命的并发症,1 次咯血量超过 200ml 或 24 小时咯血量超过 500ml 为大咯血,严重时可导致窒息。预防咯血窒息为大咯血治疗的首要措施。治疗药物包括垂体后叶素、促凝血药(氨基己酸、氨甲苯酸、酚磺乙胺、血凝酶等)。其他手段包括手术及介入治疗等。④其他治疗:包括黏液溶解剂,如高张盐水、溴己新等;合并气道高反应性时可选择支气管舒张药。

该患者高龄,既往已诊断“支气管扩张”,本次在外院及本院其他科室住院治疗出现发热、咯血等症状,胸部 CT 提示“支气管扩张”,符合支气管扩张急性发作表现,同时合并“慢性阻塞性肺疾病”,因此治疗药物包括抗感染、止血、祛痰、抗炎、平喘等。患者咳嗽、咳痰、喘憋、发热,双肺呼吸音粗,双肺可闻及散在干鸣音,在肾内科痰涂片发现丝状真菌菌丝,痰培养黄曲霉菌,查 C 反应蛋白显著升高,且具有铜绿假单胞菌感染高危因素,经验性应用伏立康唑抗真菌,哌拉西林他唑巴坦覆盖革兰氏阴性杆菌、革兰氏阳性球菌及厌氧菌,利奈唑胺注射液覆盖耐甲氧西林的金黄色葡萄球菌。

(2) 急性肾损伤的治疗:急性肾损伤(acute kidney injury,AKI)是指病程在 3 个月以内,包括血、尿、组织学及影像学检查所见的肾脏结构与功能异常。AKI 的预后很大程度上取决于对该病的早期诊断和防治。AKI 的发生与年龄明显相关,40~79 岁的中老年人发病率最高。老年男性尤其易发生 AKI。其原因与以下因素有关:老年人药物毒性反应增加;肾血流减少,肾清除率下降;药物排泄速度下降,半衰期延长;各器官功能下降,使药物代谢受到影响;老年 AKI 患者糖尿病、高血压、冠心病、心功能不全、前列腺肥大等伴随疾病增多;基础疾病导致的肾功能下降,一些易感因素如呕吐、腹泻、消化道出血、感染、心功能不全、休克等增加,导致老年人 AKI 发病率高。

药物是急性肾损伤的常见原因。药物性肾损害是指肾脏对治疗剂量药物的不良反应和因药物过量或不合理应用而出现的毒性反应,是由包括中草药在内的不同药物所致,具有不同临床特征和不同病理类型的一组疾病。近 10 年来药物性肾损害发生率呈上升趋势,其中抗生素肾损害的发生率最高,达36%。临床上常见引起药源性肾损害的抗菌药物主要有青霉素类、头孢菌素、氨基糖苷类(庆大霉素、阿米卡星)、喹诺酮类药物、磺胺类药物、红霉素、林可霉素、万古霉素、四环素类、两性霉素 B、抗结核药(利福平、异烟肼)等。其他如血管紧张素 I 转化酶抑制药、非甾体抗炎药、抗肿瘤药、造影剂等,也是较为常见导致急性肾损伤的药物。

本例患者为 80 岁老年女性,入院前应用头孢吡肟和利尿药后出现血肌酐升高至 239μmol/L,入院血肌酐 416.60μmol/L。患者无肾病既往史,外院治疗后出现急性肾损伤,可能与患者在院外使用头孢吡肟及利尿药有关。头孢吡肟为第四代头孢菌素,抗菌活性高,对多数革兰氏阳性菌及革兰氏阴性菌均有抗菌活性。患者在院外曾给予平喘、利尿、抗感染(头孢吡肟)的治疗,头孢吡肟与强效利尿药同用,可加重肾毒性,诱发急性肾损伤。患者入院后应精简药物品种,避免使用肾毒性药物,同时根据肌酐清除率调整用药剂量,药师考虑可加用保护肾脏的药物,减轻药物对肾脏的损害。

3. 药物治疗方案调整与转归 患者入院后使用三联药物抗感染 2 日后,考虑无耐甲氧西林的金黄色葡萄球菌感染指征,停用利奈唑胺注射液;患者肌酐 416.60μmol/L,计算肌酐清除率 12.8ml/min,为重度肾功能不全,哌拉西林钠他唑巴坦钠注射液减为 4.5g q.12h. 。患者白蛋白 29.7g/L,同时考虑应用伏立康唑注射液可发生赋形剂磺丁基-β-环糊精钠(SBECD)的蓄积,停用伏立康唑注射液,改为伏立康唑片 200mg p.o,q.12h. 抗真菌。用药第 3 天患者体温 37.8℃,痰培养为肺炎克雷伯菌亚种,药敏试验哌拉西林他唑巴坦敏感,继续应用此药抗感染。用药 7 日后,患者体温 37.5℃,痰培养仍为肺炎克雷伯菌亚种,应用哌拉西林钠他唑巴坦钠注射液抗感染治疗后仍有咳痰,体温仍高,根据药敏结果予以美罗培南注射液治疗,依患者肌酐清除率计算,应用美罗培南注射液 500mg q.12h. 。用药 5 日后,患者体温正常,血象正常,患者入院时有咯血现象,使用止血药物 5 日后患者未再咯血。患者未出现肝、肾功能的进一步降低,症状好转出院。

根据患者 CAT 评分及近期急性加重频率,COPD 分组为 D 组,开具 LABA/LAMA 复方制剂,为患者及其家属开展吸入制剂用药教育并嘱其出院后长期使用。

【药学监护】

1. 对症状的监测 患者入院时发热、咳嗽咳痰、痰中带血,使用抗菌药物后,需密切监测后续体温变化及咳嗽、咳痰次数及痰液、血量变化。

2. 对相关指标的监测 患者入院时血象升高,胸部 CT 提示肺部感染,入院后行痰涂片+培养,需监测血常规、降钙素原变化,以及后续痰培养情况,根据患者症状及以上实验室检查结果,考虑是否调整抗感染治疗方案。患者合并高血压、高血糖和低钾血症,需监测血糖、血压和电解质变化情况。

3. 对药物不良反应的监测 使用抗菌药物需密切关注有无过敏表现,尿量有无减少;更换为伏立康唑后需注意视觉障碍、神经系统不良反应,以及肝功能(尤其转氨酶)异常改变。

【总结】 本病例为一例支气管扩张合并急性药物性肾损伤患者。患者入院后精简药物品种,尽早实行目标性抗感染治疗,避免使用有肾毒性的药物,同时根据肌酐清除率调整用药剂量,确保药物治疗安全、有效。

(张抗怀)

第四节 内分泌和代谢疾病病例分析和用药实践

一、糖尿病合并窦性心动过速病例

【病例介绍】

基本资料	患者,女,50 岁。身高 165cm,体重 60kg,体重指数 22.0kg/m² 。2 月 5 日入院。
主诉	血糖控制不佳。
现病史	现来院复查空腹血糖 16mmol/L,餐后血糖 18mmol/L,HbA1c 9.5%。糖尿病并发症筛查示无糖尿病并发症存在。母亲、姐姐均患有糖尿病。入院后查胰岛素抗体、胰岛细胞抗体、谷氨酸脱羧酶抗体均阴性,空腹胰岛素、空腹 C 肽均正常。
既往史	1 个半月前患者因心慌来院,心电图示"窦性心动过速",空腹血糖 17.8mmol/L,餐后血糖 19.3mmol/L,诊断为"糖尿病",给予二甲双胍、阿卡波糖口服(具体剂量不详),未控制饮食,血糖控制情况不详。

续表

检查	查体:体温 36.5℃,脉搏 102 次/min,呼吸 24 次/min,血压 130/79mmHg。
诊断	①2 型糖尿病;②心律失常,窦性心动过速。
治疗过程与转归	入院后给予糖尿病教育、饮食运动指导,二甲双胍、阿卡波糖及每日 4 次胰岛素强化治疗及对症治疗,血糖控制理想。为增加患者依从性,改为每日 1 次注射基础胰岛素加三餐前口服降血糖药物治疗。出院时患者空腹血糖波动于 5.2~7.5mmol/L,餐后 2 小时血糖波动于 6.0~10.5mmol/L,心率 70~90 次/min,病情好转出院。

【病例分析】患者本次就诊血糖高,空腹血糖 16mmol/L,餐后血糖 18mmol/L,HbA1c 9.5%。本次入院患者主要治疗药物及使用情况见表 11-11。

表 11-11　糖尿病合并窦性心动过速病例主要治疗药物及使用情况

药品名称	用法用量	用药时间
二甲双胍片	0.25g p.o,t.i.d.	02-05—02-11
阿卡波糖片	50mg p.o,t.i.d.(餐中)	02-05—02-11
地特胰岛素注射液	16U sc,q.n.(睡前)	02-05—02-06
地特胰岛素注射液	20U sc,q.n.(睡前)	02-07—02-11
常规人胰岛素	8U sc,q.d.(早餐前)	02-05—02-08
常规人胰岛素	10U sc,q.d.(午餐前)	02-05
常规人胰岛素	6U sc,q.d.(午餐前)	02-06—02-08
常规人胰岛素	6U sc,q.d.(晚餐前)	02-05—02-08
瑞格列奈片	1mg p.o,t.i.d.(三餐前)	02-09
瑞格列奈片	1mg p.o,q.d.(早餐前)	02-10—02-11
瑞格列奈片	1mg p.o,q.d.(午餐前)	02-10—02-11
瑞格列奈片	0.5mg p.o,q.d.(晚餐前)	02-10—02-11
银杏达莫注射液 30ml+0.9% 氯化钠注射液 250ml	i.v.gtt,q.d.	02-05—02-11
美托洛尔片	25mg p.o,q.d.	02-05—02-11
阿普唑仑片	0.4mg p.o,q.n.(睡前)	02-08—02-11

1. 药物治疗方案分析　根据《中国 2 型糖尿病防治指南(2017 版)》(简称《指南》),糖尿病的降血糖治疗包括饮食控制、合理运动、血糖监测、糖尿病自我管理教育和应用降血糖药物等综合性治疗措施。该患者入院后即给予糖尿病教育,并请营养科协助制订糖尿病患者营养餐,进行血糖监测。

药物治疗方面,由于该患者为初发糖尿病,结合患者发病年龄晚、有明确的糖尿病家族史、胰岛素抗体均为阴性以及空腹胰岛素、C 肽水平较高,考虑为 2 型糖尿病。该患者起始血糖值较高,空腹 17.8mmol/L,在未控制饮食前提下,应用二甲双胍、阿卡波糖治疗 1 个月余,血糖控制不佳,门诊复测空腹血糖 16mmol/L,餐后 2 小时血糖 18mmol/L,HbA1c 9.5%。《指南》强调早期达标的重要性,指出初诊患者应首先在饮食、运动治疗的基础上加用口服降血糖药物,若仍未达标,则采用更积极的疗法。根据 2012 年美国糖尿病协会(ADA)糖尿病诊疗指南,对新诊患者,如果血糖偏高,可在开始的短时间内选用胰岛素治疗,改善高血糖所导致的胰岛素抵抗和 β 细胞功能下降,在高血糖得到控制和症状缓解后根据病情调整治疗方案,如改用口服药治疗或医学营养治疗和运动治疗,因此该患者入院后给予胰岛素治疗。

患者应用胰岛素期间,应监测空腹和餐后血糖,并根据血糖结果调整胰岛素用量。本例患者入院后应用"三短一长"的强化治疗方案,即睡前注射1次长效胰岛素(地特胰岛素)作为基础胰岛素,加三餐前注射短效胰岛素(常规胰岛素)作为餐时胰岛素,可方便有效地调整用量,更好地控制血糖。该患者在应用长效胰岛素16U后空腹血糖为9.2mmol/L,且多次测量餐前餐后血糖,整体水平偏高,因此将基础胰岛素即地特胰岛素注射液用量增加至20U。

瑞格列奈为非磺酰脲类短效口服促胰岛素分泌降血糖药。促胰岛素分泌作用较磺酰脲类快,降餐后血糖亦较快,因此主要用于餐后高血糖。与二甲双胍合用对控制血糖具有协同作用。在用"三短一长"胰岛素的强化治疗方案后患者血糖得到有效控制,为增加患者出院后的依从性,改为每日1次地特胰岛素加瑞格列奈、二甲双胍、阿卡波糖联合控制血糖,效果较理想。

以交感神经兴奋和儿茶酚胺增高为主所致的窦性心动过速患者,可选用β受体拮抗药。普萘洛尔为常用的β受体拮抗药,用于窦性心动过速,但普萘洛尔能延缓使用胰岛素后血糖水平的恢复。美托洛尔为选择性β_1受体拮抗药,对心脏有减慢心率、抑制心收缩力、降低自律性和延缓房室传导时间等作用。在该患者的治疗过程中选择性β_1受体拮抗药美托洛尔干扰糖代谢或掩盖低血糖的危险性要小于非选择性β受体拮抗药。

2. 药物治疗方案与转归　入院后给予糖尿病教育、饮食运动指导,二甲双胍、阿卡波糖及每日4次胰岛素强化治疗及对症治疗,血糖控制理想。为增加患者依从性,改为每日1次注射基础胰岛素加三餐前口服降血糖药物治疗。出院时患者空腹血糖波动于5.2~7.5mmol/L,餐后2小时血糖波动于6.0~10.5mmol/L,心率70~90次/min,病情好转出院。

【药学监护】

1. 对症状的监测　糖尿病患者多有多尿、多饮、多食、体重下降,常伴有软弱、乏力,或皮肤瘙痒等伴发症状,注意做好对这些症状的监测。

2. 对相关指标的监测　注意监测患者7个时间点的血糖(空腹、早餐后、午餐前、午餐后、晚餐前、晚餐后、睡前)。

3. 对药物不良反应的监测　二甲双胍和阿卡波糖多为胃肠道反应,注意患者有无恶心、排气量多等不良反应发生,胰岛素和瑞格列奈出现低血糖反应的可能性较大,注意监测患者的血糖情况,尤其凌晨3:00的血糖水平。

【总结】根据《中国2型糖尿病防治指南(2017版)》,在糖尿病病程中(包括新诊断的2型糖尿病患者),出现无明显诱因的体重显著下降时,应该尽早使用胰岛素治疗。该患者为新诊断的2型糖尿病,而且近期体重下降明显,入院后尽早启用了胰岛素强化治疗,利于患者胰腺功能修复。出院后改为每日1次基础胰岛素加三餐前口服药的治疗方案,简便,患者依从性好,有利于血糖长期控制,还可减少并发症的发生。

二、甲状腺功能亢进症、肝损害合并骨质疏松病例

【病例介绍】

基本资料	患者,女,54岁。身高170cm,体重69kg,体重指数23.88kg/m²。6月1日入院。
主诉	心慌、胸闷,怕热、多汗、多食、易怒,全身乏力,伴双下肢水肿,手颤。
现病史	1个月前患者无明显诱因再次出现心慌、胸闷,怕热、多汗、多食、易怒,全身乏力,伴双下肢水肿,手颤。来我院门诊就诊,查甲状腺功能示:FT₃ 30.8pmol/L(3.5~6.5),FT₄ 103.83pmol/L(11.5~22.7),TSH 0.00μU/ml(0.55~4.78),Anti-TG 88.4U/ml(0~60),Anti-TPO 423.2U/ml(0~60),TRAb 8.39U/ml(0~1.58)。肝功能示:ALT 44U/L(0~40),AST 57U/L(0~40),心电图示心房颤动。骨密度:骨质疏松,门诊以"甲状腺功能亢进症复发、甲亢性心脏病、肝损害、骨质疏松症"收入病房。患者自发病以来无发热,睡眠欠佳,小便正常,体重无明显变化。

既往史	患者 5 年前无明显诱因出现心慌、胸闷,全身乏力,伴双下肢水肿,活动后加重,怕热、易怒,在当地查甲状腺功能异常(具体数值不详),肝功能、白细胞正常,心电图示:"窦性心动过速,ST-T 改变",诊断为"甲状腺功能亢进症",给予"甲巯咪唑,每次 5mg t. i. d.;美托洛尔,每次 12. 5~25mg b. i. d. ",定期复查甲状腺功能调整甲巯咪唑用量。3 年前"甲巯咪唑每次 2. 5~5mg b. i. d. "维持,一直未监测甲状腺功能。2 年前出现全身水肿,以下肢为重,伴精神不振、全身乏力,查 FT₃、FT₄ 减低(具体数值不详),诊断为"药物性甲减",遂停用抗甲状腺药物。
检查	体温 35. 8℃,脉搏 90 次/min,呼吸 21 次/min,血压 130/85mmHg。中年女性,无突眼,甲状腺Ⅱ度肿大,质软,无压痛,未闻及血管杂音。心率 99 次/min,律绝对不整,S₁ 强弱不等,各瓣膜听诊区未闻及病理性杂音。双手水平震颤(+),双下肢轻度凹陷性水肿。
诊断	①甲状腺功能亢进症(Graves 病、甲亢性心脏病);②肝损害;③骨质疏松症。
治疗过程与转归	入院后给予忌碘饮食、抗甲亢药物、纠正心房颤动、保肝、治疗骨质疏松及对症处理,患者双下肢水肿消退,心慌、胸闷、乏力等症状改善,仍有手抖、怕热、多汗、多食、易激惹。心率波动于 80~90 次/min。复查肝功能:ALT 35U/L,AST 28U/L,病情好转出院。

甲状腺功能亢进症、肝损害合并骨质疏松主要治疗药物及使用情况见表 11-12。

表 11-12 甲状腺功能亢进症、肝损害合并骨质疏松主要治疗药物及使用情况

药物名称	用法用量	用药时间
拜阿司匹林	100mg p. o, q. d.	06-01—06-09
美托洛尔片	25mg p. o, q. d.	06-01—06-09
甲巯咪唑片	10mg p. o, t. i. d.	06-01—06-09
呋塞米片	20mg p. o, q. d.	06-01—06-09
多烯磷脂酰胆碱胶囊	456mg p. o, t. i. d.	06-01—06-09
丹参酮Ⅱa 磺酸钠 40mg+0.9% 氯化钠溶液 250ml	i. v. gtt, q. d.	06-01—06-09
骨化三醇胶丸	0. 25μg p. o, q. d.	06-07—06-09
碳酸钙 D₃ 片	1 片 p. o, q. d.	06-07—06-09

【病例分析】

1. **药物治疗方案分析**   目前针对甲亢的主要治疗有 3 种:抗甲状腺药物(antithyroid drugs, ATD)治疗,^{131}I 和甲状腺次全切除手术。ATD 治疗可以保留甲状腺产生激素的功能,但疗程长、治愈率低,总疗程一般为 1~1. 5 年;复发率高,停药时甲状腺缩小及 TSAb 阴性者复发率较低,反之复发率较高。药物治疗的起始剂量、减量速度、维持剂量和总疗程均有个体差异,需根据临床实际定期复查。

常用的抗甲状腺药物有甲巯咪唑(methimazole, MMI)和丙硫氧嘧啶(propylthiouracil, PTU)。两药比较,丙硫氧嘧啶具有在外周组织抑制 T_4 转换为 T_3 的独特作用,因此发挥作用较甲巯咪唑迅速,所以甲状腺危象时首选丙硫氧嘧啶。但甲巯咪唑半衰期长,血浆半衰期为 4~6 小时,作用维持时间较长,可每日单次使用,丙硫氧嘧啶半衰期短,每日需 6~8 小时给药 1 次。丙硫氧嘧啶可引起 20%~30% 的患者转氨酶升高,该患者在用药前即有轻度转氨酶升高,因此应选用肝毒性小的甲巯咪唑。但仍需定期复查肝功能。对该例患者同时应用多烯磷脂酰胆碱进行保肝治疗。甲巯咪唑开始时每日 30mg,可按病情轻重调节为每日 15~40mg,病情控制后,逐渐减至维持量每日 5~15mg。该患者开始用量为常规剂量,即每日 3 次,每次 10mg。

该患者诊断为"甲亢性心脏病"5 年,且患者自觉心慌、胸闷,心电图示心房纤颤,需综合治疗改善心

功能。首先给予 ATD 药物治疗,纠正甲亢;其次给予利尿药呋塞米减轻心脏前负荷,β_1 特异性受体拮抗药美托洛尔降低心率,进一步降低心脏负荷,拜阿司匹林预防血栓性并发症发生;最后应用丹参酮 Ⅱa 磺酸钠增加冠状动脉血流量,改善缺血区心肌的侧支循环及局部供血,改善缺氧心肌的代谢紊乱,提高心肌耐缺氧能力。

2. 药物治疗方案与转归　入院后给予忌碘饮食、抗甲亢药物、纠正心房颤动、保肝、治疗骨质疏松及对症处理,患者双下肢水肿消退,心慌、胸闷、乏力等症状改善,仍有手抖、怕热、多汗、多食、易激惹等症状。心率波动于 80~90 次/min。复查肝功能:ALT 35U/L,AST 28U/L,病情好转出院。

【药学监护】

1. 对症状的监测　甲状腺功能亢进患者会有消瘦、饭量增大、大便次数多、心慌、脾气暴躁、突眼、甲状腺肿大、多汗、怕热等症状,注意监测患者症状体征。

2. 对相关指标的监测　甲状腺功能亢进症患者常因甲状腺激素过高而导致骨量丢失,该患者为年龄 54 岁女性,未绝经,经骨密度测定诊断为骨质疏松症,判断为甲状腺功能亢进症继发性骨质疏松症。服用含维生素 D 的钙补充剂和活性维生素 D 作为基础治疗,用药过程中注意监测血钙、尿钙水平。

3. 对药物不良反应的监测　目前抗甲状腺功能亢进症药物有甲巯咪唑和丙硫氧嘧啶,该患者选用甲巯咪唑作为抗甲状腺功能亢进症治疗药物。甲巯咪唑的常见副作用是皮疹、白细胞减少、肝功损害及药物性甲状腺功能减退,应定期监测血常规、肝功能及甲状腺功能。初始用药 1 周后最好复查血常规和肝功能,如白细胞<3.0×10^9/L 或中性粒细胞<1.5×10^9/L 或转氨酶>2.5 倍正常上限应立即停用甲巯咪唑,换用丙硫氧嘧啶或选择 ^{131}I 治疗。如患者在治疗中出现发热、咽痛要立即检查白细胞,以及时发现粒细胞缺乏。

拜阿司匹林为抗血小板药物,心房颤动患者应用可预防由于血栓脱落造成的缺血性心脑血管并发症,该药的主要不良反应是胃肠道刺激症状及增加出血风险,因此应用时应经常询问患者有无腹痛、腹胀、牙龈出血及黑粪等症状,必要时行消化道内镜及凝血功能等检查。美托洛尔属于选择性 β 受体拮抗药,可减慢心房颤动患者的心室率,但剂量过大可出现心动过缓,使患者感觉疲乏、眩晕等,因此需关注患者心率变化和精神状态。对于甲亢患者如无适应证,最好选用非选择性 β 受体拮抗药普萘洛尔,因为普萘洛尔除可控制心率外,还具有抑制 T_4 向 T_3 转化的作用,有利于对甲状腺功能亢进症的控制。呋塞米为袢利尿药,存在明显的剂量-依赖关系,用以利尿消肿,减轻心脏前负荷,若患者体质敏感,尿量较多需警惕电解质紊乱的发生。

该患者应用丹参酮 Ⅱa 磺酸钠注射液目的是增加冠状动脉供血,改善心肌代谢,以治疗甲亢性心脏病。该药应尽可能单独使用,不可与盐酸氨溴索、西咪替丁、法莫替丁、盐酸甲氯芬酯、硫酸镁、盐酸克林霉素以及甲磺酸帕珠沙星、甲磺酸培氟沙星等喹诺酮类抗生素和硫酸依替米星、硫酸妥布霉素等氨基糖苷类抗生素配伍使用,禁止与含镁、铁、钙、铜、锌等重金属的药物配伍使用。在溶媒的选择上,有文献提示,溶媒的 pH 对丹参酮 Ⅱa 磺酸钠注射液的稳定性有直接影响,pH 在 4.2 以上稳定,在 4.0~4.2 之间部分出现浑浊,在 4.0 以下容易析出结晶。由于 0.9% 氯化钠液的 pH 为 4.5~7.0,所以配制含丹参酮 Ⅱa 磺酸钠的输液宜选用偏中性的 0.9% 氯化钠注射液,不宜选择偏酸性的 5% 葡萄糖注射液,因此对该患者选用 0.9% 氯化钠注射液作为溶媒,注射过程中应注意监测有无过敏反应、头晕、低血压及出血倾向。

【总结】 该患者甲状腺功能亢进症病史长,同时合并甲亢性心脏病,应用甲巯咪唑后出现肝损害、粒细胞减少,若经保肝、升白细胞治疗后白细胞>3.0×10^9/L 或中性粒细胞>1.5×10^9/L,转氨酶<2.5 倍正常上限且无口服药物应用的其他适应证可继续口服药物治疗。当然,对于该患者选择 ^{131}I 治疗也是不错的选择,可以快速控制甲亢,纠正甲亢性心脏病,但 ^{131}I 治疗后要密切监测甲状腺功能,一旦功能减退,应及时替代治疗。

三、痛风病例

【病例介绍】

基本资料	患者,男,22岁。身高178cm,体重80kg,BMI 25.5kg/m²。7月20日入院。
主诉	心慌、胸闷、怕热、多汗、多食、易怒、全身乏力,伴双下肢水肿,手颤。
现病史	2日前患者于当地诊所先后应用"青霉素800万U,头孢曲松4g,红花20ml,阿莫西林5g;每日1次静脉滴注",用药后症状缓解。辅助检查:血常规示WBC 20.6×10⁹/L,N 0.84,RBC 4.91×10¹²/L;尿酸901μmol/l;红细胞沉降率46mm/h;抗O 122.0kU/L,RF<10.10kU/L,C反应蛋白273.0mg/L。双足背肿胀,第1跖趾关节红、肿、痛,皮温高,双手中指及右手示指明显肿痛。
既往史	患者于9个月前饮酒、进食海鲜后出现夜间突发右踝关节疼痛,伴红肿、皮温升高,活动后加重,其他关节无明显红肿热痛及功能障碍。曾到当地医院就诊,当时查尿酸升高(具体数值不详),诊断为"痛风",给予"青霉素、头孢菌素"(具体剂量不详)等治疗,约1周后症状明显缓解。此后上述症状反复发生,2~3个月发作1次。1周前患者饮酒后出现双足背肿胀,第1跖趾关节红、肿、热、痛,双手中指及右手示指明显肿痛,左侧膝关节疼痛,活动后疼痛加重,无发热。
检查	体温35.7℃;脉搏78次/min;呼吸19次/min;血压125/85mmHg。
诊断	痛风。
治疗过程与转归	入院后给予补液、鼓励患者多饮水、碳酸氢钠碱化尿液、苯溴马隆促尿酸排泄,非甾体类抗炎药对症处理,出院时患者手指、足趾红、肿、热、痛缓解,复查血尿酸560μmol/l,病情好转出院。

痛风主要治疗药物及使用情况见表11-13。

表11-13　痛风主要治疗药物及使用情况

药品名称	用法用量	用药时间
左氧氟沙星注射液0.4g+0.9%氯化钠溶液250ml	i.v. gtt,q.d.	07-20—07-25
头孢米诺2g+0.9%氯化钠溶液250ml	i.v. gtt,b.i.d.	07-20—07-25
碳酸氢钠片	1g p.o,t.i.d.	07-20—07-26
依托考昔片	120mg p.o,q.d.	07-20—07-26
苯溴马隆片	50mg p.o,q.d.	07-20—07-26

【病例分析】

1. 药物治疗问题分析

(1) 不必要的药物治疗:本患者痛风发作的急性期,无联合使用抗菌药物用药指征,给予左氧氟沙星和头孢米诺联合用药属不必要的药物治疗。

(2) 需要增加药物治疗:疼痛若已严重影响生活,也可考虑加用小量激素。

2. 药物治疗方案分析　治疗痛风急性期的药物有三类:非甾体类抗炎药(NSAIDs)、秋水仙碱和糖皮质激素。使用非选择性NSAIDs多见胃肠道症状,而依托考昔(安康信)为选择性环氧化酶-2抑制剂,胃肠道反应少见。NSAIDs是有效缓解急性痛风症状的一线用药。经典的缓解痛风急性发作的药物为秋水仙碱,现因为其副作用较大,已较少应用。疼痛特别厉害的年轻患者仍可加用。疼痛若已严重影响生活,也可考虑加用小量激素。

痛风发作的急性期,其关节疼痛为无菌性的炎症,关节腔为封闭的无菌腔,若局部无波动感、患者无发热等全身症状,则无应用抗生素指征。该例患者体温35.7℃,入院前辅助检查示:WBC 20.6×10⁹/L,N 0.84;尿酸901μmol/L;红细胞沉降率46mm/h,C反应蛋白273.0mg/L。虽无发热或局部波动感,但白细胞升高,仍可给予抗菌药物。但该患者无联合用药指征,给予左氧氟沙星和头孢米诺联合用药属不合理应用。

本例患者应用的碳酸氢钠片可以碱化尿液,增加尿酸的排泄。苯溴马隆可以通过减少肾小管的重吸收而增加尿酸的排泄,苯溴马隆必须在痛风性关节炎的急性症状控制后方能应用。在痛风的急性发作期,目前多数学者主张不用降低尿酸的药物,因为血尿酸降低后,会使析出在关节内的尿酸结晶表面溶解,形成尖锐的小结晶,对关节的破坏更大,2011 年中华医学会风湿病学分会在《原发性痛风的诊断和治疗指南》中建议,在间歇期和慢性期应用降尿酸药物控制血尿酸水平,降尿酸药物均应在急性发作平息至少 2 周后,从小剂量开始,逐渐加量。在该病例中,痛风急性期即开始应用降尿酸药物的方案有待商榷。另外,痛风患者是选用抑制尿酸合成的药物还是选用促进尿酸排泄的药物应根据 24 小时尿酸排泄量来决定,如果 24 小时尿酸排泄量减少则选用促尿酸排泄的药物,如苯溴马隆,反之应选用抑制尿酸合成的药物,如别嘌醇,因此,该患者痛风急性期过后如果能完善 24 小时尿酸定量将会使下一步治疗更合理。

银杏达莫注射液为辅助用药,可以通过改善局部的微循环,增加局部氧供而减轻局部炎症。

3. **药物治疗方案与转归**　入院后给予补液、鼓励患者多饮水、碳酸氢钠碱化尿液、苯溴马隆促尿酸排泄,非甾体类抗炎药对症处理,出院时患者手指、足趾的红、肿、热、痛缓解,复查血尿酸 $560\mu mol/l$,病情好转出院。

【药学监护】

1. **对症状的监测**　关注患者疼痛缓解情况,根据对药物的反应情况和具体的耐受程度调整止痛药物的药量。

2. **对相关指标的监测**　定期监测尿 pH,应在 6.5 左右。

3. **对药物不良反应的监测**　苯溴马隆为促尿酸排泄药,服用过程中应嘱患者多饮水,该药物不良反应较少,主要是胃肠道不良反应、皮疹、肾绞痛等;碳酸氢钠片通过碱化尿液,促进尿酸排泄,定期监测尿 pH(应在 6.5 左右),因其与胃酸作用产生大量 CO_2,胃溃疡患者慎用。碳酸氢钠片不宜长期大量应用,易引起碱血症、电解质紊乱等。需定期检测肾功能、血尿酸和尿尿酸的变化。

依托考昔片为非甾体类抗炎药,选择性环氧化酶 COX-2 抑制剂,胃肠道副作用小且不影响血小板的功能,但其心血管危险性可能会随剂量升高和用药时间延长而增加,所以应尽可能缩短用药时间、每日使用最低有效剂量,并应特别注意监测血压。

患者应用左氧氟沙星,应避免阳光暴晒和突然的剧烈运动。喹诺酮类药物有光毒性和肌腱断裂等不良反应发生的可能性。

【总结】 避免痛风急性发作有赖于长期血尿酸的良好控制,口服药物治疗是一方面,最重要的是严格的饮食控制,避免进食高嘌呤饮食,如动物内脏、贝类海鲜、沙丁鱼等。戒酒也是预防痛风急性发作的有效措施。

(隋忠国)

第五节　消化科疾病病例分析和用药实践

一、肝硬化病例

【病例介绍】

基本资料	患者,男,55 岁。身高 164cm,体重 55kg。8 月 1 日入院。
主诉	因"间断性黑粪 2 个月,加重 1 周,呕血 3 日"入院。
现病史	患者于 2 个月前无明显诱因下出现黑粪症状,呈间断性发作,约每 2 周 1 次,量一般,成形,无心慌、出冷汗,在家未予重视,无特殊处理。近 1 周来患者持续解黑粪,大便不成形,每日 3~5 次,伴有心慌、乏力、出冷汗,无特殊处理。3 日前,患者感腹胀、食欲缺乏,伴有呕吐暗红色液体,量较少,心慌、乏力症状明显,遂至我院急诊科就诊,给予抑酸、降低门静脉压、输血、补液等治疗,患者症状较前好转。患者否认食物药物及其他物品过敏史。
既往史	既往身体健康,无基础疾病。

续表

检查	查体:体温 36℃,脉搏 76 次/min,呼吸 20 次/min,血压 98/56mmHg。神志清楚,贫血貌,皮肤巩膜轻度黄染,浅表淋巴结未触及,无肝掌、蜘蛛痣。腹壁未见曲张静脉,无胃肠型蠕动波,无手术瘢痕,腹膨隆,腹部质地软,无腹部压痛,无腹部反跳痛,肝脏未触及,脾脏未触及。Murphy 征阴性。移动性浊音阳性。肠鸣音正常。双下肢无水肿。 查血型鉴定示 A 型 RHD(+);传染病十项示小三阳;心电图示窦性心律,$V_1 \sim V_3$ 导联 r 波递增不良,电轴左偏−34°,QT 间期延长;腹部 CT 示:①肝脏多发占位,门静脉左右支、下腔静脉、肝中及肝左静脉腔内多发充盈缺损征象,考虑肝癌伴血管内癌栓可能,请结合临床及病史;②肝硬化,脾大,腹盆腔积液、渗出,胃底周围静脉迂曲扩张;③胆囊小结石;④左肾形态欠规整;⑤左侧肾上腺轻度增粗,随诊复查;⑥两侧胸膜增厚,两肺渗出,右侧心膈角区有小淋巴结;血常规:WBC 6.6×10^9/L,Hb 39g/L,PLT 179×10^{12}/L;凝血功能:PT 18.4 秒,INR 1.59;肝功能示:ALB 28.3g/L,ALT 124U/L,AST 116U/L,尿素氮 12.78mmol/L;再次查血常规:WBC 4.8×10^9/L,Hb 43g/L,PLT 140×10^{12}/L。
诊断	①食管胃底静脉曲张破裂出血;②重度贫血;③乙肝后肝硬化(失代偿期);④肝癌(肝内多发转移);⑤胆囊结石。
治疗过程与转归	患者入院后完善相关检查,予以注射用奥美拉唑 40mg i.v.gtt,q.12h.抑酸、多烯磷脂酰胆碱注射液 930mg i.v.gtt,q.d.保肝、注射用头孢唑肟钠 2g i.v.gtt,q.12h.抗感染、醋酸奥曲肽注射液 0.3mg 微泵 q.12h.降门静脉压力、人血白蛋白 10g i.v.gtt,q.d.补充白蛋白、呋塞米片 40mg p.o,q.d.联合螺内酯片 100mg p.o,q.d.和托伐普坦片 7.5mg p.o,q.d.利尿、乳果糖口服溶液(杜密克)15ml p.o,b.i.d.预防肝性脑病、钠钾镁钙葡萄糖及氯化钾注射液纠正电解质酸碱平衡紊乱和补液等药物治疗。病程中,行两次食管胃静脉曲张内镜下硬化剂联合组织胶注射治疗。经过 14 日治疗后,患者一般情况可,诉有轻度腹胀,半流食,无呕血、黑粪。

肝硬化主要治疗药物及使用情况见表 11-14。

表 11-14　肝硬化主要治疗药物及使用情况

药物名称	用法用量	药理作用	用药时间
注射用奥美拉唑	40mg i.v.gtt,q.12h.	抑制胃酸分泌	08-01—08-14
注射用头孢唑肟钠	2g i.v.gtt,q.12h.	抗感染	08-01—08-07
醋酸奥曲肽注射液	0.3mg 微泵 q.12h.	降低门静脉压力	08-01—08-07
多烯磷脂酰胆碱注射液	930mg i.v.gtt,q.d.	保肝	08-01—08-14
人血白蛋白	10g i.v.gtt,q.d.	补充白蛋白	08-01—08-14
呋塞米片	40mg p.o,q.d.	利水消肿	08-07—08-14
螺内酯片	100mg p.o,q.d.	利水消肿	08-07—08-14
托伐普坦片	7.5mg p.o,q.d.	利水消肿	08-07—08-14
乳果糖口服溶液	15ml p.o,b.i.d.	预防肝性脑病	08-07—08-14

【病例分析】根据病史及相关辅助检查,该患者主要诊断为食管胃底静脉曲张破裂出血。根据《肝硬化门静脉高压症食管、胃底静脉曲张破裂出血诊治专家共识(2019 版)》《肝硬化门静脉高压食管胃静脉曲张出血的防治指南(2022 版)》,对于肝硬化急性食管胃静脉曲张大量出血者,早期治疗主要针对纠正低血容量性休克、防止胃肠道出血相关并发症(感染、电解质酸碱平衡紊乱、肝性脑病等)、有效控制出血以及监护生命体征和尿量。该患者在我院急诊已进行相应的抑酸、降低门脉压、输血以及补液等治疗,入院后仍需继续以上治疗。

1. **药物治疗问题分析**

(1)需要增加药物治疗:《慢性乙型肝炎防治指南(2022 版)》指出,对于慢性乙型肝炎患者存在肝硬化的客观依据时,无论 ALT 和 HBeAg 情况,均建议积极抗病毒治疗。该患者肝癌(肝内多发转移),抗病毒治疗可显著延长其无复发生存期及提高总体生存率,对于 HBV-DNA 阳性的 HCC 患者应用核苷类抗病毒治疗,并优先选择恩替卡韦或替诺福韦酯。

(2)药物不良反应:醋酸奥曲肽会导致血糖升高或降低,需注意监测血糖变化;输注头孢唑肟钠期间,可能会有皮疹等过敏反应,注意监护。

2. 药物治疗方案分析

(1)质子泵抑制剂(PPI)的应用:《急性非静脉曲张性上消化道出血诊治指南(2018 版)》指出,质子泵抑制剂能提高胃内 pH,还可促进血小板聚集和纤维蛋白凝块的形成,避免血凝块过早溶解,有利于止血和预防再出血,该观点同样适用于静脉曲张上消化道出血。《肝硬化门静脉高压症食管、胃底静脉曲张破裂出血诊治专家共识(2019 版)》《肝硬化门静脉高压食管胃静脉曲张出血的防治指南(2022 版)》指出,当胃液 pH>5 时,可以提高止血成功率。质子泵抑制剂临床应用种类较多,包括奥美拉唑、埃索美拉唑、泮托拉唑等,一般情况下,PPI 40~80mg/d,静脉滴注;对于难控制的静脉曲张出血患者,PPI 8mg/h 持续静脉滴注。给予该患者注射用奥美拉唑 40mg b. i. d. 静脉滴注,符合指南推荐。

(2)保肝治疗:患者入院诊断有乙肝肝硬化失代偿期、原发有慢性乙型病毒性肝炎病史,肝功能检查示:ALT、AST 值显著升高,《肝脏炎症及其防治专家共识(2014 版)》推荐抗炎保肝治疗是肝脏炎症综合治疗的一部分,不能取代抗病毒等病因治疗;反之,抗病毒等病因治疗在病因控制前(一部分患者甚至在病因控制后)亦不能取代抗炎保肝治疗,虽然抗病毒治疗对于 CHB 具有极为重要的作用,但并不能及时、直接和充分控制肝脏炎症反应,故应同时适当予以抗炎保肝治疗。

抗炎保肝药是指具有改善肝脏功能、促进肝细胞再生和/或增强肝脏解毒功能等作用的药物。抗炎保肝药物的分类如下:①抗炎类药物,如甘草酸类制剂;②肝细胞膜修复保护剂,代表药物为多烯磷脂酰胆碱;③解毒类药物,代表药物为谷胱甘肽、N-乙酰半胱氨酸及硫普罗宁等;④抗氧化类药物,代表药物主要为水飞蓟素类和双环醇;⑤利胆类药物,主要有 S-腺苷蛋氨酸及熊脱氧胆酸。该患者选用多烯磷脂酰胆碱注射液进行保肝治疗。共识指出多烯磷脂酰胆碱为肝细胞膜修复保护剂,多元不饱和磷脂胆碱是肝细胞膜的天然成分,可进入肝细胞,并以完整的分子与肝细胞膜及细胞器膜相结合,增加膜的完整性、稳定性和流动性,可使受损肝功能和酶活性恢复正常,调节肝脏的能量代谢,促进肝细胞的再生,并将中性脂肪和胆固醇转化成容易代谢的形式。还具有减少氧应激与脂质过氧化,抑制肝细胞凋亡,降低炎症反应和抑制肝星状细胞活化、防治肝纤维化等功能,从多个方面保护肝细胞免受损害。综上所述,用药符合《肝脏炎症及其防治专家共识(2014 版)》推荐。

(3)降低门静脉压力:《肝硬化门静脉高压食管胃静脉曲张出血的防治指南(2022 版)》指出目前临床常用降门静脉压力药物包括血管升压素及其类似物(特利加压素)、十四肽生长抑素及其类似物(奥曲肽)。用法:十四肽生长抑素 250~500μg/h,奥曲肽 25~50μg/h,持续静脉滴注,一般使用 3~5 日。该患者选用醋酸奥曲肽注射液(善宁)0.3mg q. 12h. 微泵静脉推注,符合指南推荐。

(4)抗菌药物的应用:根据《肝硬化门静脉高压食管胃静脉曲张出血的防治指南(2022 版)》,活动性出血时常存在胃黏膜和食管黏膜炎症水肿,因此 20% 左右肝硬化急性静脉曲张出血患者 48 小时内发生细菌感染,因此对肝硬化急性静脉曲张破裂出血的患者应短期使用抗菌药物,首选第三代头孢菌素,一般疗程 5~7 日。该患者选用注射用头孢唑肟钠 2g b. i. d. 静脉滴注,符合《肝硬化门静脉高压食管胃静脉曲张出血的防治指南(2022 版)》推荐。

(5)肝硬化腹水的治疗:该患者腹水为 3 级,根据《肝硬化腹水及相关并发症的诊疗指南(2017 版)》:目前肝硬化腹水治疗原则如下。一线治疗:①病因治疗;②合理限盐(4~6g/d)及应用利尿药物;③避免应用肾毒性药物。二线治疗:①合理应用缩血管活性药物和其他利尿药物,如特利加压素、盐酸米多君及托伐普坦等;②大量放腹水及补充人血白蛋白;③经颈静脉肝内门体分流术(TIPS);④停用非甾体类抗炎药(NSAIDs)及扩血管活性药物,如血管紧张素转化酶抑制药(ACEI)、血管紧张素受体拮抗药(ARB)等。三线治疗:①肝移植;②腹水浓缩回输或肾脏替代治疗;③腹腔 α-引流泵或腹腔静脉 Denver 分流。其中利尿药物是治疗肝硬化腹水的主要方法,常用的利尿药物种类如下。①醛固酮拮抗剂:螺内酯是临床最广泛应用的醛固酮拮抗剂,其次为依普利酮等。②袢利尿药:呋塞米是最常用的袢利尿药,其他有托拉塞米等。③高度选择性血管升压素 V_2 受体拮抗药:血管升压素 V_2 主要介导血管升压素激活集合管水通道蛋白,导致水重吸收增加。④其他类利尿药物:噻嗪类利尿药氢氯噻嗪是最常用的噻嗪类利尿药,通过抑制近曲小管、肾小管髓袢升支对钠离子、氯离子的重吸收,促进钠离子、氯离子、钾离子的排泄;盐酸阿米洛利和氨苯蝶啶:系保钾利尿药,与噻嗪类或袢利尿药合用有协同作用。⑤收缩血管活性药:特利加压素、盐酸米多。该患者初始治疗方案选用呋塞米片(20mg/片)1 片+螺内酯片(20mg/片)2 片符合指南推荐,呋塞米推荐起始剂量 20~40mg/d,3~5 日可递增 20~40mg,每日最大剂量可达 160mg,螺内酯起始剂量 40~80mg/d,以 3~5 日阶梯式递增剂量,最大剂量不超过 400mg/d。利尿药物治疗应答反应(显效、有效及无效)包括 24 小时尿量、下肢水肿及腹围 3 个主要指标综合评估。①24 小时尿量:显效,较治疗前增加>1 000ml;有效,较治疗前增加 500~1 000ml;无效,较治疗前增加<500ml。②下肢水肿:选择双足中水肿程度较重一侧。显效:完全看不到压痕为无水肿;有效:可见压痕为轻度水肿;无效:明显压痕为重度水肿。③腹围平卧以脐的位置水平绕腹一周测定腹围。显效:治疗后腹围减少 2cm 以上;有效:腹围减少 0~2cm;无效:无减少或增加。《肝硬化腹水及相关并发症的诊疗指南》推荐螺内酯联合呋塞米疗效明显高于螺内酯序贯或剂量递增,且高钾血症发生率显著降低,呋塞米与螺内酯合用时,按照 1:2.5 比例增加。托伐普坦与呋塞米以及螺内酯的作用机制不同,前者只利水,且可以升高血钠,该患者出现血钠值偏低,所以联用托伐普坦。

(6) 预防肝性脑病:《肝硬化肝性脑病诊疗指南(2018 版)》指出降低血氨的主要药物有以下几种。①乳果糖:是由半乳糖与果糖组成的二糖,乳果糖在结肠中被消化道菌群转化成低分子量有机酸,导致肠道内 pH 下降;并通过保留水分,增加粪便体积,刺激结肠蠕动,保持大便通畅,缓解便秘,发挥导泻作用,同时恢复结肠的生理节律,促进肠道嗜酸菌(如乳酸杆菌)的生长,抑制蛋白分解菌,使氨转变为离子状态。②拉克替醇:为肠道不吸收的二糖,能清洁、酸化肠道,减少氨的吸收,调节肠道微生态,有效降低内毒素含量。③L-鸟氨酸 L-门冬氨酸(LOLA):可作为替代治疗或用于常规治疗无反应的患者,通过促进肝脏鸟氨酸循环和谷氨酰胺合成减少氨的水平,明显降低患者空腹血氨和餐后血氨。④利福昔明:是利福霉素的合成衍生物,吸收率低。理论上讲,口服肠道不吸收抗菌药物,可以抑制肠道细菌过度繁殖,减少产氨细菌的数量,减少肠道 NH_3 的产生与吸收,从而减轻 HE 症状。⑤微生态制剂:包括益生菌、益生元和合生元等,改善肠上皮细胞的营养状态、降低肠黏膜通透性,减少细菌易位,减轻内毒素血症并改善高动力循环,减轻肝细胞的炎症和氧化应激,从而增加肝脏的氨清除。该患者便秘,治疗方案选用乳果糖口服液符合指南推荐,口服 1 次 15ml b.i.d.,符合说明书用量,用法用量合理。

　　3. 药物治疗方案与转归　患者入院后完善相关检查,予以注射用奥美拉唑 40mg i.v.gtt,q.12h. 抑酸、多烯磷脂酰胆碱注射液 930mg i.v.gtt,q.d. 保肝、注射用头孢唑肟钠 2g i.v.gtt,q.12h. 抗感染、醋酸奥曲肽注射液 0.3mg 微泵 q.12h. 降门静脉压力、人血白蛋白 10g i.v.gtt,q.d. 补充白蛋白、呋塞米片 40mg p.o,q.d. 联合螺内酯片 100mg p.o,q.d. 和托伐普坦片 7.5mg p.o,q.d. 利尿、乳果糖口服溶液(杜密克)15ml p.o,b.i.d. 预防肝性脑病,钠钾镁钙葡萄糖及氯化钾注射液纠正电解质酸碱平衡紊乱和补液等药物治疗。病程中,行两次食管胃静脉曲张内镜下硬化剂联合组织胶注射治疗。经过 14 日的治疗后,患者一般情况可,诉有轻度腹胀,半流质饮食,无呕血、黑粪。

　　【药学监护】
　　1. 对症状的监测　患者用药后,需每日观察患者有无继续呕血、黑粪,及大便量与性状,监测患者腹水消退情况,包括 24 小时尿量,每日固定时间监测腹围、体重变化。

　　2. 对相关指标的监测　监测患者体温、尿量、血常规、生化全套,特别关注血红蛋白、红细胞计数、血细胞比容以及凝血功能以评估患者有无持续性出血,贫血状况是否改善。定期监测血氨。

　　3. 对药物不良反应的监测　观察患者是否有皮疹、瘙痒、药物热等,以及高血糖或低血糖。

　　【总结】对于肝硬化食管静脉曲张破裂急性出血,治疗的一线药物主要是降低门静脉压力药物和抑酸药物。对于慢性乙肝患者存在肝硬化的客观依据时,不管 ALT 和 HBeAg 情况,均建议积极抗病毒治疗。抗炎保肝治疗是肝脏炎症综合治疗的一部分,不能取代抗病毒等病因治疗;反之,抗病毒等病因治疗在病因控制前(一部分患者甚至在病因控制后)亦不能取代抗炎保肝治疗,虽然抗病毒治疗对于 CHB 具有极为重要的作用,但并不能及时、直接和充分控制肝脏炎症反应,故应同时适当予以抗炎保肝治疗。肝硬化腹水治疗效果的评价,需要综合患者的每日尿量,每日固定时间的体重、腹围等综合判断,同时需要监测患者的血电解质及肾功能,评估利尿治疗的安全性。而肝性脑病的治疗可以结合患者的血氨及临床症状选择一种或几种降血氨药物联合使用。

二、急性胰腺炎病例

【病例介绍】

基本资料	患者,女,28 岁。身高 166cm,体重 63kg。3 月 11 日入院。
主诉	因"上腹痛 1 周,加重伴呕吐 2 日"入院。
现病史	患者 1 周前无明显诱因出现上腹痛,为持续性钝痛,无放射痛,无发热,无腹胀,症状持续不缓解,阵发性加重,患者自服胃药治疗(具体不详),症状无好转,患者就诊于当地医院,查血常规基本正常。2 日前患者腹痛程度加重,伴呕吐,呕吐物为食物及黏液,无咖啡样液体,无腹胀,无肛门排气,排便停止。患者就诊于我院急诊,予以抑酸、补液、抑制胰腺分泌药物治疗后症状缓解。患者否认食物、药物及其他物品过敏史。
既往史	既往身体健康,无基础疾病。
检查	查体:体温 36.6℃,脉搏 84 次/min,呼吸 20 次/min,血压 135/96mmHg。神志清楚,无贫血貌,皮肤巩膜无黄染,浅表淋巴结未触及,无肝掌、蜘蛛痣。心率 84 次/min。心律:规整。腹壁未见曲张静脉,无胃肠型蠕动波,无手术瘢痕,腹部平坦,腹部质地软,有腹部压痛,压痛部位在右上腹,无腹部反跳痛,肝脏未触及,脾脏未触及。Murphy 征阴性。移动性浊音阴性。肠鸣音正常。双下肢无水肿。 血常规:WBC 3.62×10^9/L,Hb 126g/L,PLT 136×10^9/L;血淀粉酶 966U/L。全腹 CT:急性胆囊炎,肝内外胆管轻度扩张,胰腺周围渗出,考虑继发性胰腺炎;脾大,脂肪肝,子宫右侧附件低密度灶,考虑生理性卵泡,腹盆腔少量积液;两侧骶髂关节致密性骨炎。肝功能:ALT 759U/L,AST 462U/L,LDH 827U/L,GGT 303U/L;凝血五项正常。
诊断	①急性胰腺炎(胆源性,轻症);②急性胆囊炎;③脂肪肝
治疗过程与转归	患者入院后完善相关检查,予以奥美拉唑 40mg i.v.gtt,b.i.d. 抑酸,奥曲肽 0.3mg 静脉泵入 q.12h. 抑制胰酶分泌,注射用头孢他唑 2g i.v.gtt,b.i.d. 联合奥硝唑氯化钠 0.25g i.v.gtt,b.i.d. 抗感染,异甘草酸镁 150mg i.v.gtt,q.d. 保肝,钠钾镁钙葡萄糖注射液、5% GNS、氯化钾、维生素 B$_6$ 补液扩容及营养等治疗。患者症状较前好转,目前已恢复半流质饮食,病情平稳,予以办理出院。

急性胰腺炎主要治疗药物及使用情况见表 11-15。

表 11-15 急性胰腺炎主要治疗药物及使用情况

药品名称	剂量	药理作用	用药时间
0.9% NS+醋酸奥曲肽注射液	50ml 0.3mg 静脉泵入 q.12h.	抑制胰酶分泌	03-11—03-15
0.9% NS+注射用奥美拉唑钠	100ml 40mg i.v.gtt,b.i.d.	抑制胃酸分泌	03-11—03-15
5% GS 250ml+异甘草酸镁注射液(天晴甘美)	250ml 150mg i.v.gtt,q.d.	保肝	03-11—03-15
钠钾镁钙葡萄糖注射液+氯化钾注射液	500ml 10ml i.v.gtt,q.d.	补液	03-11—03-15

药品名称	剂量	药理作用	用药时间
5% GNS+氯化钾注射液	500ml 15ml i. v. gtt, q. d.	补液	03-11—03-15
5% GS+氯化钾注射液+维生素 B$_6$ 注射液	500ml+10ml+0. 2g i. v. gtt, q. d.	补液	03-11—03-13
0.9% NS+注射用头孢他啶	100ml 2g i. v. gtt, b. i. d.	抗感染	03-11—03-15
奥硝唑氯化钠注射液	0. 25g i. v. gtt, b. i. d.	抗感染	03-11—03-15

【病例分析】根据病史及相关辅助检查,该患者为胆源性急性胰腺炎(轻症),参照《中国急性胰腺炎多学科(MDT)诊治共识意见(2015 版)》和《中国急性胰腺炎诊治指南(2019 版)》,急性胰腺炎的治疗原则是密切观察病情变化,采取抑制胰液分泌及胰酶活性、抗感染、液体复苏及营养支持等治疗。

1. 药物治疗问题分析

(1) 给药剂量过低:奥硝唑氯化钠注射液按照说明书的用法用量治疗厌氧菌引起的感染:成人起始剂量为 0. 5~1g,然后每 12 小时静脉滴注 0. 5g,连用 3~6 日。此次抗感染治疗,奥硝唑氯化钠注射液使用剂量不足,达不到抗厌氧菌的剂量标准。

(2) 药物不良反应:醋酸奥曲肽会导致血糖升高或降低,需注意监测血糖变化;输注头孢唑肟钠期间,可能会有皮疹等过敏反应,注意监护。

2. 药物治疗方案分析

(1) 抑制胰酶分泌:胰腺腺泡内胰蛋白酶的活化是急性胰腺炎的始动环节,生长抑素及其类似物(奥曲肽)可以通过直接抑制胰腺外分泌而发挥作用。可选用生长抑素 250μg/h 或奥曲肽 25~50μg/h 静脉滴注。质子泵抑制剂(PPI)或 H$_2$ 受体拮抗药可通过抑制胃酸分泌而间接抑制胰腺分泌,还可以预防应激性溃疡的发生。可选用 PPI 间隔 12 小时静脉滴注(如埃索美拉唑 40mg、泮托拉唑 40mg 等)。因此该患者初始治疗方案选用醋酸奥曲肽注射液 0. 3mg q. 12h. 静脉泵入与注射用奥美拉唑钠 40mg b. i. d. 静脉滴注符合指南推荐。

(2) 维持水和电解质平衡:急性胰腺炎液体复苏治疗除补充生理需要量外,应适当补充因胰周渗出丢失的液体。需要注意补液的速度和剂量,过快、过量输注晶体液容易导致急性肺间质水肿甚至急性呼吸窘迫综合征(ARDS)。需补充电解质以纠正低血钙和低血钾。如心功能允许,在最初的 48 小时静脉补液量及速度为 200~250ml/h,或使尿量维持在 0. 5ml/(kg·h)以上,总补液量宜少于 2 000ml。

(3) 抗感染治疗:对于胆源性轻症胰腺炎(MAP)或伴有感染的中度重症胰腺炎(MSAP)和重症胰腺炎(SAP)应常规使用抗菌药物。胰腺感染的致病菌主要为革兰氏阴性菌和厌氧菌等肠道常驻菌。抗菌药物的应用应遵循"降阶梯"策略,选择抗菌谱为针对革兰氏阴性菌和厌氧菌为主、脂溶性强、可有效通过血胰屏障的药物。如碳青霉烯类、喹诺酮类、第三代头孢菌素、甲硝唑等,疗程为 7~14 日,特殊情况下可延长应用。不推荐常规抗真菌治疗,临床上无法用细菌感染来解释发热等表现时,应考虑真菌感染的可能,可经验性应用抗真菌药,同时进行血液或体液真菌培养。患者为胆源性胰腺炎,有使用抗菌药物的指征。该患者采用注射用头孢他啶联合奥硝唑氯化钠注射液抗感染治疗。选药品种符合指南推荐,但是奥硝唑氯化钠注射液(奥立妥)按照说明书的用法用量为治疗厌氧菌引起的感染:成人起始剂量为 0. 5~1g,然后每 12 小时静脉滴注 0. 5g,连用 3~6 日。此次抗感染治疗,奥立妥使用剂量不足,达不到抗厌氧菌的剂量标准,药师建议医生更改剂量。

(4) 抗炎保肝药的应用:监测患者肝功能,ALT 759U/L, AST 462U/L, LDH 827U/L, GGT 303U/L;《肝脏炎症及其防治专家共识(2014 版)》中指出对于肝脏炎症,无论是否存在有效的病因疗法,均应考虑实施抗炎保肝治疗。对于缺乏有效病因治疗或暂不能进行病因治疗的部分患者,更应考虑抗炎保肝治疗。抗炎保肝药是指具有改善肝功能、促进肝细胞再生和/或增强肝脏解毒功能等作用的药物。抗炎保肝药物的分类有以下几种。①抗炎类药物:甘草酸类制剂;②肝细胞膜修复保护剂:代表药物为多烯磷脂酰胆碱;③解毒类药物:代表药物为谷胱甘肽、N-乙酰半胱氨酸及硫普罗宁等;④抗氧化类药物:代表药物主要为水飞蓟素类和双环醇;⑤利胆类药物:主要有 S-腺苷蛋氨酸及熊脱氧胆酸。指南中特别指出甘草酸类制剂可改善各类肝炎所致的血清氨基转移酶升高等生化异常,以及双环醇可快速降低 ALT、AST,尤其是 ALT。该患者采用异甘草酸镁注射液进行抗炎保肝治疗。甘草酸类制剂具有类似糖皮质激素(GC)的非特异性抗炎作用而无抑制免疫功能的不良反应,可改善肝功能。目前甘草酸类制剂发展到了第四代,代表药物为异甘草酸镁注射液、甘草酸二铵肠溶胶囊。临床研究证明,该类药品可改善各类肝炎所致的血清氨基转移酶升高等生化异常,明显减轻肝脏病理损害,改善受损的肝细胞功能。综上所述,用药符合《肝脏炎症及其防治专家共识(2014 版)》推荐。

3. 药物治疗方案与转归 患者入院后完善相关检查,予以奥美拉唑抑酸,奥曲肽 0.3mg 静脉泵入 q.12h. 抑制胰酶分泌,注射用头孢他啶 2g i.v.gtt,b.i.d. 联合奥硝唑氯化钠注射液 0.25g i.v.gtt,b.i.d. 抗感染,异甘草酸镁 150mg i.v.gtt,q.d. 保肝,钠钾镁钙葡萄糖注射液、5% GNS、氯化钾、维生素 B₆ 补液扩容及营养等治疗。患者症状较前好转,目前已恢复半流质饮食,病情平稳,予以办理出院。

【药学监护】

1. 对症状的监测 患者用药后,需每日观察患者有无腹痛、是否通便通气等,监测患者体温。

2. 对相关指标的监测 每日严密观察体温,脉搏,呼吸,血压与尿量,腹肌紧张、压痛程度和范围,白细胞计数及血尿淀粉酶变化,血电解质及血气分析等。

3. 对药物不良反应的监测 观察患者是否有皮疹、瘙痒、药物热等,以及高血糖或低血糖。

【总结】急性胰腺炎(AP)的治疗需采取内科综合治疗,维持有效循环血容量及水、电解质平衡;进行必要的营养支持;减少胰液分泌及抑制胰酶活性;预防胰腺坏死和感染;尽可能阻止急性胰腺炎向重型发展。在抗感染方面,对于非胆源性轻型 AP 不推荐常规使用抗菌药物,对胆源性轻型 AP 或重症 AP,应常规使用抗菌药物。胰腺感染的致病菌主要为革兰氏阴性菌和厌氧菌等肠道常驻菌,抗菌药物的应用应遵循:抗菌谱为以革兰氏阴性菌和厌氧菌为主、脂溶性强、有效通过血胰屏障等三大原则。

三、消化性溃疡病例

【病例介绍】

基本资料	患者,男,38 岁。身高 176cm,体重 70kg。4 月 12 日入院。
主诉	因"黑粪 4 日"入院。
现病史	患者 4 日前无明显诱因出现解黑粪 4 次,开始为成形大便,后为稀便,未见血凝块,遂到当地医院就诊,经输液治疗(具体不详)后仍解黑粪 4 次,均为稀便,遂到我院急诊科就诊,予内镜下止血治疗,过程顺利。为进一步治疗,收住入院。以消化道出血诊断收住入院。患者否认食物、药物及其他物品过敏史。
既往史	既往身体健康,无基础疾病。
检查	查体:体温 37.3℃,脉搏 94 次/min,呼吸 20 次/min,血压 126/72mmHg。神志清楚,有贫血貌,皮肤巩膜无黄染,浅表淋巴结未触及,无肝掌、蜘蛛痣。心肺听诊未见明显异常。腹壁未见曲张静脉,无胃肠型蠕动波,无手术瘢痕,腹部平坦,腹部质地软,无腹部压痛,无腹部反跳痛,肝脏未触及,脾脏未触及。Murphy 征阴性。移动性浊音阴性。肠鸣音正常。双下肢无水肿。 血常规示血红蛋白 50g/L。凝血五项示未见异常。胸部及全腹部 CT 平扫示:①两肺散在索条及炎性渗出,两肺下叶胸膜下区为主;②两肺多发小结节,随诊;③心腔密度影减低,考虑贫血改变,请结合实验室检查;④两侧胸腔少量积液;⑤左第 10 后肋陈旧性骨折;⑥轻度不均匀性脂肪肝;⑦双肾周围少量渗出;左肾可疑稍低密度小结节,请结合超声检查;⑧前列腺钙化灶。电子胃镜示:十二指肠球部溃疡伴出血(Forrest Ⅰ B),胃溃疡(A₁ 期)内镜下止血,HP 阳性。

诊断	①上消化道出血;②十二指肠球部溃疡;③胃溃疡;④HP 阳性。
治疗过程与转归	患者入院后完善相关检查,予奥美拉唑抑酸护胃、磷酸铝凝胶促进黏膜修复、红细胞悬浮液纠正贫血、补液等治疗,目前病情平稳,无明显活动性出血征象,告知病情后予以办理出院,并告知出院注意事项。 患者胃镜活检提示 HP 阳性,出院带药加用抗 HP 四联方案治疗:雷贝拉唑肠溶片,枸橼酸铋钾颗粒,阿莫西林胶囊,克拉霉素片,疗程 14 日。患者一般情况良好,未诉明显不适,病情好转,出院继续口服药物治疗。

消化性溃疡主要治疗药物及使用情况见表 11-16。

表 11-16　消化性溃疡主要治疗药物及使用情况

药品名称	用法用量	药理作用	用药时间
0.9% NS 100ml+注射用奥美拉唑钠 40mg	i. v. gtt,b. i. d.	抑制胃酸分泌	04-12—04-16
钠钾镁钙葡萄糖注射液	500ml i. v. gtt,q. d.	补液及电解质	04-12—04-16
5% GS 500ml+氯化钾注射液 10ml+维生素 B_6 注射液 0.1g+维生素 C 注射液 1g	i. v. gtt,q. d.	补液	04-12—04-16
0.9% NS 500ml+氯化钾注射液 10ml	i. v. gtt,q. d.	补液补钾	04-12—04-16
磷酸铝凝胶(20g/袋)	11g p. o,t. i. d.	抗酸,保护胃黏膜	04-12—04-16
输悬浮少白细胞红细胞	2.0U i. v. gtt,1 次	输血	04-12,04-14
雷贝拉唑肠溶片	20mg p. o,b. i. d.		出院带药
枸橼酸铋钾颗粒	220mg p. o,b. i. d.	抗 HP	出院带药
阿莫西林胶囊	1.0g p. o,b. i. d.		出院带药
克拉霉素片	0.5g p. o,b. i. d.		出院带药

【病例分析】患者入院诊断为十二指肠球部溃疡伴出血,治疗主要采用止血、促进溃疡愈合,而后针对病因幽门螺杆菌感染进行根除治疗。

根据病史及相关辅助检查,该患者为十二指肠溃疡合并胃溃疡所致上消化道出血,参照《消化性溃疡诊断与治疗规范(2016 版)》和《急性非静脉曲张性上消化道出血诊治指南(2018 版)》以及《急性上消化道出血急诊诊治流程专家共识(2020 版)》,消化性溃疡出血的治疗原则是胃镜检查、出血征象监测、液体复苏、止血措施等治疗。

1. 药物治疗问题分析　药物不良反应:醋酸奥曲肽会导致血糖升高或降低,需注意监测血糖变化;氯化钾注射液静脉浓度较高,速度较快或静脉较细时,易刺激静脉内膜引起疼痛,甚至发生静脉炎。

2. 药物治疗方案分析

(1) 消化性溃疡伴出血的治疗

1) 胃镜检查:消化性溃疡并发急性出血时,应尽可能在 24 小时内行急诊胃镜检查。患者于急诊行电子胃镜检查示十二指肠球部溃疡伴出血(Forrest ⅠB)胃溃疡(A_1 期),予以内镜下止血。

2) 出血征象监测:入院后记录呕血、黑粪和便血的频度、颜色、性质、次数和总量,定期复查红细胞计数、血红蛋白、血细胞比容与血尿素氮等;监测意识状态、心率、脉搏、血压、呼吸、肢体温度、皮肤和甲床色泽、周围静脉特别是颈静脉充盈情况、尿量等。

3) 液体复苏:常用液体包括氯化钠注射液(0.85% ~ 0.95%)、平衡液、全血或其他血浆代用品。根据失血的多少在短时间内输入足量液体,以纠正循环血量的不足。下列情况时可输血,紧急时输液、输血同时进行:①收缩压<90mmHg,或较基础收缩压降低幅度>30mmHg;②血红蛋白<70g/L,血细胞比容<25%;③心率增快>120 次/min。患者入院时血红蛋白为 49g/L(<70g/L),予以输悬浮少白细胞红细胞以纠正因消化道失血而引起的贫血情况。符合指南推荐。

4)止血措施

镜下止血:起效迅速、疗效确切。推荐对 Forrest 分级 Ⅰa~Ⅱb 的出血病变行内镜下止血治疗。

抑酸与抗酸药物:抑酸药能提高胃内 pH,既可促进血小板聚集和纤维蛋白凝块的形成,避免血凝块过早溶解,有利止血和预防再出血,又可治疗消化性溃疡。临床常用的抑酸药包括质子泵抑制剂(PPI)和 H₂ 受体拮抗剂。PPI 是治疗消化性溃疡的首选药物。对于胃镜下止血治疗后的高危患者,如 Forrest 分级 Ⅰa 至 Ⅱb 的溃疡、胃镜下止血困难或胃镜下止血效果不确定者、合并服用抗血小板药物或 NSAID 者,静脉给予大剂量 PPI 72 小时,并适当延长大剂量 PPI 的疗程,然后改为标准剂量 PPI 静脉输注,每日 2 次,使用 3~5 日,此后口服标准剂量 PPI 直至溃疡愈合。磷酸铝凝胶为抗酸药,能中和过多胃酸,从而缓解胃酸过多的症状,凝胶剂的磷酸铝能形成胶体保护性薄膜,能隔离并保护损伤组织。抗酸药与抑酸药联合使用能够缓解消化性溃疡的腹痛、反酸症状,促进溃疡愈合。

(2)根除幽门螺杆菌治疗:幽门螺杆菌(HP)感染是消化性溃疡的重要病因,根除 HP 可以治愈溃疡,还可以减少溃疡和出血复发率,该患者十二指肠球部溃疡、胃溃疡,胃镜活检示 HP 阳性,所以需根除 HP 治疗。

目前推荐铋剂四联(PPI+铋剂+2 种抗菌药物)作为主要的经验性治疗根除 HP 方案(推荐 7 种方案),药物治疗疗程为 14 日。

推荐的幽门螺杆菌根除四联方案中抗菌药物组合、剂量和用法见表 11-17。

表 11-17 推荐的幽门螺杆菌根除四联方案中抗菌药物组合、剂量和用法

方案	抗菌药物 1	抗菌药物 2
1	阿莫西林 1 000mg,每日 2 次	克拉霉素 500mg,每日 2 次
2	阿莫西林 1 000mg,每日 2 次	左氧氟沙星 500mg,每日 1 次;或 200mg,每日 2 次
3	四环素 500mg,每日 3 次或每日 4 次	甲硝唑 400mg,每日 3 次或每日 4 次
4	阿莫西林 1 000mg,每日 2 次	甲硝唑 400mg,每日 3 次或每日 4 次
5	阿莫西林 1 000mg,每日 2 次	四环素 500mg,每日 3 次或每日 4 次

注:标准剂量(质子泵抑制剂+铋剂)(每日 2 次,餐前半小时口服)+2 种抗菌药物(餐后口服)。标准剂量质子泵抑制剂为艾司奥美拉唑 20mg、雷贝拉唑 10mg、奥美拉唑 20mg、兰索拉唑 30mg、泮托拉唑 40mg、艾普拉唑 5mg,以上选一;标准剂量铋剂为枸橼酸铋钾 220mg。

对于 HP 的根除需要注意以下几点。

1)严格掌握 HP 根除治疗的适应证。

2)治疗需要规范化,按照指南共识推荐的正规方案治疗,疗程要用足 14 日。

3)对于多次治疗失败者,可考虑停药一段时间(2~3 个月或半年),使细菌恢复原来的活跃状态,以便提高下一次治疗的 HP 根除率。

4)评估应在根除治疗结束至少 4 周后进行,此期间服用抗菌药物、铋剂和某些具有抗菌作用的中药或 PPI 均会影响检测结果。

该患者为初次抗 HP 治疗,无青霉素过敏史,选择阿莫西林和克拉霉素组合的抗菌药物是合理的,符合指南推荐,用法用量也是合理的。

3. 药物治疗方案与转归 患者入院后完善相关检查,予奥美拉唑抑酸护胃、磷酸铝凝胶促进黏膜修复、红细胞悬浮液纠正贫血、补液等治疗,目前病情平稳,无明显活动性出血征象,告知病情后予以办理出院,并告知出院注意事项。患者胃镜活检提示 HP 阳性,出院带药加用抗 HP 四联方案治疗:雷贝拉唑肠溶片,枸橼酸铋钾颗粒,阿莫西林胶囊,克拉霉素片,疗程 14 日。患者一般情况良好,未诉明显不适,病情

好转,出院继续口服药物治疗。

【药学监护】

1. **对症状的监测** 患者用药后,需每日观察患者有无腹痛,是否有呕血、黑粪。

2. **对相关指标的监测** 每日严密观察体温、脉搏、呼吸、血压与尿量、红细胞计数与血红蛋白、血细胞比容与血尿素氮等。

3. **对药物不良反应的监测** 观察患者有无静脉炎等;交代患者出院带药,服用枸橼酸铋钾颗粒期间,有可能导致大便呈黑褐色,属于正常现象。若同时出现头晕、心慌等不适症状应及时就医;阿莫西林和克拉霉素剂量较大,为避免胃肠道反应早晚餐后即服。

【总结】 消化性溃疡的发病因素多种多样,最常见的病因包括幽门螺杆菌感染和 NSAIDs 药物及阿司匹林的广泛应用,除此之外,一些不良的生活习惯、饮食习惯也可导致溃疡发生。而消化性溃疡所致上消化道出血为急性上消化道出血最常见的病因,若出血过多或诊治不及时,可能会危及患者生命。因此在面对上消化道出血的患者时,要迅速对其出血部位、原因进行判断检查,及时进行止血,同时对出血的病因进行治疗。对于患者后期再出血的预防也很重要,本例患者为十二指肠溃疡所致上消化道出血,在对溃疡进行治疗的同时,也要对其复发的危险因素进行评估。有危险因素存在时,例如幽门螺杆菌感染、长期服用 NSAIDs 药物或吸烟、喝酒等不良生活习惯等,要进行相应的处理,对患者进行健康教育,以便于减少溃疡复发及出血的发生率。该患者消化性溃疡考虑与幽门螺杆菌感染相关,出院后给予四联抗幽门螺杆菌药物进行根除治疗。

(葛卫红)

第六节 神经科疾病病例分析和用药实践

一、心源性脑梗死病例

【病例介绍】

基本资料	患者,男,71 岁。身高 178cm,体重 75kg。8 月 15 日入院。
主诉	因"右侧肢体无力 40 分钟"入院。
现病史	3 小时前睡眠过程中突发右侧肢体无力,右侧肢体完全不能活动,伴言语不能,不能听懂他人语言,伴小便失禁 1 次。无恶心、呕吐,无意识不清、肢体抽搐。急行头颅 CT 示多发脑梗死。患者否认药物过敏史。
既往史	高血压病 10 余年,最高 200/120mmHg,口服抗高血压药物,血压控制良好。5 年前因冠心病、心肌梗死行冠状动脉支架植入术。间断有活动后气短。否认糖尿病病史。否认肝炎、结核等急慢性传染病病史。无重大外伤、输血史。否认食物、药物过敏史;预防接种史不详。既往用药史:苯磺酸氨氯地平片 2.5mg q.d.,依那普利片 10mg q.d.。
检查	查体:体温 36.7℃,脉搏 74 次/min,呼吸 20 次/min,血压 156/77mmHg,发育正常,营养一般,查体合作。神经系统查体:意识清醒,混合性失语,高级智能不配合。左侧肢体肌力 Ⅴ 级,右侧上肢肌力 Ⅰ 级,右侧下肢肌力 Ⅰ 级。头颅 CT 示:右侧枕叶稍低密度影,右侧基底节区、放射冠、半卵圆中心及丘脑多发腔梗,脑白质变性,脑萎缩。血常规:Hb 110g/L,PLT 159×10⁹/L;凝血功能大致正常。血糖 10.2mmol/L。心电图示波下心房颤动。
诊断	①脑梗死;②高血压(2 级);③心房颤动。
治疗过程与转归	患者入院后立即完善头颅 CT、血常规、凝血功能、血糖、心电图等相关检查,排除溶栓禁忌后给予 rt-PA 溶栓治疗。急性期加用依达拉奉注射液 30mg 静脉滴注 b.i.d. 脑保护;阿托伐他汀钙片调脂固斑。病情稳定 1 周后复查头颅 CT 排除梗死后出血转化,启动利伐沙班抗凝治疗。经 12 日住院治疗,患者病情稳定,出院继续药物治疗。

心源性脑梗死主要治疗药物及使用情况见表 11-18。

表 11-18 心源性脑梗死主要治疗药物及使用情况

药理作用	药物名称	用法用量	用药时间
溶栓	注射用阿替普酶	6.75mg i.v,st.,1min 60.75mg i.v.gtt,st.,1h	08-15
调脂固斑	阿托伐他汀钙片	20mg p.o,q.d.	08-15—08-27
神经保护	0.9%氯化钠注射液 100ml+依达拉奉注射液 30mg	i.v.gtt,b.i.d.	08-16—08-27
控制心室率	琥珀酸美托洛尔缓释片	23.75mg p.o,q.d.	08-17—08-27
抗凝	利伐沙班片	15mg p.o,q.d.	08-22—08-27

【病例分析】患者,男,71 岁。患有心房颤动病史 5 年,未规律服用抗凝血药物,此次脑梗死入院。入院在脑梗死发病 4.5 小时内,给予溶栓治疗,1 周左右经评估启动抗凝治疗。

1. 药物治疗问题分析

(1) 不必要的药物治疗:患者因脑梗死入院,既往心房颤动病史 5 年,CHA_2DS_2-VASc 评分 5 分(高血压 1 分,脑卒中 2 分,心血管疾病 1 分,年龄 1 分),HAS-BLED 评分 2 分(年龄 1 分,高血压 1 分)。已有多项研究证实阿司匹林不能有效预防非瓣膜性心房颤动患者的脑卒中事件,且患者入院行溶栓治疗,因此停用阿司匹林。

(2) 需要增加药物治疗:依达拉奉是一种抗氧化剂和自由基清除剂,国内外多个随机双盲安慰剂对照试验提示依达拉奉能改善急性脑梗死患者的功能结局并且安全。加用依达拉奉脑保护治疗。

患者有非瓣膜性心房颤动病史 5 年,未规律服用抗凝血药物可能是发生此次缺血事件的重要原因。该患者 CHA_2DS_2-VASc 评分 5 分,有抗凝指征,在脑梗死后第 7 天复查头颅 CT 未见出血转化,加用利伐沙班抗凝治疗。

(3) 药物不良反应:溶栓后患者鼻出血,为溶栓治疗的常见不良反应。因为 rt-PA 半衰期较短,对凝血系统影响较小,出现轻微出血一般不需特殊处理,大多数出血患者可通过扩容及人工压迫损伤血管控制出血。患者鼻出血可在较短时间自行止血,因此无须特殊处理。

(4) 患者依从性:患者既往心房颤动病史 5 年,未规律服用抗凝血药物,此次脑梗死入院后经评估加用抗凝血药物,并充分宣教患者抗凝治疗的重要性以及不可替代性,以提高患者服药依从性。

2. 药物治疗方案分析

(1) 改善脑循环的溶栓治疗:脑梗死又称缺血性脑卒中,是指各种原因所致脑部血液供应障碍,导致局部脑组织缺血、缺氧性坏死,而出现相应神经功能缺损的一类临床综合征。"时间就是大脑",力争发病后尽早选用最佳治疗方案,挽救缺血半暗带。静脉溶栓是目前最主要的恢复血流措施,药物包括组织型纤溶酶原激活剂(recombinant tissue plasmmogen activator,rt-PA)、尿激酶和替奈普酶。现在认为有效抢救半暗带组织的时间窗为 4.5 小时内或 6 小时内。超早期采用 rt-PA 静脉溶栓是改善急性缺血性脑卒中结局最有效的药物治疗手段,已被我国和许多国家指南推荐。《中国急性缺血性脑卒中诊治指南(2018 版)》推荐对缺血性脑卒中发病 3 小时内(Ⅰ级推荐,A 级证据)和 3~4.5 小时(Ⅰ级推荐,B 级证据)的患者。应按照适应证和禁忌证对患者进行筛选,对有溶栓适应证的患者,应尽快给予 rt-PA 溶栓治疗。使用方法:rt-PA 0.9mg/kg(最大剂量为 90mg)静脉滴注,其中 10% 在最初 1 分钟内静脉推注,剩余剂量在 1 小时内持续滴注,用药期间及用药 24 小时内应严密监护患者(Ⅰ级推荐,A 级证据)。

(2) 脑保护治疗:理论上,神经保护药物可改善缺血性脑卒中患者预后,动物研究也显示神经保护药物可改善神经功能缺损程度。但临床上研究结论尚不一致,疗效还有待进一步证实。依达拉奉是一种抗氧化剂和自由基清除剂,国内外多个随机双盲安慰剂对照试验提示依达拉奉能改善急性脑梗死的功能结局并安全,还可改善接受阿替普酶静脉溶栓治疗患者的早期神经功能。

（3）他汀类药物治疗：观察性研究显示他汀类药物可改善急性缺血性脑卒中患者预后，ASSORT 研究显示早期（发病后 7 日内）启动他汀类药物与延迟（发病后 21 日）启动疗效并无差异，但发病前已经使用他汀类药物的患者继续使用可改善预后。发病后应尽早对动脉粥样硬化性脑梗死患者使用他汀类药物开展二级预防，他汀类药物的种类及治疗强度需个体化决定。患者在本次脑卒中发病前已经口服他汀类药物治疗，入院继续口服阿托伐他汀钙片进行调脂固斑治疗，作为缺血性脑卒中的二级预防。

（4）血压管理：约 70% 缺血性脑卒中患者急性期血压升高，原因主要包括：病前存在高血压、疼痛、恶心呕吐、焦虑、躁动等。目前针对脑卒中后早期是否应该立即降压、降压的目标值、脑卒中后何时开始恢复原用抗高血压药及抗高血压药物的选择等问题研究进展不多，尚缺乏充分可靠研究证据。对于准备溶栓及桥接血管内取栓者，血压应控制在收缩压 <180mmHg、舒张压 <100mmHg。患者溶栓前 156/77mmHg，无须进行降压治疗。待患者病情平稳后，可于起病后数日恢复使用发病前服用的降压药物进行降压治疗。

（5）心房颤动的抗凝治疗：心房颤动相关脑卒中与非心房颤动相关脑卒中相比，症状重、致残率高、致死率高，易复发；死亡率 2 倍于非心房颤动相关脑卒中，医疗费用 1.5 倍于非心房颤动相关脑卒中。合理的抗凝治疗是预防心房颤动相关脑卒中的有效措施。非瓣膜性心房颤动患者目前采用 CHA_2DS_2-VASc 评分［充血性心力衰竭、高血压、年龄 65～74 岁、糖尿病、血管性疾病、性别（女性）得分为 1 分；年龄 ≥75 岁、有脑卒中史得分为 2 分］对患者进行风险分层，如果男性评分 ≥2 分、女性评分 ≥3 分推荐抗凝治疗。该患者 CHA_2DS_2-VASc 评分 5 分，有抗凝指征。另一方面，抗凝治疗可增加出血风险，但在合理使用抗凝血药物，控制可干预的出血危险因素等规范治疗情况下，颅内出血的发生率为 0.1%～0.6%，比既往明显降低。对患者出血风险评估采用 HAS-BLED 评分系统（高血压、肝功能异常、肾功能异常、年龄 ≥65 岁、既往脑卒中病史、出血史或出血倾向、国际标准化比值波动大、药物、酗酒，每项各计 1 分），评分 ≥3 分时提示出血风险增高。出血风险增高者亦常伴栓塞风险增高，若患者具备抗凝治疗适应证，同时出血风险亦高时，需对其进行更为审慎的获益风险评估，纠正导致出血风险的可逆性因素，严密监测，制订适宜的抗凝治疗方案。

抗凝血药物的选择方面，华法林和 NOACs（达比加群、利伐沙班、阿哌沙班、依度沙班）均可作为患者的首选抗凝治疗药物。所有 NOACs 颅内出血发生率均低于华法林。NOACs 使用简单，不需要常规监测凝血指标，食物和药物相互作用较少，因此，近年来被多部指南推荐用于预防非瓣膜性心房颤动患者脑卒中事件的首选治疗药物。

非瓣膜性心房颤动患者脑卒中后抗凝血药物的启动目前仍缺乏数据。《ESC/EACTS 心房颤动管理指南（2016 版）》中指出在急性脑卒中后 7～14 日，注射用抗凝剂增加症状性颅内出血风险。对于脑卒中后 1～12 日之间的心房颤动患者，是否抗凝治疗取决于脑卒中的严重程度，建议综合评估患者 NIHSS 评分、影像学检查、心脏超声等检查结果后决定重启抗凝的时间。对于 NIHSS 评分在 8～15 分之间的患者，推荐在急性事件后 6 日启动抗凝治疗。该患者 NIHSS 评分 10 分，脑卒中 1 周后复查头颅 CT 未见出血转化，选用利伐沙班进行抗凝治疗。

3. 药物治疗方案与转归　患者入院后，立即完善相关检查，排除溶栓禁忌后给予 rt-PA 溶栓治疗。急性期加用依达拉奉注射液 30mg 静脉滴注 b.i.d. 脑保护；阿托伐他汀钙片调脂固斑。病情稳定 1 周后复查头颅 CT 排除梗死后出血转化，启动利伐沙班抗凝治疗。经 12 日住院治疗，患者病情稳定，出院继续使用药物治疗。

【药学监护】

1. 对症状的监测　溶栓治疗后监护患者右侧肢体无力的变化情况。溶栓治疗中及结束后 2 小时内，每 15 分钟进行 1 次血压测量和神经功能评估；然后每 30 分钟 1 次，持续 6 小时；以后每小时 1 次直至治疗后 24 小时。如患者出血严重伴头痛、高血压、恶心或呕吐，或神经症状体征恶化，应立即停用溶栓药物并进行头颅 CT 检查。如收缩压 ≥180mmHg 或舒张压 ≥100mmHg，应增加血压监测次数，并给予降压药物。

2. 对相关指标的监测　溶栓后每 2 小时监测 1 次凝血功能变化情况。监测血压波动变化情况。

3. 对药物不良反应的监测 rt-PA 最常见的不良反应是导致出血。静脉溶栓治疗中及结束后应密切监护患者出血体征,如血管损伤处出血、注射部位出血、颅内出血、呼吸道出血、胃肠道出血等。

他汀类药物最常见的不良反应是引起肌肉酸痛和转氨酶升高。监护患者在服用他汀类药物期间出现肌肉不适或无力等症状,应进一步检测激酶。如果发生或高度怀疑肌炎,应立即停止他汀类药物治疗。转氨酶升高至正常上限 3 倍以上时应考虑停用目前所服用的他汀类药物,更换为其他种类的他汀类药物。

【总结】本例患者为急性脑梗死,治疗的目标是通过溶栓治疗改善患者神经功能缺损。患者既往有心房颤动病史,未规律抗凝,此次脑梗死考虑与心房颤动有关。溶栓治疗 7 日后患者病情平稳,经评估给予抗凝治疗。抗凝对非瓣膜性心房颤动患者脑卒中的预防至关重要,应加强对患者和家属的宣教,如能耐受,应长期坚持服用抗凝血药物。服药期间注意监护出血体征。

二、癫痫病例

【病例介绍】

基本资料	患者,男,33 岁。身高 175cm,体重 65kg。2 月 22 日入院。
主诉	因"发作性意识丧失伴肢体抽搐 4 年,加重 1 个月"入院。
现病史	4 年前无明显诱因出现发作性意识丧失、四肢抽搐,口角流涎,持续 1 分钟左右缓解,有小便失禁,最初每 2~3 日发作 1 次,先后服"苯巴比妥、卡马西平"等治疗后发作未见明显控制。1 个月前发热、感冒后再次出现发作性意识丧失伴肢体抽搐,伴咂嘴、颈部向一侧扭转发作。患者否认药物过敏史。
既往史	否认冠心病、糖尿病,慢性支气管炎、脑梗死等慢性病史;否认肝炎、结核等急慢性传染病史;否认重大外伤史、输血史;否认食物药物过敏史;预防接种史不详。 既往用药史:卡马西平片 200mg b.i.d.;苯巴比妥片 30mg b.i.d.;某抗癫痫中药 2 粒 b.i.d.。
检查	查体:体温 36.5℃,脉搏 85 次/min,呼吸 20 次/min,血压 103/73mmHg,发育正常,营养一般,查体合作。神经系统查体:神志清,言语流利,高级智能正常。脑神经检查未见异常。四肢肌力 V 级,肌张力正常。腱反射对称活跃。深浅感觉未见异常。共济运动正常。双侧巴氏征及等位征阴性。脑膜刺激征阴性。
诊断	癫痫(全面强直-阵挛发作、复杂部分性发作)。
治疗过程与转归	入院暂停所有抗癫痫药,完善脑电图、颅脑磁共振、心电图、尿常规、血常规、粪便常规,明确患者癫痫发作类型后给予丙戊酸钠缓释片 500mg p.o,b.i.d.;拉莫三嗪片 50mg p.o,b.i.d.;卡马西平片 200mg p.o,b.i.d.;苯巴比妥片 30mg p.o,b.i.d.;0.5% 氯化钠注射液 250ml+醒脑静脉注射液 20ml 静脉滴注 b.i.d.。 经 7 日住院治疗,患者病情稳定,带药出院。

癫痫主要治疗药物及使用情况见表 11-19。

表 11-19 癫痫主要治疗药物及使用情况

药理作用	药物名称	用法用量	用药时间
抗癫痫	丙戊酸钠缓释片	500mg p.o,b.i.d.	02-22—02-25
抗癫痫	拉莫三嗪片	50mg p.o,b.i.d.	02-22—02-25
抗癫痫	卡马西平片	200mg p.o,b.i.d.	02-22—02-25
抗癫痫	苯巴比妥片	30mg p.o,b.i.d.	02-22—02-25
开窍醒脑	0.9% 氯化钠注射液 100ml+醒脑静脉注射液 20ml	i.v.gtt,q.d.	02-19—02-25

　　【病例分析】癫痫的诊断需遵循三步原则:①明确发作性症状是否为癫痫发作;②哪种类型的癫痫或癫痫综合征;③明确发作的病因。目前癫痫的治疗方法仍以药物治疗为主,药物治疗的目标是在无明显副作用的情况下,控制临床发作,使患者保持或恢复其原有的生理、心理状态和生活工作能力。根据患者发作类型和综合征选择合适的抗癫痫药物。

　　患者青年男性,急性起病,病程长,发作性意识丧失伴肢体抽搐 4 年,加重 1 个月,神经系统查体未见明显异常。为明确患者癫痫发作类型,暂停抗癫痫药物,先予改善脑代谢的药物。患者视频脑电监测中,全面-强直阵挛发作 1 次,且脑电图提示左侧颞导尖波、尖慢波发放,考虑颞叶癫痫。癫痫诊断明确发作类型:全面强直-阵挛发作、复杂部分性发作。明确发作类型后加用丙戊酸钠缓释片 500mg p.o,b.i.d.、拉莫三嗪片 50mg p.o,b.i.d.,同时继续服用入院前使用的两种抗癫痫药,以免快速停药诱导癫痫发作。在随后的长期治疗中对抗癫痫药物治疗方案进行逐步调整,直至控制癫痫发作。

　　1. 药物治疗问题分析

　　(1) 不必要的药物治疗:中医称癫痫为痫病,治疗讲究以辨证论治、预防调护为主。有研究对治疗癫痫的中草药进行统计,中草药抗癫痫使用最多的是石菖蒲,其他还包括全蝎、天麻、半夏等。该患者所服用的抗癫痫药物为中成药,主要成分为钩藤、天麻、贝母、胆星、半夏和陈皮。中医治疗癫痫有一定的疗效,但患者在服用三种抗癫痫药的基础上仍频繁大发作,提示目前方案疗效不佳。中成药抗癫痫的作用机制尚不明确,考虑患者目前口服药物较多,暂停使用疗效尚不能明确的中成药。

　　(2) 需要增加药物治疗:患者视频脑电监测结果显示为颞叶癫痫,属难治性癫痫。单药治疗难以控制癫痫发作,可考虑合理地联合用药治疗。在卡马西平、苯巴比妥的基础上加用丙戊酸钠缓释片 500mg b.i.d.;拉莫三嗪片 50mg b.i.d.。

　　(3) 药物不良反应:患者治疗过程中未发生药物不良反应。

　　(4) 患者依从性:患者癫痫病史 4 年,其间遵医嘱服用抗癫痫药物,治疗依从性较好。

　　2. 药物治疗方案分析

　　调整抗癫痫治疗方案:丙戊酸钠是全面强直-阵挛发作治疗的一线药物。丙戊酸钠的作用机制可能是增加抑制性神经递质 GABA 的合成和减少 GABA 的降解,从而升高 GABA 的浓度,降低神经元的兴奋性而抑制癫痫发作。也有抑制 Na^+ 通道的作用。拉莫三嗪是一种电压门控式钠离子通道依赖性阻滞药。对培养的神经元细胞产生持续性反复放电,拉莫三嗪能产生一种使用依赖性和电压依赖性阻滞,同时抑制谷氨酸的病理性释放,也抑制谷氨酸诱发的动作电位的爆发。

　　药物相互作用:丙戊酸钠是肝药酶抑制剂,能够延长拉莫三嗪的半衰期,使其血药浓度升高,两药联合可减少拉莫三嗪的剂量,产生对疗效有益的相互作用。而丙戊酸钠与卡马西平联用,抑制卡马西平代谢产物环氧化物的代谢,使卡马西平的副作用增加,因此两药不宜联用。苯巴比妥与丙戊酸钠作用机制类似,不宜联用。根据患者的发作类型最终确定以丙戊酸钠和拉莫三嗪为治疗药物。

　　抗癫痫药的减停:一般情况下,抗癫痫药停用应缓慢减少剂量直至停药,减药过快有可能引起癫痫持续状态。如果患者接受多种药物治疗,那么每种药物应该单独减停。一般通过 2~3 个月时间减停一种抗癫痫药。该患者首先考虑减停卡马西平,随后缓慢减停苯巴比妥。

　　3. 治疗方案调整与转归　患者入院第 2 天出现癫痫大发作。发作时意识丧失、四肢抽搐、口角流涎、双眼球上翻。紧急用压舌板压舌,立即给予药物终止癫痫大发作。

　　患者长期服用四种抗癫痫药,突然停药可导致癫痫发作。全面强直-阵挛性发作时患者意识丧失、双侧强直后紧跟有阵挛的序列活动是全身强直-阵挛性发作的主要临床特征。早期出现意识丧失、跌倒。随后的发作分为强直期、阵挛期和发作后期。患者此次癫痫发作的临床表现状态符合全面强直-阵挛发作的特点。未经控制的癫痫发作放电引起长时间严重的肌肉收缩和中枢神经系统功能失常,导致体温升高、心肺功能减退、肌红蛋白尿、肾衰竭和神经系统损害。因此需要紧急处理,防止或减少神经系统损害。

　　癫痫持续状态时应当立即静脉注射能够迅速终止癫痫发作的药物。即刻给予患者静脉注射地西泮注射液 10mg;肌内注射苯巴比妥钠注射液 200mg 终止癫痫发作。地西泮通过增强突触前抑制,抑制皮质-

丘脑和边缘系统的致病灶引起癫痫活动的扩散起抗惊厥作用,同时抑制脊髓多突触传出通路和单突触传出通路,松弛骨骼肌。地西泮经静脉注射后迅速经血流进入中枢神经,1~3分钟起效,但由于其较高的水溶性,又迅速从中枢重新分布到周围组织,作用很快消失。苯巴比妥钠肌内注射后0.5~1小时起效,脑组织内浓度高,可持续抑制癫痫发作。

给药后患者癫痫发作停止。当天加用丙戊酸钠缓释片和拉莫三嗪片,在随后的治疗中未再出现癫痫发作。

【药学监护】

1. **对症状的监测**　患者入院后立即停用所有抗癫痫药可能诱发癫痫发作,告知患者家属注意对患者进行监护,避免跌倒摔伤。发作时立即告知医师,并准确记录发作的持续时间、发作形式等。

2. **对相关指标的监测**　加用抗癫痫药物后监测血常规、肝肾功能变化情况以及监测丙戊酸钠、拉莫三嗪稳态血药浓度。

3. **对药物不良反应的监测**　长期服用抗癫痫药可能会对肝脏造成损伤,应每2个月复查1次血药浓度、肝功能、肾功能。服用拉莫三嗪的前8周可能会出现皮肤不良反应,大多数皮疹轻微且具有自限性,机体适应后这些症状可自行消失。

【总结】癫痫是因反复大脑神经元异常放电所致的大脑功能失调的临床综合征。70%~80%新诊断的癫痫患者可以通过服用单一抗癫痫药使发作得以控制,所以初始治疗的药物选择非常重要,选药正确可以增加治疗的成功率。根据发作类型和综合征分类选择药物是癫痫治疗的基本原则。患者入院前时已经服用3种抗癫痫药物,其中包括中成药。癫痫的药物治疗原则为能单用不联合,当一种一线药物已达最大可耐受剂量仍然不能控制发作,可加用另一种一线或二线药物,至发作控制或至最大可耐受剂量后逐渐减掉原有的药物,转换为单药。合用的药物种类越多,相互作用越复杂,对于不良反应的判断越困难。根据患者的临床表现及视频脑电图监测结果,确诊为全面强直-阵挛发作和复杂部分性发作。确定选择丙戊酸钠缓释片和拉莫三嗪作为治疗药物。调整治疗方案后患者住院期间未再出现癫痫发作。在随后的治疗中缓慢减停卡马西平和苯巴比妥。

三、帕金森病病例

【病例介绍】

基本资料	患者,女,70岁。身高156cm,体重65kg。7月23日入院。
主诉	因"发现帕金森病14年,加重4个月"入院。
现病史	14年前患者无明显诱因出现走路步伐变小变慢,双上肢震颤,诊断为"帕金森病",口服"多巴丝肼"控制治疗;期间偶有加重,表现为波及双上肢及双下肢的抖动,严重时可见全身性抽搐,偶有意识丧失,4年停用原口服药物改为"卡左双多巴缓释片、普拉克索片、盐酸苯海索、劳拉西泮"控制治疗,2年前加重调整为卡左双多巴控释片、普拉克索片,缓解后出院。4个月前加用"多巴丝肼"后症状再次加重,以全身蠕动为主要表现,发作持续1至数小时,偶有意识丧失,家属自行增加药量症状无明显缓解。以"帕金森病(重症)"收住院。自发病以来,食纳、夜休、精神差,小便正常,大便干结,体重较前稍有减轻。
既往史	17年前曾因胆结石行"胆囊切除术",12年前患"风湿性关节炎",否认高血压、冠心病等病史,否认肝炎、结核等传染病病史,否认重大外伤、输血史,否认食物、药物过敏史。
检查	查体:体温36.3℃,脉搏86次/min,呼吸20次/min,血压146/88mmHg,发育正常,营养一般,查体合作。神经系统查体:意识清楚,言语含糊,高级智能不配合。肌张力增高。共济运动:指鼻试验,右=左(不能);指指试验,右=左(不能);指示试验:右=左(不能);轮替试验,右=左(不能);跟膝胫试验,右=左(不能);Romberg征:不配合。其余神经系统查体大致正常。辅助检查:血常规、尿常规、粪常规、贫血指标三项、肝肾功能检查正常,凝血六项检查:D-二聚体18 500.00µg/L,纤维蛋白(原)降解产物42.4mg/L。

诊断	帕金森病(重症)。
治疗过程与转归	患者为帕金森病(重型),病史14年,既往口服多巴丝肼片、卡比多巴控释片等药物治疗,此次入院前因症状控制不佳,家属自行将多巴丝肼加量至每日8~10片,导致患者异动症状。入院后完善血常规、粪常规、尿常规、肝肾功能等生化指标,完善心电图、头颅磁共振及胸部CT检查后给予多巴丝肼片、卡比多巴控释片、普拉克索片抗震颤治疗,住院期间对含左旋多巴制剂的剂量和给药时间进行调整,出院时患者病情平稳,未再出现肢体扭动等情况,震颤明显减少,带药出院。

帕金森病主要治疗药物及使用情况见表11-20。

表11-20　帕金森病主要治疗药物及使用情况

药理作用	药物名称	用法用量	用药时间
抗震颤	多巴丝肼片	250mg p. o,b. i. d.	07-23—07-29
抗震颤	卡比多巴控释片	250mg p. o,b. i. d.	07-23—07-29
抗震颤	普拉克索片	0. 125mg p. o,b. i. d.	07-23—07-29

【病例分析】帕金森病,又称震颤麻痹,是神经变性疾病中的一种常见疾病。帕金森病目前的治疗手段,无论是药物或手术,都只能改善症状,而不能阻止病情的发展,更无法治愈。药物治疗帕金森病时应坚持"剂量滴定、细水长流、不求全效"的用药原则:用药剂量应以"最小剂量达到满意效果";治疗应遵循一般原则,也应强调个体化特点。药物治疗的目标是延缓疾病进展、控制症状,并尽可能延长症状控制的年限,同时尽量减少药物的副作用和并发症。

患者4个月前不自主运动症状加重,家属自行增加多巴丝肼片每日8~10片,左旋多巴半衰期较短,为1.5小时,这类药物通常会对纹状体突触后膜的DR受体产生"脉冲"样刺激,从而导致异动症的发生。异动症又称为运动障碍,包括剂峰异动症、双相异动症和肌张力障碍。《中国帕金森病治疗指南(第3版)》中推荐对剂峰异动症的处理方法为:①减少每次复方左旋多巴的剂量;②若患者是单用复方左旋多巴,可适当减少剂量,同时加用多巴胺受体激动药,或加用COMT抑制药;③忌用金刚烷胺;④加用非典型抗精神病药物如氯氮平;⑤若使用复方左旋多巴控释剂,则应换用常释剂,避免控释剂的累积效应。对双相异动症(包括剂初异动症和剂末异动症)的处理方法为:①若正使用复方左旋多巴控释剂应换用常释剂,最好换用水溶剂,可以有效缓解异动症;②加用常半衰期的多巴胺受体激动药或延长左旋多巴血浆清除半衰期、增加COMT抑制药。患者大量服用左旋多巴复方制剂后出现的以上肢舞蹈样徐动为主的运动障碍,为剂峰异动症,应缓慢减少复方左旋多巴剂量,同时加用多巴胺受体激动药。按照指南推荐,调整含左旋多巴制剂的剂量和服药时间,改善患者异动症症状。

1. 药物治疗问题分析

(1) 药物不良反应:患者蠕动症状可能为多巴丝肼剂量过大所致。大多数PD患者长期服用左旋多巴后均会出现运动并发症。一般通过调整左旋多巴的服用剂量及服药时间来改善运动症状的发生。

患者入院第3天晚8时呕吐1次,呕吐物为胃内容物。普拉克索常见不良反应为呕吐。普拉克索刺激胃肠道多巴胺受体引起呕吐症状,通常能够耐受,可在用药早期给予多潘立酮增强食管的蠕动和食管下端括约肌的张力,抑制恶心、呕吐。由于多潘立酮具有潜在的心血管事件风险,连续使用不得超过1周。

(2) 给药剂量过高:多巴丝肼片的日剂量应每日2~4片,最大一般不超过5片。患者入院前家属自行加量至每日8片,随后出现运动症状。

(3) 患者依从性:患者每日服药主要由家属负责,在长期药物治疗过程中,家属存在随意为患者增减药物剂量的情况,服药依从性较差。入院后药师对家属进行用药教育,抗帕金森病药物不可自行随意调整剂量,如病情发生变化应及时就诊,在医师或药师的指导下进行剂量调整。

2. **药物治疗方案分析**

调整抗帕金森病治疗方案:患者入院前自行服用大量左旋多巴导致运动障碍,应缓慢减少左旋多巴的摄入,突然停药可导致严重的甚至危及生命的撤药反应,如高热、肌肉强直、可能的心理改变及血清肌酐磷酸激酶增高等。

多巴丝肼片为左旋多巴和苄丝肼的复合制剂,其中左旋多巴半衰期约为 1.5 小时,患者为重症帕金森病,嘱其每日晨起服用 1 片多巴丝肼,以使药物快速起效控制震颤症状。

卡比多巴控释片为左旋多巴和卡比多巴的复合控释制剂,控释剂型使左旋多巴的半衰期被延长至 4.5 小时左右,可减少患者每日服药次数。嘱患者服用多巴丝肼 2 小时后服用卡比多巴控释片,间隔 4 小时再服用 1 片多巴丝肼。

普拉克索为多巴胺受体(DR)激动药,可激动中型多棘细胞上多巴胺受体(D_2),使多巴胺疗效增加。同时由于其较长的半衰期(8~12 小时)可避免对纹状体突触后膜的 DR 产生"脉冲"样刺激,从而预防或减少运动并发症的发生。起始剂量为 0.125mg,t.i.d.。

3. **治疗方案调整与转归** 患者为帕金森病(重型),病史 14 年,既往口服多巴丝肼片、卡左双多巴控释片等药物治疗,此次入院前因症状控制不佳,家属自行将多巴丝肼加量至每日 8~10 片,导致患者出现异动症状。入院后完善血常规、粪常规、尿常规、肝肾功能等生化指标,完善心电图、头颅磁共振及胸部 CT 检查后给予多巴丝肼片、卡比多巴控释片、普拉克索片抗震颤治疗,住院期间对含左旋多巴制剂的剂量和给药时间进行调整,出院时患者病情平稳,未再出现肢体扭动等情况,震颤明显减少,带药出院。

【药学监护】

1. **对症状的监测** 监护患者巴丝肼和卡比多巴给药剂量、频次调整后肢体蠕动症状及震颤变化情况。

2. **对药物不良反应的监测**

(1)左旋多巴制剂:左旋多巴的不良反应分为近期副作用及长期使用过程中出现的不良反应。近期副作用有恶心、呕吐、食欲减退、直立性低血压、心律不齐等。一般从小剂量开始逐渐"滴定"剂量的情况下多数可避免这些副作用。即使出现了副作用,多数情况也可在 1~2 个月减轻或消失。远期不良反应主要为长期服用左旋多巴后出现运动并发症,如异动症、运动波动。尽可能采取持续多巴胺能刺激、减少脉冲样刺激是减少运动并发症的有效方式之一。

(2)多巴胺受体激动药:所有多巴胺受体激动药都可能产生不良反应,但其严重程度因不同个体而异。其常见的不良反应有恶心、呕吐、直立性低血压、头晕、心动过缓及其他自主神经症状。用药时应从小剂量起始,缓慢增加剂量。

【总结】帕金森病是一种进行性加重的神经系统变性疾病,目前的治疗手段尚不能治愈也不能阻止其进展。治疗的目标是改善患者的症状,尤其是运动症状,提高生活质量。在帕金森病治疗中,药物治疗应遵循"剂量滴定,细水长流"的原则。左旋多巴是治疗进程中的一个里程碑。左旋多巴治疗使患者的运动症状得到改善,但在治疗过程中也不可避免地引发运动波动、异动症及精神障碍。因此,在临床用药过程中应重视合理使用左旋多巴制剂。该患者在治疗过程中因为家属随意增加多巴丝肼的剂量,导致患者出现异动症。住院期间通过调整多巴丝肼、卡比多巴剂量和给药时间,加用多巴胺受体激动药普拉克索,最大程度地减少多巴胺脑内脉冲刺激,改善异动症状。经过住院治疗,患者异动症状明显减少,带药出院。

(张抗怀)

第七节　肿瘤病例分析和用药实践

一、右肺黏液腺癌病例

【病例介绍】

基本资料	患者,男,42 岁。身高 1.74m,体重 71kg。8 月 31 日入院。
主诉	因"全身乏力半个月余"入院。
现病史	患者自诉于半个月余前无明显诱因出现全身乏力,出冷汗,偶有咳嗽、胸闷,无咳痰,无畏寒、发热,无痰中带血,咳嗽未予特殊处理,于 2 日前来我院就诊,08-24 行肺部 CT 示:①右肺中叶外侧段片状密度增高影,考虑肿瘤性病变可能,右侧胸膜、叶间胸膜可见多个大小不一的结节灶,周围型肺癌并纵隔、右肺门淋巴结、右侧胸膜转移可能,不除外转移瘤。②右肺中叶外侧段、两肺下叶结节影,考虑转移瘤。③左侧胸膜下结节影,考虑转移。行锁骨上淋巴结细胞穿刺示:黏液腺癌。
既往史	一般健康状况良好。否认"高血压、冠心病、糖尿病"等慢性病史。否认有"肝炎、结核"等传染病病史。预防接种史不详。否认手术、外伤史。否认输血史。否认有食物、药物过敏史。
检查	体温 36.7℃,脉搏 94 次/min,呼吸 20 次/min,血压 130/75mmHg,皮肤巩膜无黄染,双侧锁骨上可触及多个大小不等淋巴结,质中,活动差,肺部呼吸音粗,未闻及明显干、湿啰音及胸膜摩擦音。心律齐,各瓣膜听诊未闻及病理性杂音。腹平软,无压痛、反跳痛,肝脾肋下未触及,肾未触及,移动性浊音阴性,肠鸣音正常。双下肢无水肿。PS 评分 0 分,体表面积 1.89m^2,疼痛数字分级评分法(numerical rating scale,NRS)评分 0 分。余无特殊。
诊断	右肺黏液腺癌。
治疗过程与转归	患者入院后,行病理活检明确基因突变情况,基因检测结果:*EGFR* 基因未检出突变;*ALK* 融合基因检测野生型。予叶酸片 0.4mg p.o,q.d.、醋酸地塞米松片 4mg p.o,b.i.d.、维生素 B$_{12}$ 注射液 1mg i.m,q.d. 等预处理。排除化疗禁忌后,行注射用培美曲塞二钠 945mg+卡铂注射液 630mg+贝伐珠单抗 530mg 方案治疗。化疗结束 2 小时后予以聚乙二醇化重组人粒细胞刺激因子注射液预防中性粒细胞减少。治疗后患者无特殊不适,予以出院。

右肺黏液腺癌主要治疗药物及使用情况见表 11-21。

表 11-21　右肺黏液腺癌主要治疗药物及使用情况

药理作用	药物名称	用法用量	用药时间
预处理	叶酸片	0.4mg p.o,q.d.	08-31—09-07
预处理	醋酸地塞米松片	4mg p.o,b.i.d.	09-04—09-06
预处理	维生素 B$_{12}$ 注射液	1mg i.m,q.d.	09-04
提高免疫力	康艾注射液	40ml i.v.gtt,q.d.	09-04—09-07
护胃	注射用泮托拉唑	40mg i.v.gtt,q.d.	09-04—09-07
抗血管生成靶向治疗	贝伐珠单抗	530mg,i.v.gtt,q.d.	09-04
化疗	注射用培美曲塞二钠	945mg i.v.gtt,q.d.	09-05
化疗	卡铂注射液	630mg i.v.gtt,q.d.	09-05
护肝	异甘草酸镁注射液	200mg i.v.gtt,q.d.	09-05—09-07
升白	斑蝥酸钠维生素 B$_6$ 注射液	0.3mg i.v.gtt,q.d.	09-05—09-07

续表

药理作用	药物名称	用法用量	用药时间
护肾	左卡尼汀注射液	1g i. v. gtt, q. d.	09-05—09-07
止吐	地塞米松磷酸钠注射液	5mg i. v. gtt, q. d.	09-05—09-07
止吐	盐酸托烷司琼注射液	5mg i. v. gtt, q. d.	09-05—09-07
止吐	奥氮平片	5mg p. o, q. n.	09-05—09-07
提高食欲	醋酸甲地孕酮分散片	160mg p. o, q. d.	09-06—09-07
升白	聚乙二醇化重组人粒细胞刺激因子注射液	3mg i. h, once	09-07

【病例分析】患者,男,42岁。因出现全身乏力,出冷汗,偶有咳嗽、胸闷入院检查,行肺部 CT 及锁骨上淋巴结细胞穿刺提示黏液腺癌。行贝伐珠单抗+培美曲塞+卡铂方案治疗。

1. 药物治疗问题分析

（1）不必要的药物治疗:左卡尼汀注射液适用于慢性肾衰竭长期血液透析患者因继发性肉碱缺乏产生的一系列并发症状,临床表现如心肌病、骨骼肌病、心律失常、高脂血症,以及低血压和透析中肌痉挛等。患者无肾功能不全病史,化疗前查肌酐,提示无异常,使用左卡尼汀注射液无指征。

（2）选择不适宜的药物治疗:泮托拉唑用于十二指肠溃疡、胃溃疡、中重度反流性食管炎、十二指肠溃疡、胃溃疡、急性胃黏膜病变、复合性胃溃疡等引起的急性上消化道出血。患者既往无胃炎、胃溃疡、胃出血病史,使用泮托拉唑无指征。但患者使用地塞米松剂量较大,可能会引起胃黏膜损伤,可预防性护胃治疗,选择药物时考虑药物潜在的相关作用,建议选择对 P450 酶代谢影响较小的奥美拉唑。

（3）给药剂量过低:聚乙二醇化重组人粒细胞刺激因子注射液,每个化疗周期抗肿瘤药物给药结束后皮下注射。推荐使用剂量为一次注射固定剂量 6mg。聚乙二醇化重组人粒细胞刺激因子注射液也可按患者体重,以 $100\mu g/kg$ 进行个体化治疗,患者体重71kg,应予剂量7mg 或6mg,目前予3mg,剂量偏低。

（4）药物不良反应

1）锥体外系反应:奥氮平可阻断多巴胺受体,增加锥体外系反应发生的风险,主要表现为:①急性肌张力障碍;②静坐不宁综合征;③帕金森综合征:如眼睑下垂、面部表情呆滞、运动障碍、肢体震颤等;④迟发性运动障碍。如发生,应立即停药,可予以苯海拉明或阿托品对抗。

2）过敏反应:注意过敏反应及输液反应的发生,如皮疹、瘙痒、寒战、心悸等,警惕过敏性休克的发生,用药后出现上述症状应立即停药并及时救治。

3）消化道症状:患者口服地塞米松剂量较大,注意患者是否出现反酸、嗳气、腹部疼痛等症状。

4）恶心呕吐:该患者使用的是高致吐方案化疗,化疗期间及化疗后均应监测患者胃肠道反应的时间和程度。

5）血常规:化疗可能引起骨髓抑制,如白细胞、中性粒细胞、血小板减少等。应密切监测血象的变化。

6）肝肾功能:化疗可能引起肝、肾功能损害,应监测患者肝、肾功能指标。

（5）患者依从性:患者诉按医嘱用药,每日服用叶酸,每21日入院化疗。

2. 药物治疗方案分析

（1）患者的化疗方案选择分析:根据《NCCN 临床实践指南:肺癌筛查（2023. V2）》,对于晚期肺腺癌患者,无驱动基因,PS 评分 0~1 分的患者一线标准治疗为含铂双药化疗,推荐长春瑞滨、吉西他滨、多西他赛、紫杉醇、培美曲塞联合铂类化疗。对于非鳞癌 NSCLC,培美曲塞联合铂类方案疗效更优,并且耐受性更好。

PS 评分为 2 分的患者,单药化疗可以延长生存期并提高生活质量,可选的单药化疗包括长春瑞滨、吉西他滨、多西他赛、紫杉醇、培美曲塞。

患者为晚期肺腺癌患者,无驱动基因,PS 评分 0 分,患者化疗方案选择培美曲塞联合卡铂是合理的。

若患者经济情况允许,对于晚期肺腺癌无驱动基因的患者,还可考虑使用 PD-1 或者 PD-L1 免疫抑制药进行免疫治疗。

（2）患者止吐方案分析:根据《肿瘤治疗相关呕吐防治指南（2014 版）》,患者使用的 PC 方案中,培美曲塞为低度致吐风险的化疗药物,卡铂为中度致吐风险的化疗药物,故此方案为中度致吐化疗方案。

对于中度致吐风险的化疗药物,需注意急性恶心呕吐和延迟性的恶心呕吐。推荐的止吐方案为 5-HT_3 受体拮抗药+DXM±NK-1 受体拮抗药。

患者既往无胃溃疡或十二指肠溃疡病史,故不需使用质子泵抑制剂。

（3）聚乙二醇化重组人粒细胞集落刺激因子使用分析:聚乙二醇化重组人粒细胞刺激因子注射液是由重组人粒细胞刺激因子与 20kD 的聚乙二醇交联反应并经纯化得到的。

其作用机制是粒细胞刺激因子与造血细胞的表面受体结合从而刺激增生和阻止功能活化细胞增生。

PEG-rhG-CSF 和 rhG-CSF 具有相同的作用机制。与 rhG-CSF 相比,PEG-rhG-CSF 能降低血浆清除率,延长半衰期。故属于长效升白药物,每个化疗周期用药 1 次。

根据《NCCN 临床实践指南:造血生长因子（2023. V2)》,对具有高骨髓抑制风险的患者,建议预防性升白治疗。

根据聚乙二醇化重组人粒细胞集落刺激因子说明书要求,应在化疗结束后 48 小时后使用。

该患者接受高等发生 FN 风险化疗方案,所以化疗结束后 24 小时给予聚乙二醇化重组人粒细胞集落刺激因子预防性升白是合理的。

（4）预处理方案分析:培美曲塞是多靶点抗叶酸代谢的药物,叶酸缺乏时,血浆同型半胱氨酸浓度增高,引起高同型半胱氨酸血症,显著增加培美曲塞的毒性,特别是 3～4 级的骨髓抑制、黏膜炎及腹泻的发生率增高。培美曲塞早期临床试验表明,补充叶酸和维生素 B_{12} 可显著降低不良反应的发生率,特别是致命的Ⅳ度骨髓抑制。注射用培美曲塞二钠说明书规定为减轻毒性,必须同时服用低剂量叶酸或其他含有叶酸的复合维生素制剂,第 1 次给予本品治疗开始前 7 日至少服用 5 次日剂量的叶酸,一直服用整个治疗周期,在最后 1 次本品给药后 21 日可停服叶酸。患者还需在第 1 次本品给药前 7 日内肌内注射维生素 B_{12} 1 次,以后每 3 个周期肌内注射 1 次,以后的维生素 B_{12} 给药可与本品用药在同一天进行。叶酸给药剂量:350～1 000μg,常用剂量是 400μg;维生素 B_{12} 剂量 1 000μg。

（5）护肝药的使用:《肿瘤药物相关性肝损伤防治专家共识（2014 版）》建议使用抗肿瘤药物肝毒性明显或用药剂量较大的患者,抗肿瘤治疗的同时除密切监测肝脏血清学指标以外,可酌情合用抗炎、解毒、护肝药物,以期达到预防性护肝确保治疗顺利完成的目的。异甘草酸镁可促使血浆内类固醇水平提高,也可直接与激素受体相结合,从而发挥抗炎功效;可参与细胞免疫,抑制肝脏的非特异性炎症发生;可诱生内源性 GSH,发挥抗肝脏毒性药物的功能;还可显著改善毒性物质对肝脏的损伤,临床药师认为护肝药选择合理。

3. 药物治疗方案与转归　患者入院后,行病理活检明确基因突变情况,基因检测结果:*EGFR* 基因未检出突变;*ALK* 融合基因检测为野生型。予叶酸片 0.4mg p.o,q.d.、醋酸地塞米松片 4mg p.o,b.i.d.、维生素 B_{12} 注射液 1mg i.m,q.d. 等预处理。排除化疗禁忌后,行注射用培美曲塞二钠 945mg+卡铂注射液 630mg+贝伐珠单抗 530mg 方案治疗。化疗结束 24 小时后予以聚乙二醇化重组人粒细胞刺激因子注射液预防中性粒细胞减少。治疗后患者无特殊不适,予以出院。

【药学监护】

1. 对症状的监测

（1）过敏反应:注意过敏反应及输液反应的发生,如皮疹、瘙痒、寒战、心悸等,警惕过敏性休克的发生,用药后出现上述症状应立即停药并及时救治。

（2）消化道症状:患者口服地塞米松剂量较大,注意患者是否出现反酸、嗳气、腹部疼痛等症状。

（3）血糖：地塞米松可能会引起血糖升高，应监护患者血糖。

（4）恶心呕吐：该患者使用的是高致吐方案化疗，化疗期间及化疗后均应监测患者胃肠道反应的时间和程度。

（5）神经系统症状：感觉异常、视觉异常、深部腱反射减少、神经痛等。

2. 对相关指标的监测

（1）血常规：化疗可能引起骨髓抑制，如白细胞、中性粒细胞、血小板减少等。应密切监测血象的变化。

（2）肝肾功能：监测患者肝、肾功能指标。

【总结】患者以半个月余前无明显诱因出现全身乏力、出冷汗，偶有咳嗽胸闷等临床表现入院治疗，2018-08-24 行肺部 CT 示：①周围型肺癌并纵隔、右肺门淋巴结、右侧胸膜转移可能，不除外转移瘤。②右肺中叶外侧段、两肺下叶结节影，考虑转移瘤。③左侧胸膜下结节影，考虑转移。行锁骨上淋巴结细胞穿刺示：黏液腺癌。行基因检测提示无基因突变，予含铂双药+贝伐珠单抗一线化疗方案合理。若患者经济情况允许，对于晚期肺腺癌无驱动基因的患者，还可考虑使用 PD-1 或者 PD-L1 免疫抑制剂进行免疫治疗。同时，患者聚乙二醇化重组人粒细胞刺激因子注射液 3mg，剂量偏低。治疗过程顺利，无不良反应发生。

二、右侧乳腺非特殊类型浸润性癌病例

【病例介绍】

基本资料	患者，女，56 岁。身高 152cm，体重 45kg。7 月 31 日入院。
主诉	因"乳腺癌术后 1 个月余"入院。
现病史	患者自诉 10 日前因"发现右乳肿物"在某医院行右乳肿物切除术，术后病理报告：右乳浸润性癌，肿瘤大小 2.2cm×2cm×1.5cm，$ER(-)$、$PR(-)$、$HER2(-)$、$Ki-67$（约 60%）。现右乳切口愈合可，局部无红肿、渗液，双侧乳腺无胀痛、压痛，无乳头溢液，无其余伴随症状。现为进一步诊治，门诊拟以"右乳腺癌"收入肝胆腺体外科，会诊患者上次就诊医院的病理切片：（右乳肿物）非特殊类型浸润性癌（Ⅲ级），肿瘤呈巢团状排列，腺管样结构<15%，核分裂象>15 个/HP。未见脉管内癌栓。免疫组化：肿瘤组织，ER*2(-)、PR*2(-)、HER2(0)、CK5/6(+)、EGFR(+)、Ki-67*2（阳性率约 60%）。于 7 月 24 日行"右乳全切术+腋窝前哨淋巴结探查术+区域淋巴结清扫术"，术后病理：（右乳腺组织）局部表现为组织增生伴异物巨细胞反应，符合术后改变，未见癌残留，乳头、皮肤切缘及基底切缘未见癌累及；（右腋窝前哨淋巴结）5 枚呈反应性增生，未见癌转移。术后恢复可，7 月 31 日转入肿瘤科行后续治疗。目前患者精神、睡眠、食欲尚可，大小便正常，体重较前无明显变化。
既往史	既往体健，否认高血压、糖尿病、冠心病等慢性病，否认肝炎、结核等传染病史。预防接种史不详。除本次住院外，无既往手术史，无输血史。无过敏史。
检查	体温 36.5℃，脉搏 77 次/min，呼吸 20 次/min，血压 105/65mmHg，右乳缺如，术后辅料固定在位，无明显渗出，术口对合良好，胸壁引流管通畅，少量淡红色血性液。
诊断	右侧乳腺非特殊类型浸润性癌（$pT_2N_0M_0$，ⅡA 期，三阴性）。
治疗过程与转归	患者入院后，完善相关检查，并会诊外院病理切片，乳腺癌诊断明确，择期手术治疗。术后由肝胆腺体外科转入肿瘤科进一步治疗。排出化疗禁忌后，予 EC 方案（表柔比星 90mg/m² i.v d1+环磷酰胺 600mg/m² i.v d1）化疗，并予泮托拉唑、托烷司琼、舒肝宁、艾迪注射液、营养支持等对症治疗。化疗后第 2 天，患者偶有恶心、呕吐，呕吐物为胃内容物，量少，无其余特殊不适，大小便正常，生命体征平稳。化疗后第 4 天，为预防化疗后骨髓抑制，予聚乙二醇化重组人粒细胞刺激因子注射液 3mg 皮下注射。化疗后第 5 天，复查血常规，中性粒细胞明显升高，考虑为聚乙二醇化重组人粒细胞刺激因子注射液用药后反应。患者无明显不适，术口恢复可，无红肿、渗液，予以出院。

右侧乳腺非特殊类型浸润性癌主要治疗药物及使用情况见表 11-22。

表 11-22　右侧乳腺非特殊类型浸润性癌主要治疗药物及使用情况

药理作用	药物名称	用法用量	用药时间
护胃	注射用泮托拉唑钠	40mg i. v. gtt, q. d.	08-01—08-04
止吐	盐酸托烷司琼注射液	5mg i. v. gtt, q. d.	08-01—08-04
护肝	舒肝宁注射液	10ml i. v. gtt, q. d.	08-02—08-04
化疗	注射用环磷酰胺	0. 84g i. v. gtt	08-01
化疗	注射用盐酸表柔比星	120mg i. v. gtt	08-01
提高免疫力	艾迪注射液	60ml i. v. gtt, q. d.	08-01—08-04
补充维生素	注射用脂溶性维生素（Ⅱ）/注射用水溶性维生素	1 盒 i. v. gtt, q. d.	08-01—08-04
补充营养	丙氨酰谷氨酰胺注射液 100ml+复方氨基酸注射液(18AA-Ⅱ)250ml	i. v. gtt, q. d.	08-01—08-04
升白	聚乙二醇化重组人粒细胞刺激因子注射液	3mg i. h, once	08-04

【病例分析】患者,女,56 岁。诊断:右侧乳腺非特殊类型浸润性癌(pT_2N_0M_0,ⅡA 期,三阴性)。排除化疗禁忌后,行 EC 方案(表柔比星 90mg/m² i. v d1+环磷酰胺 600mg/m² i. v d1)化疗,并予泮托拉唑、托烷司琼、舒肝宁、艾迪注射液、营养支持等对症治疗。

1. 药物治疗问题分析

（1）不必要的药物治疗:患者没有肠外营养支持的指征,从减轻患者经济负担的角度考虑,应停用丙氨酰谷氨酰胺注射液和复方氨基酸注射液(18AA-Ⅱ)。

（2）需要增加药物治疗:根据《中国肿瘤药物治疗相关恶心呕吐防治专家共识(2022 版)》,EC 方案(含蒽环类、环磷酰胺的联合方案)有高度致吐风险,高度致吐方案导致恶心呕吐的风险在每次抗肿瘤药物结束后持续至少 3 日,预防性用药是控制恶心呕吐的关键。止吐药需在每次抗肿瘤药物开始前使用,并覆盖整个风险期。单日静脉注射抗肿瘤药物所致恶心呕吐的预防策略如下。高致吐风险:Ⅰ级推荐(1A),5-HT_3RA+奥氮平+地塞米松或 5-HT_3RA+NK-1RA+地塞米松或 5-HT_3RA+NK-1RA+奥氮平+地塞米松。患者化疗前仅予盐酸托烷司琼注射液 5mg,i. v. gtt,q. d. 预防恶心呕吐是不够的,应增加地塞米松和奥氮平/NK-1RA。

（3）给药剂量过低:聚乙二醇化重组人粒细胞刺激因子注射液(PEG-rhG-CSF)给药剂量过低。根据《肿瘤化疗导致的中性粒细胞减少诊治专家共识》(2019 版),PEG-rhG-CSF 具体用法:单次剂量,成人 6mg,儿童 100μg/kg(最大剂量为 6mg),每周期化疗 24 小时后使用,推荐与下一周期化疗间隔时间至少为 12 日。该患者予 PEG-rhG-CSF 3mg,皮下注射,预防升白细胞治疗,剂量过低,应增加至 6mg。

（4）药物不良反应

1）血液毒性:化疗可引起骨髓抑制,如白细胞减少、血小板减少、贫血、发热等,注意监测血象。

2）肝肾功能:化疗可能引起肝肾功能损害,监测患者肝肾功能指标。表柔比星和环磷酰胺均可损害肝肾功能,环磷酰胺对泌尿道毒性大,可导致肾衰竭、肾小管坏死、出血性膀胱炎、下尿道出血,继发尿道肿瘤。

3）恶心呕吐:该患者使用的是高致吐方案化疗,化疗期间及化疗后均应监测患者胃肠道反应的时间和程度。

4）过敏反应:化疗后可能出现皮疹、瘙痒,避免抓挠。

5）心脏毒性:蒽环类药物心脏毒性较大,注意心电监护。

6）其他:脱发、色素沉着。

（5）患者依从性:患者诉按医嘱用药,依从性好。

2. 药物治疗方案分析

（1）患者的化疗方案选择分析：患者 56 岁女性，乳腺癌术后 1 个月余，诊断右侧乳腺非特殊类型浸润性癌（$pT_2N_0M_0$，ⅡA 期，三阴性），肿瘤>2cm，Ki-67>30%，无淋巴结转移，有辅助化疗指征，根据《CSCO 乳腺癌诊疗指南（2020 版）》，患者属低复发风险等级，选择 EC 方案（表柔比星 $90mg/m^2$ i. v d1+环磷酰胺 $600mg/m^2$ i. v d1）辅助化疗合理。

（2）患者止吐方案分析：根据《中国肿瘤药物治疗相关恶心呕吐防治专家共识（2022 版）》，该患者使用的化疗方案为高致吐化疗方案，推荐使用 $5-HT_3RA$+奥氮平+地塞米松或 $5-HT_3$+NK-1RA+地塞米松或 $5-HT_3RA$+奥氮平+NK-1RA+地塞米松预防恶心呕吐治疗，该患者仅用托烷司琼预防止吐不合理。

（3）聚乙二醇化重组人粒细胞集落刺激因子使用分析：根据《聚乙二醇化重组人粒细胞刺激因子（PEG-rhG-CSF）临床应用中国专家共识》，与安慰剂相比，预防性应用 PEG-rhG-CSF，可以显著降低患者发热性中性粒细胞缺乏症（FN）的发生率、缩短住院时间、减少静脉抗菌药物的使用；回顾性研究显示，预防性应用 PEG-rhG-CSF 可使肿瘤患者化疗后出现 FN 的风险降低 50%，同时不影响抗肿瘤治疗的疗效和患者的总生存率。PEG-rhG-CSF 的具体用法：单次剂量，成人 6mg，儿童 $100\mu g/kg$（最大剂量为 6mg），每周期化疗 24 小时后使用，推荐与下一周期化疗间隔时间至少为 12 日。该患者予 PEG-rhG-CSF 3mg，皮下注射，预防升白细胞治疗，剂量过低，应增加至 6mg。

（4）PPI 的使用分析：根据《质子泵抑制剂预防性应用专家共识（2018 版）》，患者接受化疗药物治疗，有使用 PPI 预防应激性黏膜病变（SRMD）的指征，但予以注射用泮托拉唑钠预防，临床药师认为不合理。患者无胃炎、胃溃疡、胃出血病史，无吞咽困难，考虑潜在药物相关作用风险，应首选奥美拉唑口服制剂。

3. 药物治疗方案与转归 患者入院后，完善相关检查，并会诊外院病理切片，乳腺癌诊断明确，择期手术治疗。术后由肝胆腺体外科转入肿瘤科进一步治疗。排除化疗禁忌后，予 EC 方案（表柔比星 $90mg/m^2$ i. v d1+环磷酰胺 $600mg/m^2$ i. v d1）化疗，并予泮托拉唑、托烷司琼、舒肝宁、艾迪注射液、营养支持等对症治疗。化疗后第 2 天，患者偶有恶心、呕吐，呕吐物为胃内容物，量少，无其余特殊不适，大小便正常，生命体征平稳。化疗后第 4 天，为预防化疗后骨髓抑制，予以聚乙二醇化重组人粒细胞刺激因子注射液 3mg 皮下注射。化疗后第 5 天，复查血常规，中性粒细胞明显升高，考虑为聚乙二醇化重组人粒细胞刺激因子注射液用药后反应。患者无明显不适，术口恢复可，无红肿、渗液，予以出院。

【药学监护】

1. 对症状的监测

（1）过敏反应：注意过敏反应及输液反应的发生，如皮疹、瘙痒、寒战、心悸等，警惕过敏性休克的发生，用药后出现上述症状应立即停药并及时救治。

（2）恶心呕吐：该患者使用的是高致吐方案化疗，化疗期间及化疗后均应监测患者胃肠道反应的时间和程度。

（3）心脏毒性：心悸、胸闷、心脏不适等。

（4）脱发、色素沉着。

2. 对相关指标的监测

（1）血常规：化疗可能引起骨髓抑制，如白细胞、中性粒细胞、血小板减少等。应密切监测血象的变化。

（2）肝、肾功能：监测患者肝、肾功能指标。

（3）心电监护：心电图、心脏彩超。

3. 对药物不良反应的监测

（1）心电监护：表柔比星和环磷酰胺心脏毒性大，需要心电监护，必要时停药。

（2）血常规：表柔比星和环磷酰胺均有血液毒性，可导致白细胞减少、血小板减少、贫血等。

（3）肝、肾功能：表柔比星和环磷酰胺均可损害肝、肾功能，环磷酰胺对泌尿道毒性大，可导致肾衰竭、肾小管坏死、出血性膀胱炎、下尿道出血，继发尿道肿瘤。

【总结】患者诊断为右侧乳腺非特殊类型浸润性癌（$pT_2N_0M_0$，ⅡA 期，三阴性），复发风险为低风险等级，选择 EC 方案（表柔比星 $90mg/m^2$ i. v d1＋环磷酰胺 $600mg/m^2$ i. v d1）辅助化疗合理。患者无胃炎、胃溃疡、胃出血病史，无吞咽困难，考虑潜在药物相互作用，预防应激性黏膜病变（SRMD）应首选对 P450 代谢酶影响较小的奥美拉唑口服制剂。EC 方案（含蒽环类、环磷酰胺的联合方案）有高度致吐风险，患者化疗前仅予盐酸托烷司琼注射液 5mg，i. v. gtt，q. d. 预防恶心呕吐是不够的，应增加地塞米松和奥氮平/NK-1RA。此外，予以聚乙二醇化重组人粒细胞刺激因子注射液 3mg 预防升白，剂量偏低，应增加至 6mg。

三、乳腺癌伴骨转移病例

【病例介绍】

基本资料	患者，女，42 岁。身高 160cm，体重 52kg。3 月 12 日入院。
主诉	因"乳腺癌术后 4 年余"入院。
现病史	患者自诉 4 年余前因左乳腺肿物于 4 年前 02-11 行左乳癌保乳术＋左乳肿物切除术，术后常规病理：①（左乳肿物）浸润性导管癌（Ⅱ级），肿瘤最大径约 1.5cm；②（上切缘）乳腺组织未见癌；③（下切缘）乳腺组织未见癌；④（内切缘）乳腺组织未见癌；⑤（外切缘）乳腺组织未见癌；⑥（基底）纤维脂肪组织未见癌；免疫组化染色：CK5/6（－）；E-Cadherin（＋）；EGFR（－）；ER（＋）；PR（－）；C-erbB-2（＋）；Ki-67 阳性细胞数约 40%；P63（－）。腋窝淋巴结病理：（左侧腋窝）淋巴结（13 枚）呈反应性增生，未见癌。于当年 02-17 在外科行 FEC 方案化疗（氟尿嘧啶＋表柔比星＋环磷酰胺）。当年 03-11 入肿瘤科继续行 FEC 方案化疗 1 个周期：氟尿嘧啶 0.8g（$500mg/m^2$）d1＋表柔比星 159mg（$100mg/m^2$）d1＋环磷酰胺 0.8g（$500mg/m^2$）d1，q21w，化疗过程顺利。并于当年 03-13 开始行放疗，剂量为 DT 50Gy/25 次。当年 04-01、04-28、05-27、06-19 继续 FEC 方案 4 个周期，化疗 6 个周期结束后口服他莫昔芬内分泌治疗，之后定期返院复查均未见肿瘤复发或转移征象，末次复查时间为 1 年前 10-09，现为再次复查入院，门诊拟以"乳腺癌术后"收入院。自病以来，患者神清，精神、进食、睡眠好，二便正常，体重无明显变化。
既往史	既往体健，否认肝炎、肺结核等传染病病史，否认高血压、糖尿病病史，无重大外伤及输血史，预防接种史不详。否认外伤史，否认输血史，否认有食物、药物过敏史。
检查	体温 36.3℃，脉搏 88 次/min，呼吸 20 次/min，血压 107/79mmHg，皮肤巩膜无黄染，肺部呼吸音清，未闻及明显干、湿啰音及胸膜摩擦音。心律齐，各瓣膜听诊未闻及病理性杂音。腹平软，无压痛、反跳痛，肝脾肋下未触及，肾未触及，移动性浊音阴性，肠鸣音正常。双下肢无水肿。余无特殊。 03-13 肝、胆、胰、脾、双肾、输尿管、腹主动脉旁淋巴结彩超，颈部淋巴结彩色多普勒超声，乳腺彩色多普勒超声＋腋窝淋巴结：肝实质性低回声区，性质待定，转移性？双乳腺液性结节（BI-RADS-US Ⅱ级）：考虑囊性增生。双乳腺小叶增生（BI-RADS-US Ⅰ级）。双侧颈部、右侧腋窝淋巴结可见。胆道未见扩张；胰腺未见明显占位；脾脏未见明显异常；肾脏未见明显异常；输尿管未见明显扩张；腹主动脉旁未见明显肿大淋巴结。 03-14 CT：肝实质内见多个大小不等的类圆形稍低密度结节影散在分布，部分相互融合呈团块状，较大者位于肝左叶，大小约 4.2cm×2.4cm，边界不清。提示：①肝脏多发占位性病变，转移瘤可能性大；②腹主动脉旁小淋巴结显示。 03-20 胸正片 DR：两肺未见异常。 03-20 肝穿刺活检：肝穿刺活检浸润性癌，符合转移性乳腺癌。免疫组化：CK（＋）；GSTA-3（＋）；Hepatocyte（－），ER（＋，阳性率＞90%），PR（－），HER2（＋），CK7（－）。 03-20 ECT-全身骨影像：①左侧第 7 后肋骨代谢异常活跃，考虑转移瘤。②右上臂近关节代谢异常活跃，考虑软组织非特异性摄取。

续表

诊断	①左乳癌保乳术后复发转移;②肝转移瘤;③骨转移瘤。
治疗过程与转归	患者入院后,完善三大常规、B超、CT等检查,全面了解肿瘤控制情况。肝脏CT提示:肝脏多发占位性病变,转移瘤可能性大。于03-16行肝穿刺活检,病理结果回报:符合转移性乳腺癌。ECT—全身骨影像:①左侧第7后肋骨代谢异常活跃,考虑转移瘤;②右上臂近关节代谢异常活跃,考虑软组织非特异性摄取。考虑乳腺癌复发肝、骨转移,于03-21行二线第一周期多西他赛120mg+卡铂565mg化疗方案治疗,并予异甘草酸镁护肝、泮托拉唑钠护胃、盐酸托烷司琼预防呕吐、斑蝥酸钠维生素B注射液辅助抗肿瘤治疗。03-24复查血常规:血细胞分析示WBC 4.27×10⁹/L,N 1.76×10⁹/L,RBC 3.89×10¹²/L,Hb 119g/L,PLT 158×10⁹/L;均正常。患者既往化疗结束后出现Ⅰ度骨髓抑制,予聚乙二醇化重组人粒细胞刺激因子注射液3mg皮下注射,预防白细胞继续下降。患者本周期化疗结束,过程顺利,情况稳定,于03-24出院。

乳腺癌伴骨转移主要治疗药物及使用情况见表11-23。

表 11-23 乳腺癌伴骨转移主要治疗药物及使用情况

药理作用	药物名称	用法用量	用药时间
化疗	多西他赛注射液	120mg i. v. gtt,q. d.	03-21
化疗	卡铂注射液	565mg i. v. gtt,q. d.	03-21
预防呕吐	醋酸地塞米松片	7.5mg p. o,b. i. d.	03-20—03-22
预防呕吐	盐酸托烷司琼注射液	5ml i. v. gtt,q. d.	03-20—03-24
护肝	异甘草酸镁注射液	40ml i. v. gtt,q. d.	03-20—03-24
护胃	盐酸泮托拉唑注射液	40mg i. v. gtt,q. d.	03-20—03-24
辅助治疗	斑蝥酸钠维生素 B_6 注射液	30ml i. v. gtt,q. d.	03-20—03-24
辅助治疗	艾迪注射液	50ml i. v. gtt,q. d.	03-20—03-24
辅助治疗	注射用脂溶性维生素(Ⅱ)/水溶性维生素组合	1盒 i. v. gtt,q. d.	03-20—03-24
抗凝	那屈肝素钙	4 100U i. h,q. d.	03-20—03-24
抗溶骨	唑来膦酸注射液	4mg i. v. gtt,st.	03-23
预防感冒样症状	布洛芬片	0.1g p. o,st.	03-23
预防骨髓抑制	聚乙二醇化重组人粒细胞刺激因子	3mg i. h,st.	03-24

【病例分析】患者,女,42岁。乳腺癌术后4年余,既往定期返院复查均未见肿瘤复发或转移征象,今为再次复查入院。入院复查肝脏CT提示:肝脏多发占位性病变,转移瘤可能性大。于03-16行肝穿刺活检,病理结果回报:符合转移性乳腺癌。ECT全身骨影像提示骨转移。

1. 药物治疗问题分析

(1)不必要的药物治疗:斑蝥酸钠维生素 B_6 注射液与艾迪注射液的主要作用均为增强肿瘤患者免疫力,对癌细胞有一定的抑制作用,起到辅助治疗的作用,选择其中一种辅助药物即可。

(2)需要增加药物治疗:根据《中国临床肿瘤学会(CSCO)抗肿瘤治疗相关恶心呕吐预防和治疗指南(2019版)》,卡铂 $AUC \geqslant 4$ 划分为高致吐风险药物,根据指南应选用至少3种不同药理作用机制的止吐药物联合预防CINV,建议加用NK-1受体拮抗剂如阿瑞匹坦、福沙匹坦,或改用地塞米松+帕洛诺司琼+奥氮平三药联合方案。

(3)药物不良反应:化疗药物可导致的不良反应有白细胞、血小板减少,贫血;恶心、呕吐厌食、便秘;

肝功能异常;尿素氮、肌酐、尿酸升高;感觉异常,手足灼热、刺痛;水肿、体重增加;肌肉关节痛;手足脱皮、破溃出血等。

（4）患者依从性:患者遵医嘱按时服药。

2. 药物治疗方案分析

（1）乳腺癌复发转移化疗方案的选择:根据《NCCN临床实践指南:乳腺癌(2020 V4)》,患者保乳术术后同步放化疗、一线内分泌治疗失败,属于复发转移性乳腺癌,可选择内分泌治疗和二线化疗,对于肿块大或有症状的患者推荐二线化疗,对于肿块小、进展慢或无症状的患者推荐二线内分泌治疗。根据《NCCN临床实践指南:乳腺癌(2020 V4)》,对复发或转移性乳腺癌化疗推荐的治疗方案:治疗首选蒽环类、紫杉类、抗代谢类、其他微管形成抑制剂和铂类。该患者在术后一线方案选择FEC治疗,已包含蒽环类,所以二线方案首选以紫杉类为基础的化疗方案,故选择多西他赛联合卡铂方案合理。

（2）抗骨转移治疗:该患者为骨转移瘤,根据《乳腺癌骨转移和骨相关疾病临床诊疗专家共识》,在乳腺癌骨转移中使用骨改良药物的主要目的是治疗和预防骨相关事件(SRE),减少抗肿瘤治疗引起的骨丢失,提高骨密度。临床研究证实双膦酸盐可以有效治疗乳腺癌的骨转移,缓解患者骨痛及骨溶解。唑来膦酸属于第三代双膦酸盐类药物,其不良反应显著低于第一、二代,是临床常用且疗效确切的抗溶骨治疗药物。唑来膦酸用法用量:成人每次4mg,用100ml 0.9%NS或0.5%GS稀释,滴注时间不少于15分钟。每3~4周给药1次。

（3）预防骨髓抑制:聚乙二醇化重组人粒细胞刺激因子注射液是由重组人粒细胞刺激因子与20kD的聚乙二醇交联反应并经纯化得到。其作用机制是粒细胞刺激因子与造血细胞的表面受体结合从而刺激增生和阻止功能活化细胞增生。PEG-rhG-CSF能降低血浆清除率,延长半衰期。根据《NCCN临床实践指南:骨髓生长因子(2017版)》,对具有高骨髓抑制风险的患者,可以预防性升白治疗。但推荐的药物是重组人粒细胞集落刺激因子,并非聚乙二醇化重组人粒细胞集落刺激因子。根据聚乙二醇化重组人粒细胞集落刺激因子说明书要求,应在化疗结束后24小时后使用,每个化疗周期用药1次。该患者用法用量及用药时机都是正确的。

3. 药物治疗方案与转归　患者于2018-03-21行二线第一周期多西他赛120mg+卡铂565mg化疗方案治疗,并予异甘草酸镁护肝、泮托拉唑钠护胃、盐酸托烷司琼预防呕吐、斑蝥酸钠维生素B₆注射液辅助抗肿瘤治疗。于2018-03-24予聚乙二醇化重组人粒细胞刺激因子注射液3mg皮下注射,预防白细胞继续下降。患者本周期化疗结束,过程顺利,情况稳定,于2020-03-24出院。

【药学监护】

1. 对症状的监测　监测患者化疗后是否出现恶心、呕吐、皮疹等不良反应。

2. 对相关指标的监测

（1）监测血常规:骨髓抑制是卡铂的剂量限制性毒性,化疗药物都有可能导致骨髓抑制,主要表现为中性粒细胞减少、血小板减少、贫血,一般出现在用药后7~8日,化疗期间密切关注患者的血象变化情况。

（2）肝肾功能:治疗期间密切关注患者的肝肾功能变化情况,在化疗前、中、后抽血监测患者的肝肾功能,一旦出现明显的肝肾功能异常,需停止或暂缓化疗。

3. 对药物不良反应的监测　化疗药物可导致的不良反应有白细胞、血小板减少,贫血;恶心、呕吐厌食、便秘;肝功能异常;尿素氮、肌酐、尿酸升高;感觉异常,手足灼热、刺痛;水肿、体重增加;肌肉关节痛;手足脱皮、破溃出血等。

【总结】患者于2018-03-21行二线第一周期多西他赛120mg+卡铂565mg化疗方案治疗,并予异甘草酸镁护肝、泮托拉唑钠护胃、盐酸托烷司琼预防呕吐、斑蝥酸钠维生素B₆注射液辅助抗肿瘤治疗。于2018-03-24予聚乙二醇化重组人粒细胞刺激因子注射液3mg皮下注射,预防白细胞继续下降。患者本周期化疗结束,过程顺利,情况稳定,于2020-03-24出院。斑蝥酸钠维生素B₆注射液与艾迪注射液的主要作用均为增强肿瘤患者免疫力,对癌细胞有一定的抑制作用,起到辅助治疗的作用,选择其中一种辅助药物即可。根据《中国临床肿瘤学会(CSCO)抗肿瘤治疗相关恶心呕吐预防和治疗指南(2019版)》,卡铂$AUC \geqslant 4$划分为高致吐风险药物,根据指南应选用至少3种不同药理作用机制的止吐药物联合预防 CINV,建议加用 NK-1 受体拮抗剂如阿瑞匹坦、福沙匹坦,或改用地塞米松+帕洛诺司琼+奥氮平三药联合方案。

(陈　英)

第八节　泌尿科疾病病例分析和用药实践

一、巴氯芬致尿毒症患者意识障碍病例

【病例介绍】

基本资料	患者,男,73 岁。身高 168cm,体重 62kg。
主诉	因"发现肾功能不全 2 年余,食欲缺乏 1 个月"入院。
现病史	患者自述 8 个月前因头痛于我院治疗,住院期间发现血压高、肾功能不全,经相关检查诊断为肾功能不全 CKD 5 期,肾性贫血。出院后予规律血液透析。1 个月前患者出现食欲缺乏,伴有反酸、恶心、呕吐胃内容物,以及头晕、视物旋转,有咳嗽、咳痰、胸闷、气促。为进一步诊治于 9 月 5 日收治入院。
既往史	高血压病史 10 年,自诉血压控制不佳,波动在 150~170/80~100mmHg。有慢性胃炎、胃溃疡、十二指肠溃疡出血病史,保守治疗好转。慢性阻塞性肺疾病病史 10 余年,每年发作 1~2 次,每次持续时间 1~2 个月,不规律使用沙美特罗替卡松粉吸入剂,自诉急性发作时常去药店自行购买茶碱缓释片、泼尼松、头孢类药物口服。
查体	体温 36.8℃,血压 161/73mmHg,脉搏 84 次/min,呼吸 20 次/min,神清,慢性病容,颜面、眼睑轻度水肿,眼结膜苍白。双肺呼吸音清,左下肺可闻及少量湿啰音。心界向左扩大,律齐,各瓣膜听诊区未闻及病理性杂音。腹平软,全腹无压痛及反跳痛,双肾区无叩痛,肠鸣音正常,双下肢水肿。
诊断	①慢性肾病 5 期,肾性贫血;②胃炎;③高血压 3 级;④慢性阻塞性肺疾病。
治疗过程与转归	患者 09-05 入院,入院后完善相关检查,限盐限水优质蛋白饮食,重组人促红素注射液 3 000U i.h,t.i.w.(每周 3 次),蔗糖铁注射液 5ml i.v.gtt,t.i.w. 纠正肾性贫血,注射用雷贝拉唑 20mg i.v.gtt,q.d. 护胃治疗,硝苯地平控释片 30mg p.o,q.d. 降压,血液透析治疗。第 2 天,血常规:WBC 12.06×10⁹/L,RBC 2.46×10¹²/L,Hb 70.0g/L,N 7.24×10⁹/L,C 反应蛋白(CRP)108mg/L,降钙素原(PCT)检测 0.672ng/ml,肌酐 489.8μmol/L。胸部 CT:两肺多形性病变。B 超:肝、胆、脾、胰、膀胱、前列腺未见异常,双肾实质回声增强,慢性肾炎改变。考虑肺部感染,予哌拉西林他唑巴坦 2.25g i.v.gtt,q.8h. 抗感染治疗,并予雾化吸入治疗。第 5 天,患者诉进食少,食欲差,恶心、呃逆,全身软困乏力,仍有胸闷,双肺可闻及湿啰音,予莫沙必利片 5mg p.o,t.i.d. 促进胃动力、复方阿嗪米特肠溶片 1 片 p.o,t.i.d. 助消化。第 8 天,患者纳差明显,恶心、呃逆未改善,经消化科会诊,停用雷贝拉唑、莫沙必利,予巴氯芬片 10mg t.i.d.,复方阿嗪米特调整为 2 片 t.i.d.,瑞巴派特片 0.1g p.o,t.i.d. 治疗。第 10 天,患者家属代诉食欲较前好转,无呃逆,但出现反应迟钝,对答部分切题,神志淡漠,无头晕、头痛等。急查头颅 CT,未见明显异常,予观察。第 11 天,患者仍神志淡漠,反应迟钝,并出现双上肢不自主抽动,请临床药师会诊,临床药师查看患者后,考虑巴氯芬引起不良反应可能性大,建议停用巴氯芬,血液透析治疗加快巴氯芬的清除,注意观察有无抽搐等症状再发作,医生采纳会诊意见。第 11 天晚上 19 时许,患者出现呼之不应、意识障碍,无抽搐。查体:浅昏迷,呼之不应,压眶有反应,双侧瞳孔等大等圆,右侧瞳孔对光反射消失,左侧对光反射迟钝;右侧肢体活动少,左侧巴氏征可疑阳性,右侧巴氏征阴性。急行头颅 MRI+头颅 MRA 检查,未见明显异常,继续血液透析治疗。第 12 天,患者仍嗜睡,有意识障碍,呼之不应,双下肢不自主抽动,予床边连续性血液净化治疗,用时 8 小时,超滤液量为 1 550ml,患者肺部未闻及干湿啰音,复查炎症指标下降至正常,予停用抗菌药物。第 13 天,患者昏睡状态,不可自主睁眼,偶可对答,出现呕吐,予泮托拉唑 40mg i.v.gtt,q.d. 治疗。第 16 天,患者神志清醒,对答切题,无胸闷、气促,复查胸部 CT 病灶较前吸收好转,继续血液透析治疗。第 17 天,患者神清,对答切题,双侧瞳孔同圆等大,光反射灵敏,四肢肌张力正常。第 20 天,患者神清,对答切题。第 22 天,患者神志清,无咳嗽咳痰,无胸闷、气促,双肺未闻及干、湿啰音,一般情况好,予出院,嘱出院后进行规律血液透析治疗。

巴氯芬致尿毒症患者意识障碍主要治疗药物及使用情况见表11-24。

表 11-24　巴氯芬致尿毒症患者意识障碍主要治疗药物及使用情况

药理作用	药物名称	用法用量	用药时间
治疗贫血	重组人促红素注射液（CHO 细胞）	3 000U i. h, t. i. w.	09-05—09-11
	蔗糖铁注射液	5ml i. v. gtt, t. i. w.	09-05—09-26
消化系统用药	注射用雷贝拉唑钠	20mg i. v. gtt, q. d.	09-05—09-11
	枸橼酸莫沙必利片	5mg p. o, t. i. d.	09-09—09-12
	复方阿嗪米特肠溶片	1 片 p. o, t. i. d.	09-09—09-12
	巴氯芬片	10mg p. o, t. i. d.	09-12—09-15
	瑞巴派特片	0. 1g p. o, t. i. d.	09-12—09-15
	复方阿嗪米特肠溶片	2 片 p. o, t. i. d.	09-12—09-15
	注射用泮托拉唑钠	40mg i. v. gtt, q. d.	09-17—09-20
抗感染	哌拉西林他唑巴坦	2. 25g i. v. gtt, q. 8h.	09-06—09-16
抗炎平喘	吸入用布地奈德混悬液	1mg 雾化吸入 q. 12h.	09-06—09-12
	硫酸特布他林雾化液	5mg 雾化吸入 q. 12h.	09-06—09-12
降压	硝苯地平控释片	30mg p. o, q. d.	09-05—09-26

【病例分析】

1. 药物治疗问题分析

（1）药物不良反应：患者使用巴氯芬 10mg p. o, t. i. d. ,2 日后出现嗜睡、意识障碍不良反应。

（2）给药剂量过高：患者 CKD 5 期，尿毒症，巴氯芬剂量为 10mg t. i. d. ,剂量偏大，导致药物在体内蓄积，最终导致过量而发生不良反应。

2. 药物治疗方案分析

（1）顽固性呃逆的治疗：呃逆是由于膈肌、膈神经、迷走神经或中枢神经受到刺激后引起一侧或双侧膈肌的阵发性痉挛，伴有吸气期声门突然关闭，发出短促响亮的特别声响，如持续时间超过 48 小时，则称为顽固性膈肌痉挛，也称顽固性呃逆。尿毒症患者因为其体内水电解质平衡紊乱及代谢产物蓄积，易导致体内气机升降失调，出现顽固性呃逆。持续性呃逆可加重患者饮食困难、疲劳和精神萎靡，引起吸入性肺炎、营养缺乏、水电解质紊乱、抑郁和呼吸抑制等，严重影响其日常生活及睡眠，尤其在透析治疗时持续发作可导致透析风险增大。该患者 CKD 5 期，进行规律血液透析治疗，食欲缺乏 1 个月余，伴顽固性呃逆，需要治疗顽固性呃逆。

（2）顽固性呃逆的药物选择：目前文献报道用于治疗顽固性呃逆的药物有巴氯芬、氯丙嗪、甲氧氯普胺、山莨菪碱、氟哌啶醇等。氯丙嗪是最广泛用于治疗呃逆的药物，但可引起直立性低血压，尤其是与抗高血压药物合用时更易发生。该患者服用硝苯地平控释片降血压，不宜选用氯丙嗪。甲氧氯普胺用于治疗顽固性呃逆效果欠佳。山莨菪碱易出现口干、尿潴留、心率加快等不良反应，老年人慎用。氟哌啶醇易引起锥体外系反应，肾功能不全患者慎用。巴氯芬是一种作用于脊髓部位的肌肉松弛剂。通过刺激 γ-氨基丁酸（γ-amino-butyric acid，GABA）受体，从而抑制兴奋性氨基酸-谷氨酸和天门冬氨酸的释放，抑制脊髓内的单突触反射和多突触反射。用于治疗多发性硬化症所引起的严重但可逆的肌肉痉挛，或因感染、退行性病变、外伤或肿瘤引起的脊髓痉挛状态，也可用于治疗膈肌痉挛引起的顽固性呃逆。文献报道，巴氯芬治疗顽固性呃逆疗效好且不良反应较小。该患者使用巴氯芬 10mg p. o, t. i. d. 治疗顽固性呃逆，2 日后呃逆症状消失。

（3）巴氯芬导致嗜睡、意识障碍不良反应分析：巴氯芬口服吸收迅速而完全，0. 5~1. 5 小时达血浆药物峰浓度，清除半衰期 3~4 小时，大部分以原型经肾脏排泄，肾功能不全者，巴氯芬清除半衰期会延长，血浆浓度会增加，容易造成药物蓄积，出现不良反应。巴氯芬为亲脂性药物，可透过血-脑屏障，从而导致中枢系统不良反应,表现为镇静、嗜睡、意识模糊、呼吸抑制、疲倦、幻觉等。如果剂量增加过快,或大剂量服药,均可导致不良反应,特别是老年患者,体脂比增高,大脑对药物敏感性增高,更容易出现中枢症状。巴氯芬药品说明书提示成人初剂量为每日 3 次,每次 5mg,每 3 日再增加 5mg,直到最理想的效果出现,日剂量平均为 30~75mg,个别病例根据需要日剂量最高达 100mg。该患者 CKD 5 期,尿毒症,巴氯芬剂量为 10mg t.i.d.,剂量偏大,导致药物在体内蓄积,最终导致过量而发生不良反应。

3. 药物治疗方案与转归　巴氯芬过量或中毒,目前尚无特效解毒药。其分子量低,为 213.66,分布容积小,蛋白结合率不高,可溶于酸性或碱性液中,而透析对中小分子物质清除效果好,因此,可通过透析清除药物。血液透析和腹膜透析都可以加速药物的清除,血液透析能更有效地清除药物。该患者出现巴氯芬中毒后进行规律血液透析,药物清除缓慢,给予连续血液滤过,患者逐渐清醒。患者嗜睡过程中须严密监控患者血压、心率及血氧饱和度。

【药学监护】

1. 对症状的监护　患者慢性阻塞性肺疾病急性发作,长期自行服用激素、抗菌药物,有铜绿假单胞菌感染的高危因素,长期进行血液透析治疗,予哌拉西林他唑巴坦 2.25g i.v.gtt,q.8h. 抗感染治疗,需要监护患者体温、白细胞、CRP、PCT 等炎症指标变化,及时根据血培养、痰培养的结果调整抗菌药物治疗方案。患者慢性阻塞性肺疾病史 10 余年,未规律治疗,教会患者沙美特罗替卡松粉吸入剂的使用方法和注意事项,嘱患者长期规律吸入药物,急性发作时不能自行服用激素、抗菌药物、茶碱等药物,应定期随访,使患者学会自我控制疾病技巧,如腹式呼吸及缩唇呼吸锻炼等。

2. 对相关指标的监护

(1) Hb、TSAT 或铁蛋白监测:监护患者的贫血情况。患者肾性贫血,血液透析治疗,Hb 治疗目标值为 ≥115g/L,入院时血红蛋白测定值为 70.0g/L,应给予红细胞生成刺激剂治疗,初始剂量为 100~150U/(kg·周),分 2~3 次注射,或 10 000U,每周 1 次,治疗目标是 Hb 每月增加 10~20g/L,避免 1 个月内 Hb 增幅超过 20g/L。铁是合成 Hb 的基本原料,缺铁是导致红细胞生成刺激剂治疗低反应的主要原因,该患者肾功能不全,营养不良导致铁摄入减少,血液透析管路失血致铁丢失增加,且使用红细胞生成刺激剂后超生理速度的红细胞生成显著增加了铁的需求。患者转铁蛋白饱和度 ≤20%,需要静脉补充铁剂,初始给予一个疗程的蔗糖铁注射液 1 000mg,每次 100mg,一周 3 次,3 周后复查转铁蛋白饱和度是否>20%,如未达标,则重复 1 个疗程。

(2) 血压监测:监护患者的血压控制情况,2005 年美国肾脏病患者生存质量指导组织(KDOQI)制定的指南提出透析患者血压控制靶目标为透析前血压<140/90mmHg,透析后血压<130/80mmHg,近年临床研究结果显示,45 岁以上透析患者,严格的血压控制(透析前<140/90mmHg,透析后<130/80mmHg)反而增加了患者的死亡风险。《中国血液透析充分性临床实践指南》根据现有文献资料,结合我国的实际情况建议透析前收缩压<160mmHg。因此,该患者透析前收缩压控制在<160mmHg(含药物治疗状态下)即可,患者入院后予硝苯地平控释片 30mg p.o,q.d. 降压治疗,血压维持在 150~160/80~90mmHg。

3. 对药物不良反应的监护　监护患者的中枢神经系统不良反应,巴氯芬最常见的不良反应为嗜睡、知觉受损、昏迷、意识模糊、肌张力障碍等中枢神经系统抑制症状,长期服药突然停药引起的不良反应主要表现为躁动、谵妄、幻觉等精神症状。巴氯芬服药后出现不良反应的时间长短不等,不良反应多发生在服药初期,尤其是用药 4 日内,高龄、肾功能不全者更易发生。巴氯芬中毒无特效解毒剂,可以通过透析清除药物。该患者口服巴氯芬 2 日后出现嗜睡、意识障碍不良反应,予停药,嗜睡昏迷 6 日,经 3 次血液透析、连续血液净化 8 小时治疗,逐渐清醒。

监护血液透析患者药物剂量调整。患者肾功能不全,CKD 5 期,长期血液透析治疗,使用哌拉西林他唑巴坦、巴氯芬、茶碱缓释片等主要经肾排泄的药物均需要调整剂量,避免药物不良反应。

【总结】患者肾功能不全,尿毒症,入院时慢性阻塞性肺疾病急性发作,经抗感染、雾化抗炎平喘等治疗好转。因食欲缺乏、顽固性呃逆使用巴氯芬治疗,初始剂量偏大,导致出现嗜睡、意识障碍不良反应,经停药、血液透析、连续血液滤过治疗,患者意识逐渐清醒。

巴氯芬应慎用于严重肾功能不全患者,只有当获益大于风险时才可使用,并降低剂量,密切监测。尤其在用药初期,一旦出现嗜睡、意识模糊、昏迷等中枢神经系统症状,立即停用,并行透析治疗,必要时可进行连续血液滤过治疗。

二、慢性肾功能不全痛风并感染病例

【病例介绍】

基本资料	患者,女,72 岁。身高 165cm,体重 70kg。
主诉	因"反复双足关节红肿疼痛 3 年,再发 10 日"入院。
现病史	患者 3 年前因反复双足关节红肿疼痛,在外院住院期间诊断痛风、慢性肾功能不全。入院前多次在外院住院,查血尿酸(UA)660μmol/L,血肌酐(Scr)500μmol/L,对症治疗好转出院。出院后疼痛时予泼尼松止痛,未进行规律降尿酸治疗。10 余日前双足关节红肿疼痛较前加重,伴局部破溃流脓,为进一步诊治到我院就诊。
既往史	既往有"痛风"病史。2019 年发现高血压,最高收缩压 180mmHg,目前硝苯地平控释片 30mg p. o,q. d. 降压,自诉血压控制在 150~160/70~80mmHg;否认糖尿病、冠心病,否认肝炎、结核、传染病史,无输血史,无食物或药物过敏史。
查体	体温 38℃,脉搏 74 次/min,呼吸 20 次/min,血压 175/110mmHg,Scr 512μmol/L。神志清,慢性病容。颜面、眼睑无水肿,睑结膜苍白。双肺呼吸音清,双肺未闻及干、湿啰音。腹平软,全腹无压痛及反跳痛。腹部叩诊呈鼓音,移动性浊音阴性。双肾区无叩痛。肠鸣音正常。双足关节可见痛风石形成,局部皮肤破溃,有脓液流出。
诊断	①痛风急性发作;②皮肤软组织感染;③慢性肾功能不全-尿毒症期,肾性高血压,肾性贫血;④高血压病 3 级,很高危型。
治疗过程与转归	患者 2019-12-02 入院,入院后完善相关检查,血常规 WBC 14×10⁹/L,N 0.837,Hb 58g/L,超敏 C 反应蛋白(CRP)38mg/L,血肌酐(Scr)755μmol/L,尿酸(UA)714μmol/L,转铁蛋白饱和度(TSAT)18%、血清铁蛋白 150μg/L。初始给予左氧氟沙星注射液 0.3g i. v. gtt,q. d. 抗感染、硝苯地平控释片 30mg p. o,q. d. 降压、注射用重组人促红素 6 000U i. h,b. i. w.(每周 2 次)和蔗糖铁注射液 100mg i. v. gtt,b. i. w. 纠正贫血、非布司他片 20mg p. o,q. d. 降尿酸、美洛昔康片 7.5mg p. o,q. d. 抗炎镇痛等处理,并行局部清创,血液透析每周 2 次。2019-12-05 患者无畏寒、发热等不适,双足关节肿痛较前缓解,痛风破溃,脓性渗出较前减少。血常规 WBC 10×10⁹/L,N 0.807,Hb 74g/L,CRP 15mg/L。2019-12-11 患者夜里出现胡言乱语、意识障碍,查头颅 CT 未见明显异常,临床药师会诊考虑左氧氟沙星引起神经系统不良反应,建议停用左氧氟沙星,密切关注患者精神状态。2019-12-13 患者仍偶有胡言乱语。2019-12-14 患者神志恢复正常,双足关节痛风破溃,仍有渗出。临床药师会诊考虑皮肤软组织感染仍未控制,建议使用注射用头孢唑林 1g i. v. gtt,q. d. 抗感染,严密监测患者神志改变。2019-12-18 患者双足破溃无明显渗出,血常规 WBC 7×10⁹/L,N 0.66,Hb 88g/L,CRP 38mg/L,UA 614μmol/L。抗感染疗程已足,停用头孢唑林。2019-12-21 病情平稳,予出院。

慢性肾功能不全痛风并感染主要治疗药物及使用情况见表 11-25。

表 11-25　慢性肾功能不全痛风并感染主要治疗药物及使用情况

药理作用	药物名称	用法用量	用药时间
抗感染	左氧氟沙星注射液	0.3g i. v. gtt,q. d.	12-02—12-11
	注射用头孢唑林	1g i. v. gtt,q. d.	12-14—12-18
降尿酸	非布司他片	20mg p. o,q. d.	12-02—12-21

药理作用	药物名称	用法用量	用药时间
降压	硝苯地平控释片	30mg p. o,q. d.	12-02—12-21
抗炎	美洛昔康片	7. 5mg p. o,q. d.	12-02—12-21
改善贫血	重组人促红素注射液	6 000U i. h,b. i. w.	12-02—12-21
	蔗糖铁注射液	100mg i. v. gtt,b. i. w.	12-02—12-21

【病例分析】患者为老年女性,慢性肾功能不全尿毒症期,痛风石破溃合并皮肤软组织感染,初始用左氧氟沙星 0.3g i. v. gtt,q. d. 抗感染过程中出现中枢系统不良反应,停药 4 日后中枢神经系统不良反应消失。后续调整为头孢唑林 1g i. v. gtt,q. d. 治疗,患者未出现中枢神经系统不良反应,皮肤软组织感染得到控制。

1. 药物治疗问题分析

(1) 不必要的药物治疗:左氧氟沙星虽对皮肤软组织感染常见致病菌具有抗菌活性,但患者肾功能不全,容易增加中枢神经系统不良反应,不应作为首选。抗菌药物选择主要针对 MSSA,可首选头孢唑林。因为所有 NSAID 均可能导致肾脏缺血,诱发和加重肾功能不全,美洛昔康并非首选。

(2) 需要增加药物治疗:痛风急性发作可考虑秋水仙碱,GFR < 10ml/(min. 1.73m²) 时,可以减量 50%,或采用小剂量糖皮质激素。

(3) 药物不良反应:因为左氧氟沙星为脂溶性,能透过血-脑屏障进入脑组织,阻断 γ-氨基丁酸 (GABA) 与受体结合,从而使中枢兴奋性增加,有明显中枢系统副作用。左氧氟沙星主要以原型从肾排泄,肾功能不全时,药物消除半衰期明显延长,血液透析不易清除,容易引起蓄积,导致中枢神经系统不良反应。患者合并痛风,使用非甾体抗炎药可以增强氟喹诺酮与脑内 GABA 受体的结合能力,从而增加中枢神经系统不良反应发生的概率。

(4) 给药剂量过高:该患者入院后经评估,开始行血液透析,一周 2 次。根据《抗菌药物药代动力学/药效学理论临床应用专家共识》,间歇性血液透析患者,左氧氟沙星推荐 0.25～0.5g,1 次/48h。该患者左氧氟沙星 0.3g q. d. 剂量偏大,容易导致左氧氟沙星体内蓄积。间歇性血液透析患者,头孢唑林推荐剂量 0.5～1g 1 次/24h 或 1～2g 1 次/(48～72h)透析后给药。尿毒症患者使用头孢唑林也应按肾功能调整剂量,以防引起头孢菌素脑病。重组人促红素注射液初始剂量推荐为 100～150U/(kg·周),分 2～3 次注射,或 10 000U,每周 1 次。患者 70kg,6 000U 每周 2 次剂量偏大,可采用 10 000U,每周 1 次的用法。

(5) 患者依从性:患者诉按医嘱用药。

2. 药物治疗方案分析

(1) 抗感染治疗:患者考虑痛风石破溃合并皮肤软组织脓肿,根据《皮肤和软组织感染的诊断和管理实践指南(美国感染病协会 2014 版)》,建议脓肿切开引流,抗菌药物辅助治疗,取决于是否有全身炎症反应(SIRS)。患者高龄,合并痛风、高血压、慢性肾功能不全,长期口服泼尼松,存在感染高危因素,本次入院有发热 38℃ ,血常规 WBC 14×10⁹/L,N 0.837,CRP 38mg/L,有使用抗菌药物指征。

根据《皮肤和软组织感染的诊断和管理实践指南(美国感染病协会 2014 版)》,针对化脓性皮肤软组织感染,建议脓液革兰染色和培养明确病原学。抗菌药物应针对甲氧西林敏感金黄色葡萄球菌(MSSA),如初始抗菌药物治疗失败或有宿主免疫力低下或存在全身反应综合征(SIRS)和低血压表现,需针对甲氧西林耐药金黄色葡萄球菌(MRSA)。患者皮肤软组织感染,无明显的免疫功能低下,有 SIRS 表现但无低血压,抗菌药物选择主要针对 MSSA,可首选头孢唑林。虽然尿毒症的患者使用头孢菌素可以引起头孢菌素脑病,但头孢唑林为第一代头孢菌素,不容易透过血-脑屏障,按照肾功能调整剂量并进行规律血液透析,一般较少发生头孢菌素脑病。

(2) 痛风治疗:患者合并痛风石、高血压、慢性肾功能不全,且血尿酸>480μmol/L,应考虑降尿酸治疗。《中国高尿酸血症与痛风诊疗指南(2019版)》,CKD 4~5 期优先考虑非布司他,起始剂量 20mg/d,2~4 周可增加 20mg/d,最大剂量 40mg/d。《ACR 痛风管理指南(2020版)》推荐对所有患者,包括中重度 CKD 患者,采用别嘌醇作为一线治疗,对于采用非布司他降尿酸的患者需评估心血管疾病史或新发心血管相关事件,但需注意别嘌醇说明书中严重肝肾功能不全患者禁用。

秋水仙碱、非甾体抗炎药(NSAID)或糖皮质激素作为治疗痛风急性发作的一线药物。美洛昔康片并非首选,因为所有 NSAID 均可能导致肾脏缺血,诱发和加重肾功能不全。GFR<10ml/(min·1.73m^2)时,秋水仙碱可以减量 50%,或采用小剂量糖皮质激素。

(3) 肾性高血压治疗:慢性肾病高血压的药物选择为 CKD 1~3 期及规律透析患者,一般以 ACEI/ARB 为基础的治疗,CKD 4~5 期未行血液透析的患者以 CCB 为基础的治疗。该患者入院前未行血液透析,Scr 长期维持在 500μmol/L 左右,降压药物选择以 CCB 为基础的治疗方案。该患者入院前服用硝苯地平控制片,经监测患者血压,为非杓型压,调整患者硝苯地平控释片服用时间,由早餐后改为晚餐后服用,监测患者血压。硝苯地平控释片为长效制剂,降压疗效好,主要由肝脏代谢,不被血液透析清除,治疗肾性高血压没有绝对禁忌证。但该患者进入血液透析治疗后,需密切监测患者血压,特别是血液透析前和透析后血压,及时调整降压药物。

(4) 肾性贫血治疗:患者血红蛋白(Hb)58g/L,有使用红细胞生成刺激剂(ESA)指征。患者转铁蛋白饱和度(TSAT)18%,有使用蔗糖铁注射液指征,初始给予一个疗程的蔗糖铁注射液 1 000mg,100mg/次,一周 3 次,1 个疗程完成后,转铁蛋白饱和度仍≤20%,可以再重复治疗 1 个疗程。治疗目标值为≥115g/L,但不推荐>130g/L。

【用药监护】

1. 对症状的监测 监护患者的体温、双足关节红肿疼痛及脓性分泌物情况。

2. 对相关指标监测

(1) 感染指标监测:监测 WBC、CRP,及时根据细菌学培养调整抗菌药物治疗方案。初始治疗需根据患者可能的感染途径、就医经历等初步判断可能的致病菌,根据药物是否经肾排泄及不良反应、患者情况等选择合适的抗菌药物,特别注意对肾有损伤的药物剂量调整。

(2) 尿酸监测:监测患者血尿酸水平,调整非布司他用量。非布司他可增加心血管风险,使用前需了解患者是否有冠心病病史或近期发生过冠心病。《中国高尿酸血症与痛风诊疗指南(2019版)》推荐非布司他初始剂量为 20mg/d,2~4 周后根据血尿酸值逐渐增加用量,每次增加 20mg,最大剂量 40mg/d。患者合并有痛风石、慢性肾功能不全、高血压,建议血尿酸控制<300μmol/L。

(3) 血压监测:监护患者血压控制情况。高血压是尿毒症血液透析患者的常见临床表现,对血液透析患者的生存以及心血管并发症有显著的影响。根据《中国慢性肾脏病患者高血压管理指南(2023版)》,建议血液透析患者血压控制目标为诊室透析前血压 60 岁以下<140/90mmHg,60 岁及以上<160/90mmHg。

(4) Hb、TSAT 或铁蛋白监测:贫血是肾衰竭患者常见的合并症,应监护患者 Hb、TSAT 或铁蛋白。2018年《肾性贫血诊断与治疗中国专家共识》推荐,血液透析患者每个月监测 Hb 1 次,为避免 Hb<90g/L,应在 Hb<100g/L 即启动红细胞生成刺激剂(ESA)治疗,治疗目标值为≥115g/L,但不推荐>130g/L。血液透析患者至少每 1~3 个月监测铁状态 1 次,治疗目标值为 20%<TSAT<50%,且 200μg/L<血清铁蛋白<500μg/L。蔗糖铁 1 000mg 为 1 个疗程,治疗 1 个疗程后,如铁状态尚未达标,可重复 1 个疗程。当铁状态达标后,根据患者情况,可每周使用蔗糖铁 50mg。

3. 对药物不良反应监测 左氧氟沙星最常见不良反应是中枢神经系统反应,多为头痛、失眠,严重者出现肢体麻木、震颤、精神失常、幻听、幻视、癫痫等。慢性肾功能不全的患者常因未进行剂量调整,导致中枢神经系统症状,肌酐清除率<20ml/min 的患者,药物半衰期可能延长 27 小时以上。对 10 余例该类患者进行观察,主要临床表现为睡眠颠倒、夜间精神亢奋、常喜欢回忆年轻时发生的事情。中枢神经系统症状一般持续 3~5 日,血液透析不能清除左氧氟沙星,不能缩短中枢神经系统的症状持续时间。一般通过对患者加强监护,设置独立病房等,待药物排泄,患者症状可消失。对老年、肥胖、低蛋白血症患者,避免使用苯二氮䓬类药物镇静催眠,容易引起患者长时间嗜睡或昏睡,严重者可导致患者呼吸抑制。青霉素脑病在慢性肾功能不全患者中也比较多见,一般以青霉素、青霉素类药物及头孢他啶等多见。头孢唑林也可引起头孢菌素脑病,多发生于用药剂量未做相应调整而又未进行规律血液透析的尿毒症患者。当发生中枢神经系统不良反应时,首先应立即停药及时进行对症处理。

患者基础疾病较多,同时服用多种药物,需注意药物间可能存在的不良相互作用,如非甾体抗炎药可以增强氟喹诺酮与脑内 GABA 受体的结合能力,从而使中枢神经系统兴奋,所以氟喹诺酮与非甾体抗炎药联合应用时,不良反应的发生率可能会增加,应引起临床医生重视。

【总结】规律维持血液透析的患者,在出现不能解释的精神症状时,应及时考虑是否发生药物性不良反应。左氧氟沙星导致中枢系统不良反应影响因素包括高龄、既往中枢系统疾病、肾功能不全、剂量疗程、与非甾体抗炎药合用等。临床应严格掌握左氧氟沙星适应证和禁忌证,高龄患者或肾功能不全者或有中枢系统疾病者尽量少用或慎用,必要时可减量或缩短用药疗程。需重视合用药物相互作用以及不良反应叠加。

痛风急性发作往往表现为血白细胞升高、发热,需与感染相鉴别。关于痛风治疗药物的选择及启动降尿酸治疗,《ACR 痛风管理指南(2020 版)》较《中国高尿酸血症与痛风诊疗指南(2019 版)》有部分观点的更新,特别是对非布司他的推荐级别及心血管损害的监护。慢性肾功能不全降尿酸及镇痛药物需注意药物的适应证,根据肾功能调整剂量,特别是别嘌醇和秋水仙碱。

慢性肾病患者的管理涉及血压、贫血、肾性骨病等一体化治疗,合并用药多。临床药师应利用自身的专业知识参与尿毒症患者的药物治疗、正确认识和处理药物系统不良反应、提出合理的药学监护措施、避免药物性损害。

三、腹膜透析相关腹膜炎病例

【病例介绍】

基本资料	患者,女,32 岁。身高 165cm,体重 72kg。
主诉	因"肾功能不全 7 年余,维持性腹膜透析 1 年余,腹膜透析液浑浊 1 日"入院。
现病史	2017-11-23—2017-12-06 患者曾在我院治疗,诊断:①慢性肾功能不全-尿毒症期;②IgA 肾病。患者于 2017-11-28 开始置颈内静脉临时管予规律血液透析治疗至今,每周 3 次(周二、四、六),血液透析至 2018-04。后于 2018-04-26 在我科行腹膜透析置管术,规律腹膜透析至今(每日 1.5%×3 袋,夜间留腹)。1 日前患者自觉腹膜透析液有絮状物伴轻度浑浊,无腹痛、发热,无咳嗽、咳痰,无恶心、呕吐,无胸闷、胸痛、气促,查腹膜透析液常规提示 WBC 650×10^6/L,门诊以"尿毒症,腹膜炎"收入我科。
既往史	6 年多前发现血压增高,目前服用非洛地平缓释片 10mg p.o,q.d. 降压治疗。血压控制在 150~160/90~100mmHg。否认有冠心病、糖尿病病史,否认有肝炎、结核病等传染病病史,否认有重大外伤史,无输血史,否认有药物过敏史。
查体	体温 36.6℃,脉搏 82 次/min,呼吸 20 次/min,血压 155/95mmHg,双肺呼吸音清,双肺未闻及湿啰音。腹平软,右腹部可见腹膜透析导管口,局部红肿,有脓性分泌物。全腹轻压痛、无反跳痛,肝脾肋下未及,腹部叩诊呈鼓音,移动性浊音阴性,双肾区无叩痛,肠鸣音正常。双下肢水肿(+)。
诊断	①慢性肾功能不全-尿毒症期,肾性贫血,肾性高血压;②腹膜透析相关性腹膜炎;③IgA 肾病。

续表

治疗过程与转归	患者2019-04-09入院,完善相关辅助检查:血常规示 WBC 10×10^9/L,N 0.75,Hb 80g/L;C反应蛋白(CRP)40mg/L;血肌酐(Scr)460μmol/L;腹水常规 650×10^6/L,单核细胞37%,多核细胞63%;转铁蛋白饱和度(TSAT)24%,血清铁蛋白140μg/L。取置管处脓性分泌物送细菌和真菌培养,抽取腹水注入血培养瓶送细菌和真菌培养后,予口服头孢氨苄片500mg b.i.d.,以及头孢他啶1g联合头孢唑林1g加入夜间腹膜透析液中留腹抗感染治疗,并动态复查腹水常规。患者肾性贫血,予重组人促红素注射液6 000U i.h,b.i.w. 促进造血。非洛地平缓释片10mg p.o,q.d. 降压,予监测血压情况。2019-04-11患者出现发热,最高体温38℃。WBC 12×10^9/L,N 0.80;CRP 80mg/L。腹水浑浊,腹水常规 WBC 1 050$\times10^6$/L,单核细胞25%,多核细胞75%。药师建议继续口服头孢氨苄500mg b.i.d.,万古霉素1g与头孢他啶1g加入透析液留腹抗感染。护士用同一注射器配制头孢他啶和万古霉素时出现浑浊现象。护士与临床药师沟通后,用不同注射器分别配制万古霉素与头孢他啶,再加入腹膜透析液,浑浊现象消失。2019-04-12分泌物与腹水培养均为溶血葡萄球菌,头孢西丁+万古霉素敏感。2019-04-14患者体温下降至正常,置管处脓性分泌物较前减少。腹水常规 WBC 760$\times10^6$/L,单核细胞55%,多核细胞45%;万古霉素谷浓度10mg/L。停用头孢他啶,予追加1g万古霉素加入透析液夜间留腹。2019-04-19腹水清亮,腹水常规 WBC 160$\times10^6$/L,单核细胞24%,多核细胞75%。2019-04-23患者无畏寒、发热,置管处无红肿及分泌物,全腹无压痛及反跳痛,血常规 WBC 6×10^9/L,N 0.60;CRP 10mg/L 腹水清亮,腹水常规 WBC 40$\times10^6$/L,单核细胞90%,多核细胞10%,患者病情平稳,予以出院,同时药师对患者进行出院用药、无菌操作、腹膜透析操作等指导,避免再次发生感染。

腹膜透析相关腹膜炎主要治疗药物及使用情况见表11-26。

表 11-26 腹膜透析相关腹膜炎主要治疗药物及使用情况

药理作用	药物名称	用法用量	用药时间
抗感染	头孢氨苄片	500mg p.o,q.d.	04-09—04-12
	注射用头孢唑林	1g q.n. 夜间留腹	04-09—04-11
	注射用头孢他啶	1g q.n. 夜间留腹	04-09—04-14
	注射用万古霉素	1g q5~7d 夜间留腹	04-11—04-23
	低钙腹膜透析液(乳酸盐)	2 000ml 夜间留腹	04-09—04-23
腹膜透析	低钙腹膜透析液(乳酸盐)	2 000ml CAPD b.i.d.	04-09—04-23
护胃	注射用泮托拉唑钠	40mg i.v.gtt,q.d.	04-11—04-15
降压	非洛地平缓释片	10mg p.o,q.d.	04-10—04-23
改善贫血	重组人促红素注射液	6 000U i.h,b.i.w.	04-10—04-23

【病例分析】患者腹膜透析相关腹膜炎诊断明确,初始经验性口服头孢氨苄500mg b.i.d.,以及头孢唑林1g q.d. 联合头孢他啶1g q.d. 腹腔内给药效果不佳,及时调整为万古霉素1g q5~7d 联合头孢他啶1g q.d. 腹腔内给药。护士用同一注射器配制头孢他啶和万古霉素时出现浑浊现象。护士与临床药师沟通后,用不同注射器分别配制万古霉素与头孢他啶,再加入腹膜透析液,浑浊现象消失。随后分泌物与腹水培养结果为溶血葡萄球菌,头孢西丁+万古霉素敏感,临床根据培养结果停用头孢他啶并监测万古霉素血药浓度,并维持万古霉素谷浓度15~20mg/L,最终好转出院。

1. 药物治疗问题分析

(1)不必要的药物治疗:患者无使用泮托拉唑钠预防应激性溃疡的指征。

(2)无效药物:患者分泌物与腹水培养均为溶血葡萄球菌,头孢西丁+万古霉素敏感。头孢他啶治疗无效,应根据药敏结果直接停用头孢他啶。

（3）给药剂量过高：重组人促红素注射液初始剂量推荐为 $100\sim150U/(kg\cdot周)$，分 $2\sim3$ 次注射，或 10 000U，每周 1 次。患者 72kg，6 000U 每周 2 次剂量偏大，可采用 10 000U，每周 1 次的用法。

（4）患者依从性：患者诉按医嘱用药。

2. 药物治疗方案分析

（1）抗感染治疗：尽量在使用抗菌药物前送微生物培养，尽快从经验性治疗转为目标性治疗。腹水推荐使用透析液细菌浓缩技术（如透出液离心或微过滤等），再进行培养，可提高培养阳性率达 90%。也可将 $5\sim10ml$ 腹水注入血培养瓶，这种方法培养阳性率也可达到 80%。对于体温超过 38.5℃ 的患者，应同时进行血培养以排除是否存在菌血症或是脓毒血症。

导管出口感染和隧道感染可由多种病原体引起。金黄色葡萄球菌和铜绿假单胞菌是最常见且最严重的致病菌，并且也是导致导管相关腹膜炎最常见的病原体。导管相关腹膜炎多由皮肤细菌污染引起，绝大多数为细菌感染所致，45%～65% 由革兰氏阳性菌所致，15%～35% 由革兰氏阴性菌所致。1%～4% 由多种致病菌引起。3%～5% 由真菌引起，多为假丝酵母菌。凝固酶阴性葡萄球菌是腹膜炎最常见的病因，可占革兰氏阳性菌感染比例 60%，链球菌占 20%，肠球菌占 6%，金黄色葡萄球菌占 6%，棒状杆菌占 4%。革兰氏阴性菌常见病因包括大肠埃希菌、克雷伯菌和铜绿假单胞菌。

导管出口感染和隧道感染经验性抗感染治疗应覆盖金黄色葡萄球菌，可口服头孢氨苄或耐酶青霉素。如果患者既往有铜绿假单胞菌定植或导管出口感染史，所用抗菌药物应覆盖铜绿假单胞菌，可口服环丙沙星或腹腔内给予头孢他啶。腹膜炎经验性抗感染治疗推荐第一代头孢菌素或万古霉素覆盖革兰氏阳性菌，第三代头孢菌素或氨基糖苷类药物覆盖革兰氏阴性菌。及时准确的微生物培养可帮助明确腹膜透析相关腹膜炎的致病菌，对指导抗菌药物的选择尤为重要。初始治疗效果不佳时应尽早改用万古霉素治疗。腹腔内给药是首选给药途径，抗菌药物留腹至少 6 小时。对于严重腹膜炎合并发热>38.5℃、血培养阳性、合并肺炎、感染性休克等可考虑联合应用静脉治疗。

该患者同时存在导管出口感染和腹膜炎，致病菌多为凝固酶阴性葡萄球菌、金黄色葡萄球菌、铜绿假单胞菌等。经验性治疗可口服头孢氨苄 500mg b.i.d.。腹腔局部应用头孢他啶 1 000～1 500mg/d，头孢唑林 15～20mg/(kg·d)。后续根据分泌物及腹水培养结果，可调整为万古霉素 15～30mg/kg，每 5～7 日腹腔给 1 次，并且监测万古霉素血药浓度。

（2）局部用抗菌药物的配制：在同一袋腹膜透析液加入两种抗菌药物时，应注意是否存在配伍禁忌。该患者第 1 次在腹膜液中加入抗生素时，护士因为在同一个注射器中同时溶解 2 种抗菌药物，导致出现浑浊。在腹膜透析液中加入抗生素时需跟护士沟通，药品需逐个溶解后加入透析液中。

【药学监护】

1. 对症状的监测 监测患者体温、腹痛严重程度、腹水浑浊程度。如初始治疗有效，患者腹痛症状通常在 12～48 小时明显改善，透出液转清，腹水白细胞明显下降。如初始治疗效果欠佳，即合理抗菌药物治疗 48～72 小时，患者仍有明显腹痛、腹透液浑浊，或腹痛虽有所改善，但腹透液仍明显浑浊。

2. 对相关指标的监测

（1）感染指标监测：动态监测血常规、C 反应蛋白、腹水白细胞的变化评价抗感染疗程。应及时根据培养结果调整抗菌药物，建议疗程通常为 2 周，但金黄色葡萄球菌、铜绿假单胞菌、大肠埃希菌和肠球菌等引起的腹膜炎，建议疗程为 3 周。

（2）药物浓度监测：监测万古霉素血药浓度。万古霉素在没有腹膜炎时，大约 50% 的存腹剂量被吸收，但在腹膜炎期间，近 90% 被吸收。万古霉素间断给药推荐 15～30mg/kg，每 5～7 日腹腔给药 1 次。给药第 3 天测万古霉素血药浓度，之后每 3～5 日测量 1 次。若谷浓度<15mg/L，重复给药 1 次。

（3）Hb、TSAT 或铁蛋白监测：贫血是肾衰竭患者常见的合并症，监护患者 Hb、TSAT 或铁蛋白。《肾性贫血诊断与治疗中国专家共识（2018 版）》推荐，腹膜透析患者为避免 Hb<90g/L，应在 Hb<100g/L 即启

动红细胞生成刺激剂（ESA）治疗,治疗目标值为≥115g/L,但不推荐>130g/L。治疗初每个月监测 Hb 1 次,应根据患者的 Hb 水平、Hb 变化速度、目前 ESA 的使用剂量、ESA 治疗反应及临床情况等多种因素调整 ESA 剂量。无贫血至少 3 个月监测血红蛋白 1 次。腹膜透析患者至少每 3 个月监测铁状态 1 次,转铁蛋白饱和度（TSAT）≤20% 或/和铁蛋白≤100μg/L 时需要补铁。

（4）血压监测:《中国肾性高血压管理指南（2016 版）》建议腹膜透析患者控制血压在 140/90mmHg 以下,年龄>60 岁的患者血压控制目标可放宽至 150/90mmHg 以下。

3. 监护局部用药的稳定性 封管液的配制以及在同一袋腹膜透析液中加入两种抗菌药物时,应注意是否存在配伍禁忌。抗菌药物需逐一溶解后加入腹膜透析液中,配制完成后观察是否出现浑浊或不溶现象。

透析相关感染中还有一类常见的血液透析相关的导管感染。出现导管感染一般情况需尽量保留导管,除非感染无法控制或反复感染。治疗采用导管封管,如考虑血流感染需加用静脉抗感染治疗。其中封管液的配制,因为常需要将药物与肝素混合,易出现浑浊或沉淀。如常用的万古霉素、头孢他啶和肝素的封管液,需分别将万古霉素和头孢他啶用相应的溶媒配成母液,然后再与肝素混合,配制成工作液,才能避免出现浑浊,而不应直接用肝素溶解抗菌药物（表 11-27）。

表 11-27 导管封管液的配制

抗生素母液	抗凝剂母液	封管液工作液	抗生素使用浓度
万古霉素 500mg+25ml NS	肝素钠 12 500U/2ml（50mg/ml）	万古霉素:肝素=1ml:1ml	10mg/ml
头孢唑林 0.5g,先用 10ml 灭菌注射用水溶解,再加入 15ml NS	肝素钠 12 500U/2ml（50mg/ml）或 60% 枸橼酸钠	头孢唑林:肝素=1ml:1ml 或 头孢唑林:肝素=1ml:1ml	10mg/ml
庆大霉素 4 万 U+4ml NS	肝素钠 12 500U/2ml（50mg/ml）	庆大霉素:肝素=1ml:1ml	5mg/ml
环丙沙星 0.2g+20ml NS	肝素钠 12 500U/2ml（50mg/ml）	环丙沙星:肝素=1ml:1ml	5mg/ml
利福平 5ml:0.3g+25ml NS	肝素钠 12 500U/2ml（50mg/ml）	利福平:肝素=1ml:1ml	5mg/ml

注:①万古霉素稀释液（NS,5% GS,腹膜透析液）在室温下至少保持稳定 14 日,但使用时需保证药品的无菌,不建议重复使用稀释液;②封管液每次透析后更换;③如患者有凝血功能障碍,可使用枸橼酸钠作为抗凝剂封管,所有抗生素均可与枸橼酸钠配伍,一般使用浓度可为 1.04%、3.13%、4%、7%、30%。枸橼酸钠单独封管时,可使用浓度为 46.7% 或 30%;④单位换算:庆大霉素 1 万 U=10mg;肝素钠 125U=1mg;⑤临床研究显示环丙沙星和利福平较万古霉素和利奈唑胺能更快地清除敏感的金黄色葡萄球菌和表皮葡萄球菌在导管内形成的生物膜;⑥需使用环丙沙星粉针剂,否则浓度达不到封管要求。

【总结】导管相关腹膜炎是腹膜透析的常见并发症,会导致腹膜失去超滤功能,是导致透析技术失败及退出治疗的主要原因。经验性抗感染需根据各中心细菌学监测情况,结合患者既往腹膜炎病史、导管出口处及隧道感染史选用抗菌药物。溶血葡萄球菌为凝固酶阴性葡萄球菌,致病力较弱,但耐药率高,其引起的腹膜炎首选万古霉素腹腔局部治疗。万古霉素推荐剂量 15~30mg/kg,每 5~7 日腹腔给药 1 次。给药第 3 天测万古霉素血药浓度,之后每 3~5 日测量 1 次。若谷浓度<15mg/L,重复给药 1 次。

临床药师需要根据患者流行病学、危险因素、发病场所等综合分析最可能的致病菌,参考相关指南提出合理用药建议。需要对患者进行全程监护,参与患者的用药教育,提高患者对腹膜透析以及无菌操作的认识,减少腹膜炎的复发。需要重点关注腹腔内应用各种抗菌药物的稳定性和相互作用,掌握封管液和腹膜透析液抗菌药物的配制方法。临床药师与医护相互合作,及时沟通,能更有效促进临床合理用药。

（陈 英）

第九节 ICU 病例分析和用药实践

一、急性重症胰腺炎合并多种疾病病例

【病例介绍】

基本资料	患者,女,30 岁。身高 162cm,体重 67kg。7 月 1 日入院。
主诉	因"持续性上腹部胀痛 2 日"入院。
现病史	患者 1 日前无明显诱因出现上腹部疼痛,呈持续性胀痛,阵发性加剧,伴恶心,呕吐两次,呕吐物为胃内容物,含胆汁,感觉口渴、胸闷、心悸等,无发热、畏寒、寒战,无头痛、头晕、胸闷、胸痛、憋气等不适。自服抑酸药物(法莫替丁片),症状无好转。于医院就诊,肾功能:尿素 10.43mmol/L,肌酐 177.1mmol/L,总胆固醇 15.99mmol/L,三酰甘油 30.34mmol/L,血淀粉酶 2 110IU/L,腹部 CT 示急性胰腺炎。以"急性重症胰腺炎"收入院。患者自发病来,神志清,睡眠不佳,未大便,小便较前减少,体重未明显异常。
既往史	患者平素身体一般,"糖尿病"病史数年,饮食控制联合胰岛素治疗,自诉血糖控制可;"高脂血症"1 年余,未予特殊诊疗;否认肝炎病史,无结核病史,否认高血压、心脏病史,否认脑血管疾病,否认手术史,无外伤史,无过敏史,预防接种史不详。
检查	体温 37.3℃,脉搏 122 次/min,呼吸 15 次/min,血压 102/58mmHg。正常发育状态,体型为矮胖型,神志清楚,腹部膨隆,上腹部有轻压痛、无反跳痛,肠鸣音未闻及。腹部 CT 示:符合胰腺炎影像表现,十二指肠降部肠壁肿胀,脂肪肝。血常规:WBC $10.0×10^9$/L,Hb 82g/L,PLT $68×10^9$/L。血生化:AST 56U/L,ALT 67U/L。
诊断	①重症急性胰腺炎(高脂血症型,急性胰周液体集聚);②脂肪肝;③急性肾功能不全;④肝功能不全;⑤高脂血症;⑥2 型糖尿病
治疗过程与转归	患者入院即行禁食、胃肠减压、扩容、改善微循环、抑制胰腺分泌及抑酶、抑酸、抗感染、血浆置换等治疗。初始抗感染方案为注射用哌拉西林钠他唑巴坦钠 4.5g/次,q.12h.。入院第 4 天,患者出现高热,系统性全身炎症反应综合征明显,行 CRRT 治疗,同时加用奥硝唑抗感染。入院第 8 天后,患者体温 38.5℃、WBC 升高至 $16.9×10^9$,N 持续高于 0.90,考虑病情危重,换用美罗培南 1g/次,q.8h. 抗感染。入院 10 日后,患者痰中检查见金黄色葡萄球菌(对甲氧西林耐药)、草绿色链球菌,尿中培养出近平滑假丝酵母菌,当日加用万古霉素 1 000mg/次,q.12h.。后患者体温波动于 37.5~38.5℃,WBC 降至 $7.8×10^9$,于入院第 18 天停用抗菌药物,患者一般情况尚可,转到消化内科继续治疗。

急性重症胰腺炎合并多种疾病主要治疗药物及使用情况见表 11-28。

表 11-28 急性重症胰腺炎合并多种疾病主要治疗药物及使用情况

药理作用	药物名称	用法用量	用药时间
抑酶	注射用生长抑素(14 肽)+0.9% 氯化钠溶液(袋装)	40mg+100ml i.v.gtt,q.d.	07-01—07-07
抑酸	注射用泮托拉唑钠+0.9% 氯化钠溶液	40mg+100ml i.v.gtt,q.d.	07-01—07-06
升血小板	注射用重组人白介素-11	3mg i.h,q.d.	07-01—07-07
抗感染	注射用哌拉西林钠他唑巴坦钠+0.9% 氯化钠溶液(袋装)	4.5g+100ml i.v.gtt,q.12h.	07-01—07-07
抑酶	注射用乌司他丁+0.9% 氯化钠溶液(袋装)	20 万 U+100ml i.v.gtt,q.8h.	07-01—07-07
抗感染	奥硝唑氯化钠注射液	0.5g i.v.gtt,q.12h.	07-04—07-07
抗感染	注射用美罗培南+0.9% 氯化钠溶液(袋装)	1g+100ml i.v.gtt,q.8h.	07-08—07-18
抗感染	注射用万古霉素+0.9% 氯化钠溶液(袋装)	1g+100ml i.v.gtt,q.12h.	07-10—07-18

【病例分析】患者,女,30岁。患有"糖尿病"病史数年,饮食控制联合胰岛素治疗,血糖控制可;"高脂血症"1年余,未予特殊诊治。本次因"持续性上腹部胀痛2日"入院。尿素、肌酐、总胆固醇、三酰甘油、血淀粉酶升高,腹部CT示急性胰腺炎。

1. 药物治疗问题分析

(1) 不必要的药物治疗:奥硝唑氯化钠注射液用于敏感厌氧菌所引起的多种感染性疾病,哌拉西林他唑巴坦能够覆盖常见厌氧菌,两药一般不建议联合应用。

(2) 需要增加药物治疗:肠外营养及肠内营养药物。根据《中国急性胰腺炎诊治指南》,对于中、重症急性胰腺炎患者常先施行肠外营养,待患者胃肠动力能够耐受,及早(发病48小时内)实施肠内营养。

(3) 给药剂量过低:注射用哌拉西林钠舒巴坦钠为时间依赖性抗菌药物,在CRRT治疗时按正常给药剂量即可,对于院内感染或严重感染,应增加给药频次。

(4) 药物不良反应:哌拉西林他唑巴坦钠可导致过敏反应;奥硝唑氯化钠可引起消化系统及神经系统等反应,并可引起白细胞减少;万古霉素可引致耳鸣、听力减退,肾功能损害等。

(5) 给药剂量过高:注射用乌司他丁从人尿提取精制的糖蛋白,属蛋白酶抑制剂。具有抑制胰蛋白酶等各种胰酶活性的作用,常用于胰腺炎的治疗。用于急性胰腺炎每次10万U,每日1~3次。

2. 药物治疗方案分析

(1) 抗感染药物的应用:重症急性胰腺炎(severe acute pancreatitis,SAP)是临床常见急腹症,以爆发性炎症反应为特征,可引起局部及远端组织损伤,最终导致器官衰竭。虽然其死亡率有所下降,但仍居高不下。SAP以持续性脏器损伤为特点,往往呈坏死性胰腺炎的表现。胰腺和胰周坏死可保持无菌状态,当胰腺或胰周坏死组织继发感染后称为感染性胰腺坏死。80% SAP死亡患者与感染有关。如何预防和治疗这种严重的继发性胰腺感染,已成为临床医师关注的课题。

重症急性胰腺炎和非胆源性胰腺炎预防性应用抗生素的疗效一直存在争议。无论急性胰腺炎的类型(间质性或坏死性)及严重程度(轻、中或重度)如何,均不推荐预防性应用抗生素。对于胰腺或胰腺外组织坏死的患者,若经过7~10日的住院治疗后病情恶化(临床病情不稳定或脓毒症生理表现、白细胞计数持续上升、发热)或没有改善,应怀疑是感染性坏死。感染的临床征象和腹部成像显示坏死区内存在气体,则提示感染,此时可在不进行抽吸和培养的情况下开始抗生素治疗。若开始经验性抗生素治疗,应使用能渗透胰腺坏死组织的药物(如单用碳青霉烯;或者喹诺酮、头孢他啶或头孢吡肟联合抗厌氧菌药物,如甲硝唑)。

近年来,SAP并发深部真菌感染的发生率逐渐增加,占10%~41%,SAP真菌感染的病死率高达20%~53.1%,能否预防真菌感染是改善预后的重要方面。当某些因素,特别是长期、大剂量使用抗菌药物杀灭了大量的肠道正常菌群,导致肠道菌群失调,肠道真菌大量繁殖进而发生肠外易位导致全身真菌感染。《中国急性胰腺炎诊治指南》指出:对于SAP患者不推荐常规使用抗真菌药物,但要注意真菌感染的诊断,临床上无法用细菌感染来解释发热等表现时,应考虑真菌感染的可能。

(2) 抗感染药物品种选择:由于抗感染药物并不是通过血液途径到达坏死的胰腺组织,而是通过胰管和胰液的弥散,为此选用有效防治胰腺感染的抗菌药物需兼顾病原菌对抗菌药物的敏感性以及影响抗菌药物穿透胰腺组织能力。SAP继发感染多由革兰氏阴性菌引起,最常见者为大肠埃希菌(35%)、克雷伯杆菌(25%)和肠球菌(24%),其他感染菌为葡萄球菌(14%)、假单胞菌(11%)、变形杆菌(8%)、链球菌(7%)、肠杆菌(7%)、类杆菌(6%)和厌氧菌(6%)。大量资料证实,从SAP感染的胰腺及胰周培养出的细菌多数为大肠和末段回肠常驻菌,依次为大肠埃希菌属、变形杆菌属和粪肠球菌属。真菌感染主要见于长期使用多种抗菌药物的患者。影响抗菌药物穿透胰腺组织的能力主要包括以下因素。

1）血-胰屏障:抗菌药物从血液进入胰腺组织需依次透过毛细血管内皮细胞层、基底层、腺泡细胞层等结构,由于细胞膜成分含有较多脂类,故极性小、脂溶性抗菌药物易透过血-胰屏障。

2）血清蛋白结合率:抗菌药物与血清蛋白结合率越低,游离抗菌药物浓度越高,胰腺中药物浓度越高。

3）pH:抗菌药物的 pH 越高,胰腺组织中有效浓度越高。

综合上述因素,能反映抗菌药物防治胰腺感染效果的评估指标是该抗菌药物在胰腺组织中的杀菌指数(组织浓度/MIC_{90})。SAP 患者抗感染药物选择原则主要为:①抗菌谱应以革兰氏阴性菌和厌氧菌为主,能有效抑制胰腺感染的常见致病菌;②脂溶性强,能通过血-胰屏障,在局部达到有效浓度。可选择的药物有碳青霉烯类、喹诺酮类、第三代头孢菌素、甲硝唑等,它们能较好地透过血-胰屏障,有理想的杀菌指数。预防性使用抗菌药物疗程一般为 14 日左右,并结合临床表现决定停药时机。

（3）对症支持治疗:SAP 一经诊断应立即开始进行控制性液体复苏,主要分为快速扩容和调整体内液体分布 2 个阶段,必要时使用血管活性药物。生长抑素及其类似物(奥曲肽)可以通过直接抑制胰腺外分泌而发挥作用,对于预防 ERCP 术后胰腺炎也有积极作用。H_2 受体拮抗药或质子泵抑制剂可通过抑制胃酸分泌而间接抑制胰腺分泌,还可以预防应激性溃疡的发生。蛋白酶抑制剂(乌司他丁、加贝酯)能够广泛抑制与 AP 发展有关的胰蛋白酶、弹性蛋白酶、磷脂酶 A 等的释放和活性,还可稳定溶酶体膜,改善胰腺微循环,减少 AP 并发症,主张早期足量应用。

本例患者入院明确诊断为“重症急性胰腺炎”,且入院查体显示,患者循环容量不足,呼吸受损。其初始治疗方案为哌拉西林他唑巴坦,对革兰氏阳性菌和革兰氏阴性菌均有较强作用,主要敏感菌有金黄色葡萄球菌、链球菌、肺炎链球菌、嗜血杆菌属、奈瑟菌、大肠埃希菌、肺炎克雷伯菌等,且能有效覆盖大多数厌氧菌。对于 SAP 患者,不建议常规预防性使用抗菌药物。入院 7 日后,患者病情危重,遂换用美罗培南;抗菌药物使用 7 日后,痰中查见金黄色葡萄球菌、草绿色链球菌,当日加用万古霉素增强抗革兰氏阳性菌疗效。尿中培养出平滑假丝酵母菌,未对真菌进行相应预防。患者后续 2 次于大便中查见孢子,时有低热,应警惕继发真菌感染可能。对于此类重症病例,一旦感染真菌,可能会危及生命或延长住院时间。

3. 药物治疗方案与转归 患者入院后,予以重症监护,予以生长抑素抑酶、兰索拉唑抑酸保胃、抗感染等对症处理,患者病情逐渐平稳,神志清楚,转入消化内科继续治疗。

【药物监护】

1. 对症状的监测 严密监测生命体征,观察患者每日腹部体征和肠鸣音改变情况,记录 24 小时尿量。

2. 对相关指标的监测 监测血气分析、血常规、肝肾功能、凝血、淀粉酶、血糖、血电解质、降钙素原、C 反应蛋白等相关检查。关注微生物标本送检情况,根据病原学结果适时调整抗感染治疗方案。

3. 对药物不良反应的监测 患者合并用药较多,用药期间应观察患者是否出现药物相互作用及严重不良反应,并提醒医师及时进行对症处理。

【总结】SAP 发病 7~10 日出现感染,特别是坏死组织感染,是导致 SAP 死亡率升高最主要原因。目前,对于 SAP 患者,不推荐常规使用抗菌药物。但对于坏死性胰腺炎,预防性使用抗菌药物能明显降低败血症发生率和死亡率。在 SAP 发病 1~3 周,是预防性使用抗菌药物最佳时期;可选择那些在胰腺组织中达到有效浓度、杀菌作用强的广谱抗菌药物,如单用碳青霉烯;或喹诺酮、头孢他啶或头孢吡肟联合抗厌氧菌药物,如甲硝唑。由于抗菌药物使用时间延长可能产生细菌耐药现象和菌丛失调现象,注意抗菌药物使用疗程。在使用抗菌药物 6~12 日,可考虑预防性使用抗真菌药物,减少后续的严重真菌感染。

二、感染性多器官功能障碍综合征病例

【病例介绍】

基本资料	患者,男,48 岁。身高 170cm,体重 80kg。4 月 3 日入院。
主诉	因"腹泻 3 日"入院。
现病史	患者 3 日前无明显诱因出现腹泻,黄色稀便,每日 10 次,伴寒战、恶心,无呕吐,伴腹胀,无腹痛、里急后重感,自诉活动后胸闷、憋气,无胸痛,无咳嗽、咳痰,无心前区不适,无心悸,无平卧位呼吸困难,无头晕、头痛、视物模糊,无尿频、尿急、尿痛。于当地医院就诊,行粪便常规检查,未见明显异常,为进一步治疗,于我院急诊就诊,查化验提示降钙素原 100.00ng/ml,WBC $21.87 \times 10^9/L$,PLT $36.00 \times 10^9/L$,肌酐 330.2μmol/L,胆红素 89.24μmol/L,现为进一步诊治收入院。
既往史	患者有高血压病史,最高 180mmHg,未行治疗,否认肝炎病史,无结核病史,否认疟疾病史,否认密切接触史、心脏病病史,否认糖尿病、脑血管疾病、精神疾病病史,否认手术史,外伤史为 5 年前曾因车祸,右膝受伤,未行特殊治疗,无输血史,无食物过敏史,无青霉素过敏史,预防接种史不详。
检查	查体:体温 38.3℃,脉搏 99 次/min,呼吸 25 次/min,血压 88/52mmHg,神志清楚,精神萎靡。血气分析:pH 7.32,PCO_2 24.0mmHg,PO_2 96.0mmHg,SaO_2 95%(BiPAP 呼吸机辅助通气 IPAP 18cmH₂O,EPAP 6cmH₂O,乳酸 3.10mmol/L,实际碳酸氢盐 12.4mmol/L,钠 129.0mmol/L)。血常规:WBC $21.87 \times 10^9/L$,N 0.86,PLT $36 \times 10^9/L$,CRP 178.34mg/L。
诊断	①腹泻,感染性腹泻?②感染性休克;③感染性多器官功能障碍综合征(肝、肾、凝血、血液、循环);④肝功能不全;⑤急性肾功能不全;⑥血小板减少;⑦高乳酸血症;⑧代谢性酸中毒。
治疗过程与转归	患者入院后,予以重症监护,持续心电、血压、氧饱和度监测,予留置深静脉置管,给予去甲肾上腺素维持血压,积极补液扩容以及抗感染、各脏器支持治疗。完善相关检查,血气分析:pH 7.32,PCO_2 24.0mmHg,PO_2 96.0mmHg,SaO_2 95%(BiPAP 呼吸机辅助通气 IPAP 18cmH₂O,EPAP 6cmH₂O,乳酸 3.10mmol/L,实际碳酸氢盐 12.4mmol/L,钠 129.0mmol/L)。血常规:WBC $21.87 \times 10^9/L$,N 0.865,PLT $36 \times 10^9/L$,CRP 178.34mg/L。血生化:AST 280U/L,ALT 185U/L,TBIL 135μmol/L,DBIL 96μmol/L。经验性给予静脉亚胺培南西司他丁抗感染治疗,给予奥美拉唑钠抑酸,盐酸氨溴索化痰,乌司他丁抑制蛋白酶,异甘草酸镁注射液护肝等治疗。入院第 12 天,血常规回示 WBC $9.36 \times 10^9/L$、CRP 48.81mg/L、PCT 1.16ng/ml;血培养回示:肺炎克雷伯杆菌(ESBL+),头孢哌酮/舒巴坦敏感。根据药敏,将抗菌药物换为头孢哌酮舒巴坦继续抗感染治疗,并给予对症支持治疗后,患者于入院第 17 天转出 ICU。

感染性多器官功能障碍综合征主要治疗药物及使用情况见表 11-29。

表 11-29　感染性多器官功能障碍综合征主要治疗药物及使用情况

药理作用	药物名称	用法用量	用药时间
抑酸	注射用奥美拉唑钠+0.9% 氯化钠溶液	60mg+100ml i. v. gtt, q. d.	04-03—04-04
化痰	盐酸氨溴索注射液+0.9% 氯化钠溶液	6mg+20ml i. v, q. 12h.	04-03—04-08
抑制蛋白酶	注射用乌司他丁+0.9% 氯化钠溶液	10 万 U 20ml i. v, q. 8h.	04-03—04-04
升压	去甲肾上腺素+0.9% 氯化钠溶液	20 万 U 50ml i. v, st.	04-03—04-10
护肝	异甘草酸镁注射液+0.5% 葡萄糖溶液	200mg 250ml i. v. gtt, q. d.	04-03—04-08
升血小板	注射用重组人白介素-11	3mg i. h, q. d.	04-03—04-07

续表

药理作用	药物名称	用法用量	用药时间
抗感染	注射用亚胺培南西司他丁钠+0.9%氯化钠溶液	1g/250ml i. v. gtt, q. 8h.	04-03—04-14
护肝	注射用丁二磺酸腺苷蛋氨酸+0.9%氯化钠溶液	1g/250ml i. v, q. d.	04-03—04-15
胆汁分泌	熊去氧胆酸胶囊	250mg p. o, b. i. d.	04-05—04-20
化痰	吸入用乙酰半胱氨酸溶液	3ml 雾化 b. i. d.	04-06—04-07
胃动力	枸橼酸莫沙必利片	5mg p. o, t. i. d.	04-06—04-14
抗过敏	依巴斯汀片	10mg p. o, q. d.	04-08—04-17
碱化	碳酸氢钠片	1g p. o, b. i. d.	04-09—04-14
补钙	碳酸钙 D_3 片	1 片 p. o, q. d.	04-09—04-19
抗感染	注射用头孢哌酮钠舒巴坦钠+0.9%氯化钠溶液	3g+100ml i. v. gtt, q. 8h.	04-14—04-19

【病例分析】患者,男,48 岁,本次因腹泻 3 日入院。入院诊断感染性休克、感染性多器官功能障碍综合征等,多种药物同时应用,现对其分析如下。

1. **药物治疗问题分析**

（1）药物不良反应:患者同时使用多种药物,注意监测不良反应。

（2）给药剂量过高:患者肾功能不全,入院肌酐 330.2μmol/L,患者持续 CRRT 治疗,考虑亚胺培南西司他丁的给药剂量偏高。

2. **药物治疗方案分析**

（1）抗感染药物选择:2016 年 SCCM/ESICM 工作组将脓毒症定义为:宿主对感染的反应失调导致危及生命的器官功能障碍。脓毒性休克是一种血管扩张性/分布性休克。脓毒性休克是指循环、细胞和代谢异常的脓毒症,比单纯脓毒症的死亡风险更大。如何选择抗菌药物应因人而异。

对于感染性休克,抗菌药物的选择应考虑患者的病史（如近期接受过的抗菌药物、既往微生物感染）、共存疾病（如糖尿病、器官衰竭）、免疫缺陷（如粒细胞缺乏）、感染发生的临床背景（如社区获得性或医院获得性）、怀疑的感染部位、是否留置侵入性装置、革兰氏染色情况,以及当地微生物的流行情况和耐药情况等。早期恰当的抗菌药物治疗（即使用病原体敏感的抗菌药物）对菌血症性脓毒症有积极作用。

尚无高质量试验对脓毒症或脓毒性休克成人患者抗生素治疗降阶的安全性进行研究,经验性治疗的降阶需要结合临床判断。应用疗程应个体化制订,大部分患者通常为 7~10 日。

（2）血管活性药:血管加压药是一类引起血管收缩、从而升高平均动脉压（mean arterial pressure,MAP）的作用较强药物。血管加压药有别于正性肌力药,后者是增加心肌收缩力;但是,许多药物兼有血管加压作用和正性肌力作用。

当收缩压较基线下降超过 30mmHg 或 MAP 低于 60mmHg,且其中任一情况下的灌注不足导致终末器官功能障碍时,需使用血管加压药。在开始血管加压药治疗前,应纠正低血容量。在同时存在低血容量的情况下,血管加压药会无效或仅有部分效果。

去甲肾上腺素对 α_1 和 β_1 肾上腺素受体均发挥作用,因此可引起强有力的血管收缩及轻度的 CO 增加。MAP 升高通常会引起反射性心动过缓,以至于轻度变时作用被抵消,心率保持不变甚至略有下降。去甲肾上腺素是治疗脓毒性休克的首选血管加压药。

3. **药物治疗方案与转归** 患者入院后,予以重症监护,持续心电、血压、氧饱和度监测,予留置深静脉置管,给予去甲肾上腺素维持血压,积极补液扩容以及抗感染、各脏器支持治疗。同时给予监测心功能、持续床旁血液滤过治疗、护肝保肾、抑酸、纠正电解质代谢紊乱等治疗,患者各脏器功能逐渐改善,感染控制,病情平稳,予以出院。

【药学监护】

1. **对症状的监测**　患者用药后,监测 MAP、尿排出量、心率、呼吸频率、皮肤颜色、体温、脉搏、血氧和精神状态的改善情况。

2. **对相关指标的监测**　对于感染性休克患者,应监测其白细胞、中性粒细胞、血小板、C 反应蛋白,降钙素原等感染指标,并追踪其血清乳酸浓度(如每 6 小时测定 1 次),直到乳酸值明显下降。监测患者血常规尤其是血小板计数、血清化学检查和肝功能等。

3. **对药物不良反应的监测**　注射用奥美拉唑钠耐受性良好,不良反应多为轻度和可逆;去甲肾上腺素药液外漏可引起局部组织坏死,应加强监测;异甘草酸镁注射液可引起心悸、眼睑水肿、头晕、皮疹、呕吐等;注射用重组人白介素-11 可引起乏力、疼痛、寒战、腹痛、感染、恶心、便秘、消化不良、瘀斑、肌痛、骨痛、神经紧张及脱发等,不良反应均为轻至中度,且停药后均能迅速消退;注射用亚胺培南西司他丁钠及头孢哌酮舒巴坦可引起皮疹、瘙痒、荨麻疹,一般耐受性良好。

【总结】感染性休克患者的首要治疗措施包括开放气道、纠正低氧血症,以及建立血管通路用于早期给予液体和抗生素。推荐在发病后尽快(如 1 小时内)给予最佳剂量的经验性广谱抗生素静脉治疗。一旦获得病原体鉴定结果及药敏数据,则缩窄抗生素治疗的覆盖范围。抗生素治疗应以病原体和药物敏感性为导向,总共持续应用 7~10 日;但对于特定患者,更短或更长的疗程也是可以的。

三、失血性休克合并多种疾病病例

【病例介绍】

基本资料	患者,女,24 岁。身高 157cm,体重 70kg。5 月 13 日入院。
主诉	因"产后大出血"转入重症医学科。
现病史	患者在全身麻醉下行"剖宫产,子宫后壁排式缝合+子宫环形捆绑+双侧子宫动脉上行支结扎+双侧子宫动脉卵巢交通支结扎+子宫次全切除术",术中出血约 5 000ml;总输入 9 580ml,其中代血浆 1 850ml,红细胞 3 400ml,晶体 2 400ml,冷沉淀 200ml,血浆 1 680ml,尿量 2 500ml。麻醉诱导后血压开始下降,术中血压最低至 65/40mmHg,经补液输血扩容及升压药(肾上腺素、去甲肾上腺素)维持血压波动在 60~110/40~80mmHg,心率波动在 80~170 次/min。术后因患者病情危重,产后大出血,失血性休克,转入重症医学科。
既往史	患者既往体健,否认肝炎病史,无结核病史,否认疟疾病史,且否认密切接触史,否认脂肪肝病史,高血压、糖尿病史,否认心脏病史、脑血管疾病史、精神疾病史,否认手术史,无外伤史,无输血史,无头孢过敏史,预防接种史不详。
检查	查体:体温 36.5℃,脉搏 141 次/min,呼吸 18 次/min(呼吸机辅助呼吸),血压 128/76mmHg[多巴胺 20μg/(kg·min)],氧饱和度 100%(FIO$_2$ 100%)。
诊断	①产后出血失血性休克;②前置胎盘(部分性);③胎盘粘连;④胎盘植入(待查);⑤羊水过少;⑥过期妊娠;⑦胎儿窘迫。
治疗过程与转归	患者转入重症医学科治疗后,给予补液输血扩容、使用血管活性药物(肾上腺素、去甲肾上腺素)等治疗,神志清楚,各项生命体征平稳,脱机拔管转回产科病房继续对症支持治疗。

失血性休克合并多种疾病主要治疗药物及使用情况见表 11-30。

表 11-30　失血性休克合并多种疾病主要治疗药物及使用情况

药理作用	药物名称	用法用量	用药时间
补液	乳酸钠林格注射液	500ml i. v. gtt, q. d.	05-13—05-14
补液	右旋糖酐-40 注射液	500ml i. v. gtt, q. d.	05-13—05-14
补液	琥珀酰明胶注射液	20g i. v. gtt, q. d.	05-13—05-14
化痰	氨溴索注射液+0.9%氯化钠溶液	30mg+20ml i. v t. i. d.	05-13—05-15
维生素	甲硫氨酸维 B$_1$ 注射液+注射用复合辅酶+注射用水溶性维生素+5%葡萄糖溶液	10ml+0.4mg+1 瓶+250ml i. v. gtt, q. d.	05-13—05-15
抑酸	注射用奥美拉唑钠+0.9%氯化溶液	60mg+100ml i. v. gtt, q. d.	05-13—05-15
激素	甲泼尼龙琥珀酸钠+0.9%氯化钠溶液	40mg+100ml i. v. gtt, q. d.	05-13—05-15
改善微循环	注射用前列地尔+0.9%氯化钠溶液	10μg+100ml i. v. gtt, q. d.	05-13
抗感染	奥硝唑氯化钠注射液	0. 5g i. v. gtt, b. i. d.	05-13—05-15
抗感染	注射用五水头孢唑林钠+0.9%氯化钠溶液	0. 5g+100ml i. v. gtt, q. 8h.	05-13—05-15
镇静	丙泊酚注射液	500mg i. v. gtt, q. d.	05-13

【病例分析】患者,女,24 岁。本次因产后大出血,失血性休克,转入重症医学科。患者脉搏 141 次/min,呼吸 18 次/min(呼吸机辅助呼吸),血压 128/76mmHg[多巴胺 20μg/(kg/min)],给予补液输血扩容及升压药等治疗。

1. 药物治疗问题分析

(1) 不必要的药物治疗:甲硫氨酸维 B$_1$ 注射液、注射用复合辅酶、前列地尔为辅助用药,患者无应用适应证,考虑可暂不给予。

(2) 给药剂量过低:注射用头孢唑林围手术期预防应用一般治疗剂量 1g,患者使用 0.5g,考虑剂量相对较低。

(3) 药物不良反应:右旋糖酐-40 注射液可引发皮肤瘙痒、荨麻疹、恶心、呕吐、哮喘,重者可出现口唇发绀、虚脱、血压剧降、支气管痉挛,个别患者甚至出现过敏性休克;琥珀酰明胶注射液可导致过敏反应的发生;奥硝唑氯化钠注射液可引起消化系统及神经系统等反应,并可引起白细胞减少。

2. 药物治疗方案分析

(1) 抗感染治疗方案的选择:在抗菌药物的使用方面,因该患者行"剖宫产,子宫后壁排式缝合+子宫环形捆绑+双侧子宫动脉上行支结扎+双侧子宫动脉卵巢交通支结扎+子宫次全切除术",术前并无感染,从预防用药的角度看,因患者的手术属于 Ⅱ 类切口,有预防使用抗菌药物的指征。预防用药主要是为预防手术切口感染及手术部位感染。预防手术切口感染应针对金黄色葡萄球菌选用药物,而预防手术部位感染方面,该患者行妇科生殖系统手术,该部位的常见病原菌有大肠埃希菌及其他肠杆菌细菌、溶血链球菌、肠球菌及厌氧菌等,致病菌主要以革兰氏阴性菌为主。针对剖宫产手术,抗菌药物的使用应在结扎脐带后,《抗菌药物临床应用指导原则(2015 版)》推荐应用第一、二代头孢菌素±甲硝唑。考虑患者手术范围大,且目前病情危重入住重症医学科,选用头孢唑林预防感染符合指南要求。

预防应用抗菌药物主张短程使用,一般 24 小时,特殊情况可延长至 48 小时,该患者抗菌药物使用超过 3 日,疗程偏长。

（2）失血性休克的治疗:根据《创伤失血性休克诊治中国急诊专家共识》,创伤失血性休克患者基本治疗措施包括控制出血,保持呼吸道通畅,液体复苏,止痛以及其他对症治疗。治疗总目标是积极控制出血,采取个体化措施改善微循环及氧利用障碍,恢复内环境稳定。

低血容量性休克的液体复苏可以选择晶体溶液（如生理盐水和等张平衡盐溶液）和胶体溶液（如白蛋白和人工胶体液）。由于 5% 葡萄糖溶液很快分布到细胞内间隙,因此不推荐用于液体复苏治疗。晶体液液体复苏治疗常用的晶体液为生理盐水和乳酸林格液。在一般情况下,输注晶体液后会进行血管内外再分布,约有 25% 存留在血管内,而其余 75% 则分布于血管外间隙。因此,低血容量性休克时若以大量晶体液进行复苏,可以引起血浆蛋白稀释及胶体渗透压下降,同时出现组织水肿。另外,生理盐水的特点是等渗但含氯高,大量输注可引起高氯性代谢性酸中毒;乳酸林格液的特点在于电解质组成接近生理,含有少量的乳酸。一般情况下,其所含乳酸可在肝脏迅速代谢,大量输注乳酸林格液应考虑其对血乳酸水平的影响。目前有很多不同的胶体液可供选择,包括白蛋白、羟乙基淀粉、明胶、右旋糖酐和血浆,都可以达到容量复苏的目的。胶体液在使用安全性方面应关注对肾功能的影响、对凝血的影响以及可能的过敏反应。目前尚无足够的证据表明晶体液与胶体液用于低血容量性休克液体复苏的疗效与安全性方面有明显的差异。该患者应用了晶体溶液（乳酸钠林格液）及胶体液（右旋糖酐-40、琥珀酰明胶）进行液体复苏。

输血治疗:输血及血液制品在低血容量性休克中应用广泛。对于血红蛋白<70g/L 的失血性休克患者,应考虑输血治疗。失血性休克在补充血液容量的同时,并非需要全部补充血细胞成分,也应考虑凝血因子的补充。同时应该认识到,输血也可能带来一些不良反应甚至严重并发症:如血源传播疾病、免疫抑制、红细胞脆性增加、残留的白细胞分泌促炎和细胞毒性介质等。该患者在术中由于出血过多已进行输血治疗,包括输红细胞及冷沉淀。

根据《创伤失血性休克诊治中国急诊专家共识》,血管活性药物的应用一般应建立在液体复苏基础上,但对于危及生命的极度低血压（SBP<50mmHg）,或经液体复苏后不能纠正的低血压,可在液体复苏的同时使用血管活性药物,以尽快提升平均动脉压至 60mmHg 并恢复全身血液灌注。首选去甲肾上腺素,尽可能通过中心静脉通路输注,常用剂量为 0.1~2.0μg/（kg·min）。

正性肌力药物可考虑在前负荷良好而心排血量仍不足时应用,首选多巴酚丁胺,起始剂量 2.0~3.0μg/（kg·min）,静脉滴注速度根据症状、尿量等调整。磷酸二酯酶抑制剂具有强心和舒张血管的综合效应,可增强多巴酚丁胺的作用。当 β 肾上腺素能受体作用下调或患者近期应用 β 受体拮抗药时,磷酸二酯酶抑制剂治疗可能有效。临床通常仅对于足够的液体复苏后仍存在低血压或者还未开始输液的严重低血压病人,才考虑应用血管活性药与正性肌力药。该患者在第 1 天（在足够补液的基础上）,予以多巴胺 7μg/（kg·min）,维持血压 96/64mmHg;在第 2 天,予以多巴胺 7μg/（kg·min）,维持血压 103/44mmHg,根据共识,考虑可选用去甲肾上腺素。

肠道黏膜屏障功能的保护:失血性休克时,胃肠道黏膜低灌注、缺血缺氧发生得最早、最严重。胃肠黏膜屏障功能迅速减弱,肠腔内细菌或内毒素向肠腔外转移机会增加。此过程即细菌易位或内毒素易位,该过程在复苏后仍可持续存在。保护肠黏膜屏障功能,包括循环稳定,尽早给予肠内营养、肠道特需营养支持,如谷氨酰胺的使用、微生态内稳态调整等。该患者病情危重,进行了气管插管,因此只能给予胃肠外营养,在胃肠外营养中加入丙氨酰谷氨酰胺,为了预防应激性溃疡的发生,给予奥美拉唑,这些方面均体现对胃肠道的保护。

关于限制性补液,大量基础研究证实,失血性休克未控制出血时早期积极复苏可引起稀释性凝血功能障碍;血压升高后,血管内已形成的凝血块脱落,造成再出血;血液过度稀释,血红蛋白降低,减少组织氧供;并发症和病死率增加。因此提出控制性液体复苏(延迟复苏),即在活动性出血控制前应给予小容量液体复苏,在短期允许的低血压范围内维持重要脏器的灌注和氧供,避免早期积极复苏带来的副作用。尽管该患者是出血已经得到控制的失血性休克,但对于目前提到的限制性补液,我们需要引起重视,严格患者的液体管理。

因此,根据以上的分析,该病历中的治疗方案基本体现了失血性休克的治疗原则。

(3) 辅助药物治疗:辅助治疗还包括对呼吸道管理,镇静镇痛,前列地尔改善微循环,根据电解质的情况调节内环境稳定;液体复苏治疗旨在恢复循环容量和组织灌注,但不能有效阻止炎症反应发生。应尽早开始抗炎治疗,阻断炎症级联反应,保护内皮细胞,降低血管通透性,改善微循环。因此,抗炎治疗可作为创伤失血性休克治疗选择之一,可选用糖皮质激素如甲泼尼龙琥珀酸钠等。

3. **药物治疗方案与转归**　患者转入重症医学科治疗后,给予补液输血扩容、使用血管活性药物等治疗,患者神志清楚,各项生命体征平稳,脱机拔管转回产科病房继续对症支持治疗。

【药学监护】

1. **对症状的监测**　患者在手术室已进行大量输血及补液,应观察是否有大量输血引起的不良反应,如发热、过敏反应、荨麻疹等。

在正确评估休克程度的基础上,制订液体复苏计划,如补充血容量、速度,以及液体选择应根据出血量多少、患者血流动力学变化及血电解质测定结果而定,补液必须持续至血容量基本正常,休克纠正为止。补液时注意先快后慢、先晶后胶的原则。

因该患者并无严重胃肠道功能障碍,严格意义上并不符合全静脉营养应用的标准,且早期肠内营养对保护肠黏膜屏障功能是有益的,但该患者由于病情危重,处于昏迷状态,且使用呼吸机不能自主进食,在此情况下肠外营养是不得已的,如果病人病情好转,建议尽早自主进食。

2. **对相关指标的监测**　严密监护患者的生命体征,如神志、体温、血压、脉搏、呼吸及尿量等,充分了解患者的心肺功能,避免输液过多、输液过快。

在补液时要密切观察血压、脉搏、毛细血管及颈静脉充盈情况,以及肢体的温度和潮湿情况,面部颜色是否红润及尿量多少等,初步判断补液的效果。

目前提倡通过对血流动力学,如收缩压变化率(SPV)、每搏量变化率(SVV)、脉压变化率(PPV)、血管外肺水(EVLW)、胸腔内总血容量(ITBV)的监测进行液体管理。

注意对血常规、电解质、凝血功能、动脉血乳酸、动脉血气分析、肾功能、心功能等进行监测。每日监测尿量以及电解质水平。

3. **对药物不良反应的监测**　注意观察患者用药后是否出现不良反应,如乳酸钠林格液会对血乳酸水平有影响;人工胶体液右旋糖酐、琥珀酰明胶的过敏反应、对凝血功能的影响;奥美拉唑会出现腹泻、便秘、腹痛、恶心、呕吐、腹胀等不良反应。

【总结】随着临床各种监测水平的提高,早期诊断、早期进行液体复苏,低血容量性休克往往能得到较好的复苏效果。低血容量性休克是各种休克类型中相对容易逆转的一种,其直接致死的病例并不多,主要死因为组织低灌注、大出血、感染及再灌注损伤等所导致的多器官功能障碍综合征(MODS)。提高救治成功率的关键在于尽早去除休克的病因,同时尽快恢复有效循环,维持组织灌注,以改善组织细胞氧供,重建氧的供需平衡及恢复正常的细胞功能。

(隋忠国)

第十节 器官移植病例分析和用药实践

一、肝移植术后合并腹腔感染病例

【病例介绍】

基本资料	患者,男,50 岁。身高 165cm,体重 50kg。5 月 10 日入院。
主诉	因"乙肝 20 年,乏力伴皮肤巩膜黄染半年"入院。
现病史	患者 20 余年前常规体检发现 HBsAg 阳性,考虑乙型肝炎大三阳,当时未重视,未进行正规治疗。半年前患者出现乏力伴皮肤、巩膜黄染,遂至当地医院就诊。当地医院诊断考虑:①肝硬化失代偿期;②脾功能亢进;③食管胃底静脉曲张;④慢性乙型病毒性肝炎。予抗病毒、保肝降酶、免疫调节、利尿等对症治疗后好转。现患者拟行肝移植术至我院住院。完善术前检查,等待肝源。病程中,患者无腹痛、腹胀,无畏寒、发热,无咳嗽、咳痰,无胸闷、心悸,无头晕、头痛等不适症状,食纳、睡眠可,二便正常,近期体重无减轻。
既往史	既往无高血压、高血糖病史。否认食物、药物过敏史。
检查	查体:体温 36.8℃,心率 89 次/min,呼吸 17 次/min,血压 118/48mmHg,体重指数 22.86kg/m²。神志清,气平,皮肤、巩膜黄染。腹软,移动性浊音阴性,无压痛,双下肢无水肿。血常规:WBC 3.0×10⁹/L,Hb 89g/L,PLT 89×10⁹/L。 血生化:AST 180U/L,ALT 165U/L,AKP 225U/L,TBIL 125μmol/L,DBIL 86μmol/L,Scr 45μmol/L,UN 6.5mmol/L,eGFR 183.2ml/(min·1.73m²)。
诊断	①慢性乙型病毒性肝炎(肝硬化失代偿);②门静脉高压症(食管胃底静脉曲张、脾肿大、脾功能亢进)。
治疗过程与转归	入院后完善术前检查,05-15 全身麻醉下行原位肝移植手术,术后常规给予甲泼尼龙联合他克莫司、吗替麦考酚酯抗排异,异甘草酸镁保肝,恩替卡韦抗病毒、人乙肝免疫球蛋白预防乙肝复发,亚胺培南/西司他丁、利奈唑胺、卡泊芬净预防感染等治疗。 术后第 1 天患者出现急性肾损伤,行 CRRT 治疗至术后第 5 天,肌酐清除率为 40~50ml/min。由于出现肾功能损伤,使全血他克莫司浓度维持在 4~5ng/ml。术后患者偶有低热 37.5~38.2℃,PCT 最高 0.5ng/ml,CRP 最高 120mg/L,WBC 逐步升高至 12.9×10⁹/L,N 持续高于 0.90,患者无咳嗽、咳痰,每日大量清亮腹水 1 000~1 500ml/d。多次检测血清 G 试验、GM 试验、血培养均阴性,反复送腹水培养见泛耐药鲍曼不动杆菌。 术后第 7 天停用利奈唑胺,根据药敏结果加用替加环素后,患者 WBC 继续升高至 15.7×10⁹/L,N 稍降维持在 0.85 以上,间断低热。患者口腔溃疡严重,逐渐减少吗替麦考酚酯剂量。 术后第 12 天,腹水培养见鲍曼不动杆菌(仅多黏菌素敏感),遂停用卡泊芬净、替加环素、亚胺培南/西司他丁,使用多黏菌素 B 联合头孢哌酮/舒巴坦治疗。治疗 4 日后患者 WBC、N、CRP 均逐渐下降,腹腔引流液逐渐减少。 术后第 22 天腹水培养未见病原菌,多黏菌素 B 治疗 10 日,患者体温、感染指标平稳多日,停用多黏菌素 B。 术后第 25 天,患者 INR 值升高至 2.48,予停用头孢哌酮/舒巴坦,静脉滴注维生素 K₁ 5mg,12 小时后复查 INR 值为 1.56。经过 25 日的抗感染治疗,患者感染得到良好控制,病情稳定,出院。

肝移植术后合并腹腔感染主要治疗药物及使用情况见表 11-31。

表 11-31 肝移植术后合并腹腔感染主要治疗药物及使用情况

主要治疗药物	用法用量	药理作用	用药时间
甲泼尼龙	术中 1 000mg i.v,之后逐日递减至 40mg 后,8mg p.o,q.d. 至第 15 天停用	免疫抑制	05-16—05-30
他克莫司	初始剂量 2mg p.o,q.12h.,根据目标血药浓度 4~5ng/ml 调整	免疫抑制	05-15—06-09

续表

主要治疗药物	用法用量	药理作用	用药时间
吗替麦考酚酯	0.5g p.o,b.i.d.	免疫抑制	05-15—05-23
	0.25g p.o,b.i.d.	免疫抑制	05-23—05-27
异甘草酸镁	150mg i.v,q.d.	抗炎、保护肝细胞膜及改善肝功能	05-16—05-22
恩替卡韦	0.5mg p.o,q.o.d.	抗乙肝病毒	05-16—06-09
人乙肝免疫球蛋白	术中 2 000U i.v 术后 7 日 2 000U i.v,q.d.	特异性中和乙肝抗原	05-16—05-22
亚胺培南/西司他丁	1g i.v,q.8h.	抗大部分革兰氏阳性菌和阴性菌及厌氧菌	05-16—05-27
利奈唑胺	0.6g i.v,b.i.d.	抗需氧革兰氏阳性菌,尤其是 MRSA、VRE、VRSA	05-16—05-22
卡泊芬净	首剂 70mg i.v,once 第二剂起 50mg i.v,q.d.	抗念珠菌属、烟曲霉	05-16—05-27
替加环素	首剂 100mg i.v 第二剂起 50mg i.v,b.i.d.	广谱抑菌剂	05-23—05-27
多黏菌素 B	首剂 100 万 U i.v 第二剂起 60 万 U i.v,b.i.d.	治疗鲍曼不动杆菌	05-27—06-07
头孢哌酮/舒巴坦	1.5g i.v,q.8h.	与多黏菌素联合治疗鲍曼不动杆菌	05-27—06-09
维生素 K_1	5mg i.v,1 次	治疗低凝血酶原血症	06-09

【病例分析】患者行肝脏移植术,手术时间长,出血量较大,术后使用免疫抑制剂,入住 ICU,多日行 CRRT 治疗,耐药菌感染风险高。在治疗过程中,根据患者生理病理状态及药敏结果,不断调整抗生素及免疫抑制方案。

1. 药物治疗问题分析

(1) 不必要的药物治疗:卡泊芬净,患者多次血 G 试验、GM 试验阴性,真菌感染可能性较低,建议尽早停用卡泊芬净。

(2) 需要增加药物治疗:维生素 K_1,凝血功能异常是头孢哌酮/舒巴坦较为常见的不良反应,可以在使用头孢哌酮/舒巴坦时,用维生素 K_1 注射液预防头孢哌酮引起的凝血功能紊乱。

(3) 药物不良反应:糖皮质激素、他克莫司与亚胺培南均有中枢神经系统不良应,三者合用可导致神经系统不良反应发生率升高。头孢哌酮/舒巴坦可致凝血功能异常;多黏菌素 B 可致肾功能损伤;利奈唑胺可致骨髓抑制、血小板降低;他克莫司可致肾功能损伤、震颤等神经毒性;替加环素常见不良反应为恶心、呕吐、腹泻,需警惕药物性胰腺炎的发生,长期使用可能导致肝功能受损、凝血酶原时间延长。

(4) 给药剂量过高:移植术后早期患者新肝的功能未完全恢复,经肝脏代谢排泄药物需根据肝功能调节剂量,如卡泊芬净维持剂量 35mg。患者术后出现肾功能损伤,肌酐清除率在 40~50ml/min,根据说明书恩替卡韦需要 0.5mg p.o,q.o.d. 使用,或者调整为富马酸丙酚替诺福韦酯治疗,可不调整剂量。患者肾功能不全,利奈唑胺剂量宜减半使用。

(5) 患者依从性:他克莫司需按时服药,并与饮食间隔 1 小时以上。患者诉按医嘱用药,药师、护士需要对其进行监测。

2. 药物治疗方案分析

(1) 抗感染方案制订与调整:由于术前长期住院治疗、术程长、术中大量出血输血以及术后使用大剂量免疫抑制剂,肝移植受者存在感染高风险。而术后肾功能不全、重症监护室留观≥72 小时、90 日内使用过抗生素治疗是耐药菌感染的独立危险因素。肝移植受者一旦出现感染进展迅速、病情危重,需及时有效治疗。因此,在未明确病原菌时,应及早给予广谱抗生素,尽可能覆盖可能的病原菌。待病原学诊断明确后,根据微生物培养结果及时调整抗感染治疗方案。患者肝脏移植术后,经广谱抗菌药经验治疗7日,临床疗效不佳,实验室及临床症状提示腹腔泛耐药鲍曼不动杆菌感染,根据药敏结果使用替加环素。经替加环素治疗5日后,患者白细胞不断升高,根据最新药敏结果选择多黏菌素B。肾功能不全患者并不需要调整多黏菌素B的剂量,需要注意避免联合使用肾毒性药物,在使用多黏菌素B期间出现急性肾损伤,可根据《国际共识指南:多黏菌素的最佳应用(2019版)》中提供的参考调整剂量。由于多黏菌素存在异质性耐药,推荐联合头孢哌酮/舒巴坦。为了预防长期使用广谱抗菌药出现继发感染,同时停用卡泊芬净、替加环素、亚胺培南/西司他丁。治疗4日后,患者实验室检查及腹腔引流量均明显好转,提示抗感染治疗有效,继续该方案。在治疗10日后,患者体温、感染指标降至正常,停用多黏菌素B,治疗13日因INR升高停用头孢哌酮/舒巴坦,结束抗感染治疗。

(2) 免疫抑制剂的调整:他克莫司引起入球小动脉和出球小动脉血管收缩,降低肾脏血流量及肾小球滤过率,因此较高的他克莫司水平常导致急性肾损伤。低肾毒性的免疫抑制药物——霉酚酸类联合低剂量的他克莫司有助于保护移植术后肾功能。该患者在出现急性肾损伤后,立即将他克莫司血药浓度降低到4~5ng/ml联合足量的吗替麦考酚酯。感染是免疫抑制过度的表现,当出现感染时适当降低免疫抑制程度有利于帮助患者度过感染危险期。因此在该患者感染难以控制的状况下,加之严重的口腔溃疡(吗替麦考酚酯常见不良反应),遂逐渐减量吗替麦考酚酯至停用,以降低免疫抑制程度,提高抗感染疗效。

3. 药物治疗方案与转归   入院后完善术前检查,全身麻醉下行原位肝移植手术,术后常规给予甲泼尼龙联合他克莫司、吗替麦考酚酯抗排异,异甘草酸镁保肝,恩替卡韦、人乙肝免疫球蛋白预防乙肝复发,亚胺培南/西司他丁、利奈唑胺、卡泊芬净预防感染。术后患者出现低热,腹水培养到泛耐药鲍曼不动杆菌,根据药敏结果先后调整使用替加环素、多黏菌素B、头孢哌酮/舒巴坦。同时根据患者治疗状况降低免疫抑制强度,保证患者度过感染期。经过25日的抗感染治疗,患者感染得到良好控制,调整其他药物、情况稳定后出院。

【药学监护】

1. 对症状的监测   患者用药后,每日监测患者体温、心率、血压、呼吸、尿量、咳嗽咳痰、腹腔引流量及性状。

2. 对相关指标的监测   抗感染治疗期间,需注意监测患者感染相关指标,包括 WBC、N、CRP、PCT、病原学培养结果。

3. 对药物不良反应的监测   使用吗替麦考酚酯常出现骨髓抑制、口腔溃疡,需注意监测血常规及患者口腔黏膜状况;他克莫司常导致肾功能损伤、精神异常、高血糖,需注意监测患者肾功能、精神及血糖状况;短期使用糖皮质激素常会出现高血糖、水钠潴留、血栓等,需注意监测患者血糖、移植物功能、水肿;替加环素常导致胃肠道不良反应反凝血功能异常,需注意监测是否有恶心、呕吐等不适,监测凝血相关指标;亚胺培南/西司他丁可能导致中枢神经系统异常,需注意监测精神症状。患者肾功能不全加之使用肾毒性药物多黏菌素B,需注意监测血肌酐、尿素氮、电解质等;利奈唑胺常致血小板降低,故需监测血小板计数;头孢哌酮/舒巴坦常导致凝血功能异常,需注意监测 PT、INR。

【总结】该患者肝移植术后出现腹腔泛耐药菌感染伴肾功能不全,其治疗目标在于平衡免疫抑制与感染,根治病原菌,同时需避免造成进一步肾功能损伤。对于该患者,其他克莫司全血浓度需维持在4~5ng/ml,避免进一步肾功能损伤,患者出现口腔溃疡、抗感染效果不佳,考虑免疫过度,予停用吗替麦考酚酯;多黏菌素B用于肾功能不全患者时,需注意监测肾功能而无须减小剂量,避免由于低剂量导致耐药菌产生。

二、同种异体肾移植术后耶氏肺孢子菌、巨细胞病毒混合感染病例

【病例介绍】

基本资料	患者,女,21 岁。身高 162cm,体重 60kg。6 月 1 日入院。
主诉	因"发热伴胸闷气急 8 日"入院。
现病史	患者 3 年前体检发现肌酐升高,达 298μmol/L,予保守治疗,定期复查肾功能。2 年前复查发现肌酐进一步升高,肌酐约 900μmol/L,至当地医院行血液透析治疗。1 年前于本院行"同种异体肾移植术",术后服用他克莫司 3mg p.o,b.i.d.、麦考酚钠肠溶片 540mg p.o,b.i.d.、甲泼尼龙 8mg p.o,q.d.,以及清肾丸 30 粒 p.o,b.i.d. 护肾。患者 8 日前无明显诱因下出现发热,热峰 39.7℃,伴胸闷、气喘,无寒战,无咳嗽咳痰、呼吸困难、无腹痛腹泻等不适。实验室检查示 N 83.7%、CRP 12.67mg/L。胸部平扫 CT 示两肺弥漫渗出性病变。肺泡灌洗液 mNGS:耶氏肺孢子菌种严格序列 95、巨细胞病毒种严格序列 320。外院予以复方磺胺甲𫫇唑 0.96g p.o,t.i.d.、更昔洛韦 250mg i.v.gtt,q.12h.,症状稍好转。
既往史	既往有高血压病史 1 年余,服用缬沙坦 80mg p.o,q.d.、氢氯噻嗪 25mg p.o,b.i.d.。否认食物、药物过敏史。
检查	体格检查:体温 37.8℃,脉搏 100 次/min,呼吸 30 次/min,血压 135/80mmHg,神志清楚,精神尚可,稍有气促,双肺未闻及明显干、湿啰音,心律齐,各瓣膜区未及病理性杂音,双下肢不肿。实验室检查:血常规示 WBC 11.08×10⁹/L、N 0.835。肝肾功能:肌酐 94μmol/L、尿酸 380μmol/L、三酰甘油 2.85mmol/L。炎症标志物:高敏感 CRP 17.6mg/L。血气(面罩吸氧 3L/min):动脉氧分压 24.0mmHg、动脉血氧饱和度 43.0%。他克莫司谷浓度:12.1ng/ml。细胞免疫功能:辅助性 T 淋巴细胞绝对计数 368cells/μl、CD4/CD8 0.4。胸部平扫 CT:两肺散在炎症伴实变。
诊断	①肺部感染;②肾移植术后状态;③高血压。
治疗过程与转归	入院第 1 天,患者肺部病灶较前进展,病情危重,嘱绝对卧床,开具依诺肝素钠 0.2ml i.h,q.d. 抗凝。考虑为耶氏肺孢子菌合并巨细胞病毒感染,给予复方磺胺甲𫫇唑 1.44g p.o,t.i.d.、更昔洛韦 250mg i.v.gtt,q.12h.、卡泊芬净 50mg i.v.gtt,q.d. 抗感染。同时,开具碳酸氢钠 1g p.o,t.i.d. 碱化尿液、非诺贝特 0.2g p.o,q.d. 降脂,停用清肾丸。考虑患者细胞免疫功能低下,停用他克莫司和麦考酚钠肠溶片,甲泼尼龙加量为 40mg p.o,q.d. 抗炎、人免疫球蛋白 20g i.v.gtt,q.d. 加强免疫。 入院第 2 天,患者血压 145/90mmHg,氢氯噻嗪加量为 50mg p.o,b.i.d.。 入院第 3 天,患者动脉氧分压 112.0mmHg、动脉氧饱和度 99.0%,可下床活动,停用依诺肝素钠。甲泼尼龙逐步减量为 20mg p.o,q.d.。 入院第 6 天,患者发热、气急、胸闷均好转,甲泼尼龙减量为 16mg p.o,q.d.,并逐渐加用他克莫司 2mg p.o,b.i.d.、麦考酚钠肠溶片 540mg p.o,b.i.d.。 入院第 9 天,患者一般情况可,复查胸部 CT 示两肺病灶较前吸收,开具他克莫司 2mg p.o,b.i.d.、麦考酚钠肠溶片 540mg p.o,b.i.d.、复方磺胺甲𫫇唑 1.44g p.o,t.i.d.、缬更昔洛韦 900mg p.o,b.i.d.、甲泼尼龙 8mg p.o,q.d.、硝苯地平 30mg p.o,q.d.、氢氯噻嗪 50mg p.o,b.i.d.、非诺贝特 0.2g p.o,q.d. 出院治疗。

同种异体肾移植术后耶氏肺孢子菌、巨细胞病毒混合感染主要治疗药物及使用情况见表 11-32。

表 11-32　同种异体肾移植术后耶氏肺孢子菌、巨细胞病毒混合感染主要治疗药物及使用情况

主要治疗药物	用法用量	药理作用	给药时间
他克莫司	2mg p.o,b.i.d.	免疫抑制	06-09
麦考酚钠	540mg p.o,b.i.d.	免疫抑制	06-09
甲泼尼龙	40mg p.o,q.d.	抗炎	06-01—06-09
复方磺胺甲𫫇唑	1.44g p.o,t.i.d.	抗 PCP	06-01—06-09

续表

主要治疗药物	用法用量	药理作用	给药时间
卡泊芬净	50mg i. v. gtt, q. d.	抗 PCP	06-01—06-09
碳酸氢钠	1g p. o, t. i. d.	碱化尿液	06-01—06-09
更昔洛韦	250mg i. v. gtt, q. 12h.	抗 CMV	06-01—06-08
缬更昔洛韦	900mg p. o, b. i. d.	抗 CMV	06-09
人免疫球蛋白	20g i. v. gtt, q. d.	加强免疫	06-01—06-09
依诺肝素钠	0. 2ml i. h, q. d.	抗凝	06-01—06-03
缬沙坦	80mg p. o, q. d.	降压	06-01—06-09
氢氯噻嗪	50mg p. o, b. i. d.	降压	06-02—06-09
非诺贝特	0. 2g p. o, q. d.	降脂	06-01—06-09

【病例分析】患者,女,21 岁。同种异体肾移植术后 1 年余,本次因细胞免疫功能低下导致肺部耶氏肺孢子菌合并巨细胞病毒混合感染。现用抗感染、免疫抑制、降压等治疗方案疗效不佳,且存在不必要的药物治疗。

1. 药物治疗问题分析

(1) 不必要的药物治疗:患者 1 年前因"慢性肾功能不全(5 期)"行"同种异体肾移植术"。清肾丸属于中药制剂,适用于慢性肾炎、IgA 肾病,而该患者并无使用清肾丸的指征,建议入院后停用清肾丸。

(2) 需要增加药物治疗:根据《中国肾移植术后高尿酸血症诊疗技术规范(2019 版)》,肾移植术后高尿酸血症的治疗干预切点:女性血清尿酸>360μmol/L,可给予苯溴马隆降低血清尿酸。

(3) 给药剂量过低:患者增加糖皮质激素用量后出现血压波动,氢氯噻嗪日剂量仅 50mg,建议增加剂量至 50mg p. o, b. i. d. ,加强降压治疗。

(4) 药物不良反应:长期使用甲泼尼龙可影响体内脂质代谢和尿酸贮积,诱发高脂血症和高尿酸血症。氢氯噻嗪可干扰肾小管排泄尿酸,引起血清尿酸升高,罕见引起痛风。

(5) 给药剂量过高:患者同种异体肾移植术后 1 年余,他克莫司谷浓度 12. 1ng/ml。根据《器官移植免疫抑制剂临床应用技术规范(2019 版)》,在他克莫司+麦考酚钠+糖皮质激素的三联方案中,他克莫司的目标谷浓度参考值:>12 个月 4~8ng/ml。结合患者细胞免疫功能低下,考虑免疫过度导致机会性感染不能除外,建议入院后减量或停用他克莫司,恢复部分免疫功能,有利于控制感染。

(6) 患者依从性:嘱托患者他克莫司的服药时间是进食前 1 小时或进食后 2 小时,建议以清水送服,不建议使用浓茶或牛奶。为避免他克莫司的血药波动,建议避免服用葡萄柚、五味子、贯叶连翘或酒精。

2. 药物治疗方案分析

(1) 器官移植受者的免疫抑制治疗:美国 FDA 及改善全球肾脏病预后组织(kidney disease:improving global outcomes,KDIGO)指南均建议他克莫司+霉酚酸酯类药物+糖皮质激素为肾移植术后标准免疫抑制方案。该患者目前的三联免疫抑制方案为他克莫司+麦考酚钠+甲泼尼龙。

他克莫司属于狭窄治疗指数药物,即药物的疗效、毒性与血药浓度密切相关,建议肾移植术后检测他克莫司血药谷浓度。根据《器官移植免疫抑制剂临床应用技术规范(2019 版)》,在他克莫司+霉酚酸酯类药物+糖皮质激素的三联方案中,他克莫司的目标谷浓度参考值:>12 个月 4~8ng/ml。该患者本次入院后,查他克莫司谷浓度为 12. 1ng/ml,明显高于安全范围。

该患者耶氏肺孢子菌肺炎合并巨细胞病毒感染,实验室查细胞免疫功能明显低下。因此,减量或停用免疫抑制剂,恢复细胞免疫功能是控制肺部感染的关键。

(2) 器官移植受者耶氏肺孢子菌肺炎的治疗方案:欧洲白血病感染会议(ECIL)发布的《非 HIV 感染血液病患者的耶氏肺孢子菌肺炎的诊治指南(2016 版)》和美国移植协会的《实体器官移植受者肺孢子菌

肺炎诊疗指南》均推荐复方磺胺甲噁唑为器官移植受者耶氏肺孢子菌肺炎治疗的首选药物。复方磺胺甲噁唑的用量为 15~20mg/(kg·d)(以 TMP 计)。在轻度耶氏肺孢子菌肺炎的患者中,当肠内吸收未受影响的情况下选择口服用药;口服和静脉给药的药物剂量应当相同;对于中至重度耶氏肺孢子菌肺炎的治疗应当选择静脉给药;当患者的胃肠道吸收功能完好并病情得以改善后,考虑换为口服用药。耶氏肺孢子菌肺炎的标准药物治疗疗程为 3 周;轻症感染的疗程至少 2 周;在临床症状无明显改善的情况下,未经修改的治疗应至少持续 3 周。

美国移植协会的《实体器官移植受者肺孢子菌肺炎诊疗指南》,推荐低氧血症患者(PaO_2<70mmHg)可辅助糖皮质激素治疗,开始抗感染治疗的 72 小时内使用可能获益最大。尽管最佳给药剂量还未确定,推荐使用 40~60mg 泼尼松(或等效药物),每日 2 次,持续 5~7 日后逐渐减量,疗程至少 7~14 日。

该患者外院予复方磺胺甲噁唑联合米卡芬净治疗,但病情仍进展,入院后增加复方磺胺甲噁唑用量为 1.44g p.o,t.i.d.,并联用卡泊芬净。卡泊芬净是棘白菌素类抗真菌药物,具有抗耶氏肺孢子菌肺炎感染的作用。目前,有关棘白菌素类联合复方磺胺甲噁唑治疗耶氏肺孢子菌肺炎的研究较少。研究表明,卡泊芬净作为挽救治疗可能改善耶氏肺孢子菌肺炎预后,小剂量复方磺胺甲噁唑联合棘白菌素类可治疗重症耶氏肺孢子菌肺炎,并减少复方磺胺甲噁唑的不良反应。《器官移植受者巨细胞病毒感染临床诊疗规范(2019 版)》也推荐,对于耶氏肺孢子菌合并巨细胞病毒感染的治疗,可以在复方磺胺甲噁唑联合更昔洛韦的基础上加用棘白菌素类。

由于治疗的个体化差异,建议对复方磺胺甲噁唑进行治疗药物监测,磺胺甲噁唑(SMX)峰浓度范围 100~200mg/L。

(3) 器官移植受者巨细胞病毒感染的治疗方案:根据《器官移植受者巨细胞病毒感染临床诊疗规范(2019 版)》,巨细胞病毒感染的一线抗病毒药物为静脉滴注更昔洛韦和缬更昔洛韦。注射用更昔洛韦的初始剂量为 5mg/kg,每日 2 次。治疗 2~3 周或 DNA 转阴、临床症状好转后,剂量可减半或序贯给予口服缬更昔洛韦。中重度患者可酌情减少免疫抑制剂的用量。

缬更昔洛韦的治疗剂量为 900mg,每日 2 次。成人剂量应根据肾功能状态进行调整:①40ml/min≤CL_{cr}<60ml/min 时,治疗剂量为 450mg,每日 2 次;②25ml/min≤CL_{cr}<40ml/min 时,治疗剂量为 450mg,每日 1 次;③10ml/min≤CL_{cr}<24ml/min 时,治疗剂量为 450mg,隔日 1 次;④CL_{cr}<10ml/min 时,治疗剂量为 200mg,每周 3 次(血液透析后)。

更昔洛韦和缬更昔洛韦的最常见和最严重不良反应是骨髓抑制,可引起中性粒细胞减少症、贫血和血小板减少症。使用期间注意复查血常规,必要时予以对症治疗。

(4) 降血压治疗:对伴有高血压的肾移植受者,主张联合用药,通过多种途径达到强化降压效果、平衡药物不良反应、加速起效的目的。根据《KDIGO 慢性肾脏疾病血压管理临床实践指南(2012 版)》《中国肾性高血压管理指南(2016 版)》,建议肾移植受者控制血压≤130/80mmHg。本患者平日服用缬沙坦 80mg p.o,q.d.、氢氯噻嗪 25mg p.o,b.i.d. 联合降压。服用大剂量糖皮质激素后,患者血压波动,氢氯噻嗪日剂量仅 50mg,可增大剂量。若增加剂量后,出现尿酸升高、电解质紊乱,建议对症治疗。

(5) 降血脂治疗:肾移植后血脂异常主要表现为总胆固醇、低密度脂蛋白和三酰甘油升高。使用非诺贝特降低患者的三酰甘油水平的同时,告知患者改变不良生活方式和嗜好。

(6) 降尿酸治疗:目前使用苯溴马隆控制尿酸水平,其从近曲小管管腔侧对位于此处的 URAT1 发挥作用,通过阻碍其功能,促进尿酸排泄。在使用这些药物时要注意多饮水(2 000ml/d 以上)和碱化尿液,尿液 pH 控制在 6.2~6.9。

3. **药物治疗方案与转归** 入院第 1 天,患者肺部病灶较前进展,病情危重,嘱绝对卧床,开具依诺肝素钠 0.2ml i.h,q.d. 抗凝。考虑为耶氏肺孢子菌合并巨细胞病毒感染,给予复方磺胺甲噁唑 1.44g p.o,t.i.d.、更昔洛韦 250mg i.v.gtt,q.12h.、卡泊芬净 50mg i.v.gtt,q.d. 抗感染。同时,开具碳酸氢钠 1g p.o,t.i.d. 碱化尿液、非诺贝特 0.2g p.o,q.d. 降脂,停用清肾丸。考虑患者细胞免疫功能低下,停用他克莫司和麦考酚钠肠溶片,甲泼尼龙加量为 40mg p. o,q. d. 抗炎、人免疫球蛋白 20g i. v. gtt,q. d. 加强免疫。

入院第 2 天,患者血压 145/90mmHg,氢氯噻嗪加量为 50mg p. o,b. i. d. 。

入院第 3 天,患者动脉氧分压 112mmHg、动脉氧饱和度 99.0%,可下床活动,停用依诺肝素钠。甲泼尼龙逐步减量为 20mg p. o,q. d. 。

入院第 6 天,患者发热、气急、胸闷均好转,甲泼尼龙减量为 16mg p. o,q. d. ,并逐渐加用他克莫司 2mg p. o,b. i. d. 、麦考酚钠肠溶片 540mg p. o,b. i. d. 。

入院第 9 天,患者一般情况可,复查胸部 CT 示两肺病灶较前吸收,开具他克莫司 2mg p. o,b. i. d. 、麦考酚钠肠溶片 540mg p. o,b. i. d. 、复方磺胺甲噁唑 1.44 g p. o,t. i. d. 、缬更昔洛韦 900mg p. o,b. i. d. 、甲泼尼龙 8mg p. o,q. d. 、硝苯地平 30mg p. o,q. d. 、氢氯噻嗪 50mg p. o,b. i. d. 、非诺贝特 0.2g p. o,q. d. 出院治疗。

【药学监护】

1. 对症状的监测　患者同时使用复方磺胺甲噁唑、更昔洛韦联合卡泊芬净治疗耶氏肺孢子菌肺炎合并巨细胞病毒感染,用药期间每日监测患者发热、气急、胸闷症状的改善情况。

患者入院后绝对卧床,开具依诺肝素钠抗凝,注意皮下是否有淤血、瘀斑,有无口腔出血、血尿或黑粪。

2. 对相关指标的监测　开始抗感染后,监测白细胞计数、中性粒细胞比、C 反应蛋白及 G 试验、CMV DNA 等,复查痰培养及肺泡灌洗液 mNGS。根据治疗效果,考虑是否调整抗感染治疗方案。根据患者血压变化,及时调整降血压治疗。

每日监测血小板、血脂、尿酸、电解质及肌酐水平。条件允许的情况下,监测复方磺胺甲噁唑的血药浓度。

3. 对药物不良反应的监测　关注使用更昔洛韦和缬更昔洛韦后是否发生腹痛、腹泻、骨髓抑制等。关注其他治疗用药可能发生的不良反应。

【总结】本例患者为肾移植术后,耶氏肺孢子菌肺炎合并巨细胞病毒感染。考虑患者病灶较前进展,病情危重,给予复方磺胺甲噁唑、更昔洛韦、糖皮质激素治疗。同时开具卡泊芬净联合复方磺胺甲噁唑,改善耶氏肺孢子菌肺炎的预后。最后,为挽救患者生命,权衡利弊后停用免疫抑制药物,并在炎症控制后恢复使用。该患者同时还合并高血压、高尿酸。肾移植受者高血压的治疗目标为:130/80mmHg。肾移植受者高尿酸的治疗目标为:女性≤360μmol/L。对于该患者,还应通过药物治疗和改变不良生活方式,控制血脂水平。

三、同种异体肾移植术后人细小病毒 B₁₉ 感染病例

【病例介绍】

基本资料	患者,男,42 岁。身高 172cm,体重 62kg。9 月 1 日入院。
主诉	因"肾移植术后半年余,持续性发热 5 日"入院。
现病史	患者 2 年前体检发现肌酐升高,达 750μmol/L,至当地医院行血液透析治疗。半年前于本院行"同种异体肾移植术",术后服用他克莫司 4mg p. o,b. i. d. 、吗替麦考酚酯 0.75g p. o,b. i. d. 、甲泼尼龙 8mg p. o,q. d. 。患者既往有高血压病史 10 年余,服用氨氯地平 5mg p. o,q. d. 、卡托普利 25mg p. o,b. i. d. 、阿罗洛尔 10mg p. o,b. i. d. 、美托洛尔缓释片 23.75mg p. o,q. d. 。患者 5 日前出现不明原因持续发热,热峰 40.5℃,伴乏力。实验室检查示中性粒细胞比 76.5%、高敏感 C 反应蛋白 45.3mg/L,同时伴有血红蛋白、红细胞、血小板及白细胞减少。外院予万古霉素、美罗培南和氟康唑经验性抗感染治疗后未好转。患者否认食物、药物过敏史。
既往史	患者 10 年前因"腰痛不适"行肾穿刺活检术,病理诊断为系膜增生型肾小球肾炎,予保守治疗,定期复查肾功能。既往有 2 型糖尿病病史 5 年余,服用维格列汀 50mg p. o,b. i. d. ;乙型肝炎小三阳 5 年余,间断服用恩替卡韦分散片。

检查	体格检查:体温 38.0℃,脉搏 87 次/min,呼吸 20 次/min,血压 139/88mmHg,神志清楚,精神萎靡,口唇苍白,呼吸平稳,双肺未闻及明显干湿啰音,心律齐,各瓣膜区未及病理性杂音,双下肢不肿。 实验室检查:血常规示 WBC $2.32×10^9$/L,N 0.81,Hb 66g/L,RBC $2.02×10^9$/L,PLT $38×10^9$/L。肝肾功能:肌酐 46μmol/L、血糖 8.3mmol/L。炎症标志物:高敏感 C 反应蛋白 76.7mg/L。他克莫司谷浓度:14.6ng/ml。糖化血红蛋白:7.6%。凝血功能:凝血酶原时间 13.2 秒,INR 1.21、D-二聚体 4.94mg/L。乙肝五项:乙肝表面抗原(+)、乙肝表面抗体(-)、乙肝 e 抗原(-)、乙肝 e 抗体(+)、乙肝核心抗体(+)。乙肝病毒 DNA $3.41×10^6$ U/ml。促红细胞生成素>750mIU/ml。血 mNGS:人细小病毒 B_{19} 种严格序列数 268。
诊断	①发热;②肾移植状态;③高血压;④2 型糖尿病;⑤慢性乙型肝炎。
治疗过程与转归	入院第 1 天,患者血 mNGS 结果提示人细小病毒 B_{19}(HPV B_{19})感染可能,遂开具人免疫球蛋白 25g i.v.gtt,q.d. 增强免疫,并停用他克莫司,改用环孢素 200mg p.o,b.i.d.。同时,开具氨氯地平 5mg p.o,q.d.、卡托普利 50mg p.o,b.i.d.、阿罗洛尔 10mg p.o,b.i.d. 降压,维格列汀 50mg p.o,b.i.d. 联合二甲双胍 0.5g p.o,b.i.d. 降血糖,停用美托洛尔缓释片。为纠正白细胞和红细胞的减少,开具重组人促红素 10 000U i.h,q.d.、重组人血小板生成素 15 000U i.h,q.d.、重组人白介素-11 3mg i.h,q.d. 及输注血浆。 入院第 2 天,患者热峰 37.6℃,高敏感 C 反应蛋白 56.7mg/L。WBC $3.36×10^9$/L,Hb 75g/L,RBC $2.54×10^9$/L,PLT $67×10^9$/L。 入院第 3 天,患者热峰 37.4℃,双下肢稍水肿,加用氢氯噻嗪 25mg p.o,b.i.d. 去水肿。 入院第 5 天,患者体温平稳,双下肢不肿。WBC $3.65×10^9$/L,Hb 74g/L,RBC $2.59×10^9$/L,PLT $102×10^9$/L。5 日疗程已至,停用人免疫球蛋白。 经过 10 日的综合治疗,患者体温平稳,白细胞计数、红细胞计数、血红蛋白、血小板计数均较入院时好转,给予环孢素 200mg p.o,b.i.d.、吗替麦考酚酯 0.75g p.o,b.i.d.、甲泼尼龙 8mg p.o,q.d.、氢氯噻嗪 25mg p.o,b.i.d.、氨氯地平 5mg p.o,q.d.、卡托普利 50mg p.o,b.i.d.、阿罗洛尔 10mg p.o,b.i.d.、二甲双胍 0.5g p.o,b.i.d.、维格列汀 50mg p.o,b.i.d.、利可君 20mg p.o,t.i.d.,转入普通病房治疗。

同种异体肾移植术后人 HPV B_{19} 感染主要治疗药物及使用情况见表 11-33。

表 11-33 同种异体肾移植术后人 HPV B_{19} 感染主要治疗药物及使用情况

主要治疗药物	用法用量	药理作用	给药时间
环孢素	200mg p.o,b.i.d.	免疫抑制	09-01—09-10
吗替麦考酚酯	0.75g p.o,b.i.d.	免疫抑制	09-01—09-10
甲泼尼龙	8mg p.o,q.d.	免疫抑制	09-01—09-10
人免疫球蛋白	5g i.v.gtt,q.d.	增强免疫	09-01—09-05
重组人促红素	10 000U i.h,q.d.	升血红蛋白	09-01—09-10
重组人血小板生成素	15 000U i.h,q.d.	升血小板	09-01—09-10
重组人白介素-11	3mg i.h,q.d.	升白细胞	09-01—09-10
氢氯噻嗪	25mg p.o,b.i.d.	去水肿	09-03—09-10
氨氯地平	5mg p.o,q.d.	降压	09-01—09-10
卡托普利	50mg p.o,b.i.d.	降压	09-01—09-10
阿罗洛尔	10mg p.o,b.i.d.	降压	09-01—09-10
二甲双胍	0.5g p.o,b.i.d.	降糖	09-01—09-10
维格列汀	50mg p.o,b.i.d.	降糖	09-01—09-10
利可君	20mg p.o,t.i.d.	升白细胞、升血小板	09-10

【病例分析】 患者,男,42 岁。同种异体肾移植术后半年余,本次因人细胞病毒 B_{19} 感染导致发热伴白细胞、血红蛋白、红细胞及血小板减少。现用抗感染、降血糖治疗方案疗效不佳,且存在不必要的药物治疗。

1. 药物治疗问题分析

(1) 不必要的药物治疗:患者既往有高血压病史 10 年余,平素服用氨氯地平 5mg p.o,q.d.、阿罗洛尔 10mg p.o,b.i.d.、美托洛尔缓释片 23.75mg p.o,q.d. 控制血压。美托洛尔是选择性 β_1 受体拮抗药,而阿罗洛尔同时具有 β 受体阻断和适度的 α 受体阻断作用。因此,为避免重复用药,建议患者可停用其中 1 种。

(2) 需要增加药物治疗:核苷酸类似物抗病毒药,如恩替卡韦、替米夫定、阿德福韦酯等可用于肾移植术后乙型肝炎再感染,直至乙肝病毒 DNA 转阴。患者入院时查乙肝病毒 DNA 正在活动复制,具有较高的传染性。建议给予恩替卡韦抑制乙肝病毒复制,并告知患者定期复查乙肝病毒 DNA,不得自行停用。

(3) 给药剂量过低:卡托普利用于降血压时,应口服每次 12.5mg,每日 2~3 次。之后再 1~2 周增至 50mg,每日 2~3 次。患者入院时卡托普利的用量偏低,结合患者血压偏高,建议增加至 50mg p.o,b.i.d.。

(4) 药物不良反应:长期使用糖皮质激素可通过刺激胰高血糖素分泌,导致肝脏产糖增加,诱发继发性血糖升高。

他克莫司通过钙调磷酸酶/活化 T 细胞核因子通路能调节胰岛 β 细胞的生长和功能,引起血糖升高。氢氯噻嗪会对患者的糖脂类物质代谢造成一定的影响,可升高血糖。

(5) 给药剂量过高:患者入院查他克莫司谷浓度 14.6ng/ml。根据《器官移植免疫抑制剂临床应用技术规范(2019 版)》,在他克莫司+麦考酚钠+糖皮质激素的三联方案中,他克莫司的目标谷浓度参考值:3~12 个月 4~10ng/ml。因此,该患者的他克莫司给药剂量过高。

(6) 患者依从性:嘱托患者恩替卡韦的服药时间是进食前 2 小时或进食后 2 小时,建议以清水送服,整粒吞服。恩替卡韦需长期服用,不得自行停用,每 3~6 个月复查乙肝病毒 DNA。

2. 药物治疗方案分析

(1) 器官移植受者的免疫抑制治疗:他克莫司属于狭窄治疗指数药物,即药物的疗效、毒性与血药浓度密切相关,建议肾移植术后检测他克莫司血药谷浓度。根据《器官移植免疫抑制剂临床应用技术规范(2019 版)》,在他克莫司+吗替麦考酚酯+糖皮质激素的三联方案中,他克莫司的目标谷浓度参考值:3~12 个月 4~10ng/ml。该患者本次入院后,查他克莫司谷浓度 14.6ng/ml,明显高于安全范围。

该患者肾移植术后 HPV B_{19} 感染,而免疫抑制治疗是其发病的高危因素。因此,将他克莫司减量或换为免疫抑制较弱的环孢素,有助于 HPV B_{19} 感染的治疗。

(2) 器官移植受者 HPV B_{19} 感染的治疗方案:HPV B_{19} 是已知的唯一可以感染人类的细小病毒,其受体 P 抗原在红细胞及肾脏内皮细胞均有表达,因此可直接累及红细胞造血及肾脏,导致细胞凋亡。器官移植后可通过呼吸道、输血、供体等途径感染,或者术前原已存在的 HPV B_{19} 被激活,导致病毒大量复制。HPV B_{19} 可引起发热、严重贫血,偶见全血细胞减少。肾移植受者术后感染 HPV B_{19} 与持续服用免疫抑制剂引起的免疫功能下降有关。结合 mNGS 结果及患者发热伴红细胞、白细胞、血小板减少,考虑与 HPV B_{19} 感染有关。

根据《肾移植受者人类微小病毒 B 感染临床诊疗技术规范(2022 版)》,HPV B_{19} 的治疗以静脉使用人免疫球蛋白为主,同时减少免疫抑制剂的剂量或将他克莫司转换为环孢素。人免疫球蛋白的用量和疗程尚无定论,上述指南推荐:免疫球蛋白 200~400mg/(kg·d),持续静脉滴注 5~10 日;日剂量>1g/kg 易引起神经毒性和其他副作用。

根据《器官移植免疫抑制剂临床应用技术规范(2019 版)》,环孢素转换为他克莫司时,转换的剂量建议采用 50mg:1mg。反之,他克莫司转换为环孢素也相同。转换时需要停服 1 顿(12 小时)钙调磷酸酶抑制剂;然后服用转换后的钙调磷酸酶抑制剂并于转换后 3~7 日复查转换药物的血药浓度,以尽快达到目标浓度。

（3）降血压治疗:本患者平日服用氨氯地平 5mg p. o,q. d. 、卡托普利 25mg p. o,b. i. d. 、阿罗洛尔 10mg p. o,b. i. d. 、美托洛尔 23.75mg p. o,q. d. 联合降压。阿罗洛尔与美托洛尔属于重复用药,应停用其中 1 种。同时,卡托普利 25mg p. o,b. i. d. 的剂量偏小,宜增加用量为每次 50mg,每日 2~3 次。

（4）降血糖治疗:血糖升高会增加移植物相关并发症的风险,如排斥反应、移植物功能减退或丧失及感染。患者当前肾功能正常,单用维格列汀降血糖疗效不佳,宜加用二甲双胍与维格列汀联合降血糖。加用二甲双胍后,关注肾功能水平变化。

（5）抗乙肝病毒治疗:患者入院时查乙肝病毒 DNA 阳性,建议继用恩替卡韦抑制乙肝病毒复制。同时,密切监测乙肝病毒耐药基因突变,一旦发现耐药需及时调整用药。

3. 药物治疗方案与转归 入院第 1 天,患者血 mNGS 结果提示人细小病毒 B$_{19}$（HPV B$_{19}$）感染可能,遂开具人免疫球蛋白 25g i. v. gtt,q. d. 增强免疫,并停用他克莫司,改用环孢素 200mg p. o,b. i. d. 。同时,开具氨氯地平 5mg p. o,q. d. 、卡托普利 50mg p. o,b. i. d. 、阿罗洛尔 10mg p. o,b. i. d. 降压,维格列汀 50mg p. o,b. i. d. 联合二甲双胍 0.5g p. o,b. i. d. 降血糖,停用美托洛尔缓释片。为纠正白细胞和红细胞的减少,开具重组人促红素 10 000U i. h,q. d. 、重组人血小板生成素 15 000U i. h,q. d. 、重组人白介素-11 3mg i. h,q. d. 及输注血浆。

入院第 2 天,患者热峰 37.6℃,高敏感 C 反应蛋白 56.7mg/L。白细胞计数 3.36×10^9/L、血红蛋白 75g/L、红细胞计数 2.54×10^9/L、血小板计数 67×10^9/L。

入院第 3 天,患者热峰 37.4℃,双下肢稍水肿,加用氢氯噻嗪 25mg p. o,b. i. d. 去水肿。

入院第 5 天,患者体温平稳,双下肢不肿。白细胞计数 3.65×10^9/L、血红蛋白 74g/L、红细胞计数 2.59×10^9/L、血小板计数 102×10^9/L。疗程至,停用人免疫球蛋白。

经过 10 日的综合治疗,患者体温平稳,白细胞计数、红细胞计数、血红蛋白、血小板计数均较入院时好转,遂开具环孢素 200mg p. o,b. i. d. 、吗替麦考酚酯 0.75g p. o,b. i. d. 、甲泼尼龙 8mg p. o,q. d. 、氢氯噻嗪 25mg p. o,b. i. d. 、氨氯地平 5mg p. o,q. d. 、卡托普利 50mg p. o,b. i. d. 、阿罗洛尔 10mg p. o,b. i. d. 、二甲双胍 0.5g p. o,b. i. d. 、维格列汀 50mg p. o,b. i. d. 、利可君 20mg p. o,t. i. d. ,转入普通病房治疗。

【药学监护】

1. 对症状的监测 患者使用人免疫球蛋白治疗 HPV B$_{19}$ 感染,同时将他克莫司转换为环孢素,用药期间每日监测患者发热、乏力、口唇发白的改善情况。

2. 对相关指标的监测 入院后,关注患者的体温、血压和血糖变化,密切监测患者的白细胞计数、红细胞计数、血小板计数、血红蛋白、肌酐、电解质和出凝血指标。根据治疗效果,考虑是否调整 HPV B$_{19}$ 感染的治疗方案。根据患者血压和血糖变化,及时调整降血压和降糖治疗。

3. 对药物不良反应的监测 关注使用二甲双胍后是否发生腹痛、腹泻。关注使用环孢素后是否发生多毛、齿龈增生。关注其他治疗用药可能发生的不良反应。

【总结】 本例患者为肾移植术后出现 HPV B$_{19}$ 感染导致白细胞、红细胞、血红蛋白和血小板减少。HPV B$_{19}$ 的治疗以静脉使用人免疫球蛋白为主,同时减少免疫抑制剂的剂量或将他克莫司转换为环孢素,以及对症支持治疗。该患者同时还合并高血压、2 型糖尿病、慢性乙型肝炎。肾移植受者高血压的治疗目标为 130/80mmHg。肾移植受者血糖高的治疗目标为:糖化血红蛋白 7.0% ~ 7.5%,空腹血糖 5.0~7.2mmol/L。

（葛卫红）

第十一节　儿科病例分析和用药实践

一、川崎病合并葡萄糖-6-磷酸脱氢酶(G-6-PD)缺乏病例

【病例介绍】

基本资料	患儿,男,4岁。体重15kg,身高99cm。3月1日入院。
主诉	因"发热5日,皮肤黄染伴皮疹2日"为主诉入院。
现病史	入院5日前出现反复发热,热峰39.5℃,予口服锌布颗粒后体温可降至正常,但易反复,间隔4小时发热,伴流清鼻涕,无咳嗽咳痰。3日前于我院急诊就诊,予布洛芬退热,头孢曲松静脉滴注抗感染,仍反复发热,且较前加重,热峰40.2℃,口服退热药后体温不能降至正常。2日前于我院急诊复诊,在静脉滴注头孢曲松过程中出现躯干红色风团样皮疹伴瘙痒,应用布洛芬后明显增多,渐及腰部、臀部、后背及颜面部,伴皮肤黄染,排浓茶色尿。1日前于我院急诊复诊,考虑"溶血性黄疸,皮疹",予水化、碱化,甲泼尼龙静脉滴注联合依巴斯汀口服抗过敏,以及对乙酰氨基酚栓退热治疗,发热较前好转,热峰39℃,皮疹较前消退,尿色较前变浅。
既往史	系G_2P_2,38周剖宫产,生长发育与同龄儿相符,按国家计划按时进行预防接种。生后因"低血糖"于市妇幼保健院住院治疗,其间查G-6-PD缺乏。否认传染病病史。否认食物、药物过敏史。
检查	体格检查:体温39.5℃,心率98次/min,呼吸21次/min,血压96/62mmHg。精神稍差,全身皮肤、黏膜黄染,腰背部可见成片红色风团样皮疹,压之褪色,伴瘙痒。左颈部可及约4cm×3cm大小肿大的淋巴结,质软,无压痛。咽充血,双侧扁桃体Ⅰ度肿大、充血,未见分泌物。双肺呼吸音粗,未闻及干、湿啰音。心、腹、神经系统无明显异常。 实验室检查:CRP 96.16mg/L,PCT 5.31ng/ml。 血常规:WBC $26.34×10^9$/L,N 0.885,PLT $450×10^9$/L。 生化:TBIL 152.8μmol/L,DBIL 95.9μmol/l,AST 115U/L,ALT 204U/L,GGT 349U/L。 尿常规:尿蛋白(+),尿胆红素(+++),尿隐血(±)。
诊断	溶血性黄疸;肝功能异常;急性上呼吸道感染;G-6-PD缺乏;皮疹。
治疗过程与转归	初始给予水化、碱化尿液,甲泼尼龙静脉滴注联合西替利嗪抗过敏,抗感染方面先予阿莫西林克拉维酸钾,余以肝素钠抗凝、还原型谷胱甘肽保肝等处理。入院第4天,患儿仍反复发热,热峰40℃,体温难降至正常,伴畏冷、寒战。发热时皮疹明显,热退后皮疹较前消退,查体见眼结膜充血,口唇皲裂,咽充血,草莓舌,左颈部可及约4cm×3cm大小肿大的淋巴结,手足稍硬肿,增加诊断"川崎病"。常规给予免疫球蛋白,考虑阿司匹林可能导致G-6-PD患儿溶血,故给予氯吡格雷抗血小板,甲泼尼龙抗炎等治疗。患儿未发热,川崎病控制。后使用氯吡格雷出现皮疹,综合评估支持阿司匹林的使用,患儿血小板计数下降,未见溶血。

川崎病合并G-6-PD缺乏主要治疗药物及使用情况见表11-34。

表11-34　川崎病合并G-6-PD缺乏主要治疗药物及使用情况

药理作用	药物名称	用法用量	用药时间
水化	5% GS+10% NS+10% KCl	500ml+15ml+8ml i.v. gtt, q.d.	03-01—03-03
碱化	5% GS+碳酸氢钠注射液	125ml+50ml i.v. gtt, q.d.	03-01—03-03
抗感染	注射用阿莫西林克拉维酸钾 + 0.9% NS 50ml	0.67g i.v. gtt, b.i.d.	03-01
抗感染	注射用美罗培南+5% GS 50ml	0.3g i.v. gtt, q.8h.	03-01—03-07
保肝	注射用还原型谷胱甘肽+5% GS 50ml	0.6g i.v. gtt, q.d.	03-01—03-09
抗过敏	注射用甲泼尼龙琥珀酸钠+5% GS 30ml	30mg i.v. gtt, q.d.	03-01—03-03

续表

药理作用	药物名称	用法用量	用药时间
抗过敏	盐酸西替利嗪滴剂	0.25ml p.o,b.i.d.	03-01—03-17
抗过敏	盐酸赛庚啶片	1mg p.o,b.i.d.	03-12—03-17
补钙	碳酸钙 D_3 片	1 片 p.o,q.d.	03-01—03-17
抗凝	肝素钠注射液+0.9% NS 50ml	0.075 万 U i.v.gtt,q.d.	03-03—03-12
封闭抗体	免疫球蛋白	30g i.v.gtt	03-04
抗炎	注射用甲泼尼龙琥珀酸钠+5%GS 30ml	30mg i.v.gtt,q.d.	03-04—03-06
抗炎	醋酸泼尼松片	10mg p.o,t.i.d.	03-07—03-17
抗血小板	硫酸氢氯吡格雷片	15mg p.o,q.d.	03-05—03-08
抗血小板	双嘧达莫片	25mg p.o,t.i.d.	03-09—03-17
抗血小板	阿司匹林泡腾片	50mg p.o,q.d.	03-12—03-17

【病例分析】川崎病患儿,前期高热,PCT 高,强力抗感染方案治疗效果不佳,合并 G-6-PD 缺乏,使用阿司匹林存在溶血可能,川崎病稳定期使用氯吡格雷抗血小板出现皮疹,双嘧达莫单药治疗血小板计数一直升高。

1. 药物治疗问题分析

(1) 不必要的药物治疗:入院诊断急性上呼吸道感染,在门诊已使用头孢曲松滴注抗感染治疗,无明显改善且出现皮疹,呼吸道感染主要为病毒感染,虽患儿 CRP、白细胞、体温等高,但精神可,无明显呼吸道、泌尿道、消化道等系统细菌感染表现,不建议使用阿莫西林克拉维酸钾等抗菌药物治疗;后入院 PCT 明显升高,该指标敏感性特异性较好,可支持抗菌药物使用,可考虑升级为加酶抑制剂如哌拉西林他唑巴坦,足以覆盖常见耐药病原菌,无须使用美罗培南。

(2) 需要增加药物治疗:川崎病治疗中阿司匹林为基础用药,未及时足量使用,川崎病后遗症风险增加,与 G-6-PD 患者使用阿司匹林可能导致溶血相比,支持斟酌使用阿司匹林。

(3) 药物不良反应:主要治疗药物激素常见的不良反应。

1) 类肾上腺皮质功能亢进综合征(Cushing 综合征),表现为满月脸、水牛背、向心性肥胖、皮肤变薄、痤疮、多毛、水肿、低血钾、高血压、糖尿等。

2) 消化系统并发症:诱发或加重消化性溃疡,甚至出血或穿孔。少数患者可诱发胰腺炎或脂肪肝。

3) 诱发或加重感染。

4) 骨质疏松、压迫性脊椎骨折、病理性骨折、骨缺血性坏死(常见部位为股骨头)、肌肉萎缩、伤口愈合延迟、影响生长发育等。

5) 心血管系统并发症:长期应用可引起高血压和动脉粥样硬化。

(4) 给药剂量过高:用于溶血或皮疹的糖皮质激素剂量,1mg/(kg·d)(按泼尼松剂量计算)即已足量,本例患儿使用甲泼尼龙 2mg/(kg·d),已是大剂量,不良反应如继发感染可能增加。

(5) 患者依从性:患儿家长诉按医嘱用药,无明显刺激性药物,以及无明显不良反应,服药过程患儿配合。

2. 药物治疗方案分析

(1) 抗感染方案:患儿入院后仍有反复发热,热峰 39.4℃,予口服退热药及冰毯物理降温后体温未能降至正常,血常规及 PCT 检查回报示感染指标高(WBC $26.34×10^9$/L, N 0.885, CRP 96.16mg/L, PCT 5.31ng/ml),临床考虑脓毒血症,在门诊使用头孢曲松并入院时使用阿莫西林克拉维酸钾后,马上升级美罗培南抗感染不适宜。

结合既往用药史、疾病史,患儿无多耐药菌的危险因素,且患儿虽持续发热,但其他临床症状尚可:精神一般,呼吸稍促,心率、血压平稳,没有明显呼吸道、胃肠道、泌尿道、皮肤软组织感染表现,升级为加酶抑制剂如哌拉西林他唑巴坦,足以覆盖常见耐药病原菌。

第4天患儿已诊断为川崎病,可较好解释高热、PCT升高,无明显严重感染临床表现,相关病原学检查结果回报均阴性,不应继续使用美罗培南,应考虑停用抗菌药物。

(2)川崎病合并G-6-PD缺乏患儿急性期治疗方案:川崎病急性期固有免疫和适应性免疫均高度活化,其中小血管炎的发生与免疫反应过度活化特别是炎症细胞因子的大量释放有关,炎症细胞因子可通过诱导黏附分子及趋化因子高表达导致血管内皮损伤。川崎病急性期初始治疗标准方案为输入静脉注射用丙种球蛋白(Intravenous gamma globulin,IVIG)和口服大剂量阿司匹林,多年在临床上广泛使用,可以将动脉瘤的发病率降低到3%~5%。这个治疗模式也有缩短发热持续时间的作用。由于冠状动脉病变发生在发病后平均9.5日,因此必须尽快减轻炎症和血管炎的严重程度,以防止进展为冠状动脉瘤。阿司匹林在川崎病治疗中兼有抗炎和抗凝的疗效,急性期大剂量服用为抗炎作用,如果过早减量会造成对炎性反应控制不佳及不能很好地预防冠状动脉瘤等并发症。

糖皮质激素可抑制核因子NF-κB活化,进而抑制炎症细胞因子产生,从川崎病血管内皮损伤的上游环节阻断炎症反应,具有比静脉滴注IVIG更强的免疫抑制效能。近年来大样本多中心的RCT和大量文献报道均证实:糖皮质激素联合IVIG及阿司匹林是有效的高风险川崎病的辅助治疗措施。2017AHA也推荐糖皮质激素可用于预估IVIG无反应和冠状动脉瘤高风险患者的初始辅助治疗。但应注意的是,糖皮质激素可促进血栓形成,增加发生冠状动脉病变和冠状动脉瘤的风险,故在川崎病急性期不宜单独应用,应联合IVIG和阿司匹林。

本例患儿诊断川崎病时已持续高热9日,炎症指标CRP、PCT、红细胞沉降率等明显升高,血小板计数持续升高,血液呈高凝状态,具有冠状动脉病变的高危因素。在溶血和冠状动脉瘤的风险权衡下,建议按指南加用30~50mg/(kg·d)阿司匹林协同抗炎,预防冠状动脉瘤。且患儿本次溶血考虑感染诱发,非对乙酰氨基酚、布洛芬等非甾体类抗炎药引起,入院第4天溶血控制稳定已好转,在用还原型谷胱甘肽控制G-6-PD缺乏所致溶血时,阿司匹林抗炎剂量为常用剂量而非大剂量,更支持临床在川崎病合并G-6-PD缺乏时使用阿司匹林。

(3)抗血小板方案:入院第5天,患儿心脏彩超提示左右冠状动脉扩张,补充诊断为川崎病(并中型冠状动脉瘤形成),加用"氯吡格雷15mg q.d."口服。对于中度动脉瘤,指南建议应双联抗血小板治疗,患儿单独应用氯吡格雷不适宜。患儿服用氯吡格雷期间出现皮疹加重,第9天,改用"双嘧达莫25mg t.i.d."口服。由于患儿中度动脉瘤形成,需双联抗血小板预防血栓,且患儿血小板计数持续升高,单用双嘧达莫不足,需合用另一种抗血小板药物。第12天加用"阿司匹林片50mg q.d."联合双嘧达莫抗血小板治疗,联合应用增加抗血小板疗效,应用合理。患儿血小板计数下降,未见溶血。

对于G-6-PD缺乏程度不同的患者,阿司匹林并不一定会引起临床显著的溶血性贫血,给予正常剂量或是安全的,在利大于弊时可考虑低量使用,而不是绝对禁用。该患儿川崎病得以控制,溶血得以控制、体温正常,处于稳定期,但血小板高,应考虑因加用小剂量阿司匹林抗血小板聚集引起,同时密切关注患儿溶血情况。

【药学监护】

1. **对症状的监测** 患儿高热,后期增加诊断川崎病,应关注患者精神状态,发热间隔峰值,有无新发皮疹。入院前有溶血,后续又增加可能导致溶血的阿司匹林,应关注患儿面黄或苍白、尿色。

2. **对相关指标的监测** 患儿入院感染性指标升高,因监测CRP、PCT、血常规、各项细菌培养的结果,后期诊断为川崎病,应关注红细胞沉降率、D-二聚体、FDP、心脏彩超等。

3. 对药物不良反应的监测 阿司匹林常见不良反应有胃肠道反应,如腹痛和胃肠道轻微出血,偶尔出现恶心、呕吐和腹泻。患儿川崎病并冠状动脉病变需服用阿司匹林较长时间,且有 G-6-PD 缺乏,服药期间应密切监测患儿有无溶血反应,如面黄、尿色加重等。

醋酸泼尼松片常见不良反应有胃肠道不适、欣快感、肌肉关节酸痛、乏力、厌食、痤疮等,还有影响钙吸收,升高血糖及眼压,患儿用药过程中应注意监测。此外,还会诱发感染,因此要做好护理、预防感冒,避免去人多的公共场所活动;激素使用期间及停药 3 个月内不接种活疫苗。

【总结】体温、白细胞、PCT 明显升高,即使患儿一般情况可,没有明显的感染灶,临床还是会使用高级别的抗菌药物,药师认为这种患者在抗感染选择上,可以使用升阶梯的策略而非"重拳出击"的降阶梯策略。PCT 在提示细菌感染上虽然敏感性特异性好,但还是有假阳性的情况,如川崎病。

川崎病在临床中常见,其最严重的并发症是冠状动脉瘤和血管炎后遗症,20%~25% 未经治疗的儿童可发生冠状动脉瘤或冠状动脉扩张,导致心肌梗死。静脉注射 IVIG 联合阿司匹林口服是川崎病的标准治疗方法。川崎病合并 G-6-PD 缺乏较为少见,由于阿司匹林在 G-6-PD 缺乏症患者中具有溶血风险,阿司匹林应用的安全性仍有争议,且该患儿初期主要是以溶血住院。临床对 G-6-PD 缺乏患者使用所谓大剂量阿司匹林存在担心,药师了解阿司匹林导致 G-6-PD 缺乏患者溶血的病理生理机制,合并使用还原型谷胱甘肽,且阿司匹林抗炎剂量为常用剂量而非大剂量,给予临床建议,起到一定优化用药的作用。

二、婴幼儿细菌性脑膜炎治疗反复病例

【病例介绍】

基本资料	患儿,男,2 个月。体重 5.4kg。2 月 1 日入院。
主诉	因"发热 1 日余,抽搐 3 次"入院。
现病史	患儿 1 日前无明显诱因下出现发热,体温达 38℃左右,无寒战,来医院就诊,查血常规未见异常,予"对乙酰氨基酚混悬滴剂"口服治疗,夜间抽搐 1 次,表现为双目凝视、四肢抽动,持续约数分钟自行缓解,未予重视,未处理。今体温达 38.9℃,再次抽搐两次,表现同上,不咳嗽,无气喘及面色发绀,无呕吐,来我院就诊,查心电图、脑电图正常,拟"惊厥原因待查"收住入院,病程中患儿无腹胀、腹泻,无皮疹,目前患儿精神欠佳,奶量减少,大小便正常。
既往史	患儿因"胎膜早破 6 日、母亲发热、体温为 37.9℃"剖宫产娩出,为胎龄 34 周+1 日早产儿,收入 NICU 治疗 9 日,出院诊断:①早产儿;②低出生体重儿;③新生儿肺炎;④新生儿黄疸。出院后母乳加奶粉混合喂养,现会抬头。
检查	查体:体温 38.7℃,心率 175 次/min,呼吸 60 次/min。咽红,双肺呼吸音粗,未及明显啰音。心律齐,腹软。精神欠佳,前囟饱满,四肢张力正常,原始反射可引出,双侧 Babinski 征阳性。 实验室检查:血常规、血气基本正常,血钠 122.0mmol/L,血钙 2.08mmol/L,心电图示窦性心动过速。
诊断	惊厥原因待查;发热待查:化脓性脑膜炎待排除;电解质紊乱:低钠血症。
治疗过程与转归	患者入院后明确细菌性脑膜炎,先给予青霉素联合美罗培南抗感染后,改为万古霉素联合美罗培南抗感染并监测万古霉素血药浓度。入院第 4 天实验室检查,血、脑脊液培养均回报全敏感的无乳链球菌,体温、脑脊液常规皆好转,万古霉素谷浓度 23.35μg/ml,降低万古霉素次剂量。第 6 天患儿又出现低热,第 7 天实验室检查脑干诱发电位检查提示异常听觉诱发电位,第 8 天停用万古霉素,改为青霉素钠继续联合美罗培南抗感染。患儿精神反应可,生命体征平稳,出 PICU 转入普通病房。

婴幼儿细菌性脑膜炎治疗反复主要治疗药物及使用情况见表 11-35。

表 11-35　婴幼儿细菌性脑膜炎治疗反复主要治疗药物及使用情况

药理作用	药物名称	用法用量	用药时间
补钠	10% 氯化钠针+5% GS 100ml	4ml i. v. gtt, st.	02-01
	10% 氯化钠针+5% GS 46ml	19ml i. v. gtt, st.	02-01
抗炎	地塞米松针	1. 35mg i. v q. 12h.	02-01—02-03
抗感染	青霉素钠粉针+0.9% NS 10ml	54 万 U i. v. gtt, q. 4h.	02-01
抗感染	美罗培南针+5% GS 20ml	0. 21g i. v. gtt, q. 8h.	02-01—02-14
抗感染	万古霉素针+5% GS 16ml	80mg i. v. gtt, q. 8h.	02-02—02-04
抗感染	万古霉素针+5% GS 16ml	54mg i. v. gtt, q. 8h.	02-05—02-07
抗炎	地塞米松针	1. 35mg i. v q. d.	02-05—02-07
抗感染	青霉素钠粉针+0.9% NS 10ml	80 万 U i. v. gtt, q. 8h.	02-08—02-14
补钠	10% 氯化钠针	1ml p. o, q. 3h.	02-02—02-04
降颅内压	20% 甘露醇针+甘油果糖针	各 27ml q. 12h. 交替静脉滴注	02-01—02-03
营养神经	神经节苷脂+5% GS 10ml	20mg i. v. gtt, q. d.	02-01—02-07
预防出血	维生素 K_1 注射液+5% GS 10ml	5mg i. v. gtt, q. d.	02-01—02-03
预防溃疡	西咪替丁注射液+0.9% NS 10ml	50mg i. v. gtt, q. d.	02-01—02-07

【病例分析】细菌性脑膜炎患儿,血、脑脊液培养皆为全敏感无乳链球菌,使用万古霉素联合美罗培南抗感染,病情改善。但第 6 天又出现发热,磁共振排除硬膜下积液等并发症,是抗感染方案问题还是无乳链球菌耐受?且脑干诱发电位检查提示异常听觉诱发电位,考虑可能为万古霉素引起,临床改为青霉素联合美罗培南方案。

1. 药物治疗问题分析

(1)不必要的药物治疗:神经节苷脂用于治疗血管性或外伤性中枢神经系统损伤、帕金森病,但各相关指南均未推荐,细菌性脑膜炎指南中也未推荐该药用于神经功能恢复,有效性不明确,经济性欠佳,不支持在该患儿中使用。

患儿入住 PICU,脓毒症,大剂量使用糖皮质激素,可酌情使用相关药物预防应激性溃疡。但婴幼儿本身泌酸功能弱,胃液 pH 高,也可考虑关注粪便隐血结果等再考虑预防。西咪替丁本身非预防应激性溃疡一线推荐用药且相互作用多,不支持在该患儿使用,必要时可选用 PPI。

化脓性脑膜炎,初始使用青霉素联合美罗培南的抗感染方案,不能扩大抗菌谱,两者导致神经系统毒性可能性大,建议万古霉素联合美罗培南的抗感染方案。

入院第 4 天患儿血、脑脊液培养示无乳链球菌生长,对青霉素、头孢噻肟、万古霉素、利奈唑胺敏感。此时仍继续联合使用美罗培南不适宜。

(2)给药剂量过低:患儿体重 5. 4kg,给予地塞米松 1. 35mg i. v,q. 12h. ,0. 5mg/kg 的日剂量,用量稍低,考虑地塞米松主要用于阻断 TNF 等炎症因子生成,抗生素杀菌作用引起的内毒素增加,故日剂量 0. 6mg/kg,分为 4 次,在每次抗菌药物使用前使用应是更适宜的。

(3)药物不良反应:万古霉素、甘露醇可能造成肾损害,西咪替丁治疗第 1 周通常有肌酐水平升高,应注意联用可能造成肾损害加重。

万古霉素快速大剂量静脉给药时,维生素 K_1 快速静脉滴注,皆可出现过敏反应,后者有致死报道,滴速宜缓慢。

万古霉素有耳毒性报道,细菌性脑膜炎引起听力损害是常见的并发症、后遗症。注意脑干听觉诱发电位检查,必要时停用耳毒性药物。

（4）给药剂量过高:维生素 K_1 为脂溶性维生素,可在肝中蓄积,有较长的半衰期,用于预防维生素 K 缺乏性出血时,一般单次剂量给予1mg。本患儿每日静脉给予5mg,连用3日,剂量过高,有过敏风险、溶血风险。

（5）患者依从性:皆为静脉用药,暂无依从性问题。

2.药物治疗方案分析

（1）初始经验致病菌分析:1月龄以上的细菌性脑膜炎患儿,常见病原菌有肺炎球菌、脑膜炎球菌、流感嗜血杆菌,<3月龄患儿还应考虑新生儿细菌性脑膜炎常见的致病菌,如无乳链球菌、大肠埃希菌、单核细胞增生李斯特菌。国内近年来文献报道的病原菌明确的细菌性脑膜炎病原学分析,和国外比较略有差异,革兰氏阳性菌,以葡萄球菌、肺炎链球菌常见,革兰氏阴性菌以大肠埃希菌、肺炎克雷伯菌为主,且MRSA、产 ESBL 致病菌比例可超过50%。致病菌谱的差异考虑与国内抗生素滥用导致脑脊液培养阳性率较低、敏感菌检出率低有关。国际上儿童细菌性脑膜炎指南关于>1月龄患儿的常用经验治疗方案为头孢噻肟或头孢曲松联合万古霉素,这显然已经不能很好地覆盖革兰氏阴性杆菌造成的感染。

（2）初始抗感染方案分析:本例患儿初始经验予青霉素联合美罗培南抗感染。该方案不能很好地覆盖可能的耐药肺炎球菌、葡萄球菌引发的感染。临床考虑患儿34周早产,免疫力低下,单核细胞增生李斯特菌感染可能,若革兰氏阴性杆菌感染可能为产 ESBL 菌,参考指南氨苄西林联合头孢噻肟推荐方案给出了上述的青霉素钠与美罗培南联合方案。单核细胞增生李斯特菌为革兰氏阳性杆菌,除对头孢菌素天然耐药外,对大多数抗生素是敏感的,包括美罗培南、万古霉素等。所以使用青霉素联合美罗培南是不能扩大抗菌谱的,因此没有必要,且考虑国内目前的细菌性脑膜炎的治疗疗程、剂量,两者导致神经系统毒性的可能性大。建议临床抗感染方案可为万古霉素联合美罗培南,符合指南经验治疗推荐及国内致病菌情况。建议万古霉素在美罗培南静脉滴注2小时后开始静脉滴注,以减少听力损害的可能性。

（3）万古霉素用药分析:万古霉素指南推荐剂量 15mg/kg q. 8h. 为超说明书用法用药,在大剂量导致不良反应与脑膜炎治疗延迟导致后遗症之间,支持指南推荐,需做好知情同意,并积极做好血药峰谷浓度监测。首次监测谷浓度23.35μg/ml,以目标谷浓度15μg/ml 推算,建议临床调整为每次 10mg/kg q. 8h. 静脉滴注。2日后复查谷浓度在目标之内,是血药浓度监测指导药物应用的实例。患儿第7天脑干诱发电位检查提示异常听觉诱发电位,听力的损害不管是细菌性脑膜炎引起、早产儿神经功能不全引起还是药物不良反应引起,停用万古霉素调整抗感染方案是必需的。

（4）明确病原菌并治疗分析:入院第4天患儿血、脑脊液培养示无乳链球菌生长,对青霉素、头孢噻肟、万古霉素、利奈唑胺敏感。无乳链球菌是一种 β 溶血性链球菌,寄生于人类消化道及泌尿生殖道的细菌,目前普遍认为其是围生期严重感染性疾病的主要致病菌之一,有报道母亲生殖系统有无乳链球菌定植,经阴道分娩的新生儿50%可发生定植。患儿虽然剖宫产出感染率较低,但为胎膜早破6日,母亲发热,各无菌体液皆培养出无乳链球菌,脑膜炎致病菌倾向明确。万古霉素与美罗培南对无乳链球菌未见协同作用的报道,考虑两者都为作用于细胞壁药物,两者联用协同甚微。不宜给予患儿万古霉素或青霉素钠与美罗培南的联用。

（5）无乳链球菌耐受分析:指南首选青霉素或氨苄西林,备选第三代头孢菌素,选用前皆应考虑联用氨基糖苷类,如庆大霉素 2.5mg/kg q. 8h. 。无乳链球菌对 β-内酰胺类敏感,少见耐药菌株,国内外对其耐药性监测都发现,数十年来,青霉素敏感菌株一直达95%以上。但无乳链球菌的青霉素耐受现象一直有报道,青霉素耐受的比例由于检测方法不同比例在4%~30%波动,青霉素耐受机制为细菌编码自溶酶的基因缺陷,导致作用于细胞壁的抗生素对这类细菌杀菌效果延迟或下降。脑脊液致病菌清除快慢与脑膜炎的并发症发生概率相关,故指南推荐无乳链球菌应考虑联合用药,《感染性心内膜炎诊断治疗指南》中也有类似推荐,氨基糖苷类联合 β-内酰胺类具有协同作用,可能的协同机制为细胞壁破坏后,有利于其进入胞质发挥静止期杀菌作用。患儿美罗培南万古霉素联用 2 日后有发热,热峰下降不明显,腰椎穿刺结果提示白细胞计数仍高,无乳链球菌耐受,联合抗感染是必要的。但国内氨基糖苷类儿童用药经验较少,需要血药浓度检测以达到最佳协同作用,其耳、肾毒性也是临床医师需考虑的问题,药师建议可根据培养及药敏结果,考虑青霉素联合利奈唑胺治疗,疗程 21 日。利奈唑胺作用于细菌 50S 亚基,对静止期细菌有作用,对链球菌也是杀菌剂,且透过血-脑屏障,副作用较氨基糖苷类小。

(6) 地塞米松在细菌性脑膜炎中的应用分析:儿童细菌性脑膜炎相关指南推荐糖皮质激素给药方案为地塞米松 0.15mg/kg i.v,q.6h.×2~4 日,与首剂抗生素同时或稍提前使用。用于阻断肿瘤坏死因子等炎症因子形成,故需大剂量使用获得激素的快速作用。

本患儿体重 5.4kg,给予地塞米松 1.35mg i.v,q.12h.0.5mg/kg 的日剂量,用量稍低,考虑地塞米松主要用于阻断 TNF 等炎症因子生成,抗生素杀菌作用引起的内毒素增加,故日剂量分为 4 次,在每次抗菌药物使用前使用应是更适宜的。用药第 4 天,地塞米松剂量减半,未直接停药。患儿仍发热,脑脊液常规检查仍异常,提示炎症存在,考虑无乳链球菌耐受、抗感染疗效不显著所致。继续使用阻断杀菌引起的内毒素增加抑制 TNF 等炎症因子是适宜的。抗感染方案有效后应及时停用地塞米松,减少激素不良反应并避免可能的抗菌药物血-脑屏障通过率下降。

【药学监护】

1. **对症状的监测**　患儿有高热、抽搐,诊断为细菌性脑膜炎,应关注患者精神状态、发热间隔峰值、前囟饱满度、四肢张力、双侧 Babinski 征阳性情况,以及可能并发症如听力损害。

2. **对相关指标的监测**　细菌性脑膜炎患儿,应关注脑脊液常规、脑脊液培养,其他感染性相关指标如 CRP、PCT 等,以及脑部影像学报告。

3. **对药物不良反应的监测**　万古霉素、甘露醇可能造成肾损害,西咪替丁治疗第 1 周通常有肌酐水平升高,应注意监测胱抑素 C、β$_2$ 微球蛋白、视黄醇结合蛋白及尿微量白蛋白等早期肾损伤标志物。

万古霉素快速大剂量静脉给药时,维生素 K$_1$ 快速静脉滴注,皆可出现过敏反应,后者有致死报道,滴速宜缓慢。注意超敏反应症状,包括面色潮红、出汗、呼吸困难、发绀、心血管性虚脱等。

万古霉素有耳毒性报道,细菌性脑膜炎引起听力损害是常见的并发症、后遗症。注意脑干听觉诱发电位检查,必要时停用耳毒性药物。

【总结】 临床医师经验性治疗现象多见,如青霉素联合美罗培南,药师在理解掌握循证医学知识时,如何和临床医师交流,不硬套指南,在理论和我国现实耐药情况中获取最佳方案很重要。另外,药师在万古霉素药物动力学中,发挥自身专业知识,根据血药浓度调整给药方案,监测疗效避免不良反应,是扬长避短立足临床的好支点。在对病原菌明确为全敏感无乳链球菌、抗感染治疗出现反复情况下,深入了解细菌耐药特性及抗菌药物药效学,提出青霉素联合利奈唑胺抗感染,可优化用药方案。

三、肾病综合征合并激素相关性高眼压病例

【病例介绍】

基本资料	患者,女,3.5 岁,身高 105cm,体重 25kg。4 月 1 日入院。
主诉	因"双下肢水肿 1 周"入院。
现病史	入院 1 周前无明显诱因出现双下肢凹陷性水肿,伴尿色较深,尿量无明显改变,未见明显泡沫尿,无发热,无咳嗽、咳痰,无咽喉不适,无心悸、胸闷,无腰酸、腰痛,无腹泻,家属未重视,水肿渐加剧,就诊当地医院行检查(未见报告),未治疗,今家属为进一步治疗遂转诊我院,门诊拟"肾病综合征?"收入我科,自发病以来,精神尚可,食纳一般,睡眠尚可,小便如上述,大便正常,自诉发病以来体重增加 2~3kg。

续表

既往史	患儿系 G_1P_1，孕足月顺产，出生体重 3.25kg。生长发育与同龄正常儿相符。按国家计划按时进行预防接种。平素体健，否认"肝炎、结核、禽流感、麻疹"等传染病史及其接触史。未发现药物、食物过敏史。
检查	查体：体温 36.3℃，心率 112 次/min，呼吸 25 次/min，血压 96/52mmHg，神清，精神可，颜面及眼睑水肿，咽无充血，双肺呼吸音粗，腹部膨隆，移动性浊音阳性，下肢重度凹陷性水肿。实验室检查：尿常规：BLD(+)，PRO(++++)，RBC 51.50/μl；血常规：WBC $10.24×10^9$/L，N 0.346，PLT $542×10^9$/L；凝血四项：PT 13.8 秒，APTT 47.2 秒，FIB 8.1g/L，D-二聚体 1.3μg/ml；肝、肾功能：ALB 19.2g/L，Na^+ 134mmol/L，CRE 35μmol/L；血脂：CHO 13.76mmol/L，TG 3.30mmol/L，HDL 2.63mmol/L，LDL 9.63mmol/L；PCT 0.026ng/ml。
诊断	水肿待查：肾病综合征(?)
治疗过程与转归	入院后给予双嘧达莫片、肝素钠注射液抗凝预防血栓，氢氯噻嗪片、螺内酯片、呋塞米、白蛋白利尿消肿处理。入院第 4 天，24 小时尿蛋白提示大量蛋白尿，肾病综合征诊断明确，给予甲泼尼龙静脉滴注抗炎治疗，福辛普利片改善尿蛋白，阿魏酸哌嗪片改善肾微循环，氯雷他定抗组胺，碳酸钙片、维生素 D 滴剂预防骨质疏松等辅助治疗。入院第 7 天，全身水肿消退，常规查左侧眼压 37mmHg，右侧眼压 36mmHg，提示激素相关性高眼压可能。将激素调整为泼尼松片 15mg(早)+15mg(中)+10mg(晚)p.o，加用盐酸卡替洛尔滴眼液 1 滴 q.d.、布林佐胺滴眼液 1 滴 q.d.、曲伏前列素滴眼液 1 滴 q.d. 和甘露醇注射液 5ml/kg q.8h. 降眼压。后有腹痛，加用西咪替丁片对症处理。入院第 11 天，患儿病情稳定，尿蛋白明显较前好转，予以出院。

肾病综合征合并激素相关性高眼压主要治疗药物及使用情况见表 11-36。

表 11-36 肾病综合征合并激素相关性高眼压主要治疗药物及使用情况

药理作用	药物名称	用法用量	用药时间
抗凝	肝素钠注射液	1 250U i.v.gtt，q.12h.	04-01—04-10
抗血小板	双嘧达莫片	25mg p.o，t.i.d.	04-01—04-11
利尿消肿	氢氯噻嗪片	25mg p.o，b.i.d.	04-02—04-05
利尿消肿	螺内酯片	20mg p.o，b.i.d.	04-02—04-05
利尿消肿	呋塞米注射液	30mg i.v，st.	04-02
利尿消肿	人血白蛋白	10g i.v，st.	04-02
抗炎	注射用甲泼尼龙	40mg i.v.gtt，q.d.	04-04—04-06
补钙	碳酸钙片	0.75g p.o，q.d.	04-04—04-11
补钙	维生素 D 滴剂	400U p.o，q.d.	04-04—04-11
改善微循环	阿魏酸哌嗪片	50mg p.o，b.i.d.	04-04—04-11
抗组胺	氯雷他定片	5mg p.o，q.n.	04-04—04-11
抗炎	泼尼松片	15mg-15mg-10mg p.o	04-07—04-11
改善尿蛋白	福辛普利片	5mg p.o，q.n.	04-07—04-11
抑制胃酸	西咪替丁片	0.1g p.o，b.i.d.	04-08—04-11
降眼压	盐酸卡替洛尔滴眼液	1 滴 滴眼 q.d.	04-07—04-11
降眼压	布林佐胺滴眼液	1 滴 滴眼 q.d.	04-07—04-11
降眼压	曲伏前列素滴眼液	1 滴 滴眼 q.d.	04-07—04-11
降眼压	甘露醇注射液	50ml i.v.gtt，q.8h.（60 滴/min）	04-07—04-10

【病例分析】 肾病综合征患儿,常规给予激素抗炎等治疗,前期也使用白蛋白、利尿药消肿,使用激素3日后出现眼高压,给予对症处理并考虑水肿消退,改为口服激素继续治疗。

1. 药物治疗问题分析

(1) 不必要的药物治疗:一般不主张使用白蛋白,因为在肾病综合征患者中白蛋白会很快从尿中丢失,损伤肾小球上皮细胞,造成"蛋白超负荷肾病"。患儿血压、心率正常,没有低血容量表现,不支持使用白蛋白。

肾病综合征与免疫紊乱有关,该类患者以 Th2 类细胞因子占优势,Th2 相关细胞因子(如 IL-4)与变态反应密切相关,临床使用氯雷他定抗组胺抗过敏,属于超说明书用药,且患者已使用大剂量激素,不支持氯雷他定的使用。

碳酸钙有嗳气、便秘等不良反应,随着维生素 D 的补充,血钙可自行调整,在足够的饮食支持下,不建议盲目补钙。

(2) 需要增加药物治疗:该患儿入院时高度水肿,白蛋白<20g/L,单纯利尿可导致血容量过低引起器官灌注不足,不支持使用白蛋白,可考虑用低分子右旋糖酐扩容加强利尿消肿效果。

患儿血脂明显升高,高脂血症除是心血管并发症的危险因素以外,还可促进肾小球硬化、肾小管萎缩和间质纤维化的发生,加速肾功能损害进展,还会增加血液黏滞度,促进肾病综合征血栓栓塞并发症的发生。支持增加他汀类药物,有效治疗肾病综合征患者脂质代谢紊乱,还可改善内皮功能,通过减少活性氧分子的产生、减少细胞因子和生长因子的分泌从而抑制肾小球系膜细胞增殖、抑制细胞外基质的合成和堆积以及抑制肾小管上皮细胞增殖等起到肾保护作用。

(3) 药物不良反应:糖皮质激素的不良反应如下。①代谢紊乱:可出现明显库欣综合征面容、肌肉萎缩无力、伤口愈合不良、蛋白质营养不良、高血糖、尿糖、水钠潴留、高血压、尿中失钾、高尿钙和骨质疏松。②消化性溃疡和精神欣快感、兴奋、失眠甚至呈精神病、癫痫发作等;还可发生白内障、无菌性股骨头坏死、高凝状态,生长停滞等。③易发生感染或诱发结核灶的活动。④急性肾上腺皮质功能不全,戒断综合征。⑤眼科并发症。

同时使用甘露醇、福辛普利,应注意肌酐升高。

(4) 患者依从性:患儿家长诉按医嘱用药,口服剂型大小适宜,及时处理可能的不良反应,依从性较好。

2. 药物治疗方案分析

(1) 抗炎治疗:肾病综合征以高蛋白尿、高血脂、高凝、不同程度的水肿和低血蛋白("四高一低")为主要特征,在儿童患者中85%以上呈微小病变型,多对糖皮质激素敏感,一般可启用糖皮质激素为主的综合治疗,无须肾穿刺。泼尼松能有效降低尿蛋白,是国际公认的肾病综合征治疗的首选药物,在有肝功能损害时可选用泼尼松龙或甲泼尼龙。其治疗可分为诱导缓解阶段和巩固维持阶段,把握足量足疗程的原则。诱导缓解阶段足量泼尼松 60mg/(m^2·d)或 2mg/(kg·d)(按身高的标准体重计算),最大剂量 80mg/d,先分次口服,尿蛋白转阴后改为每晨顿服。本患儿诱导缓解阶段用药考虑水肿严重、口服肠道吸收差,给予甲泼尼龙 40mg 静脉滴注,消肿后改为泼尼松 40mg 口服治疗,符合指南推荐。

(2) 抗凝治疗:多数肾病综合征患者处于高凝状态。一方面,大量蛋白的丢失导致肝脏代偿性合成增加,引起机体凝血、抗凝和纤溶系统失衡。另一方面,血小板功能亢进、血脂增高,加之利尿药及糖皮质激素降低血容量,会进一步加重高凝状态。尤其当血浆白蛋白低于 20g/L 时,血栓形成的危险性增加。持续性的高凝状态可能刺激内皮细胞及系膜细胞增生,最终导致肾小球纤维性硬化及功能性肾单位不可逆损伤,故及时应用抗凝、抗血小板,溶栓治疗非常重要。儿童患者中常用的抗凝剂有肝素(100~150U/kg q. d. ~t. i. d.)、低分子肝素(100~150U/kg q. d. ~b. i. d.)和华法林,抗血小板药物主要为双嘧达莫[3~5mg/(kg·d)],分3次口服。预防性抗凝疗程一般为3个月,若患儿血浆白蛋白长期控制在25g/L以上,可停用抗凝血药物。本患儿使用肝素联合双嘧达莫治疗适宜。

(3)利尿消肿:肾病综合征患者一般可选用氢氯噻嗪[1~2mg/(kg·d)]或呋塞米[1~1.5mg/(kg·d)]合并保钾利尿药螺内酯[1~3mg/(kg·d)]利尿消肿。如果肌酐清除率<30ml/min,则噻嗪类无效。对血浆蛋白过低者,应注意单纯利尿可导致血容量过低引起器官灌注不足,可先用低分子右旋糖酐扩容后利尿。一般不主张使用白蛋白,因为在肾病综合征患者中白蛋白会很快从尿中丢失,损伤肾小球上皮细胞,造成"蛋白超负荷肾病"。该患儿入院时高度水肿,给予上述利尿药治疗,用法用量适宜,但选择白蛋白静脉滴注不适宜,没有低血容量表现,必要时可考虑用低分子右旋糖酐扩容。开始使用激素消肿明显后,临床也及时停用了利尿药。

(4)肾素-血管紧张素-醛固酮系统抑制药的应用:肾素-血管紧张素-醛固酮系统抑制药在肾病综合征中的应用,属超说明书用药,国内外指南均肯定其减少尿蛋白排泄、延缓肾病进程、保护肾脏的积极作用,包括改善肾小球内的高血压、高灌注、高滤过,改善肾小球滤过膜通透性、保护肾小球足细胞、减少肾小球内细胞外基质蓄积,延缓肾小球硬化进展。

目前临床使用数据比较多的有依那普利、福辛普利,肾保护的靶剂量要大于抗高血压剂量。本例患儿<5岁,选择肝肾双通道排泄的福辛普利,给予每日5mg剂量,用法用量适宜。

【药学监护】

1. **对症状的监测** 患儿明显水肿,监测尿量及水肿情况,监测腹围等,必要时行腹部B超,了解有无胸腔积液、腹腔积液,患儿眼压升高,注意有无眼部疼痛、头痛、视力下降等,尽快进行眼科检查、复检。

2. **对相关指标的监测** 肾病综合征患儿,应关注尿量、尿蛋白、血清白蛋白、血脂、凝血指标情况。预期长期使用糖皮质激素、ACEI类药物,注意肝肾功能、眼压等,支持适时疫苗接种。

3. **对药物不良反应的监测** 对糖皮质激素不良反应的监测如下。

(1)生长缓慢:糖皮质激素抑制成骨细胞活化、影响生长激素和IGF-1的分泌,导致生长迟缓。多数指南推荐隔日服药。

(2)骨质疏松症:骨质下降两个阶段——快速进展期(糖皮质激素治疗开始后的6个月)和渐慢期。建议可检测骨密度。对糖皮质激素诱导的骨质疏松症,一个小样本研究表明双膦酸盐类对儿童是有效的,但鉴于其抑制骨重建,只推荐青春期后患者使用,肾损伤者不推荐。一个小样本研究提示在糖皮质激素治疗的开始使用维生素D和钙剂被证明是有效的,应警惕高钙血症和尿结石。

(3)眼科并发症:糖皮质激素性青光眼或高眼压确切的发病机制尚不清楚,主要病理基础是异常敏感的房水排出通道阻力增加。据文献报道,有20%~30%使用激素治疗肾病综合征的患儿出现眼压增高,且许多为无症状眼压增高,如不及时治疗,可能发展为青光眼,导致视神经损伤和视野缺损。为检测高眼压并提供早期治疗,避免进一步恶化,强烈建议患儿进行常规眼科检查。建议最迟用药后1周测定眼压,如眼压趋于增高,应重复测定。同时对所有初期激素治疗过程中需要治疗眼压高的患儿,当复发时,均需要再次治疗激素相关性高眼压。

福辛普利为ACEI类降压药,应监测患儿血压情况,观察是否出现低血压相关症状如头晕等;也注意是否引起刺激性干咳、咽部不适等不良反应,一般不需特殊处理,随用药时间延长可减轻消失,若不能耐受可换用ARB类药物。关于血肌酐的升高,可在ACEI类药物开始使用的1~2周查血肌酐,若无变化则常规复查;若增加<30%,缩短复查时间,复查结果>30%,应考虑减量、阻止血容量减少。

双嘧达莫可致头晕、头痛、呕吐、皮疹等,不良反应持续或不能耐受者少见。

【总结】肾病综合征患儿使用白蛋白并不能改善低蛋白血症或水肿,甚至可能会加重高血压、肾病进展,需严格把握在该类患儿中使用白蛋白的指征。

在长期应用激素的患儿,定期进行常规眼科检查非常必要,当发现眼高压时,应首先排除其他能引起该反应的因素,综合考虑原发病病情及不良反应情况,协助医师调整药物,做好药物监护。同时,对于肾病综合征患儿,由于其疾病导致机体基础情况较差,且需使用激素治疗,除了定期监护眼部情况,还应做好其他不良反应监护,如骨质疏松、免疫抑制、消化道不适等,才能更好地帮助患儿安全有效地用药。

(孙洲亮)

第十二节　疼痛治疗病例分析和用药实践

一、肺癌骨转移癌痛合并多种疾病病例

【病例介绍】

基本资料	患者,男,52 岁。身高 175cm,体重 63kg。
主诉	左肺腺癌综合治疗 1 个月余,左下肢间断刺痛 1 周。
现病史	患者因"左下肢疼痛 2 个月,加重 1 周"于当地医院检查行胸部 CT 见左肺门肿块伴纵隔淋巴结肿大,盆腔 CT 示左髋部、髂骨骨质破坏并软组织肿块形成。遂来院就诊,胸部 CT 示:①左上肺改变,结合临床考虑肿瘤并感染;②纵隔淋巴结肿大。肺肿块粗针活检病理示肺腺癌。下肢血管彩超:左下肢静脉血栓形成。明确诊断为:①肺腺癌 $cT_2N_2M_{1b}$(左髋骨、骶骨)Ⅳ期;②左下肢静脉血栓。遂行左骶骨转移灶放疗 20 次(300cGy×10F+200cGy×10F),同时给予镇痛、溶栓、抗凝等对症支持治疗。出院后口服华法林(2.5mg q.d.)至今。现患者诉左下肢间断出现刺痛,伴麻木感,内衣摩擦时会疼痛,最疼时影响睡眠,NRS 评分 6 分,服用盐酸双氯芬酸钠缓释片镇痛治疗,疼痛控制不佳。今为进一步治疗入院,门诊以"癌性疼痛,左肺癌"收入院。起病以来,患者精神、食欲、睡眠欠佳,偶解稀便,体力下降明显,体重下降 5kg。
既往史	患者既往体质一般。有"2 型糖尿病"病史 10 余年,否认"高血压、冠心病"等慢性病病史,否认"肝炎、结核"等传染病病史。无外伤、手术史。无输血史。无食物、药物过敏史。
检查	查体:体温 37.0℃,脉搏 85 次/min,呼吸 19 次/min,血压 120/80mmHg,跛行入院,入院时神志清楚,KPS 70%,浅表淋巴结未及肿大,左右侧胸壁未及结节,心肺听诊未闻及异常,肝脾肋下未及,左髋部压痛明显。左小腿皮温较右腿略低,无明显肿胀,局部皮肤无溃破、色素沉着。 辅助检查:血常规示 WBC $11.77×10^9$/L,NE $8.15×10^9$/L。血生化:GLU 6.75mmol/L,Cr-S 145μmol/L,UREA 7.3mmol/L,ALB 31g/L,TP 52.6g/L,LDL-C 2.32mmol/L,TC 5.23mmol/L,LDH 375U/L,Na^+ 135.90mmol/L,Ca^{2+} 2.09mmol/L。
诊断	①肺腺癌 $cT_2N_2M_{1b}$(左髋骨、骶骨)Ⅳ期;②左下肢静脉血栓;③神经病理性疼痛;④2 型糖尿病。
治疗过程与转归	患者入院后,第 1 天给予双氯芬酸钠缓释片 75mg p.o,q.12h. 镇痛;华法林片 2.5mg p.o,q.d. 抗栓;格列喹酮片 30mg p.o,t.i.d.、阿卡波糖片 50mg p.o,t.i.d. 控制血糖;第 2 天疼痛控制不佳,停用双氯芬酸钠缓释片,开始吗啡滴定,给予初始固定剂量 5mg p.o,q.4h.;第 3 天根据吗啡滴定,给予盐酸吗啡片 10mg q.4h.,加用普瑞巴林胶囊 75mg p.o,b.i.d.、盐酸阿米替林片 12.5mg p.o,q.n.、多库酯钠片 100mg p.o,q.d.;第 4 天口服吗啡的剂量滴定完毕,通过剂量转换用盐酸羟考酮缓释片 15mg p.o,q.12h.,加用 0.9%氯化钠注射液 250ml+唑来膦酸注射液 4mg 静脉滴注;第 5 天调整剂量:华法林片 3.75mg p.o,q.d.,普瑞巴林胶囊 75mg(早)+150mg(晚)p.o,加用地塞米松片 4.5mg p.o,b.i.d.,维生素 B_{12} 注射液 1 000μg i.m;第 7 天加用盐酸托烷司琼 6mg+0.9%氯化钠注射液 100ml i.v.gtt,q.d.,泮托拉唑 60mg+0.9%氯化钠注射液 250ml i.v.gtt,q.d.,培美曲塞 900mg+0.9%氯化钠注射液 100ml i.v.gtt,卡铂 600mg+5%葡萄糖注射液 250ml i.v.gtt。 经 9 日住院治疗,患者病情稳定,疼痛控制良好。

【病例分析】患者,男,52 岁。因肺腺癌导致左下肢刺痛加剧伴麻木入院,最疼时影响睡眠,NRS 评分 6 分,患者左下肢静脉血栓形成。现用镇痛治疗方案疗效不佳。

1. 药物治疗问题分析

(1) 需要增加药物治疗:为减轻培美曲塞的毒性,患者在培美曲塞给药前 7 日中,至少有 5 日每日必须口服叶酸,叶酸推荐剂量为每日 350~1 000μg,而且在整个治疗过程中以及培美曲塞末次给药后 21 日应继续口服叶酸。

(2) 无效药物:患者初入院时疼痛评分已达 6 分,属于中度疼痛,选用非甾体类抗炎药双氯芬酸钠缓释片单药治疗,疼痛控制不佳,同时患者伴有骨转移,应选用弱阿片类药物如可待因和辅助用药进行治疗。

(3) 药物不良反应:双氯芬酸钠是非甾体类抗炎药,具有止痛和抗炎作用,常用于缓解轻度疼痛,或与阿片类药物联合用于缓解中、重度疼痛。非甾体类抗炎药常见的不良反应,包括消化性溃疡、消化道出血、血小板功能障碍、肾功能损伤、肝功能损伤及心脏毒性等。这些不良反应的发生,与用药剂量和持续时间使用相关。非甾体类抗炎药的镇痛效果具有"封顶效应",剂量达到一定水平以上时,再增加剂量也不能增强其止痛效果,毒性反应却明显增加。因此,当日用剂量达到限制性用量时,应考虑更换为阿片类镇痛药。羟考酮为阿片受体激动药,常见不良反应有便秘、恶心、呕吐、头晕等,便秘可用缓泻药预防,恶心呕吐可用止吐药治疗,偶见紧张、失眠、抑郁等不良反应。

术前地塞米松片 4.5mg p.o,b.i.d.,是为了降低培美曲塞皮肤反应的发生率和严重程度,肌内注射维生素 B_{12} 1 000μg 是为了降低培美曲塞的神经毒性和贫血不良反应。培美曲塞的不良反应还包括疲劳、恶心和食欲缺乏。卡铂的不良反应包括骨髓抑制、恶心、呕吐等。

(4) 给药剂量过高:患者住院第 5 天,测得 INR 值为 1.78,医嘱调整华法林为 3.75mg p.o,q.d.,INR 如超过目标范围,可升高或降低原剂量的 5%~20%,调整剂量后注意加强监测。如 INR 一直稳定,偶尔波动且幅度不超过 INR 目标范围上下 0.5,可不必调整剂量,酌情复查 INR(可数日或 1~2 周);该患者监测到 1 次结果超出目标范围,波动幅度在 0.5 以内,即调整剂量,且剂量调整达 50%,剂量增加偏大。

(5) 患者依从性:患者诉按医嘱用药。

2. 药物治疗方案分析

(1) 患者刚入院时疼痛控制治疗:该患者入院时使用双氯芬酸钠缓释片镇痛,镇痛方案欠合理,患者疼痛评分已达到 6 分,选择非甾体类抗炎药单药治疗,疼痛控制不佳,该患者为癌性疼痛姑息治疗患者,需要长期使用止痛药物,非甾体类抗炎药特别是非选择性非甾体类抗炎药不适合长期、大量服用,以免出现肾脏、胃肠、心血管以及血小板减少等一系列不良反应。该患者入院生化示:血肌酐为 145μml/L,肾小球滤过率(GFR)为 58ml/min,属轻中度肾功能不全,长期服用双氯芬酸钠缓释片会加重肾功能的损害,该患者疼痛性质为神经病理性疼痛,对于神经病理性疼痛,非甾体类抗炎药的疗效不确切。

该患者同时患有糖尿病、下肢静脉血栓,正在服用格列喹酮片及华法林片,三者血浆蛋白结合率都非常高,双氯芬酸钠缓释片可使格列喹酮片和华法林片游离浓度增加,双氯芬酸钠缓释片还可影响血小板聚集功能,增加患者低血糖及出血风险。

(2) 患者阿片类药物滴定过程分析:患者入院前未使用过阿片类药物,根据《癌症疼痛诊疗规范(2018 版)》,按照初次使用阿片类药物止痛的原则进行初始剂量滴定。根据患者给药前的疼痛评分 6 分,拟定初始固定剂量 5mg q.4h.。剂量滴定增加按以下原则进行:NRS 评分 7~10 分,剂量滴定增加 50%~100%,NRS 评分 4~6 分,剂量滴定增加 25%~50%,NRS 评分 0~3 分,剂量滴定增加 ≤5%。

滴定过程见表 11-37。

表 11-37　滴定过程

时间	滴定过程		
	给药前 NRS 评分	药物	给药后 1 小时 NRS 评分
9:00	7	盐酸吗啡片 5mg p. o	7
10:00	7	盐酸吗啡片 10mg p. o	4
11:00	4	盐酸吗啡片 7.5mg p. o	2
13:00	2	盐酸吗啡片 5mg p. o	2
17:00	3	盐酸吗啡片 5mg p. o	2
19:00	4	盐酸吗啡片 7.5mg p. o	2
21:00	2	盐酸吗啡片 5mg p. o	入睡
2:00	5	盐酸吗啡片 7.5mg p. o	入睡
5:00	3	盐酸吗啡片 5mg p. o	2

注:1 小时后该患者疼痛评分仍为 7 分,给予 10mg 盐酸吗啡片,再过 1 小时后,NRS 评分为 4 分,给予 7.5mg 盐酸吗啡片,21:00 及隔日凌晨 2:00,出现 4 分及 5 分的疼痛 1 次,分别给予 7.5mg 的盐酸吗啡片。计算前 24 小时总固定剂量和总滴定剂量,盐酸吗啡片用量为 57.5mg,第 2 天,分成 6 份,q.4h. 给药,考虑盐酸吗啡片的规格,给予 10mg q. 4h. 盐酸吗啡片,第 2 天,患者疼痛评分稳定在 3 分以下,滴定过程中,患者出现头晕、恶心,但未出现不可控制的不良反应,滴定完成。

根据癌症疼痛诊疗规范,口服吗啡与口服羟考酮的等效剂量为(1.5~2):1,患者完成滴定,每日 60mg 吗啡,转换为盐酸羟考酮缓释片 15mg p. o,q. 12h. 给药。

(3)阿片类药物的换算:吗啡及其活性代谢产物主要经肾脏排泄。肾功能不全患者排泄缓慢,容易导致吗啡和其活性代谢产物的蓄积,肾功能不全患者如应用吗啡缓释剂型,吗啡的血药浓度可增加 100%,活性代谢产物则可能增加 5 倍,在肾功能不全患者中,不建议使用吗啡缓释制剂。

羟考酮虽然代谢产物经肾排泄,但经肝代谢的产物不具备药理活性,肾功能不全对其影响相对较小。肾功能异常患者的羟考酮血药浓度比肾功能正常者增高约 50%,AUC 增高约 60%,故在采取保守的剂量滴定法的情况下,羟考酮的应用是安全的。故轻中度肾功能不全患者可以应用羟考酮缓释片,但需根据临床反应和肾小球滤过率调整剂量。该患者血肌酐为 145μml/L,GFR 为 58ml/min,属轻中度肾功能不全,可以使用羟考酮止痛,根据滴定结果,每日需要使用 60mg 吗啡,按 1.5~2 的转换系数,可使用盐酸羟考酮缓释片 15~20mg q. 12h. ,考虑患者肾功能,每日给予盐酸羟考酮缓释片 15mg q. 12h. 维持治疗。

(4)抗凝治疗:该患者为下肢静脉血栓,用华法林抗凝治疗,治疗过程中应该使 INR 值维持在 2.0~3.0,需定期监测,患者入院时 INR 值为 2.05,住院第 5 天,测得 INR 值为 1.78,医嘱调整华法林为 3.75mg p. o,q. d. 欠合理,影响华法林抗凝作用的因素很多。根据《华法林抗凝治疗的中国专家共识》,如果 INR 连续测得结果位于目标范围之外再开始调整剂量,1 次升高或降低可以不急于改变剂量而应寻找原因,许多药物和食物均会与华法林产生相互作用,INR 如超过目标范围,可升高或降低原剂量的 5%~20%,调整剂量后注意加强监测。如 INR 一直稳定,偶尔波动且幅度不超过 INR 值目标范围上下 0.5,可不必调整剂量,酌情复查 INR(可数日或 1~2 周);该患者监测到 1 次结果超出目标范围,波动幅度在 0.5 以内,即调整剂量,且剂量调整达 50%,欠合理。

根据《华法林抗凝治疗的中国专家共识》,要求住院患者调整剂量 2~3 日后每日或隔日测 1 次 INR 值。该患者 10 月 20 日调整华法林用量,到 24 日出院均未监测 INR 值,欠合理。

(5)便秘的预防与治疗:除了便秘,阿片类药物的其他不良反应会随时间逐渐减轻,所以使用阿片类药物开始应该针对便秘采取预防措施,根据 NCCN 指南,预防便秘,可以使用预防性用药:刺激性泻药±大便软化剂,多库酯钠属于大便软化剂。第3天经过剂量滴定,患者开始使用盐酸羟考酮缓释片治疗,同时使用多库酯钠 100mg p. o,q. d. 预防便秘,预防用药合理,如果患者盐酸羟考酮缓释片加量时,多库酯钠剂量也应增加,同时维持足够液体、足够膳食纤维摄入,如果条件允许,应适当参加锻炼。

（6）唑来膦酸注射液的使用:该患者为骨转移患者,唑来膦酸注射液用于恶性肿瘤溶骨性骨转移引起的骨痛,用药合理。该患者,血肌酐为 145μml/L,肌酐清除率为 46.74ml/min,为轻中度肾功能不全,由于唑来膦酸 95% 以原型经肾排泄,肾功能不全患者肌酐清除率<35ml/min 不建议使用。根据患者的肌酐清除率,可以使用唑来膦酸注射液,但需慎用,关注不良反应和肾功能状况,唑来膦酸注射液的给药时间长短与血清肌酐值有关,根据患者的肌酐清除率静脉滴注时间应在 15 分钟以上,患者入院时生化检查示钙 2.09mmol/L,使用唑来膦酸注射液前应该给予葡萄糖酸钙的补充,防止血钙进一步降低,给药前后应该监测血清肌酐浓度,以及血钙、血磷、血镁浓度,该患者为肿瘤骨转移患者,长期用药,应每 3~6 个月检查患者是否有蛋白尿和氮质血症。

（7）主要治疗药物及使用情况:双氯芬酸属于非选择性非甾体类抗炎药,通过与环氧合酶（COX）结合,阻断该酶催化的花生四烯酸转化为 PG 的代谢过程,从而发挥镇痛、抗炎和解热的作用,非甾体类抗炎药属于疼痛第一阶梯用药,用于轻度疼痛,本例患者入院前使用双氯芬酸止痛效果不佳,入院后第 1 天使用最大剂量 75mg p. o,q. 12h. 仍控制不佳,因此升级使用阿片类药物。

阿片类药物通过与外周和中枢神经系统内的 μ、κ、σ 受体结合,抑制伤害性传入信号的产生和传递而产生镇痛作用,吗啡通过模拟内源性抗痛物质脑啡肽的作用,激动 μ、κ、σ 受体发挥镇痛作用,对持续性钝痛效果强于间断性锐痛和内脏绞痛,有较明显的镇静作用。羟考酮为半合成的阿片受体完全激动剂,其作用机制与吗啡相似,主要通过激动中枢神经系统内的阿片受体而起镇痛作用,镇痛强度为吗啡的 1.5~2 倍。阿片类药物用于慢性疼痛治疗时,需要进行剂量滴定。

《癌性疼痛诊疗规范（2018 版）》推荐对于未使用过阿片类药物治疗的患者,初始用药选择短效阿片类药物制剂进行滴定。当用药剂量调整到镇痛目标并无不可耐受的 ADR 时,可考虑换用等效剂量的长效阿片类药物。根据规范,初日根据疼痛程度,拟定吗啡即释片初始固定剂量 5~15mg q. 4h. 或按需给药,首次给药后,患者 1 小时后疼痛评分 7 分,剂量增加幅度 50%~100%,第二次给药后 1 小时疼痛评分 4 分,剂量增加幅度 25%~50%,之后评分均为 2 分,且患者能够入睡,因此盐酸吗啡片 7.5mg 和 5mg 交替使用。该患者血肌酐为 145μml/L,GFR 为 58ml/min,属轻中度肾功能不全,可以使用羟考酮止痛,根据滴定结果,每日需要使用 60mg 吗啡,按 1.5~2 的转换系数,可使用盐酸羟考酮缓释片 15~20mg q. 12h.,考虑患者肾功能,每日给予盐酸羟考酮缓释片 15mg q. 12h. 维持治疗。

【药学监护】

1. **对症状的监测**　每日监测患者疼痛情况及睡眠情况,根据疼痛评分给予患者镇痛药物的种类和剂量调整,实现疼痛评分 NRS 维持在 1~3 分的轻度疼痛。监测患者有无出血症状、下肢有无发凉、肿胀、色素沉着等现象。

2. **对相关指标的监测**　华法林使用期间,监测凝血指标,根据 PT、INR 值考虑是否调整华法林用量,患者在院期间使用双氯芬酸钠缓释片、格列喹酮片可以竞争性地抑制华法林与血浆蛋白结合,从而使游离华法林增加,抗凝作用增强,增加出血风险,同时,双氯芬酸钠缓释片可抑制血小板聚集,增强华法林抗凝作用。监测患者血糖水平,根据治疗效果,考虑是否调整血糖治疗方案。

每日监测尿量及电解质水平。

3. **对药物不良反应的监测**　需要注意的不良反应包括恶心呕吐、便秘、食欲缺乏、头晕头痛、口干、多汗和瘙痒等;其中便秘可能是唯一不能耐受的不良反应,每日需摄入充足的水分和富含纤维的食物,自我按摩,适当辅以运动,以避免便秘,使用通便药前咨询医师或药师。监测患者肾功能、血糖、血常规,注意牙龈出血、鼻出血、便血、尿血等出血情况,定期监测 INR 值以及时调整华法林剂量。

【总结】本例患者为肺癌骨转移患者,疼痛性质为混合性疼痛,其治疗目标为减轻疼痛至轻度疼痛,NRS 评分 1~3 分。该患者同时还合并左下肢静脉血栓,其抗凝治疗目标为 INR 值 2.0~3.0;在控制疼痛和抗栓治疗的同时不出现不可耐受的 ADR 为佳。

二、带状疱疹神经痛合并多种疾病病例

【病例介绍】

基本资料	患者,男,94 岁。身高 176cm,体重 78kg。
主诉	左额颞部疱疹伴疼痛 1 个月余,加重 3 日。
现病史	患者于 1 个月前无明显诱因下出现左额颞部疼痛,为烧灼样跳痛,阵发性,间隔时间不等。曾在本院门诊就诊,给予氨酚曲马多(含盐酸曲马多 37.5mg,对乙酰氨基酚 325mg)和盐酸伐昔洛韦片治疗,左额颞部疱疹渐愈合消退,但疼痛未见明显缓解,视觉模拟评分法(visual analogue scale, VAS)评分 5~6 分,影响夜间睡眠。3 日前无明显诱因下左额颞部疼痛加重,疼痛性质同前,暴发痛时 VAS 评分 7~8 分。入院前日晨起后感头晕明显,自测血压 160/100mmHg。头晕与转头及体位变化无关。
既往史	患者 10 年前诊断为"高血压",开始服用硝苯地平缓释片 30mg q. d.,血压控制尚可,但具体不详。2 年前由于血压波动,调整降压药物为硝苯地平缓释片 30mg q. 12h. +厄贝沙坦 150mg q. 12h.,血压波动在 125~160/60~90mmHg。既往有"冠心病、心功能不全"病史 30 年,曾服用"阿司匹林",后因反复上消化道出血停用,目前服用"阿托伐他汀片、盐酸曲美他嗪片"治疗。有"陈旧性脑梗死"病史 20 年,无明显后遗症;有"重度骨质疏松症"病史 10 年,目前服用"碳酸钙 D_3、骨化三醇胶丸"治疗;有"胆结石"病史 20 年。既往无输血史。
检查	查体:体温 36.3℃,脉搏 82 次/min,呼吸 18 次/min,血压 129/82mmHg,神志清,精神可,查体合作。心率 82 次/min,心律齐,未闻及明显杂音。腹平坦,无压痛,肝脾肋下未及,移动性浊音阴性,肠鸣音正常。左额颞部可见斑片状色素沉着,部分愈合。皮肤表面破溃(-),皮肤轻触痛(+),局部压痛(+)。血常规:WBC 4.0×10^9/L, N 0.456, Hb 124g/L, PLT 125×10^9/L。电解质:钠 146.9mmol/L,氯 108.5mmol/L。
诊断	①带状疱疹神经痛;②高血压病 2 级(极高危);③冠心病;④陈旧性脑梗死;⑤重度骨质疏松症。
治疗过程与转归	患者入院后,加用盐酸曲马多缓释片 50mg p. o,q. 12h.,加巴喷丁胶囊 300mg p. o,b. i. d. 控制疼痛;硝苯地平缓释片 30mg p. o,q. 12h. 厄贝沙坦 150mg p. o,q. 12h. 阿托伐他汀片 20mg p. o,q. d. 控制血压;盐酸曲美他嗪片 20mg p. o,t. i. d. 治疗冠心病;碳酸钙 D_3 1 片 p. o,q. d.,骨化三醇胶丸 0.5μg p. o,b. i. d. 改善骨质疏松。后增加镇痛药物剂量效果不佳,改用阿片类药物镇痛。 经 9 日的住院治疗,患者疼痛控制良好。

【病例分析】患者,男,94 岁。患有多种慢性疾病,本次因左额颞部疱疹伴疼痛 1 个月余,加重 3 日入院。现用疼痛治疗方案疗效不佳。

1. 药物治疗问题分析

(1) 需要增加药物治疗:骨质疏松症是以骨量减少及骨组织微结构退变为特征的一种全身性代谢性骨疾病,伴有骨脆性增加、骨强度降低,易发生骨折。该患者有骨质疏松病史 10 年,本次检查示处于重度骨质疏松,应考虑联合用药,该患者现单独使用碳酸钙 D_3 为钙剂,应加用骨吸收抑制剂(如降钙素、双膦酸盐等)。

(2) 药物不良反应:阿片类药物的常见不良反应,包括便秘、恶心、呕吐、嗜睡、瘙痒、头晕、尿潴留、谵

妄、认知障碍及呼吸抑制等。恶心、呕吐、嗜睡和头晕等不良反应,大多出现在未曾使用过阿片类药物的患者用药最初几日。便秘症状通常持续发生于阿片类药物镇痛治疗全过程,多数患者需要使用缓泻药来防治便秘。该患者在使用吗啡注射液滴定后出现恶心、呕吐、腹胀、排尿困难的症状,原因可能与阿片类药物刺激延髓化学感受器和直接作用于胃肠道导致恶心、呕吐、血压下降,抗利尿激素的释放和使尿道平滑肌痉挛导致患者出现尿潴留有关,此外,阿片类药物通过直接兴奋胃肠道平滑肌的阿片受体及作用于脑干相关部位的阿片受体通路并通过自主神经调节造成顽固性便秘。

（3）患者依从性:患者诉按医嘱用药。

2. 药物治疗方案分析

（1）疼痛治疗方案的选择:该患者疼痛的主要原因是由于带状疱疹皮损消退后,水痘-带状疱疹病毒侵犯受累区的神经节和感觉末梢神经而引起皮肤持续严重疼痛,属于神经病理性疼痛。

患者入院前服用氨酚曲马多镇痛,镇痛效果不佳,入院后停用氨酚曲马多,改用盐酸曲马多缓释片,用至最大剂量仍无法有效控制疼痛,因此改用盐酸吗啡注射液滴定,根据盐酸吗啡滴定量,换算成盐酸羟考酮缓释片剂量。

初始剂量滴定。对于初次使用阿片类药物镇痛的患者,按照如下原则进行滴定:使用吗啡即释制剂进行治疗;根据疼痛程度,拟定初始固定剂量 5~15mg q. 4h. ,该患者使用吗啡注射液 5mg,用药后 15 分钟评估患者疼痛,根据 VAS 疼痛评估进行剂量调整,若 7~10 分,则可加量 50%~100%;若 4~6 分,则可加量 25%~50%;若 2~3 分,可加量≤25%或不加量;密切观察疼痛程度及不良反应,若出现严重不良反应,可减量 25%后再评估。

第 1 天治疗结束后,计算第 2 天药物剂量:次日总固定量=前 24 小时总固定量+前日总滴定量。第 2 天治疗时,将计算所得次日总固定量分 6 次口服,次日滴定量为前 24 小时总固定量的 10%~20%。依法逐日调整剂量,直到疼痛评分稳定在 0~3 分。如果出现不可控的不良反应,疼痛强度<4,应该考虑将滴定剂量下调 25%,并重新评价病情。

静脉注射吗啡换算成口服羟考酮:先计算 24 小时的吗啡静脉注射总剂量,将静脉注射吗啡换算成口服吗啡,换算公式:吗啡(非胃肠道):吗啡(口服)=1:3;再将口服吗啡换算成口服羟考酮,换算公式:吗啡(口服):羟考酮(口服)=(1.5~2):1。鉴于不完全交叉耐药、剂量转换率差异及患者的个体差异,计算所得的口服羟考酮等效剂量应减少 25%~50%,最终所得剂量范围为 15~22.5mg q. 12h. ,根据羟考酮控释片剂型,选用 20mg q. 12h. 。

（2）辅助镇痛药的选择:针对该患者的情况,指南中推荐其可以选用抗惊厥药(加巴喷丁或普瑞巴林),三环类抗抑郁药(阿米替林),5-羟色胺、去甲肾上腺素再摄取抑制剂(文拉法辛、度洛西汀)等作为首选。若疼痛控制不佳,可以加用曲马多或阿片类镇痛药作为二线用药。神经病理性疼痛治疗药物的选择应考虑药物的疗效、安全性和患者的临床情况(如并发症、禁忌证、合并用药情况等)。药物选择应个体化。对于难治性神经病理性疼痛可考虑联合用药,联合用药应考虑:药物机制不同;药物疗效相加或协同;药物不良反应作用不相加。

患者年龄大,疼痛剧烈,为有效控制疼痛同时减少药物不良反应的发生,可采取联合用药的方案。该患者使用加巴喷丁胶囊、阿米替林片联合强阿片类药物镇痛治疗,均使用机制不同的药物并根据患者疼痛情况及不良反应情况调整药物剂量。

（3）高血压的治疗:患者 10 年前诊断为"高血压",服用硝苯地平缓释片 30mg q. d. ,2 年前由于血压波动,调整降压药物为硝苯地平缓释片 30mg q. 12h. +厄贝沙坦 150mg q. 12h. ,血压波动在 125~160/60~90mmHg。

患者单独服用硝苯地多年后,出现血压波动,根据国际高血压学会(international society of hypertension,ISH)制订的《ISH 国际高血压实践指南(2020 版)》,老年患者高血压合并冠心病血压目标应<

140/80mmHg，一线用药为肾素-血管紧张素系统（renin-angiotensin-system，RAS）抑制剂或β受体拮抗药±钙通道阻滞药（calcium channel blocker，CCB），硝苯地平为1,4-二氢吡啶类钙通道阻滞药，厄贝沙坦为血管紧张素受体拮抗剂，二者均为高血压一线用药，且降血压机制不同，两种药物合用起到协同降压作用。

（4）骨质疏松的治疗：老年男性是骨质疏松的高发人群，患者诊断重度骨质疏松症10年，骨密度检查 L_3 椎体 T＝－3.0SD，患者入院后继续使用之前的治疗方案，即碳酸钙 D_3 1 片 p.o，q.d.、骨化三醇胶丸 0.5μg p.o，b.i.d.，可考虑增加使用降钙素或双膦酸盐。

降钙素通过其特异性受体抑制破骨细胞活性。在骨吸收率增加的情况下，能明显降低骨转移至正常水平。且已证明鲑鱼降钙素对动物模型和人类有镇痛作用，可能是其直接作用于中枢神经系统的结果。

膦酸盐类药物通过抑制人体过量的骨吸收，直接抑制破骨细胞形成、降低骨转化率、增加骨密度等达到骨钙调节作用。

【药学监护】

1. **对症状的监测**　加巴喷丁联合应用阿米替林后，患者嗜睡、口干、震颤不良反应较单用加巴喷丁稍高，注意其心脏毒性，窦性心动过速、直立性低血压、心室异位搏动增加、心肌缺血甚至心脏性猝死，该药可能导致或加重认知障碍和步态异常，加之患者存在严重骨质疏松症，生活中应有人陪护，防止跌倒。

2. **对相关指标的监测**　患者用药后，每日监测患者疼痛、睡眠、血压、心率。患者高龄且本身患有高血压和冠心病，应严密监测由暴发痛引起的血压升高和心率加快。同时，患者为陈旧性脑梗死患者，监测凝血指标考虑是否启动抗凝治疗。

3. **对药物不良反应的监测**　阿片类药物等常见不良反应包括便秘、恶心、呕吐、嗜睡、瘙痒、头晕、尿潴留、谵妄、认知障碍及呼吸抑制等。除便秘外，这些不良反应大多数是暂时性的或可以耐受的。恶心、呕吐等不良反应，大多数出现在未曾使用过阿片类药物的患者用药的最初几日。初用阿片类药物等数日内，可考虑同时给予甲氧氯普胺（胃复安）等止吐药预防恶心、呕吐，必要时可采用 $5-HT_3$ 受体拮抗药和抗抑郁药物。便秘症状通常会持续发生于阿片类药物止痛全过程，在应用阿片类药物镇痛时宜常规合用缓泻药。如果出现过度镇静、精神异常等不良反应，应当注意其他因素等影响，包括肝肾功能不全、高钙血症、代谢异常以及合用精神类药物等；同时，需要减少阿片类药物用药剂量，甚至停用和更换镇痛药。

【总结】本例患者由于带状疱疹神经痛入院，患者为高龄男性，合并有高血压、冠心病及重度骨质疏松，入院前暴发痛引起血压升高明显，有头晕症状，治疗目标为减轻患者疼痛至轻度疼痛。经治疗后，疼痛控制良好，暴发痛次数明显减少，血压平稳。

三、乙状结肠癌术后疼痛病例

【病例介绍】

基本资料	患者，男，46 岁。身高 175cm，体重 75kg。
主诉	因"大便带血伴腹部疼痛两个月余"入院。
现病史	患者于两个月前无明显诱因下出现下腹部疼痛伴大便带血及黑粪，无明显腹胀，无恶心、呕吐，无腹泻，无里急后重。
既往史	既往体健，否认高血压、心脏病、糖尿病等慢性病病史，否认肝炎、结核等传染病病史，患者既往有痔手术史，否认输血史。

续表

检查	体温 36.8℃,脉搏 88 次/min,呼吸 16 次/min,血压 127/77mmHg。神志清,自主体位,心肺听诊无异常,腹平,未见胃肠型及蠕动波,未见腹壁静脉曲张,腹软,无压痛、未触及包块,Murphy 征阴性,肝脾肋下未及。肝区肾区无叩痛,腹部叩诊鼓音,移动性浊音(-)。肠鸣音 4 次/min。肛门指检(-)。肿瘤指标:CEA 23ng/ml,CA19-9 为 55U/ml;查肠镜示距肛门 20cm 处可见大片黏膜破坏灶,累及管腔全周,组织脆,易出血,距肛门 12~13cm 可见两枚息肉样隆起;病理示结肠腺癌。病程中无发热、气短,饮食可,体重较前减轻 5kg,小便如常。
诊断	乙状结肠癌。
治疗过程与转归	患者入院后,行腹腔镜下乙状结肠肿瘤切除、肝脏转移瘤切除术。术前 30 分钟给予注射用头孢呋辛 1.5g 预防感染,术后长期医嘱给予注射用拉氧头孢 1g i.v.gtt,b.i.d. 联合替硝唑氯化钠注射液 0.4g i.v.gtt,q.d. 预防感染。术后使用镇痛泵(10μg/ml 芬太尼注射液,80μg/ml 昂丹司琼注射液,1mg/ml 地塞米松)控制疼痛,以维持剂量 2.5ml/h 泵入时,患者出现低血压现象,停泵待血压恢复正常调整剂量为 2.0ml/h。给予 20% 人血白蛋白 10g i.v.gtt,b.i.d.,20% 中长链脂肪乳注射液(C8~24)250ml i.v.gtt,q.d.,复方氨基酸注射液(20AA)450ml+丙氨酰谷氨酰胺注射液 50ml q.d. 营养支持;氨溴索注射液 90mg+0.9% NS 100ml i.v.gtt,q.d.,异丙托溴铵吸入液 0.5mg+布地奈德吸入剂 1mg+0.9% NS 2ml inh(雾化吸入)b.i.d. 化痰;注射用奥美拉唑 40mg+0.9% NS 100ml i.v.gtt,b.i.d. 抑酸;帕瑞昔布注射液 40mg i.v.gtt,b.i.d. 镇痛;注射用阿扎司琼 10mg i.v.gtt,q.d. 止吐。 14 日后(术后第 9 天),患者出院。

【病例分析】患者,男,46 岁。患有多种慢性疾病,本次因癌性疼痛入院,入院前使用阿片类药物缓解疼痛不明显,服用药物过多,存在相互作用。

1. 药物治疗问题分析

(1) 不必要的药物治疗:患者术后使用拉氧头孢联合替硝唑抗感染,拉氧头孢属于氧头孢烯类抗菌药物,由于其结构中含有 N-甲基硫化四氮唑侧链,可能引起凝血功能障碍和双硫仑样反应,且两种抗菌药物的抗菌谱有重叠。替硝唑需在肝脏代谢,患者为部分肝脏切除患者,可增加肝脏负担,建议去掉替硝唑。

此外,患者术后第 1 天白细胞计数(WBC)14.9×10⁹/L,中性粒细胞 0.89,C 反应蛋白(CRP)11.2mg/L,体温 36.5℃,伤口无红肿,无感染症状,因此抗菌药物预防使用疗程不应超过 48 小时。

(2) 药物不良反应:阿片类药物常见不良反应包括恶心、呕吐、低血压等,患者在术后第 1 天和第 7 天分别出现轻微的恶心感,术后第 1 天使用镇痛泵维持剂量后出现低血压,均可能与镇痛药物的使用有关,出现低血压症状可暂时停药以使血压恢复,恶心、呕吐相关症状可用昂丹司琼解救,低剂量甲氧氯普胺无法达到预防 PONV 作用,而大剂量的甲氧氯普胺可能引起锥体外系反应,建议改用氟哌利多或氟哌啶醇,加强镇吐作用。

(3) 患者依从性:患者诉按医嘱用药。

2. 药物治疗方案分析

(1) 抗菌药物使用:肝、结肠手术属于Ⅱ、Ⅲ类手术,主要病原微生物为革兰氏阴性杆菌,厌氧菌(如脆弱拟杆菌)。《抗菌药物临床应用指导原则(2015 版)》推荐第一、二代头孢菌素或头孢曲松±甲硝唑,或头霉素类预防感染。给药时机主张切开皮肤前 0.5~1.0 小时或麻醉开始时给予抗菌药物,给药途径为静脉给药且抗菌药物有效覆盖时间应包括整个手术。患者术前给予第二代头孢菌素头孢呋辛 1.5g,术前 30 分钟静脉滴注,给药剂量和途径均适宜。考虑患者手术时间>3 小时,术中应追加一剂。术后预防时间一般在 24 小时,不应超过 48 小时。患者术后改用拉氧头孢联合替硝唑抗感染,疗程>48 小时。拉氧头孢对厌氧菌有作用,与替硝唑的抗菌谱有重叠,并且替硝唑需在肝代谢,患者为部分肝切除,可增加肝负担。因此术后抗菌药物使用不合理、疗程不合理。

(2) 止吐药物选择:患者 46 岁,有吸烟史,术后芬太尼镇痛,无术后恶心、呕吐(POVN)史,属于低危呕吐人群,根据《术后恶心呕吐防治专家共识(2014 版)》指南推荐对低中危患者应给予 1~2 种药物预防。PONV 临床防治效果判定的金标准是达到 24 小时有效和完全无恶心呕吐。预防 POVN:患者手术前给予地塞米松 5mg i. v,手术结束前给予托烷司琼 5mg i. v。由于地塞米松发挥作用需一段时间,应在手术开始时给药;托烷司琼为 5-HT$_3$ 受体拮抗,该药结构主环最接近 5-HT,更具特异性,本药半衰期为 8~12 小时,一般于手术结束前给予,推荐剂量为 2mg i. v。因此该患者预防 PONV 用药选择合理,但是托烷司琼剂量偏大。术后 6 小时内出现的 POVN:可加用其他机制的抗 PONV 药物,不应重复用药。患者术后 6 小时内出现明显的恶心呕吐症状,加用甲氧氯普胺 10mg。临床研究表明甲氧氯普胺 10mg 剂量无法达到预防 PONV 作用,而大剂量的甲氧氯普胺可能引起锥体外系反应。建议可改用氟哌利多或氟哌啶醇,加强镇吐作用。术后 6 小时以后发生的 POVN:可考虑重复给予 5-HT$_3$ 受体拮抗药和氟哌利多或氟哌啶醇,剂量同前。患者术后第 1 天仍有恶心呕吐,加用阿扎司琼止吐。阿扎司琼是选择性的 5-HT$_3$ 受体拮抗药,在体内、体外对其他受体几乎没有亲和力,半衰期 7. 3 小时,肝功能受损时无须调整。因此加用阿扎司琼合理。

(3) 预防性镇痛:患者行消化道恶性肿瘤根治手术,手术时间长,创口面积大,根据《普通外科围手术期疼痛处理专家共识(2015 版)》为重度疼痛手术,推荐采用多模式复合镇痛方式。如采用阿片类药物联合非甾体类抗炎药物。帕瑞昔布为选择性 COX-2 抑制药,可选择性聚集在手术切口、肿瘤部位和血管损伤部分,抑制前列腺素合成起到镇痛作用,同时可具有一定的中枢镇痛效果。切皮之前给予帕瑞昔布可阻滞外周损伤冲动向中枢的传导,通过升高痛阈,降低神经模式痛觉传递,减轻中枢敏化,延长和扩散术后疼痛,达到超前镇痛的目的,减少中枢痛觉敏化的发生。

(4) 术后疼痛控制:术后患者采用镇痛泵控制疼痛(10μg/ml 芬太尼注射液,80μg/ml 昂丹司琼注射液,1mg/ml 地塞米松),维持剂量 2. 5ml/h,追加剂量 0. 5ml/h,锁定时间 10 分钟,后出现低血压不良反应,调整剂量至 2ml/h 后,联合帕瑞昔布注射液 40mg i. v,q. 12h.。同时给予注射用阿扎司琼 10mg i. v,q. d. 预防和治疗恶心、呕吐。

镇痛泵使用结束后,使用曲马多注射液 100mg i. m,q. 12h. 联合帕瑞昔布注射液 40mg i. v,q. 12h. 镇痛,疼痛控制达标,停用所有镇痛药物。

【药学监护】

1. **对症状的监测** 每日监测患者疼痛情况及睡眠情况,根据疼痛评分对患者镇痛药物的种类和剂量进行调整,实现疼痛评分 NRS 维持在 1~3 分的轻度疼痛,不影响患者术后功能锻炼。

2. **对相关指标的监测** 患者手术范围较大,术后监测体温、血常规、血生化指标,防止发生严重术后感染。同时患者术后卧床期间监测凝血功能,预防静脉血栓的发生。

3. **对药物不良反应的监测** 需要注意的镇痛药物不良反应包括恶心呕吐、便秘、食欲缺乏、头晕头痛、口干、多汗和瘙痒等。

【总结】本例患者处于腹腔镜手术及围手术期,术后给予营养、化痰、抑酸、镇痛、止吐治疗。围手术期疼痛控制目标为轻度疼痛,即 NRS 评分 0~3 分,不影响术后功能锻炼,通过多模式镇痛达到镇痛目标。

(葛卫红)

参 考 文 献

[1] 中华医学会外科学分会外科感染与重症医学学组,中国医师协会外科医师分会肠瘘外科医师专业委员会. 中国腹腔感染诊治指南(2019 版)[J]. 中国实用外科杂志,2020,40(1):1-16.

[2] 中国成人念珠菌病诊断与治疗专家共识组. 中国成人念珠菌病诊断与治疗专家共识[J]. 中华内科杂志,2020,059(001):5-17.

[3] DAVID N Gilbert,Henry F Chambers,George M Eliopoulos,et al. 桑福德抗微生物治疗指南[M]. 48 版. 北京:中国协和医科大学出版社,2019.

[4] 唐晓丹,李光辉. 2016 年美国感染病学会曲霉病诊断处理实践指南[J]. 中国感染与化疗杂志,2017,17(4):456-462.

[5] 中华医学会心血管病学分会,中华心血管病杂志编辑委员会. 急性 ST 段抬高型心肌梗死诊断和治疗指南(2019 版)

[J].中华心血管病杂志,2019,47(10):766-783.

[6] 中国医师协会心血管内科医师分会血栓防治专业委员会,中华医学会心血管病学分会冠心病与动脉粥样硬化学组,中华心血管病杂志编辑委员会.急性冠状动脉综合征非血运重建患者抗血小板治疗中国专家共识(2018版)[J].中华心血管病杂志,2019,47(6):430-442.

[7] 国家卫生计生委合理用药专家委员会,中国药师协会.冠心病合理用药指南(第2版)[J].中国医学前沿杂志(电子版),2018,10(06):1-136.

[8] 洪天配,焦凯,李全民,等.2型糖尿病合并动脉粥样硬化性心血管疾病患者降糖药物应用专家共识[J].中国介入心脏病学杂志,2017,025(007):361-371.

[9] 中国高血压防治指南修订委员会,中国高血压联盟,中华医学会心血管病学分会,等.中国高血压防治指南(2018版)[J].中国心血管杂志,2019,24(01):24-56.

[10] 中华医学会消化病学分会胰腺疾病学组,中华胰腺病杂志编辑委员会,中华消化杂志编辑委员会.中国急性胰腺炎诊治指南(2019,沈阳)[J].中华胰腺病杂志,2019,19(5):321-331.

[11] 中国医师协会急诊分会,中国人民解放军急救医学专业委员会,中国人民解放军重症医学专业委员会,等.创伤失血性休克诊治中国急诊专家共识[J].解放军医学杂志,2017,42(12):1029-1038.

[12] 中华医学会临床药学分会,雾化吸入疗法合理用药专家共识编写组.雾化吸入疗法合理用药专家共识(2019版)[J].医药导报,2019,38(2):135-146.

[13] 中国医师协会急诊医师分会,中国人民解放军急救医学专业委员会,北京急诊医学会,等.雾化吸入疗法急诊临床应用专家共识[J].中国急救医学,2018,38(7):565-574.

[14] 中华医学会,中华医学会杂志社,中华医学会全科医学分会,等.支气管哮喘基层诊疗指南(2018版)[J].中华全科医师杂志,2018,17(10):751-762.

[15] 中华医学会,中华医学会杂志社,中华医学会全科医学分会,等.成人社区获得性肺炎基层诊疗指南(2018版)[J].中华全科医师杂志,2019,18(2):117-126.

第十二章　药物信息服务与临床药学科研

第一节　药学信息技术

一、药学信息服务

（一）相关概念

20 世纪 90 年代 Hepler 和 Strand 等提出的药学服务（pharmaceutical care）已成为医院药学新的工作模式，目前在我国处于普及推广阶段。该模式中强调的"向包括医生、护士、患者以及普通民众的广大人群提供及时、准确、全面的药物相关信息，即实行药学信息服务（drug information service，DIS）"是目前药学服务模式所有工作的中心和基础，而这一切都离不开以计算机网络为标志的现代药学信息技术的拓展和完善。药学信息（pharmaceutical information）：也称为药物信息或药品信息（drug information，DI），内容非常广泛。广义的药学信息包括药学学科所有方面的信息，甚至还涉及大量医学学科的信息。如药品的研发信息、药品专利信息、药品生产和上市信息、药品价格信息、药品的监督和管理信息、药学教育信息，药学各专业学科的信息、药物使用信息、疾病变化、耐药性、生理病理状态、健康保健信息等，都属于药学信息。狭义的药学信息是指为实现医院临床合理用药所需要的信息，涉及的内容仍然十分广泛，只要与用药安全、有效、合理、经济有关的信息均属于药学信息，几乎包括药物的研发、生产、检验、经营、使用等全过程的每一个方面的信息，但集中表现在药品的临床使用信息。

药学信息服务（drug information service）也称药学信息活动（drug information activity），是所有涉及药学信息的活动，是指药师进行的药学信息的收集、保管、整理、评价、传递、提供和利用等工作。药学信息服务的目的是指导合理用药，收集药物安全性和疗效等信息，建立药学信息系统，提供用药咨询服务。

（二）特点与内容

药学信息服务作为药学服务的基本职能，具有药学专业、信息和服务工作的多重特点。

1. 药学信息服务是以患者合理用药为中心的专业技术工作。药学信息服务工作的对象包括医生、护士和患者等，其最终目的是实现患者的合理用药，受益者是患者。因此，如何确定、评价和实现治疗目的，涉及药学的所有分支学科，如药剂学、药理学、药物化学，以及大量的医学专业知识等。它不仅需要系统地收集药学信息，还需要对药学信息进行评价和有效的管理，药学信息服务工作是一个专业性很强的工作，从事药学信息服务的人员应当是药学专业人员，要求掌握必要的药学信息收集、评价和管理的技能，才能做好信息服务工作。

2. 药学信息服务是需要不断更新、持续的工作。药学信息是不断涌现和持续更新的。随着新药的不断上市，现有药品新的临床研究文献和报道不断产生，临床用药中要求药学专业人员不间断地收集、评价、存储最新的药学信息。因此，药学信息服务工作是一种持续性的工作，需要不断积累知识、不断学习。

3. 计算机信息技术是药学信息服务工作的重要手段。计算机信息技术的应用是开展药学信息服务工作的一个有效手段。计算机信息技术的快速发展,不仅为药学信息的有效管理提供了可靠的工具,提高了获得药学信息的方便性(如通过互联网获得和传递信息),同时还能模拟处方审核过程,对医师所开具的处方进行监测,发现其中潜在的不合理用药问题,防止药物不良事件的发生。

药学信息服务的内容主要包括以下几方面:①药学信息的收集、整理、保管和评价;②向患者、家属、健康工作者和其他人员提供药学信息咨询服务,确保药品得到正确、合理地使用;③以疗效、安全性、费用和患者因素为科学依据,建立和维护处方集,为临床提供科学、全面的用药指导;④参与"药品不良事件"和"药品不良反应"监测,发现问题并及时分析、总结,上报相关部门;⑤提供用药审查服务,提示用药方案中潜在的问题,以便医师制订更好的用药方案;⑥编写《药讯》,对药品的使用等向患者或其家属、健康工作者进行教育;⑦对医师、药师、药学专业学生和其他健康工作者进行药学信息的教育和培训工作;⑧对药品的使用进行评价,为药品监督管理部门提供药品在临床使用中的再评价数据,确保药品使用的安全可靠;⑨开展药学信息服务的研究工作,探索更多、更好的药学信息服务方式和技术,促进药学信息服务水平的提高;⑩进行医疗机构之间药学信息的交流和合作,最大限度地利用不同机构之间的药学信息并进行科学的整合、交流与合作。

（三）发展情况

随着药学科学的发展,药学人员的信息活动更加高级、广泛和复杂,从而导致人类信息器官的功能越来越难适应实际需求,如人的肉眼看不见药物的分子结构,嗅觉无法区分药物中的多种挥发油,人脑的计算速度和控制精度难以满足大型药学科学的要求等。20 世纪 60 年代,计算机技术的发展极大地促进了信息科学向药学科学的渗透。首先是西方发达国家的计算机科学家开始涉足药学领域,而药学科学家也要求与计算机科学家进行合作。他们的共同目的是将计算机和信息科学的基本原理、基本技术等与药学科学结合起来,使药学科学适应现代化发展。随着结合的广泛深入,人们认识到:药学要实现现代化离不开计算机和信息科学,计算机和信息科学的发展也离不开它的实际应用;药学科学的发展给计算机和信息科学相关领域提出了更高的技术要求,而计算机和信息科学的发展又促进了药学的快速发展。在这种背景下,药学信息技术诞生并伴随着信息科学和药学科学的发展,逐步由从属性技术,上升为主导性技术群之一,领导现代药学技术的新趋势,成为现代医药事业发展的强大动力,奠定了药学科学进入信息时代的技术基础。

目前,药学信息技术的研究和应用越来越受到各国的重视。许多发达国家已经培养了一大批高层次药学信息技术专业人才。我国国内各专业团体也相继成立了药学信息专业委员会,从组织上为药学信息技术的研究与应用提供了保证。由于药学信息技术是一门新兴技术,药学人员对它仍处于不断研究和认识中,需要国内药学界的大力倡导和支持。药学信息服务被认为是 21 世纪药师应具有的工作模式。我国的卫生行政部门和医疗机构也将药学信息服务逐步提上日程,药房对患者提供的服务由以供应药品和保证药品质量为主的模式逐渐向以患者为中心的模式转换,更体现了医疗机构对患者生命及其质量的关爱。药学人员通过向患者提供各种药学信息服务,充分体现了医疗机构对患者健康的重视,保证了患者用药的安全、合理、有效、经济。因此,医疗机构开展药学信息服务,不仅符合患者实际利益的需要,同时也给药师的工作赋予了全新的内容,大大提升了医疗机构的竞争能力。药师的职责就是协助临床医师,更好地实现其临床治疗目的,降低不良反应的发生,改善患者的生活质量,药学信息服务工作不仅体现了药师的专业特长,使药师掌握的药物治疗学、生物药剂学等专业知识得到充分的发挥,同时也强化了药师在疾病治疗过程中的作用,帮助临床医师制订更加合理的治疗方案,进一步体现和发挥了药师的专业价值。

二、药学信息的来源

随着医药科学技术的迅猛发展,药物种类的大量增加,药物相关研究也日益深入和全面,药学信息的数量也随之剧增,使得人们对药学信息的有效掌握变得十分困难,药学信息的需求已经不能简单地靠自我学习的方式来满足。所以,有效获得并掌握药学信息尤为重要。

药学信息是开展药学信息服务工作的基础,只有获得全面、可靠的药学信息才能有效开展药物信息服务工作。药学信息的形式是多样化的,有口头的、书面的或数字化的,其来源主要有国家制定的药事法规与药典、药品标准和批准的药品说明书、药学参考书和期刊文献,专门的药学信息机构发布的数据库及医院内部编制的处方集等。

1. 药学相关的药事法规　国家制定了许多关于促进医院合理用药的药事法律、法规。2019 年 12 月 1 日,新修订的《中华人民共和国药品管理法》已正式实施,这是我国法律体系中的重要组成部分,是所有药事部门进行药品监督管理的法律依据;国务院有关部、委、局相继制定和公布了药品监督和药品研制、生产、经营、使用、广告等各环节各方面的药事管理行政规章。例如,在医疗机构药品管理中,包括《医疗机构药事管理规定》《处方管理办法》《麻醉药品和精神药品管理条例》《抗菌药物临床应用管理办法》《医疗机构制剂配制质量管理规范》《医疗机构制剂注册管理办法》等药事法规。这些信息均属于重要的用药信息。

2. 国家制定的药品标准和批准的药品说明书　药品是特殊商品,为保证其安全性、有效性及合理性,国家对药品的质量、规格及检验方法所作的相关技术规定,即为药品的质量标准。药品的质量标准是国家对药品生产、供应、使用、检验和监管的法定依据,包括国家药品监督管理局颁布的《中华人民共和国药典》、药品注册标准。

国家批准的药品说明书是由国家药品监督管理部门在药品注册管理过程中审批的、具有法律效力的文件,载明了药品的重要信息,是选用药品的法定指南,药品说明书的内容包括药品名称、成分、适应证或功能主治、规格、用法用量、不良反应、禁忌、注意事项、药物相互作用、贮藏、批准文号、生产企业等。药品说明书可提供重要的药学信息,是医务人员及患者了解药品的重要途径,是临床医师、临床药师及护士制订和执行用药方案的重要依据,还是药品生产、供应部门向医务人员和人民群众宣传介绍药品特性、指导安全合理用药和普及医药知识的主要媒介。

3. 药学参考书　药学参考书的种类繁多,具有影响力的药学专著有《临床药物治疗学》《现代药物治疗学》和《药物流行病学》等。药物相关手册有《临床用药须知》《新编药物学》和《药物临床信息参考》等。其中《临床用药须知》由国家药典委员会组织编写,每 5 年出版 1 次,分为化学药和生物制品卷、中药成方制剂卷、中药饮片卷三部分,覆盖了《国家基本药物目录》《国家基本医疗保险和工伤保险药品目录》及临床常用药品,在国家审批的药品适应证范围内对药品的临床使用做了进一步的解释,药品信息量大,反映了药物最新研究进展,内容权威,为指导药品使用环节的监管起到重要作用;《新编药物学》是我国较早定期出版修订的药物手册,在国内有很高的权威性,为紧跟医药学科的发展和不断满足临床医师和药学工作者的需要,其编写修订以安全合理使用药物为重点;《药物临床信息参考》是近年来新出版的药物手册,由国家药品监督管理局药品审评中心组织编写,主要收载国内外临床使用的药品,包含大量在药物技术审评过程中有临床使用参考价值的信息,不仅收录有药品说明书中的内容,还有未通过审定的内容,每年出版一册。

国外的药学参考书,主要有 Goodman 和 Gilman 编写的《治疗学的药理学基础》(*The Pharmacological Basis of Therapeutics*)、Laurence 和 Bennett 编写的《临床药理学》(*Clinical Pharmacology*)以及 Avery 编写的《药物治疗》(*Drug Treatment*)等,这些都是很有影响力的药理学专著。

英国皇家药学会组织编写的《马丁代尔药典》(*Martindale Extra Pharmacopoeia*),提供了大多数活性物质及化学物质的药学信息,每四年出版一册;美国 Microeconumics 公司组织编写的《医生案头资料》(*Physician's Desk Reference*,PDR),以药品的每一个商品名为一篇专著,收载了大部分处方药详细的使用信息,具有很高的参考价值,该书每年出版 1 次;其他药物手册还有《美国药典配方信息》(*United States Pharmacopoeia Dispensing Information*,USPDI)、《美国医院处方药物信息》(*American Hospital Formulary Service Drug Information*,AHFSDI)、《英国国家药品处方集》(*British National Formulary*,BNF)等。

美国医学会编写的《药物评价》(*Drug Evaluation*),主要是针对临床药品使用评价信息进行介绍,每三年更新一版;Hogan 主编的《药物相互作用评价》(*Evaluation of Drug Interactions*)主要对药物的相互作用做了详细介绍;Trissel 主编的《注射剂药物手册》(*Handbook on Injectable Drugs*)专门收集注射剂配伍变化的信息；美国药典会组织编写的《美国药典患者建议药物手册》(*USPDI Advice for Patient*)是专门针对如何对患者进行用药教育而编写的药物手册；世界卫生组织编写的《基本药物用途》(*The Use of Essential Drugs*)，包括基本药物的选择标准、品种目录和使用信息等，每两年更新 1 次；《WHO 标准处方资料》(*WHO Model Prescribing Information*)是一套有关药物信息的丛书。

标准治疗指南也是近年来较为热门的药学参考信息。权威机构组织制定的标准治疗指南有很高的参考价值，如国家卫生健康委员会制定的《抗菌药物临床应用指导原则》等。

上述国内外药学专著、药物相关手册及标准治疗指南，为广大从事医药行业的工作人员有效获得药学信息提供了极大的便利途径。

4. 药学期刊 药学参考书提供的药学信息比较全面、系统，但信息的发布时间比期刊晚。药学期刊是药学信息的主要来源之一，其重要性主要表现在信息发布时间快速。2019 年 11 月，中国科技期刊卓越行动计划办公室发布《关于下达中国科技期刊卓越行动计划入选项目的通知》，其中入选为中国科技期刊卓越行动计划的与药学相关的期刊包括：①领军期刊类项目，中国药学会主办的《药学学报（英文版）》；②重点期刊类项目，西安交通大学主办的《药物分析学报（英文版）》、中国药理学会主办的《中国药理学报》；③梯队期刊类项目，北京中医药大学主办的《北京中医药大学学报》、沈阳药科大学主办的《亚洲药物制剂科学》、中国药学会主办的《中国中药杂志》、天津药物研究院主办的《中草药（英文版）》、中华中医药学会主办的《中华中医药杂志》；④高起点新刊类项目，天津中医药大学主办的《针灸和草药》、上海中医药大学主办的《中医药文化》。

我国国家级学术论文期刊目录中，与药学相关的期刊有《中国药学杂志》《中国药理学与毒理学杂志》《中国临床药理学杂志》《药物不良反应杂志》《中国临床药理学与治疗学》《中国药理学通报》《中国现代应用药学》《中国新药杂志》等；省级学术论文期刊目录中，与药学相关的有《中国医药指南》《解放军药学学报》《临床药物治疗杂志》《儿科药学杂志》《中国药房》《现代医药卫生》《中国民族医药杂志》等。国外的药学期刊包括 *American Journal of Healthy-System Pharmacy*，*Clinical Pharmacology and Therapeutics*，*Journal of Clinical Pharmacology* 等，上述药学期刊以其内容新、发行周期短、定位明确、连续性强，深受医药工作者的青睐，成为获取药学信息的重要来源。

5. 药品监督管理机构和药学学术组织机构网络资源 国内的药品监督管理机构和药学学术组织机构包括：①中华人民共和国国家药品监督管理局（NMPA），是国务院综合监督药品、医疗器械、化妆品安全管理和主管药品监管的直属机构，负责对药品的研究、生产、流通、使用进行行政监督和技术监督，网站能够及时提供最新动态、公布监督检查的结果等信息；②中国药学会（CPHA），成立于 1907 年，是我国成立最早的学术团体之一，是中国科学技术协会的团体会员，是由全国药学工作者自愿组成并依法登记成立，具有法人资格的全国性、学术性、非营利性社会组织，是党和政府联系药学工作者的桥梁和纽带，是国家推动药学科学技术和我国医药事业健康发展及为公共健康服务的重要力量，中国药学会网站界面给广大药学工作者提供了学术活动、国际交流与科技咨询等专栏。

国外的知名药品监督管理机构和药学学术组织包括美国食品药品监督管理局（FDA），其隶属于美国卫生教育福利部，是美国最权威的医药管理机构；此外，还有美国药学会（APHA）是美国专业药剂师的国家机构，建立于 1852 年，是美国第一家最大的专业药剂师联合会，为药剂师们提供最新专业信息和培训信息，同时还为美国公众提供综合性的药学保健护理知识；加拿大药学协会（CSPS）成立于 1996 年，是致力于药学研究的非营利性的药学组织；英国皇家药学协会（RPSGB）是对药剂师进行管理和培训的专业组织，要求英国所有药剂师必须注册参加该协会。广大医药工作者可通过登录上述药学组织机构的网络，获取需要的药学信息。

6. 数字化的药学信息 书籍和期刊的容量是有限的，很多有价值的信息可能无法写进书中，而数字化则可以将大量的信息进行处理，通过光盘或者互联网传递和阅读。这样，将每个药品的所有临床信息编写成一篇专著就变成可能，其他介质无法实现这种功能。

美国 Micromedex 公司组织编写的《药品利用评价信息》(*Drug dex*)数据库，针对药品临床使用信息，以药品通用名称为线索，详细介绍了每个药物的使用情况，引用了大量的案例、文献来源和药物治疗的比较信息,信息量极大,数据库常年更新,通过互联网和光盘的方式提供给用户,具有很高的参考价值和权威性。同时 Micromedex 公司还将一些知名的参考书进行数字化处理后,形成《药理学资料库》(*Healthy Series*)等数据库产品,它将《马丁代尔药典》《医师案头资料》《美国药典配方信息》和《药品利用评价信息》等集成在一起,提供给医院使用。

我国主要有三大期刊数据库:中国期刊全文数据库、万方数据资源系统数字化期刊和维普中文科技期刊数据库。由清华大学、清华同方、中国学术期刊电子杂志社和光盘国家工程研究中心等共同建立的全文电子学术期刊系统,将国内所有的生物医学、药学的期刊进行数字化处理,形成一个庞大的数据库,可以进行全文检索,更新迅速,中国期刊全文数据库是目前我国使用最广泛、最具权威性的全文数据库,也是目前世界上最大的连续动态更新的中国期刊全文数据库。

7. 互联网上的药学信息 互联网上的药学信息资源非常丰富,通过浏览网上一些主要的药学信息资源,如中国知网数据库等,药学工作者可以获得所需的各类资源,从而进一步了解国内外医药界的最新动态。

网上药学数据库检索:药学数据库是药学工作者在工作和科研中不可缺少的工具,药学学科最常用的数据库包括 CA(Chemical Abstract),即美国《化学文摘》是世界上著名的检索刊物之一,是由美国化学文摘服务社(Chemical Abstract Service,CAS)编辑出版的大型文献检索工具;Medline 是美国国立医学图书馆(NLM,The National Library of Medicine)创建的医学数据库,收载自 1966 年以来全世界 70 多个国家和地区出版的生物医学期刊,每周更新 1 次。

网上药学专利检索:我国已有多家网站建立了中国专利数据库,提供在线查询专利信息的服务,包括国家知识产权局、中国专利信息网、中国专利文摘数据库、中国知识产权网等。目前,网上收录的专利范围最广、用户使用最多、更新速度最快,可提供免费检索的专利数据库主要有美国专利数据库和欧洲专利数据库,其中包含世界主要国家及组织的大多数专利。

国内常用的药学网站包括中国食品药品检定研究院、中国医药网、中国医药信息网、临床药物速查网、中华医药招标采购网等。国外常用的药学网站包括 Antibiotic Guide,该抗生素指南网由 John Hopkins 大学传染病研究室创建,该网站主要提供简明扼要的传染病诊断与治疗信息;DrugDigest 提供包括药物数据库、药物相互作用数据库及药物比较等内容,该网站已发展成为网上最大的非营利性的药物信息网。

三、药学信息的应用

药学信息涵盖药学各个学科、各个专业领域,也越来越广泛地应用到药学实践中,提高了药学人员的专业素质和技术水平,为药品的研制、生产、经营、使用及监督管理发挥积极的作用。药学信息服务具有时效性、可存储性、可加工性、多样性、公开性及可传播性等特点。随着医院药学高质量发展和加快互联网医疗开展的需求,药学信息服务主要通过充分利用大数据、云计算、人工智能(artificial intelligence,AI)、物联网和区块链等新兴技术,围绕药品供应保障、临床药学服务和药事管理等医院药学核心工作,构建全流程、信息化、智能化解决方案,以提升医院药学工作的效率与质量。

1. 智慧化药品采购与物流管理 药学信息服务的应用首先体现在智慧化药品采购与物流管理上。我国目前医院药学信息化、自动化技术包括用于药品保障供应的基于网络平台的药品集中采购业务、现代化物流技术、智能化药品在库管理,用于药品调剂的条形码扫描系统、射频技术、智能存取系统、自动化发药系统、自动配液机器人等技术。且目前大多推荐以 SPD 药品供应链为基础,因地制宜建设符合医疗机构自身特色与实际需求的智慧化物流体系。在医院药品管理过程中,应用药学信息对药品需求分析预测,并对医院药品采购、药品仓储及转运、整合医院药品物流管理信息等环节进行对照分析并提出新设想。通过这些成熟的医院药学领域信息化、自动化技术的应用,可以提高医院药学信息化、自动化技术的普及率,实现药库管理的信息化和科学化,实现药品的集中配送、降低药品库存、提高药库工作效率,能更好地保证药品供应,实现药品效益最大化、管理成本最小化、药品库存最优化、整体管理信息化的目标。

2. 自动化药房建设和智能化药品调剂 药学信息的发展,带动了自动化药房建设和智能化药品调剂,智慧医院已经成为医院当前的建设主要目标。门诊药房通过医院 HIS 系统、自动发药机系统、叫号系统、自助报到机系统进行系统集成,构成新门诊药房信息化建设,既提高了药房工作效率、准确度,降低劳动强度;又缩短患者取药时间、提高患者满意度。而住院药房建设则通过口服片剂由自动包药机统一调配成单剂量给药,同时利用合理用药监测系统实现全医嘱审核,所有药品由转运中心统一配送,规范了药品管理工作,提高了工作效率,也加强了对不合理医嘱的监管力度,从而实现住院药房的自动化、信息化。静脉药物集中配制中心(PIVAS)依靠多种人工智能系统、自动化设备协同工作,实现静脉输液配液自动化,包括用药医嘱的分组录入、药师审核、标签打印以及药品管理等信息化管理,在现有规模下(床位、日配制量),做到了规范临床静脉用药集中调配,提高静脉用药质量,促进静脉用药的合理使用,保障患者用药安全,预防职业暴露等。

3. **临床药师信息支持系统的建设**　临床药师信息支持系统作为一个重要的建设项目,构建以临床药学和药学管理为基础,以药学信息为核心的信息化管理系统,在一定程度上,提高了医院的总体服务水平,为医院临床药学工作打下坚实基础,实现医院药学从“药”到“人”的服务转型。以药学信息为基础的临床药师工作系统,对支持临床药师参与临床药物治疗,探讨药物合理化应用、实施个体化给药、监测药品不良反应和开展药物经济学相关研究,以及构建医院药品使用安全体系等,具有重要意义和推广价值。该系统平台可以实现临床药学服务平台与以电子病历为核心的临床信息系统的互联互通,实时获取患者的用药医嘱、检验报告、病理报告、检查报告和电子病历等信息,支持临床药师干预和指导临床用药。同时支持临床药师移动查房,提供标注、监测重点患者用药情况、临床检验值、设定监测任务和监测主题等功能,能够起到用药干预功能,具有药历书写、药学监护、药学会诊及药物警戒模块,提供个体化用药决策和用药咨询服务功能,并建立临床用药数据库,实现药品疗效综合评价及药历书写电子化,支持对临床药师工作的考评等。

4. **医药科技创新的应用**　开发利用现代药学信息技术,加快医药科技创新,已成为医药现代化发展一个不可缺少的条件。依托药学信息学应用平台,构建创新药研究过程数据库,对实验数据及研究过程进行数据挖掘和知识发现,将数据转化为辅助决策信息,不仅可以积极促进药学信息资源的开发利用,加强药学信息中心及医药企业信息化建设,而且可以提高药学科研人员的信息意识,促进创新药物的研制。利用药学信息技术促进药物研究科技创新主要分为两个途径:一是通过实验建立创新药物研究信息化流程,以信息科学为理论指导,运用计算机技术对创新药物研究全程信息流进行分析、收集、整理和辨析,提取相关信息,构建药学信息处理平台;二是还可以通过聚合创新药物研究的数据资源,建立创新药物研究多维数据模型及相应的数据库和数据仓库;三是以资源系统整合为主线,开发建设开放的创新药物研究信息化网络应用平台和创新药物研究数据挖掘系统软件,促进信息的传递和共享。

5. **区域医联体的创新药学服务模式**　基于区域医联体的创新药学服务模式是当前的研究热点,医院药学工作模式转型、医院药师转型是社会发展使然,势在必行。利用互联网、信息化平台、医联体等技术和平台创新药学服务模式是医院药学未来发展的重要方向。2018 年 4 月,国务院办公厅出台《关于促进“互联网+医疗健康”发展的意见》,鼓励医疗机构运用“互联网+”优化现有医疗服务。借力药学信息,利用地域优势,参考国内外经验,构建“1+4”一体化药学服务体系,着力实现体系内(医共体、医联体成员单位等)管理同质化、药学服务水平同质化,并以慢性病患者的药物治疗全程管理为切入点,纵向落实一体化药学服务,充分运用信息共享平台连接医联体单位,助推分级诊疗。同时利用信息通信技术及互联网平台,医院临床药师对患者进行治疗药物监测、药品不良反应监测、药品信息咨询、药物利用与评价等工作与服务,使患者在临床药物治疗过程中能够合理使用药物,突破时间和空间的限制,充分发挥网络倍增效应,实现优质药事资源的可及性和均衡性。

总之,药学信息的发展和应用,提高了药师的综合素质,对药师的工作转型起到重要的促进作用,拓宽了药学服务范围。药学信息化的建设,不仅利于医院药学发展,同时也实现了药学知识与管理服务的信息化管理模式,而药师使用立体化和多层次的信息化药学服务,对提高药学服务效率有着重要作用。

医院药学信息化技术颠覆了传统的就诊方式,提高了医务人员的工作效率和工作质量,使患者能更加及时、详尽地获取诊疗信息及药品信息。同时医院药学信息化可有效提高工作效率、减少用药差错、促进合理用药。在未来发展中,应积极构建和完善基础网络化、信息数字化、业务自动化、管理智能化的药学信息系统,力求更好地协助药师开展智慧药学工作。

(刘景丰)

第二节　常用数据库检索技术介绍

一、中文数据库

1. 中国生物医学文献服务系统　由中国医学科学院医学信息研究所/图书馆研制,2008 年首次上线服务,整合了中国生物医学文献数据库(CBM)、中国生物医学引文数据库(CBMCI)、西文生物医学文献数据库(WBM)、北京协和医学院博硕学位论文库(PUMCD)等多种资源,是集文献检索、引文检索、开放获取、原文传递及个性化服务于一体的生物医学中外文整合文献服务系统。

按检索资源不同,可分为多资源的跨库检索和仅在某一资源(中文文献、西文文献、博硕论文或科普文献)的单库检索,将智能检索、精确检索、限定检索、过滤筛选等功能融入相关检索过程中。提供以下检索方式。

(1) 跨库检索:能同时在 SinoMed 平台集成的所有资源库进行检索。

(2) 快速检索与智能检索:快速检索默认在全部字段内执行检索,且集成了智能检索功能。输入多个检索词时,词间用空格分隔,默认为"AND"逻辑组配关系。

(3) 高级检索:支持多个检索入口、多个检索词之间的逻辑组配检索,方便建立复杂检索表达式。

(4) 主题检索:基于主题概念检索文献,支持多个主题词同时检索,有利于提高查全率和查准率。通过选择合适的副主题词,设置是否加权、扩展,可使检索结果更符合需求。

(5) 分类检索:从文献所属的学科角度进行查找,支持多个类目同时检索。

(6) 限定检索:限定检索把文献类型、年龄组、性别、对象类型、其他等常用限定条件整合到一起,用于对检索结果的进一步限定,可减少二次检索操作,提高检索效率。

(7) 单篇搜索:单篇搜索是 SinoMed 为方便用户提供的一个小工具,帮助从 CBM 或 WBM 中快速精确查找特定文献。

原文索取是 SinoMed 提供的一项特色服务。可以通过两种方式进行原文索取:一是在检索结果页面直接索取;二是在 SinoMed 首页点击进入"原文索取"。

2. 中国知网　中国知网(CNKI)是以实现全社会知识资源传播共享与增值利用为目标的信息化建设项目,由清华大学、清华同方发起组建的中国期刊全文数据库。中国知网提供跨库检索所有数据库的一站式知识服务。主要数据库有中国期刊全文数据库、中国优秀博硕士学位论文全文数据库、中国重要报纸全文数据库、中国重要会议论文全文数据库、中国基础教育知识仓库、中国医院知识库、中国期刊题录数据库、中国专利数据库等。收录了我国公开出版的 9 000 多种期刊、3 000 部工具书、1 000 万词条、2 000 部年鉴,以及 2000 年以来 8 万篇博士论文、40 多万篇优秀硕士论文、60 多万篇会议论文。

CNKI 的全文文献是以 CAJ 和 PDF 两种格式输出,用户可以任意选择格式下载。提供以下检索方式。

(1) 学科分类浏览检索:这种检索方式主要使用学科分类导航树。具体是单击所示总目录下的某一专栏目录并层层单击,就可以得到检索结果。

(2) 初级检索:初级检索能快速、方便地检索文献,适用于初学者。下拉菜单提供有篇名、作者、关键词、机构、中文摘要、引文、基金、全文、中文刊名、ISSN、年、期和主题词 13 个检索途径。这种检索方式的特点是方便快捷、效率高,但查询结果有很大冗余。如果在检索结果中进行二次检索会更精确地得到检索结果。

（3）高级检索：利用高级检索系统能进行快速有效的组合查询（支持布尔逻辑 AND,OR 的组合）。优点是查询结果冗余少,命中率高。

（4）出版物检索。

3. 维普数据库　维普网,原名"维普资讯网",是重庆维普资讯有限公司建立的仓储式在线出版平台,其主要产品"中文科技期刊数据库"是我国最大的数字期刊数据库,是我国数字图书馆建设的核心资源之一,高校图书馆文献保障系统的重要组成部分,也是科研工作者进行科技查证和科技查新的必备数据库。迄今为止,共收录从 1989 年至今的 12 000 余种中文期刊,核心期刊 1 957 种,文献总量 3 000 余万篇,引文 4 000 余万条,参照《中国图书馆图书分类法》进行分类,分为自然科学、工程技术、农业科学、医药卫生、经济管理、教育科学、图书情报和社会管理 8 个专辑 28 个专题。

中文科技期刊数据库检索功能丰富,可实现二次检索、逻辑组配检索、中英文混合检索、繁简体混合检索、精确检索、模糊检索,可限制检索年限、期刊范围等。提供 5 种检索方式。

（1）传统检索。

（2）快速检索。

（3）高级检索：高级检索界面,可进行功能更强、灵活度更大的检索。

（4）分类检索：用户可点击"分类检索"下的任何一个类别,再点击其中一个子类后,将显示该类包含的全部文献标题、作者等供浏览。

（5）期刊导航：检索出的结果和"分类检索"检索出的结果相同,点击并选取所需的年限和期数,就可以直接浏览相关文章。

4. 万方数据库　万方数据库是以中国科技信息研究所(万方数据集团)全部信息服务资源为依托建立起来的,以完整的科技信息为主,同时涵盖经济、文化、教育等相关信息。万方数据知识服务平台整合数亿条优质知识资源,集期刊、学位、会议、科技报告、专利、标准、科技成果、法规、地方志、视频等十余种知识资源类型。截至目前,共收录涵盖理、工、农、医、哲学、人文、社会科学、经济管理和科教文艺等多个学科的国内期刊共 8 000 余种,40 000 余种国外期刊。

在数字化期刊全文数据库界面,按照期刊分类方式浏览数据库,并且可实现刊名检索、经典检索、专业检索和高级检索等。

（1）经典检索：①选择检索字段;②输入关键词;③点击"检索"执行检索。

（2）二次检索：在检索结果界面输入限定条件设置,检索词输入与经典检索完全相同,点击"结果中检索",完成二次检索。

（3）高级检索：可选择文献类型,输入限定条件设置,同时可以限制发表日期。

（4）专业检索：点击高级检索界面内的"专业检索"进入专业检索界面,首先利用关系运算符、关系修饰符、布尔逻辑表达式和检索词构造检索表达式并填写检索条件,最后点击"检索"执行检索。

（5）刊名检索：在检索查询框中输入要查找的刊名或刊名所包含的关键词,点击"搜期刊"按钮即可。

二、外文数据库

1. MEDLINE 数据库　MEDLINE 是美国国立医学图书馆(The National Library of Medicine,NLM)建立的国际性综合生物医学信息书目数据库,是当前国际上最权威的生物医学文献数据库。内容包括美国《医学索引》(*Index Medicus*,IM)的全部内容和《牙科文献索引》(*Index to Dental Literature*)、《国际护理索引》(*International Nursing Index*)的部分内容。它收载了自 1966 年全世界 70 多个国家和地区出版的 4 500 多种生物医学期刊的文献,包括医学、护理学、药学、卫生管理、社会医学、医疗保健等领域的 1 000 多万条文献题录,是世界上医药工作和科研人员最常用的主要信息资源。目前每年递增 30 万~35 万条记录,以题录和文摘形式进行报道,其中 75% 是英文文献,70%～80% 文献有英文文摘。MEDLINE 主要提供有关生物医学和生命科学领域的文献。可通过主题词、副主题词、关键词、篇名、作者、刊文、ISSN、文献出版、出版年、出版国等进行检索。PubMed(https://pubmed. ncbi. nlm. nih. gov/)是免费的网上 MEDLINE 数据库,其包含一些最新的尚未被索引的文献。

2. EMBase 数据库　EMBase 是由荷兰爱思唯尔(Elsevier)出版公司建立的针对生物医学和药理学领域信息所提供的基于网络的数据检索服务。作为全球最大最具权威性的生物医学与药理学文摘数据库,EMBase 收录从 1974 年以来至今 EM 中报道的文献信息,内容涉及药学、临床医学、基础医学、预防医学、法医学和生物医学工程等。它将 EMBase(1974 年以来)的 1 100 多万条生物医学记录与 900 多万条独特的 Medline(1950 年以来)的记录相结合。囊括 70 多个国家或地区出版的 7 000 多种刊物,覆盖各种疾病和药物信息,尤其涵盖大量欧洲和亚洲医学刊物,是其他同类型数据库所无法匹敌的,从而真正满足生物医学领域的用户对信息全面性的需求。EMBase 数据库中收录药物方面的文献量大,占 40% 左右,并设置与药物有关的副主题词(连接词)17 个,与疾病有关的副主题词(连接词)14 个,2000 年又新增与给药途径有关的副主题词(连接词)47 个,设置许多与药物有关的字段,如药物主题词字段(DR)、药物分类名称字段(EL)、药物商品名字段(TN)等。

3. 美国科学引文索引数据库　美国科学引文索引(Science Citation Index,SCI)是由美国科学信息研究所(ISI)1961 年创办出版的引文数据库。SCI(科学引文索引)、EIC(工程索引)、ISTP(科技会议录索引)是世界著名的三大科技文献检索系统,是国际公认的进行科学统计与科学评价的主要检索工具,其中以 SCI 最为重要。SCI 数据库不断发展,已经成为当代世界最为重要的大型数据库,被列在国际六大著名检索系统之首。

科学引文索引是当今世界上最著名的检索性刊物之一,也是文献计量学和科学计量学的重要工具。通过引文检索功能可查找相关研究课题早期、当时和最近的学术文献,同时获取论文文摘;也可以看到所引用参考文献的记录、被引用情况及相关文献的记录。1976 年,ISI 在 SCI 基础上引出期刊引用报告(journal citation report,JCR),提供了一套统计数据,展示科学期刊被引用情况、发表论文数量以及论文的平均被引用情况。在 JCR 中可以计算出每种期刊的影响因子(impact factor,IF)。影响因子的高低,在一定程度上可以反映各期刊的影响力。

4. Cochrane 图书馆　Cochrane 图书馆(Cochrane Library,CL)是 Cochrane 协作网的主要产品。由 Wiley Inter-Science 公司出版发行,是一个提供高质量证据的数据库,也是临床研究证据的主要来源,旨在为使用者提供高质量证据。可以选择光盘数据库或通过 Cochrane Library 网站或从 Cochrane 协作网的主页进入 Cochrane Library。在众多的临床医学数据库中,CL 之所以被认为是循证医学的重要资料库,则因为它是目前得到日益广泛关注和重视的最全面的系统评价资料库;是卫生保健疗效可靠证据最好的,也是唯一的来源;是易于不断得到更新和接受评论,修改错误,从而保证质量、增强结论可靠性的电子杂志。CL 适用于临床医师、临床科研和教学工作者,以及医疗卫生行政部门等有关人员。它主要包括几部分内容:Cochrane 协作网系统评价资料库、疗效评价文摘库、Cochrane 临床对照试验资料库和 CENTRAL 管理资料库、Cochrane 系统评价方法学数据库、Cochrane 协作网信息。

5. 美国《化学文摘》(CA)　美国《化学文摘》(Chemical Abstracts,CA),由美国化学文摘服务社(chemical abstract service of American chemical society,CAS)编辑出版,是世界上最著名的检索刊物之一。主要收载了化学化工方面的文献,还包括生物学、医学、药学及卫生学等相关文献,目前已收载 200 多个国家和地区的 60 多种文字出版的期刊、专利、科技报告、专题论文、会议录、讨论文集等资料。到目前为止,CA 收载文献量占全世界化学化工总文献量的 98% 以上。CA 具有收录范围广、索引体系完善、出版迅速、文摘准确度高等特点。CA 网上检索由 CAS 创建的网站提供。

三、常用信息检索工具

1. UpToDate 临床顾问　UpToDate 是基于循证医学原则的临床决策支持系统,它并非单纯汇总或报告新近研究成果,而是整合了研究证据并给出分级的推荐意见,这些意见都能够运用于临床实践,向用户展示高水平的实用医学信息。它包含11 600多篇专题、覆盖25个专科,9 500多条分级推荐意见,6 300多篇英文药物专论,480 000多条Medline参考文献,成为医务工作者获取医学知识的主要资源,不断提供基于循证医学原则、持续更新的信息。近年来,一些专业人士组织翻译了中文版的UpToDate临床顾问,以方便国内同行更加便捷地获取最新的临床决策信息。

2. **用药助手**　用药助手是一款药品查询工具,收录了数万份药品说明书,致力于帮助医师做出更合理、更准确地临床决策,使用者可通过药品的通用名或疾病名称迅速搜索到药品说明书的内容。按照临床用药指南分类规范收录了数千份临床用药指南全文,支持下载。最多可查询五种药物之间的相互作用,辅助医师安全用药。收录20多种临床常用医学计算工具,简化用户使用。此外,还可查询到药物配伍禁忌、循证用药等信息。

3. **临床指南**　临床指南专门面向临床医师和医学生提供快速而全面的医学信息,致力于"做医生的临床决策好帮手"。它收录了数万份临床指南,按临床专科分类,汇集了最新的国内外指南、专家共识及对指南或共识的解读或翻译。

4. **用药参考**　用药参考收录了来自原版药品说明书以及CFDA药品信息的8万余份药品说明书,可从药品信息界面直接链接到用药指南中的相关国内外指南。该工具同样可以审查药物相互作用、配伍禁忌。此外,还有药物-食物相互作用的审查功能和特殊人群药物使用的注意事项。

5. **药智数据**　药智数据可检索药品、医疗器械、中药材、化妆品、食品、疾病、药品标准、中国药典、国外药典、药品中标、药品价格、药品注册、医保目录等信息,为医药从业人员提供数据查询与报告定制服务。

（郑志昌）

第三节　循 证 药 学

一、循证药学的概念

循证药学(evidence-based pharmacy)定义为遵循证据的药学服务,即系统检索、严格评价各类药学研究结果,以获得详细、明确的最佳药学证据,并将当前这些最佳证据适宜地应用于药学服务中(多指针对患者的药学服务)。循证药学的实践包括两个基本过程:首先要全面、系统且没有偏倚地检索有关文献资料,并且用严格的标准和科学的方法来判断、评价所得信息,从中剔除错误的内容,获得当前最佳、真实、可靠、适用的结果(论);其次要将所得结论适当并准确地应用于临床实践。

在日常医疗实践过程中,医师、药师、护理人员等医务工作者在解决有关药物治疗疗效、不良反应、药物间相互作用等问题以及如何制订既合理又经济的给药方案时,常用的方法有:设计并开展各种临床试验、调查研究;或者通过全面的文献检索,用一定的方法评判所检索的证据,对符合一定标准的证据进行综合,以得出更真实、更可靠、更加适用的"最佳答案(证据)"。后者是临床实践中更为常用的方法。当前世界范围内已有的生物医学杂志有25 000余种,年发表有关药物疗效、副作用、经济学评价等方面的论著难以计数;相当数量的文献的质量参差不齐,有些结果(论)的可靠性、适用性和真实性值得怀疑,参考价值有限。让一名专业人员在有限的时间内把这些文献都读一遍,不仅没有可能,也没有实际意义。明辨这些文献信息质量,从中择取精华,并通过科学、严格的评价方法,得到解决临床问题的最佳答案,是循证药学所要解决的问题。所以,掌握循证药学的理论和方法,不仅是医务工作者必备的技能,而且有利于科学、准确地评价药物的作用,促进临床合理用药,保证用药的安全、有效、经济和适用。

二、循证药学的发展历史

众所周知,传统的临床治疗是以经验治疗为主要特征的,在临床实践中,医师或药师往往以自己的理论知识、所拥有的经验为基础,经综合、分析和判断,制订治疗方案。评价药物疗效的指标常常是某些生理指标的变化,而许多指标常常不能从本质上体现药物作用给患者的生命质量带来的影响。这些指标在综合、全面评价药物及其治疗过程对患者的影响和价值来说是片面的,也是不够准确的。从 20 世纪 70 年代后期以来,日益发展与完善的临床流行病学以其先进的科研方法学,推动了临床科学研究,为"循证"的科学化、规范化奠定了基础,促进了传统的"经验"医学模式向现代"循证"医学模式的转变。1992 年,JAMA 杂志上首次发表了循证医学总结性文章。1995 年,英国牛津大学成立了全球第一个循证医学中心。1996 年,在原卫生部的支持下,中国循证医学中心和 Cochrane 中国中心在原华西医科大学(现四川大学华西医学中心)成立。

大量的循证医学实践表明,传统的药物疗效评价指标不能反映患者的预后,有些药物反而会增加患者的病死率。例如,一项名为 CAST(cardiac arrhythmia suppression trial)的大规模、多中心的临床试验证明,Ⅰ类抗心律失常药物虽然能减少心肌梗死后的室性期前收缩或非持续性室性心动过速的发作,但却明显增加了患者猝死和死亡的危险,而且这种危险存在于整个用药过程中。CAST 的发现是过去小规模的临床研究不可能获得的。循证医(药)学的开展使临床工作者重新认识到这类药物的作用和价值,对今后的临床用药产生巨大的影响。

由此可见,循证药学正是在药物流行病学和临床流行病学迅速兴起和蓬勃发展背景下应运而生的。循证药学在我国的起步略晚,1995 年 4 月出版《药物流行病学杂志》及《药物流行病学》,以流行病学方法研究药物在人群中的效应与规律,是我国循证药学信息起步的象征。循证药学将药物流行病学、临床流行病学以及统计学的原理和方法应用于药物疗效、不良反应和药源性疾病、药物经济学和药物利用等研究的设计、实施及结果评价和分析中,从而保证了研究结果和结论的真实性、可靠性和适用性。充分利用这些"最佳证据",可极大地提高药学实践和药学服务的水平,推动药学实践和药学服务的发展和普及。高质量的药学实践和服务离不开循证药学的开展和支持。循证药学源自循证医学,既可视作循证医学在药学服务领域的应用,尤其是指导临床合理用药方面;又可因其特点鲜明、相对独立,视作循证医学在药学服务领域的延伸。

任何一项临床决策,都是医师运用自己的知识、能力和经验,根据患者的临床资料及治疗目的和要求,结合外部规定和科学证据,最后做出综合考虑的结果。其中科学的最佳证据对于决策起到至关重要的作用。药学工作者,尤其是临床药学工作者,要能依据循证药学的原则和方法,及时、有效地解决临床提出的问题;要经常开展文献证据的跟踪,及时了解有关学科和研究的动态和进展;对所检索出的信息的价值要有正确的判断,通过系统评价,得出最佳证据,为临床治疗决策提供适用的药学服务。开展循证药学对于患者获得最佳的治疗方案,实施高质量的药学服务,促进合理用药,凸显临床药学工作的意义具有重要的作用,这是临床药学工作的重要内容之一。

目前,伴随着循证医学的快速发展,循证药学的基本原则和方法也逐步贯穿药学服务、药学实践、临床药学和药物治疗的决策过程。

三、循证药学的原则与基本过程

循证药学的四原则:基于问题的研究;遵循证据的决策;关注实践的结果;后效评价,止于至善。

循证药学实践的基本过程——五步法。

1. 确立需要解决的问题　以临床要解决的实际问题(problem)为基础,设计一个针对性强的提问(question)。提问应包括四个基本要素——PICO 要素:①患者基本情况或问题(patient/problem,P);②干预措施或暴露因素(intervention,I);③对照方法(comparison,C);④临床结果(论)(outcome,O)。好的提问设计针对性强,切中问题要害和实质,有助于迅速、准确地检索到最佳证据,起到事半功倍的效果。例如,临床上想了解甾体类药物治疗败血症的疗效如何,据此构建一个提问:"与非甾体类药物治疗(对照方法)相比,*败血症患者*(患者类型)用*甾体类药物*(干预措施)治疗后,*死亡率*(临床结果)有何改变?"(斜体字部分是检索的关键词)。如果要检索到更加具体、针对性更强的文献,还可继续完善提问:"与非甾体类药物相比,败血症休克患者用甾体类药物治疗后,可以降低死亡率吗?""重度败血症成年患者用甲泼尼龙治疗,死亡率会降低吗?"等。

2. 检索有关文献 根据提出的问题,确立主题词或关键词;制定检索策略及设计检索式,利用计算机检索等各种检索途径和手段,尽可能全地找到文献证据。这一步文献证据的检索效果对于整个循证过程有着至关重要的影响,为了保证证据的真实、客观、可靠、没有偏倚,应尽可能地兼顾证据的完整性和针对性。同时要知道,不同类型的文献证据的应用价值是不同的,详见本节四、循证药学证据的质量评价。

3. 严格地评价证据 在获得相关文献后,应该对其进行科学客观的评估研究,主要是针对文献的质量和可靠程度进行有效性和重要性的评估。

4. 恰当地应用证据 在临床药学服务实践中,将经过评价的最佳证据应用于制订治疗策略和给药方案,或修正不合理的用药方案,或及时发现用药过程中出现的不良反应和不良事件,或开展药物利用研究和经济学评价等。

5. 对所用的证据进行合理性的评价 临床药师在评价所使用的证据时应从结果是否对换证有利及收益是否大于花费和潜在风险两方面来评价,然后通过临床实践,对上述四步的实施效应进行分析、总结,以便进一步优化证据,为更好地指导临床实践提供经验。

四、循证药学证据的质量评价

循证药学的目标之一是获得最佳证据。所谓最佳证据,就是用严格的评价标准,科学的评价方法,从证据的重要性、真实性、临床意义和适用性四个方面评价证据,从中获得最有价值的证据。

(一) 证据的重要性

循证药学经常检索和利用的证据既可来自试验研究性的一次文献,也可来自综述性的二次文献。所谓证据的重要性,指其研究设计和研究方法的科学性、合理性,结果的可信度以及所产生的影响力。各类文献证据的重要程度由大到小,依次是:系统评价和有 Meta 分析的二次文献、随机对照试验、队列研究、病例对照研究、个案病例报告、系列病例报告等。

1. 系统评价(systematic reviews,SR)和 Meta 分析(Meta-analyses,MA) 属于二次证据,其重要性按级别划分,属于一级证据,临床参考价值最大。系统评价常就临床实践中遇到的问题的某一方面,在全面检索、充分获取文献的基础上,由独立的评价者用严谨、规范的综述方法和规定的步骤对文献进行整理、分析和评价,最后将各个评价结果(论)加以综合而成。Meta 分析是一种用统计学的方法对多个文献证据进行定量合成并加以评价的方法(具体内容见本节"六、Meta 分析在循证药学中的应用")。由于这两种方法具有严格的评价实施原则、要求和方法,所以其结果的信息量大、可信度高、代表性强、参考价值较大,一般可作为临床首选证据。

2. 随机对照试验(randomized controlled trial,RCT) 采用随机化的方法,将符合标准的研究对象随机分配到试验组和对照组,接受相应的试验措施,在条件或环境一致的情况下,同步进行研究和观测试验的效应,并采用客观的效应指标对试验结果进行科学的测量和评价。此类研究广泛用于新药和上市药物疗效的评价和比较,以及药物的某些不良反应和药源性疾病的病因学研究等方面。由于试验方案设计合理、严密,受偏倚(bias)因素(系统误差)干扰较少,结果经统计学处理,故结果说服力强、真实度高。优点是属于前瞻性的对照设计;各组间可比性好;可有效地控制偏倚;诊断和实施方案标准化,结果可推广价值高;资料统计分析效能高。缺点是实施条件受限,成本高;纳入标准和排除标准严格,结果的外部真实性受限;存在医学伦理学问题。

3. 队列研究(cohort study,CS) 将特定的一群研究对象(队列)按是否暴露于某研究因素(如药物)分成暴露于药物和不暴露于药物两个组,通过前瞻性和回顾性调查,比较两组之间所研究事件(疾病或不良反应)发生率或死亡率的差异,从而判断暴露因素(如药物治疗)与事件(疾病或不良反应)之间的关联性及其大小。这种方法常用于药物不良反应、药源性疾病的原因监查,暴露因素的预防效果,药物疗效的比较及预后研究。优点是资料收集较全面,符合药物-反应的时间顺序,验证暴露因素与事件(疾病或不良反应)之间的因果关系论证强度高,可计算发病率、死亡率或估计相对危险度和绝对危险度,可更直接、更好地判断病因假设和确定事件(疾病或不良反应)的危险因素。缺点是成本高,人力、物力投入大,样本量大,时间长,容易产生失访偏倚。

4. 病例对照研究（case control study，CCS）　选择一组具有所研究事件(疾病或不良反应)的人作为病例组,不具有所研究事件(疾病或不良反应)的人作为对照组,通过比较病例组与对照组暴露于药物或其他危险因素的百分比,验证暴露因素与所患疾病(事件或不良反应)的病因关系。这种方法常用于探索事件(疾病或不良反应)的病因和危险因素、评价药物筛检的试验效果、评价药物干预和治疗的效果。优点是样本需要量少,研究对象易获得,工作量小,花费时间不多,适用于罕见病例和潜伏期较长的药物不良反应和药源性疾病的病因学研究。缺点是容易发生病例或对照选择性偏倚和回忆性偏倚,难以确定暴露因素与疾病(事件或不良反应)时间的先后,无法统计发病率和相对危险度,只能计算近似的比值(比值比)。

5. 横断面调查（cross sectional survey，CSS）　是在某一特定人群中,在某时间点或短时期内评价疾病(事件或不良反应)及其影响因素(暴露)的情况,从而提供某病的频率和特征的信息。药物上市后的安全性研究、药物利用研究、药物不良反应研究和药政管理研究等常用这种方法,该方法可描述疾病(事件或不良反应)的分布,提供病因线索,确定高危人群,评价防治效果和药学服务需求。优点是容易实施,科学性较强,研究对象代表性好,一次能够研究多种疾病(事件或不良反应)和多种可能的影响因素(暴露)。缺点是投入的人力、物力较大,一次横断面调查难以确定暴露因素(如药物治疗)与事件(疾病或不良反应)之间的因果关系。

6. 个案和系列病例报告　个案病例报告是详细报告单个或少数几个患者发生的事件(疾病或不良反应),系列病例报告(case reports and case series)是将一组或一系列患者类似事件(疾病或不良反应)集合在一起报告的过程。这类方法常用于罕见病例的记录和警告,在药学服务中应用最为广泛。优点是容易实施,节省人力、物力,短期内容易得到结果。缺点是没有对照组,无法做有效的统计学处理,只能提供"轶闻式"证据。

（二）证据的真实性

原始研究证据的真实性评价包括以下几个方面。

1. 研究设计的科学性程度　一个设计合理、执行可靠、干扰因素少、数据完整的研究所得证据的真实性和可靠性必然很高。

2. 研究对象的严格筛选和控制　试验对象的诊断标准、纳入标准、排除标准、随机分组、试验过程的依从性、试验的样本量大小、假阳性概率 α 和假阴性概率 β(把握度 $1-\beta$)大小以及是否存在影响结果的混杂因素等,都是评价中要考虑的因素。

3. 试验终点指标的选择和确定　由于用于观测药物效应的实验室指标很多,要注意所选择指标的合理性,即指标对研究结果的敏感性、针对性和特异性;还应注意指标的检测方法和所用试剂的标准、检测结果的重复性和精确度等。

4. 研究数据的收集与整理　研究数据要完整地、如实地收集和整理,避免依主观愿望取舍数据;要注意各组间基线特征的可比性。

5. 数据的统计分析　研究数据资料分为三大类,即计量资料、计数资料和等级资料。应根据不同类型的数据资料采用不同的统计处理方法。例如,计数资料组间的比较应采用卡方检验,计量资料的组间比较应采用 t 检验或方差分析,等级资料的组间比较应作秩和检验,配对资料应与成组资料相区别,各种检验的结果应作相应的 95% 可信区间分析等。此外,将多个独立的同一问题研究结果进行系统评价和 Meta 分析,可提高结果的统计效力,加强结论的说服力。

（三）证据的临床意义

在严格评价并肯定研究证据真实性的基础上,需判断证据对临床实践的重要性和价值的大小。常用于评价临床意义的指标如下。

1. 事件发生率　如治愈率、有效率、不良反应发生率等。这些事件按组别可表示为试验组事件发生率(experimental event rate，EER)和对照组事件发生率(control event rate，CER)。

2. 绝对危险降低率（absolute risk reduction，ARR）　ARR=CER-EER。

3. 相对危险降低率（relative risk reduction，RRR）　RRR=ARR/CER。

4. 绝对危险增高率（absolute risk increase，ARI）　ARI＝EER−CER。

5. 相对危险增高率（relative risk increase，RRI）　RRI＝ARI/EER。

6. 相对危险度（relative risk，RR）　药物暴露组引起某种不良作用的发生率和对照组相同事件的发生率的比值比，通常 RR>2 才有临床意义。

7. 比值比（odds rate，OR）　暴露组与非暴露组事件发生比值的相对比。OR 值>1 说明暴露组事件（如药物不良反应）发生的可能性大；反之，则小。

8. 预防一例不良事件的发生，需治疗的总例数（number needed to treat，NNT）　NNT＝1/ARR。

（四）证据的临床适用性

通过前三方面的严格评价后，证据能否应用于临床，还应根据医疗条件、社会经济状况、人们价值观念，特别是患者本人的意愿、医师的医疗技术水平等因素综合考虑。只有适当地应用证据，才能发挥证据的最大价值。所以，开展循证药学，利用最佳证据离不开医、药、患的密切配合与协调。

五、循证药学的应用

（一）新药研究开发

循证药学为新药的研发和审评提供了新思路和高质量证据。新药的研究步骤要经过 4 期，而制药商出于经济利益的考虑往往会要求缩短进入临床试验阶段的时间，使得一个药物在上一阶段的研究未彻底完成就进入下一步研究阶段。这时循证的系统评价结果就可作为限制药物研究的参考依据，对于预判药物研究中下一阶段中使用的剂量是否合适、时间间隔是否为最佳是非常必要的。为新药立项研发提供检索证据与评价，避免重复，同时提供已有同类药物的相关证据，以帮助创新。系统检索和评价临床前研究证据，了解动物实验的安全性与有效性，能帮助判断是否需要启动临床试验。严格评价新药临床试验及相关研究，系统分析和权衡新药的治疗结果，为新药注册和上市审批提供最佳的决策依据。

（二）药物临床试验

目前我国药物临床试验的质量均有待提高，如诊断标准无来源、未交代或不完整；研究对象无对照组或未随机分组；试验药品和对照药品未用双盲或未交代合并治疗方案；观察远期指标和经济指标的文献较少；统计方法与统计资料不相称等。循证药学可推动临床试验工作尽可能选择目前论证强度最高的随机双盲实验或论证强度较强的非盲法随机对照试验，来提高药物临床试验的水平和质量。

（三）临床药理学研究

单凭经验所获得证据的临床药学研究已不能满足新的临床实践的需要，科学的统计分析方法是临床药理学研究的重要基础，临床药理学发展需要更多地应用循证药学的理念，在循证药学理念指导下的临床药理试验，涉及药物对于预后指标、生活质量及经济学指标成本-效益比等的影响，更符合安全、有效、经济的原则。

（四）临床药学实践

临床药学的核心问题是确保患者用药安全、有效、合理。循证药学要求临床药师广泛地搜集大量文献，运用正确的评价手段，筛选最有效的应用文献来指导临床实践。在临床实践中，临床药师面对大量医疗资讯，需要正确地搜集和利用有效的文献。临床药师应深入临床参与治疗，结合患者个体情况，广泛收集证据，判断文献中可能存在的偏倚，掌握和使用正确的文献评价方法，为临床提供准确的药物信息，设计合理的个体化给药方案，正确指导合理用药。同时利用循证药学的方法也可根据治疗药物的血药浓度监测，为设计给药方案、调整给药剂量提供证据。在联合用药和合理用药的研究方面，运用循证药学的方法不仅可以干预不合理用药，判定药物的不良反应，进而为合理用药提供依据，同时也可以分析多种药物联合用药对某种疾病的疗效是否优于单一药物的疗效。应用循证药学的评价方法进行药物应用评价研究，可以为临床提供准确的药物信息并提高合理用药的水平。

（五）药品上市后评价

目前所指的药品再评价是指基于循证药学理论，对已上市的药品进行再认识的一个过程。药品上市后再评价目的在于充分评价药品在广泛人群中使用的安全性、有效性，长期使用的效果，新的适应证以及在临床实践中存在的可影响疗效的各种因素等,以指导临床合理用药。循证药学对药物的评价是通过全面收集、综合分析高质量的药品临床研究证据(包括系统评价、卫生技术评估报告、随机对照试验、非随机临床对照试验、个案报道等),从而评价其临床有效性、安全性、经济学特性和适用性。其中,药物流行病学(pharmacoepidemiology,PEC)、系统评价(systematic review,SR)、卫生技术评估(health technology assessment,HTA)是循证药物评价的三大技术支柱。PEC 是运用流行病学原理和方法研究药物的人群效应及影响因素。Cochrane 系统评价(Cochrane systematic reviews,CSR)是在全世界广泛收集临床证据,综合评价药物的临床有效性、安全性,并不断更新,止于尽善,其结果被公认为药物临床有效性和安全性评价的最佳证据,为医师和药师提供了临床用药参考。HTA 是对药物自身特性、有效性、安全性、经济学特性(成本-效果、成本-效益、成本-效用)和社会适应性进行系统全面地评价,以达到用最少的药品资源获得最佳治疗效果和减少不良反应的目的,为医院药品管理提供决策依据。大多循证药学的临床药物评价研究是多中心、大规模、前瞻性、随机双盲的,需对成千上万的患者进行长达 3~5 年甚至更长时间的追踪观察,且多为跨国的、几十甚至上百家医疗机构参加的研究,因此大样本 RCT 所得的研究结论更具可靠性、可信性。大样本的 RCT 和 RCT 的系统评价(systematic review,SR 或 Meta 分析)的结论可作为新药准入的直接依据,也是证明某种药物有效性和安全性最可靠的依据(金标准)。

（六）基本药物遴选和新药准入

WHO 于 2000 年开始接受循证药学的理念和方法,2003 年起 WHO 正式运用循证药学方法和系统评价的证据进行基本药物的筛选工作。基本药物是满足人们重点卫生保健需求的药物,是从大量的临床应用药物中,经过科学评价而遴选出的在同类药物中具有代表性的药物。医院新增和淘汰药品是一项比较棘手的工作,涉及面广、人为因素多。在购进和淘汰药品时应用循证药学理论和方法对需购进或淘汰的品种进行系统评价,得出较为科学的证据来供药事管理与药物治疗学委员会讨论决定,将大大减少人为因素的影响,从而使新增和淘汰药品制度更为完善。

（七）药物经济学

药物经济学(pharmacoeconomics)是指运用经济学原理评价临床药物治疗的过程,具体地说,药物经济学是运用现代经济学的研究手段,结合流行病学、决策学、生物统计学等多学科的知识,全面地分析药物治疗备选方案(包括非药物治疗方案)的成本、效益或效果,并评价其经济学价值差别的一门科学。其目的是寻找最经济有效的治疗方案,以达到最大限度地利用卫生资源。在药物经济学研究过程中遵循循证药学原则,就是对试验设计、过程、分析和结果解释制定研究指南,以确保试验结果和结论的准确性。

（八）中药现代化

循证药学观念的提出为中药治疗规范化,以及在国际上的发展提供更广阔的空间和令人期待的前景。借鉴循证药学的原理、方法和研究成果,可最大限度地发挥中医药治疗注重终点结果和生存质量的优势和特色。应用循证药学的概念与模式对现有的中医药文献以及目前开展的中医药研究进行科学系统的评价,规范中药临床研究行为、拓展中医药研究方法,可以大大提高中药资源的合理利用和经济效益。

（九）循证药学在其他药学领域的运用

药监部门依据循证药学提供的资料制定切实可行的政策法规;生产企业依据循证药学对某一药品进行全面的评价,从而选择新药的研究方向;制定非处方药药品目录、医疗保险目录都离不开循证药学信息的支持;循证药学有助于药品信息资源的建立,有助于科学的药学服务系统的建立等;循证药学对现代药学的贡献是显而易见的,它提供了一个较之经验药学更为合理的方法学。

六、Meta 分析在循证药学中的应用

Meta 分析一词最早由教育心理学家 Glass GV 于 1976 年命名,国内也有翻译为"荟萃分析"或"汇总分析"。目前有广义和狭义两种概念。广义的 Meta 分析是:当系统综述(systematic review)用定量合成的方法对资料进行统计学处理时称为 Meta 分析,包括提出问题、检索相关研究文献、制定文献的纳入与排除标准、描述基本信息、定量综合分析等一系列过程。狭义的 Meta 分析是指对资料进行定量合成的统计处理方法。Meta 分析相对于传统综述具有其优点:有明确的方法学以限制在纳入和排除研究过程中出现的

偏倚；其结论更加可信和精确；大部分信息能够迅速被卫生服务人员、研究者和政策制定者采用；缩短了从研究发现到有效的诊断和治疗策略实施之间的时间；Meta 分析增加了全部结果的精确性等。1989 年美国国立医学图书馆将"Meta-analysis"作为医学文献检索主题词收录到 Medical Subject Headings(MeSH)中。近 20 年来，应用和涉及 Meta 分析的医学文献呈逐年增长的趋势。检索并参考 Meta 分析证据，掌握 Meta 分析的方法是做好循证药学工作的重要基础。

Meta 分析的制作步骤，以 Matthias Egger 等 2001 年出版的第 2 版 *Systematic Reviews in Health Care：Meta-analysis in Context* 中所提的步骤最为常用，分为 8 个步骤：①提出要评价的内容；②确定纳入和排除的标准（研究对象、干预及对照措施、结局指标、研究设计和方法学质量）；③查找研究-制定检索策略（应包括 the Cochrane controlled trials register/CCTR，CCTR 未涵盖的电子数据库及试验注册库，检索纳入研究的参考文献，检索关键的期刊，联系本领域的专家）；④选择研究（至少应选择两位独立评价员，制定解决分歧的策略，记录排除的研究及其排除原因）；⑤评估研究的质量（至少应两位评价员独立评价，使用简明的清单而非质量量表，每次均要评价分配隐藏、盲法和失访，评价时应隐藏研究的作者、单位及发表的期刊）；⑥提取数据（设计数据格式并进行预提取，至少考虑两名评价员独立提取）；⑦分析和表达结果（列表描述每个研究的情况，可做森林图，探讨异质性的可能来源，考虑整体研究的 Meta 分析及各组 Meta 分析的结果，进行敏感性分析，提供排除研究的清单等）；⑧解释结果（考虑研究的局限性，包括发表偏倚等相关的各种偏倚，考虑证据的强度、适用性、利/弊的需治疗人数、经济学意义及对未来研究的启示）。

临床药物评价研究，一般需要采用大规模、前瞻性、随机双盲的研究方法且需要成千上万人参加，进行 3~5 年的长时间观察，不易实施。Meta 分析则可以将小样本的随机对照试验联合起来进行分析，因而在临床药学实践中有着重要的作用。

在新药准入中的应用：引进的新药对某种疾病是否有特殊疗效、疗效是否较现有的药物好，不良反应是否较现有药物减少、药费是否明显降低等，在无法得到相应新药准入直接证据的情况下，可利用循证药学的 Meta 分析方法对现有的研究资料进行分析、评价，以便获得更客观、准确的证据。使新药的引进建立在个人经验和科学依据相结合的基础上，使决策更加科学，为新药的准入做出最佳选择。

在验证药物疗效方面的应用：可以利用循证药学中的 Meta 分析方法对某种药物的研究资料进行综合分析，判断该药物对特定疾病的疗效，即该药物对特定疾病的疗效较好、该药物治疗特定疾病所产生的副作用大于其疗效、传统治疗特定疾病的药物并不是治疗该疾病的最好药物或者对该病的治疗产生的作用不明确，有的可能有严重的副作用等。其还可以通过 Meta 分析的方法判断针对特定疾病治疗的药物中哪种药物的疗效最好，统一认识，更有利于该疾病的诊疗。

Meta 分析的方法是解决临床药学中用药合理性的强有力的武器，它能够综合所有相关的有效数据，依赖大量小样本随机对照试验的研究结果，获得高效的统计效能。因而，Meta 分析的结果是证明某种药物是否有疗效以及用药合理性方面最可靠的证据，将统计分析方法特别是 Meta 分析的方法引入到临床药物试验是临床药学从经验走向科学迈出的具有里程碑意义的一步。

Meta 分析因为常带有决策性分析的性质，因此其分析结果的质量很重要。在选择文献进行 Meta 分析时应特别注意发表偏倚和查找偏倚，且要遵循一定的程序，采用正确的方法，以尽可能扬长避短。在应用 Meta 分析方法时，应严格按照一定的程序及规则，避免不恰当应用，这样才能保证分析发挥其应有的作用，其注意事项如下。

1. 在齐性检验 $P<0.05$ 时，应先分析原因。如果某些研究存在偏倚导致非齐性，则选用随机效应模型是不合适的，不然，可选用随机效应模型。

2. 一般"阳性"结果易于发表，所以，易出现发表性偏倚。检查是否存在发表性偏倚的一种方法是漏斗散点图法。具体做法是：以效应值为横坐标，样本含量为纵坐标绘制散点图。如无发表性偏倚，散点图会像倒置的漏斗，因为小样本量的效应差异一般较大，而大样本量的效应差异较小。如存在发表性偏倚，则漏斗图有缺失。如果漏斗左侧缺失，说明存在有"阴性"结果未发表的可能。

3. 在文献检索、文献纳入、数据摘录和各研究效应值的权重确定等方面，均会因为检索策略不当、纳入标准失当、数据信息不准确等原因而产生偏倚。因而必须在 Meta 分析前，制订好严密的方案。

4. Meta 分析的结论推广应用时应注意干预对象特征、干预场所、干预措施以及其他因素等是否相同或相近。

5. Meta 分析的结论不是一成不变的，随着新的研究变量的不断收集，应当重新分析，更新结论。

（李焕德）

第四节　临床药学科研

临床药学科研是临床药学工作的重要组成部分，也是临床药学学科建设的核心内容之一，可以影响和推动临床药学其他方面工作的开展，提高学科发展水平，开展临床药学科研和技术革新还是提高药品质量、保障用药安全、提升临床诊疗水平的重要途径之一。

临床药学科研涵盖的研究方向分布广，科研课题多数来源于临床或旨在解决临床需要的实际问题，在选题时应结合工作实践中发现的问题及临床需求，搜集有关文献资料，进行综合分析，从中筛选课题，并对其实用性、科学性、可行性及预期成果的学术价值、社会效益、经济效益等进行充分评估。根据不同医院的条件，研究方向应有所不同，包括新药临床研究、药物经济学研究、药物利用与评价、循证药学研究、临床药学相关的应用基础研究、医院制剂的开发研究等。

一、药物临床试验（Ⅰ期临床研究）

新药临床研究是药物注册上市前的最后一个研发阶段，药物临床试验分为Ⅰ、Ⅱ、Ⅲ、Ⅳ期，大多数Ⅰ期临床试验由有资质的医院 GCP 中心承担，Ⅰ期临床试验是新药第一次用于人体，需在严格控制条件的情况下，按剂量从低到高的顺序给予少数经过筛选的健康志愿者（对肿瘤药物而言通常为肿瘤患者），然后仔细监测受试者的反应及药物的药代动力学特征。通过Ⅰ期临床试验，可获得人体对新药的耐受程度和药代动力学参数，为制订Ⅱ期临床试验的给药方案提供依据。Ⅰ期临床试验包括人体耐受性试验、药物代谢动力学试验和生物等效性临床试验。

二、临床药动学/药效学研究

1. **治疗药物监测（TDM）**　目前药理学和药物治疗学等教科书中推荐的剂量，大多是平均剂量，事实上只有少数安全、低毒的药物按照既定的平均剂量给药能获得满意疗效，多数药物由于患者存在个体差异导致血药浓度也存在较大的差异。治疗药物监测（therapeutic drug monitoring，TDM）是在药动学原理的指导下，应用各种分析技术，测定血液或其他体液中药物浓度，研究浓度与疗效及毒性间的关系，并根据监测结果设计或调整给药方案，从而提高疗效，减少不良反应，这是开展合理用药工作的重要组成部分。个体化给药是体现临床药学工作水平的重要内容之一。如抗真菌药伏立康唑在成人体内的药动学特征为非线性，且主要代谢酶 CYP2C19 基因多态性在我国人群中的差异较明显，药动学特征存在较大的个体内和个体间差异，体内过程难以预测。由北京大学附属第三医院药剂科组织牵头，全国多家医院参与制订的《伏立康唑个体化用药指南》，根据伏立康唑多中心治疗药物监测研究结果，指导临床针对伏立康唑 TDM 实践、特殊患者用药、用药安全、超适应证用药、药物相互作用和药物遗传学等内容进行个体化治疗。

2. **特殊人群合理用药**　妊娠期和哺乳期妇女、儿童和老年人等处于特殊生理时期的患者，其药动学、药效学与一般成人有明显差异，而药物上市前的临床研究大多未对这部分患者的体内药动学过程进行充分研究，因此有必要针对这些特殊人群进行药动学/药效学研究，阐明药物在其体内过程的特征，并在此基础上进行个体化给药方案设计，确保用药的安全、有效、经济。

3. **抗菌药物 PK/PD 研究**　抗菌药物 PK/PD 研究是基于抗菌药物体内药动学过程研究其抗菌效果，综合考虑病原体、宿主和药物三者的相互关系，更符合药物抗感染行为与临床实际，其在提高抗菌药物疗效、降低药物不良反应及阻断细菌耐药性产生等方面具有重要意义，被广泛应用于指导抗菌新药临床初始给药方案的确定、药敏试验折点的制订及再评价，以及指导临床抗菌药物给药方案进一步优化。如新型抗菌药物替加环素上市后发现其临床疗效与体外较强的抗菌活性并不相符,主要原因是标准剂量无法满足耐药菌治疗的需求,通过研究其治疗多重耐药革兰氏阴性菌感染的医院获得性肺炎的 PK/PD 特征,寻找到疗效预测的目标靶值,并基于此进行给药方案优化,提高疗效。

4. 生物药剂学方面的研究　生物药剂学方面的研究内容包括药物体内过程、生物利用度、释放度、药物与药物及药物与食物之间的相互作用等,探索药物在人体内的动态变化过程,发现生物利用度的差异和未知的药物相互作用,评价药剂质量,设计合理的剂型、处方及生产工艺,并制订合理的给药方案。

三、药物相互作用研究

两种以上药物合用时,药物的作用和效应发生改变称为药物相互作用。药物相互作用可使药物作用增强或减弱,作用时间延长或缩短,表现为有益的治疗作用或有害的不良反应。随着临床合并用药的增加,研究药物相互作用具有非常重要的临床意义。

药物相互作用包括药动学、药效学相互作用及药物体外配伍禁忌。药动学相互作用可能发生于药物的吸收、分布、代谢及排泄等环节,如不同的抗精神病药通过影响血脑屏障 P 糖蛋白的表达产生竞争性抑制,导致疗效降低;唑类抗真菌药抑制肝脏 P450 酶活性,与免疫抑制药如他克莫司合用时后者血药浓度明显增加,需要及时调整剂量。药效学相互作用包含对靶位的相互作用,对电解质平衡的相互作用及对同一生理系统或生化代谢系统的相互作用,产生的效应为协同或拮抗。

四、个体化药物治疗

1. 遗传相关的药物反应差异研究　从临床药理学、药物基因组学和分子生物学分析,药物遗传多态性表现为药物代谢酶、药物转运蛋白以及药物作用靶位的多态性。这些多态性的存在可能导致药效和不良反应的个体差异。因此,以基因为导向的个体化用药研究将为临床更安全、有效和更经济地合理用药提供重要途径。

目前关于基因多态性的研究主要包括:①药物代谢酶的基因多态性;②药物转运蛋白的基因多态性;③药物直接作用靶位的基因多态性。多数药物与特殊靶蛋白结合而发挥药理作用,这些靶蛋白包括受体、酶或与信号转导、细胞周期控制等有关的蛋白质。由于许多编码药物靶点的基因具有多态性,因而将影响药物的疗效和不良反应,这在抗肿瘤治疗时尤为明显。如慢性粒细胞白血病患者治疗靶点 BCR-ABL 激酶区的突变类型直接影响患者对不同酪氨酸激酶抑制剂的反应,患者的治疗方案需根据突变位点进行个体化选择。

2. 非遗传相关的药物反应差异研究　除遗传因素外,患者的病理生理状态、合并用药等因素都会导致药物反应差异。如对于肝肾功能障碍的患者,药物在其体内的药动学过程与普通患者相比可能有较大差异,从而导致疗效及不良反应发生相应改变,因此,需要对其进行个体化剂量调整。如抗菌药物利奈唑胺的说明书中对肝功能不全患者未推荐调整剂量,但临床观察发现肝功能不全患者使用标准剂量的利奈唑胺时,更易发生血小板降低等不良反应。针对这一临床现象,中南大学湘雅二医院临床药学研究室通过建立肝功能不全患者中利奈唑胺群体药动学模型,运用蒙特卡洛模拟法优化利奈唑胺在肝功能不全患者中的给药方案,在保证疗效的同时减少不良反应的发生。

五、药物损伤与机制研究

1. 药物不良反应监测　新药开发时的临床研究,由于受到研究病例及时间的限制,因此难以发现一些罕见的不良反应。通过对临床用药的不良反应监测,可以发现某些研究未能预测的、严重的、罕见的不良反应。同时,通过大数据调查分析可能发现多种疾病或合用药物的不良反应差异、地域差异及特殊群体的不良反应特征,提高用药的安全性及有效性。

2. 药物损伤机制研究　随着新药的不断涌现和药品不良反应监测体系的不断完善,药物性损伤的报道逐年增多。如何在临床上安全用药,减少药源性疾病是提升医疗质量、保障患者安全的重要议题。近年来,围绕药物性肝、肾及心脏等重要器官损伤的机制研究发现了许多生物标志物及可能的解毒途径,如中南大学湘雅二医院临床药学研究所从氧化应激、线粒体损伤、细胞凋亡和药物转运等方面探索有毒中药雷公藤,肿瘤靶向药物酪氨酸激酶抑制剂(TKI)的肝毒性发生机制,寻找到了药物性肝损伤诊断的分子标志物,并依据中药"配伍减毒"思想,从氧化应激和药动学的角度,探索甘草配伍减毒规律,寻找解毒的有效物质及作用靶点。

六、药物过量与解救

由于不合理用药引起的药物过量及化学中毒引发的急性中毒严重威胁患者的生命安全。药师可协同医师积极参与急性中毒的诊治,促进临床安全用药,包括:①利用药学、化学和现代分析技术开展体内药物和毒物分析,对患者体液标本进行定性和定量分析,为医师抢救中毒患者提供客观指标;②提供解毒剂的选择、合理使用及对症支持疗法;③对中毒患者给予个体化救治;④总结并分析本地区常见中毒分类,并据此配备本医院常用解毒剂的品种。

中南大学湘雅二医院临床药学研究所近 30 年来围绕中毒诊治的快速诊断及科学救治两大课题,建立了临床常见毒物快速诊断技术体系;开发了整套体内毒物快速检测仪器以及与之适配的试剂;揭示了中毒发生发展机制的关键环节与靶点,为临床解毒救治与药物研发提供了理论依据,协助医师进行中毒抢救。

七、药物应用综合评价

药物的利用与评价是指在药物治疗过程中,根据事先制订的标准,对药物选择、给药剂量、给药途径、药物配伍等是否合理、准确而进行的评价。"药物利用评价"是一个有组织的质量保证程序,它通过对药物的使用全过程进行评价,及时发现问题,并通过一定的途径加以解决,以达到减少患者用药不当与错误、防止药物滥用及控制治疗用药费用的目的,确保用药适宜、安全和有效。药物利用评价包括医疗方面评价疾病治疗的效果以及从社会、经济等方面评价其合理性以获得最大的社会效益和经济效益。药物利用评价的研究不仅有助于患者的药物治疗,而且有助于与此有关的医疗社会和经济的管理决策。

药物利用评价是一项长期的连续性的工作,基本步骤如下。

1. **成立药物利用评价委员会** 药物利用评价委员会的职能是制订评价标准,根据评价结果制订改善处方行为的干预措施,提交评价报告。

2. **确定药物利用评价计划的范围** 鉴于人力、物力的限制,医院开展药物利用评价并不能涵盖医院使用的全部药物,而是从药物的药理作用类别考虑,对那些最有可能产生不良反应和在临床应用中最易出现问题的药物,或者通过评价最可能带来有益影响的药物如抗菌药物、心血管药物和抗肿瘤药物等进行评价。其次,评价药物的选择可以根据药物消耗金额大小的顺序排列来确定。

3. **建立评价质量标准** 药物利用评价是一项综合性评价,不能用单一指标来进行判断。在评价药物使用质量时要使用的度量包括适应证、给药途径和给药过程、给药后的结果等指标。药物利用评价的标准应当清楚明了、便于操作。

4. **收集资料** 药物的使用数据是利用评价的基础,数据的完整性和准确性尤为重要。通常收集的数据包括处方医师基本资料、患者基本资料、疾病的诊断、治疗情况、药品基本信息及疗效和不良反应等。

5. **评价结果** 对收集的数据进行整理分析之后,就可进行评价。评价的重点是要揭示一定时期、一定卫生保健环境下的药物使用模式。通常根据数据的特点和分析要点将数据按处方医师分类,按疾病分类,按医师保健方式分类,或者按患者特点分类,在分类的基础上进行分析评价。如医师的用药习惯和医院的用药情况、对某些特定疾病治疗用药方案的特点等,将这些结果与预先制订的标准进行比较,从而得出评价结论。

6. **改进用药方式** 对评价中发现的问题应实施干预措施,使用药模式得到纠正和向合理化方向改进。干预措施可分为管理性措施(如制订处方行为标准、行政或经济奖惩等)和教育性措施(如对医师、药师及患者的培训班、宣传资料、评估结果的反馈,药物使用通信及专家咨询等)。

7. **进行药物利用的再评价** 在干预措施实施 3~12 个月后,需要通过对药物利用模式进行再评价,以确定是否有效。再评价的常用指标有:药品总体使用趋势变化;不合理用药处方的比例;相互作用药物处方比例;滥用药物处方比例;过低用药处方比例;治愈率、有效率、药物不良反应发生率、药物使用差错率、药物费用比例的变化趋势;净节省费用以及卫生管理人员、医务人员、患者服务满意度的变化等。

八、药物经济学研究

药物经济学研究应用现代经济学方法,结合流行病学、决策学、生物统计学等多学科的研究成果,全方位地识别、测量、比较分析不同药物治疗方案间、药物治疗方案和其他方案以及不同医疗或药学服务项目的成本与结果。

药物经济学从个体患者、整个医疗保健系统或全社会角度出发,通过采用一系列描述性和分析性技术,评估如何合理选择和利用药物,从而以最低的治疗成本,得到最好的医疗保健效果,使有限的医药卫生资源得到最佳的、合理的分配。现行的药物经济学评价方法主要有 4 种:成本-效益分析(cost-benefit analysis,CBA)、成本-效果分析(cost-effectiveness analysis,CEA)、最小成本分析(cost-minimization analysis,CMA)和成本-效用分析(cost-utility analysis,CUA),根据不同的研究目的可选择最为适宜的方案。目前在医院药学主要的应用包括:指导新药研发、评估新的治疗手段、促进慢性病的个体化药学服务模式发展、协助制定医保政策等,在疗效及安全性评价的基础上综合考虑经济因素及患者生命质量的相关性。例如,肾细胞癌(renal cell carcinoma,RCC)是肾癌中最常见的一种,全世界每年确诊病例 33 万,死亡人数 14 万。高达 30% 的患者在诊断时为晚期疾病,五年生存率仅为 11%。近年来,多个 PD-1 抑制剂被批准作为一线治疗方案治疗转移性肾细胞癌(mRCC)。但该类药物价格高昂,成本投入与健康产出是否平衡是亟须解决的关键问题。中南大学湘雅二医院万小敏博士,采用药物经济学评价方法,通过构建 Markov 模型分析接受纳武利尤单抗联合伊匹单抗或舒尼替尼的 mRCC 中、低风险患者的全生命周期成本和效果,其研究结果为医师及患者做出个体化用药选择提供了药物经济学支持。

九、循证药学研究

循证药学本质在于遵循证据,核心内容与基本思想是寻找证据、分析证据并运用证据,做出科学合理的用药决策。循证药学是贯穿科学研究和实践决策的方法之一,目前在药学领域的很多方面均发挥着指导作用,主要体现在:有利于解决临床药物治疗难题;促进临床药师业务素质的提高;促进临床教学和培训水平的提高,培训高素质人才;促进临床药学决策科学化及其发展;同时可靠的科学信息有利于卫生政策决策的科学化。

循证药学研究包括两个基本过程:首先要全面、系统且没有偏倚地检索有关文献资料,并且用严格的标准和科学的方法来判断、评价所得信息,从中剔除错误的内容,获得当前最佳、真实、可靠、适用的结果;其次要将所得结论适当并准确地应用于临床实践。

十、新制剂开发研究

根据临床用药的需求,改变某些药物的给药途径,也可运用药剂学新知识与方法研制缓释制剂、靶向制剂等。将经过临床长期使用的医院制剂改进提高并开发为新药是药剂学研究的重要课题。由于新药开发和报批涉及药剂学、药物分析、药理学和毒理学等药学各学科领域,因此还可带动上述各领域的科研活动。

十一、药事管理学研究

由经验管理上升到科学管理是医院药学发展的基础,科学管理是依据数理统计学、心理学、行为科学、治疗学、药效学,以及药事法规、计算机技术等理论研究管理模式并制定管理规范,将医院药学的管理纳入科学化的轨道。

（李焕德）

参 考 文 献

［1］ 宿凌,张雷.药事管理学［M］.上海:华东理工大学出版社,2010.

［2］ 夏培元.药物临床试验实施与质量管理［M］.北京:人民军医出版社,2010.

［3］ 田少雷.药物临床试验与 GCP［M］.北京:北京大学出版社,2003.

［4］ 李家泰.临床药理学［M］.3 版.北京:人民卫生出版社,2007:452-471.

［5］ PHILLIP I. GOOD. A manager's guide to the design and conduct of clinical trials［M］. Second Edition. New York:John Wiley & Sons Inc,2006.

［6］ The Sixth International Conference on Harmonization of Technical Requirements for Registration of Pharmaceuticals for Human Use(ICH-6). New Horizons and Future Challenges［J］. Conference Program,2003,12-25.

［7］ JOHN I. GALLIN FREDERICK P. OGNIBENE. Principles and Practice of Clinical Research［M］. Second Edition. New York:Elsevier Inc,2007.

［8］ SU-HUA ZHANG,ZHEN-YU ZHU,ZI CHEN,et al. Population Pharmacokinetics and Dosage Optimization of Linezolid in Patients with Liver Dysfunction［J］. International Journal Of Clinical Pharmacology And Therapeutics,2020,58(02):103-111.

［9］ Chinese Pharmacological Society. Individualized Medication of Voriconazole:A Practice Guideline of the Division of Therapeutic Drug Monitoring,Chinese Pharmacological Society［J］. Ther Drug Monit,2018,40(6):663-674.

［10］ LING-JUAN CAO,HUAN-DE LI,MIAO YAN,et al. The Protective Effects of Isoliquiritigenin and Glycyrrhetinic Acid against Triptolide-Induced Oxidative Stress in HepG2 Cells Involve Nrf2 Activation［J］. Evid Based Complement Alternat Med,2016,1-8.

［11］ WAN XIAOMIN,ZHANG YUCONG,TAN CHONGQING,et al. First-line Nivolumab Plus Ipilimumab vs Sunitinib for Metastatic Renal Cell Carcinoma:A Cost-effectiveness Analysis［J］. JAMA Oncology,2019,5(4):491-496.

第十三章 药物临床研究与医药伦理学

第一节 药物临床研究概述

药物研发在于不断研究开发并生产出具有更好疗效和更低毒副作用的药品,以满足人们不断增长的防病治病和保持身体健康需要。作为一个技术密集型行业,不断进行研发创新,开发新的产品是医药工业能够向前发展的动力和灵魂。为此,制药企业不断地研究开发新的药物并将其推向市场。

药物可以分作原研药、仿制药和细胞治疗产品三种。开发路径也不尽相同。①原研药(innovator product):是指已经过全面的药学、药理学和毒理学研究以及临床研究数据证实其安全有效并首次被批准上市的药品。②仿制药:一般是指传统化学药,相对比较简单,强调和原研药物的一致性。在相似的试验条件下单次或多次服用相同剂量的试验药物后,受试制剂中药物的吸收速度和吸收程度与参比制剂的差异在可接受范围内。

为规范仿制药质量和疗效一致性评价工作,2016 年 3 月原国家食品药品监督管理总局(CFDA)组织制定了《普通口服固体制剂参比制剂选择和确定指导原则》《普通口服固体制剂溶出曲线测定与比较指导原则》《以药动学参数为终点评价指标的化学药物仿制药人体生物等效性研究技术指导原则》等管理办法。一般以药动学参数为终点评价指标的生物等效性,通过测定可获得的生物基质(如血液、血浆、血清)中的活性物质,取得药动学参数作为终点指标,借此反映药物释放并被吸收进入循环系统的速度和程度。通常采用药动学终点指标 C_{max} 和 AUC 来进行评价。试验持续时间短,多为一次给药,费用低。

近年来,国内外创新性生物治疗技术进展迅速。细胞治疗是指利用某些具有特定功能的细胞的特性,采用生物工程方法获取和/或通过体外扩增、特殊培养等处理后,使这些细胞具有增强免疫、杀死病原体和肿瘤细胞、促进组织器官再生和机体康复等治疗功效,从而达到治疗疾病的目的。目前最常见的是免疫细胞治疗和干细胞治疗。细胞治疗主要包括树突状细胞(dendritic cell,DC)、自然杀伤细胞(natural killer cell,NK cell)、各种细胞因子等策略活化诱导的 T 细胞(如 CIK 等),以及基因修饰的 T 细胞(CAR-T 细胞和 TCR-T 细胞)等,干细胞治疗有胚胎干细胞、间充质干细胞、诱导性多能干细胞(induced pluripotent stem cells,iPS cells)。截至 2019 年 4 月,美国临床试验数据库(ClinicalTrials)网站登记的全球开展的细胞治疗产品临床试验约 32 740 项,共 48 个细胞治疗产品在美国、韩国、瑞士等国家上市。在我国开展的细胞治疗产品临床研究有 4 122 项,约占全球的 12%,尚未有产品在我国批准上市。细胞治疗在肿瘤、炎症、组织再生、抗衰老等多个领域取得了重大进展,尤其是在肿瘤防治、病毒感染治疗、免疫调节、器官退行性损伤修复、辐射损伤修复等医学难题上取得了多项突破,为人类健康及疾病治疗做出重大贡献。随着近年来细胞治疗研究不断广泛并深入,其转化研究及产业化也迅速崛起;加上其自身有别于传统药物,传统的药物评价体系很难真正有效评估此类疗法的安全性和有效性,而缺乏适宜的评价为其管理和指导也带来了需要深入思考和探索的诸多问题,并提出了更高要求。

临床试验是确证新药有效性和安全性必不可少的步骤。进行临床试验需要多种专业技术人员的合作。一个好的临床研究队伍应包括医学、药学、药理学、生物学、生物统计学等专业人员。为了充分发挥这些人员的作用,他们应当充分了解临床试验的研究过程和有关的法规、标准和原则。由于临床研究的方法、手段、目的的特殊性,例如,需要受试者的参与、临床试验的资料和结果需要经过药品监督管理部门的审批等,临床研究与一般的科学研究不同,需要满足多项法规和原则。可以说,一个富有临床治疗经验的好医师,未必就是一个合格的临床研究者。准备和正在参与临床研究的研究者应当首先了解开展临床研究的基本原则、理念和法规要求,才能保证在将来的工作中处于主动地位。

概括来讲,所有药物临床试验必须遵循下列三项基本原则:伦理道德原则;科学性原则;GCP与现行法律法规。

一、药物临床试验的发展史

历史上有明确记录的第一个临床试验,是由英国皇家海军外科医师詹姆斯·林德(James Lind)完成的治疗和预防维生素C缺乏症的试验。他是治疗和预防维生素C缺乏症的第一人。1747年,詹姆斯·林德让出现维生素C缺乏症的一部分船员每日吃柑橘类水果和新鲜蔬菜,而其他船员喝苹果酒和醋。通过试验,他发现吃橘子和柠檬的人维生素C缺乏症症状好转,其他人则病情依然。詹姆斯·林德的试验被视为第一个对照临床试验,证明了柠檬用于预防维生素C缺乏症的有效性。1753年,詹姆斯·林德发表了他的试验结果。

在此之后的1863年,临床试验中出现了安慰剂;1923年首次出现了随机临床试验的思想。至1948年,在确立链霉素治疗结核病疗效的试验中,出现第一个随机临床试验,被视为临床试验的里程碑式事件。

鉴于第二次世界大战期间,纳粹法西斯逼迫大量犹太人参加非常残忍暴力的人体试验,包括压力、缺氧、冷冻和在儿童身上进行的创伤和烧伤试验。以史为鉴,纽伦堡国际军事法庭于1946年颁布了《纽伦堡法典》,第一次提出了知情同意的概念,这也是第一部规范人体研究的伦理方面的法规。1964年在芬兰由世界医学协会整理发布的文件《赫尔辛基宣言》则是现代医学伦理学的基石。1977年美国食品药品监督管理局(FDA)颁布了《美国联邦管理法典》,适用于在美国进行的所有临床研究。这个法规提出了一个新的概念,即临床试验质量管理规范的概念,它不仅包括研究伦理,也提出高质量数据的概念,以保证研究结果的可靠。为了促进世界各国临床试验规范化的发展,1996年在日本召开的国际人用药品注册技术协调会(ICH)制定第一个ICH文件,这个文件不仅将美国、欧盟和日本的法规结合在一起,也将北欧国家、澳大利亚、加拿大和世界卫生组织(WHO)的规范包含在内。ICH文件是全球性临床试验指导原则。在规范化法规的指导下,临床试验既保护了受试者的安全,又科学地证明了新药的有效。

二、我国药物临床试验的发展现状

我国规范化临床试验起步相对较晚,从20世纪90年代开始,我国药物临床试验项目剧增。1998年3月,我国《药品临床试验管理规范》(试行)出台,并于1999年9月正式实施,又于2003年9月重新颁布并改名为《药物临床试验质量管理规范》(GCP)。为深化药品审评审批制度改革,鼓励创新,进一步推动我国药物临床试验规范研究和提升质量,2020年7月国家药品监督管理局会同国家卫生健康委员会组织修订并施行了新版《药物临床试验质量管理规范》。我国《药品临床试验质量管理规范》的制定,参照了WHO和ICH的临床试验指导原则,其中各项要求基本实现与国际接轨。2015年7月,原国家食品药品监督管理总局(CFDA)下发了117号文件,由此拉开了我国药物临床试验数据自查核查工作的序幕。此后,国家陆续出台了一系列的相关文件,这一系列文件和规范的颁布,体现了我国卫生行政部门对临床试验的高度重视,这必将促进我国药物临床试验尽快达到国际水平,推动我国的新药研发事业走向世界。

我国的药物临床试验经过多年的发展,在申办者、研究机构、合同研究组织(CRO)和国家药品监管部门的共同努力下,在科学性和规范性上有了很大进步,整体水平有了明显提高。但是与国际上药物临床试验的先进水平和发展势头相比,我国药物临床试验整体水平还显得有些落后,主要体现在临床试验设计水平不高、数据不完整、数据不能溯源、国际多边不能认可等方面。特别是对早期临床试验的重视程度不够,存在研究内容相对简单、研究方案不尽合理、研究者经验相对较少、研究质量粗糙以及人才与经验匮乏、设备设施不完善等不足。以上这些都是亟待解决的问题,因此,需要申办者、主要研究者和 CRO 共同努力,协作加强药物临床试验的自身建设,努力做到临床试验科学规范、数据真实可靠、国际多边认可,以全面提高我国药物临床试验的整体水平。

三、药物临床试验的概念

药物临床试验是确证新药安全性和有效性必不可少的步骤。药物临床试验是指任何在人体(患者或健康受试者)进行的药物的系统性研究,用以证实或发现试验药物的临床药理和/或其他药效学方面的作用、不良反应,和/或吸收、分布、代谢及排泄。目的是确定试验药物的安全性和有效性。药物临床试验一般分为Ⅰ、Ⅱ、Ⅲ、Ⅳ期临床试验和生物等效性试验。所有的药物临床试验必须遵循以下三项基本原则:伦理道德原则;科学性原则;GCP 与现行法律法规。新药的临床研究非常重要,不但要做新药药效的评价,还要做药物安全性方面的评价。因在临床前的体外试验、动物实验与真实地在人体上进行的临床试验存在明显不同,故在动物身上的反应和在人体上的反应有所不同,在动物及人体上的毒性反应亦有所不同。可以说,无论从安全性和有效性,还是从资金投入上讲,临床试验都非常重要,特别是首次人体试验,有许多未知的东西需要思考与探索。因此,尽可能地通过早期临床试验少量受试者的试验结果,分析出试验药物的基本安全、疗效和药物代谢动力学特征,才能为后续该药物被批准上市、服务于患者提供坚实的基础和证据。一个新药的确定,最终还是需要依靠人体试验结果来判断。所以,临床试验必须极为慎重,既要防止发生严重毒副作用,也要防止生产无效甚至有害的药品。

(刘皋林)

第二节　药物临床试验基本内容与要求

研究药物的临床试验是一个系统工程,通常采用两个分类系统进行描述。一个是研究阶段分类方法,药物临床试验分为Ⅰ期临床试验、Ⅱ期临床试验、Ⅲ期临床试验、Ⅳ期临床试验及生物等效性试验。另一个是根据药物特点和研究目的进行分类,包括临床药理学研究、探索性临床试验、确证性临床试验和上市后研究。两个分类系统都有一定的局限性,但两个分类系统互补形成一个动态的有实用价值的临床试验网络。

研究药物临床试验的目的,在于通过系统的临床试验,在一个适宜的适应证人群,选择出适宜的使用剂量,以使患者获得良好的获益与风险比。与科学研究不同,临床试验开发是通过有效组织临床试验来求证临床试验的假设,而不是穷尽所有研究的细枝末节。

在一些发达国家和地区,制药企业与药政管理部门为有效推进临床试验进程,节约临床试验成本,以及有效控制临床试验的风险,积极倡导以目标为导向的临床试验计划,甚至认为临床试验计划应始于临床报告,或者说是始于说明书。通过建立起剂量或/和药物浓度与有效性和安全性的量效关系,来稳步推进临床试验进程。

一、药品研发的特点

新药的研发和注册是一项庞大而复杂的系统工程,涉及多个不同学科,如化学合成、植物化学、微生物学、分析化学、生物学、生物化学、药剂学、药理学、毒理学、病理学、临床医学、统计学、材料学等,需要成千上万专业人员的共同努力和合作。

新药研发的投入高且周期长。据统计,开发每个新化学实体(new chemical entity,NCE)药物的投资越来越多,1981 年世界新药的研发费用为 52 亿美元,平均每个上市新药的投入为 1 亿美元,而到了 1996 年世界药品研发投入达到 385 亿美元,平均每个上市新药的投入为 11.25 亿美元。此数值仍在逐年攀升,随着时间的推移,新药开发的成本逐年上升,成本每隔 10 年翻倍。新药的开发周期,从最初的化合物的筛选到获得药品监督管理部门的批准上市,平均需要 11~15 年的时间。曾有报道对 2010 年上市的 33 个 NCE 进行分析,最短需要 5.5 年,最长超过 23 年。而国内药企研发一个新药的成本需要 2 亿~3 亿元。

新药研发风险大,成功率低。据统计,每合成或分离 1 万个化合物,平均只有 1 个能够真正上市。在 1 万个左右的新化合物中,通过实验室细胞模型的筛选,才能发现 100 个左右值得进一步研究的新化合物,这些化合物再经过在实验动物体内进行药理学、毒理学研究,又将可进一步应用于人体研究的化合物的数目减少至 10 个左右。而进入临床试验后,在 I 期又淘汰掉 30%,在 II 期和 III 期再淘汰掉 50% ~ 55%,最后仅剩下 1~2 个能够获准上市。甚至有些化合物在完成了所有临床试验后,在申请新药注册时不能获得药品监管局的上市批准,以研发失败而告终。

一种新药的研发成功,能为研发企业带来巨大的经济利益。专利制度为新药研发的高回报提供了保障。每种新投放市场的药品几乎在开发的初期就被其研发公司在几个国家,甚至世界范围内申请了专利。药品专利保证了该公司在药品上市后的数年内能够独占市场,或者通过专利许可权转让而得到巨大的商业利益。也正因为如此,国际上许多制药公司纷纷投入其每年销售额 15% ~ 20% 的资金用于新药研发。2005 年美国药品研究与制造商协会(PhRMA)出版的《制药行业概述》中的数据表明,美国 2004 年全部生物医药年投入费用为 493 亿美元,这个数字几乎占全年药品销售收入的 17%,而全美所有行业的研发费用占年度销售收入的百分比仅为 3.9%。

我国药品的自主创新能力相对较弱。新中国成立以来我国的药品研发模式主要以仿制为主。但是随着我国改革开放的深入和国民经济的高速发展,特别是 2001 年加入世界贸易组织(WTO)后,我国知识产权保护机制和专利制度得到了不断完善并与国际接轨,可仿制的国外药品越来越少,仿制的路子也越来越窄,迫使我国医药企业必须走自主创新之路。我国政府在政策上也支持和鼓励企业、院校研究开发新药。

二、药物临床试验的内容

新药的发现与开发是一项多学科交叉渗透、多领域相互协作的技术密集型系统工程,也是一项特殊的科学研究,除了要考虑新药的商品化属性以外,其研究过程要求科学规范,研究试验及程序必须符合相关法规和伦理道德。大多数国家包括我国的新药研发流程图如图 13-1 所示。药物的发现是临床试验的基础环节,非临床研究内容是 I 期临床研究的最重要的、有时也是唯一的参考。

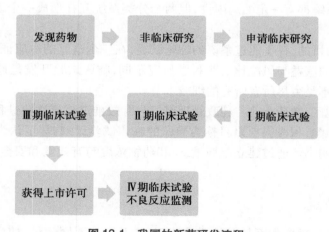

图 13-1　我国的新药研发流程

(一) 发现药物

为了发现一个单一的活性化合物往往要在实验室制备并筛选数以万计的化合物。因此,每年在国际上有成万上亿的化合物被进行药理活性筛选。这些化合物大部分来源于化学合成,也有一部分来自天然产物,包括从植物、动物或人体内提取的化合物分子。对已知药物构效关系的研究,有助于预测可能存在药理活性的分子结构。计算机辅助设计系统(computer-aid-design,CAD)可用于设计新的分子结构并预测它们的药理活性和不良反应,大大提高了药物筛选的效率。

采用体外和生物实验筛选大量的化合物,是制药公司为了发现新的活性化合物通常采用的方法。而"me-too"化合物的合成和筛选更是各公司最常用的和行之有效的新药研发战略。近年,组合化学(combinatorial chemistry)和基因芯片(gene-chip)高通量筛选技术的发展为活性化合物的筛选提供了更为快捷和高效的手段。

在新化合物的活性被发现并进行初步实验后,其开发过程或者终止,或者需进行进一步的结构修饰,或者被直接确定为候选药物,进行进一步的化学分析、剂型选择、处方筛选、质量标准制订、稳定性研究以及药效学、药物代谢、毒理学研究等。

（二）非临床研究

大多数经体外筛选出的目标化合物,要继续开展非临床研究(non-clinical study)或临床前研究(pre-clinical study),包括严格控制条件下的动物实验。

广义地讲,为申请药品注册而进行的药物临床前研究,包括药物的合成工艺、提取方法、理化性质及纯度、剂型选择、处方筛选、制备工艺、检验方法、质量指标、稳定性、动物药理、毒理、药动学等。中药制剂还包括原药材的来源、加工及炮制等的研究。生物制品还包括菌毒种、细胞株、生物组织等起始原材料的来源、质量标准、生物学特征、遗传稳定性及免疫学的研究等。

动物实验包括非临床药理学研究、药动学研究和毒理学研究。动物实验的目的是获得评价或预测新的化合物在用于人体时是否有效安全的重要信息和资料。尽管用动物进行实验一直存在非议,但迄今尚没有发现任何其他能够具有同样可靠性的代用模型。

通过非临床药理研究可以回答下列与疗效有关的问题:这一化合物确实具有所期待的药效吗? 新化合物对特定受体的化学结构具有强的亲和力吗? 在正常及病理动物模型中,剂量-效应关系的数值是多少? 在不同的种属、品系或动物体内,对新化合物的反应差异怎样? 该化合物的有效剂量和治疗指数如何?

通过药动学研究可提供有关药物吸收、分布、生物转化、排泄速率及程度方面的信息,例如,药物是否容易运转到药效作用部位? 是否有合适的半衰期? 吸收是否良好? 生物转化方式如何? 代谢途径是否复杂? 等等。这些信息对确定药物的开发过程是极其重要的,例如,从比较口服和静脉给药后的吸收程度,可以确定最佳的给药途径和剂型;生物转化途径是了解药效强度、持续时间和不良反应的决定因素;代谢途径是否复杂也会成为决定是否进一步开发该药物的考虑因素,因为代谢途径复杂的药物将增加不同种属或人群间药效与毒性的不可预测性,给进一步的开发带来困难。

通过临床前毒理学研究,主要对药物的安全性进行评价,要达到如下目的:发现新化合物产生毒性反应的剂量(LD_{50}),包括单次给药的毒性剂量,也包括连续长期给药产生毒性的剂量;确定新化合物产生疗效但不产生毒副反应的安全剂量范围、最大耐受剂量;评价新化合物是否致癌、致畸、致突变或产生其他严重的毒副反应,例如免疫抗原性或过敏性反应;评价化合物的药物依赖性等。

近年来,为了避免引起沙利度胺等类似药物严重不良事件,保证动物实验数据的可靠性,在国际上对临床前安全性评价研究的法规要求更加严格,各个国家纷纷实施《药物非临床研究质量管理规范》(Good Laboratory Practice,GLP)。我国也不例外,我国在2001年12月1日开始实施的《中华人民共和国药品管理法》(以下简称《药品管理法》)中将药物非临床安全性评价研究机构必须执行 GLP 作为法定要求。2007年4月原国家食品药品监督管理总局(CFDA)发布了《药物非临床研究质量管理规范认证管理办法(试行)》,逐步要求以药品注册为目的开展的非临床安全性研究必须在经过 GLP 认证的研究机构或实验室进行。

对动物毒性的充分评价和准确解释,对决定有价值的候选药物是否进行人体临床试验是至关重要的。在动物实验的基础上,可选择进一步用于人体试验的化合物。

新的药物在进入人体开展临床试验之前往往需要向药品监督管理部门提出申请并获得批准。在美国称为"研究新药申请"（investigational new drug application，IND），简称 IND 申请。在我国称为"药物临床试验批件"申请。未提交申请并获得批准，不能开始任何临床试验。

（三）Ⅰ期临床试验

在新药开发过程中，将新药初次用于人体以研究新药的性质，称之为Ⅰ期临床试验。Ⅰ期临床试验是初步的临床药理学及人体安全性评价试验，目的在于观察人体对新药的耐受程度和药动学，为制订给药方案提供依据。

人体耐受性试验（clinical tolerance test）是在经过详细的动物实验研究的基础上，观察人体对该药的耐受程度，也就是要找出人体对新药的最大耐受剂量及其产生的不良反应，是人体的安全性试验，为确定Ⅱ期临床试验用药剂量提供重要的科学依据。

人体药动学研究（clinical pharmacokinetics）是通过研究药物的吸收、分布、生物转化及排泄过程的规律，为Ⅱ期临床试验给药方案的制订提供科学依据。人体药动学观察的是药物及其代谢物在人体内的含量随时间变化的动态过程，这一过程主要通过数学模型和统计学方法进行定量描述。药动学的基本假设是药物的药效或毒性与其浓度（如血液中的浓度）有关。

Ⅰ期临床试验一般从单剂量开始，在严格控制的条件下，给予少数（10~100 例）筛选合格的健康受试者（对肿瘤药物而言通常为肿瘤患者）试验药物，然后仔细监测药物的血药浓度、排泄性质和任何有益反应或不良作用，以评价药物在人体内的药动学和耐受性。通常要求受试者在研究期间住院，每日对其进行 24 小时的密切监护。随着对新药的安全性了解的增加，给药的剂量可逐渐提高，并可以多剂量给药。

Ⅰ期临床试验有四个目的，分别为评价耐受性、说明或描述药动学及药效学特征、探索药物代谢和药物相互作用、评估药物活性。就药动学而言，其具体目的是说明或描述药动学特征、探索药物代谢和药物相互作用。

在进行Ⅰ期药动学研究之初，首先对以下几个方面进行考察：①确定研究药物的药理学分类。②了解研究药物拟治疗、预防或诊断的目标适应证。了解拟治疗疾病的流行病学特征、发病机制与病理生理过程、诊断标准、病程与预后、治疗标准与进展、常见伴随疾病。③了解非临床试验研究。非临床试验研究是Ⅰ期药动学研究的重要基础，它能提供人体药动学研究所必需的基本信息。药动学方面，非临床药动学研究应提供包括药动学研究方法，以及动物的药物或活性代谢产物的 ADME 特征的基本信息，必要时提供药物相互影响的信息。药理方面，非临床试验研究能提供研究药物的基本药效学特征。毒理研究方面，非临床试验研究能提供研究药物基本的毒理学特征。④临床研究机构及药动学研究检测单位。人体药动学研究是在人体进行研究，临床研究在具有药物临床试验机构资格认定证书的单位进行。⑤研究药物确定的用药范围与地区。⑥考虑注册环境与药政管理部门的建议。

综合考虑上述因素，然后根据临床试验总目标和具体目标来商定拟进行的药动学研究方案。一般而言，药动学应是考虑拟治疗的目标适应证因素，并在非临床试验基础之上完成的人体药动学研究。根据试验的目标来设计和收集相关数据，一般应获取以下几个方面的数据：①研究药物或活性代谢物的药动学特征（ADME）数据；②剂量与血药浓度或靶位浓度的量效关系数据；③与适应证治疗相关的常见合并用药的相互作用数据；④性别或年龄对药动学的影响。其目的为量化评价耐受性试验结果提供支持，也为后续的临床试验提供药动学方面的支持。药动学应进行下述内容：单次和多次给药的药动学研究；食物对药动学的影响；年龄和性别对药动学的影响；药物相互作用；不同处方间的比较药动学。

由于Ⅰ期临床试验通常不涉及以治疗为目的的疗效观察，除细胞毒类研究药物以外，Ⅰ期药动学研究通常在健康志愿者中进行，这样不仅可以获取较为完善的药动学数据，还可以结合耐受性研究更好地评价安全性风险。药物研发最终是为了患者用药，患者的药动学数据对后续临床试验更具有指导意义。除上述存在潜在毒性药物以外，其他研究药物也越来越多地采用患者来进行药动学研究。也有研究者采取将健康志愿者与轻、中度患者结合起来的方法，单次给药采用健康志愿者，多次给药采用轻、中度患者。研究者可以结合研究药物特征和目标适应证特点，来确定研究人群。

（四）Ⅱ期临床试验

通过Ⅰ期临床研究，可获得人体药动学数据及试验药物的人体耐受性初步数据，但未证实试验药物的治疗作用。

Ⅱ期临床试验是对治疗作用的初步评价阶段。其目的是初步评价药物对目标适应证患者的初步作用和安全性，为Ⅲ期临床试验研究设计和给药剂量方案的确定提供依据。此阶段的研究设计可以根据具体的研究目的，采用多种形式，如随机盲法对照临床试验。Ⅱ期试验须设对照组进行盲法随机对照试验，常采用双盲随机平行对照试验（double-blind，randomized，parallel controlled clinical trial）。Ⅱa期相当于Ⅱ期的剂量和有效性的探索性试验，到底是做Ⅱ期还是分开做Ⅱa、Ⅱb期，具体要看国家药品监督管理部门下发的临床批件如何要求。

Ⅱa期就是先入组少量受试者，目的是确立合适的治疗剂量，确定量效关系，评估受益-风险比，探寻新药配伍并为下一步试验建立方法学依据。在对药物疗效和评价指标争议大、意见不统一的情况下，分两步走相对安全。Ⅰ类化合药的试验设计基本分步走，结果不理想可以及时调整。

Ⅱb期则是在Ⅱa期的基础上，将有效组扩大样本量，明确剂量的安全性、有效性。例如，一个药Ⅱa期有几个适应证，入组十几个病例后，观察安全性和有效性，在其之后可以选择有效性良好的适应证组扩大样本量进行Ⅱb期实验，然后再观察其安全性和有效性。此阶段的研究设计可以根据其具体的研究目的，采取多种形式。

（五）受益-风险评估

通过前两期临床研究，药品研发单位必须对试验药物的受益-风险比进行评估，以确定是否有必要对该产品进行进一步的研究。一般来说，为治疗某种疾病而摄入一种药品的受益应超过该药带来的风险。例如，为了缓解头痛而服用一种镇痛药却带来了严重脱发的不良反应，那么该治疗是不能接受的。但是一个身患晚期癌症的患者却可以接受具有更严重毒副作用的药物治疗。这表明每种药品和每个治疗领域可能具有不同的可接受的受益-风险比。因此，在研发新药过程中，应首先考虑针对不同的治疗（包括已有的相似药品）的受益-风险比。一个具有不可接受的受益-风险比的药物无法得到药品监督管理部门批准，而且如果有其他更好的药物存在，医师也不应给患者使用该药物。

临床试验进入此阶段已花费了大量人力和研究经费，如果决定中止研发将会造成惨重的经济损失，但如果面临以下原因，研发公司则必须中止研究，如：不可接受的受益-风险比；不良耐受性导致许多不良反应；生物利用度低导致疗效很小或无疗效；药品的剂型不稳定或易分解；生产投资超过预计收益等。如果该药物值得进一步研究，则需进行更多的临床试验来证明该药物对大量患者的有效性与安全性。

（六）Ⅲ期临床试验

在Ⅰ、Ⅱ期临床试验的基础上，将试验药物用于更大范围的患者志愿者身上，进行扩大的多中心临床试验，进一步评价药物对目标适应证患者的治疗作用和安全性，评价受益与风险关系，称之为Ⅲ期临床试验。

Ⅲ期临床试验是治疗作用的确证阶段，也是为药品注册申请获得批准提供依据的关键阶段。该期试验一般为具有足够样本量的随机对照试验（random control trial，RCT）。临床试验对试验药物与安慰剂（不含活性物质）或已上市药品的有关参数进行比较。试验结果应当具有可重复性。

Ⅲ期临床试验的目标是增加患者接触试验药物的机会，既要增加受试者的人数，还要增加受试者用药的时间；对不同患者人群确定理想的用药剂量方案；评价试验药物在治疗目标适应证时的总体疗效和安全性。该阶段是临床研究项目最关键部分。除了对成人患者研究外，有时还需要关注研究药物对老年人及儿童等特殊人群的安全性。

一般来讲，老年患者和危重患者对药物要求的剂量相对较低，因为其不能有效清除药物，使得这类人群对不良反应耐受性较差，所以应当进行特别的研究来确定剂量。而儿童人群具有突变敏感性、迟发毒性和不同药物代谢动力学性质等特点，因此药物应用于儿童人群时，应充分权衡疗效和药物不良反应。在国外，儿童参加的临床试验一般放在成人试验的Ⅲ期临床试验后才开始。但如果一种疾病主要发生在儿童，并且疾病严重而又没有其他有效治疗方法时，FDA允许Ⅰ期试验从儿童开始，即在不存在成人数据参照的情况下，允许从儿童开始药理评价。我国对此尚无明确规定。

（七）申请药品注册或上市许可

在完成Ⅰ~Ⅲ期临床试验后,对这些临床试验中的患者或健康受试者的数据进行评估处理和统计分析,然后由研究者或/和申办者(药厂或开发院所)写出总结报告,并将该报告和有关数据连同临床前的动物实验和实验室数据报送药品监督管理部门,申报新药上市许可证或生产批文,再由药品监督管理部门进行技术审评。如美国的 FDA、英国的英国药品监督局(department of health,medicines control agency, MCA)、日本的厚生省,以及我国的国家药品监督管理局负责审评药品注册与上市。通常新药的技术审评需要耗时数个月,甚至数年时间。如果评审结果认为该药物是安全和有效的,而且比已有同类药品更优异,那么将由药品监督管理部门颁发产品许可(product license,PL)或上市许可(marketing approval/authorization,MA)。在我国则颁发新药证书和生产文号,如为境外生产则颁发进口注册证。得到许可证后,该药品就可以在该国家或地区合法进行生产和销售。

刚上市的新药往往仅能够作为处方药使用,而且必须仅限用于通过临床试验并经批准的适应证。在大多数国家,治疗癌症和艾滋病的药品一般比治疗其他疾病的药品更易较快获得批准(通过孤儿药或加快审评程序)。

在十多年前我国开展临床试验采用分阶段批准制。在开展Ⅰ期、Ⅱ期、Ⅲ期前均要提交资料,并获得批准后,才能开展。这样耗时很长,严重阻碍了我国新药的上市进程。随着改革的深入,前几年开始实行大批件,即只发一个临床试验批件,可以开展不同阶段的临床试验。直到最后成功改为"默许制"。现在的流程就是提交资料,不否决即可开展临床,在关键节点(IND、Ⅲ期临床、NDA),要求申办方和 CDE 进行沟通,双方达成一致意见。同时要求资料的提交采用 CTD 格式,适用 ICH 原则,这样新药研发就基本与国际接轨。这不仅缩短了时间,更重要的是身份的转变。在批准制下,CDE 既是"裁判",又是"教练";在新政下,CDE 只是"裁判",注意力更加聚焦,申办方要负有更多的责任。

过去,我国新药的概念比国际上大多数国家具有更宽泛的意义,我国把国内还没有生产过的药品统称为新药;已生产的药品改变剂型、给药途径、增加适应证或制成新的复方制剂,也按新药管理。新的《药品管理法》实施后,我国对新药的定义进行了修改。《中华人民共和国药品管理法实施条例》(以下简称《药品管理法实施条例》)将新药定义为:"未曾在中国境内上市销售的药品"。这与国际上新药的通行概念已完全接轨。我国的《药品注册管理办法》在 1999 年、2005 年、2007 年、2020 年共进行了 4 次修订。新版《药品注册管理办法》规定:"中药注册按照中药创新药、中药改良型新药、古代经典名方中药复方制剂、同名同方药等进行分类。化学药注册按照化学药创新药、化学药改良型新药、仿制药等进行分类。生物制品注册按照生物制品创新药、生物制品改良型新药、已上市生物制品(含生物类似药)等进行分类。"中药、化学药和生物制品等药品的细化分类和相应的申报资料要求,由国家药品监督管理局根据注册药品的产品特性、创新程度和审评管理需要组织制定,并向社会公布。境外生产药品的注册申请,按照药品的细化分类和相应的申报资料要求执行。

（八）Ⅳ期临床试验

一种新药在获准上市后,仍然需要进行进一步的研究,在广泛使用条件下考察其疗效和不良反应。上市后的研究在国际上多数国家称为"Ⅳ期临床试验"。

在上市前进行的前三期临床试验是对较小范围、特殊群体的患者进行的药品评价,患者是经过严格选择和控制的,因此有很多例外。而上市后,许多不同类型的患者将接受该药品的治疗。所以很有必要重新评价药品对大多数患者的疗效和耐受性。在上市后的Ⅳ期临床研究中,数以千计经该药品治疗的患者的研究数据被收集并分析。在上市前的临床研究中因发生率太低而没有被发现的不良反应就可能被发现。这些数据将支持临床试验中已得到的数据,可以让医师更好地认识到该药品对"普通人群"的治疗受益-风险比。

正规的Ⅳ期临床试验是药品监管部门所要求的,其研究结果要求向药品监管部门报告。但是新药的开发厂商,特别是其市场拓展或销售为了促销目的往往会组织一些所谓的播种研究(seeding study)或市场研究(marketing trial),主要目的是通过这些研究让更多的医师了解新产品并鼓励医师处方,为此,他们经常要将刚上市新药和同类竞争药品相比较,这样的研究往往在试验方案设计、实施及研究评价和报道上不够规范和科学,在许多国家是被药品法规明令禁止的。

　　进行上市后研究的另一个目的是进一步拓宽药品的适应证范围。在产品许可证中清楚地限定了药品的适应证,该药品也可能用于除此之外的其他适应证,但必须首先有临床试验的数据。例如,一种治疗关节炎疼痛的新药,可进行用其治疗运动损伤、背痛、普通疼痛等的临床试验来拓宽其适应证范围。如果这些试验表明在治疗这些病症时确实有效,那么就可以申请增加该药品的适应证。这种研究就拓宽了药品的使用范围,从而可以增加该药品潜在的市场和销售额。在有的国家将这种新适应证的临床研究也归为"Ⅳ期临床试验",但也有国家将其称为"Ⅲ期临床试验B"(Phase ⅢB),那么相应的第一适应证的Ⅲ期临床试验就被称为"Ⅲ期临床试验A"(Phase ⅢA)。

（九）不良反应监测和上市许可的撤销

　　药品的批准上市绝不意味着对其安全性评价的终止。药品上市后的不良反应监测对于继续评价药物的安全性是非常重要的,因为药物上市前所进行的临床研究通常是极其有限的。这些临床试验对于发现一些常见的、发生率较高的不良反应是可能的,但对于一些罕见的不良反应很难发现。不良反应监测的目的就在于寻找和识别药物在上市前没有发现和认知的问题,尽快捕捉到潜在安全性的蛛丝马迹,以便药品监管部门和制药公司可以尽快与医师和患者进行沟通,探索预防措施,避免给患者带来安全性风险和威胁。

　　在药品上市后,在Ⅳ期临床研究中或在临床使用过程中发现的与该药品有关的不良事件(adverse event,AE)要及时向药品监督管理部门报告。药品开发厂家有责任对任何有关的不良事件进行研究,或由药品监督管理部门委托研究机构对此进行研究。如果发现该不良事件的确由该药品引起,那么药品监督管理部门可能会要求药厂修改说明书、在说明书上增加警示语或限制该药品的使用范围,严重时,甚至撤销其上市许可。

　　无论在美国还是欧洲,每年都有一些药品由于安全性问题而从市场上撤销。例如,从1997年到2007年的10年间,基于安全性的原因,美国从市场上撤下了20多个药品,其中包括非甾体抗炎药伐地昔布(valdecoxib)、抗组胺药特非那定(terfenadine)、胃肠动力药西沙必利(cisapride)、治疗糖尿病药曲格列酮(troglitazone)等。

　　在撤市的产品中既有官方撤销上市许可,也有制药公司发现其上市新药存在严重不良反应,将产品主动从市场上撤销。例如,罗氏公司1997年上市的降压药米贝拉地尔(mibefradil,posicor)因其潜在有害的药物相互作用而于1998年被罗氏公司从市场上撤销。再如1997年由FDA批准的拜尔公司开发的降脂新药拜斯亭(baycol,Cerivastatin)因严重的横纹肌溶解副作用,而于2001年主动从市场撤销。

　　这种情况对药品开发厂商来讲无疑是场巨大的灾难,因其前期已为该药品的开发投入了巨大的研究费用、市场开发费用和投产前后费用。但是为了人类的健康必须严格地将具有严重不良反应的药品从市场上撤除,或者在严格监控下限制其使用。导致撤市的安全性问题主要包括:发生了预料外的罕见不良反应;出现比预期更严重的毒性;发现潜在的用药风险;在联合用药或使用不当时容易产生很大的风险;已有更为安全可靠的替代药物等。当然,被撤销的药品不一定就被永远"判了死刑"。已有一些因严重副作用而被从市场上撤销的药品,过了若干年后被发现并获准用于新的适应证的例子。正如前面所述,因为针对不同的疾病会有不同的受益-风险比要求。例如,被视为人类医药史上最大悲剧的"反应停事件"在20世纪50年代发生后,被禁用的药品沙利度胺(反应停)在1998年6月又被FDA批准用于治疗麻风病患者的麻风性结节性红斑(erythema nodosum leprosum)。

　　从药理角度分析,有很多不同的适应证都有可能是研究药物临床研究的切入点。此时,应结合之前已经完成的非临床试验研究结果与适应证特点,对拟研究的适应证进行分析与比较,排列适应证开发的次序。如抗凝血药物的开发,既可以用于深静脉血栓形成的预防,又可以用于深静脉血栓形成的治疗和二级预防,也可以用于急性冠脉综合征的治疗,但各个适应证的患者所能接受的风险度不同。此种情况下,可以先在患者风险度低又容易获取阳性结果的适应证进行药动学试验与相应的临床试验。然后根据临床试验结果的初步评价决定推进临床试验的进程。如果多个适应证同时推进,风险度将会明显增加。如果多个适应证患者所能承受的风险度基本相同(如抗生素用于多个感染适应证的开发),也可以同时进行。一旦获准上市,即可获取良好的市场收益。对于研究药物拟用于不同适应证领域,甚至也无法评价不同适应证间患者所要承担的风险度时,研发主体可以根据市场、研发成本、研发周期和风险控制等多种因素进行评估,以决定药物研发的次序。

三、药物临床试验的要求

进行药物临床试验必须有充分的科学依据。在进行人体试验前,必须周密考虑该试验的目的及要解决的问题,应权衡对受试者和公众健康预期的受益及风险,预期的受益应超过可能出现的损害。选择临床试验方法必须符合科学和伦理要求。进行临床试验前,必须提供试验药物的临床前研究资料,包括处方组成、制造工艺和质量检验结果。所提供的临床前资料必须符合进行相应各期临床试验的要求,同时还应提供试验药物已完成和其他地区正在进行与临床试验有关的有效性和安全性资料。临床试验药物的制备应当符合《药品生产质量管理规范》。

所有研究者都应具备承担该项临床试验的专业特长、资格和能力,并经过培训。临床试验开始前,研究者和申办者应就试验方案、试验的监查、稽查和标准操作规程及试验中职责分工等达成书面协议。药物临床试验的要求概括如下:获得国家药品监督管理局审批的药品临床试验批件;符合规范的药检报告;内容齐备的研究者手册;具备药品临床试验机构资格的临床研究机构;合格的研究人员;规范化设计的新药临床试验方案;制定可操作的标准操作规程(SOP)。

四、受试者保障

为确保临床试验中受试者的权益,须成立独立的伦理委员会,并向国家药品监督管理局备案。伦理委员会应有从事医药相关专业人员、非医药专业人员、法律专家及来自其他单位的人员,由至少五人组成,并有不同性别的委员。伦理委员会的组成和工作不应受任何参与试验者的影响。试验方案需经伦理委员会审议同意并签署批准意见后方可实施。在试验进行期间,试验方案的任何修改均应经伦理委员会批准;试验中发生严重不良事件,应及时向伦理委员会报告。在药物临床试验的过程中,必须对受试者的个人权益给予充分的保障,并确保试验的科学性和可靠性。受试者的权益、安全和健康必须高于对科学和社会利益的考虑。伦理委员会与知情同意书是保障受试者权益的主要措施。

五、药物临床试验的意义

对于药品来说,临床试验的重要性要远大于临床前的实验研究,因为药品的最基本属性有效性及安全性都是通过临床试验来检验的。据统计,国外研究一个一类新药从基础研究开始直到获得承认、生产上市,一般需要 10 年以上的时间,每个新药的平均开发费用约为 12 亿美元,而其中,所花费用及时间 70% 以上是在临床研究上。新药的临床研究十分重要,一方面新药药效的评价,因实验动物不同有所差异;在动物身上的反应和在人体上的反应有所不同。另一方面,在动物和人体上的毒性反应亦有所不同。可以说,无论从有效性和安全性,还是从资金投入上来说,临床试验都非常重要。一个新药的确定,最终还是需要依靠人体做试验。所以,临床试验必须更为慎重,防止严重毒副作用发生,也要防止生产无效甚至有害的药品。

(刘皋林)

第三节　药物临床试验管理规范

《中华人民共和国药品管理法》规定,从事药品研制活动,应当遵守药物非临床研究质量管理规范、药物临床试验质量管理规范,保证药品研制全过程持续符合法定要求。药物临床试验是药品研制活动的重要组成部分,为保证药物临床试验过程规范,数据和结果的科学、真实、可靠,保护受试者的权益和安全,国家药品监督管理局会同国家卫生健康委组织修订并发布了《药物临床试验质量管理规范》,自 2020 年 7 月 1 日起实施。药物临床试验的相关活动应当遵守本规范。药物临床试验质量管理规范是药物临床试验全过程的质量标准,包括方案设计、组织实施、监查、稽查、记录、分析、总结和报告。

一、药物临床试验的申请和审批

药物临床试验的申请人完成支持药物临床试验的药学、药理毒理学等研究后,提出药物临床试验申请的,应当按照申报资料要求向国家药品监督管理局药品审评中心(以下简称药品审评中心)提交相关研究资料(包括研制方法、质量指标、药理及毒理试验结果等有关数据、资料和样品)。经形式审查,申报资料符合要求的,予以受理。药品审评中心应当组织药学、医学和其他技术人员对已受理的药物临床试验申请进行审评。药品审评中心对药物临床试验申请应当自受理之日起 60 个工作日内决定是否同意开展,并通过药品审评中心网站通知申请人审批结果;逾期未通知的,视为同意,申请人可以按照提交的方案开展药物临床试验。申请人获准开展药物临床试验的为药物临床试验申办者。

申请人拟开展生物等效性试验的,应当按照要求在药品审评中心网站完成生物等效性试验备案后,按照备案的方案开展相关研究工作。

二、药物临床试验参与各方的资格和职责

(一)药物临床试验机构的资格和职责

药物临床试验机构是指具备相应条件,按照《药物临床试验质量管理规范》和药物临床试验相关技术指导原则等要求,开展药物临床试验的机构。《中华人民共和国药品管理法》规定,药物临床试验机构实行备案管理。

1. 药物临床试验机构的资格　药物临床试验应当在具备相应条件并按规定备案的药物临床试验机构开展。仅开展与药物临床试验相关的生物样本等分析的机构,无须备案。其中,疫苗临床试验应当由符合国家药品监督管理局和国家卫生健康委规定条件的三级医疗机构或省级以上疾病预防控制机构实施或组织实施。

国家药品监督管理局则建立"药物临床试验机构备案管理信息平台"(简称"备案平台"),药物临床试验机构应当自行或者聘请第三方对其临床试验机构及专业的技术水平、设施条件及特点进行评估,评估符合《药物临床试验机构管理规定》要求后备案。

根据《药物临床试验机构管理规定》,药物临床试验机构应当具备的基本条件包括以下几个方面。

(1)具有医疗机构执业许可证,具有二级甲等以上资质,试验场地应当符合所在区域卫生健康主管部门对院区(场地)管理规定。开展以患者为受试者的药物临床试验的专业应当与医疗机构执业许可的诊疗科目一致。开展健康受试者的Ⅰ期药物临床试验、生物等效性试验应当为Ⅰ期临床试验研究室专业。

(2)具有与开展药物临床试验相适应的诊疗技术能力。

(3)具有与药物临床试验相适应的独立的工作场所、独立的临床试验用药房、独立的资料室,以及必要的设备设施。

(4)具有掌握药物临床试验技术与相关法规,能承担药物临床试验的研究人员;其中主要研究者应当具有高级职称并参加过 3 个以上药物临床试验。

(5)开展药物临床试验的专业具有与承担药物临床试验相适应的床位数、门急诊量。

(6)具有急危重病症抢救的设施设备、人员与处置能力。

(7)具有承担药物临床试验组织管理的专门部门。

(8)具有与开展药物临床试验相适应的医技科室,委托医学检测的承担机构应当具备相应资质。

(9)具有负责药物临床试验伦理审查的伦理委员会。

(10)具有药物临床试验管理制度和标准操作规程。

(11)具有防范和处理药物临床试验中突发事件的管理机制与措施。

(12)具有卫生健康主管部门规定的医务人员管理、财务管理等其他条件。

药物临床试验机构为疾病预防控制机构的,应当为省级以上疾病预防控制机构,不要求具有(1)、

（5）、（6）规定的条件。

2. 药物临床试验机构的职责

（1）药物临床试验机构备案后，应当按照相关法律法规和《药物临床试验质量管理规范》要求，在备案地址和相应专业内开展药物临床试验，确保研究的科学性，符合伦理，确保研究资料的真实性、准确性、完整性，确保研究过程可追溯性，并承担相应法律责任。

（2）药物临床试验机构设立或者指定的药物临床试验组织管理专门部门，统筹药物临床试验的立项管理、试验用药品管理、资料管理、质量管理等相关工作，持续提高药物临床试验质量。

（3）药物临床试验机构是药物临床试验中受试者权益保护的责任主体。

（二）伦理委员会的资格和职责

伦理委员会负责审查药物临床试验方案的科学性和伦理合理性，审核和监督药物临床试验研究者的资质，监督药物临床试验开展情况，保证伦理审查过程独立、客观、公正。

1. 伦理委员会的资格　伦理委员会的组成和运行应当符合以下要求。

（1）伦理委员会的委员组成、备案管理应当符合卫生健康主管部门的要求。

（2）伦理委员会的委员均应当接受伦理审查的培训，能够审查临床试验相关的伦理学和科学等方面的问题。

（3）伦理委员会应当按照其制度和标准操作规程履行工作职责，审查应当有书面记录，并注明会议时间及讨论内容。

（4）伦理委员会会议审查意见的投票委员应当参与会议的审查和讨论，包括各类别委员，具有不同性别组成，并满足其规定的人数。会议审查意见应当形成书面文件。

（5）投票或者提出审查意见的委员应当独立于被审查临床试验项目。

（6）伦理委员会应当有其委员的详细信息，并保证其委员具备伦理审查的资格。

（7）伦理委员会应当要求研究者提供伦理审查所需的各类资料，并回答伦理委员会提出的问题。

（8）伦理委员会可以根据需要邀请委员以外的相关专家参与审查，但不能参与投票。

伦理委员会应当建立以下书面文件并执行：

（1）伦理委员会的组成、组建和备案的规定。

（2）伦理委员会会议日程安排、会议通知和会议审查的程序。

（3）伦理委员会初始审查和跟踪审查的程序。

（4）对伦理委员会同意的试验方案的较小修正，采用快速审查并同意的程序。

（5）向研究者及时通知审查意见的程序。

（6）对伦理审查意见有不同意见的复审程序。

2. 伦理委员会的职责　伦理委员会的职责是保护受试者的权益和安全，应当特别关注弱势受试者。

（1）伦理委员会应当审查的文件包括：试验方案和试验方案修订版；知情同意书及其更新件；招募受试者的方式和信息；提供给受试者的其他书面资料；研究者手册；现有的安全性资料；包含受试者补偿信息的文件；研究者资格的证明文件；伦理委员会履行其职责所需要的其他文件。

（2）伦理委员会应当对临床试验的科学性和伦理性进行审查。

（3）伦理委员会应当对研究者的资格进行审查。

（4）为了更好地判断在临床试验中能否确保受试者的权益和安全以及基本医疗，伦理委员会可以要求提供知情同意书内容以外的资料和信息。

（5）实施非治疗性临床试验（即对受试者没有预期的直接临床获益的试验）时，若受试者的知情同意是由其监护人替代实施的，伦理委员会应当特别关注试验方案中是否充分考虑了相应的伦理学问题以及法律法规。

（6）若试验方案中明确说明紧急情况下受试者或者其监护人无法在试验前签署知情同意书，伦理委员会应当审查试验方案中是否充分考虑了相应的伦理学问题以及法律法规。

（7）伦理委员会应当审查是否存在受试者被强迫、利诱等不正当的影响而参加临床试验。伦理委员会应当审查知情同意书中不能采用使受试者或者其监护人放弃其合法权益的内容,也不能含有为研究者和临床试验机构、申办者及其代理机构免除其应当负责任的内容。

(8) 伦理委员会应当确保知情同意书、提供给受试者的其他书面资料说明了给受试者补偿的信息,包括补偿方式、数额和计划。

(9) 伦理委员会应当在合理的时限内完成临床试验相关资料的审查或备案流程,并给出明确的书面审查意见。审查意见应当包括审查的临床试验名称、文件(含版本号)和日期。

(10) 伦理委员会的审查意见有:同意;必要的修改后同意;不同意;终止或者暂停已同意的研究。审查意见应当说明要求修改的内容,或者否定的理由。

(11) 伦理委员会应当关注并明确要求研究者及时报告:临床试验实施中为消除对受试者紧急危害的试验方案的偏离或者修改;增加受试者风险或者显著影响临床试验实施的改变;所有可疑且非预期严重不良反应;可能对受试者的安全或者临床试验的实施产生不利影响的新信息。

(12) 伦理委员会有权暂停、终止未按照相关要求实施,或者受试者出现非预期严重损害的临床试验。

(13) 伦理委员会应当对正在实施的临床试验定期跟踪审查,审查的频率应当根据受试者的风险程度而定,但至少每年审查 1 次。

(14) 伦理委员会应当受理并妥善处理受试者的相关诉求。

(三) 研究者的资格和职责

1. 研究者的资格

(1) 具有在临床试验机构的执业资格;具备临床试验所需的专业知识、培训经历和能力;能够根据申办者、伦理委员会和药品监督管理部门的要求提供最新的工作履历和相关资格文件。

(2) 熟悉申办者提供的试验方案、研究者手册、试验药物相关资料信息。

(3) 熟悉并遵守《药物临床试验质量管理规范》和临床试验相关的法律法规。

(4) 保存一份由研究者签署的职责分工授权表。

(5) 应当接受申办者组织的监查和稽查,以及药品监督管理部门的检查。

(6) 授权个人或者单位承担临床试验相关的职责和功能,应当确保其具备相应资质,应当建立完整的程序以确保其执行临床试验相关职责和功能,产生可靠的数据。授权临床试验机构以外的单位承担试验相关的职责和功能应当获得申办者同意。

(7) 在临床试验约定的期限内有按照试验方案入组足够数量受试者的能力。

(8) 在临床试验约定的期限内有足够的时间实施和完成临床试验。

(9) 在临床试验期间有权支配参与临床试验的人员,具有使用临床试验所需医疗设施的权限,正确、安全地实施临床试验。

(10) 在临床试验期间确保所有参加临床试验的人员充分了解试验方案及试验用药品,明确各自在试验中的分工和职责,确保临床试验数据的真实、完整和准确。

(11) 监管所有研究人员执行试验方案,并采取措施实施临床试验的质量管理。

2. 研究者的职责

(1) 临床试验实施前,研究者应当获得伦理委员会的书面同意;未获得伦理委员会书面同意前,不能筛选受试者。临床试验实施前和临床试验过程中,研究者应当向伦理委员会提供伦理审查需要的所有文件。

(2) 研究者应当遵守试验方案。

(3) 研究者应当给予受试者适合的医疗处理。

(4) 研究者和临床试验机构对申办者提供的试验用药品有管理责任。

(5) 研究者应当遵守临床试验的随机化程序。

(6) 研究者实施知情同意,应当遵守赫尔辛基宣言的伦理原则,同时符合《药物临床试验质量管理规范》对知情同意的要求。

（7）研究者应当确保所有临床试验数据是从临床试验的源文件和试验记录中获得的,是准确、完整、可读和及时的;确保各类病例报告表及其他报告中的数据准确、完整、清晰和及时;应当按"临床试验必备文件"和药品监督管理部门的相关要求,妥善保存试验文档。

（8）研究者应当按《药物临床试验质量管理规范》的要求提供安全性报告和试验进展报告。

（9）提前终止或者暂停临床试验时,研究者应当及时通知受试者,并给予受试者适当的治疗和随访。

（四）申办者的资格和职责

1. 申办者的资格

（1）药物临床试验的申请人获得国家药品监督管理局批准开展药物临床试验的为药物临床试验申办者。

（2）申办者应当把保护受试者的权益和安全以及临床试验结果的真实、可靠作为临床试验的基本考虑。

（3）申办者应当建立临床试验的质量管理体系,并且基于风险进行质量管理。

2. 申办者的职责

（1）申办者应当指定有能力的医学专家及时对临床试验的相关医学问题进行咨询。

（2）申办者应当选用有资质的生物统计学家、临床药理学家和临床医师等参与试验,包括设计试验方案和病例报告表、制订统计分析计划、分析数据、撰写中期和最终的试验总结报告。

（3）申办者应当选用有资质的人员监督临床试验的实施、数据处理、数据核对、统计分析和试验总结报告的撰写。

（4）申办者负责选择研究者和临床试验机构。涉及医学判断的样本检测实验室,应当符合相关规定并具备相应资质。

（5）申办者应当向研究者和临床试验机构提供试验方案和最新的研究者手册,并应当提供足够的时间让研究者和临床试验机构审议试验方案和相关资料。

（6）申办者与研究者和临床试验机构签订的合同,应当明确试验各方的责任、权利和利益,以及各方应当避免的、可能的利益冲突。

（7）申办者应当采取适当方式保证可以给予受试者和研究者补偿或者赔偿。

（8）临床试验开始前,申办者应当向药品监督管理部门提交相关的临床试验资料,并获得临床试验的许可或者完成备案。

（9）申办者应当从研究者和临床试验机构获取伦理委员会的名称和地址、参与项目审查的伦理委员会委员名单、符合本规范及相关法律法规的审查声明,以及伦理委员会审查同意的文件和其他相关资料。

（10）申办者在拟定临床试验方案时,应当有足够的安全性和有效性数据支持其给药途径、给药剂量和持续用药时间。当获得重要的新信息时,申办者应当及时更新研究者手册。

（11）申办者应当确保试验用药品的制备、包装、标签和编码符合《药物临床试验质量管理规范》的要求。

（12）申办者应当确保试验用药品的供给和管理符合《药物临床试验质量管理规范》的要求。

（13）申办者应当明确试验记录的查阅权限。

（14）申办者负责药物试验期间试验用药品的安全性评估。

（15）申办者应当按照要求和时限报告药物不良反应。

（16）申办者应当建立系统的、有优先顺序的、基于风险评估的方法,对临床试验实施监查。

（17）申办者为评估临床试验的实施和对法律法规的依从性,可以在常规监查之外开展稽查。

（18）申办者应当保证临床试验的依从性。

（19）申办者提前终止或者暂停临床试验,应当立即告知研究者和临床试验机构、药品监督管理部门,并说明理由。

（20）临床试验完成或者提前终止,申办者应当按照相关法律法规要求向药品监督管理部门提交临床试验报告。

三、试验方案

试验方案通常包括基本信息、研究背景资料、试验目的、试验设计、实施方式（方法、内容、步骤）等内容。

1. 基本信息一般包含以下内容。

（1）试验方案标题、编号、版本号和日期。

（2）申办者的名称和地址。

（3）申办者授权签署、修改试验方案的人员姓名、职务和单位。

（4）申办者的医学专家姓名、职务、所在单位地址和电话。

（5）研究者姓名、职称、职务，临床试验机构的地址和电话。

（6）参与临床试验的单位及相关部门名称、地址。

2. 研究背景资料通常包含以下内容。

（1）试验用药品名称与介绍。

（2）试验药物在非临床研究和临床研究中与临床试验相关、具有潜在临床意义的发现。

（3）对受试人群的已知和潜在的风险和获益。

（4）试验用药品的给药途径、给药剂量、给药方法及治疗时程的描述，并说明理由。

（5）强调临床试验需要按照试验方案、本规范及相关法律法规实施。

（6）临床试验的目标人群。

（7）临床试验相关的研究背景资料、参考文献和数据来源。

3. 试验方案中应当详细描述临床试验的目的。

4. 试验设计通常包括以下内容。

（1）明确临床试验的主要终点和次要终点。

（2）对照组选择的理由和试验设计的描述（如双盲、安慰剂对照、平行组设计），并对研究设计、流程和不同阶段以流程图形式表示。

（3）减少或者控制偏倚所采取的措施，包括随机化和盲法的方法和过程。采用单盲或者开放性试验需要说明理由和控制偏倚的措施。

（4）治疗方法、试验用药品的剂量、给药方案；试验用药品的剂型、包装、标签。

（5）受试者参与临床试验的预期时长和具体安排，包括随访等。

（6）受试者、部分临床试验及全部临床试验的"暂停试验标准""终止试验标准"。

（7）试验用药品管理流程。

（8）盲底保存和揭盲的程序。

（9）明确何种试验数据可作为源数据直接记录在病例报告表中。

5. 试验方案中通常包括临床和实验室检查的项目内容。

6. 受试者的选择和退出通常包括以下内容。

（1）受试者的入选标准。

（2）受试者的排除标准。

（3）受试者退出临床试验的标准和程序。

7. 受试者的治疗通常包括以下内容。

（1）受试者在临床试验各组应用的所有试验用药品名称、给药剂量、给药方案、给药途径和治疗时间以及随访期限。

（2）临床试验前和临床试验中允许的合并用药（包括急救治疗用药）或者治疗，和禁止使用的药物或者治疗。

（3）评价受试者依从性的方法。

8. 明确的访视和随访计划，包括临床试验期间、临床试验终点、不良事件评估及试验结束后的随访和医疗处理。

9. 有效性评价通常包括以下内容。

（1）详细描述临床试验的有效性指标。

（2）详细描述有效性指标的评价、记录、分析方法和时间点。

10. 安全性评价通常包括以下内容。

（1）详细描述临床试验的安全性指标。

（2）详细描述安全性指标的评价、记录、分析方法和时间点。

（3）不良事件和伴随疾病的记录和报告程序。

（4）不良事件的随访方式与期限。

11. 统计通常包括以下内容。

（1）确定受试者样本量，并根据前期试验或者文献数据说明理由。

（2）显著性水平，如有调整说明原因。

（3）说明主要评价指标的统计假设，包括原假设和备择假设，简要描述拟采用的具体统计方法和统计分析软件。若需要进行期中分析，应当说明理由、分析时点及操作规程。

（4）缺失数据、未用数据和不合逻辑数据的处理方法。

（5）明确偏离原定统计分析计划的修改程序。

（6）明确定义用于统计分析的受试者数据集，包括所有参加随机化的受试者、所有服用过试验用药品的受试者、所有符合入选的受试者和可用于临床试验结果评价的受试者。

12. 试验方案中应当包括实施临床试验质量控制和质量保证。

13. 试验方案中通常包括该试验相关的伦理学问题的考虑。

14. 试验方案中通常说明试验数据的采集与管理流程、数据管理与采集所使用的系统、数据管理各步骤及任务，以及数据管理的质量保障措施。

15. 如果合同或者协议没有规定，试验方案中通常包括临床试验相关的直接查阅源文件、数据处理和记录保存、财务和保险。

四、研究者手册

申办者提供的《研究者手册》是关于试验药物的药学、非临床和临床资料的汇编，其内容包括试验药物的化学、药学、毒理学、药理学和临床的资料和数据。研究者手册目的是帮助研究者和参与试验的其他人员更好地理解和遵守试验方案，帮助研究者理解试验方案中诸多关键的基本要素，包括临床试验的给药剂量、给药次数、给药间隔时间、给药方式等，主要和次要疗效指标和安全性的观察和监测。

申办者应当制定研究者手册修订的书面程序。在临床试验期间至少每年审阅研究者手册 1 次。申办者根据临床试验的研发步骤和临床试验过程中获得的相关药物安全性和有效性的新信息，在研究者手册更新之前，应当先告知研究者，必要时与伦理委员会、药品监督管理部门沟通。申办者负责更新研究者手册并及时送达研究者，研究者负责将更新的手册递交伦理委员会。

研究者手册的扉页写明申办者的名称、试验药物的编号或者名称、版本号、发布日期、替换版本号、替换日期。

研究者手册应当包括以下内容。

（1）目录条目。

（2）摘要。

（3）前言。

（4）清楚说明试验用药品的化学式、结构式，简要描述其理化和药学特性。说明试验药物的贮存方法和使用方法。试验药物的制剂信息可能影响临床试验时，应当说明辅料成分及配方理由，以便确保临床试验采取必要的安全性措施。

（5）若试验药物与其他已知药物的结构相似，应当予以说明。

（6）非临床研究介绍：简要描述试验药物非临床研究的药理学、毒理学、药动学研究发现的相关结果。

（7）研究者手册应当提供非临床研究中的信息。

（8）非临床的药理学研究介绍。

（9）动物的药动学介绍。

（10）毒理学介绍。

（11）人体内作用。

（12）试验药物在人体的药动学信息摘要。

（13）试验药物安全性和有效性。

（14）上市使用情况。

（15）数据概要和研究者指南。

（16）研究者手册应当使研究者清楚地理解临床试验可能的风险和不良反应，以及可能需要的特殊检查、观察项目和防范措施，也应当向研究者提供可能的过量服药和药物不良反应的识别和处理措施的指导。

（17）中药民族药研究者手册的内容参考以上要求制定。还应当注明组方理论依据、筛选信息、配伍、功能、主治、已有的人用药经验、药材基原和产地等；来源于古代经典名方的中药复方制剂，注明其出处；以及相关药材及处方等资料。

五、临床试验必备文件管理

临床试验必备文件是指评估临床试验实施和数据质量的文件，用于证明研究者、申办者和监查员在临床试验过程中遵守了《药物临床试验质量管理规范》和相关药物临床试验的法律法规要求。

必备文件是申办者稽查、药品监督管理部门检查临床试验的重要内容，并作为确认临床试验实施的真实性和所收集数据完整性的依据。

必备文件管理要求如下。

（1）申办者、研究者和临床试验机构应当确认均有保存临床试验必备文件的场所和条件。

（2）保存文件的设备条件应当具备防止光线直接照射、防水、防火等条件，有利于文件的长期保存。

（3）应当制定文件管理的标准操作规程。

（4）被保存的文件需要易于识别、查找、调阅和归位。

（5）用于保存临床试验资料的介质应当确保源数据或者其核证副本在留存期内保存完整和可读取，并定期测试或者检查恢复读取的能力，免于被故意或者无意地更改或者丢失。

（6）临床试验实施中产生的一些文件，如果未列在临床试验必备文件管理目录中，申办者、研究者及临床试验机构也可以根据必要性和关联性将其列入各自的必备文件档案中保存。

（7）用于申请药品注册的临床试验，必备文件应当至少保存至试验药物被批准上市后 5 年；未用于申请药品注册的临床试验，必备文件应当至少保存至临床试验终止后 5 年。

（8）申办者应当确保研究者始终可以查阅和在试验过程中可以录入、更正报告给申办者的病例报告表中的数据，该数据不应该只由申办者控制。

（9）申办者应当确保研究者能保留已递交给申办者的病例报告表数据。用作源文件的复印件应当满足核证副本的要求。

（10）临床试验开始时，研究者及临床试验机构、申办者双方均应当建立必备文件的档案管理。临床试验结束时，监查员应当审核确认研究者及临床试验机构、申办者的必备文件，这些文件应当被妥善地保存在各自临床试验档案卷宗内。

六、试验用药品管理

1. 试验用药品的制备、包装、标签和编码应当符合以下要求。

（1）试验药物的制备应当符合临床试验用药品生产质量管理相关要求；试验用药品的包装标签上应当标明仅用于临床试验、临床试验信息和临床试验用药品信息；在盲法试验中能够保持盲态。

（2）申办者应当明确规定试验用药品的贮存温度、运输条件（是否需要避光）、贮存时限、药物溶液的配制方法和过程，及药物输注的装置要求等。试验用药品的使用方法应当告知试验的所有相关人员，包括监查员、研究者、药剂师、药物保管人员等。

（3）试验用药品的包装，应当能确保药物在运输和贮存期间不被污染或者变质。

（4）在盲法试验中，试验用药品的编码系统应当包括紧急揭盲程序，以便在紧急医学状态时能够迅速识别为何种试验用药品，而不破坏临床试验的盲态。

2. 试验用药品的供给和管理应当符合以下要求。

（1）申办者负责向研究者和临床试验机构提供试验用药品。

（2）申办者在临床试验获得伦理委员会同意和药品监督管理部门许可或者备案之前，不得向研究者和临床试验机构提供试验用药品。

（3）申办者应当向研究者和临床试验机构提供试验用药品的书面说明，说明应当明确试验用药品的使用、贮存和相关记录。申办者制定试验用药品的供给和管理规程，包括试验用药品的接收、贮存、分发、使用及回收等。从受试者处回收以及研究人员未使用试验用药品应当返还申办者，或者经申办者授权后由临床试验机构进行销毁。

（4）申办者应当确保试验用药品及时送达研究者和临床试验机构，保证受试者及时使用；保存试验用药品的运输、接收、分发、回收和销毁记录；建立试验用药品回收管理制度，保证缺陷产品的召回、试验结束后的回收、过期后回收；建立未使用试验用药品的销毁制度。所有试验用药品的管理过程应当有书面记录，全过程计数准确。

（5）申办者应当采取措施确保试验期间试验用药品的稳定性。试验用药品的留存样品保存期限，在试验用药品贮存时限内，应当保存至临床试验数据分析结束或者相关法规要求的时限，两者不一致时取其中较长的时限。

3. 研究者和临床试验机构对申办者提供的试验用药品有管理责任。

（1）研究者和临床试验机构应当指派有资格的药师或者其他人员管理试验用药品。

（2）试验用药品在临床试验机构的接收、贮存、分发、回收、退还及未使用的处置等管理应当遵守相应的规定并保存记录。

试验用药品管理的记录应当包括日期、数量、批号/序列号、有效期、分配编码、签名等。研究者应当保存每位受试者使用试验用药品数量和剂量的记录。试验用药品的使用数量和剩余数量应当与申办者提供的数量一致。

（3）试验用药品的贮存应当符合相应的贮存条件。

（4）研究者应当确保试验用药品按照试验方案使用，应当向受试者说明试验用药品的正确使用方法。

（5）研究者应当对生物等效性试验的临床试验用药品进行随机抽取留样。留存样品的数量应足够进行五次按质量标准全检的要求。临床试验机构至少保存留样至药品上市后 2 年。临床试验机构可将留存样品委托具备条件的独立的第三方保存，但不得返还申办者或者与其利益相关的第三方。

4. 对正在开展临床试验的用于治疗严重危及生命且尚无有效治疗手段的疾病的药物，经医学观察可能获益，并且符合伦理原则的，经审查、知情同意后可以在开展临床试验的机构内用于其他病情相同的患者。

七、临床试验的暂停或终止

药物临床试验期间，发现存在安全性问题或者其他风险的，申办者应当及时调整临床试验方案、暂停或者终止临床试验，并向药品审评中心报告。

有下列情形之一的，可以要求申办者调整药物临床试验方案、暂停或者终止药物临床试验。

（1）伦理委员会未履行职责的。

（2）不能有效保证受试者安全的。

（3）申办者未按照要求提交研发期间安全性更新报告的。

（4）申办者未及时处置并报告可疑且非预期严重不良反应的。

（5）有证据证明研究药物无效的。

（6）临床试验用药品出现质量问题的。

（7）药物临床试验过程中弄虚作假的。

（8）其他违反药物临床试验质量管理规范的情形。

药物临床试验中出现大范围、非预期的严重不良反应，或者有证据证明临床试验用药品存在严重质量问题时，申办者和药物临床试验机构应当立即停止药物临床试验。药品监督管理部门依职责可以责令调整临床试验方案、暂停或者终止药物临床试验。

八、安全性报告

1. 申办者负责药物试验期间试验用药品的安全性评估。申办者应当将临床试验中发现的可能影响受试者安全、可能影响临床试验实施、可能改变伦理委员会同意意见的问题，及时通知研究者和临床试验机构、药品监督管理部门。

申办者应当按照要求和时限报告药物不良反应。

（1）申办者收到任何来源的安全性相关信息后，均应当立即分析评估，包括严重性、与试验药物的相关性以及是否为预期事件等。申办者应当将可疑且非预期严重不良反应快速报告给所有参加临床试验的研究者及临床试验机构、伦理委员会；申办者应当向药品监督管理部门和卫生健康主管部门报告可疑且非预期严重不良反应。

（2）申办者提供的药物研发期间安全性更新报告应当包括临床试验风险与获益的评估，有关信息通报给所有参加临床试验的研究者及临床试验机构、伦理委员会。

2. 研究者的安全性报告应当符合以下要求。

（1）除试验方案或者其他文件（如《研究者手册》）中规定不需立即报告的严重不良事件外，研究者应当立即向申办者书面报告所有严重不良事件，随后应当及时提供详尽、书面的随访报告。严重不良事件报告和随访报告应当注明受试者在临床试验中的鉴认代码，而不是受试者的真实姓名、公民身份号码和住址等身份信息。试验方案中规定的、对安全性评价重要的不良事件和实验室异常值，应当按照试验方案的要求和时限向申办者报告。

（2）涉及死亡事件的报告，研究者应当向申办者和伦理委员会提供其他所需要的资料，如尸检报告和最终医学报告。

（3）研究者收到申办者提供的临床试验的相关安全性信息后应当及时签收阅读，并考虑受试者的治疗，是否进行相应调整，必要时尽早与受试者沟通，并应当向伦理委员会报告由申办方提供的可疑且非预期严重不良反应。

九、多中心临床试验的要求

申办者开展多中心临床试验应当符合以下要求。

1. 申办者应当确保参加临床试验的各中心均能遵守试验方案。

2. 申办者应当向各中心提供相同的试验方案。各中心按照方案遵守相同的临床和实验室数据的统一评价标准和病例报告表的填写指导说明。

3. 各中心应当使用相同的病例报告表，以记录在临床试验中获得的试验数据。申办者若需要研究者增加收集试验数据，在试验方案中应当表明此内容，申办者向研究者提供附加的病例报告表。

4. 在临床试验开始前，应当有书面文件明确参加临床试验的各中心研究者的职责。

5. 申办者应当确保各中心研究者之间的沟通。

十、术语及其定义

1. **临床试验**　指以人体(患者或健康受试者)为对象的试验,意在发现或验证某种试验药物的临床医学、药理学以及其他药效学作用、不良反应,或者试验药物的吸收、分布、代谢和排泄,以确定药物疗效与安全性的系统性试验。

2. **伦理委员会**　指由医学、药学及其他背景人员组成的委员会,其职责是通过独立审查、同意、跟踪审查试验方案及相关文件、获得和记录受试者知情同意所用的方法和材料等,确保受试者的权益、安全受到保护。

3. **研究者**　指实施临床试验并对临床试验质量及受试者权益和安全负责的试验现场的负责人。

4. **申办者**　指负责临床试验的发起、管理和提供临床试验经费的个人、组织或者机构。

5. **受试者**　指参加一项临床试验,并作为试验用药品的接受者,包括患者、健康受试者。

6. **知情同意**　指受试者被告知可影响其做出参加临床试验决定的各方面情况后,确认同意自愿参加临床试验的过程。该过程应当以书面的、签署姓名和日期的知情同意书作为文件证明。

7. **监查**　指监督临床试验的进展,并保证临床试验按照试验方案、标准操作规程和相关法律法规要求实施、记录和报告的行动。

8. **稽查**　指对临床试验相关活动和文件进行系统的、独立的检查,以评估确定临床试验相关活动的实施、试验数据的记录、分析和报告是否符合试验方案、标准操作规程和相关法律法规的要求。

9. **检查**　指药品监督管理部门对临床试验的有关文件、设施、记录和其他方面进行审核检查的行为,检查可以在试验现场、申办者或者合同研究组织所在地,以及药品监督管理部门认为必要的其他场所进行。

10. **试验方案**　指说明临床试验目的、设计、方法学、统计学考虑和组织实施的文件。试验方案通常还应当包括临床试验的背景和理论基础,该内容也可以在其他参考文件中给出。试验方案包括方案及其修订版。

11. **研究者手册**　指与开展临床试验相关的试验用药品的临床和非临床研究资料汇编。

12. **病例报告表**　指按照试验方案要求设计,向申办者报告的记录受试者相关信息的纸质或者电子文件。

13. **试验用药品**　指用于临床试验的试验药物、对照药品。

14. **不良事件**　指受试者接受试验用药品后出现的所有不良医学事件,可以表现为症状体征、疾病或者实验室检查异常,但不一定与试验用药品有因果关系。

15. **严重不良事件**　指受试者接受试验用药品后出现死亡、危及生命、永久或者严重的残疾或者功能丧失、受试者需要住院治疗或者延长住院时间,以及先天性异常或者出生缺陷等不良医学事件。

16. **药物不良反应**　指临床试验中发生的任何与试验用药品可能有关的对人体有害或者非期望的反应。试验用药品与不良事件之间的因果关系至少有一个合理的可能性,即不能排除相关性。

17. **可疑且非预期严重不良反应**　指临床表现的性质和严重程度超出了试验药物研究者手册、已上市药品的说明书或者产品特性摘要等已有资料信息的可疑并且非预期的严重不良反应。

18. **受试者鉴认代码**　指临床试验中分配给受试者以辨识其身份的唯一代码。研究者在报告受试者出现的不良事件和其他与试验有关的数据时,用该代码代替受试者姓名以保护其隐私。

19. **必备文件**　指能够单独或者汇集后用于评价临床试验的实施过程和试验数据质量的文件。

20. **核证副本**　指经过审核验证,确认与原件的内容和结构等均相同的复制件,该复制件是经审核人签署姓名和日期,或者是由已验证过的系统直接生成,可以以纸质或者电子等形式的载体存在。

(卢海儒)

第四节　医药伦理学概述

医药伦理学是一门研究医药道德的科学。医药道德与医学、药学相伴相生,共同发展,三者都是为了维护人类健康服务。随着当前医药事业的大力发展,加强医药实践人员的道德建设,重视业内的道德理论研究,有利于实现依法治国和以德治国的有机结合,有利于促进社会主义精神文明建设。

一、道德的概念与特征

(一)道德的概念

道德中的"道"即道路、道理,后引申为事物发展变化的规律和做的规矩。"德"即"得",古代有"德者得也"的说法,也就是说做人的规矩得到了、做到了就是有"道德"。所谓"道德"就是调整人与人、人与社会、人与自然之间关系的行为原则、规范总和。

(二)道德的特征

道德是由一定社会的经济关系所决定的特殊意识形态,具有如下基本特征。

1. **阶级性**　社会存在决定社会意识,而社会经济关系是最根本的社会存在。道德作为一定社会上层建筑中的一种社会意识,必然由一定社会的经济关系所决定。简而言之,有什么样的经济关系,就有什么样类型的道德;经济关系改变了,道德会或迟或早会发生变化。因此,在阶级社会中,道德具有鲜明的阶级性。

2. **共同性**　道德不但具有阶级性,而且也有共同性。道德的共同性是指在不同历史时期道德体系之间会有一定的相同之处;或是说在不同时期或是相同时期的不同阶级社会中,不同阶级或对立阶级的道德之间都有共同性或一致性。

3. **继承性**　道德的继承性是指在每个历史阶段,道德建设总是根据自己时代的经济关系和利益要求而建立的。对历史上的道德要取其精华、弃其糟粕,这样才能把人类历史发展过程中形成的各个社会、各个阶级都需要遵守的基本正义和道德规范继承下来。

4. **特殊规范性**　在人类社会中,除了道德规范还有政治规范、法律规范、宗教规范等。但道德规范极为特殊,它不靠外在的强制力而是依赖于个人内在的自觉性。一个人如果违背了道德规范,他不会受到法律的制裁,但会承受社会舆论的谴责和自己良心的责备。

二、职业道德的含义和特点

(一)职业道德的含义

职业道德是人们由于社会分工和生产内部分工而长期从事的具有专业和特定职责,并以此作为主要生活来源的社会活动。职业道德与社会职业紧密联系。为了适应各种职业的要求,调整职业关系和职业矛盾,每个职业都有各自的职业道德。因此,我们也可以说职业道德是一定社会或一定阶级对一定职业领域的人员的道德要求。

(二)职业道德的特点

1. **范围上的有限性**　职业道德是在特定的职业生涯中形成的,每种职业道德只能对从事该职业的人的思想行为起到约束作用。

2. **内容上的稳定性**　职业道德总是和相应的职业生活紧密联系,反映出各种职业的特定要求。

3. **形式上的多样性**　职业道德按适应职业活动内容和形式而形成的原则性规定和具体要求。

(三)医药职业道德的含义及本质

医药职业道德是一般社会道德在医药领域中的特殊表现形式。其特殊的本质是医药领域中各种道德关系的反映,也是调整医药领域中人与人之间的关系原则和规范的总和。

三、伦理学、医药伦理学与医学伦理学

(一)伦理学的研究对象及分类

1. **伦理学的概念**　伦理学,也称道德哲学,是以人类行业是非善恶的信念和价值即道德作为研究对象的科学,即研究人们相互关系的道德和规则,研究道德形成、本质及其发展规律的科学,是现代哲学的一个分支。伦理学主要是以哲学反思的方式对人类社会生活中的道德现象进行思考,所以伦理学又称为

道德哲学。区分伦理与道德之间的异同是理解伦理学的关键所在。伦理与道德都以善为追求目标,但道德是善的理想形式,而伦理则是善在现实生活的展现,相较于道德,伦理具有某种更强的约束性。

2. 伦理学的类型　伦理学分为规范伦理学和非规范伦理学,非规范伦理学又分为描述伦理学和元伦理学。规范伦理学、描述伦理学和元伦理学是学界普遍接受的伦理学的三种基本类型,描述伦理学和元伦理学必须依靠规范伦理学提供的理论作为指导才能成为伦理学有用的理论分支。规范伦理学要从元伦理学和描述伦理学中吸取营养。三者相互影响,互为补充,构成完整的伦理学体系。

规范伦理学是立足于价值-规范的方法,侧重于道德规范的论证、判断和实施来研究道德,其中涵盖了理论伦理学和应用伦理学的内容。它不仅让人们知道什么是道德,更重要的是培养人们成为一个有道德的人。

描述伦理学,也称为记述伦理学,是依据经验描述的方法,以科学描述为手段对道德行为和信念进行实际调查,以社会的实际情况为出发点,对实际存在的道德现象进行经验性描述和客观再现。依据其特有的学科研究方法对道德现象进行经验及科学分析。

元伦理学,也称分析伦理学,是对道德语言即道德概念和判断的研究。它以哲学为工具,着力研究道德体系的逻辑结构和道德语言。

3. 伦理学的研究对象　伦理学是要对道德现象进行研究与分析。在人类的社会活动中,人们通常会通过道德判定和评价把某些行为称为道德的或是不道德的、善良的或是恶意的。并不是所有的行为都适用于进行道德判断,人们只对"有意识的生物的行为"才进行道德判断。

具体的研究对象包括:①研究道德意识现象,以揭示道德的产生和发展、道德的本质、道德的社会作用和道德的发展规律等;②研究道德规范体系,以揭示道德原则、道德规范、道德范畴的产生、形成和作用,从而明确人们行为的标准;③研究道德实践活动,以揭示道德评价、道德教育以及道德修养等规律。

（二）医药伦理学的研究对象及任务

1. 医药伦理学的研究对象　伦理学是一门与道德相关联的学科,以道德现象作为自己的研究对象。而医药伦理学要成为一门科学,首先在知识形态上也必须具有严密的内在逻辑结构,形成较为完备的理论体系;其次要成为真正的科学体系,必须按照其对象的客观内在联系,根据指定的任务,并运用正确方法加以建立。基于此,可以认为:医药伦理学是一般伦理学原理在医药实践中的具体反映,它是运用一般伦理学的道德原则来调整、处理医药学实践和医药科学发展中的人们相互之间、医药学与社会之间的关系问题而形成的一门科学。它与一般伦理学有着特殊和一般的关系。医药伦理学是以一般的道德原则作为指导原则,研究医药领域这一特殊职业道德产生、形成、发展与变化的规律,进而形成自身的道德原则、规范和范畴,是以医药学领域中的道德现象和道德关系作为研究对象,是研究医药道德的学科。

2. 医药伦理学的主要任务

（1）构建医药伦理学的科学体系,丰富和完善伦理学关于职业道德理论和内容,肩负建设社会精神文明的重任。

（2）深入学习和了解医药伦理思想的起源和历史发展规律,深入研究和探讨在医药道德实践基础上形成的医药道德的基本原则、规范和范畴,在职业实践基础上培养医药人员发扬优良的道德传统而形成新的道德观念,在医药各不同领域中按照医药道德标准践行道德。

（3）深入开展医药道德的教育和监督、评价与修养这一内外相互作用的道德实践活动。针对目前医药行业的不正之风,有的放矢地开展学习先进、批判歪风邪气等活动以提医药人员的道德修养,促进医药事业全面发展和进步。

（三）医学伦理学的研究对象、研究内容和医学伦理学原则

1. 医学伦理学的研究对象和研究内容　医学伦理学是以医疗卫生领域中的道德现象及其发展规律作为主要研究对象。其内容主要包括:医学伦理学的基本理论;基本的医学伦理原则、规范和范畴;预防医学、临床医学、医学科研、医院管理等领域引发的伦理问题及分析框架。

2. 医学伦理学原则

（1）尊重原则:要求医务人员尊重患者。知情同意、知情选择、要求保守秘密和隐私等均是尊重患者的体现。

（2）不伤害原则：要求医务人员在诊治过程中，应尽量避免对患者造成生理上和心理上的伤害，更不能人为有意地制造伤害。

（3）有利原则：要求医务人员的诊治行为应该保护患者的利益、促进患者健康。有利原则也称为行善原则。

（4）公正原则：即公平、正义。要求医务人员合理分配和实现人们的医疗和健康利益。

四、医药伦理学与其他学科的区别和联系

（一）医药伦理学与伦理学的关系

医药伦理学与伦理学是特殊和一般的关系。医药伦理学是以一般伦理学为基础，在医药实践中的具体运用和特殊表现，是运用伦理学原理研究医药实践领域中的道德现象、道德关系。因此，医药伦理学必须以伦理学为基础指导，但又必须具有药学特色和专业特性的一门实践伦理学。

（二）医药伦理学与医学伦理学的关系

医学伦理学是以研究医学职业道德及蕴含在医学实践中的主要伦理问题和难题为主旨，是以医务领域的道德现象作为主要研究对象。医药伦理学是以药学实践领域中的道德现象为研究对象。而医务工作与药学实践有着密切的关系，都是以为人们的健康生活服务。药品的质量和疗效直接影响医疗工作的结果。因此，医学道德与药学道德研究的领域和内容既相互联系又相互区别，有着不同的侧重点。

（三）医药伦理学与医药学的关系

医药学是关于人类同疾病作斗争和增进健康的科学，是以人的生命为对象；而医药伦理学则是以人们在探索人类生命过程中和与疾病作斗争中处理人们相互关系的道德行为准则和规范的一门学科。两者均以人类的健康为目的，但是分工与方向不同。

（四）医药伦理学与药事管理学的关系

医药伦理学作为伦理学的一个分支学科有着自己独特的学科基础、特定的研究对象与研究方法。它与药事管理学的联系在于二者都是对药学事业的规律进行研究，均采用了社会科学的原理与方法。医药伦理学以伦理学原理为基础，药事管理学以管理学、社会学、经济学等原理为主要基础。且二者在研究领域上也有交叉。医药伦理学的研究领域包括药品的研发、生产、经营、流通、使用、监督和管理。药事管理学的研究领域同样也包括这几个部分。当然，二者也同样存在区别，正是因为有所区别，二者的研究才产生不同的学科。最后，二者研究的对象不同，药事管理研究的对象是人，而医药伦理学研究的对象是医药道德现象和医药道德关系。

此外，医药伦理学与其他应用伦理学也具有区别和联系。但医药伦理学作为一门全新的学科，无论从研究理论上和研究内容上都有一个不断完善的过程，伴随着人们对医药伦理学不断深刻地理解，广大医药工作人员会在自己的岗位兢兢业业地工作，促进医药事业全面健康的发展。

五、学习和研究医药伦理学的意义

在医药实践领域中的从业人员包括医药院校的师生们，深入学习医药伦理学，开展道德的他律和自律活动，对于提高自身道德修养，使自己行为体现较高的道德价值，促进社会物质文明和精神文明建设都具有重大意义。

1. 学习医药伦理学有利于提高医药人员的职业道德水平，从而提高医药行业的服务质量。医药工作人员的道德水平的提高是促成社会精神文明建设的保障。在当前医药行业领域还有人无视党纪、国法，为了个人的私利，生产和销售假药、劣药，在药品经营过程中，为满足一己私欲，从事贪污、行贿、受贿等违法活动；还有部分人视人的生命为儿戏，工作不认真，错投错配药品等。这些与医药道德相悖现象都值得广大医药人员深思，因此深入开展医药道德教育对于提高医药人员的自身素质、改善行业服务质量、纠正行业歪风邪气有着积极意义。

2. 学习医药伦理学有利于促进医学科学技术的进步。医药伦理学在依赖于医药科学发展的同时对

医药科学的发展也有促进作用。这种促进作用集中体现在医药科学发展中遇到的道德问题能否正确解决与医药科学健康发展之间的关系,同时医药科学的发展又需要具有医药道德高尚品质的医药学人才为药学科学献身的责任感,由此可看出,学习医药伦理学可以培养医药科学家和医药人才具有崇高的道德境界,推动医药科学事业的发展。

3. 学习医药伦理学有利于促进社会的精神文明建设。在过去的 20 年中,医药人员热情周到的职业服务可以满足患者的精神需要,然而,在当今社会,患者不仅要求医药工作人员有着热情的服务态度,更要求他们以精湛的专业水平,解答患者的问题,对待特殊的患者还要有心理慰藉。社会的发展对医药人员的职业道德素养提出更高的要求。因此,医药道德是职业道德建设的一个重要方面,也是检验社会道德水平的"窗口"。学习医药伦理学可以提高医药工作人员全心全意为人民服务的自觉性,推动全社会的精神文明建设。

4. 学习医药伦理学有利于培养德才兼备的医药人才。医药院校的大学生及医药领域的从业人员学习医药伦理学有利于促进个体将德与术有机结合在一起,把思想道德修养与业务水平统一起来,造就新一代德才兼备的医药卫生人才。

六、学习医药伦理学的方法

正确的学习方法是取得有效成果的重要手段。学好医药伦理学不仅需要有高度的自觉性,还需要掌握科学的学习方法。

（一）比较方法

学习医药伦理学要懂得纵向和横向比较。纵比是从时间上比较从古至今医药道德观念的历史变迁和发展,以批判地借鉴历史和了解现今医药道德的思想渊源。横比是从不同的地域、社会条件以及文化背景下比较医药道德的异同,以借鉴他人的有益经验。因此,学习医药伦理学采用比较的方法可以帮助医药人员明辨是非,取其精华,弃其糟粕,不断加强自身品行修养,达到自我提高、自我完善的目标。

（二）理论联系实际的方法

要做到理论联系实际,首先得认识到医药伦理学的基本理论及相关学科的知识,同时还要把握医药科学发展的动态,要把医药科学知识、医药法律知识和医药道德知识有机统一起来,运用马克思主义的理论联系实践的基本原则综合考察和分析医药道德对于医药人员具体工作实践的指导意义,才能在实践中发挥医药伦理学的积极作用。

（三）历史与逻辑相统一的方法

医药道德是一定历史条件下的产物。每一种医药道德思想和观念的产生总是和当时社会条件和医药科学发展状况相对应,并受到当时社会文化的影响。这也说明医药伦理学的内容具有历史的必然性和合乎逻辑的发展。

（四）归纳和演绎方法

归纳法是一系列具体事实概括总结出一般原理的思维方法。演绎法是指从某一前提出发以逻辑关系推导出结论的思维方法。大量医药道德现象如果没有归纳总结就不可能去粗取精,去伪存真;没有演绎就不会由表及里地分析出正确的结论。因此,学习医药伦理学就应坚持这样的学习方法,寻找医药道德现象的本质及医药道德关系发展的规律,深入、扎实地学习。

（夏培元）

第五节　医药伦理学规范体系

医药伦理学是伦理学一个相对独立的分支学科,与一般伦理学一样,医药伦理学也有独立的内容及规范体系。因此,它与伦理学及其他应用伦理学既相互联系又相互区别。在一般伦理学对其具体指导作用的基础上,人们在长期医疗工作实践中凝结成的医药学职业精神、思想、理论以及原则、规范和范畴等构成了医药伦理学的规范体系。

一、伦理学的规范体系

在人类社会生活中,道德规范现象带有相当的广泛性和普遍性。人们在各种社会关系中表现的各种行为无论主体是否意识到,实际上贯穿某种基本的道德原则。对人的行为总体分析可以看出,每个人不仅要遵循多种道德原则,并且在各种道德准则之间还有不同的错综复杂的关系,相互之间还存在密切联系,构成一定道德的完整的规范体系。因此,马克思主义伦理学认为,从广泛的道德现象概括出道德规范体系的结构应首先从历史和现实的道德出发,以各种道德行为准则以及它们的相互关系为基础。从这个意义出发,观察历史上各种道德规范体系均可见其一般的层次构架。一个或几个道德原则叫道德基本原则;道德规范是若干个道德范畴以及某些特殊领域的道德要求。

道德原则居于最高主导地位,是道德规范体系的纲领,具有广泛的约束力和指导性。它反映社会经济利益和阶级关系的根本要求,是处理个人利益和整体利益关系的根本准则,是调整个人与社会、人与人之间相互关系的各种规范要求的最基本的出发点,是不同类型道德相互区别最根本的标志。

道德规范围绕道德原则展开,是一定社会或阶级对人的道德行为和道德关系基本要求的概括,是各个重大社会关系领域中的普遍道德要求,是道德规范体系的骨架,因而也是不同类型道德相互区别的重要标志。

道德范畴作为道德规范体系的重要组成部分,是反映和概括道德现象的基本概念。它属于道德原则和道德规范,同时又是它们的补充。

一些重大领域中的特殊道德要求,虽然不对全体社会人员的所有行为具有约束力和指导性,但它是道德原则和道德规范以及道德范畴在这些领域中的具体贯彻实践,并对整个社会的道德生活产生极大影响。

由此,我们构建马克思主义伦理学规范体系包括一个道德原则、五条道德规范、四个道德范畴、三个特殊领域。当然这样的伦理规范体系不是一成不变的,而是随着社会的不断发展表现出不同的内容和方式,也会随着人类认识的发展而不断完善。

二、医药伦理学的规范体系

医药伦理学作为伦理学的一个重要组成的分支,它同样应当遵守一般道德规范的结构方式,由基本道德原则、道德规范、道德范畴和特殊领域的道德要求等几个方面组成。结合医药服务的特殊性,在马克思伦理学基本理论的指导下,构建医药伦理学规范体系应包括医药道德的基本原则,即"提高药品质量,增进药品疗效,保证药品安全有效,实现医药学人道主义,全心全意地为人民身心健康服务"。医药伦理学的基本规范包括:仁爱救人,文明服务;严谨治学,公平公正、理明术精、责任至上。医药伦理学的基本范畴包括良心、责任、荣誉、信誉和职业理想。医药伦理学还包括在药品的研发、生产、经营、医院药学、药品质量监督管理领域中的具体道德要求等。综上所述内容构成医药伦理学的完整规范体系,各部分内容相互促进、相互补充、缺一不可。

三、医药伦理学规范体系与伦理学规范体系的关系

医药伦理学的规范体系与伦理学的规范体系是个别与一般的关系,它们既密切联系又相互区别。医药伦理学规范体系不是一个完全独立的道德规范体系,它从属于伦理学的规范体系,是它的一个部分,具有相对独立的意义。医药道德规范体系体现的是医药人员在工作中应遵从的一般道德要求,是社会主义道德规范体系中的职业道德层次,有着鲜明的职业特点。医药伦理学规范体系只适用于医药人员在医药职业行为中应有的具体表现。而社会主义道德规范体系适用于社会全体人员,涉及的领域更加宽泛。

四、医药道德的基本原则

医药道德基本原则也叫医药道德的准则,它是社会道德在医药领域中的一种表现,具有医药职业特有的行为规范。医药职业道德紧密联系医药实践,直接关系人们的生命健康。它是医药职业实践活动中

调整医药人员与患者之间、医药人员与社会之间以及医药人员相互之间的关系所应遵循的根本指导原则,这一基本原则集中反映了社会主义医药工作领域普遍的道德要求,指明了它是衡量医药人员行为和品质的最高标准。医药道德原则是医药道德规范体系的最高层次,是医药道德规范体系的核心部分,也是医药伦理学的基本理论。它集中反映了一定历史时期的社会的根本利益和根本要求,从整体上回答了个人与他人、个人与社会之间的利益关系,在医药道德规范体系中居于主导地位,具有最普遍的指导性和约束力,是区别于不同类型道德的最根本、最显著的标志,是医药道德规范体系的精髓。

五、医药道德基本原则的内容及作用

(一)医药道德基本原则的内容

医药道德基本原则是在社会意识形态影响下,反映社会的经济关系及医药道德关系,体现医药事业的根本宗旨和职业特点以及医药科技现代化技术发展对医药道德提出的全新要求,具有医药实践指导意义的根本准则。根据我国医药道德实践发展历程以及我国出版的多部医疗职业道德教育教材,总结并归纳出我国医药道德基本原则的内容,概括如下:提高药品质量,增进药品疗效,保证药品安全有效,实行社会主义医药学人道主义,全心全意地为人民身心健康服务。

1. 提高药品质量,增进药品疗效,保证药品安全有效　提高药品质量、保证药品安全有效,这是维护人民身体健康的重要前提,是医药事业的根本任务,是实现医药道德目标的途径和手段,也是实现和达到医药学为人类的健康长寿服务的基本保障。药品生产、经营、使用都是提高医药质量、增进药品疗效、保障人民用药安全的重要环节。为了维护公众健康,药学工作人员一方面必须努力加快药品研发,增加新的品种,满足公众对身体健康的需要;另一方面则需要提高药品质量,保证用药安全有效。药学工作人员虽然不同于医师,但也要与患者直接沟通交流,药学服务是实现医疗救死扶伤的重要组成部分,是一切医疗活动的重要基础。

2. 实现社会主义医药学人道主义　人道主义作为伦理道德原则,在医药道德领域内,具有十分重要的意义。医药学人道主义贯穿于医药道德发展的始终,是医药道德继承性和时代性的有机统一,它体现了尊重人的生命权,人的生命价值,患者、服务对象的个人人格权。社会主义医药学人道主义继承了传统医药人道主义的精华,在新的历史条件下,表现为对患者的尊重和关心,预防和治疗疾病,保障人人享有用药的平等权利。它要求医药工作人员在尊重患者、服务对象的前提下,同时遵守国际有关医药学人道主义的规定,从而弘扬医药学人道主义思想,进而对全社会文明进步起着积极的推动作用。

3. 全心全意地为人民身心健康服务　药学职业道德原则要求药学工作人员应当站在国家和社会主义建设的历史高度,为社会主义现代化建设事业服务。"全心全意地为人民身心健康服务"是医药道德的根本宗旨,是为人民服务思想和医药学人文关怀宗旨在医药实践领域中的具体化,也是医药实践活动要达到的最高境界。社会主义道德理论已经深刻揭示出为人民服务是道德建设的实质和核心,药学工作人员在具体的药学实践过程中要真正做到全心全意为人民的健康服务,必须处理好如下三个方面的关系。

(1)正确处理医药人员与服务对象的关系:药学工作人员的直接服务对象是患者,在二者关系中,一般而言药学工作人员处于主动地位,患者处于被动地位。这就需要药学工作人员时刻以患者、服务对象的利益为重,以高度负责的精神确保药品质量,保证人民的生命健康。

(2)正确处理个人利益与集体利益的关系:药品的生产、储运、销售和使用都需要依靠集体的力量来完成。因此,药学工作人员之间的密切配合尤为重要。药学工作人员在处理个人利益与集体利益之间的冲突时,应以集体利益为重,以广大人民的生命健康利益为重,不可因个人或小集体利益损害人民群众的利益。

(3)正确处理德与术的关系:药学工作人员要做到全心全意为人民的防病治病和健康服务,既需要有良好的道德品质,又要有过硬的技术本领,二者缺一不可。

综上所述,"提高药品质量,增进药品疗效,保证药品安全有效"是医药道德实践的前提条件,构成医药学道德基本原则的基础层次;"实现医药学人道主义"是医药道德实践的思想保证;而"全心全意地为人民身心健康服务"则是医药学道德实践的根本目标,三者相辅相成,缺一不可,互为基础,共同发展,构成贯穿医药学道德的一条标准红线。

（二）医药道德基本原则的要求

当前,由于我国医药卫生事业发展的不平衡,以及医药学人员的思想水平、文化修养、医德意识等素质的差异,对医药学工作人员的要求也分为高、中、低三个层次。在医疗工作中,能大公无私,"全心全意地为人民身心健康服务"是最高层次的要求。这一层次,是社会主义医药道德基本原则的核心内容和本质体现,更是社会主义医药道德建设的根本方向。"提高药品质量,增进药品疗效,保证药品安全有效"是医药工作人员的本职工作,也是最低层次的道德要求;而在药学服务工作中,我们能够做到同情、关爱、尊重患者,"实现医药学人道主义"是中层次的要求。在进行医药学道德教育和医药学道德评价中,要注意医药学道德层次存在的现实性和客观性,循序渐进地培养他们的医德修养,让医药工作人员有一个不断提高的过程。医药工作人员在实际工作实践中根据三个层次要求做好如下三个方面。

1. 确保药品安全有效　根据《中华人民共和国药品管理法》规定:药品,是指用于预防、治疗、诊断人的疾病,有目的地调节人的生理功能并规定有适应证或者功能主治、用法和用量的物质,包括中药材、中药饮片、中成药、化学原料药及其制剂、抗生素、生化药品、放射性药品、血清、疫苗、血液制品和诊断药品等。可见,医药工作人员研发、生产和使用药品的根本目的是防病治病,保障人们的身体健康和用药安全。药品使用对象是患者,大多数患者缺乏识别、正确使用、判断药品质量的基本知识。首先,就药品的研发领域来说,近年来,由药品质量引起的医药事故在我国频繁发生。从 2006 年以来,"齐二药"事件、"鱼腥草""双黄连""欣弗""静注人免疫球蛋白""刺五加注射液""问题疫苗"事件等重大医药事故的发生,都表明确保药品安全性的必要性。安全第一,首先说明防病治病救人的药品不能对人体造成伤害,如致死、致残和致畸。其次则是疗效,即保证药品不是假药、劣药,二者合二为一则是药品的质量。2015 年 7 月 22 日,原国家食品药品监督管理总局(CFDA)正式对外发布《关于开展药物临床试验数据自查核查工作的公告(2015 年第 117 号)》,要求针对部分已申报生产或进口的待审药品注册申请开展药物临床试验数据核查。申请人自查发现临床试验数据存在不真实、不完整等问题的,可以在 2015 年 8 月 25 日前向CFDA 提出撤回注册申请。2015 年 7 月 31 日,CFDA 发布了《关于征求加快解决药品注册申请积压问题的若干政策意见的公告(2015 年第 140 号)》(以下简称 S140 号文),向社会公开征求意见。其中 140 号文对行业和购药者来说是正向的,只有质量过关、临床数据可靠的产品才能批准上市。2017 年 6 月,CFDA 正式成为 ICH 在全球的第八个监管机构成员,2018 年 1 月 25 日,CFDA 发布《总局关于适用国际人用药品注册技术协调会二级指导原则的公告》,随后,CDE 依据 ICH 药物警戒相关的指导原则 E2A、E2B、M1 发布了《药物临床试验期间安全性数据快速报告标准和程序》。临床试验中安全性信息的收集、上报更接近国际标准,切实加强对我国药品安全的监管精神。2019 年 6 月 29 日,《中华人民共和国疫苗管理法》正式颁布,对疫苗的质量管理及临床试验提出了要求。2019 年新修订的《药品管理法》从法律层面对药品的全生命周期进行了风险管理。2020 年新颁布《药品注册管理办法》和 2020 年最新修订的《药物临床试验质量管理规范》都可以看出国家对于药物临床试验的管理,不管是从内容上,还是从可操作层面上,都提出了更高的要求:从药品研发的源头防控,让公众购药安全得以保障。其次,药品的生产过程对于保证药品质量至关重要。药品的优劣直接关系药品使用者的健康和生命安全。而药品质量的优劣通常由一系列质量特性指标来反映,质量特性指标的测定通过质量检验来完成,由于药品检验具有破坏性的特点,因此药品不能做到全数检验,这就使得我们在生产过程中要确保药品质量稳定、均一。目前全球范围内公认的在生产过程中确保药品质量的有效途径和方法就是《药品生产质量管理规范》(good manu-faturing practice,GMP),它的实施使药品在生产过程中的质量得到进一步的保证,确保药品使用人用到质量合格的药品,以减少劣药给使用者造成重大危害。最后,药品都有治疗作用和不良反应,即使正确使用,也会出现不良反应。同时,近 10 年来随着分子生物学、生物技术及其他与药物有关的生命科学、材料科学等学科的发展,使药品也有了飞速发展。临床大量使用新特药品,各种药物不良反应层出不穷,病毒微生物的耐药性越来越高,因此,药学工作人员要意识到临床合理用药在医疗工作中的重要性。对于一些"病态处方",如无适应证开药、需要药物治疗时使用错误药物、使用安全性不确定的药物、不正确地给药、剂量或疗程等,都会给患者带来一定程度的经济负担和身体伤害。因此,确保药品安全有效是医药道德基本原则的首要要求,也是最低层次的道德要求,它充分体现了医药道德的一般原则——有利无害。

有利无害原则虽然局限于某些医药条件和实践过程的复杂性而具有相对性,但是医药人员在研发、生产和使用药品的过程中,都要力争做到无伤害或将伤害减小到最低程度,只有如此,才能保证药品的安全有效。

2. 尊重人的生命和服务对象的人格　医药道德是医药学领域内调整医药人员与患者、服务对象关系,医药人员与社会关系及医药同仁关系的行为原则、规范的总和。之所以说医药道德具有特殊性,是因为医药道德是调整医药学领域中人与人的关系,它涉及人的生命、疾病和健康这种最切身利益,关系千家万户的悲欢离合。正因为这样明显的"生命关联性",从"敬畏生命"伦理思想视角下思考药德的内容,显得非常有必要。

古今中外的医药伦理思想都包含着丰富的尊重生命的内容。《黄帝内经》中说"天覆地载,万物悉备,莫贵于人";孙思邈认为"人命至重,有贵千金";希波克拉底誓言中提及"我决尽我之所能与判断为患者利益着想而救助之,永不存一切邪恶之念。"可见古今中外的药学家把维持患者的生命作为自己最崇高的职责,竭尽全力维护每一个生命。

然而,随着现代人们观念的进步,在近代医药伦理思想中又提出了尊重人的生命的同时,还要考虑尊重患者的人格,在我们日常的医药学工作中,首先应尊重患者的意志和选择,患者是一个社会化的客体,患者的意志是其作为社会化客体的主观要求;其次,我们应尊重患者监督自己医疗权利的实现,这是患者对医药工作的主动制约权利,尊重这种权利,是尊重患者人格的最高表现形式。

基于对上述两方面的理解,让我们明白,医药工作是一项责任重大的服务性工作,随着社会的进步,卫生事业的发展,社会对医药服务的要求也会越来越高。在服务过程中,只有牢固树立"一切以患者为中心"的服务理念,为患者提供人性化全方位多维度的服务,同时,还要不断提高自身素质,完善自我,注重服务艺术,对有同样需要的人给予同样的对待,不因其他原因亲疏彼此,特别是在稀有医药卫生资源分配时,也能做到公平对待、公平分配。强调公正原则就是承认人人均有生命和健康的权利,人人享有医药保健和预防疾病的服务和照顾。这样才能适应社会的发展,满足患者的实际需要,从而建立良好的医患关系,做好医药学服务工作,对医药学发展、提高医药质量的管理水平、增进人民健康、提高生命质量都具有其他社会道德无法比拟的能动作用。因此,医药人员要做好自己的本职工作,一定要培养良好的敬业精神,倡导高尚的医药学道德行为,在医药学实践活动中应遵循医药道德行为准则。

3. 理明术精,责任至上　理明术精是医药道德的核心。医药实践活动具有很强的专业性和科学性,从事医药而不学无术,不仅不能帮人,而且还会害人,所以没有扎实精湛的医药技术,任何的医药道德品质都是纸上谈兵。清代著名医药学家赵晴初指出:"医非博不能通,非通不能精,非精不能专,必精而专,始能博而约。"理明术精要求医药人员勤奋好学、孜孜不倦,做到博学、精通和专约,做到"无一方不洞悉其理,无一药不精通其性"。用扎实的药理知识、专业的药学技术和娴熟的业务技能奉献于医药事业。

责任至上,是医药道德的关键。应该说,责任意识是任何职业活动所要求的品质之一,但是,对于承载着"健康所系,性命所托"的医药行业来说,其责任意识的重要性是不言而喻的。我国传统药业道德思想特别强调要"精心炮制,谨慎用药"。用药不慎,无异于杀人。《本草类方》一书指出:"夫用药如用刑,误即便隔死生……盖人命一死不可复生,故须如此详谨,用药亦然……庸下之流,孟浪乱施汤剂,逡巡便至危殆,如此杀人,何太容易?"

(三) 医药道德基本原则的作用

医药道德的基本原则是医药道德规范体系的总纲和精髓,因此,它在医药伦理学的规范体系中起着总的根本指导作用。具体表现在:①医药道德基本原则在整个规范体系中起着统帅作用,只有深刻理解基本原则,才能领会医药伦理学的真谛。②医药道德的基本原则具有调节医药人员与社会、与服务对象及同仁之间彼此关系的作用,有利于社会主义的新型人与人关系的建立。③医药道德的基本原则解决了医药为谁服务的大方向问题,提高医药人员的道德水准,促进新时代下医药事业的发展和进步。④医药道德的基本原则从实践中规定了医药人员的道德标准和界限,帮助医药人员明确了道德修养的正确方向和崇高目标,促进了社会风气的根本好转。

(夏培元)

第六节　临床药学实践中的伦理要求

一、药物临床研究

临床药理学的职能包括新药的临床研究与评价、市场药物的再评价、药品不良反应监测、承担临床药理学教学与培训工作以及开展临床药理服务。其中新药的临床研究与评价是临床药理学研究的重点。新药临床研究(clinical study)包括临床试验(clinical trial)和生物等效性试验(bioequivalence trial)。

临床试验是指任何在人体(患者或健康志愿者)内进行的药物的系统性研究,以证实或揭示试验药物的作用、不良反应和/或试验药物的吸收、分布、代谢和排泄,目的是确定试验药物的疗效与安全性。

生物等效性试验是为受试者评价两种或两种以上药物临床效应是否一致的临床研究,通常是受试药物与已上市药物比较。生物等效性试验可以选择临床药动学方法进行。以临床药动学方法进行的生物等效性试验又称为生物利用度试验(bioavailability trial)。

(一)新药临床试验的分期及研究内容

新药临床试验一般分为药物临床试验 I、II、III、IV 期,其定义及研究内容如下。

1. **I 期临床试验**　初步的临床药理学及人体安全性评价试验。观察人体对于新药的耐受程度和药动学,为制订给药方案提供依据。

2. **II 期临床试验**　治疗作用的初步评价阶段。其目的是初步评价药物对目标适应证患者的治疗作用和安全性,也包括为 III 期临床试验研究设计和给药剂量方案的确定提供依据。此阶段的研究设计可以根据具体的研究目的,采用多种形式,包括随机盲法对照临床试验。

3. **III 期临床试验**　治疗作用的确证阶段。其目的是进一步验证药物对目标适应证患者的治疗作用和安全性,评价获益与风险关系,最终为药物注册申请的审查提供充分的依据。试验一般应为具有足够样本量的随机盲法对照试验。

4. **IV 期临床试验**　新药上市后的应用研究阶段。其目的是考察在广泛使用条件下的药物疗效和不良反应,特别是罕见的不良反应,评价在普通或者特殊人群中使用的获益与风险关系以及改进给药剂量等,并根据进一步的疗效、适应证与不良反应情况指导临床合理用药。

(二)《药物临床试验的质量管理规范》是保护受试者的合法权益的重要法规

我国《药品注册管理办法》规定,药物临床试验(包括生物等效性试验),必须执行《药物临床试验质量管理规范》,必须有科学的设计和严格的质量控制。药物临床试验质量管理规范(GCP),是药物临床试验全过程的质量标准,包括方案设计、组织实施、监查、稽查、记录、分析、总结和报告。其宗旨主要包括两方面:其一,保护受试者的安全、健康和权益;其二,保证临床试验过程规范、结果准确可靠。临床研究也是一门专门的学科,有其特殊的方法论和知识体系,GCP 要求进行临床试验前,必须得到伦理委员会的审核批准,并以合适的方式获得受试者的书面知情同意书,以保证受试者的合法权益和生命安全在试验过程中得到可靠的保护,这说明医学伦理学与医药伦理学将整合在一起应用于临床研究领域,并深入覆盖到临床研究的全过程,参与试验的各级部门和人员必须明确各自的职责,在试验过程中各司其职、各尽其责,充分保障受试者的权益及安全。

(三)药物临床试验中的伦理学要求

在药物研发的全周期中,临床试验处于确认药物疗效和安全性的关键阶段。其试验对象是人,而且需要申办者、研究者、伦理委员会及药物临床试验机构(以下简称机构)等各方的参与和配合,对受试者权益保护及试验质量保证的要求较高。因此,在药物临床试验过程中,必须充分保障受试者的个人权益。国际上关于人体试验的第一份正式文件是《纽伦堡法典》,奠定了人体试验道德原则的基础。1964 年在芬兰赫尔辛基召开的第十八届世界医学大会上公布了《赫尔辛基宣言》成为指导人体试验权威性、纲领性的国际医德规范,也是全世界人体医学伦理准则。《赫尔辛基宣言》强调"开始每一项在人体中进行的医学研究之前,均须仔细评估受试者可能预期的风险和利益。对受试者利益的关注应该高于出自科学与社会意义的考虑。"国家药品监督管理局(NMPA)颁布的《药物临床试验质量管理规范》规定,所有以人为对象的研究必须要符合《赫尔辛基宣言》,即公平、尊重人格、力求使受试者最大限度受益和尽可能避免伤害。

根据《赫尔辛基宣言》的原则,涉及药物临床试验的各方人员都必须做到以下几点。

1. 坚持符合医学目的的科学研究　医学研究必须对人的生命负责,必须有利于维护人的生命,这也是医学研究的目的。医学研究中的人体试验必须以改进疾病的诊断、治疗和预防,促进对疾病病因学和发病机制的了解,增进人类健康为目的。

2. 保护受试者权益　医学人体试验必须坚持以维护受试者利益为前提。医学研究的重要性要服从于保护受试者的利益不受伤害,不能只顾及医学研究的成果而牺牲受试者的利益。受试者的利益重于医学研究和社会的利益,这个原则要始终贯穿于医学人体试验的整个过程。

3. 知情同意的原则贯穿于整个临床试验　知情同意指每个受试者要充分了解试验的目的、方法及过程,预期其可能的获益和风险等。知情同意是患者的基本权利,也是尊重受试者个人权利和仁爱原则的集中体现。每个受试者都必须本着自愿参加的原则,签署知情同意书。

4. 发挥伦理委员会的重要作用　参加临床试验的医疗机构必须要成立伦理委员会,伦理委员会的组成和活动不受临床试验组织和实施者的干扰和影响。临床试验方案以及其他与临床试验有关的文件都必须经过伦理委员会的审议批准方能实施。

5. 提高临床试验人员的素质　参与临床试验的人员应加强自身道德修养,认识到自己的责任重大,要关爱生命、关爱健康,保护受试者的权益及生命安全。试验过程中要尊重受试者的人格,公正对待受试者,维护受试者的隐私和其他权益。

二、临床药学实践

(一)超说明书使用

1. 药品说明书之外的用法概况　"药品说明书之外的用法"是国内外临床用药中普遍存在的问题,一方面是患者病情需要使用某种药物,另一方面该药品说明书无该适应证或存在用法用量问题,尤其是为了解除一些患有难治性疾病的患者的病痛,医师在没有标准治疗方法或无可供选择的优势治疗方法时,对他们采取试验性治疗。例如:甲氨蝶呤(methotrexate,MTX),最初 FDA 批准 MTX 仅用于某些恶性肿瘤的化疗,随后其适应证扩展到治疗银屑病。在此之前,甲氨蝶呤治疗银屑病作为"说明书之外的用法"共导致 15 例患者死亡及其他不良反应,尽管如此甲氨蝶呤仍是当时治疗银屑病的重要药物。直到 1988 年第 42 版 *Physicians Desk Reference* 中 MTX 的适应证才包括恶性肿瘤和银屑病,1991 年第 45 版中 MTX 的适应证又扩展到治疗类风湿关节炎。因此,规范"药品说明书之外的用法"管理是规范临床药品合理使用,保障患者用药安全的重要手段。

2. 药品超说明书使用的伦理审查　超说明书产生的实质原因是临床实践的实际需求,是临床医师针对患者的实际情况而进行的相应研究性调整,无论对于患者还是药企都在一定的程度上具有积极的意义,但是必须在一定的监管下实施,加强对其的伦理审查,以确保患者获益最大化。

(1)确立超说明书用药的合法性:若临床因患者有超说明书用药的需要,一方面应立即上报医学伦理委员会,伦理委员会组织相关同行业的专家以及伦理委员对其进行合理性的审查;另一方面也应上报医院临床药学部,由临床药学的相关专家商讨评议,必要时对其血药浓度进行常规监测。与此同时也应上报相关的药品监管部门,对其进行监管。

(2)确立超说明用药的科学性:超说明书用药必须建立在科学性用药的基础上,其目的是为解除患者的痛苦。因此它的立项依据必须是科学的,有实质性的参考标准。若涉及其他国家,或者医院已经有相关报道,则应提交相应的文献数据资料。医学伦理委员会必须对其科学性进行严格把控,若有必要应聘请该行业的专家对其科学性进行严格评估,一旦经研究发现其弊大于利,即应立即停止其方案的给药。

(3)严格把控用药过程:具体的用药流程也必须进行严格的把关,控制其相关风险,尤其是那些超说明书的部分应该重点关注。

(4)获得患者同意,告知风险:出于临床研究的目的,超适应证使用药物是无可厚非的。出于尊重受试者的基本伦理原则,医师都有责任和义务将超适应证用药的必要性和合理性充分告知患者或者其家属,并获得其同意。出于法律和伦理的要求,医师应充分地告知患者相关信息,尤其是可能的风险和获益。

由此可以看出,加强对超说明书用药的伦理审查,严格把控风险,规范化超说明书的伦理审查,以确保患者获益最大化。

（二）合理用药实践中的相关问题

1. 医药伦理学思想与医药道德思想是保障合理用药实践的理论基础　随着医学伦理学的不断发展,逐渐形成了比较完备的医药伦理学思想,主要特征包括:①医药伦理学的基本原则和规范,对医药学实践人员提出了明确的道德要求,包括哪些应该做,哪些不应该做,这也成为指导医药实践人员行为的根本准则。②医药道德思想及原则均紧密地与医药学的管理、法规有机地结合在一起,在医药学实践中有效地发挥约束作用;③在医药伦理建设的发展方面,目前已经形成了一支专门队伍应对最新课题开展研究,切实发挥了伦理对科技健康发展的积极保障作用。

2. 合理用药实践中的相关伦理问题　保障临床合理用药是保障患者安全有效治疗的前提,但在合理用药实践中仍存在一些伦理问题,如医师开具不合理处方、临床药师缺乏影响患者的药学服务质量。

（1）医师开具不合理处方:医师开具不合理处方主要包括无适应证用药、无正当理由开具高价药、超说明书用药、为患者开具两种以上药理作用相同的药物、超用法用量、超疗程用药等。例如,患者诊断为上呼吸道感染,医师在患者无发热、感染指标不高的情况下为患者同时开具多种抗菌药物。上呼吸道感染病原微生物主要为病毒(90%以上),细菌、支原体较少,一般无须使用抗菌药物,而对于混合感染(并发细菌),发热超过3日,血象等感染指标升高,才需使用抗菌药物治疗;对于流感,同时为患者开具感冒灵、感冒清等几种感冒药,不但造成药品浪费、增加患者经济负担,更可能出现药物不良反应,导致发生药源性疾病。近年研究表明,抗菌药物、免疫制剂、肿瘤药物和循环系统药物引起的不良反应位居前列,给患者带来了严重的伤害,因此促进医师合理用药,开具合理处方在保障患者安全有效治疗和医药伦理方面起着极其重要的作用。

（2）临床药师的缺乏影响患者药学服务质量:药学服务,也称为药学监护,是指以改善临床治疗效果为目的、由临床工作者为患者提供的药物相关的临床服务,其核心为安全、合理、高效用药,最大程度达到药物治疗预期的效果。在医院,药学专业最权威、最专业的,莫过于临床药师,他们在临床药学服务中发挥着重要作用,为了能够充分发挥他们的专业价值,应该确立其在药学服务中的主体地位,让其参与到医师查房、医师会诊及患者个体化用药方案制订的工作中,扩大其工作范围。同时,明确药师监测用药不良反应的工作内容,一旦发生临床不合理用药事件,药师应该积极与患者沟通,早日解决这一事件,并总结事件发生的原因、经过、后果,优化药学服务内容。此外,临床药师在日常工作中应做好用药记录,建立规范化药历,提高临床用药信息管理水平,促进用药质量提升。因此,临床药师在患者药学服务方面的作用起着积极主导作用,需要大量临床药师参与药物服务工作,保障患者用药质量,保证患者用药疗效和安全性。

目前结合临床药师的需求量,全国至少需要50多万临床药师,我国自2006年首批临床药师培训基地成立,经过10余年的发展,临床药师培训已扩展至包括通科在内的呼吸内科、ICU、抗感染药物、心血管内科、肿瘤等15个专业,各临床药师培训基地的培养能力不断得到加强,临床药师培训质量逐渐提高,但目前培养的临床药师数量远远不能满足临床需要,因此临床药师仍然是紧缺人才,需持续扩大培养对象,以为更多患者提供高质量的药学服务。

3. 加强药学人员的伦理道德教育在促进临床合理用药中的重要性:我国是一个文明古国,伦理道德是中华民族的优良传统,伦理道德在普通人的日常生活中占有举足轻重的地位,然而科学技术发展,必然受到当时的政治、经济诸多因素的影响,药学科学与其他科学一样,不可避免地要受到当时社会因素的影响,并在一定范围内影响国家政治、经济、管理体制的变革。药学研究、应用中的种种道德问题,反映了我国药学人员在经济体制转型期自律意识的减退,因此,目前急需相关的指南和共识规范药学人员的伦理道德行为,保证药学人员的行为合法合理,为进一步促进临床合理用药提供坚实的保障基础。

在我国当今社会条件下,医药道德包括药德意识和药德行为。药学人员的职业道德对提高治疗、护理质量,改进医院管理,发展医学、医学培养人才都有积极的影响。加强药学人员的伦理道德教育应立足于药德意识教育与药德行为教育。可通过药德理论研究与药德舆论监督与教育,培养药学人员遵守社会公德,在实践中树立实事求是的科学精神,使之热爱药学事业,努力学习药学学科的新理论、新知识,掌握现代最进步的专业知识。

(三)药品上市后再评价

药品上市后再评价是根据药学最新理论和技术水平,从药理学、药剂学、临床医学、药物流行病学、药物经济学及药物政策等主要方面,对已正式批准上市的药品在社会人群中的有效性、安全性、用药方案、稳定性及经济学等是否符合安全、有效、经济的合理用药原则做出科学的评议和估计。

新药上市前要经过一系列严格的动物实验和临床研究后才能够被批准上市。但上市前的研究,无论从时间上还是从临床研究的数量上来讲都有一定的局限性,例如病例数少、研究时间短、试验对象年龄范围窄、用药条件控制较严等,存在安全性信息有限、疗效结论外推不确定、用药方案未必最优、经济学效益缺乏等风险因素,基于伦理和技术方面,需要利用真实世界数据对药物在自然人群中的有效性、安全性、用药方案,以及经济学效益等方面进行更全面的评估,并不断做出决策调整,使患者获益最大化。

药品上市后的再评价是药品上市前评价的延续,是全面评价药品不可缺少的一个环节。随着当前国家对药品上市后监管力度的不断深入、药品不良反应监测评价制度不断完善、药品不良反应监测评价人才队伍不断加强等一系列重大举措,有力地保障了公众用药安全和健康权益。

(夏培元)

参 考 文 献

[1] 孙福川. 当代中国临床医学伦理准则建设论纲[J]. 医学与哲学,1997,18(12):634-636.

[2] 张云飞,姜英. 论"敬畏生命"伦理视域下的药德教育[J]. 宁波大学学报,2014,36(1):110-113.

[3] 王海明. 伦理学定义、对象和体系再思考[J]. 华侨大学学报,2019,01(1):23-26.

[4] 胡松岩,张雪,尹梅. 美国加拿大英国伦理审查的基本原则及对我国的启示[J]. 中国医学伦理学,2014,27(6):787-789.

[5] 郑君. 药物临床试验受试者权益保护的述评及策略探讨[J]. 中国医学伦理学,2014,27(6):790-793.

[6] 谷景亮,鲁艳琴,段永旋,等. 从人文视角关注我国罕见病政策制定[J]. 卫生软科学,2013,27(4):193-195.

[7] 丁锦希,邓媚,王颖玮. 欧美罕用药数据保护制度及其对我国的启示[J]. 中国药学杂志,2011,46(24):1961-1964.

[8] 张维,张雅阁. 临床药学伦理思想的启示[J]. 中国现代药物应用,2011,5(3):243-244.

[9] 黄元楷,姚东宁,席晓宇,等. 我国二级医院临床药学服务现状及问题研究(三):临床药学服务相关者态度意向分析[J]. 中国药学杂志,2019,54(30):245-252.

[10] 单爱莲,蒋玉凤. 新药Ⅳ期临床试验与药品上市后再评价的异同点以及存在的问题[J]. 中国临床药理学杂志,2014,5(30):387-396.

[11] 罗国杰. 伦理学[M]. 北京:人民出版社,1993.

[12] 路德·宾克莱. 二十世纪伦理学[M]. 孙彤,孙南桦译. 石家庄:河北人民出版社,1988.

[13] 程卯生. 医药伦理学[M]. 北京:中国医药科技出版社,2008.

[14] 李俊. 临床药理学[M]. 6版. 北京:人民卫生出版社,2018.

[15] 赵迎欢. 医药伦理学[M]. 5版. 北京:中国医药科技出版社,2019.

[16] 孙福川. 医学伦理学[M]. 北京:人民卫生出版社,2018.

[17] 张波,郑志华,李大魁. 超说明书用药参考[M]. 北京:人民卫生出版社,2013.

附录一　高级卫生专业技术资格考试大纲

（临床药学专业　副高级）

一、专业知识

（一）本专业知识

1. 熟练掌握药物治疗学、临床药理、临床药物动力学、药剂学的理论基础。

2. 熟悉与本专业有关的法律、法规、标准和技术规范。

3. 熟练掌握合理用药、用药安全等相关知识。

（二）相关专业知识

熟悉疾病的临床诊断治疗相关知识。

二、专业实践能力

1. 熟练掌握临床药学各岗位的实践技能。

2. 熟练掌握药物的基本作用及其合理使用（给药方法、剂量、疗程、ADR、给药浓度和速度、溶媒等）。

3. 熟练掌握临床重要不良反应、药源性疾病的处置，药物安全事件的防范与管理。

4. 熟练掌握特殊人群用药的相关知识。

5. 熟悉重要相互作用对药物治疗的影响。

6. 熟练掌握病人用药咨询及用药教育知识。

7. 掌握获取药物信息的能力，并能对药学信息作出评价分析。

8. 掌握与临床、病患的沟通技巧。

9. 有较强的处理临床实际问题的能力。

三、学科新进展

了解本专业内外现状及发展趋势，尽可能将新理论、新知识、新技术应用于临床药学实践。

附录二 高级卫生专业技术资格考试大纲

（临床药学专业 正高级）

一、专业知识

（一）本专业知识

1. 熟练掌握药物治疗学、临床药理、临床药物动力学、药剂学的理论基础。

2. 熟悉与本专业有关的法律、法规、标准和技术规范。

3. 熟练掌握合理用药、用药安全等相关知识。

（二）相关专业知识

熟悉疾病的临床诊断治疗相关知识。

二、专业实践能力

1. 熟练掌握临床药学各岗位的实践技能。

2. 熟练掌握药物的基本作用及其合理使用（给药方法、剂量、疗程、ADR、给药浓度和速度、溶媒等）。

3. 熟练掌握临床重要不良反应、药源性疾病的处置，药物安全事件的防范与管理。

4. 熟练掌握特殊人群用药的相关知识。

5. 熟悉重要相互作用对药物治疗的影响。

6. 熟练掌握病人用药咨询及用药教育知识。

7. 掌握获取药物信息的能力，并能对药学信息作出评价分析。

8. 掌握与临床、病患的沟通技巧。

9. 有很好的处理临床实际问题的能力。

三、学科新进展

掌握本专业内外现状及发展趋势，能主动将新理论、新知识、新技术应用于临床药学实践。

中英文名词对照索引